U0241189

Differential Diagnoses in Surgical Pathology: Gastrointestinal System

外科病理鉴别诊断图谱：消化系统

[美] Elizabeth A. Montgomery
[美] Whitney M. Green 著

樊祥山 薛丽燕 主译

北京科学技术出版社

图书在版编目（CIP）数据

外科病理鉴别诊断图谱：消化系统 /（美）伊丽莎白·蒙哥马利（Elizabeth Montgomery），（美）惠特尼·格林（Whitney Green）著；樊祥山，薛丽燕主译. —北京：北京科学技术出版社，2020.1

书名原文：Differential Diagnoses in Surgical Pathology: Gastrointestinal System

ISBN 978-7-5304-8670-2

Ⅰ.①外… Ⅱ.①伊… ②惠… ③樊… ④薛… Ⅲ.①消化系统疾病-外科学-病理学-研究 Ⅳ.①R656.604

中国版本图书馆CIP数据核字（2017）第331139号

外科病理鉴别诊断图谱：消化系统

作　　者：〔美〕Elizabeth A. Montgomery 〔美〕Whitney M. Green
主　　译：樊祥山　薛丽燕
责任编辑：杨　帆
文字编辑：周　珊
责任校对：贾　荣
责任印制：李　茗
封面设计：申　彪
图文制作：北京永诚天地艺术设计有限公司
出 版 人：曾庆宇
出版发行：北京科学技术出版社
社　　址：北京西直门南大街16号
邮政编码：100035
电话传真：0086-10-66135495（总编室）
0086-10-66113227（发行部）
0086-10-66161952（发行部传真）
电子信箱：bjkj@bjkjpress.com
网　　址：www.bkydw.cn
经　　销：新华书店
印　　刷：北京利丰雅高长城印刷有限公司
开　　本：889mm×1194mm　1/16
字　　数：550千字
印　　张：28
版　　次：2020年1月第1版
印　　次：2020年1月第1次印刷
ISBN 978-7-5304-8670-2/R·2455

定　　价：360.00元

本书提供了准确的药物适应证、不良反应和疗程剂量，但有可能发生改变。读者须阅读药商提供的外包装上的用药信息。作者、编辑、出版者或发行者对因使用本书信息所造成的错误、疏忽或任何后果不承担责任，对出版物的内容不做明示或隐含的保证。作者、编辑、出版者或发行者对由本书引起的任何人身伤害或财产损害不承担任何责任。

译校者名单

主　译（按姓氏拼音排序）

樊祥山　南京大学医学院附属鼓楼医院

薛丽燕　中国医学科学院肿瘤医院

译　者（按姓氏拼音排序）

陈　玲　南京大学医学院附属鼓楼医院

陈振煜　南方医科大学附属南方医院

樊祥山　南京大学医学院附属鼓楼医院

付　尧　南京大学医学院附属鼓楼医院

何　璐　南京大学医学院附属鼓楼医院

李　琳　南京大学医学院附属鼓楼医院

聂　岭　南京大学医学院附属鼓楼医院

史　炯　南京大学医学院附属鼓楼医院

孙　琦　南京大学医学院附属鼓楼医院

王建军　南京大学医学院附属鼓楼医院

薛丽燕　中国医学科学院肿瘤医院

审　校（按姓氏拼音排序）

金木兰　北京朝阳医院

吕　宁　中国医学科学院肿瘤医院

盛伟琪　复旦大学肿瘤医院

张祥宏　河北医科大学附属第二医院

周晓军　中国人民解放军东部战区总医院

谨 献

谨以此书献给我的导师和同事们，他们教导我并与我分享知识；献给我的父母，他们给予我无条件的爱和支持，以及一如既往的鼓励；献给 Shiitake，他总是助我一臂之力。

献给所有的住院医师和亚专科培训医师，我从他们身上以及与他们一起学到了并将继续学习很多东西；献给我完美的孩子们——Sasha、Peter 和 Sean。

序 言

对胃肠道活检和切除标本进行诊断比较容易，不过有时也会遇到疑难病例。工作难点在于胃肠道标本一般是小活检标本，可能显示，也可能不显示胃肠道病变受累层，比如，胃黏膜标本常不能展现大多数起源于固有肌层的胃肠道间质瘤（GISTs）。

此外，胃肠道损伤所致的各种非肿瘤性病变的表现特征常相互重叠，如果不结合临床信息，可能难以鉴别。比如，霉酚酸酯相关的肠道损伤和移植物抗宿主病均会导致结肠隐窝上皮显著凋亡，但通常前者可见大量嗜酸性粒细胞，而后者则罕见嗜酸性粒细胞。多种药物均可导致有丝分裂阻滞（尤其是秋水仙碱和紫杉烷），病理医师必须认识到我们只能看到有丝分裂阻滞，诊断时必须与用药史相结合。淀粉样变和放射均可导致基底膜增厚，但是二者增厚的基底膜性质不同。

如今，对于几种疾病类型而言，很多病人接受的是内镜治疗，而不是外科手术切除治疗，这些内镜下切除的标本本身给评估造成了困难。比如，巴雷特化生病人的食管黏膜肌层增厚且出现两层，了解内镜下切除标本中病变累及哪一层对病人的预后评估就显得至关重要。

我们采用了正在学习基础知识（如上消化道完全肠上皮化生与不完全肠上皮化生）的住院医师的视角和那些在丰富的会诊病例中掌握了更高级诊断技能（如先天性簇绒肠病与婴儿难治性腹泻的其他病因）的医师的视角，一起来提炼鉴别诊断要点，由此阐释许多疾病的特点。惠普尔（Whipple）病很罕见，病理医师做出这种诊断时常常激动万分，但它可能与常见的活检标本中受压的布鲁纳腺体混淆。任何部位的印戒细胞癌都不应该漏诊，如果病理医师能够认识到实际工作中所看到的“印戒细胞样改变”这种病变与印戒细胞癌非常类似的话，鉴别诊断也就不那么困难了。当然，检查小肠活检标本是否缺乏某些形态学标志很重要，比如缺乏潘氏细胞和（或）杯状细胞是诊断自身免疫性肠病的线索；而缺乏浆细胞则提示病人可能患有普通变异型免疫缺陷病。只要病理医师能够评估肿瘤起源于胃肠道的哪一层，即使是胃肠道间叶组织肿瘤的诊断，也将变得不再困难，比如，对起源于固有肌层的 GISTs 和起源自黏膜下层的炎症性纤维性息肉的鉴别就是很好的例子。

遗憾的是，如果不能提供临床病史的话，有些疾病是难以诊断的，但是我们也会尝试寻找一些线索。

我们希望本书中关于胃肠道病理学鉴别诊断的内容可以为培训中的医师提供新的信息，并帮助有经验的病理医师更好地巩固和掌握知识点。最主要的是，我们希望大家能通过回顾这些系列展示的相似疾病的鉴别点获得乐趣。

Whitney M. Green

Elizabeth A. Montgomery

目 录

第一章 食管

1.1 铁剂性食管炎与鳞状细胞异型增生

	铁剂性食管炎	鳞状细胞异型增生
年龄/性别	无特定发病年龄，多数为女性	通常为成人，多数为男性
部位	食管任何部位，好发于既有狭窄处	经常发生于食管中1/3处，但也可发生于食管的任何部位
症状	吞咽困难	没有特殊症状，除非伴有浸润性癌（吞咽困难）
体征	无，病人可能会有缺铁性贫血，因而口服铁剂补铁	无特殊体征
病因学	铁剂对既有溃疡/糜烂的机械性损伤和铁剂自身毒性造成的损伤	与鳞状细胞癌类似，与酒精、吸烟、男性、*ALDH1*基因多态性等有关
组织学	1. 溃疡或糜烂病变中夹杂金黄色色素（早期损伤中有再生性鳞状上皮伴修复性改变，包括核增大和显著核仁）*（图1.1.1）* 2. 随着时间推移，色素会呈现绿色—蓝色—黑色改变*（图1.1.2）* 3. 色素在铁染色中比在HE染色中更为明显*（图1.1.3）*	1. 通常没有溃疡，细胞核深染，缺乏核仁*（图1.1.4）* 2. 有时伴有浸润性癌*（图1.1.5）* 3. 不含色素*（图1.1.6）*
特殊检查	• 铁染色能确认铁存在，在某些病例中有帮助	• 一般不做
治疗	铁剂可以和大量的流质或软食（如苹果酱、酸奶）一起服用	消融治疗，如射频消融
预后	大多数症状很快消失	低级别异型增生进展为浸润性癌的风险不高，而高级别异型增生进展为浸润性癌的风险较高

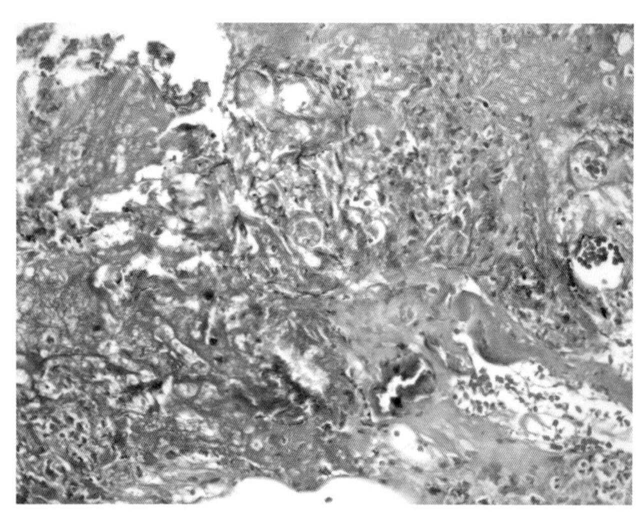

图1.1.1 铁剂性食管炎 糜烂的鳞状上皮中夹杂着棕色外观的铁物质。在图片的底部，组织显得更紫一些，这是由于氧化造成的

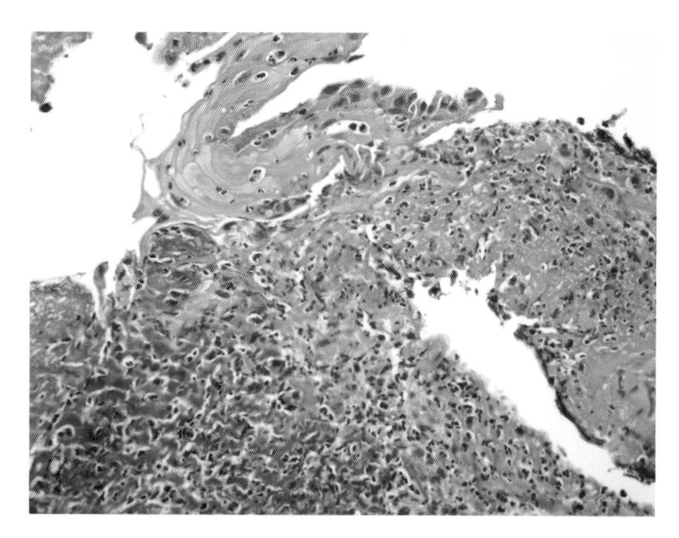

图1.1.2 铁剂性食管炎 本图中铁沉积更轻微，但已导致视野左侧损伤组织呈紫色改变。注意鳞状上皮呈明显的反应性改变

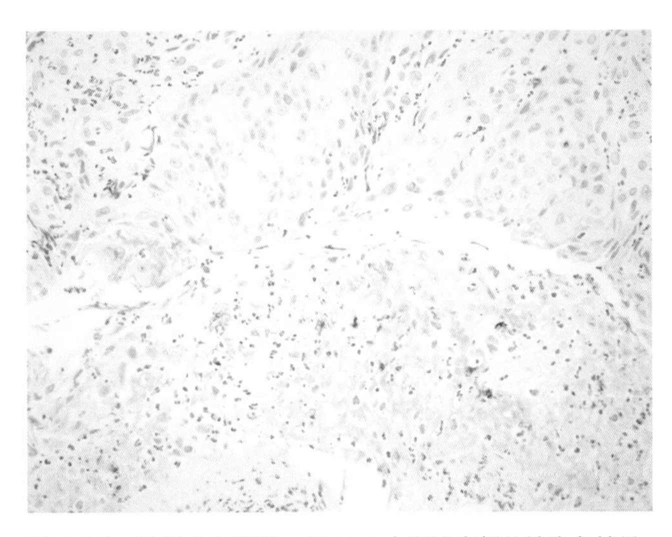

图 1.1.3　铁剂性食管炎　图 1.1.2 中所述病例的铁染色结果

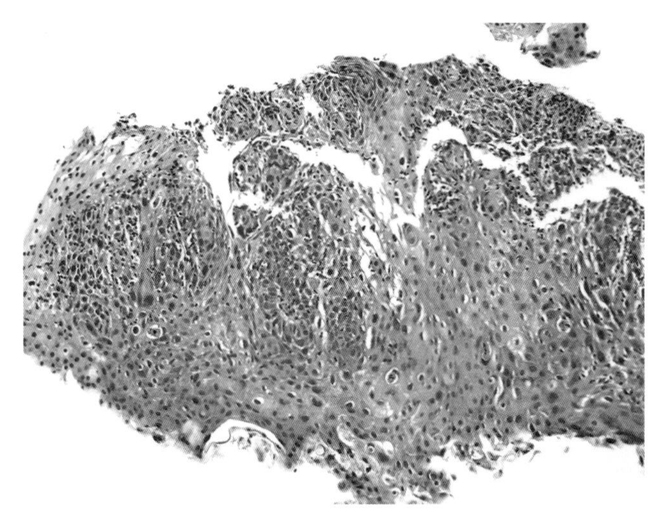

图 1.1.4　鳞状细胞异型增生　本例中没有糜烂和异源性碎片。即便在这个放大倍数下，细胞核也比图 1.1.2 中反应性鳞状上皮细胞核染色质更加深染

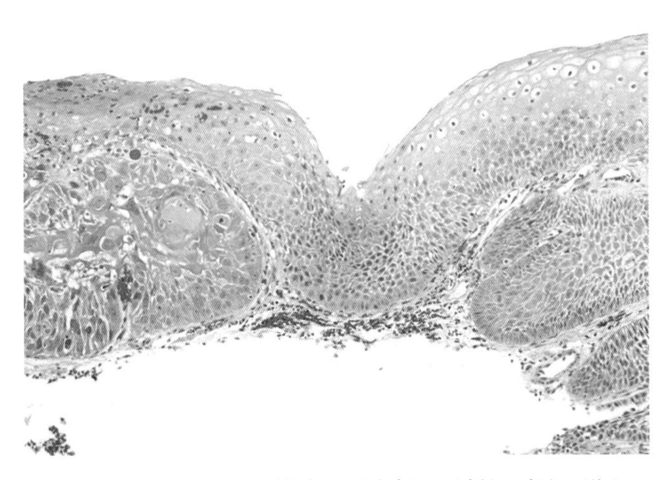

图 1.1.5　鳞状细胞异型增生　图右侧显示低级别异型增生，图左侧显示早期癌，病变无炎症背景

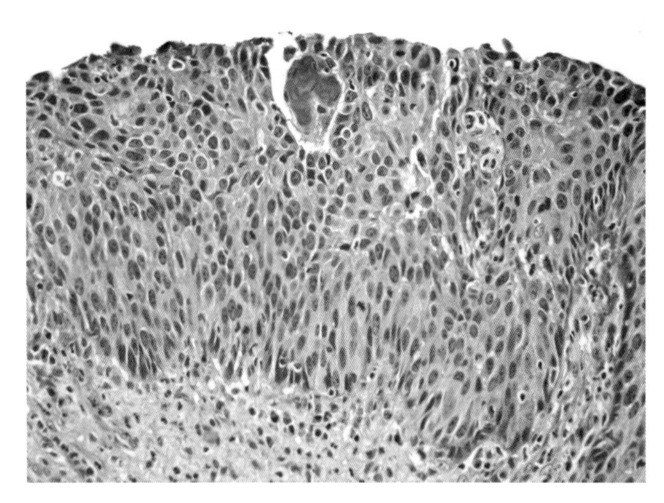

图 1.1.6　鳞状细胞异型增生　这是高级别鳞状细胞异型增生。细胞边界不清晰，细胞核深染。而图 1.1.2 中反应性鳞状上皮细胞边界清晰可辨

1.2 反应性多核鳞状细胞与疱疹病毒性食管炎

	反应性多核鳞状细胞	疱疹病毒性食管炎
年龄/性别	通常为成人（平均年龄约 60 岁），多数为男性	各年龄段免疫缺陷人群，通常为成人，无性别差异
部位	常常发生于远端食管	食管全段
症状	因为与食管黏膜损伤相关，所以会出现食管狭窄、胃食管反流、吞咽困难、吞咽痛、胃灼热、腹痛和胃肠道出血	吞咽痛、吞咽困难
体征	内镜下可见溃疡、糜烂、狭窄和黏膜斑块	水泡（早期）或溃疡（晚期），内镜医师需要活检鳞状上皮（而不是溃疡处）来查找病原体
病因学	推测为修复性改变	单纯疱疹病毒感染
组织学	1. 经常发生在鳞－柱交界线，伴或不伴有巴雷特食管（有杯状细胞）*（图 1.2.1）* 2. 可能伴有假上皮瘤样增生 *（图 1.2.2）* 3. 多核细胞中的细胞核通常有明显的核仁，而不是真性包涵体 *（图 1.2.3）*	1. 溃疡和糜烂可见，感染细胞可见于溃疡的上皮化边缘 *（图 1.2.4）* 2. 感染细胞可以为多核或单核 *（图 1.2.5）* 3. 在核内可见 Cowdry A 型（包涵体周围有空晕）和 Cowdry B 型（包涵体模糊）包涵体 *（图 1.2.6）*
特殊检查	• 一般不需要，单纯疱疹病毒免疫标记阴性	• 如果诊断不确切，单纯疱疹病毒免疫标记能帮助确诊
治疗	要针对导致反应性改变的内在病因进行治疗	可以口服抗病毒药，如阿昔洛韦、泛昔洛韦和伐昔洛韦。如有吞咽痛而难以吞咽，有其他系统疱疹症状或严重免疫功能不全的病人则可静脉用阿昔洛韦
预后	预后与病人的内在病因有关，通常是反流性疾病，而与多核细胞无关	单纯疱疹病毒感染本身预后较好，但需要明确导致免疫抑制状态的根本原因，以防再次感染

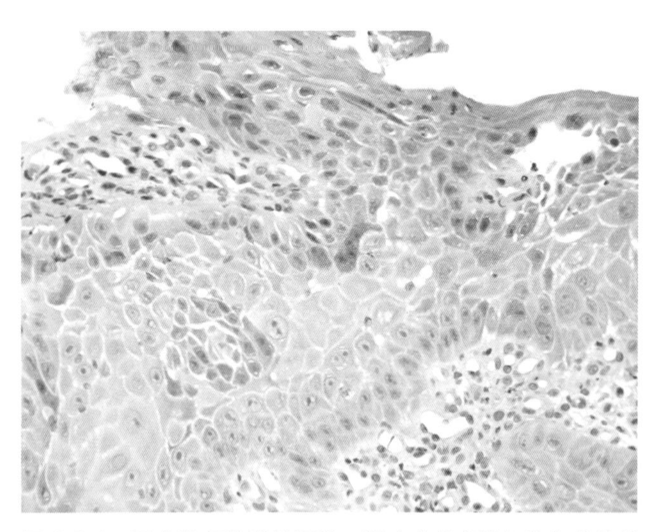

图 1.2.1　反应性多核鳞状细胞　图中央的多核细胞与其他单个核细胞一样，都显示反应性改变，位于基底层

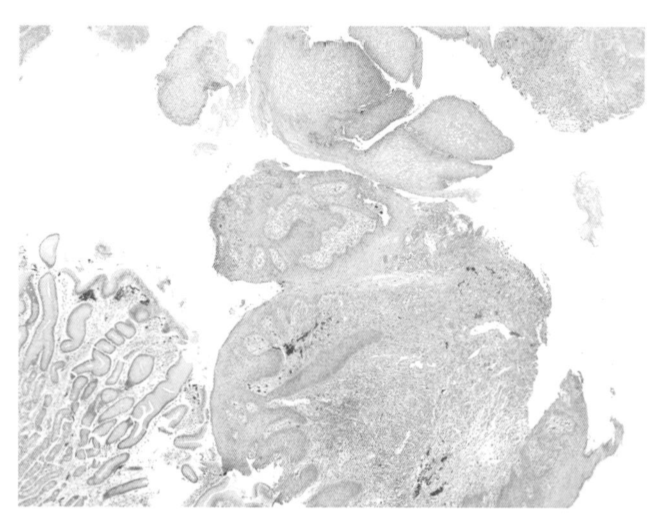

图 1.2.2　反应性多核鳞状细胞　在低倍镜下，注意黏膜固有层的肉芽组织。可见一小块胃贲门黏膜。标本取自一位糜烂性反流性疾病病人的胃食管交界处黏膜

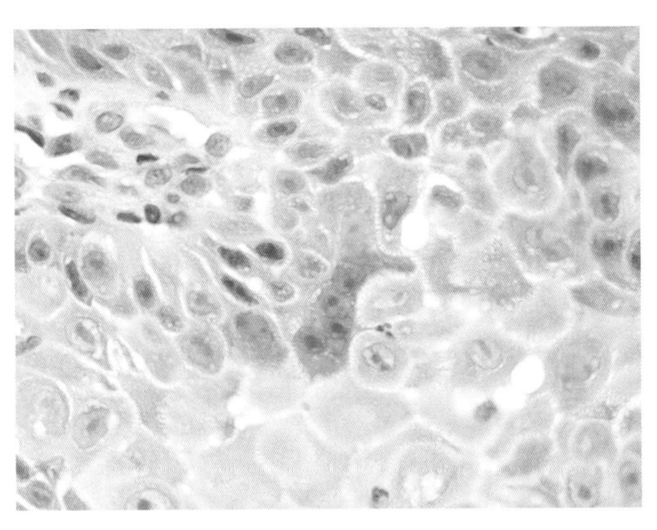

图 1.2.3　反应性多核鳞状细胞　注意反应性细胞的核仁和水肿所致的显著的细胞间桥

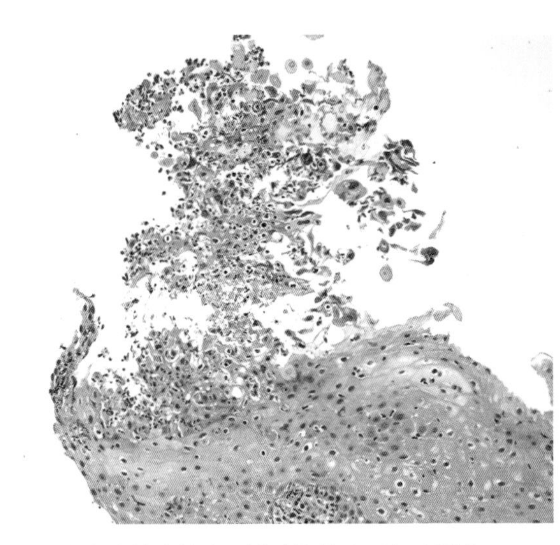

图 1.2.4　疱疹病毒性食管炎　被感染的表面细胞脱落

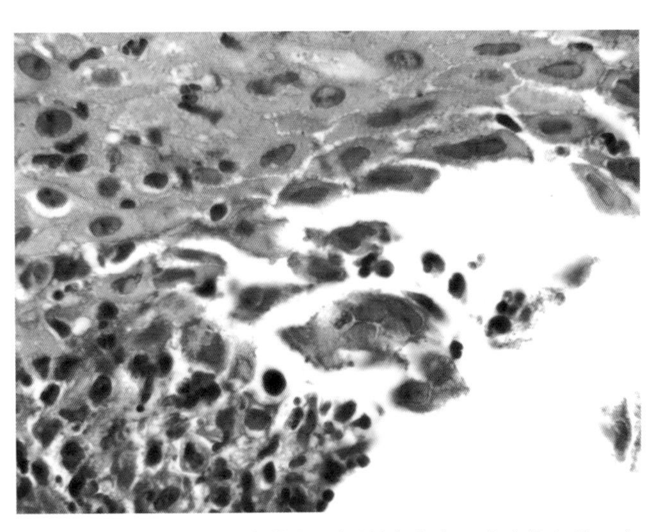

图 1.2.5　疱疹病毒性食管炎　视野中央有一个多核细胞，细胞核模糊，有一些相似的双核细胞在附近。注意图片左下方那些脱落的细胞碎屑

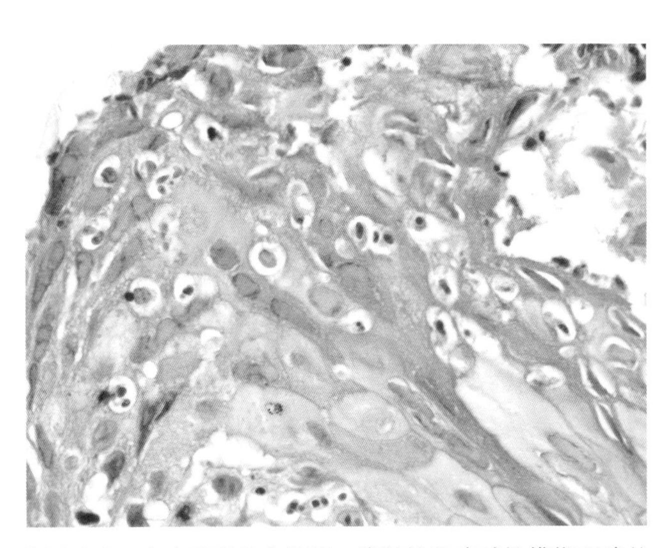

图 1.2.6　疱疹病毒性食管炎　嗜酸性和嗜碱性模糊不清的 Cowdry B 型包涵体都可见到

1.3 反应性间质改变与巨细胞病毒性食管炎

	溃疡和息肉中的反应性间质改变	巨细胞病毒性食管炎
年龄/性别	老年人，经常伴有导致缺血的并发症，无性别差异	通常为成人，无性别差异
部位	与溃疡有关的食管任何部位	无特殊部位
症状	与溃疡相关的症状：吞咽困难、吞咽痛	吞咽痛、吞咽困难
体征	内镜下可见溃疡	内镜下经常见到溃疡，在溃疡处活检以增加找到病原体的可能
病因学	任何导致溃疡的原因，包括反流相关、药物相关和化学相关；经常出现在虚弱的病人中	巨细胞病毒经常在免疫抑制的病人（不管免疫抑制的何种病因）中发现。病人通常会有巨细胞病毒全身感染的表现
组织学	1. 在溃疡的渗出物和新生的肉芽组织之间可见显著的非典型成纤维细胞（*图 1.3.1*） 2. 非典型成纤维细胞有污秽的核，但核质比低，呈假肉瘤样改变（*图 1.3.2*） 3. 非典型成纤维细胞分布在毛细血管间（*图 1.3.3*）	1. 常有糜烂和肉芽组织（*图 1.3.4*） 2. 经常有单核组织细胞背景，因此可能误诊为淋巴瘤（*图 1.3.5*） 3. 核内及细胞质内包涵体均可出现。感染的细胞通常为内皮细胞而非上皮细胞（*图 1.3.6*） 4. 如果不确定可使用免疫标记（*图 1.3.7*）
特殊检查	• 如果使用免疫标记，非典型成纤维细胞为 vimentin 阳性细胞（尽管常不需要免疫标记），重要的是，CK 和 S100 为阴性	• 免疫标记能显示病毒感染
治疗	不需要针对非典型成纤维细胞治疗。任何治疗都是针对导致溃疡的内在病因（通常为反流性疾病）	膦甲酸钠和更昔洛韦一样有效、安全
预后	预后好，导致溃疡的病因需要处理	巨细胞病毒性食管炎抗病毒治疗有效，但导致免疫抑制的原因也需要酌情处理

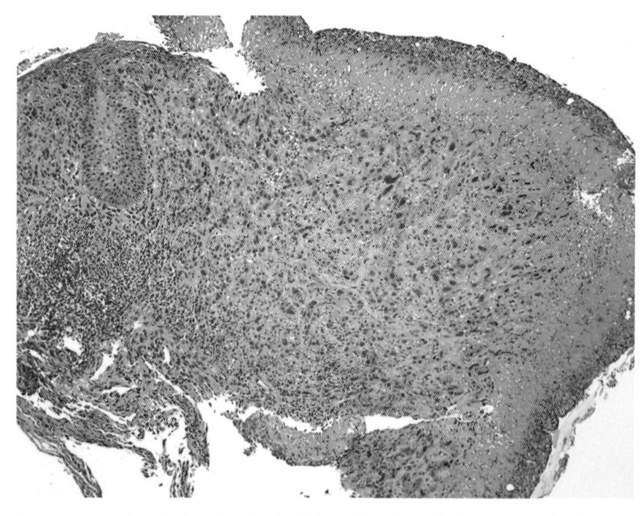

图 1.3.1 溃疡中的假肉瘤样间质细胞 非典型细胞在病变的炎性坏死层与正常组织的交界处形成保护壳

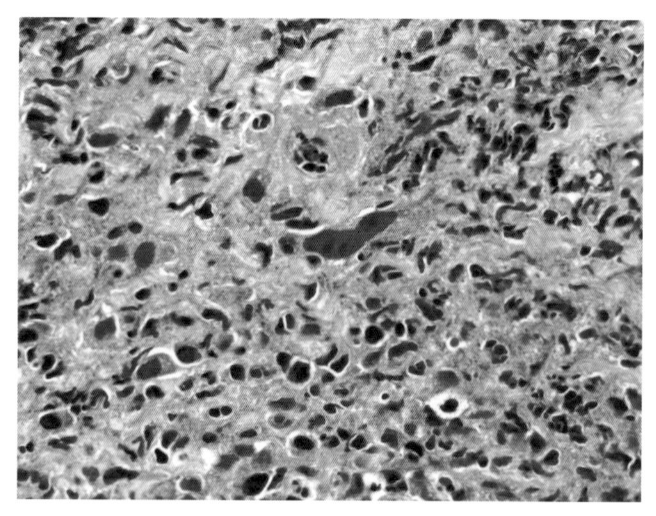

图 1.3.2 溃疡中的假肉瘤样间质细胞 中间的大细胞为肉瘤样成纤维细胞，它有丰富的嗜双色性细胞质和核仁

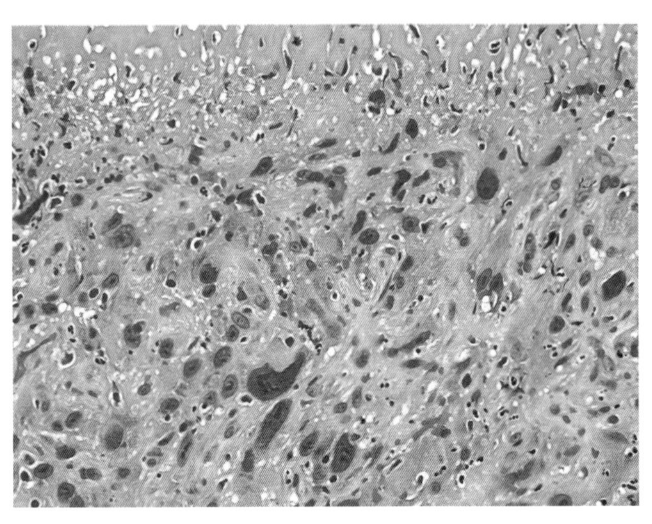

图 1.3.3　溃疡中的假肉瘤样间质细胞　坏死组织和底层存活组织交界处非典型成纤维细胞在毛细血管间增生

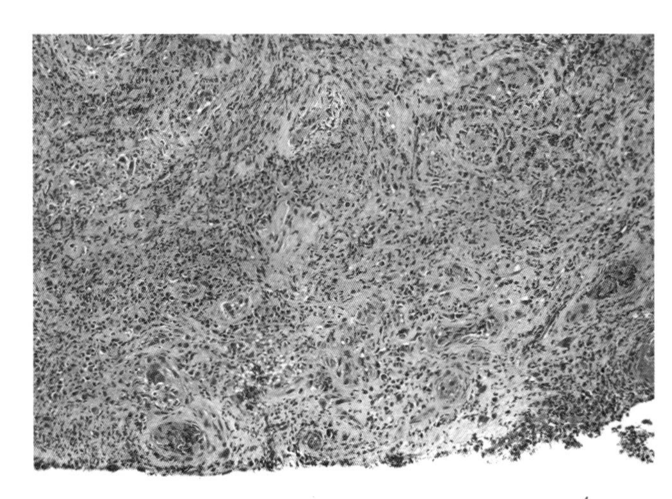

图 1.3.4　巨细胞病毒性食管炎　该过程不仅有反应性的成纤维细胞，还有病毒感染细胞病理现象。低倍镜下，视野左下角可以观察到病毒感染细胞

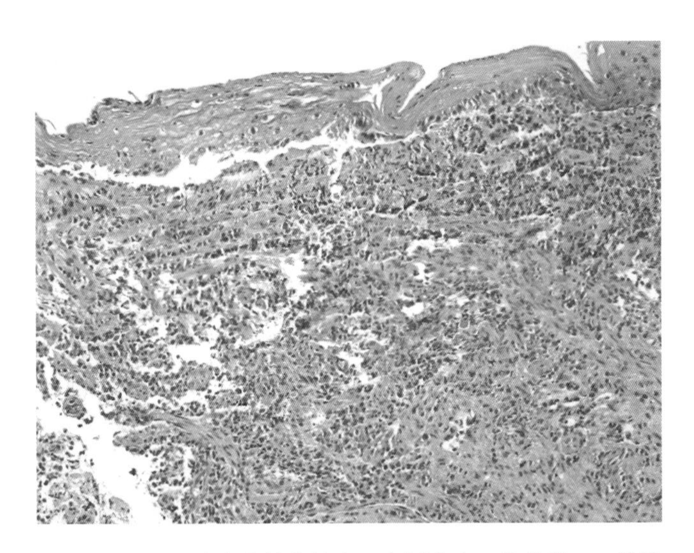

图 1.3.5　巨细胞病毒性食管炎　本例中有显著的淋巴、单核细胞浸润，这增加了误诊为淋巴瘤的可能性。在这种病例中，很难观察到病毒感染细胞病理现象

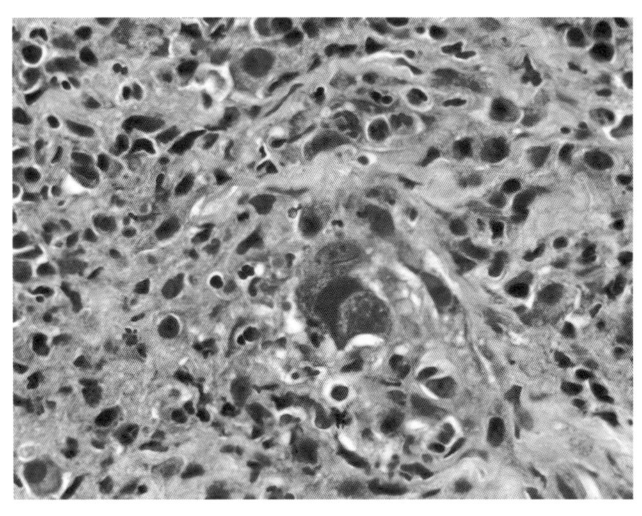

图 1.3.6　巨细胞病毒性食管炎　典型的病毒感染细胞病理现象，可见核内及细胞质内包涵体

图 1.3.7　巨细胞病毒性食管炎　这是对图 1.3.5 所示区域巨细胞病毒的免疫标记染色

1.4 巴雷特食管中的杯状细胞与复层上皮

	巴雷特食管中的杯状细胞	复层上皮
年龄/性别	通常为成人，绝大多数为男性	成人，首次报道该现象采用了一组免疫标记。中位年龄 57 岁，男性多见
部位	远端食管	远端食管
症状	症状与杯状细胞本身无关。病人可能有胃食管反流相关症状，如胃灼热、咳嗽	症状与复层上皮本身无关。复层上皮与胃食管反流有关，且可能是巴雷特食管的前驱病变。病人可有胃 - 食管反流相关的症状
体征	内镜下，巴雷特食管中见“舌形”“岛状”橘红色黏膜（柱状上皮黏膜外观），紧靠胃皱襞	无，常常在胃食管交界处的活检标本中见到
病因学	长期的胃食管反流	与反流相关
组织学	1. 通常不完全性肠上皮化生中可见散在分布的杯状细胞和胃小凹型上皮细胞。杯状细胞的细胞质中酸性黏液蛋白空泡将细胞核挤压呈杯状。细胞核单层极少呈复层 *（图 1.4.1，1.4.2）*。偶尔有完全性肠上皮化生病例，杯状细胞散布于有刷状缘的吸收细胞之间 *（图 1.4.3，1.4.4）* 2. PAS/AB 染色显示杯状细胞呈深蓝色至紫色，杯状细胞间见含中性黏液的胃小凹型上皮细胞 *（不完全性肠上皮化生，图 1.4.5）* 或无黏液的吸收细胞 *（完全性肠上皮化生，图 1.4.6）*	1. 这种上皮拥有 4 ~ 8 层细胞，基底部类似于鳞状上皮，表层类似于柱状上皮，形似不成熟的宫颈鳞状上皮化生 *（图 1.4.7 ~ 1.4.10）* 2. 与完全性柱状上皮中的传统杯状细胞形态相似的细胞 PAS/AB 染色为紫色 *（图 1.4.11，1.4.12）*
特殊检查	• PAS/AB 染色可以显示杯状细胞中的酸性黏液。杯状细胞表达 CDX2 和 MUC2，不表达 p63 和 SOX2（后者在鳞状上皮表达，尽管诊断时并不需要做这些免疫标记）	• 复层上皮中，所有病例都表达 p63 和 SOX2（鳞状分化标记），一部分表达 CDX2、villin 或 MUC2（肠上皮分化标记）。PAS/AB 染色为紫色，与经典的杯状细胞类似
治疗	现在的观点是无须治疗。一些研究者认为无异型增生的巴雷特食管需要射频消融治疗，但对大多数病人，不推荐这种治疗	无
预后	虽然多数病例不会进展为腺癌，但巴雷特食管是食管腺癌的癌前病变	复层上皮与胃食管反流相关，并可能进展为传统的巴雷特食管。如果不进展为巴雷特食管，复层上皮本身与异型增生及腺癌无关

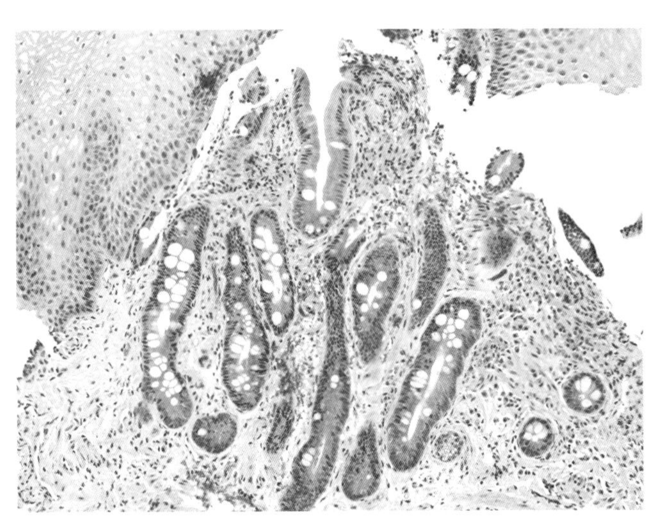

图 1.4.1 巴雷特食管 本例同时出现完全性和不完全性肠上皮化生

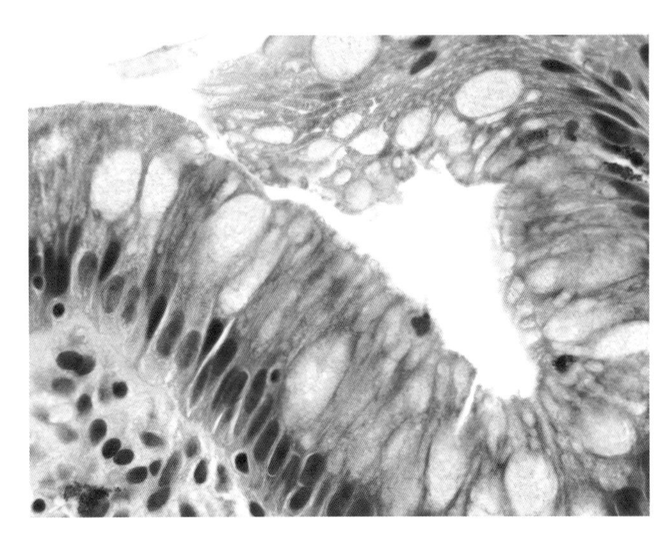

图 1.4.2 巴雷特食管 本例显示不完全性肠上皮化生。杯状细胞间的细胞分泌中性黏液

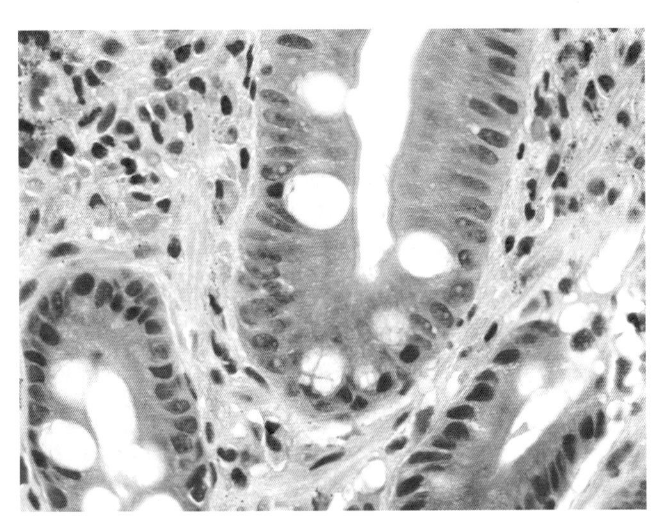

图 1.4.3 巴雷特食管 本例显示完全性肠上皮化生。杯状细胞间有带刷状缘的细胞

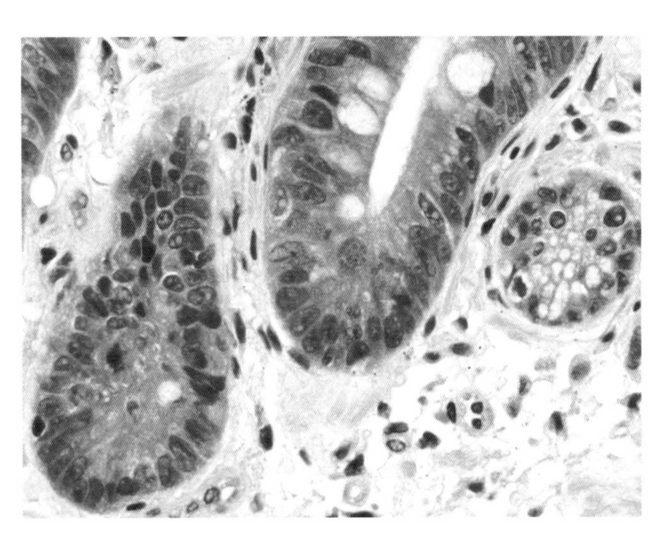

图 1.4.4 巴雷特食管 这个视野中显示完全性肠上皮化生，可见到潘氏细胞

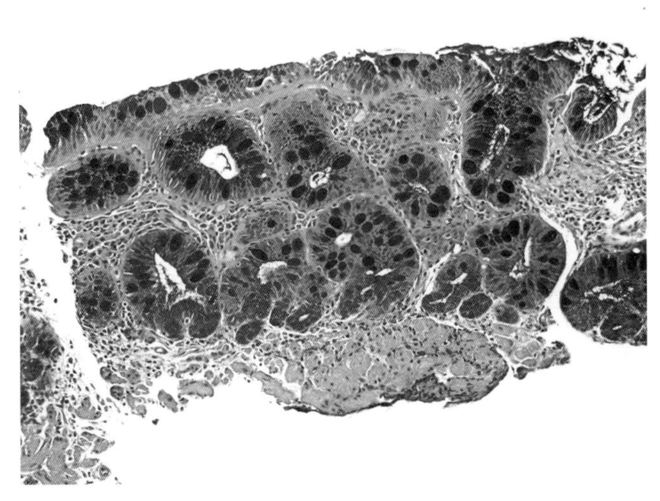

图 1.4.5 巴雷特食管 这是不完全性肠上皮化生的 PAS/AB 染色。胃小凹型上皮细胞含有紫红色中性黏液，而杯状细胞嗜阿新蓝

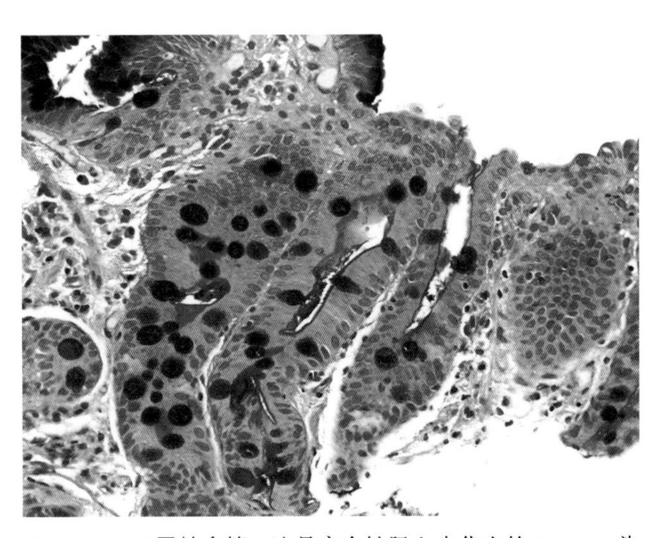

图 1.4.6 巴雷特食管 这是完全性肠上皮化生的 PAS/AB 染色。没有胃小凹型上皮细胞和杯状细胞混杂存在（尽管黏膜表面可能有一些），杯状细胞嗜阿新蓝。杯状细胞间的细胞表面可以见到紫红色条带——刷状缘

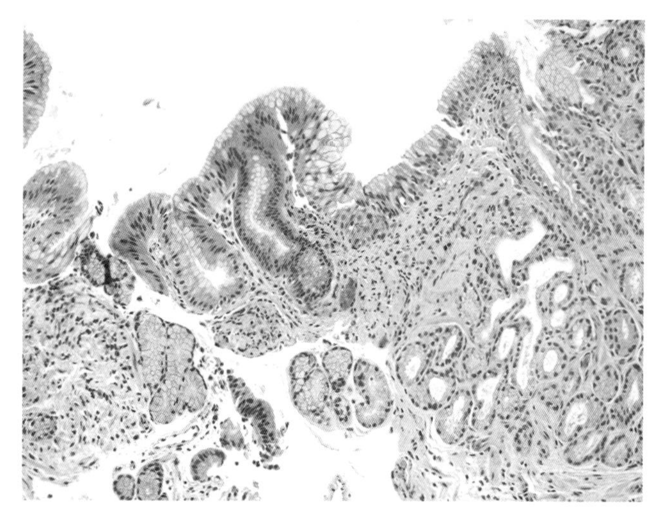

图 1.4.7　**复层上皮**　在黏膜表面 U 形结构内出现复层上皮的分层区域

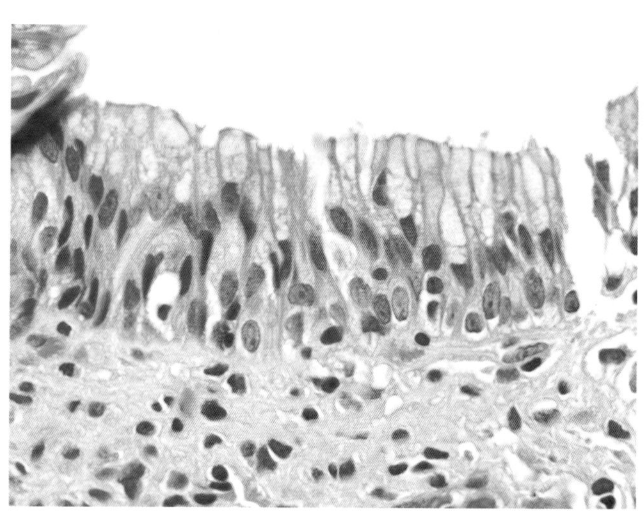

图 1.4.8　**复层上皮**　深部类似未成熟宫颈鳞状上皮化生，而表层细胞含多泡状黏液，形似肠上皮杯状细胞中的酸性黏液

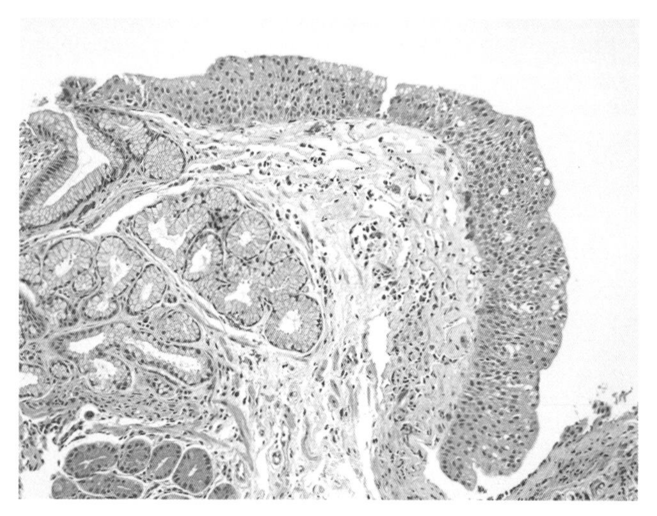

图 1.4.9　**复层上皮**　本例比图 1.4.7 中复层上皮中的细胞层次更多

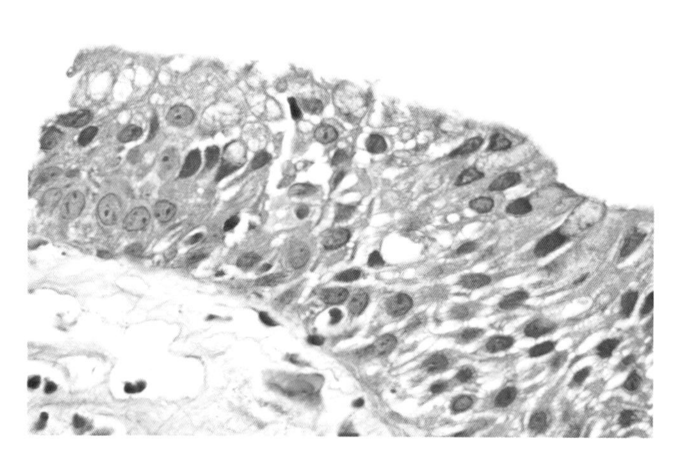

图 1.4.10　**复层上皮**

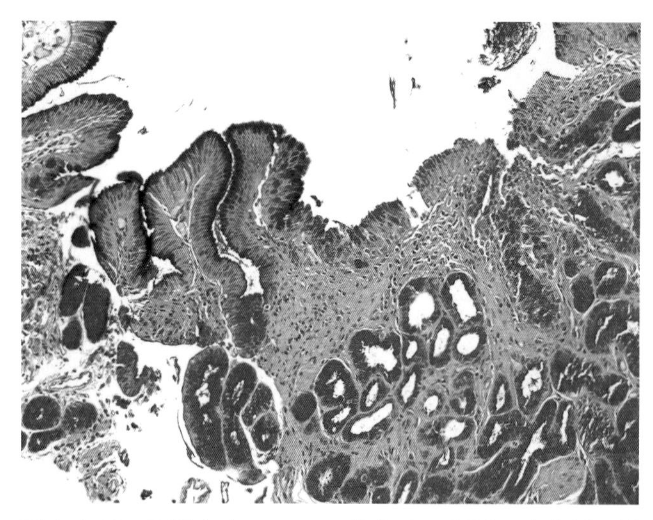

图 1.4.11　**复层上皮**　PAS/AB 染色中，复层上皮表层区域的着色与杯状细胞相似

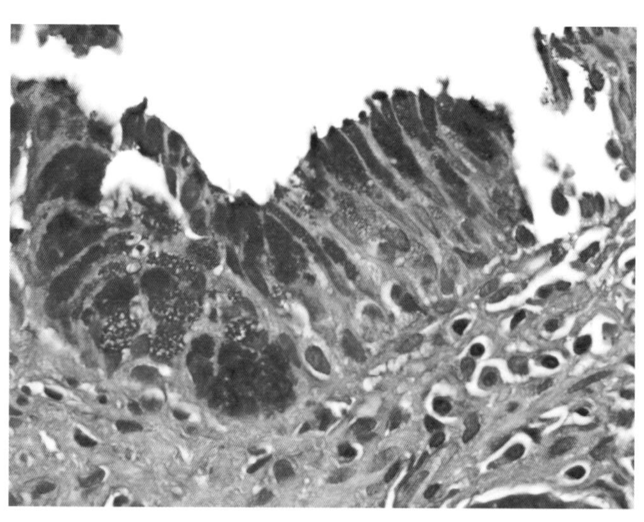

图 1.4.12　**复层上皮**　本例复层上皮与图 1.4.5 和 1.4.6 中的杯状细胞相比，细胞中的酸性黏液小球（PAS/AB 染色为紫色）缺乏清晰的界限

1.5 巴雷特食管中的杯状细胞与食管黏膜下腺体

	巴雷特食管中的杯状细胞	食管黏膜下腺体
年龄/性别	通常为成人，绝大多数为男性	所有人都有的正常解剖结构，不分年龄、性别
部位	远端食管	整个食管。当吞咽的食物从食管进入胃时，这些腺体可提供润滑液
症状	症状与杯状细胞本身无关。病人可能有胃食管反流相关症状，如胃灼热、咳嗽	无
体征	内镜下，巴雷特食管中见“舌形”“岛状”橘红色黏膜（柱状上皮黏膜外观），紧靠胃皱襞	无体征，这些是正常结构
病因学	长期的胃食管反流	正常结构
组织学	1. 巴雷特食管中的杯状细胞位于表面上皮，而不在黏膜下层。它们常常夹杂着胃小凹型上皮细胞，这些细胞顶部含有轮廓清晰的黏液，但黏液不会挤压细胞核*（图 1.5.1～1.5.3）* 2. PAS/AB 染色显示杯状细胞呈深蓝色至紫色，杯状细胞间见含中性黏液的胃小凹型上皮细胞*（图 1.5.4～1.5.6）*	1. 如同它的名称，食管黏膜下腺体位于黏膜下层而不在黏膜层，因此，在大多数食管黏膜活检标本中不会出现。它们通常出现在内镜下黏膜切除标本或黏膜下剥离标本中。腺体呈小叶状排列，由含有丰富的微泡状黏液的圆胖细胞构成，HE 染色为浅灰色*（图 1.5.7～1.5.9）* 2. PAS/AB 染色显示均一的深紫色至蓝色腺体，位于黏膜下层*（图 1.5.10～1.5.12）*
特殊检查	• PAS/AB 染色可以显示杯状细胞中的酸性黏液。杯状细胞表达 CDX2 和 MUC2	• PAS/AB 染色如图所示。免疫标记 CDX2 和 MUC2 为阴性
治疗	现在的观点是无须治疗。一些研究者认为无异型增生的巴雷特食管需要射频消融治疗，但对大多数病人，不推荐这种治疗	不适用，正常结构
预后	虽然多数病例不会进展为腺癌，但巴雷特食管是食管腺癌的癌前病变	不适用，正常结构

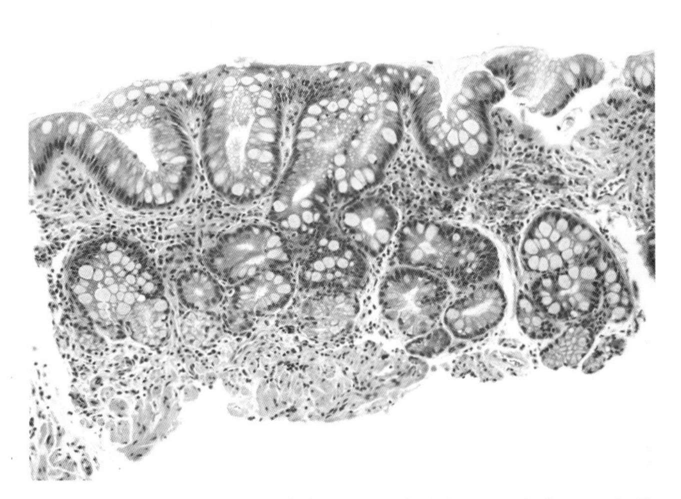

图 1.5.1　巴雷特食管　本例显示不完全性肠上皮化生。杯状细胞夹杂在含有顶部黏液的细胞间

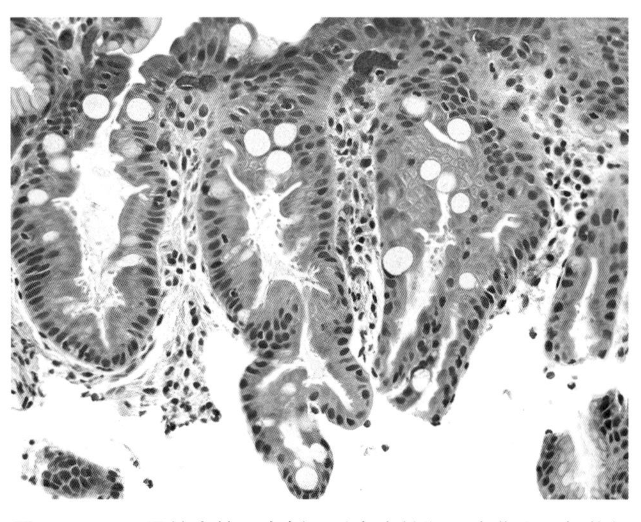

图 1.5.2　巴雷特食管　本例显示完全性肠上皮化生。杯状细胞夹杂在有刷状缘的细胞间

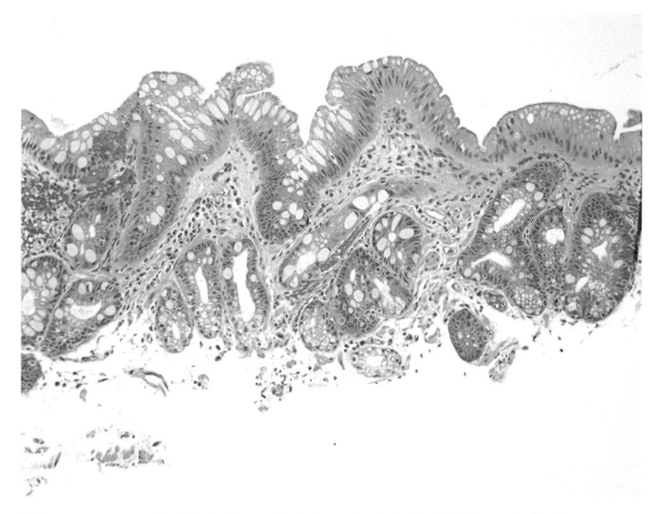

图 1.5.3 巴雷特食管 本例显示不完全性肠上皮化生

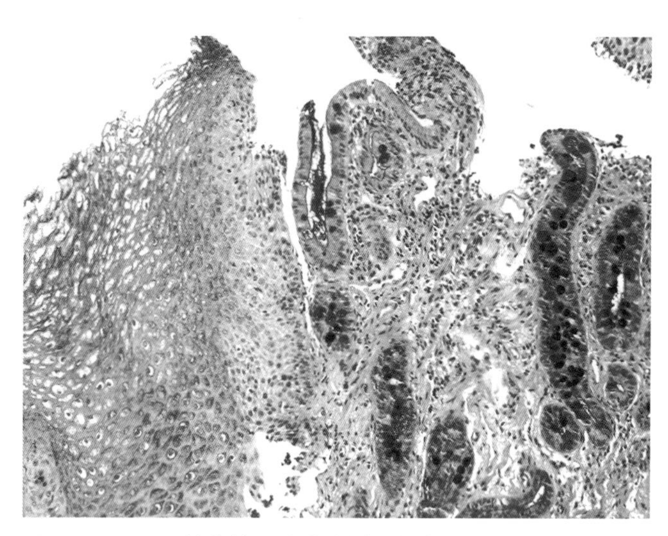

图 1.5.4 巴雷特食管 黏膜内同时有完全性和不完全性肠上皮化生。有一些区域杯状细胞间可见刷状缘，而另外一些区域可见含有中性黏液的细胞（PAS/AB）

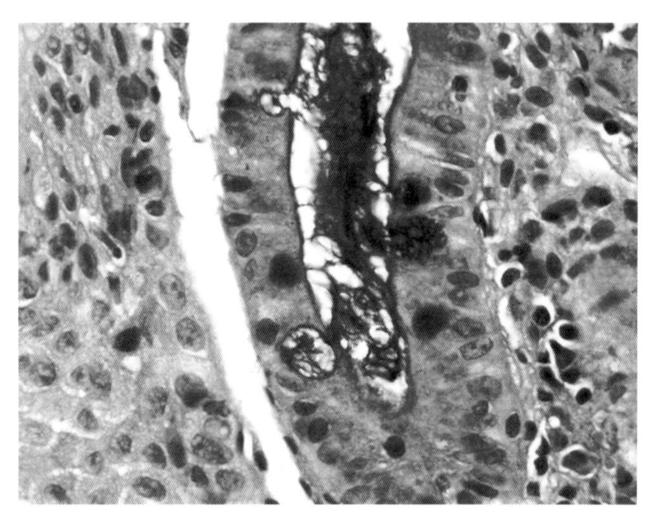

图 1.5.5 巴雷特食管 本例显示完全性肠上皮化生。注意图中刷状缘

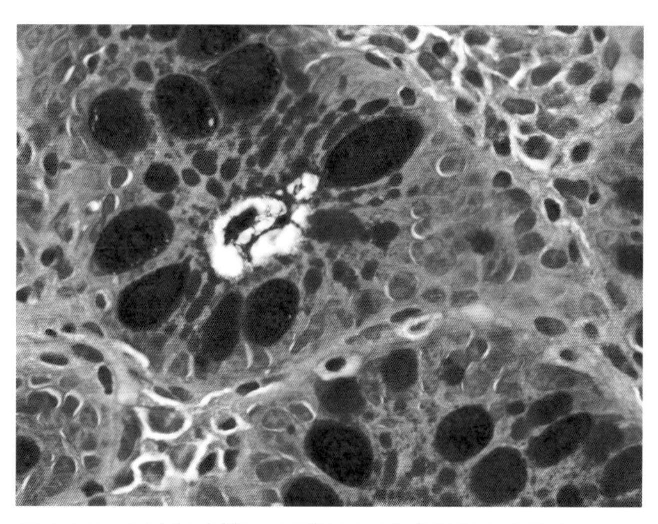

图 1.5.6 巴雷特食管 本例显示不完全性肠上皮化生

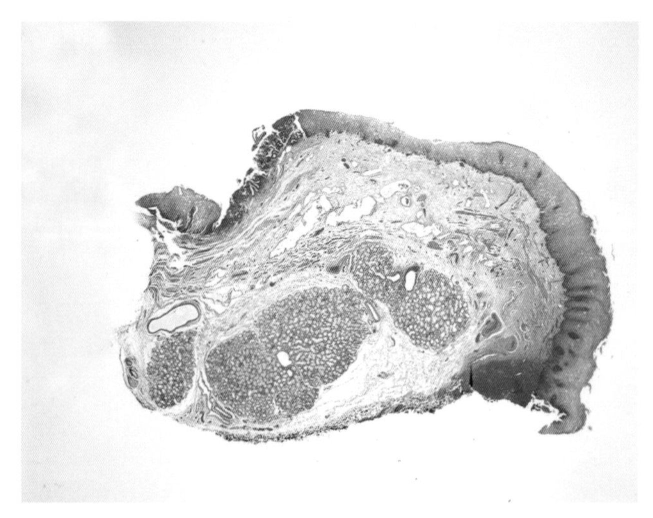

图 1.5.7 食管黏膜下腺体 内镜下黏膜切除标本。在活检标本深部可以见到大的黏膜下腺体。视野的左上角可以见到柱状上皮高级别异型增生

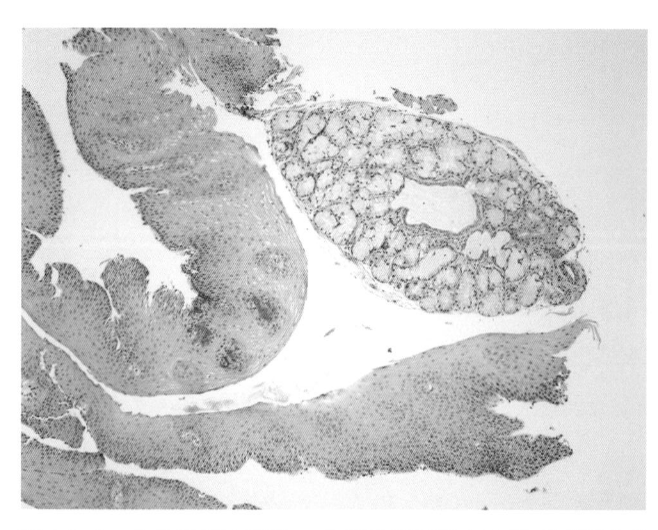

图 1.5.8 食管黏膜下腺体 食管黏膜活检中通常看不到这些腺体，但偶尔能够见到。它们里面含有丰富的泡状黏液

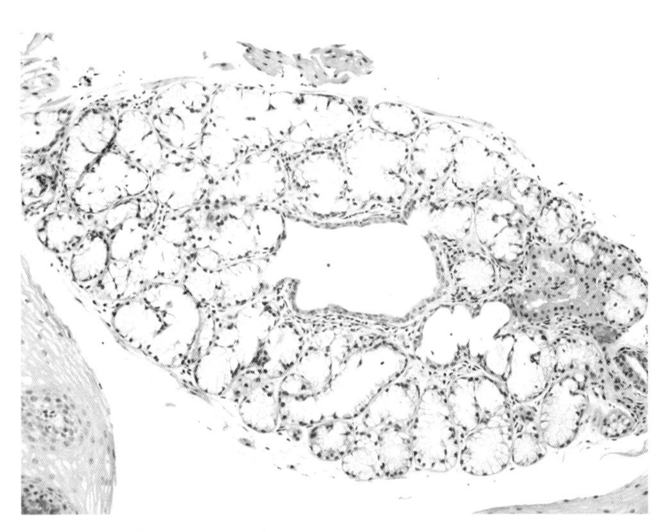

图 1.5.9 食管黏膜下腺体

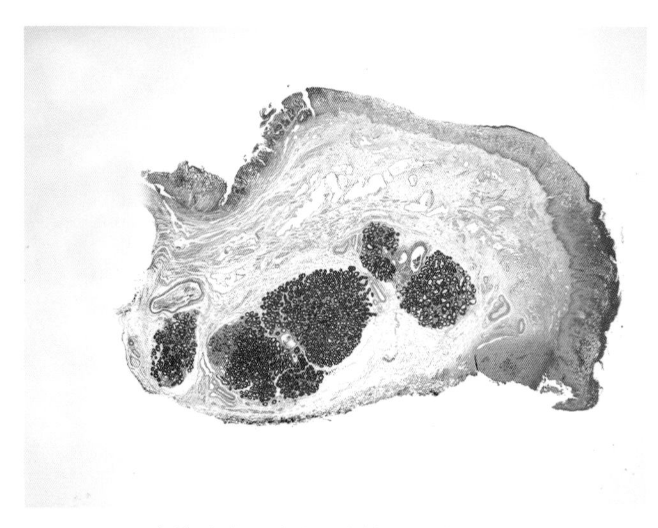

图 1.5.10 食管黏膜下腺体 内镜下黏膜切除标本。黏膜下腺体 PAS/AB 染色呈深紫色

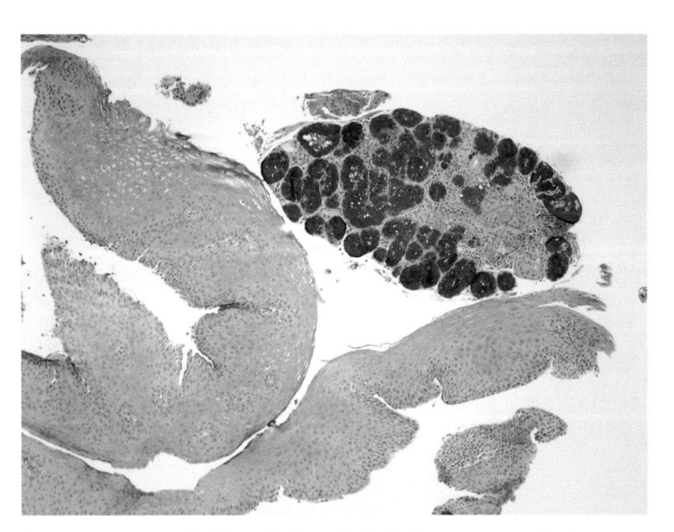

图 1.5.11 食管黏膜下腺体 活检标本，PAS/AB 染色

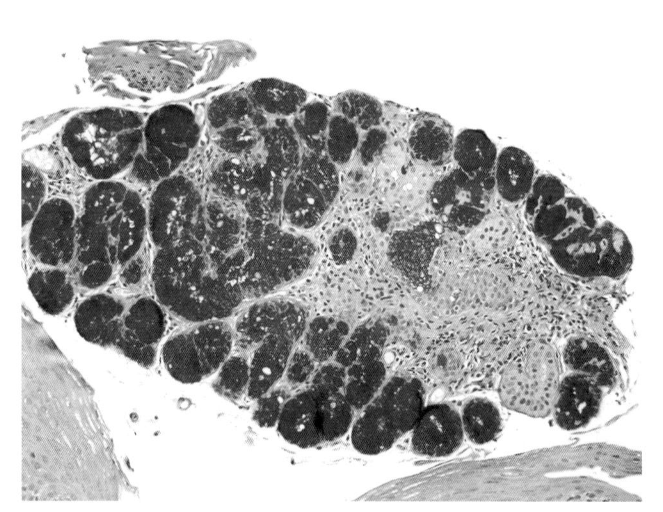

图 1.5.12 食管黏膜下腺体 活检标本，PAS/AB 染色

1.6 巴雷特食管中的杯状细胞与嗜阿新蓝的小凹细胞

	巴雷特食管中的杯状细胞	嗜阿新蓝的小凹细胞
年龄/性别	通常为成人，绝大多数为男性	通常为成人，绝大多数为男性
部位	远端食管	远端食管
症状	症状与杯状细胞本身无关。病人可能有胃食管反流相关症状，如胃灼热、咳嗽	症状与小凹细胞本身无关。病人可能有胃食管反流相关症状，如胃灼热、咳嗽
体征	内镜下，巴雷特食管中见“舌形”“岛状”橘红色黏膜（柱状上皮黏膜外观），紧靠胃皱襞	内镜下可见橘红色黏膜（柱状上皮黏膜外观），紧靠胃皱襞。任何类型的柱状上皮黏膜都是这种外观
病因学	长期的胃食管反流	长期的胃食管反流
组织学	1. 巴雷特食管中的杯状细胞间常常夹杂着胃小凹型上皮细胞，这些细胞顶部含有轮廓清晰的黏液，但黏液不会挤压细胞核。在不完全性、完全性肠上皮化生中，杯状细胞分别被1~3个胃小凹型上皮、吸收上皮分隔*（图1.6.1，1.6.2）* 2. PAS/AB染色显示杯状细胞呈深蓝色至紫色，杯状细胞间见含中性黏液的胃小凹型上皮细胞或带刷状缘的细胞*（图1.6.3，1.6.4）*	1. 在美国和大部分欧洲地区，诊断巴雷特食管需要出现杯状细胞，所以常常做AB染色（伴或不伴PAS染色）。相反地，在英国和日本只要出现柱状上皮就可以诊断巴雷特食管。正因为这样，在美国可以观察到一些病例虽然缺乏杯状细胞，但AB染色呈蓝染，与巴雷特杯状细胞着色模式相似。这些嗜阿新蓝的细胞相互靠在一起，含有黏液，而不是被明显的小凹上皮和吸收细胞分隔分布*（图1.6.5，1.6.6）* 2. PAS/AB染色显示蓝染的高柱状细胞相互靠在一起*（图1.6.7，1.6.8）*
特殊检查	• PAS/AB染色可以显示杯状细胞中的酸性黏液。杯状细胞表达CDX2和MUC2，而胃小凹型上皮细胞表达MUC5AC	• PAS/AB染色呈蓝染。这些细胞免疫标记CDX2和MUC2为阴性，MUC5AC呈阳性
治疗	一些研究者认为无异型增生的巴雷特食管需要射频消融治疗，但对大多数病人而言，不推荐这种治疗	现在的观点是无须治疗
预后	虽然多数病例不会进展为腺癌，但巴雷特食管是食管腺癌的癌前病变	与巴雷特食管（有典型杯状细胞）相比，进展为腺癌的风险较低，至少美国的数据是这样的

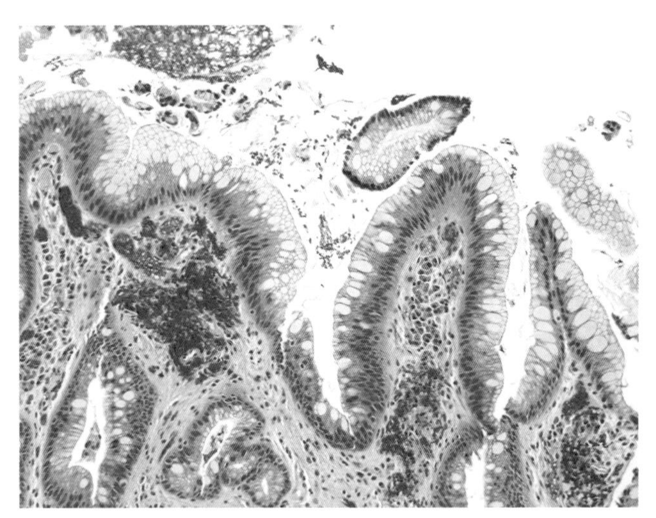

图1.6.1 巴雷特食管伴不完全性肠上皮化生 杯状细胞黏液轮廓清晰，HE染色呈淡蓝色，杯状细胞间的胃小凹型上皮顶部可见黏液

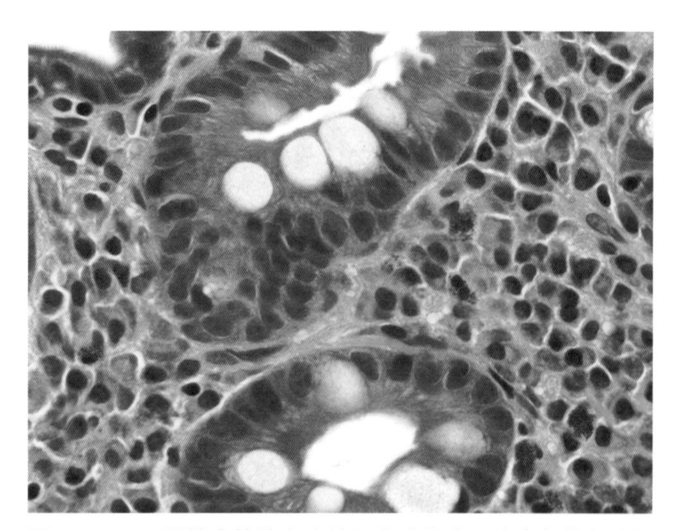

图1.6.2 巴雷特食管伴完全性肠上皮化生 注意杯状细胞间夹杂着的吸收细胞有刷状缘

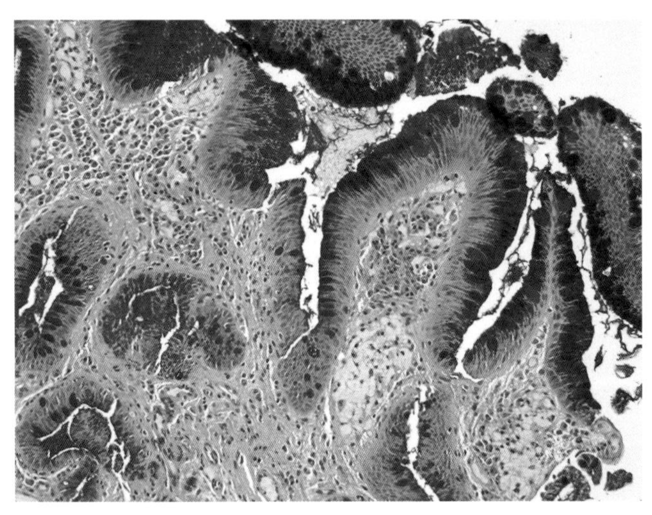

图 1.6.3　巴雷特食管伴不完全性肠上皮化生　PAS/AB 染色。可见紫红色的胃小凹型上皮细胞分布在紫色的杯状细胞间

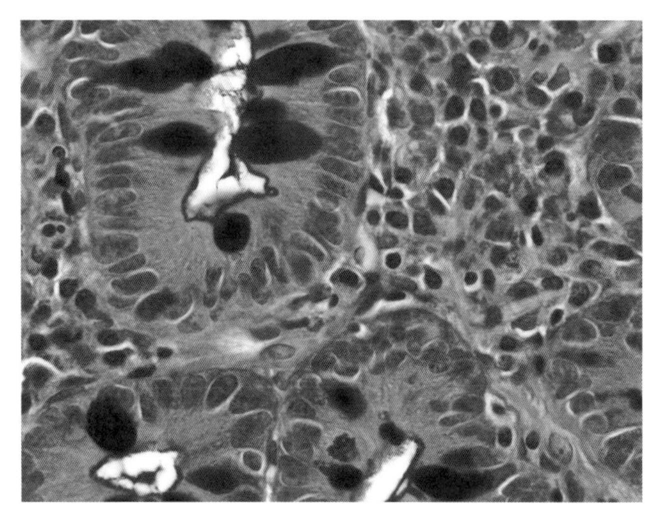

图 1.6.4　巴雷特食管伴完全性肠上皮化生　PAS/AB 染色。杯状细胞间的细胞刷状缘为紫红色

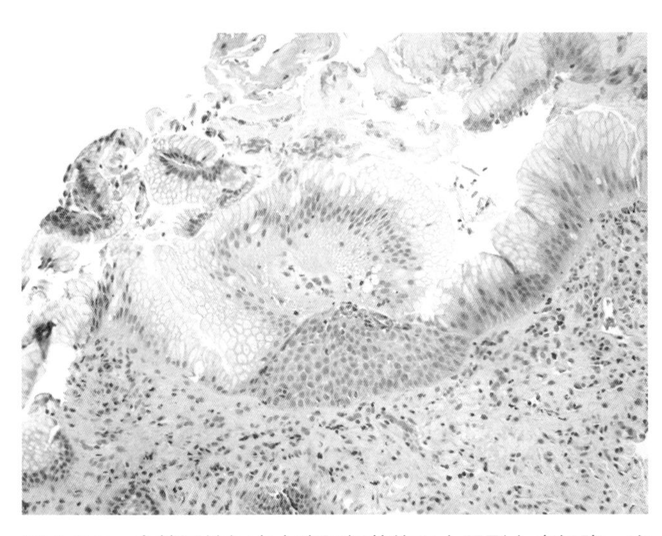

图 1.6.5　食管活检标本中嗜阿新蓝的胃小凹型上皮细胞　这些细胞形似杯状细胞，但它们的黏液颜色与胃小凹上皮细胞的一样

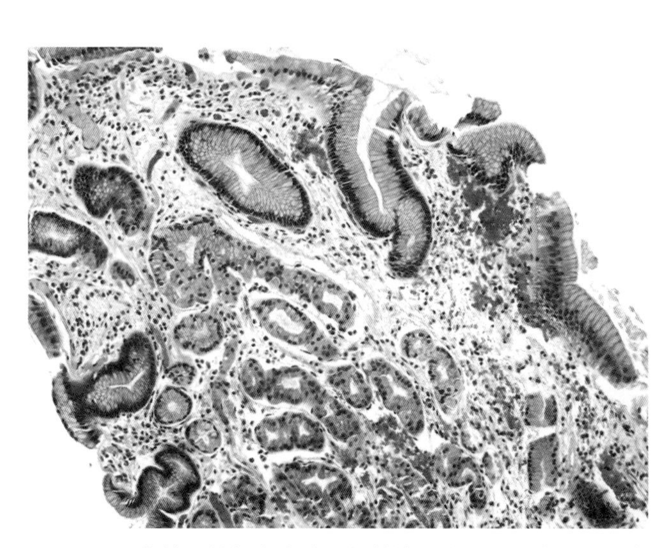

图 1.6.6　食管活检标本中嗜阿新蓝的胃小凹型上皮细胞　本例活检显示为贲门 – 泌酸黏膜，缺乏杯状细胞

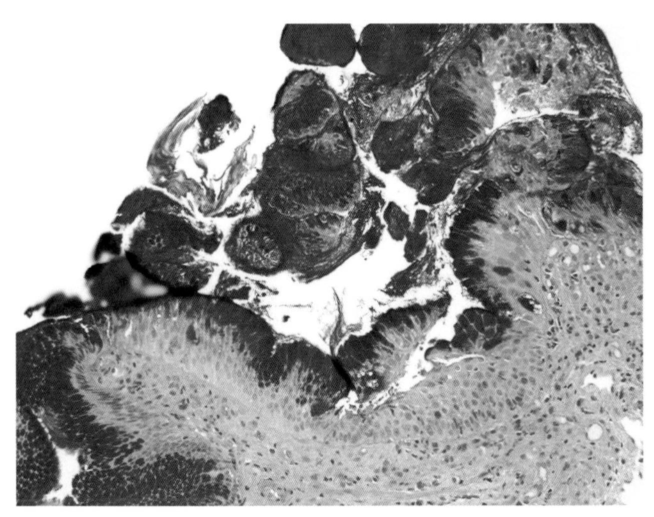

图 1.6.7　食管活检标本中嗜阿新蓝的胃小凹型上皮细胞　PAS/AB 染色。这是图 1.6.5 中所显示的区域，紫色的细胞不是杯状细胞

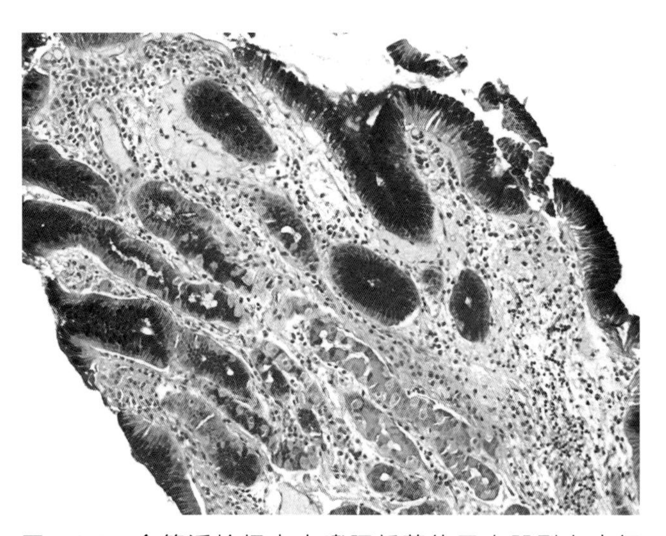

图 1.6.8　食管活检标本中嗜阿新蓝的胃小凹型上皮细胞　PAS/AB 染色。贲门 – 泌酸黏膜内有紫色的细胞，这些不是杯状细胞，不要误诊

1.7 小肠黏膜混入食管标本与巴雷特食管

	小肠黏膜混入食管标本	巴雷特食管
年龄 / 性别	任何年龄	通常为成人，绝大多数为男性
部位	上消化道内镜检查时，内镜医师一般会将内镜一直插入小肠，然后边退镜边活检。因此，十二指肠常是最先被活检的部位，然后才是上消化道的其他部位。当取到活检标本后，把活检钳放入装有福尔马林的容器内（把活检标本放入固定液），然后再用生理盐水冲洗活检钳，再重新插入取其他活检。有时取完十二指肠标本后再取食管标本，一小部分十二指肠黏膜可能会黏附在活检钳上，最后被误放进装食管黏膜的标本容器里。偶尔，十二指肠黏膜标本会被误标记为“食管”送检	远端食管
症状	与标本无关	症状与巴雷特食管本身无关。病人可能有胃食管反流相关症状，如胃灼热、咳嗽
体征	诊断线索就是病理医师看到杯状细胞，但并无巴雷特食管的临床特征	内镜下，巴雷特食管中见“舌形”“岛状”橘红色黏膜（柱状上皮黏膜外观），紧靠胃皱襞
病因学	标记错误，或者是十二指肠黏膜黏附在活检钳上，随后被带入装食管黏膜的瓶子中	长期的胃食管反流
组织学	1. 标本显示胃食管交界的组织形态学（胃贲门和鳞状上皮组织碎片），其中一小块碎组织内有杯状细胞、完好的刷状缘、大量黏膜固有层内浆细胞和隐窝基底部的潘氏细胞。一些样本由于取材表浅可能无潘氏细胞 *（图 1.7.1 ~ 1.7.3）* 2. PAS/AB 染色显示完好的刷状缘 *（图 1.7.4）*	1. 巴雷特食管中的杯状细胞间夹杂着胃小凹型上皮细胞，这些细胞顶部含有轮廓清晰的黏液，但黏液不会挤压细胞核。这种模式常被称为“特化性的柱状上皮”或“特殊类型的巴雷特食管”，因为多年前，在美国巴雷特食管包括所有食管柱状上皮黏膜。通常，在不完全性、完全性肠上皮化生中，杯状细胞分别被 1 ~ 3 个胃小凹型上皮、吸收上皮分隔 *（图 1.7.5，1.7.6）*。然而，即使在完全性肠上皮化生中，腺体排列也不如真正的小肠黏膜规则，潘氏细胞也更少 2. PAS/AB 染色显示杯状细胞呈深蓝色至紫色，其间可见含有中性黏液的胃小凹型上皮细胞或完全性肠上皮化生的刷状缘细胞 *（图 1.7.7，1.7.8）*
特殊检查	• 不需要，常识很关键	• PAS/AB 染色可以显示杯状细胞中的酸性黏液。杯状细胞表达 CDX2 和 MUC2，而胃小凹型上皮细胞表达 MUC5AC
治疗	无	现在的观点是无须治疗。一些研究者认为无异型增生的巴雷特食管需要射频消融治疗，但对大多数病人，并不推荐这种治疗
预后	依样本中的实际病理状况而定	虽然多数病例不会进展为腺癌，但巴雷特食管是食管腺癌的癌前病变

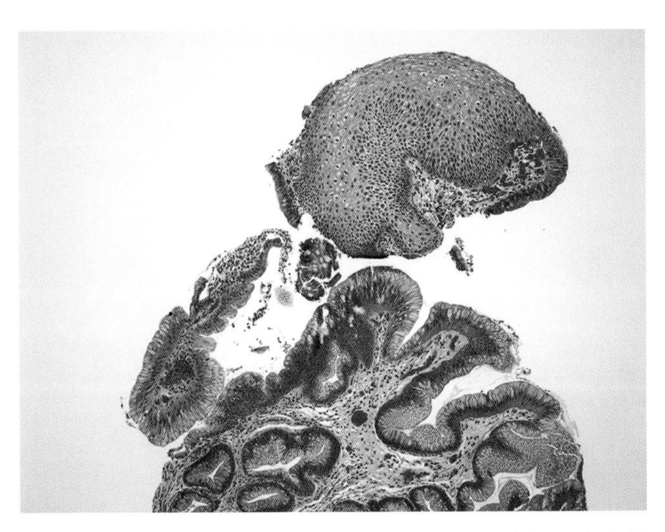

图 1.7.1 十二指肠黏膜碎片混入食管标本 注意视野中央的小碎片。该病人先做十二指肠活检，再行食管活检（鳞状上皮及贲门型上皮）。一小片十二指肠黏膜附在活检钳上，随后被放进装有食管黏膜的样本瓶中。这不是巴雷特食管

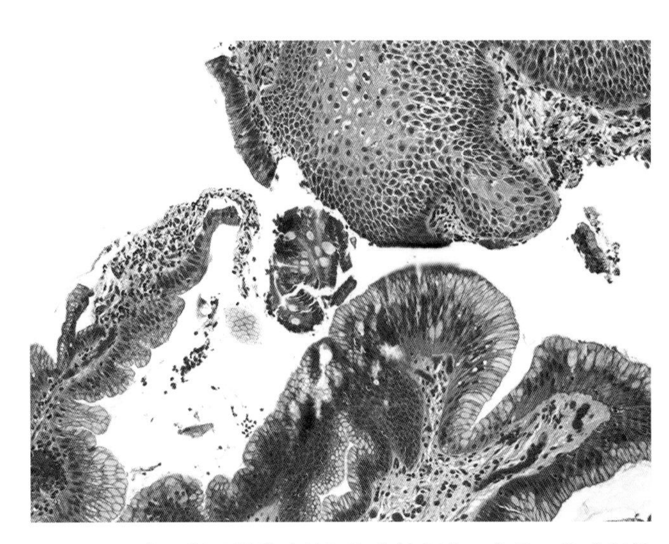

图 1.7.2 十二指肠黏膜碎片混入食管标本 高倍。注意杯状细胞间完好的刷状缘

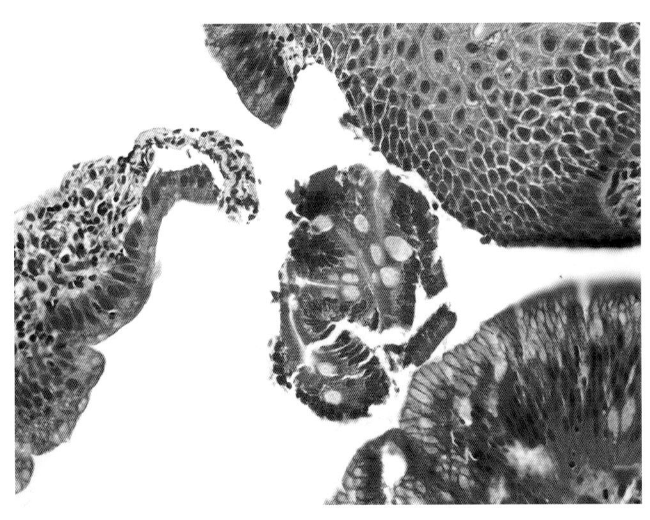

图 1.7.3 十二指肠黏膜碎片混入食管标本 组织碎片可见潘氏细胞和杯状细胞。如此完美的食管完全性肠上皮化生不常见。该标本取自一个小孩，且内镜下没有巴雷特食管证据

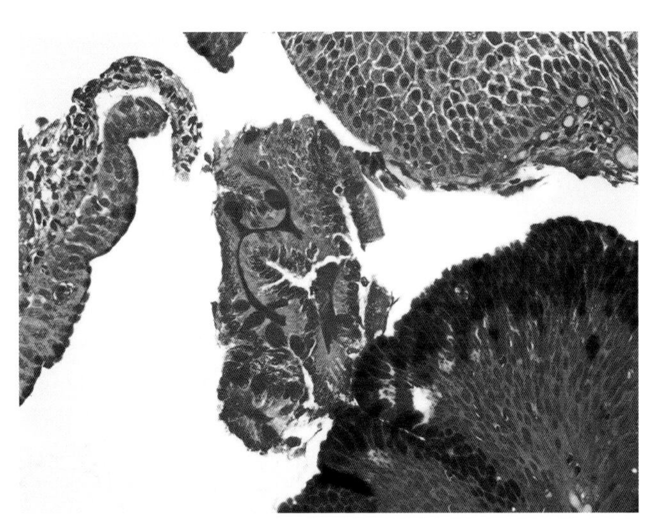

图 1.7.4 十二指肠黏膜碎片混入食管标本 PAS/AB 染色

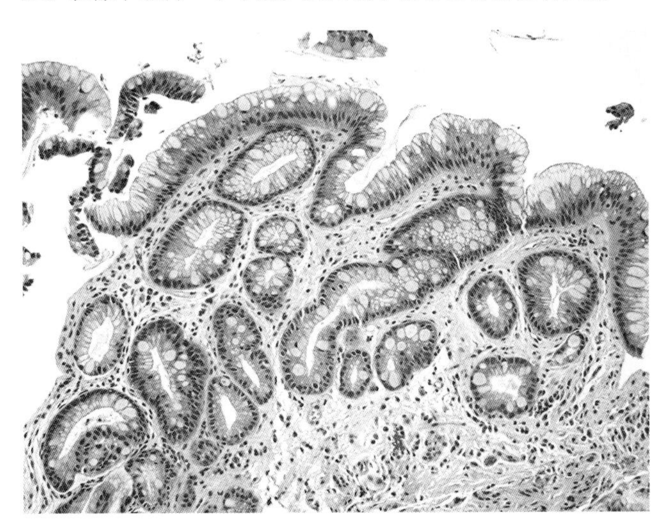

图 1.7.5 巴雷特食管 这是不完全性肠上皮化生，且组织块较大

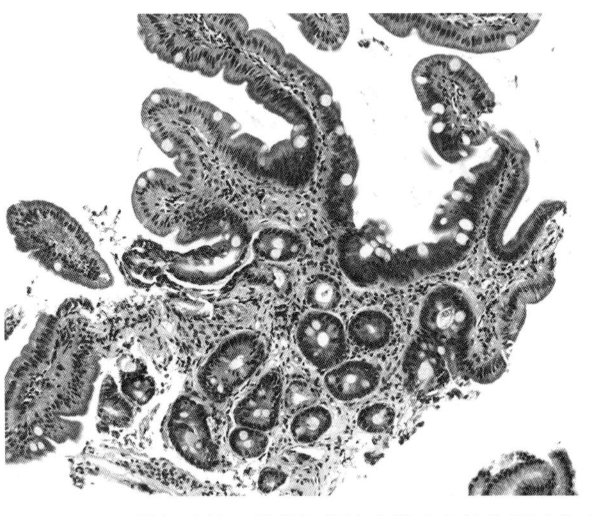

图 1.7.6 巴雷特食管 尽管组织块内绒毛状结构显示完全性肠上皮化生（对巴雷特食管来说不常见），但没有潘氏细胞。本例内镜下见食管有舌形柱状黏膜

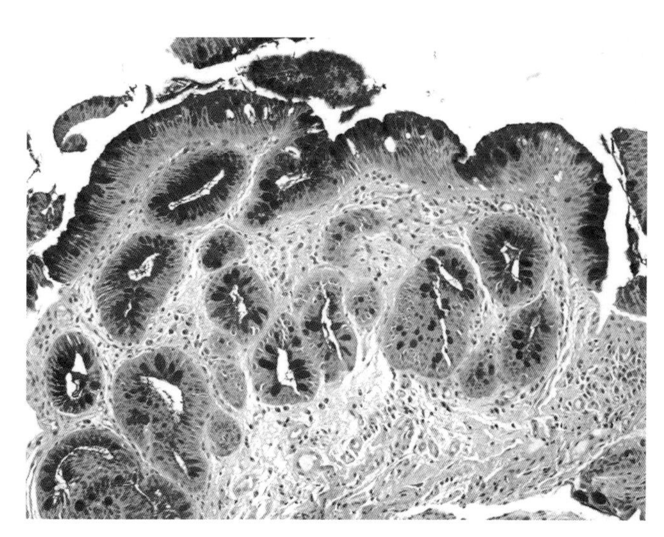

图 1.7.7　**巴雷特食管**　这是图 1.7.5 中所示黏膜的 PAS/AB 染色

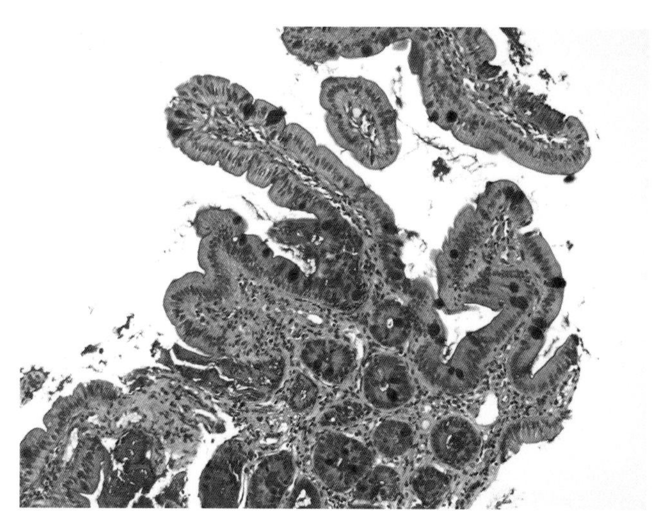

图 1.7.8　**巴雷特食管**　这是图 1.7.6 中所示黏膜的 PAS/AB 染色

1.8 完全性肠上皮化生与不完全性肠上皮化生

	完全性肠上皮化生	不完全性肠上皮化生
年龄/性别	成人，多数为男性	成人，多数为男性
部位	经常于胃中发现，不常见于食管或不是本书重点讨论的其他器官（膀胱、胰胆管系统）	经常于食管中发现，不常见于胃或不是本书重点讨论的其他器官（胰胆管系统）
症状	通常无症状——症状与导致肠上皮化生的内在损伤有关（常为幽门螺杆菌性胃炎和食管反流性疾病）	通常无症状——症状与导致肠上皮化生的内在损伤有关（常为幽门螺杆菌性胃炎和食管反流性疾病）
体征	无	无
病因学	常由胃黏膜反复损伤和修复所致	常由食管黏膜反复损伤和修复所致
组织学	1. 在极轻度结构改变的腺体中，杯状细胞间见带有刷状缘的柱状细胞*（图 1.8.1，1.8.2）*。潘氏细胞可见 2. PAS/AB 染色显示杯状细胞间吸收细胞有深染的刷状缘*（图 1.8.3，1.8.4）*	1. 在中度结构改变的腺体中，杯状细胞间见胃小凹型上皮细胞*（图 1.8.5，1.8.6）* 2. PAS/AB 染色显示杯状细胞被分泌中性黏液的细胞分隔*（图 1.8.7，1.8.8）*
特殊检查	• 杯状细胞 MUC2 和 CDX2 阳性，刷状缘 CD10 阳性，MUC5AC 阴性	• 杯状细胞 CDX2 和 MUC2 阳性，无 CD10 阳性的刷状缘，胃小凹型上皮细胞 MUC5AC 阳性
治疗	无	无
预后	与不完全性肠上皮化生相比，流行病学上有较低且有限的风险向异型增生——癌方向发展，但对于个体而言并无预后价值	与完全性肠上皮化生相比，流行病学上有较高但有限的风险向异型增生——癌方向发展，但对于个体而言并无预后价值

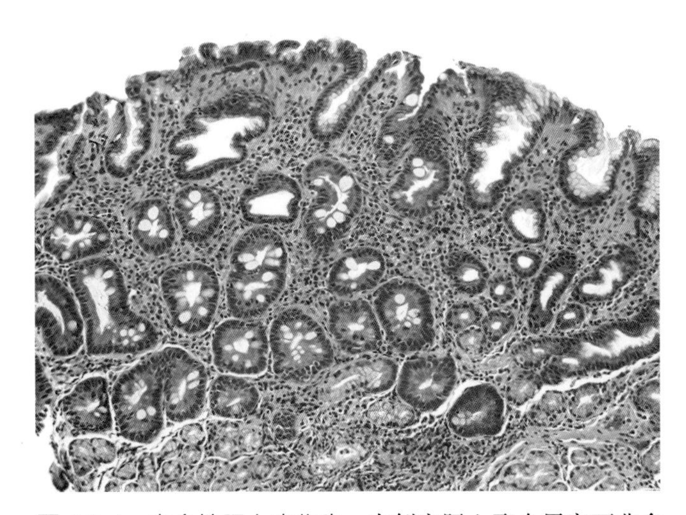

图 1.8.1　完全性肠上皮化生　本例实际上取自胃窦而非食管，因为胃窦部是完全性肠上皮化生的好发部位。杯状细胞被带有刷状缘的吸收细胞分隔

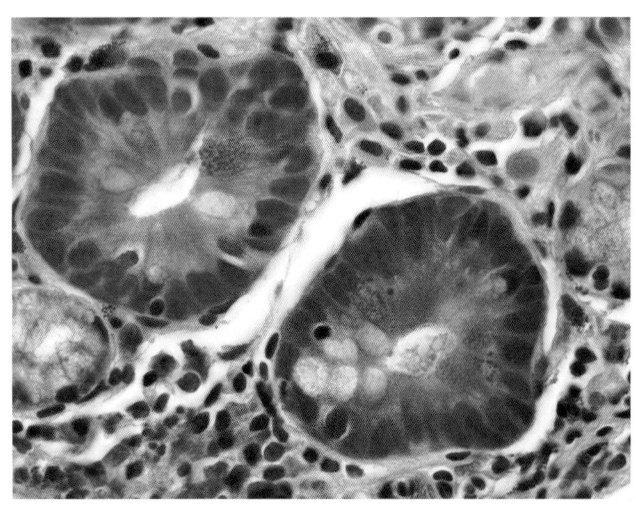

图 1.8.2　完全性肠上皮化生　本例可见杯状细胞、刷状缘，甚至潘氏细胞

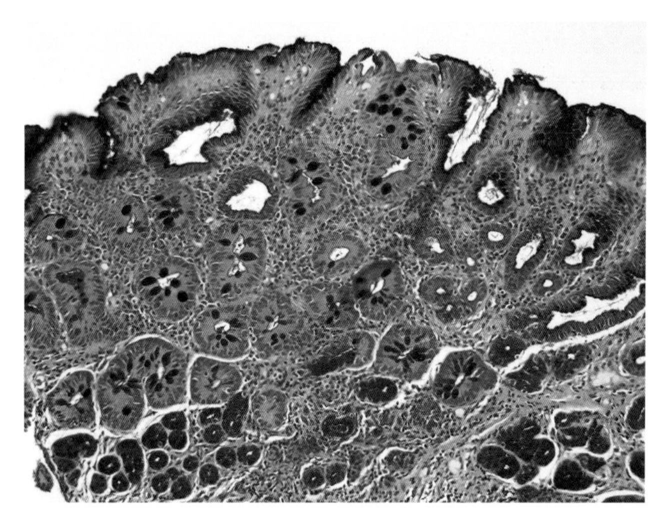

图 1.8.3　完全性肠上皮化生　PAS/AB 染色。活检标本深部胃窦腺体和表面胃小凹上皮细胞含有粉红色的中性黏液。完全性肠上皮化生显示杯状细胞位于缺乏细胞质内黏液的吸收细胞之间

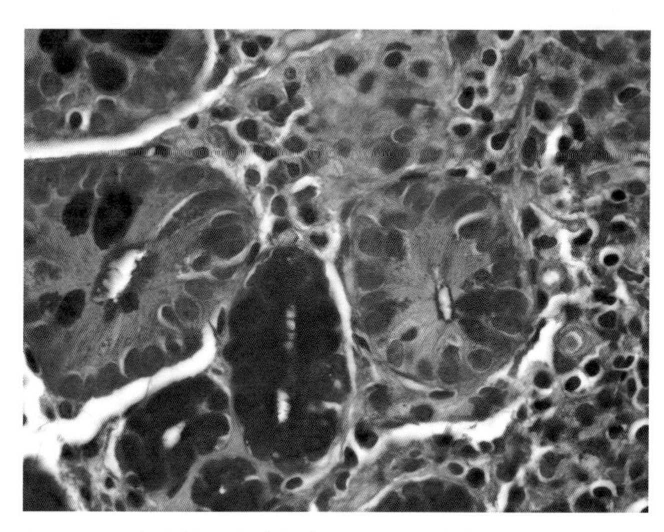

图 1.8.4　完全性肠上皮化生　PAS/AB 染色。注意潘氏细胞和杯状细胞的不同

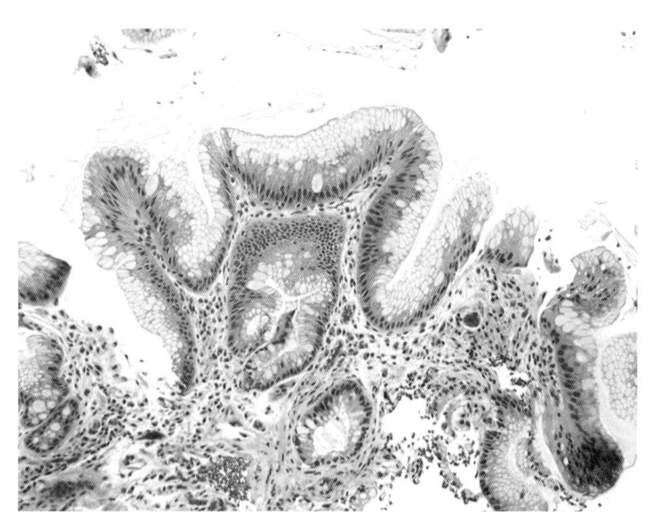

图 1.8.5　不完全性肠上皮化生　图中大部分为胃小凹型上皮细胞，浅蓝色的杯状细胞散在分布

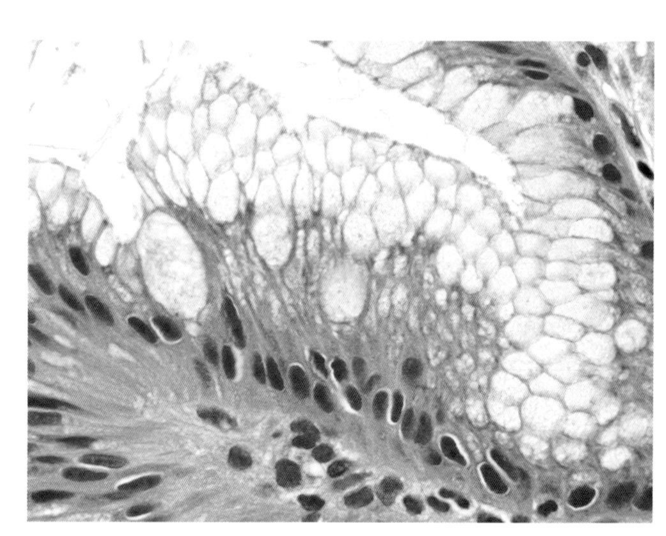

图 1.8.6　不完全性肠上皮化生　杯状细胞呈泡状、浅蓝色外观

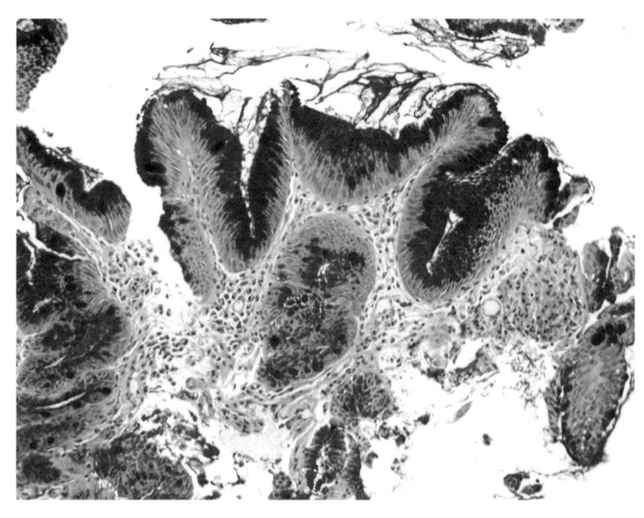

图 1.8.7　不完全性肠上皮化生　PAS/AB 染色。很容易发现杯状细胞

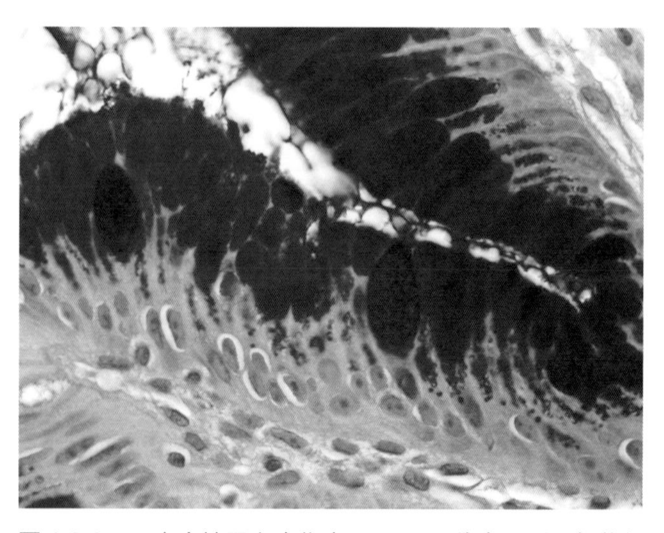

图 1.8.8　不完全性肠上皮化生　PAS/AB 染色。可见杯状细胞有泡状细胞质

1.9 食管黏膜下腺体嗜酸性变与幽门腺腺瘤

	食管黏膜下腺体嗜酸性变	幽门腺腺瘤
年龄 / 性别	未知，大概是中年人，大多数为男性	成人，大多数为男性
部位	食管	胃体
症状	与嗜酸性变无关，这是一个偶然发现，常常出现在内镜黏膜切除标本中	与幽门腺腺瘤无关，尽管这种肿瘤可以糜烂并导致胃出血。有这种肿瘤的病人很可能有自身免疫性胃炎
体征	与黏膜下腺体嗜酸性变无关	病人可能有恶性贫血
病因学	可能由于食管上皮损伤和导管堵塞	在一些病例中，幽门腺腺瘤源自幽门腺化生，这种化生是泌酸黏膜由于自身免疫等原因反复损伤、修复造成的
组织学	在食管黏膜下腺体中可见到圆胖的嗜酸性细胞，核小，核质比低（*图 1.9.1~1.9.4*）	肿瘤性息肉由密集的腺管构成，腺上皮细胞核圆形，有相对丰富的毛玻璃样细胞质（*图 1.9.5~1.9.8*）
特殊检查	• 无	• 腺管表达 MUC6，息肉表面经常表达 MUC5。背景胃黏膜经常表现为自身免疫性胃炎
治疗	无，偶然的发现	需要彻底切除息肉，因为一小部分息肉会进展为腺癌
预后	非常好。这在内镜黏膜切除标本中有时会遇到，预后与内镜黏膜切除所治疗的病变相关	息肉切除后总体预后好，但受累的病人发生胃肿瘤的风险比正常人高

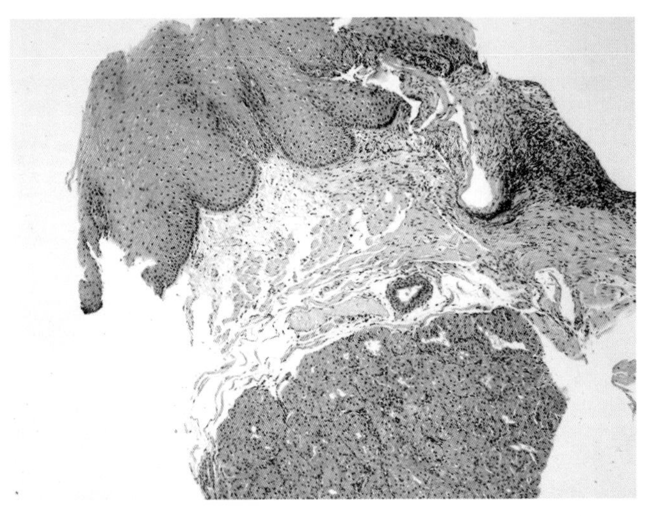

图 1.9.1　食管黏膜下腺体嗜酸性变　本例食管活检标本包含一个导管（中央）和黏膜下腺体（视野下方），腺体细胞质粉染、嗜酸性。标本中似乎有炎症，而嗜酸性变可能是炎症的继发改变

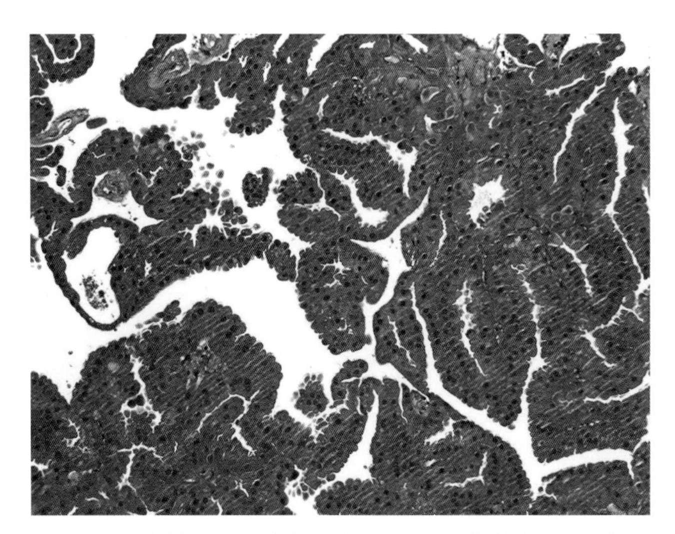

图 1.9.2　食管黏膜下腺体嗜酸性变　看起来非常醒目，但注意细胞的核质比低

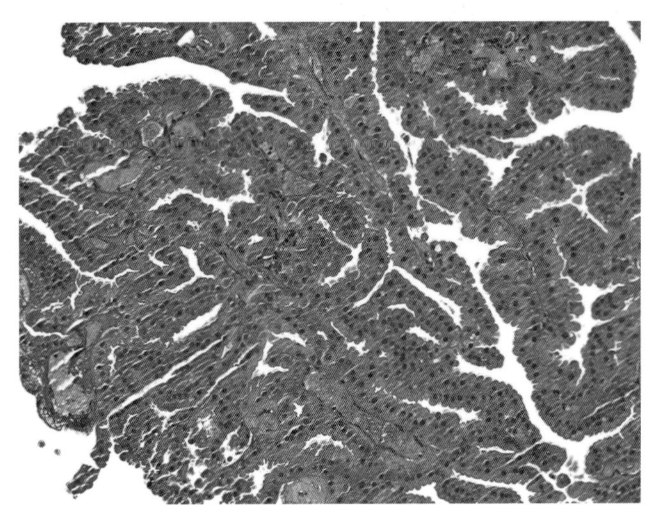

图 1.9.3　食管黏膜下腺体嗜酸性变

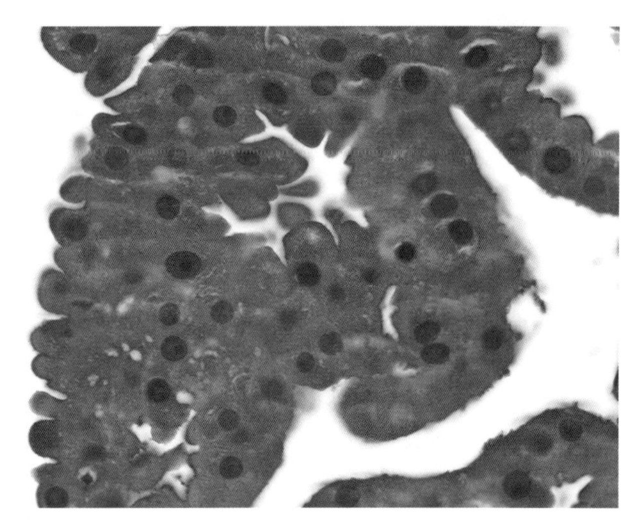

图 1.9.4　食管黏膜下腺体嗜酸性变

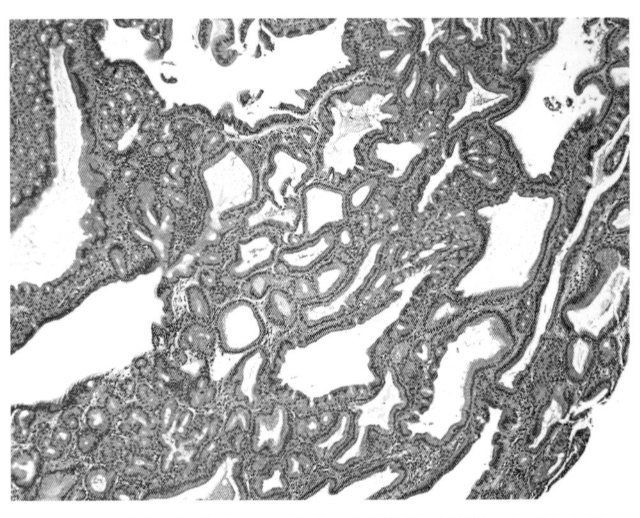

图 1.9.5　幽门腺腺瘤　这类病变更常见于胃体而不是食管，由密集排列的腺管构成

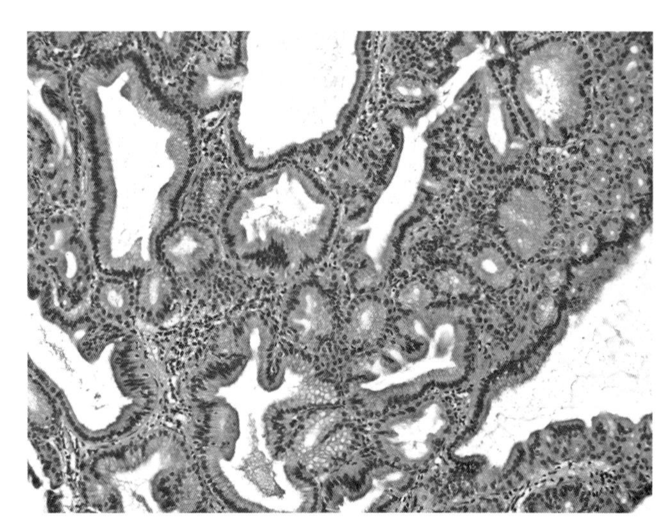

图 1.9.6　幽门腺腺瘤　细胞质既不是鲜明的粉色，也不含经典的胃小凹型上皮的细胞质内黏液，而呈毛玻璃样

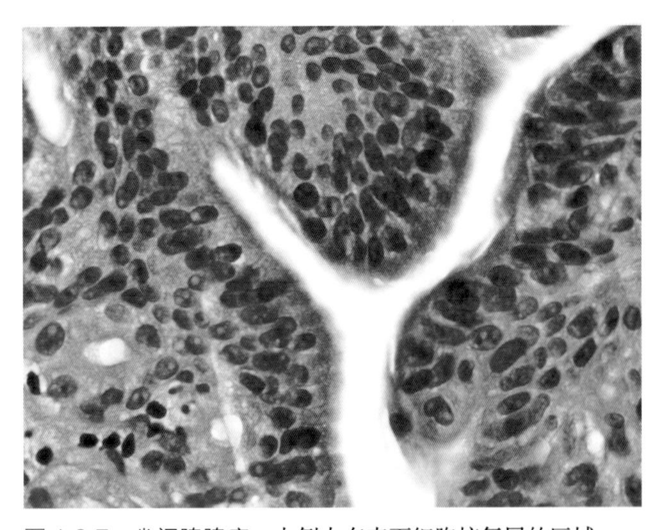

图 1.9.7　幽门腺腺瘤　本例中有表面细胞核复层的区域

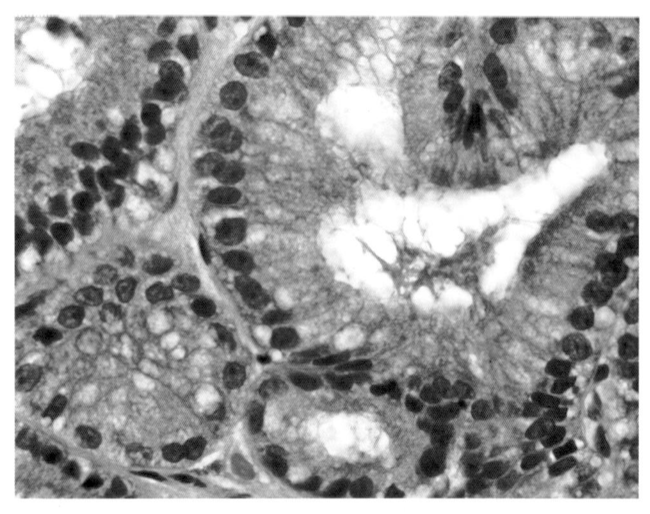

图 1.9.8　幽门腺腺瘤　注意细胞质呈毛玻璃样

1.10 嗜酸细胞性食管炎与反流性食管炎

	嗜酸细胞性食管炎	反流性食管炎
年龄/性别	儿童，青年人，多数为男性	通常为成人，多数为男性
部位	食管（远端和中段或近端）	食管（远端）
症状	吞咽困难，儿童发育停滞，食物嵌塞（通常在青少年或青年男性中遇到）。可能有食管狭窄	胃灼热，如果反流到达喉部可有声嘶
体征	“食管气管化”，有线性沟、食管环形成，类似猫的食管（“猫样食管”）*（图 1.10.1，1.10.2）*，不同程度的外周血嗜酸性粒细胞增多、湿疹和哮喘	食管炎，远端食管显著
病因学	可能是过敏反应对食管的损伤	反流的胃内容物对食管的损伤。这些内容物包含胃、十二指肠分泌物。病人以成人、男性和肥胖者多见
组织学	成片的嗜酸性粒细胞，常在上皮表面、黏膜固有层瘢痕，显著的基底细胞增生*（图 1.10.3～1.10.6）*。组织学提示诊断需要超过 15/HPF。如果活检有大量的嗜酸性粒细胞（典型情况下超过 100/HPF），活检就可以诊断为嗜酸细胞性食管炎。如果仅有 15～20/HPF，最好诊断为“食管炎伴 × 个嗜酸性粒细胞/高倍视野”。此外，嗜酸性粒细胞分布可以是非常局灶或斑片状的	轻度基底细胞增生，血管乳头拉长，基底细胞棘细胞层水肿，偶尔淋巴细胞增多，轻度急性炎症，散在的嗜酸性粒细胞，通常低于 15/HPF*（图 1.10.7～1.10.12）*
特殊检查	• 无	• 无
治疗	需要皮肤测试，避免食物性过敏原。也会使用局部用类固醇药（布地奈德，口服）	通常用质子泵抑制剂治疗。有些病人需要行胃底折叠术以减少胃内容物反流
预后	对食疗和（或）类固醇治疗有效	胃－食管反流病人有患巴雷特食管和食管腺癌的风险，但总体而言风险较低

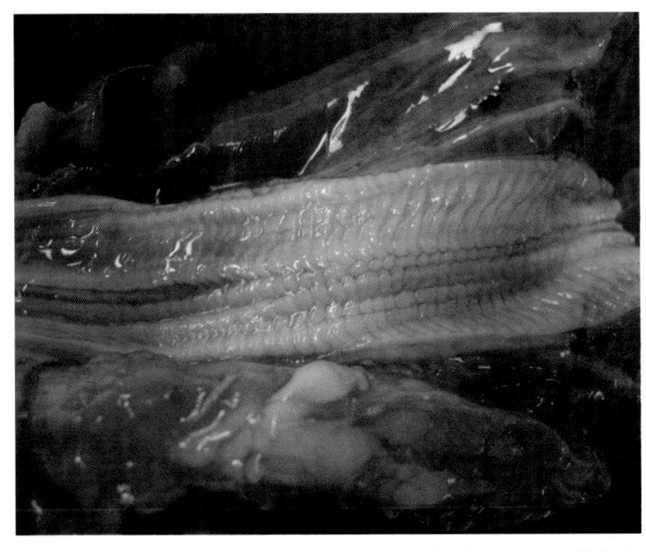

图 1.10.1　猫的食管　本图来自对一只家猫的尸检。猫的食管黏膜与气管黏膜相似

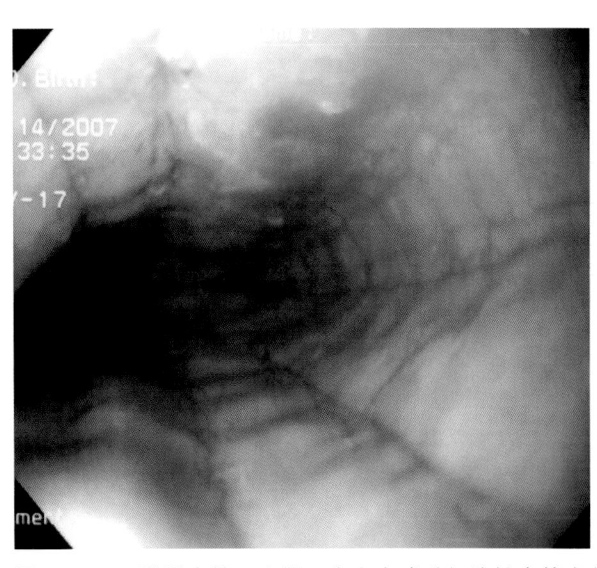

图 1.10.2　猫样食管　这是一个患有嗜酸细胞性食管炎儿童的食管内镜下图像。它与图 1.10.1 中猫的食管相似

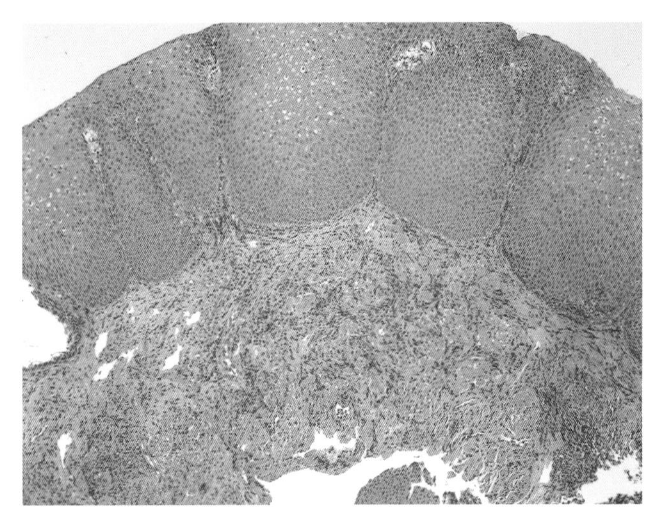

图 1.10.3　嗜酸细胞性食管炎　本例很有意思，仅有少量嗜酸性粒细胞在上皮内，而黏膜固有层有大量的嗜酸性粒细胞，黏膜固有层有瘢痕形成

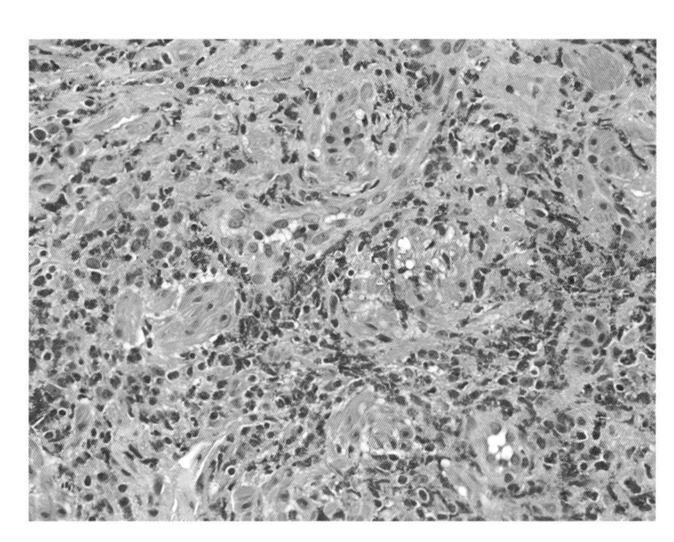

图 1.10.4　嗜酸细胞性食管炎　这是图 1.10.3 中所示病变的黏膜固有层

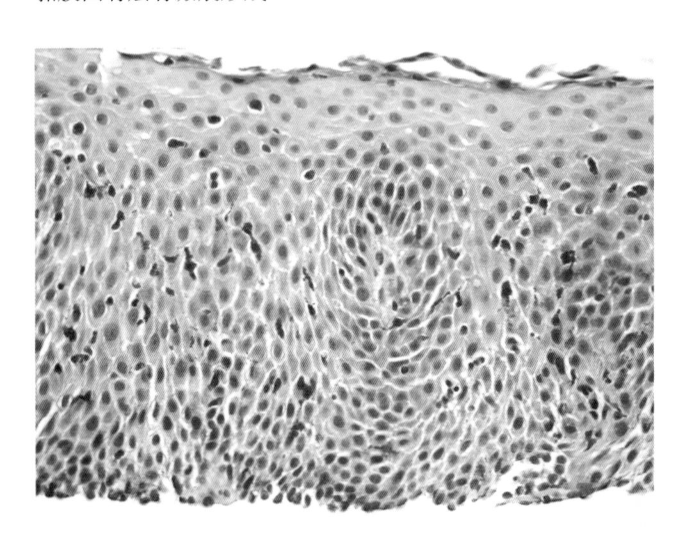

图 1.10.5　嗜酸细胞性食管炎　基底细胞显著增生和大量上皮内嗜酸性粒细胞浸润

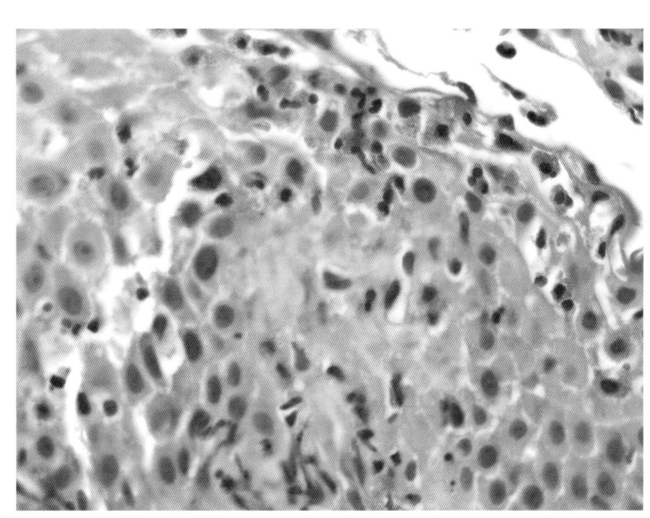

图 1.10.6　嗜酸细胞性食管炎　注意表面的嗜酸性脓肿

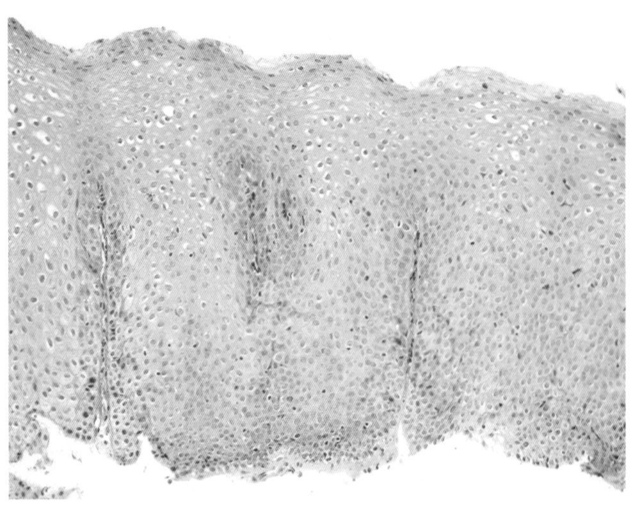

图 1.10.7　反流性食管炎　视野中显示轻度基底细胞增生和血管乳头延长

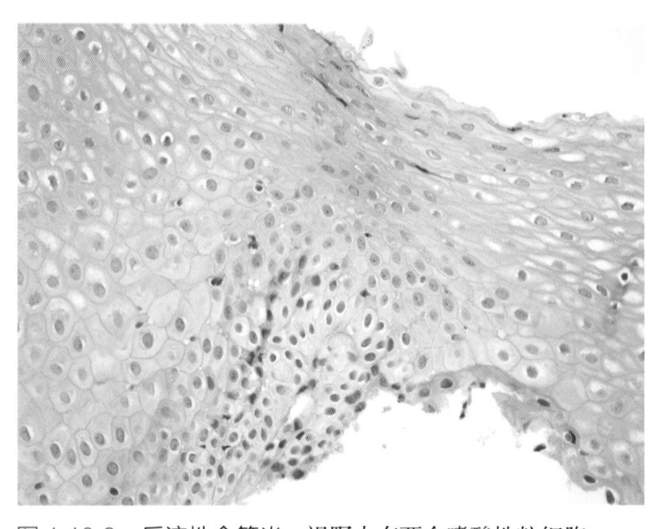

图 1.10.8　反流性食管炎　视野中有两个嗜酸性粒细胞

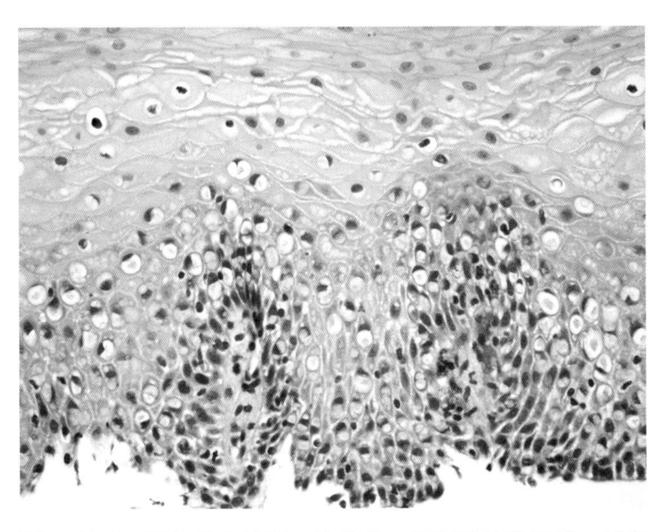

图 1.10.9 反流性食管炎 这里有一些嗜酸性粒细胞。基底细胞层显示特别的空泡化改变。细胞间桥非常显著，这是由基底细胞层细胞间水肿造成的

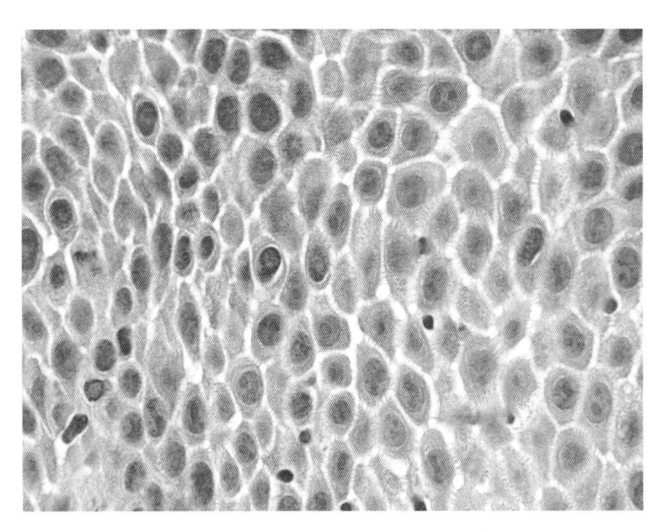

图 1.10.10 反流性食管炎 基底细胞层的高倍视野中显示细胞间的水肿，表现为显著的细胞间桥

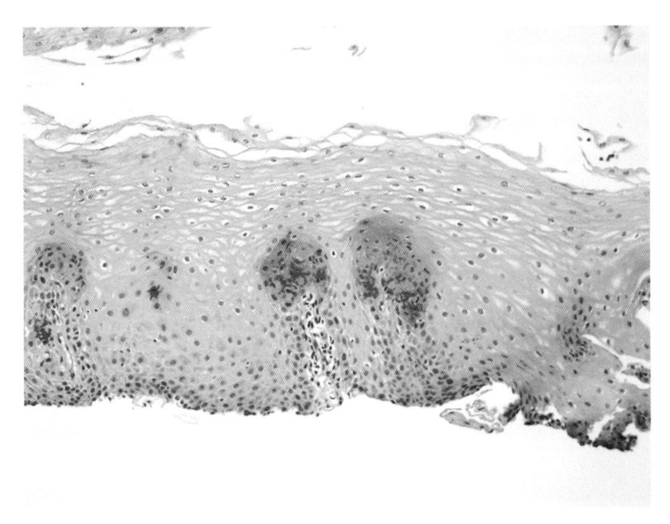

图 1.10.11 反流性食管炎 本例显示“早期的”血管湖，在血管乳头周围

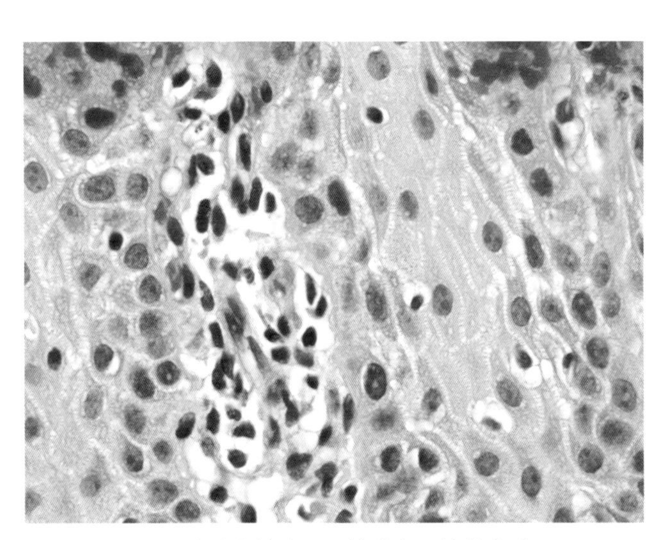

图 1.10.12 反流性食管炎 血管乳头区域的水肿

1.11 紫杉醇效应与鳞状上皮及柱状上皮异型增生

	紫杉醇效应	鳞状上皮及柱状上皮异型增生
年龄/性别	常常是成人，因为紫杉醇类（紫杉醇、多西紫杉醇和卡巴他赛）被用来治疗各种恶性肿瘤，如乳腺癌、肺癌和前列腺癌。因为是药物所致，所以没有性别差异。有一些病人会因紫杉醇毒性而导致上皮改变，通常上皮改变能够在药物应用2~4天内的食管（或胃肠道其他部位）活检中反映出来	成人，两种情况通常都为男性
部位	全消化道	远端食管（柱状上皮病变）和全食管（鳞状上皮病变）
症状	一般无症状，除非紫杉醇中毒。病人通常因为胃肠道外肿瘤治疗而使用紫杉醇，几天后因某些其他方面原因行消化道活检	无
体征	通常没有	食管中见柱状上皮（柱状上皮异型增生）；卢戈液不染（鳞状上皮异型增生）
病因学	紫杉醇干扰了微管功能，所以它的效应在增殖的细胞中显现，包括鳞状上皮的基底细胞和柱状上皮的对应增殖区域（胃、食管的腺颈部，肠上皮的隐窝基底部）	柱状上皮异型增生与基因异常和累积有关，这出现在伴胃食管反流病人的巴雷特黏膜；而鳞状细胞异型增生与吸烟、饮酒等高危因素所致基因异常累积相关
组织学	1. 鳞状上皮中，基底层细胞显著非典型，可见细胞增大、嗜碱（*图1.11.1*） 2. 高倍镜下，基底层有丝分裂停滞明显，表现为环状有丝分裂和显著的细胞凋亡（*图1.11.2，1.11.3*） 3. 如果是柱状黏膜，有丝分裂停滞会出现在增殖活跃区，位于贲门腺体上方，表面黏膜下方（*图1.11.4，1.11.5*）	1. 鳞状上皮中，上皮层的厚度取决于异型增生的程度，因为异型增生的细胞明显增大、嗜碱（*图1.11.6~1.11.8*） 2. 柱状黏膜中，上皮改变通常是表层扩展（*图1.11.9，1.11.10*） 3. 上皮改变（如环状有丝分裂）偶尔能看到但不显著。凋亡可能可见。所有食管黏膜异型增生，不管鳞状上皮还是柱状上皮。大部分病例核仁都未见显著特征
特殊检查	• 无。如果标记Ki-67，表面细胞不呈阳性	• p53标记异型增生细胞的核，Ki-67显示细胞增殖活跃
治疗	无	黏膜消融，经常是射频消融和内镜黏膜切除治疗这两种病变
预后	预后与使用药物所治疗的疾病相关	原位病变整体预后好，但也有一些病人进展为癌

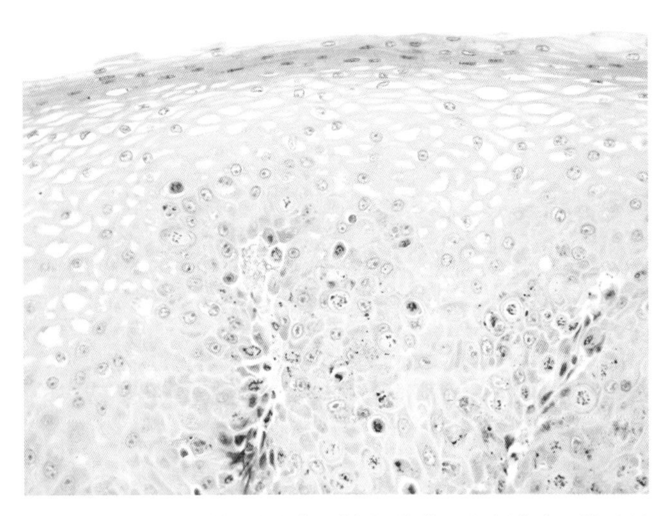

图 1.11.1　紫杉醇相关改变，鳞状黏膜　注意增殖区域（基底层）的环状有丝分裂和凋亡

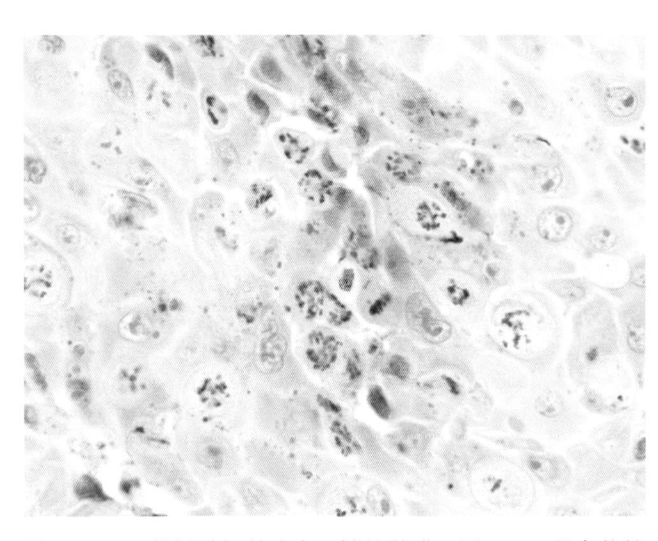

图 1.11.2　紫杉醇相关改变，鳞状黏膜　图 1.11.1 的高倍镜下所见

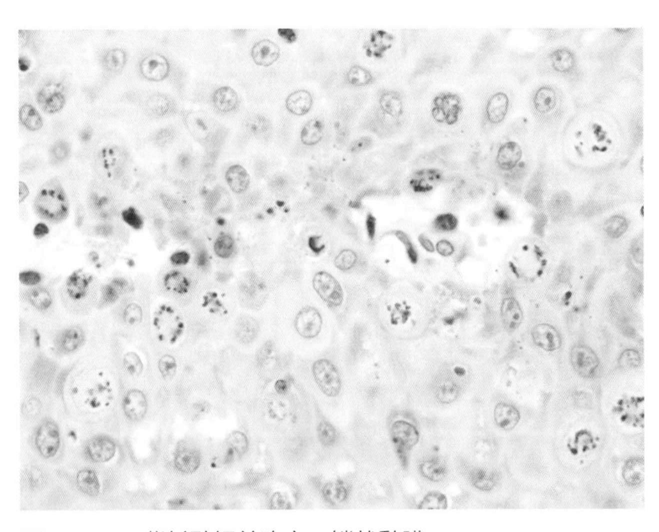

图 1.11.3　紫杉醇相关改变，鳞状黏膜

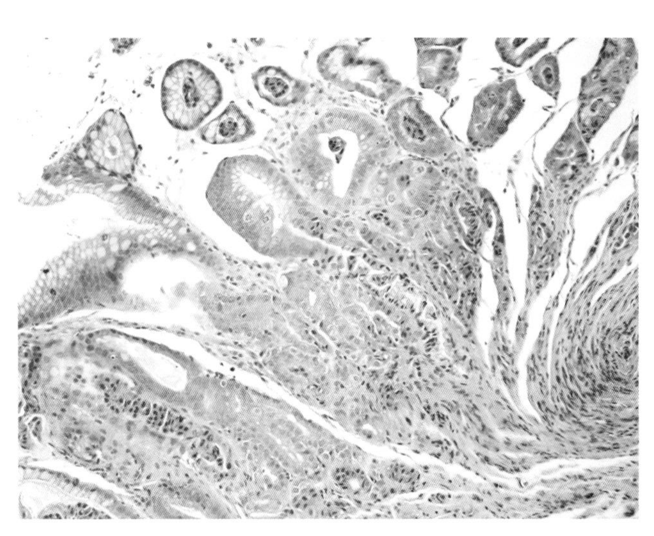

图 1.11.4　紫杉醇相关改变，柱状黏膜　这是贲门黏膜。注意增殖区域是在浅表黏膜和深部腺体之间，只在这些区域受影响。环状有丝分裂和凋亡小体丰富，但表层黏膜是正常的

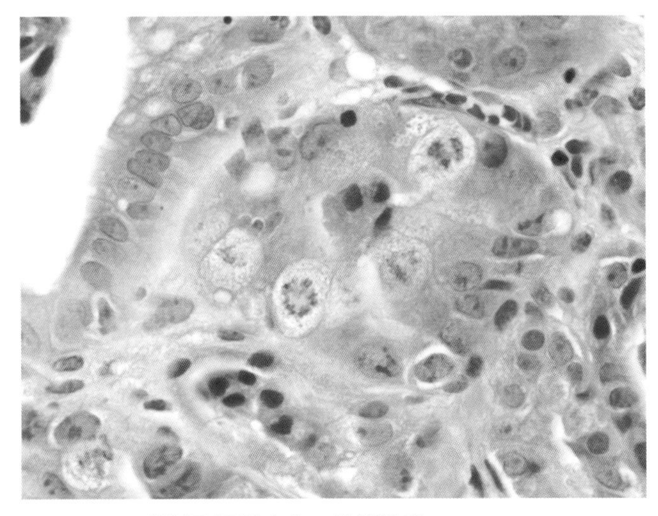

图 1.11.5　紫杉醇相关改变，柱状黏膜

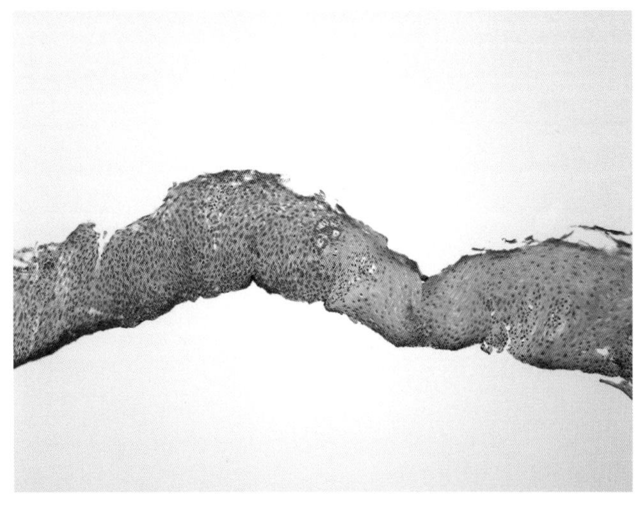

图 1.11.6　鳞状上皮异型增生　组织的左侧区域受累，全层受累。右侧区是正常的。这与紫杉醇相关改变的弥漫受累形成对比

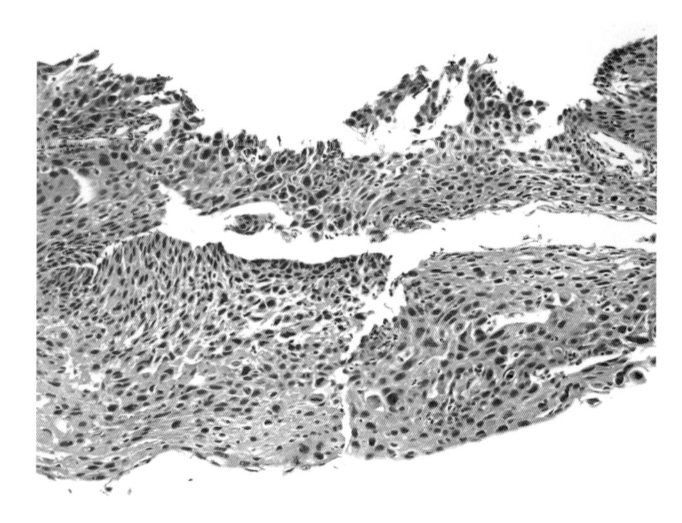

图 1.11.7　鳞状上皮异型增生　这个病变累及组织的全层，没有环状有丝分裂

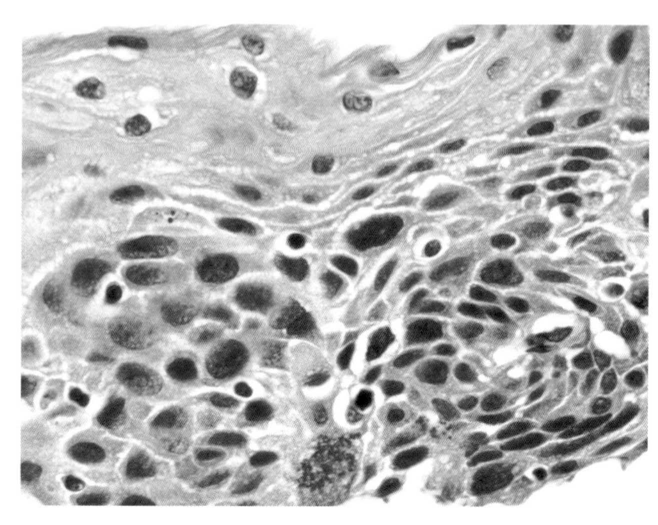

图 1.11.8　鳞状上皮异型增生　这个病变仅累及上皮的部分层次，这被称为鳞状细胞癌黏膜内侧向扩展，有细胞显著异型和少量凋亡，无环状有丝分裂

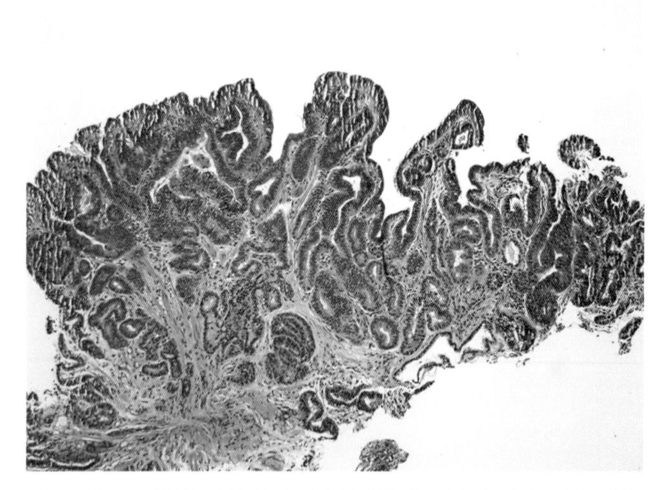

图 1.11.9　高级别柱状上皮异型增生　这个病变累及黏膜全层

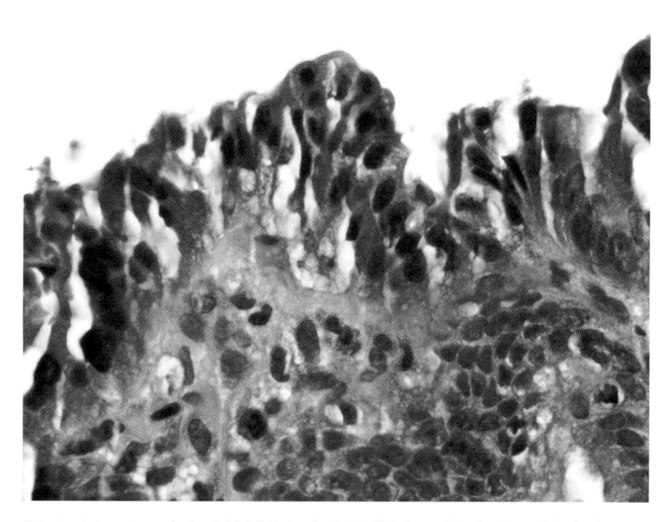

图 1.11.10　高级别柱状上皮异型增生　注意表面的改变

1.12 剥脱性食管炎与食管寻常型天疱疮

	剥脱性食管炎	食管寻常型天疱疮
年龄/性别	常常是50岁以上，无性别差异	成人（30~40岁），无性别差异
部位	通常是远端或中段食管，有些病人有全食管的损伤	寻常型天疱疮常常累及皮肤和口腔。多数累及口腔（典型部位）的病例也有食管受累
症状	有些病人有吞咽困难	吞咽痛、吞咽困难
体征	内镜下见片状的鳞状上皮剥脱，显示白色斑片状	内镜初步印象为正常黏膜，但随着退镜可以看到黏膜糜烂和黏膜脱落。可能为尼氏征（Nikolsky sign，一种皮肤上的现象，即轻微摩擦就可使皮肤表层和底层分开）
病因学	不明。病人经常服用多种药物或长期卧床。有些是酗酒者，有些人是药物导致中枢神经系统抑制	不明。这个过程是自体免疫，导致皮肤起疱和黏膜形成。免疫荧光显示IgG和C3沉积
组织学	1. 表层上皮嗜酸性，并可见凝固性坏死*（图1.12.1，1.12.2）* 2. 有活力组织和无活力组织间呈泡状，有活力的鳞状上皮内见散在的炎性细胞*（图1.12.3，1.12.4）* 3. 可以看到脱落的鳞状上皮条带，它从鳞状上皮中层破损，而非基底部*（图1.12.5）*	1. 分离区域位于鳞状上皮基底部*（图1.12.6）* 2. 基底部上层有活力的鳞状上皮*（图1.12.7）* 3. 基底部细胞松解，细胞呈鹅卵石样改变*（图1.12.8）* 4. 基底细胞有“子弹形”的核仁*（图1.12.9，1.12.10）*
特殊检查	• 显示真菌和病毒的染色阴性	• 疑难病例可用直接免疫荧光法标记IgG以辅助诊断
治疗	无	皮质激素类治疗是主流，但多种免疫调节剂被应用，如最近的利妥昔单抗（抗CD20）
预后	多数病人症状会缓解	半数病人治疗后可持续缓解，但这是一种慢性病

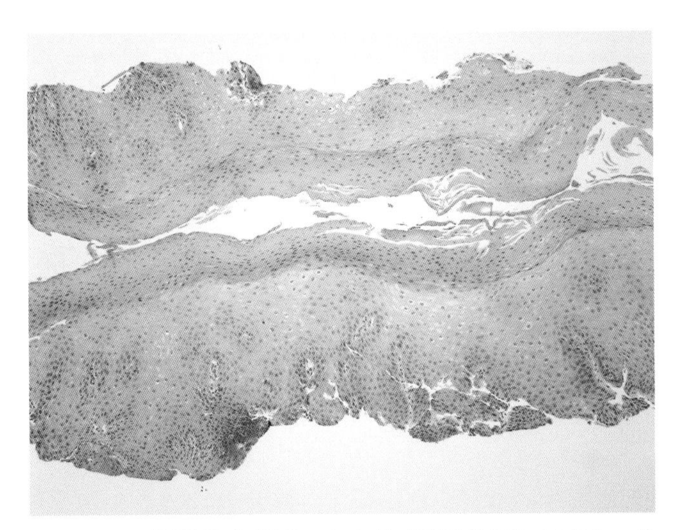

图1.12.1 剥脱性食管炎 上皮有“两种色调”的变化，分为有活力的上皮和“干瘪”的上皮，后者即将脱落

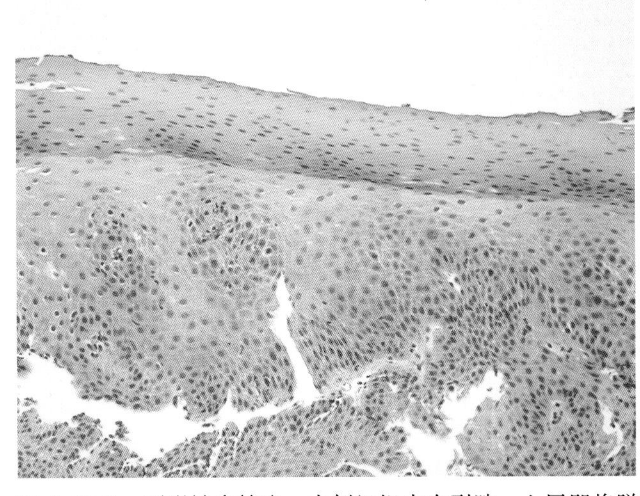

图1.12.2 剥脱性食管炎 本例组织中有裂隙，上层即将脱落。这样的形态使人怀疑这是否是“寻常型天疱疮”

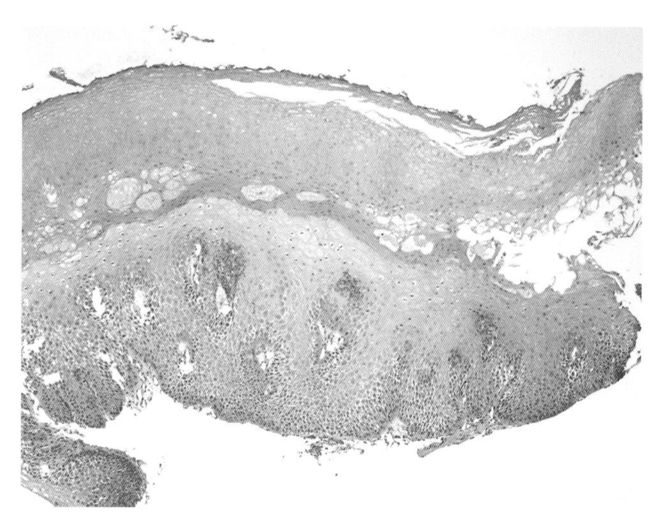

图 1.12.3 剥脱性食管炎

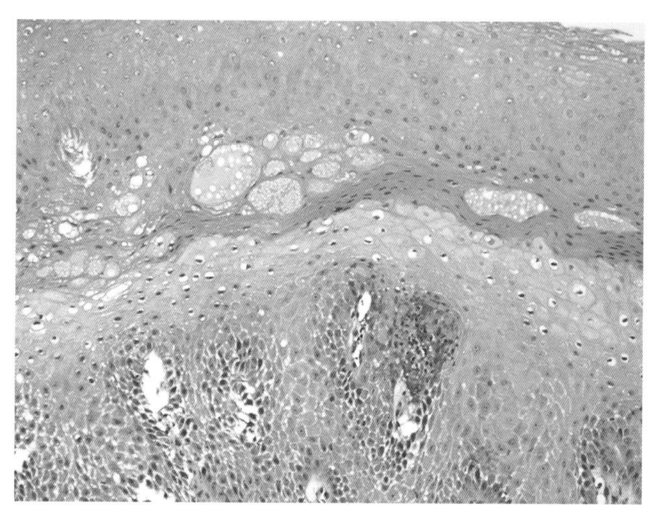

图 1.12.4 剥脱性食管炎

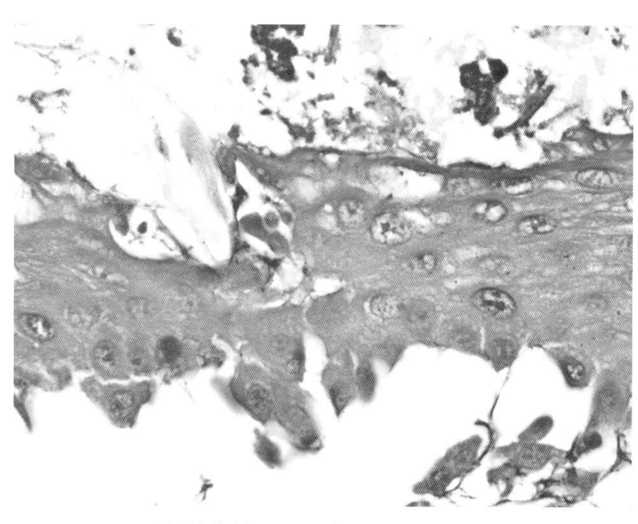

图 1.12.5 剥脱性食管炎 这部分是脱落下来的。细胞核提示凝固性坏死，细菌团较多

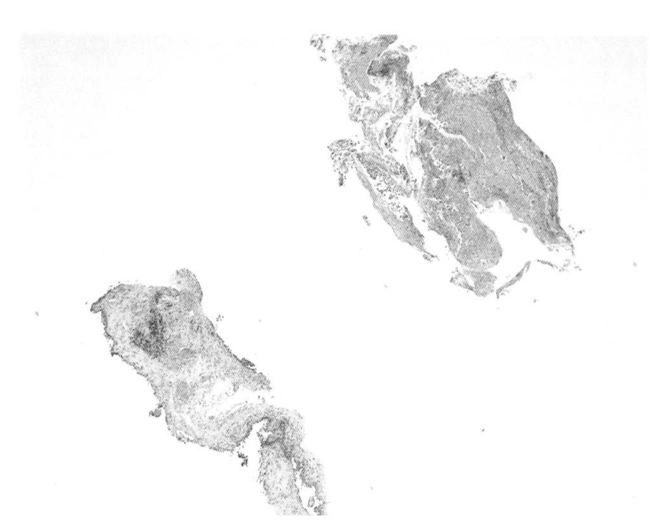

图 1.12.6 寻常型天疱疮 左侧的组织碎片还带有一些残余的基底层（而不是从上皮的中层破损）。右侧组织已经脱落，但仍有活力

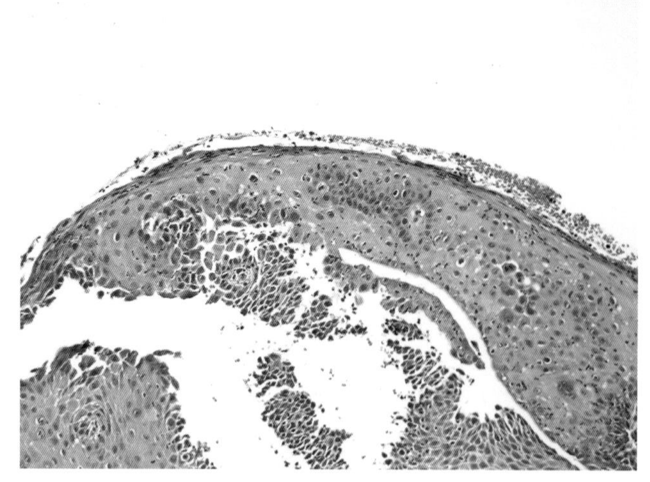

图 1.12.7 寻常型天疱疮 这例上皮有破碎的基底层，深部有细胞松解

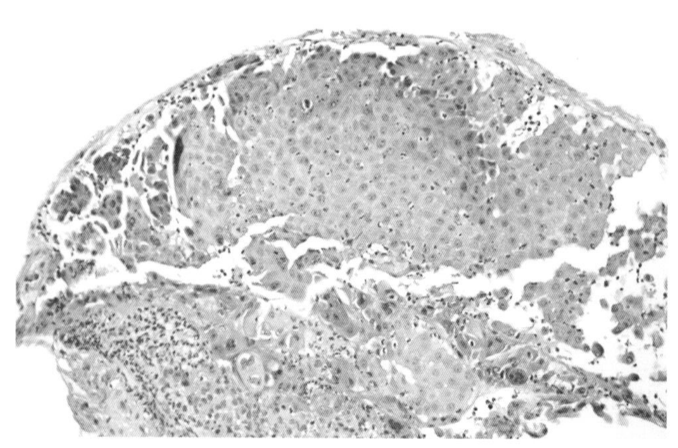

图 1.12.8 寻常型天疱疮 炎症显著

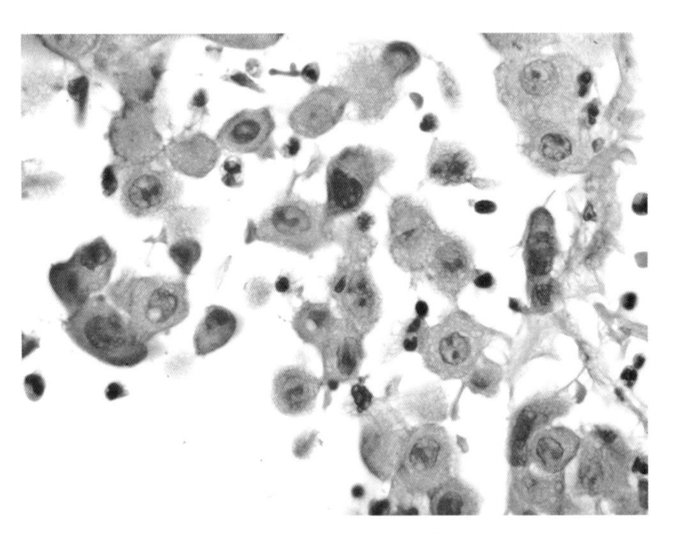

图 1.12.9 寻常型天疱疮 注意基底部的显著细胞松解

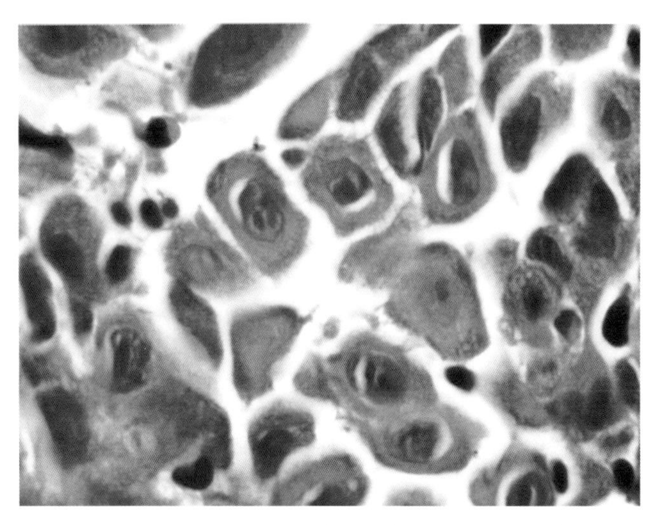

图 1.12.10 寻常型天疱疮 有些人把这些核仁比喻成子弹

1.13 苔藓样食管炎与反流性食管炎

	苔藓样食管炎	反流性食管炎
年龄/性别	55～65 岁，大多数女性的苔藓样食管炎并不是食管扁平苔藓，尽管真正的食管扁平苔藓绝大部分发生于女性	通常是成人，多数为男性
部位	食管中段、远端	食管（远端）
症状	狭窄导致的吞咽困难（特别是在食管扁平苔藓病人，但也存在于组织学相同但未确诊食管扁平苔藓的病人）	胃灼热，如果反流到达喉部可有声嘶
体征	食管狭窄和内镜下食管炎。有些病人合并皮肤或口腔扁平苔藓，另一些病人有差不多的组织学形态，但无法确诊。这些病人中有的携带丙型肝炎病毒或 HIV 病毒，有的会服用多种药物	食管炎，远端食管显著
病因学		反流的胃内容物对食管的损伤。这些内容物包含胃、十二指肠分泌物。病人以成人、男性和肥胖者多见
组织学	1. 显著的食管淋巴细胞增多，上皮基底层和黏膜固有层间明显炎症*（图 1.13.1，1.13.2）*。与皮肤相比，食管黏膜没有颗粒层，所以没有颗粒层增厚和角化不全 2. 可见许多凋亡的鳞状上皮细胞（“胶样小体”，如果免疫荧光确诊扁平苔藓）*（图 1.13.3）*。有些病人仅有淋巴细胞增多（淋巴细胞性食管炎），如果是儿童，这样的病例要考虑克罗恩病，成人则不考虑*（图 1.13.4）*	轻度基底细胞增生，血管乳头拉长，基底细胞海绵样变性，偶尔淋巴细胞增多，轻度急性炎症，散在的嗜酸性粒细胞，通常低于 15/HPF*（图 1.13.5～1.13.8）*。凋亡细胞不常见
特殊检查	• 直接免疫荧光法能确诊扁平苔藓。有一部分病人有复杂性念珠菌病，活检评估必须注意到这点	• 无
治疗	治疗是辅助性的。狭窄可以扩张治疗，类固醇对有一些病人有效	病人用质子泵抑制剂治疗。有些病人需要行胃底折叠术以减少胃内容物反流
预后	有一小部分（约 5%）病例会发生鳞状上皮的肿瘤	胃食管反流病人有患巴雷特食管和食管腺癌的风险，但总体而言风险较低

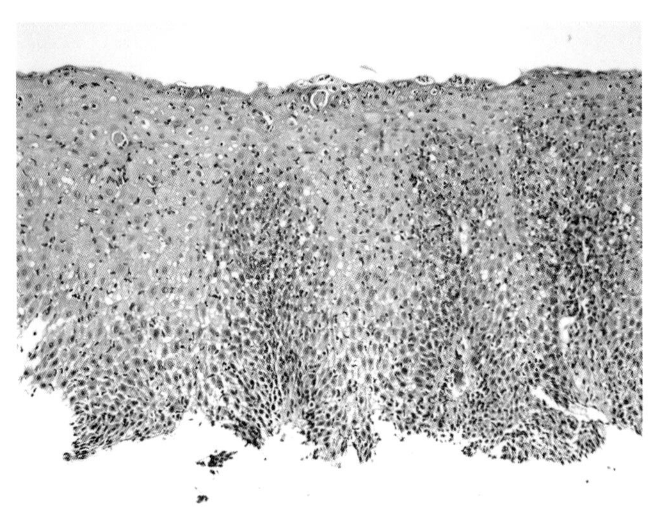

图 1.13.1 苔藓样食管炎 这样的表现可见于食管扁平苔藓中或与其他病变相关。可见显著增多的上皮内淋巴细胞和一些明显的嗜酸性的凋亡鳞状上皮细胞（扁平苔藓中的胶样小体）

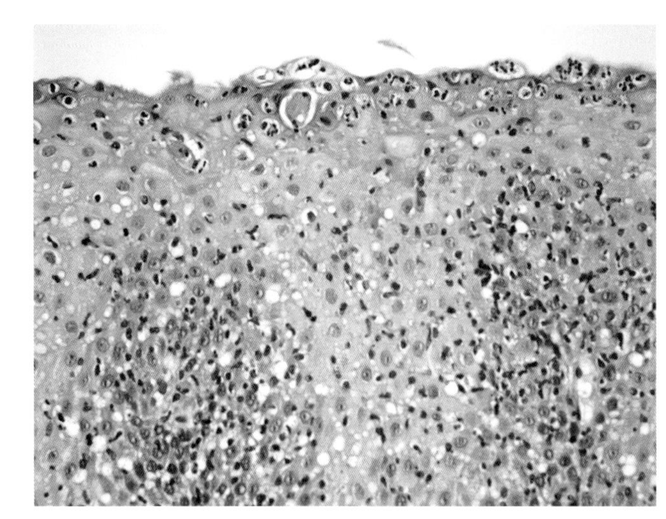

图 1.13.2 苔藓样食管炎 这例活检取自一个没有扁平苔藓的病人，但其最近开始使用单克隆抗体（阿达木单抗）来治疗类风湿关节炎

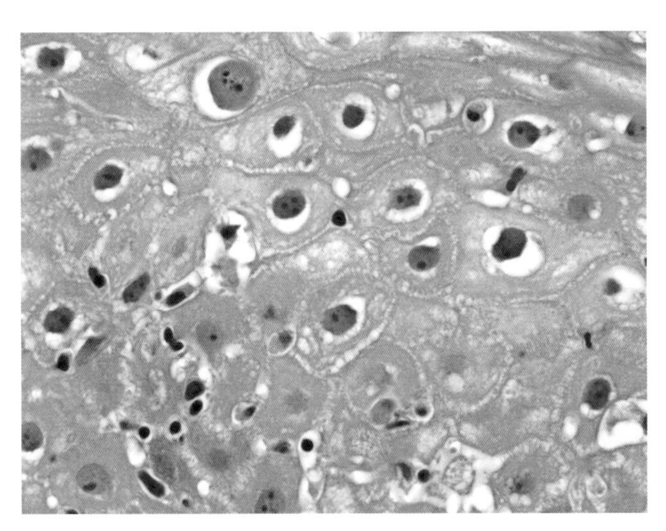

图 1.13.3 苔藓样食管炎 可见胶样小体

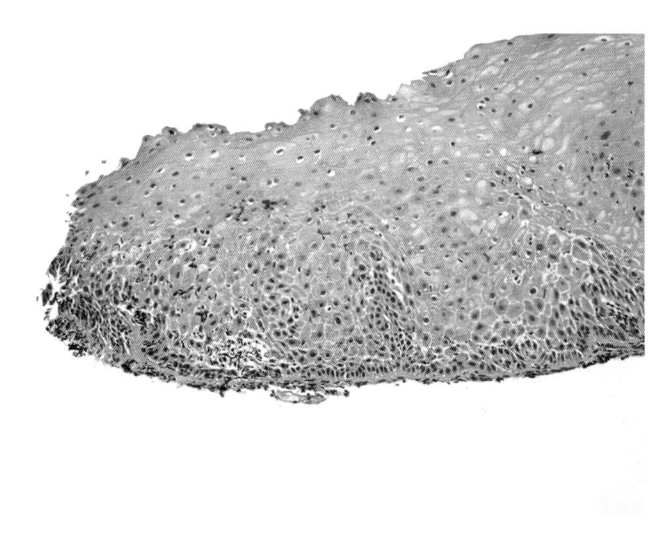

图 1.13.4 淋巴细胞性食管炎 本例中的淋巴细胞比图 1.13.1 和 1.13.2 中的少，这种情况与克罗恩病相关，但即便在儿童中也不是特异性的

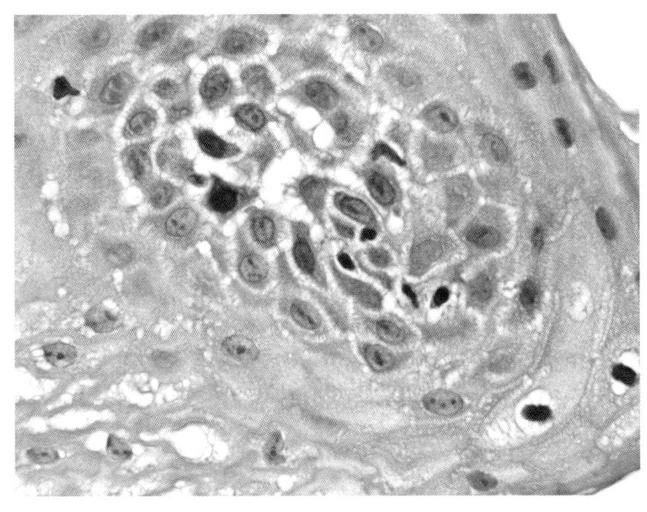

图 1.13.5 反流性食管炎 最重要的特征是基底细胞增生和血管乳头延长

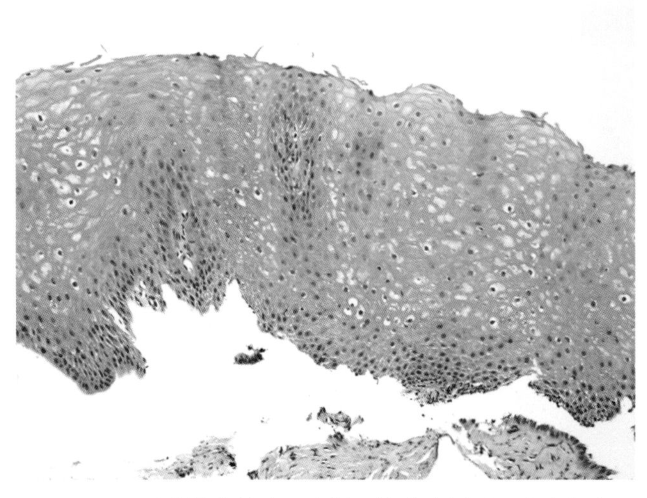

图 1.13.6 反流性食管炎 本例血管乳头周围上皮内仅有少量淋巴细胞

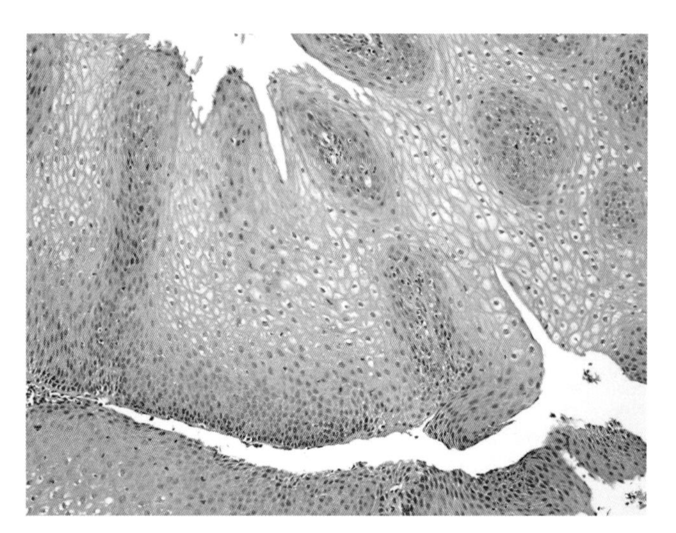

图 1.13.7 反流性食管炎 本例有显著的血管乳头延长

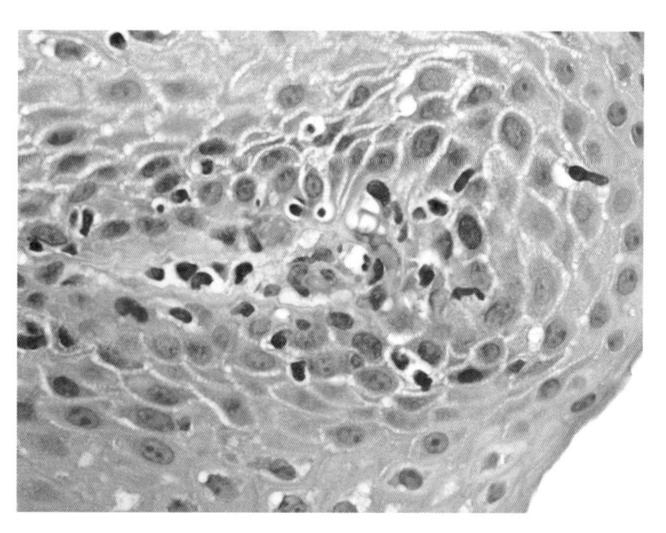

图 1.13.8 反流性食管炎 通常淋巴细胞增多不明显

1.14 溃疡中的反应性间质改变与肉瘤样鳞状细胞癌

	溃疡中的反应性间质改变	肉瘤样鳞状细胞癌
年龄 / 性别	老年人，经常伴有导致缺血的并发症，无性别差异	老年男性
部位	与溃疡有关的食管任何部位	中段食管
症状	与溃疡相关的症状：吞咽困难、吞咽痛	息肉状肿块导致的进行性吞咽困难
体征	内镜下可见溃疡。食管标本中一般无息肉或肿块	通常为大的息肉状肿块堵塞食管腔（*图 1.14.4*）
病因学	任何导致溃疡的原因，包括反流相关、药物相关和化学相关；经常出现在虚弱的病人中	所有典型鳞状细胞癌的危险因素都适用——男性、饮酒、抽烟、黑种人和社会经济层次低下者
组织学	1. 坏死性溃疡渗出物和新生的肉芽组织间可见显著的非典型成纤维细胞（*图 1.14.1*） 2. 非典型成纤维细胞有增大的污秽的核，但核质比低，呈假肉瘤样改变（*图 1.14.2*） 3. 非典型成纤维细胞分布在毛细血管间（*图 1.14.3*）	1. 嗜酸性的梭形恶性肿瘤细胞形成一个外生性的肿块（*图 1.14.5*）。细胞核质比高（*图 1.14.6*） 2. 肿瘤周围可能伴有原位癌或普通的鳞状细胞癌（*图 1.14.7，1.14.8*）
特殊检查	• 如果行免疫组化检查，成纤维细胞只表达 vimentin（尽管不需要免疫组化检查，重要的是其不表达 CK 和 S100）	• 有时，但并不总是表达角蛋白，如 CAM5.2 或 AE1/AE3。p63 可阳性
治疗	不需要针对非典型成纤维细胞治疗，任何治疗都是针对导致溃疡的内在病因（通常为反流性疾病）	一般接受放化疗和食管切除术
预后	预后好，导致溃疡的病因需要处理	预后差

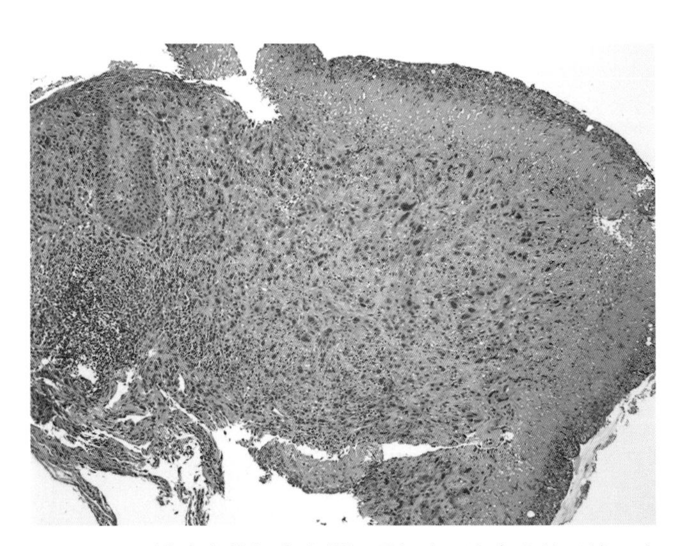

图 1.14.1　溃疡中的假肉瘤样间质细胞　注意边界区域，溃疡正下方非典型间质细胞明显，呈一定程度上器官样排列

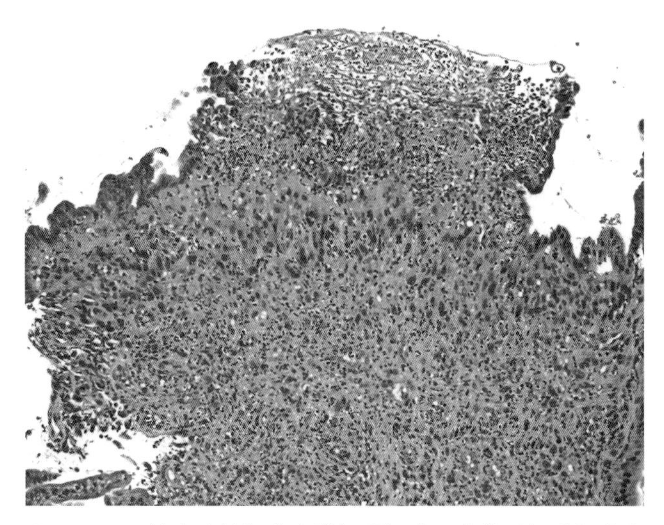

图 1.14.2　溃疡中的假肉瘤样间质细胞　非典型间质细胞在溃疡底部形成一个圆弧结构

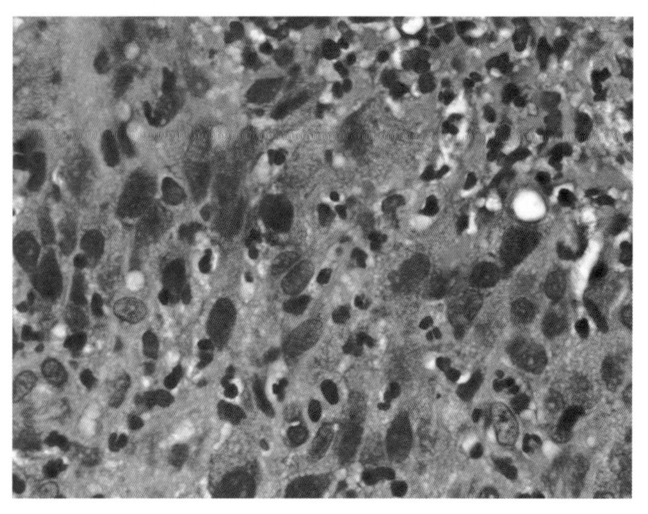

图 1.14.3　溃疡中的假肉瘤样间质细胞　它们通常拥有低的核质比

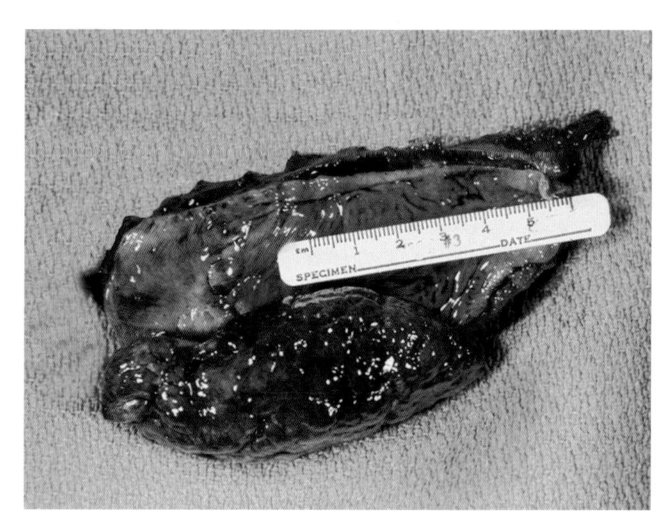

图 1.14.4　肉瘤样鳞状细胞癌　大体标本。这些肿瘤多为外生性肿块

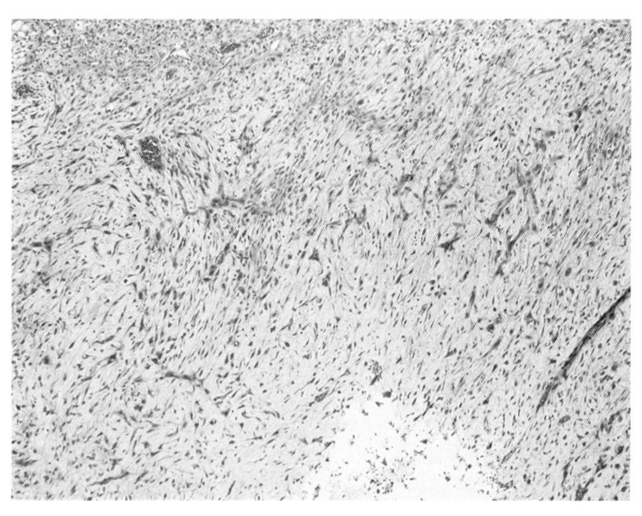

图 1.14.5　肉瘤样鳞状细胞癌　肿瘤细胞无边界，散布于整个样本中

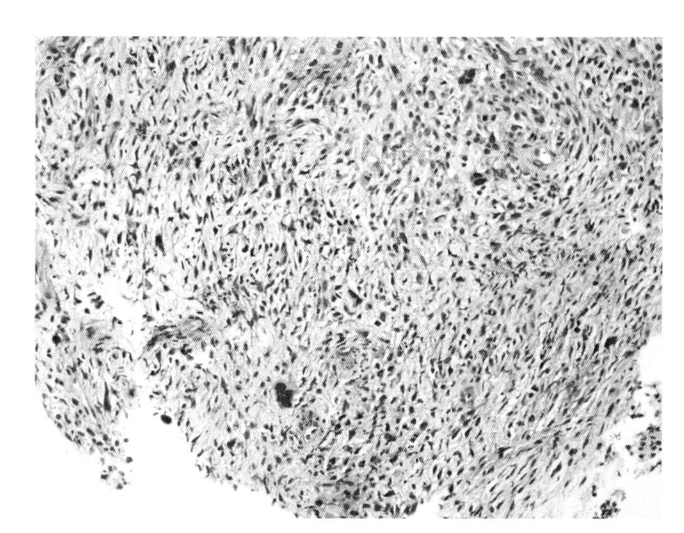

图 1.14.6　肉瘤样鳞状细胞癌

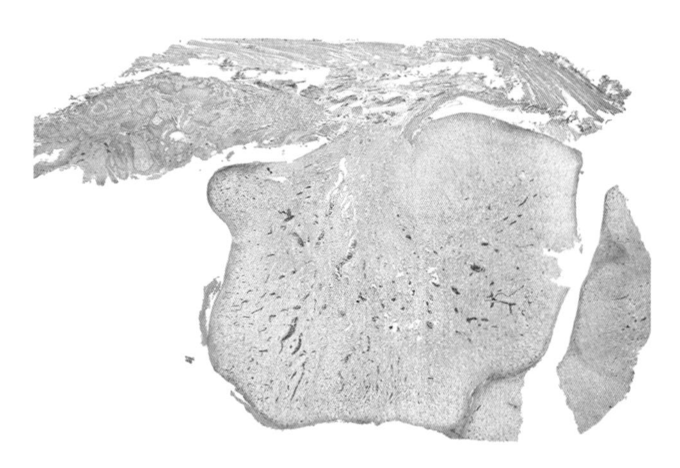

图 1.14.7　肉瘤样鳞状细胞癌　本例中也有一些普通的鳞状细胞癌成分，在平坦区，而外生性区域是肉瘤样鳞状细胞癌

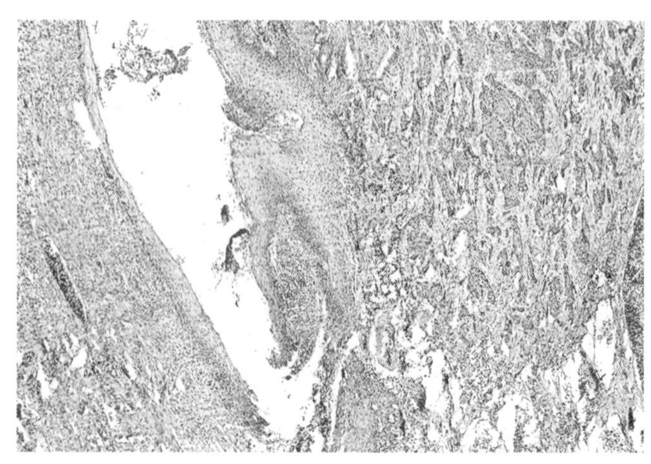

图 1.14.8　肉瘤样鳞状细胞癌　这是图 1.14.7 中病变的高倍图

1.15 复层上皮与鳞状上皮异型增生

	食管复层上皮	鳞状上皮异型增生
年龄/性别	成人，男性多见，首次系列报道中平均年龄 57 岁	成年男性
部位	远端食管	食管全段，好发于中段食管
症状	症状与复层上皮本身无关。复层上皮与胃食管反流有关，且可能是巴雷特食管的前驱病变。病人可有与胃食管反流相关的症状	通常无症状
体征	无，常常在胃食管交界处的活检标本中见到	内镜下卢戈液不染。一些病例显示白色斑块状改变
病因学	与反流相关	与吸烟和饮酒有关
组织学	1. 这种上皮拥有 4 ~ 8 层细胞，基底部类似于鳞状上皮，表层类似于柱状上皮，形似不成熟的宫颈鳞状上皮化生（*图 1.15.1 ~ 1.15.3*）	1. 异型的鳞状上皮，根据异型程度而呈现出上皮厚度和成熟度的不同（*图 1.15.4，1.15.5*） 2. 表面无柱状上皮分化 3. 一个相关的发现是所谓的表皮样化生，也被称为“正角化型异型增生”。它类似皮肤，有颗粒层和过角化，但细胞异型性小（*图 1.15.6*）
特殊检查	• 复层上皮表达 p63 和 SOX2（鳞状分化标记），仅一小部分表达 CDX2、villin 或 MUC2（肠上皮分化标记）。PAS/AB 染色为紫色，与经典的杯状细胞类似	• 表达 p63，过表达 Ki-67 和 p53，不表达柱状上皮分化标记（MUC5AC，MUC2，CDX2） • PAS/AB 染色无黏液
治疗	无	黏膜射频消融或内镜下黏膜切除治疗
预后	复层上皮与胃食管反流相关，并可能进展为巴雷特食管。如果不进展为巴雷特食管，复层上皮本身与异型增生及腺癌无关	可能进展为鳞状细胞癌

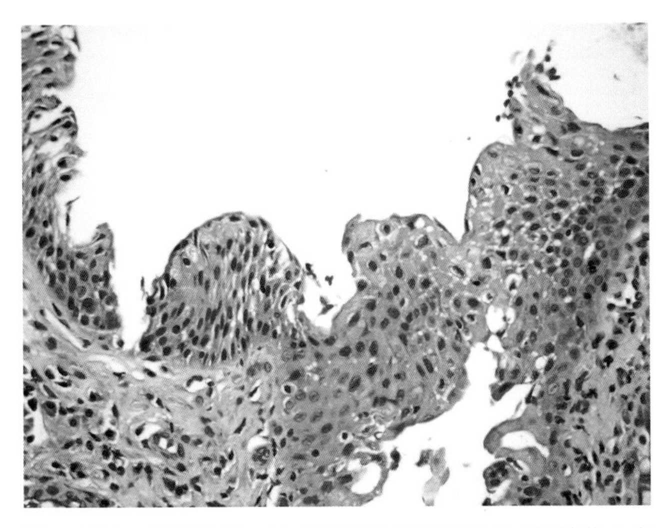

图 1.15.1　复层上皮　这个区域类似于宫颈未成熟鳞状上皮化生。它被发现与胃贲门型黏膜相关，而非单纯的鳞状黏膜

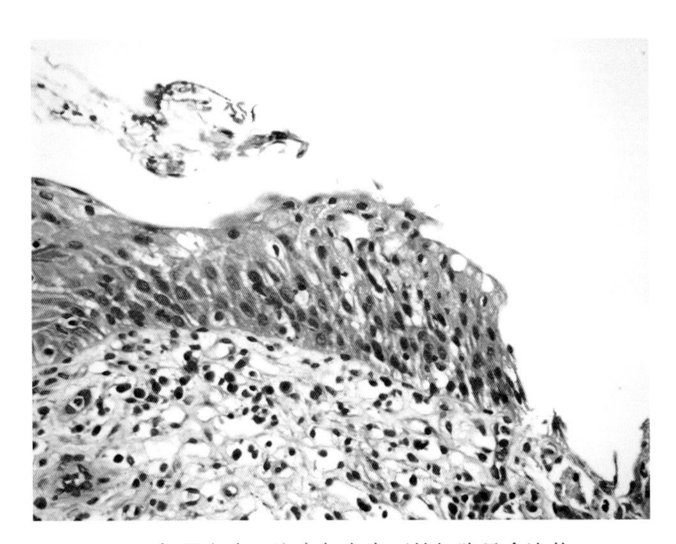

图 1.15.2　复层上皮　注意朝向表面的细胞呈多泡状

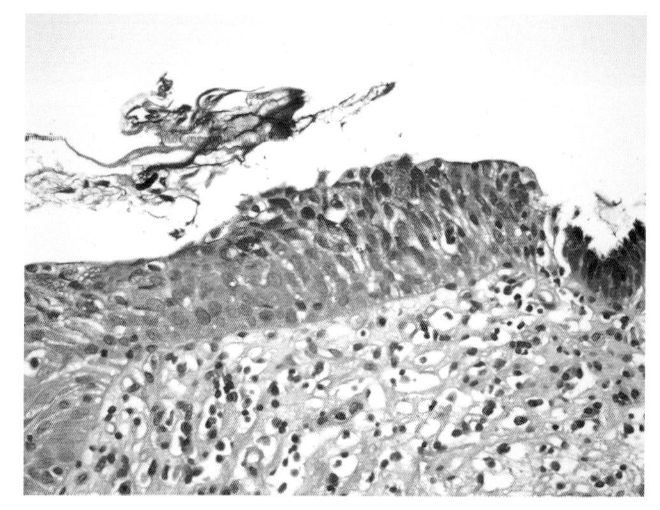

图 1.15.3 复层上皮 PAS/AB 染色。多泡状的表面细胞与杯状细胞类似，嗜阿新蓝，但无典型的杯状细胞形态特点。可见少量紧邻的胃贲门型上皮

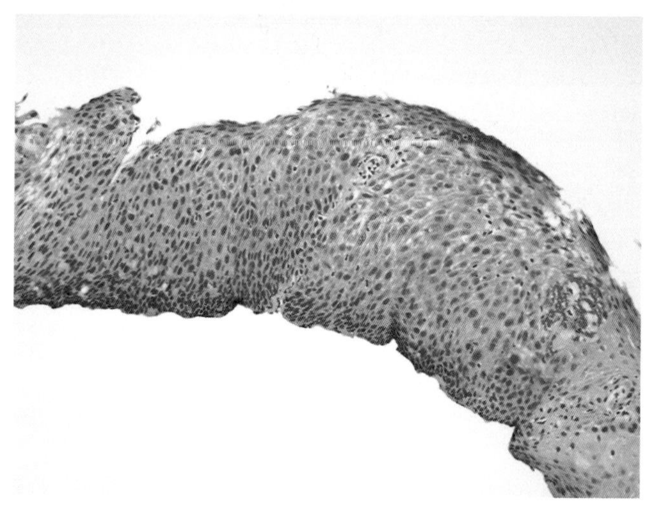

图 1.15.4 鳞状上皮异型增生 细胞核增大，表面细胞无多泡状的外观。这是一个纯粹的鳞状上皮病变

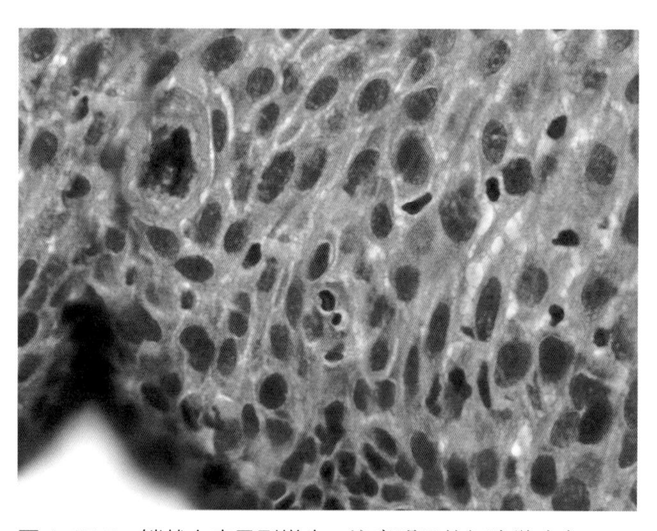

图 1.15.5 鳞状上皮异型增生 注意明显的细胞学改变

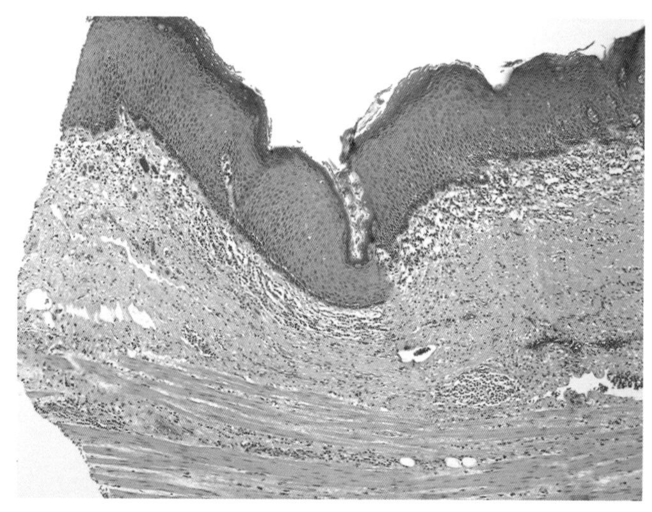

图 1.15.6 表皮样化生 病变位于食管，有着类似于皮肤的颗粒细胞层，而这在食管中通常是没有的。这个区域附近有鳞状细胞癌，但尚不知道这是鳞状细胞癌的前驱病变，还是仅仅提示有鳞状细胞癌的患病风险

1.16 柱状上皮异型增生与反应性上皮改变

	柱状上皮异型增生	巴雷特食管中的反应性改变
年龄/性别	通常 60 岁以上，多数为男性	通常 50 岁以上，多数为男性
部位	远端食管	远端食管
症状	无症状或有反流导致的症状	可能有吞咽困难，有反流导致或反流引起的糜烂导致的胃灼热
体征	内镜下可见柱状上皮，但无先进的内镜技术很难区别异型的和无异型的柱状上皮	内镜下可能有糜烂或溃疡
病因学	流行病学上，柱状上皮异型增生是由胃食管反流导致的	通常是胃内容物不受控制地反流入食管。如果大量的十二指肠内容物反流入胃，继而进入食管，这些内容物就可能是碱性的
组织学	1. 低级别异型增生时，细胞学改变主要位于小凹基底层，有些会累及表层（*图 1.16.1，1.16.2*） 2. 高级别异型增生累及上皮的全层（*图 1.16.3，1.16.4*） 3. 通常不伴有炎症，但如果高级别异型增生伴有炎症，细胞核的改变程度超过修复性的改变，核明显深染，核仁不显著（*图 1.16.5*）	1. 巴雷特黏膜，常有炎症（*图 1.16.6 ~ 1.16.8*） 2. 通常黏膜表面细胞有逐渐成熟现象，核仁可见（*图 1.16.9*） 3. 在不能确诊的病例中，可使用术语“不确定性的异型增生”（*图 1.16.10*）
特殊检查	• 异型增生常显示 p53 明显阳性，低级别异型增生仅局灶黏膜表面 p53 阳性，而高级别异型增生黏膜表面 p53 显著阳性。Ki-67 标记有相似的表达表现	• 虽然大量已发表的研究焦点集中于增殖标记、p53 和 AMACR，但组织学很关键 • 治疗炎症减轻后的再次活检通常是很实用的解决方法
治疗	高级别异型增生采用黏膜射频消融或内镜下黏膜切除治疗。对于低级别异型增生的治疗尚有争议，因为不同诊断间治疗有效性的可重复性较差	减少反流效应的措施（质子泵抑制剂治疗或行胃底折叠术）
预后	高级别异型增生如果不经治疗，每年约有 6% 进展为腺癌。对于低级别病变进展的数据相对不清楚	多数病例不会进展为异型增生或肿瘤

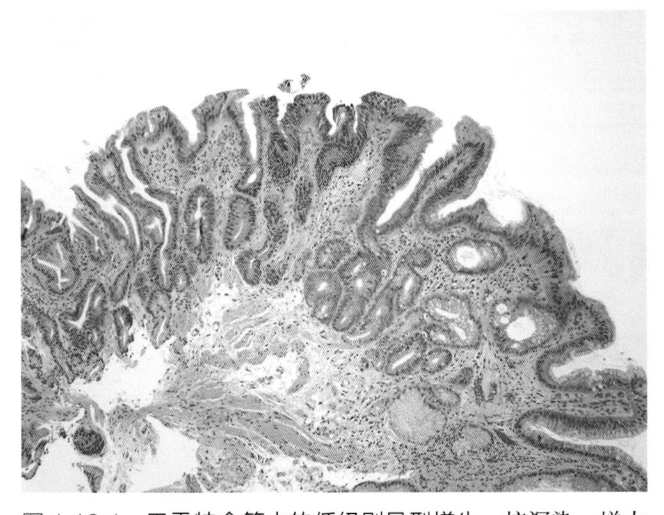

图 1.16.1 巴雷特食管中的低级别异型增生 核深染、增大的细胞核扩展至表面，细胞核尚有极性

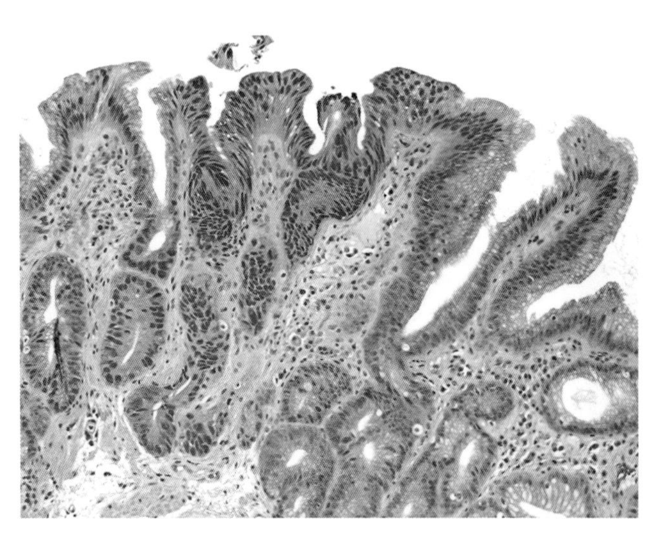

图 1.16.2 巴雷特食管中的低级别异型增生 图 1.16.1 的高倍视野。倾斜包埋会导致细胞核失去极性的假象，但包埋好的区域不会有此假象

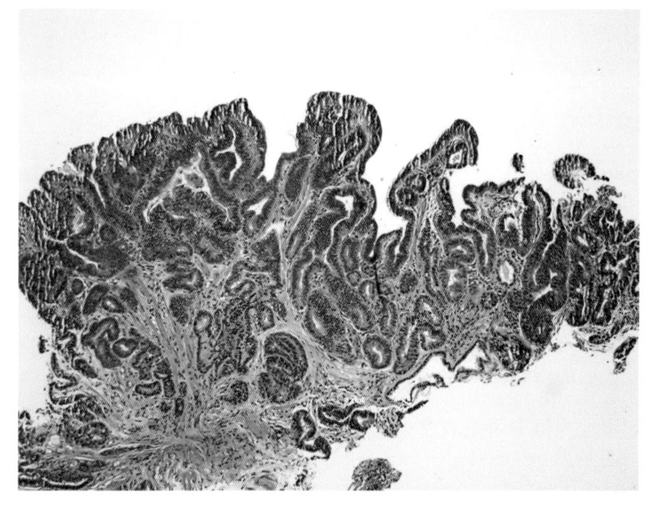

图 1.16.3 巴雷特食管中的高级别异型增生 即便在这个放大倍数下，表面细胞失去极性也很明显。腺体由深染的细胞核构成

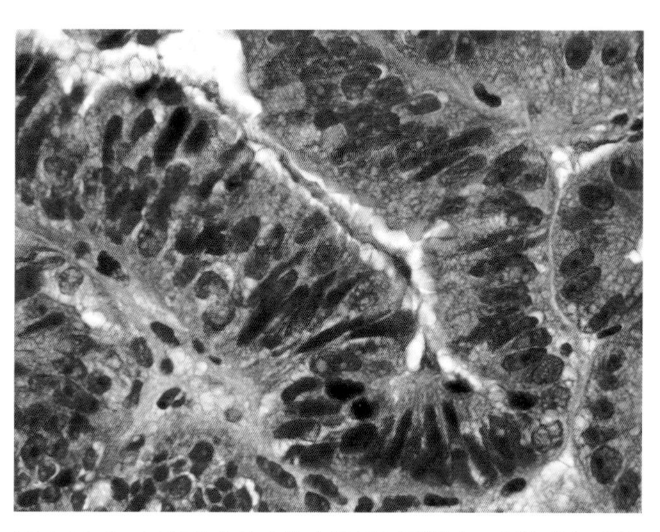

图 1.16.4 巴雷特食管中的高级别异型增生 深染的细胞核与基底膜失去了联系（失去极性）

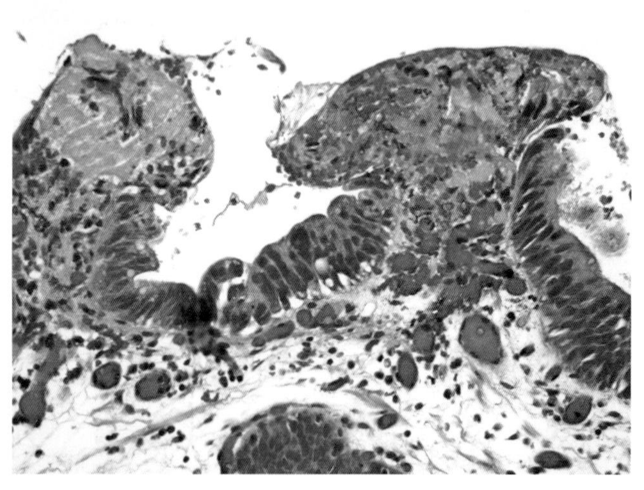

图 1.16.5 巴雷特食管中的高级别异型增生 本例中有表面糜烂，这在内镜黏膜切除标本中可能是操作技术性问题所致，因为在切除过程中黏膜会受到塑料帽的挤压

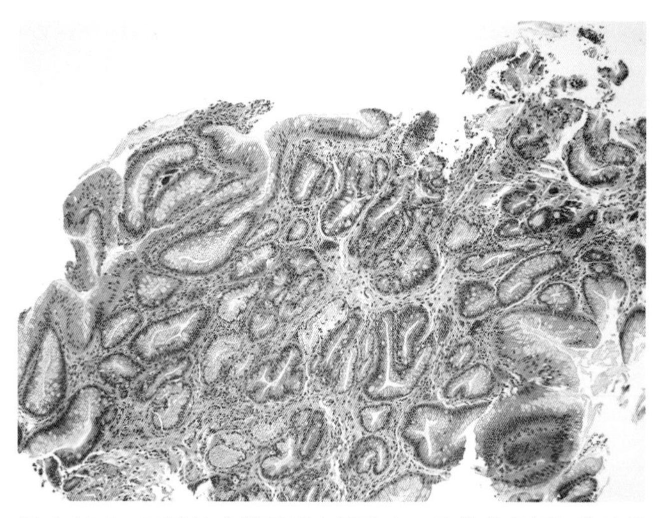

图 1.16.6 巴雷特食管伴反应性改变 腺体基底部细胞的核一定程度上增大且逐渐成熟是正常的。如同本例所示，包埋面倾斜会使腺体基底部更显眼

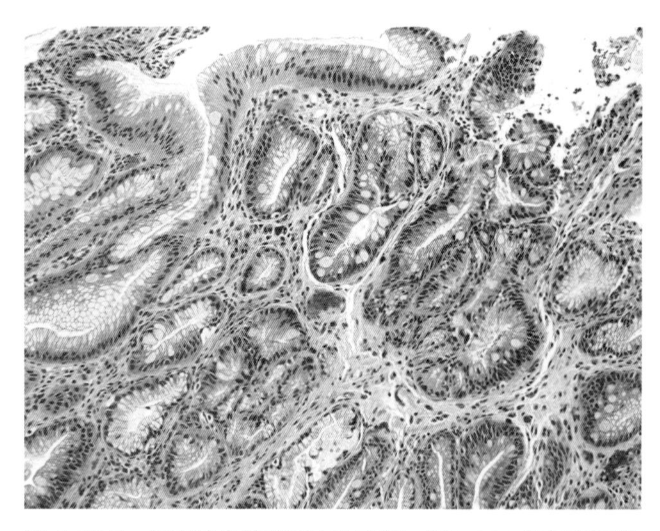

图 1.16.7 巴雷特食管伴反应性改变 图 1.16.6 的高倍视野

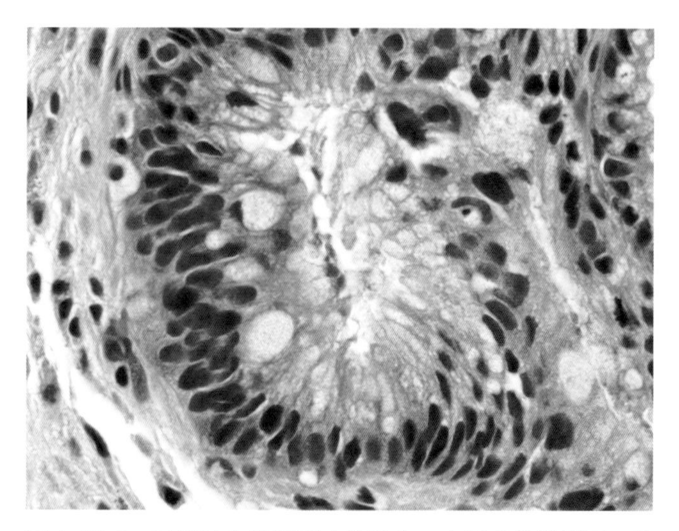

图 1.16.8 巴雷特食管伴反应性改变 在更高倍视野下，修复性的基底部腺体有恶性病变可能

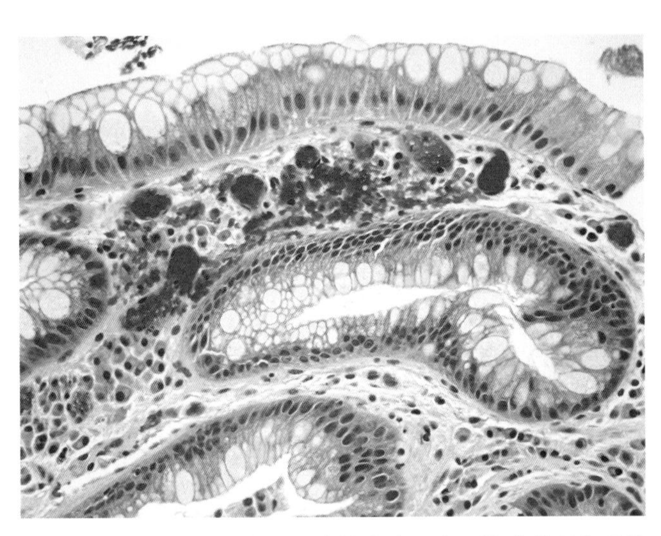

图 1.16.9 巴雷特食管伴反应性改变 表面的成熟现象通常能让人放心

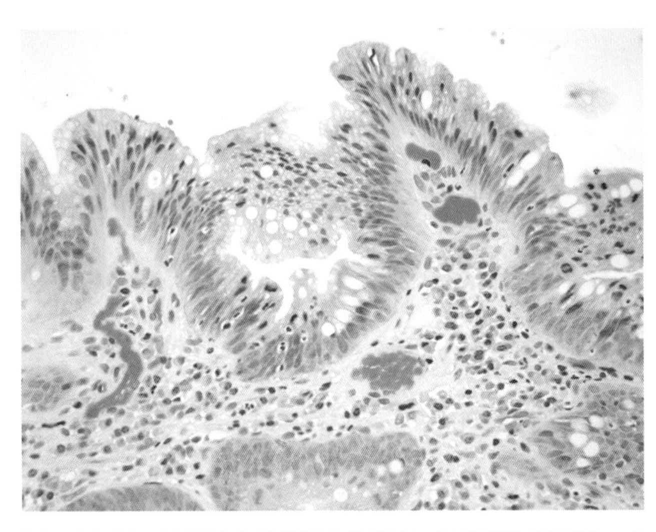

图 1.16.10 巴雷特食管伴反应性改变，异型增生不明确 本例中有显著的表面分层现象，伴中性粒细胞浸润

1.17 柱状上皮低级别异型增生与柱状上皮高级别异型增生

	柱状上皮低级别异型增生	柱状上皮高级别异型增生
年龄/性别	成人，多数为男性，通常 60 多岁	成人，多数为男性，通常 60 多岁
部位	远端食管	远端食管
症状	无症状	无症状
体征	内镜医师可以看到柱状上皮，但通常需要活检来确认低级别异型增生。有些病例会形成息肉样病变	内镜医师可以看到柱状上皮，但通常需要活检来确认高级别异型增生。有些病例呈息肉样，形成肿块或息肉
病因学	与慢性胃食管反流相关	与慢性胃食管反流相关
组织学	1. 轻度拥挤的腺体（*图 1.17.1*） 2. 核深染，核膜不规则，尤其是小凹基底部（*图 1.17.2*） 3. 细胞核轻微失去极性（*图 1.17.3*） 4. 无腺腔内坏死（*图 1.17.4*） 5. 大部分病例有表层累及，无炎症（*图 1.17.5*） 6. 偶尔有病例无表层累及（基底部异型增生）（*图 1.17.6*） 7. 大部分病例核仁不明显	1. 拥挤的腺体（*图 1.17.8*） 2. 核深染和显著核膜不规则（*图 1.17.9*） 3. 细胞核失去极性（*图 1.17.10*） 4. 不同程度的腺腔内坏死（*图 1.17.11*） 5. 累及表层，有时会有炎症（*图 1.17.12*） 6. 有些病例显示细胞核小而深染，呈单层排列，而不是复层排列（非腺瘤样异型增生）（*图 1.17.13*） 7. 大部分病例核仁不明显
特殊检查	• 很多研究用 Ki-67、p53（*图 1.17.7*）和 AMACR 来确认异型增生	• 很多研究用 Ki-67、p53（*图 1.17.14*）和 AMACR 来确认异型增生
治疗	大部分病人随访。因为诊断医师间治疗效果的可重复性差，需要咨询其他医师观点。广泛低级别异型增生的病人采用黏膜射频消融或内镜下黏膜切除治疗	黏膜射频消融或内镜下黏膜切除治疗。有些病人选择食管切除术
预后	消融治疗效果好，但需要终生随访	消融治疗效果好，但需要终生随访。发病率与食管切除术有关（手术并发症），柱状上皮高级别异型增生经手术可治愈

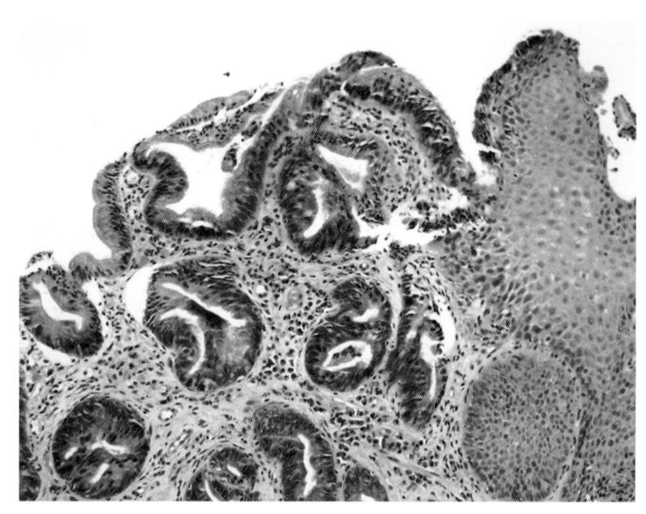

图 1.17.1　巴雷特食管中的低级别异型增生　复层深染细胞扩展至表层，不伴有炎症

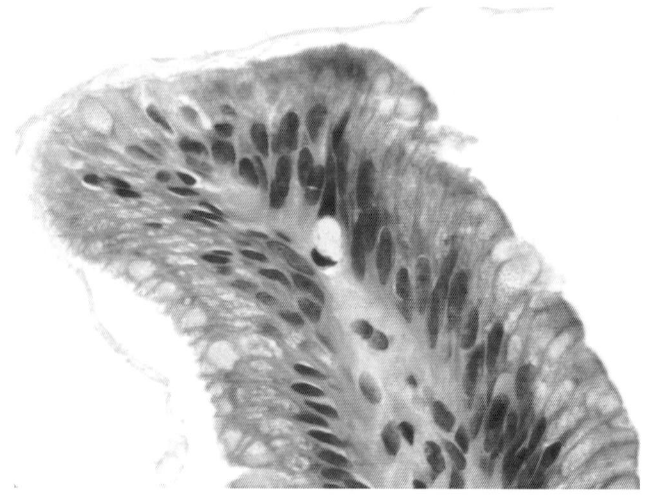

图 1.17.2　巴雷特食管中的低级别异型增生　表层的改变包括细胞核复层排列、核深染

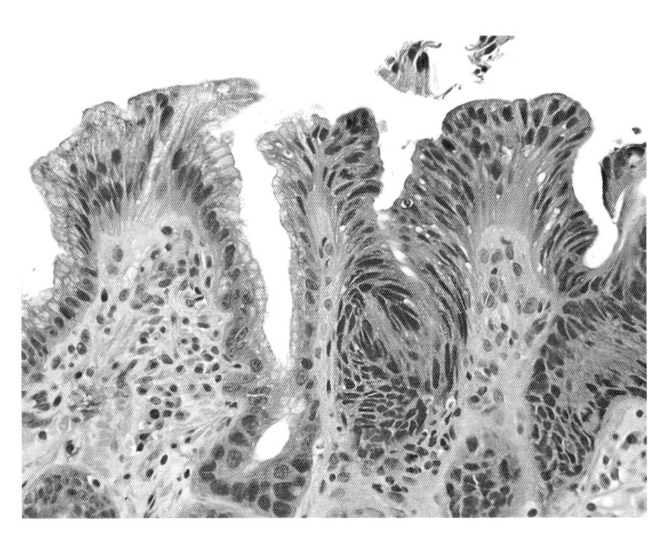

图 1.17.3 巴雷特食管中的低级别异型增生 图 1.16.2 的高倍视野。该病变与高级别异型增生相邻

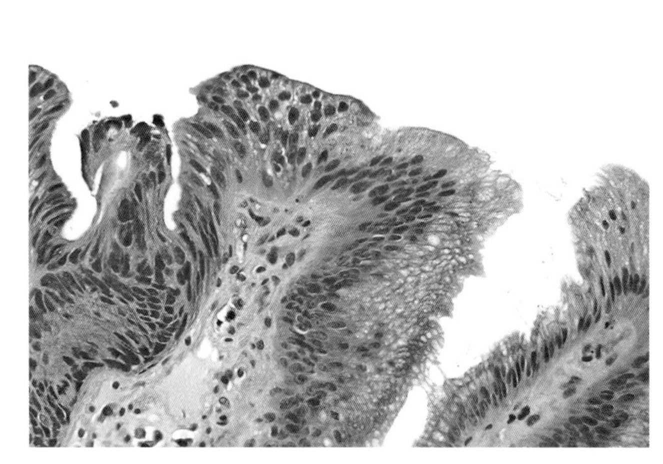

图 1.17.4 巴雷特食管中的低级别异型增生

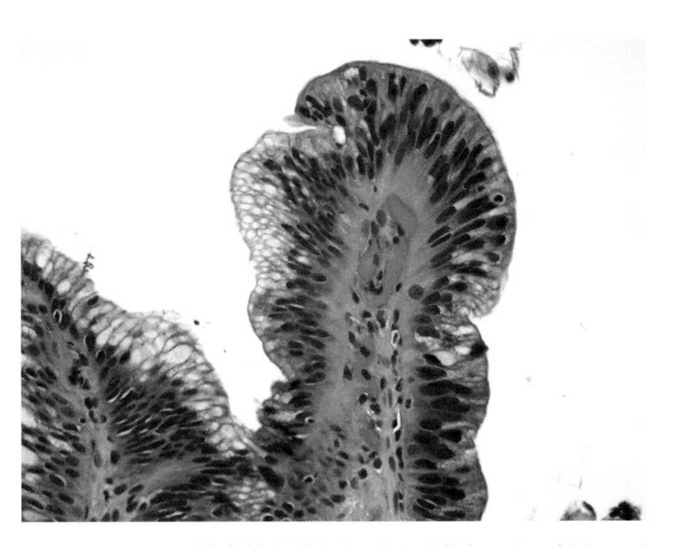

图 1.17.5 巴雷特食管中的低级别异型增生 这一例也显示表面复层排列，细胞核深染、增大

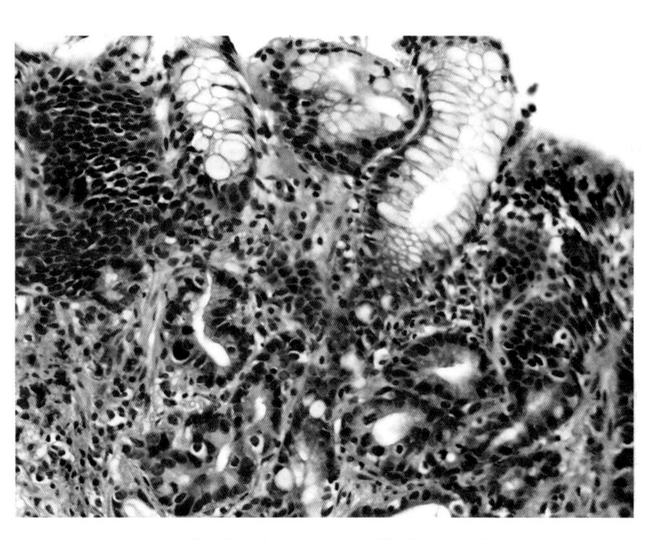

图 1.17.6 所谓的基底部隐窝异型增生 这种类型不常见。本例图右侧有局灶的细胞核呈复层排列，但左侧异型腺体的表层是正常的。这种病变已被归为低级别异型增生，但由于低级别异型增生是建议随访并再次活检的，所以这样做也不会对病人造成损害

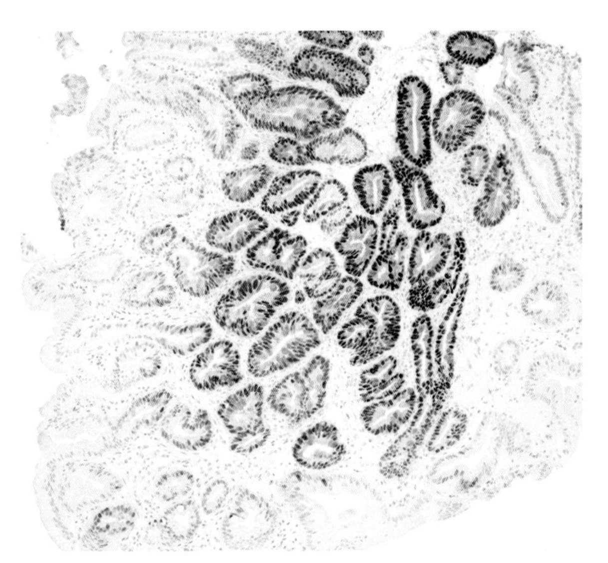

图 1.17.7 所谓的基底部隐窝异型增生 p53 染色。这是图 1.17.6 所示病例的另一处病变

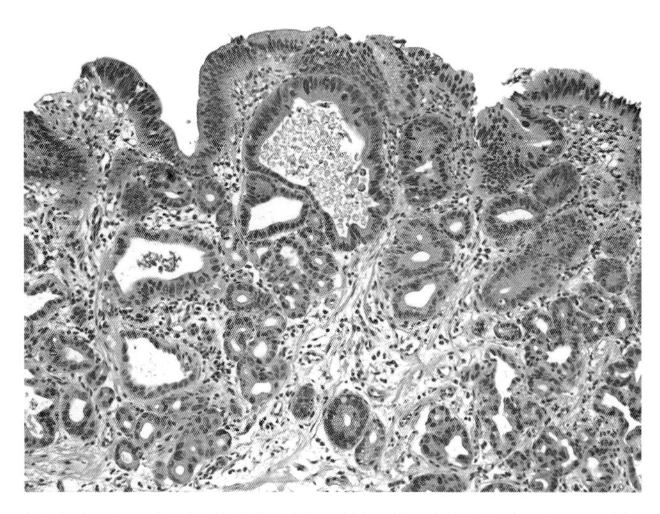

图 1.17.8 高级别异型增生 仅见到一处腺腔内坏死，不伴中性粒细胞。表面细胞核失去极性，腺管内核深染

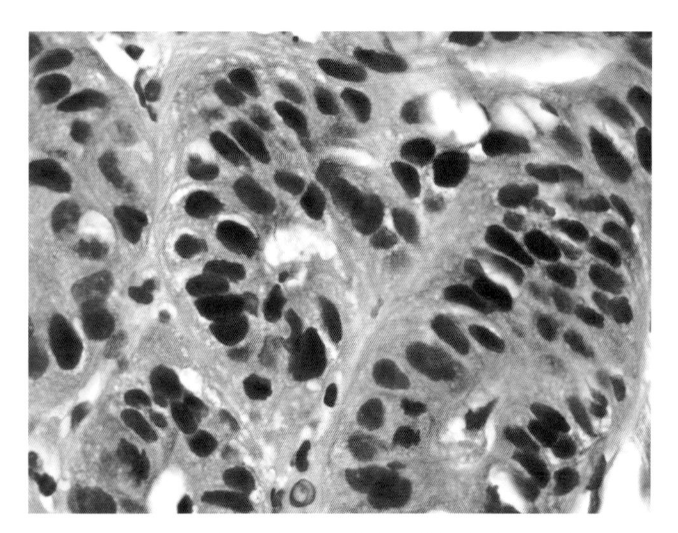

图 1.17.9　高级别异型增生　腺管由核深染的细胞核构成，细胞核与基底膜失去联系（失去极性）

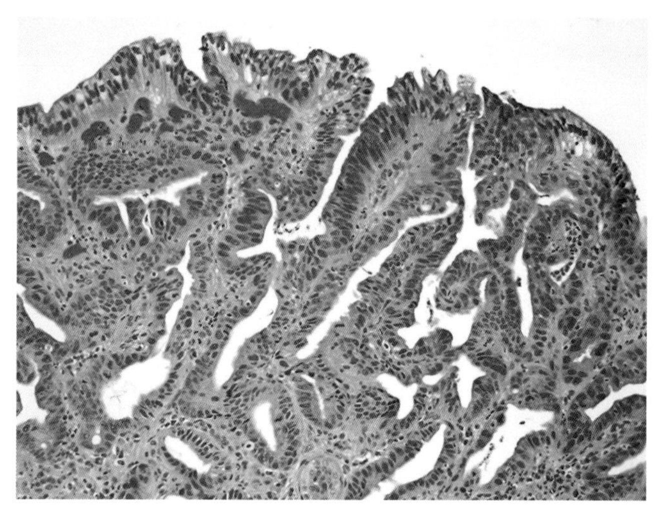

图 1.17.10　高级别异型增生　注意细胞核失去极性

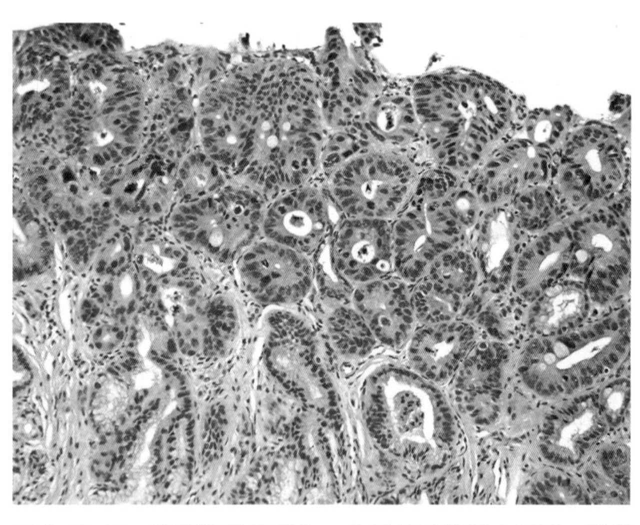

图 1.17.11　高级别异型增生　本例显示管腔内坏死，即将进展为黏膜内癌，有些人也可能认为本例就是黏膜内癌。这并不重要，因为黏膜内癌仅浸润黏膜固有层浅层，与高级别异型增生处理方式一样

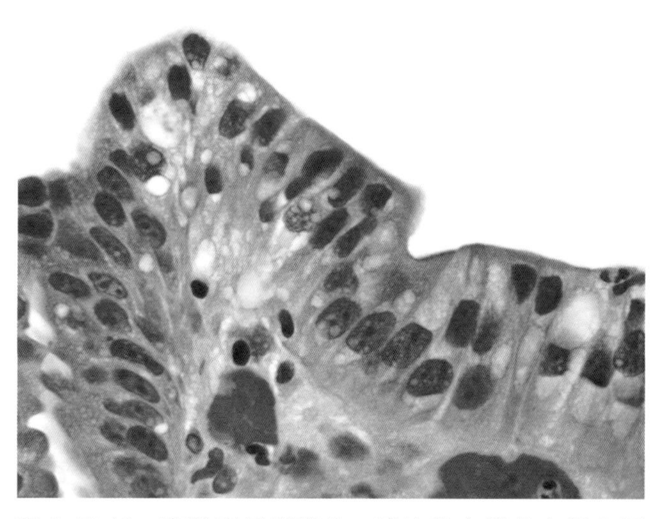

图 1.17.12　高级别异型增生　请比较本例的表层和图 1.17.2、1.17.5 中的低级别异型增生的表层。虽为同一倍数，但本例细胞核比图 1.17.2 中的细胞核宽 2 倍

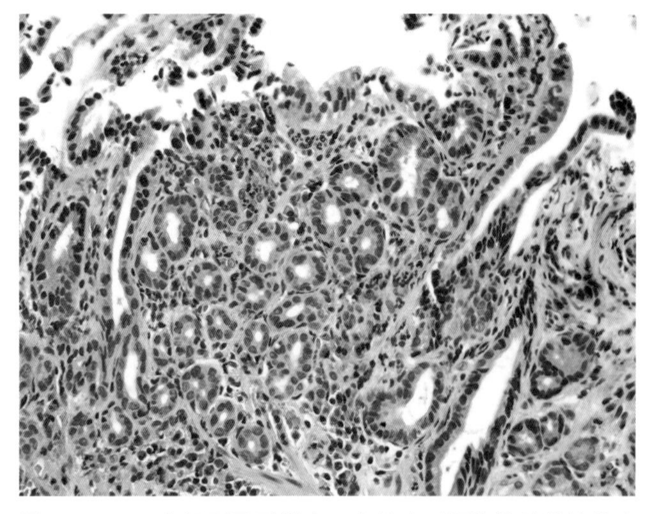

图 1.17.13　高级别异型增生　这种小而深染的腺管结构在文献中被称为“非腺瘤样异型增生”和“胃型异型增生”。名称不重要，重要的是要认识到它是高级别异型增生的一种

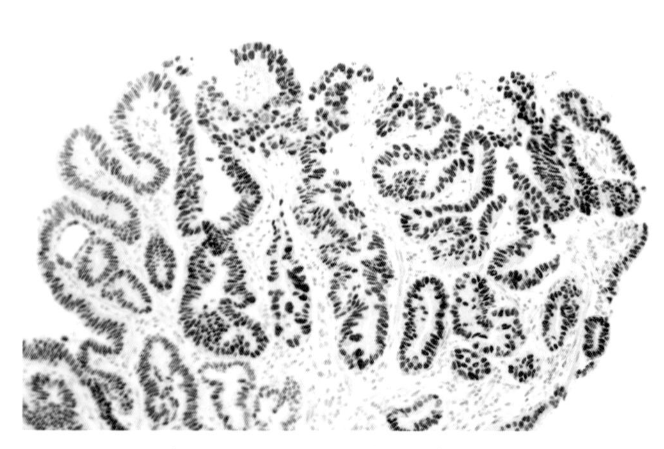

图 1.17.14　高级别异型增生　多数病例 p53 标记弥漫强阳性，但有 10% ~ 15% 的病例为阴性

1.18 高级别柱状上皮异型增生与黏膜内腺癌

	高级别柱状上皮异型增生	黏膜内腺癌（T1a）
年龄/性别	成人，多数为男性，通常 60 多岁	成人，多数为男性，通常 60 多岁
部位	远端食管	远端食管
症状	无症状	无症状
体征	内镜医师可以看到柱状上皮，但通常需要活检来确认高级别异型增生。有些病例呈息肉样，形成肿块或息肉	内镜医师可以看到柱状上皮，但通常需要活检来确认高级别异型增生。有些病例呈息肉样，形成肿块或息肉
病因学	与慢性胃食管反流相关	与慢性胃食管反流相关
组织学	1. 明确的异常腺体，而不是"侵占黏膜固有层"*（图 1.18.1）* 2. 极少的腺腔内坏死*（图 1.18.2）* 3. 腺体通常无中性粒细胞浸润*（图 1.18.3）* 4. 无核仁*（图 1.18.4）* 5. 无促纤维反应*（图 1.18.5）*	1. 腺体侵占黏膜固有层*（图 1.18.6）* 2. 腺腔内坏死*（图 1.18.7）* 3. 腺体无中性粒细胞浸润*（图 1.18.8）* 4. 有核仁*（图 1.18.9）* 5. 通常为浸润黏膜下层（T1b）出现轻度促纤维反应*（图 1.18.10）* 6. 评估浸润深度有几种方法*（图 1.18.11）*
特殊检查	• 很多研究用 Ki-67、p53 和 AMACR 来确认异型增生	• 很多研究用 Ki-67、p53 和 AMACR
治疗	黏膜射频消融或内镜下黏膜切除治疗。有些病人选择食管切除术	黏膜射频消融或内镜下黏膜切除治疗。有些病人选择食管切除术
预后	消融治疗效果好，但需要终生随访观察。高级别异型增生无转移风险（Tis）。发病率与食管切除术有关联（手术并发症），但手术是治愈性的	消融治疗效果好，但需要终生随访观察。黏膜内腺癌转移风险较小。发病率与食管切除术有关联（手术并发症），但手术是治愈性的

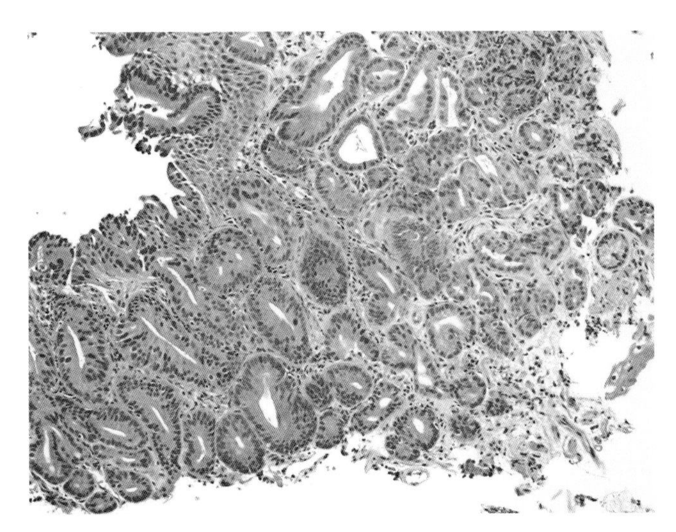

图 1.18.1 高级别异型增生 拥挤的腺管由核深染、失去核极性的细胞构成。可以用线条很简单地勾勒出每个腺管，每个腺管之间是分离的，尽管分隔这些腺管的黏膜固有层间质很少

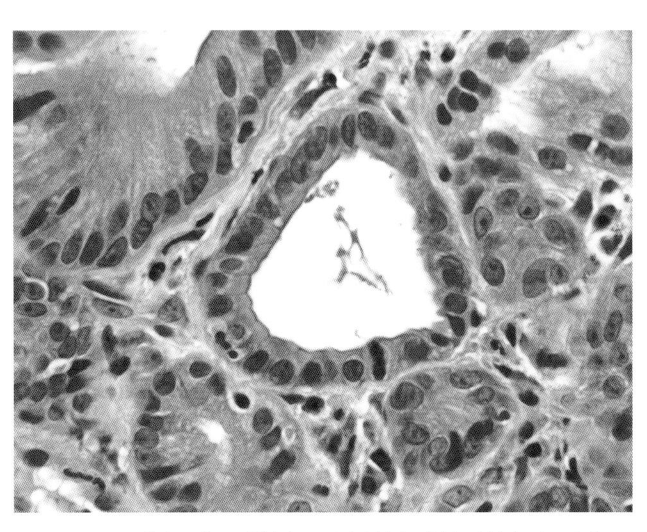

图 1.18.2 高级别异型增生 即便是在油镜下核仁也不明显

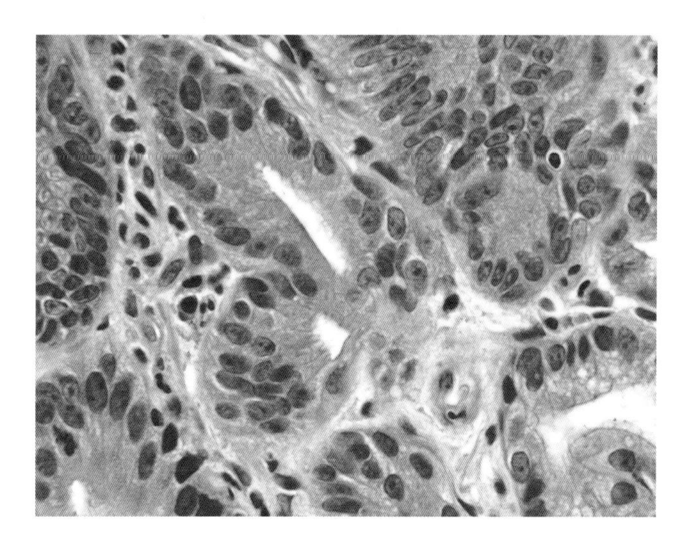

图 1.18.3　高级别异型增生

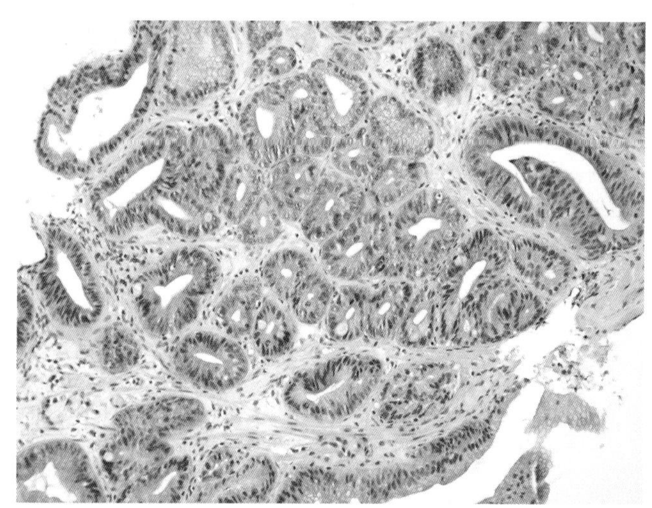

图 1.18.4　高级别异型增生

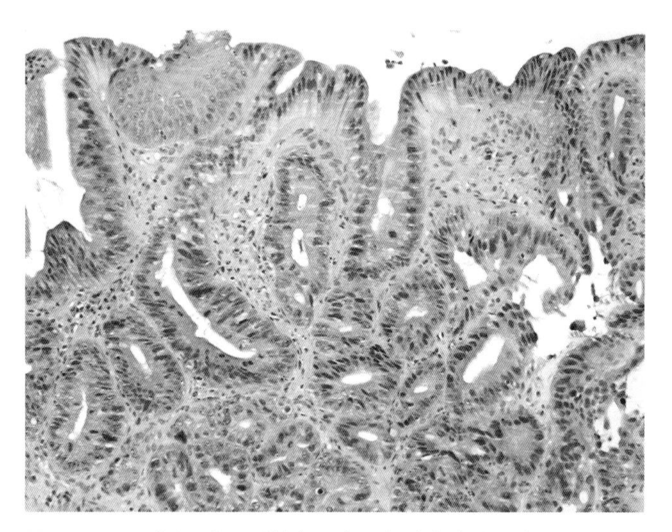

图 1.18.5　高级别异型增生　表面细胞核失去极性

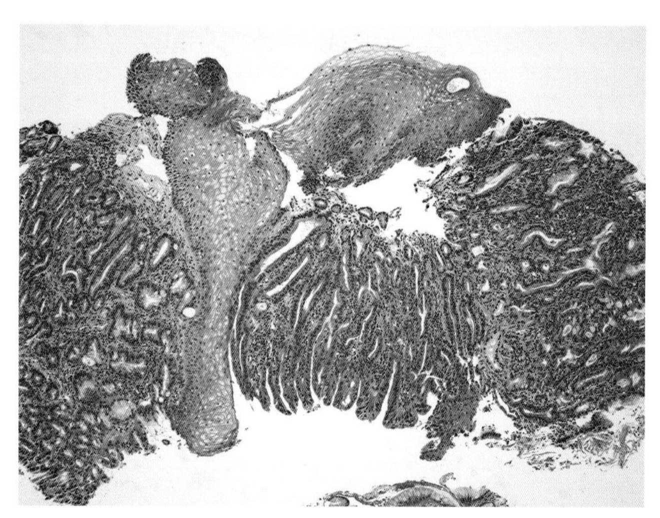

图 1.18.6　黏膜内癌　注意活检标本右下角的腺体融合

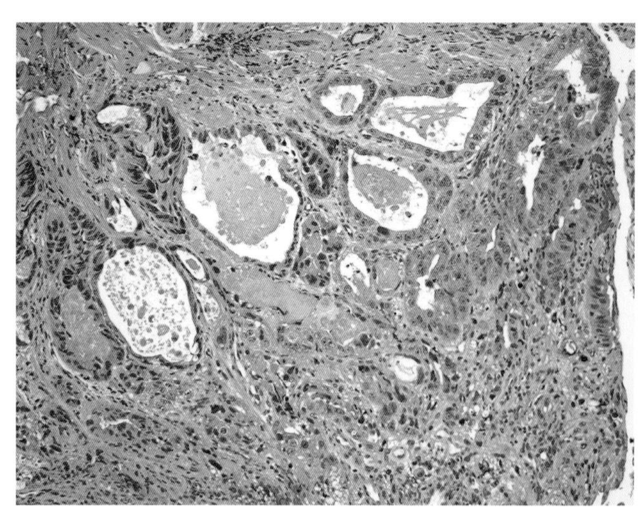

图 1.18.7　黏膜内癌　“背靠背”的腺体使腺体间的间质消失，并有明显的腺腔内坏死。这个视野里几个腺体的轮廓难以勾勒出来

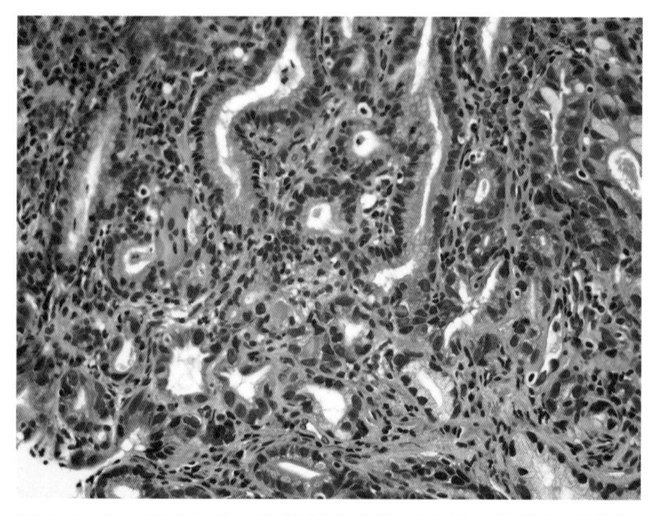

图 1.18.8　黏膜内癌　腺体侵占黏膜固有层，并使间质消失

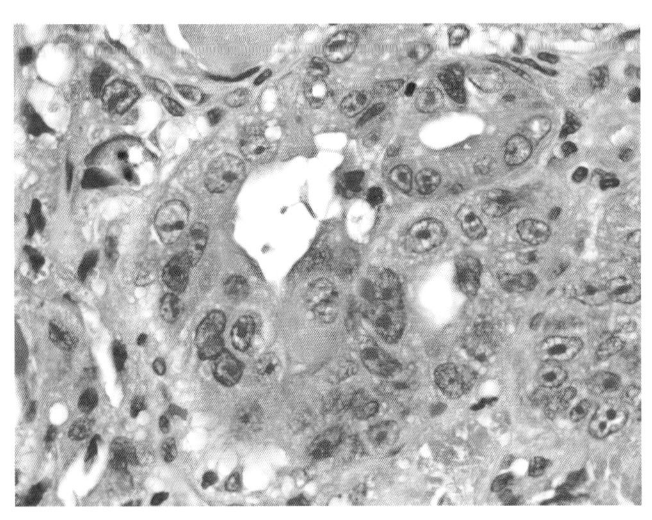

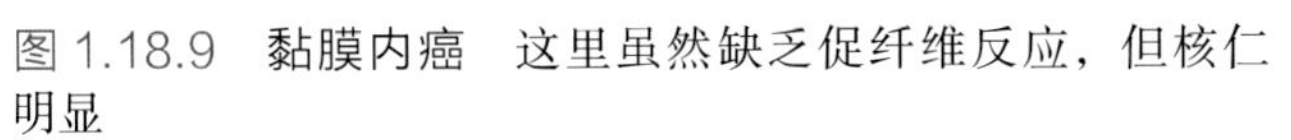

图 1.18.9 黏膜内癌 这里虽然缺乏促纤维反应，但核仁明显

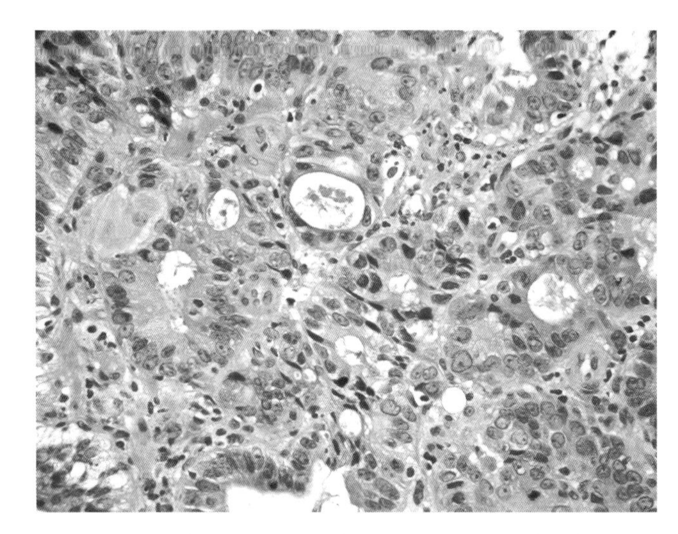

图 1.18.10 黏膜内癌 本例显示有早期的促纤维反应

浸润深度的描述	Weserterp 等人的命名	Vieth 等人的命名	Kaneshiro 等人的命名
无（Tis，HGD 高级别异型增生）	m1	HGD	HGD
肿瘤细胞侵犯基底膜进入黏膜固有层	m2	m1	LP
肿瘤细胞侵犯（内侧）重复的黏膜肌	m2	m2	IMM
肿瘤细胞位于重复的黏膜肌和原始的黏膜肌之间	m2	m3	BMM
肿瘤细胞侵犯（外侧）原始黏膜肌	m3	m4	OMM

图 1.18.11 评估黏膜内癌浸润深度的方法

1.19 被覆柱状上皮的食管黏膜固有层与黏膜下层

	内镜切除标本的黏膜固有层	内镜切除标本的黏膜下层
年龄/性别	成人（50多岁），大多数为男性	成人（50多岁），大多数为男性
部位	远端食管	远端食管
症状	无症状	无症状
体征	内镜下管状食管腔内被覆柱状上皮	内镜下管状食管腔内被覆柱状上皮
病因学	食管多轮的损伤–修复循环导致巴雷特食管，继而导致黏膜肌层重复或增厚。在黏膜活检和内镜下切除标本中，为了避免错误的浸润深度评估进而导致错误的分期，认识食管层次很重要	食管多轮的损伤–修复循环导致巴雷特食管，继而导致黏膜肌层重复或增厚。在黏膜活检和内镜下切除标本中，为了避免错误的浸润深度评估进而导致错误的分期，认识食管层次很重要
组织学	1. 鳞状和柱状黏膜都包含上皮、黏膜固有层及黏膜肌 *（图 1.19.1，1.19.2）* 2. 在柱状黏膜中，黏膜肌重复，在两层黏膜肌之间仍然是黏膜固有层 *（图 1.19.3，1.19.4）* 3. 因为内镜下黏膜切除标本会被电烧灼而改变，所以辨别侧切缘和基底切缘很重要，如图所示 *（图 1.19.5）*	1. 黏膜下层包含大血管、多少不等的脂肪组织和黏膜下腺体 *（图 1.19.6，1.19.7）* 2. 在柱状黏膜中，黏膜肌重复，在两层黏膜肌之间仍然是黏膜固有层。而较厚的原始黏膜肌更深处为黏膜下层 *（图 1.19.8，1.19.9）* 3. 因为内镜下黏膜切除标本会被电烧灼而改变，所以辨别侧切缘和基底切缘很重要，如图所示 *（图 1.19.10）*
特殊检查	• 无	• 无
治疗	无治疗方法改变重复的黏膜肌	无治疗方法改变重复的黏膜肌
预后	取决于存在的食管肿瘤	取决于存在的食管肿瘤

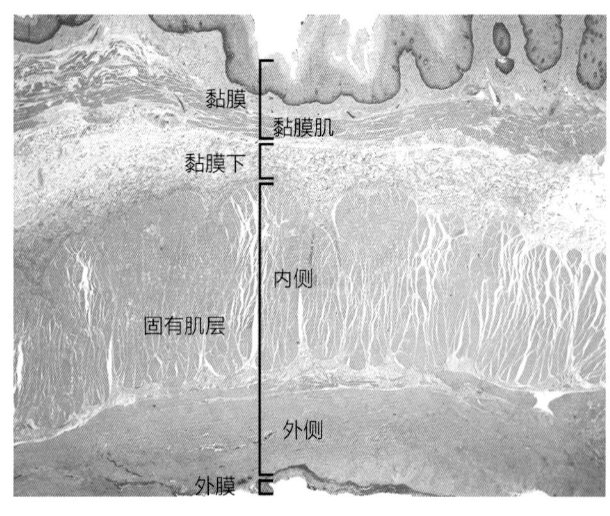

图 1.19.1 食管壁的层次 无黏膜损伤和巴雷特黏膜，所以层次很清晰，黏膜肌纤细，为单层

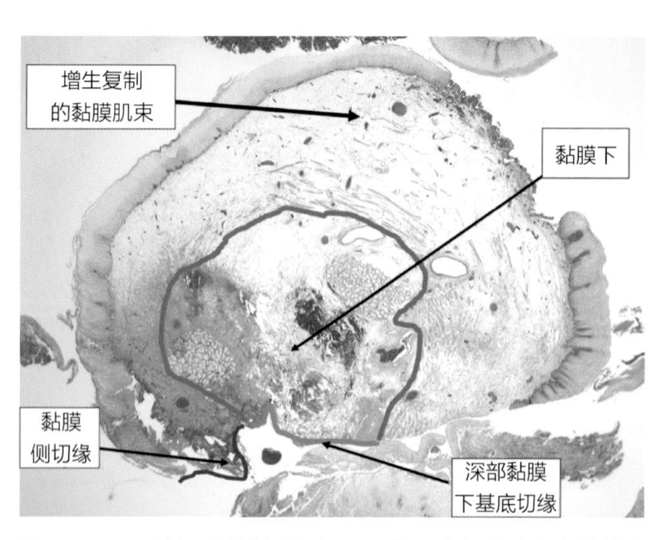

图 1.19.2 内镜下黏膜切除（EMR） 在切除过程中黏膜边缘内卷。这种情况下，黏膜侧切缘会被误认为黏膜下基底切缘。本例 EMR 标本黏膜下层明显是因为它包含黏膜下腺体。也要注意本例中的重复黏膜肌（箭头所指）。右上角有局灶的异型增生灶

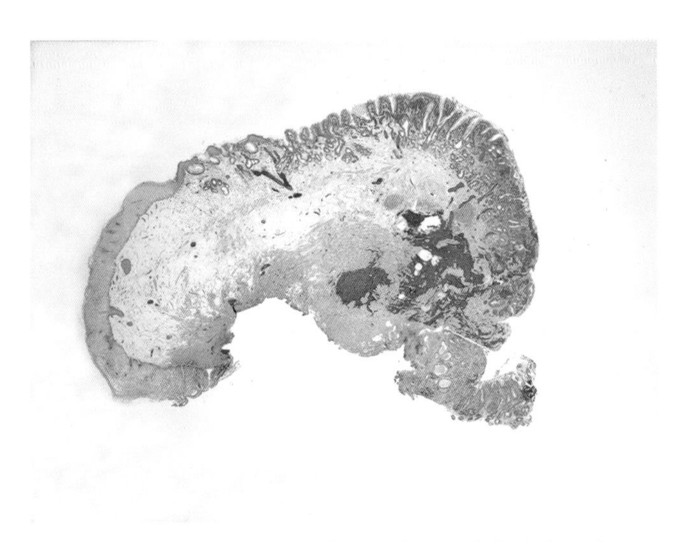

图 1.19.3　内镜下黏膜切除（EMR）　本例标本侧切缘（不是黏膜下基底切缘）可见黏膜内癌

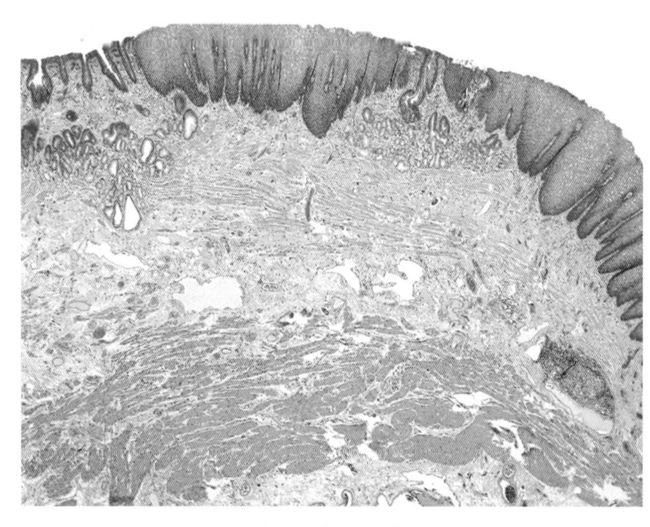

图 1.19.4　内镜下黏膜切除（EMR）　图片底部见一个大血管，被图片截成一半。在它的上方有增厚的黏膜肌。向表层延伸的纤细平滑肌束为重复黏膜肌

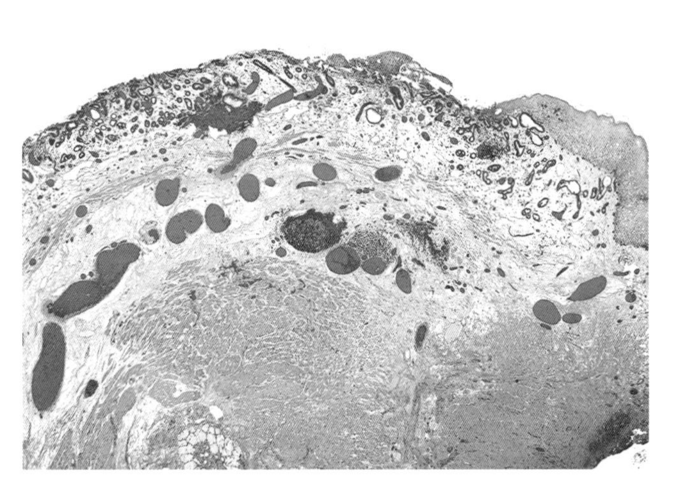

图 1.19.5　内镜下黏膜切除（EMR）　本例中见标本底部增厚的黏膜肌和接近表面的纤细重复黏膜肌

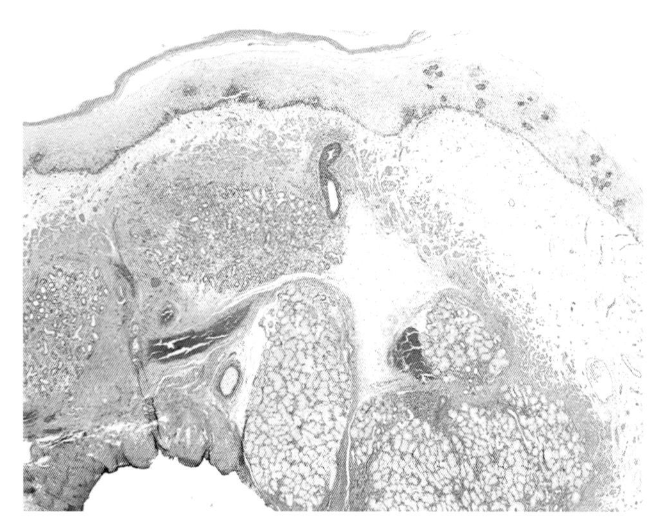

图 1.19.6　内镜下黏膜切除（EMR）　本例无巴雷特黏膜，层次清晰可见。黏膜下腺体能够让人确认黏膜下层，黏膜肌上为黏膜固有层（不是黏膜下层）。注意黏膜固有层显著的血管

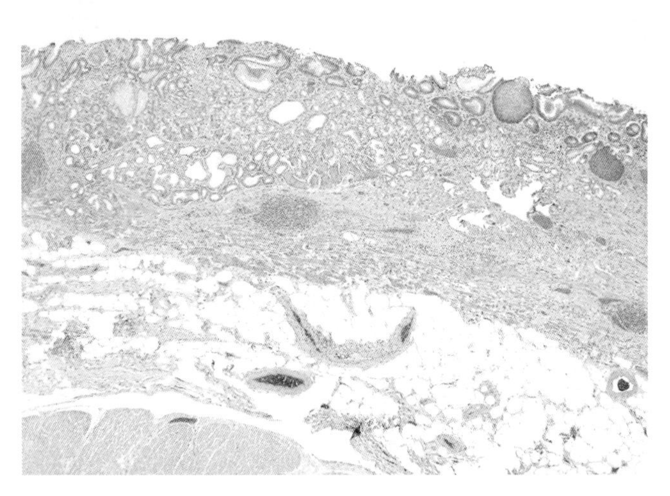

图 1.19.7　切除标本　图片底部是固有肌层　黏膜下层含有脂肪组织，黏膜肌在其上。注意视野右方的黏膜肌结构紊乱

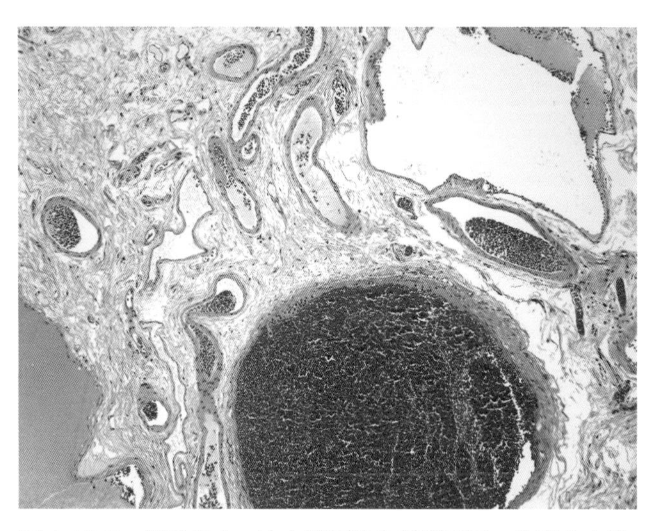

图 1.19.8　切除标本　这个视野取自黏膜下层，注意大血管

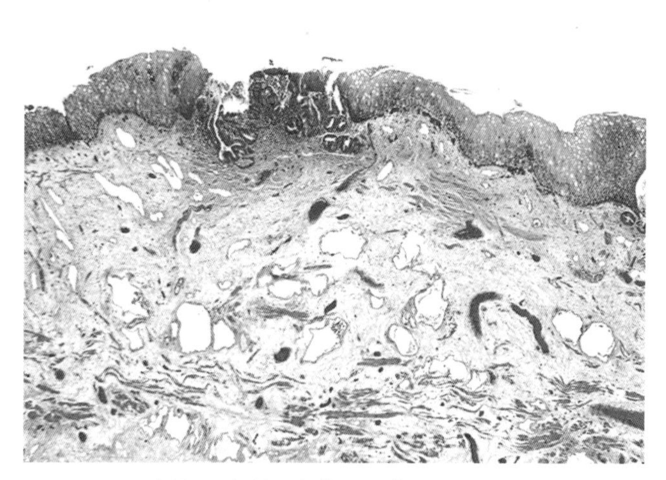

图 1.19.9 内镜下黏膜切除（EMR） 黏膜下层的血管明显比重复黏膜肌和原始黏膜肌之间的血管粗大

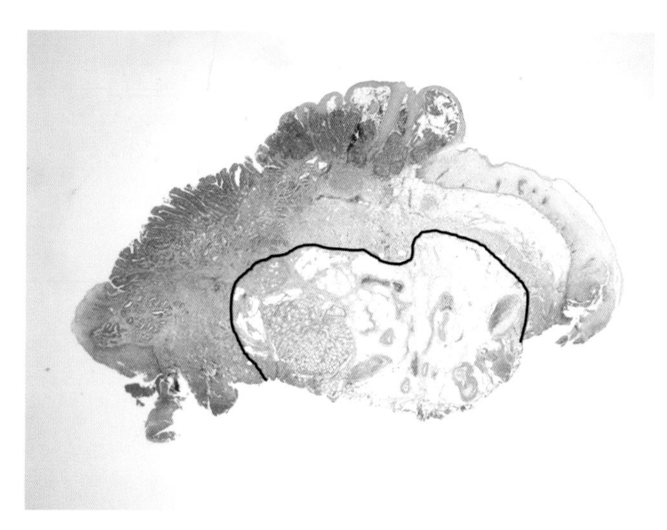

图 1.19.10 内镜下黏膜切除（EMR） 黏膜下层被勾勒出来

1.20 假上皮瘤样增生与鳞状细胞癌

	假上皮瘤样增生	鳞状细胞癌
年龄 / 性别	无年龄和性别差异，任何形式的损伤都可以导致，可以在颗粒细胞瘤表面看到	成人，常常 50 多岁，多数为男性
部位	食管任何部位	中段食管最常见，但近端和远端也有
症状	可能会有吞咽困难和吞咽痛，来自内在愈合中的溃疡周围	吞咽困难，吞咽痛
体征	内镜下可见明显溃疡，无肿块性病变	内镜下可见肿块性病变
病因学	在任何原因所致的溃疡愈合处发现	与饮酒和吸烟有关
组织学	1. 经常在溃疡的周边看到假上皮瘤样增生（*图 1.20.1，1.20.2*） 2. 基底层常常很明显，细胞间水肿常见（*图 1.20.3，1.20.4*） 3. 角化通常不明显（*图 1.20.5*）	1. 如果有溃疡，癌从基底部向周围浸润（*图 1.20.6，1.20.7*） 2. 病变破坏基底膜并伴有促纤维反应（*图 1.20.8，1.20.9*） 3. 可见异常角化，呈明亮的嗜酸性改变（*图 1.20.10*）
特殊检查	• 病变表达 CK、p63 和 CK5/6，但这并不能与鳞状细胞癌鉴别	• 病变表达 CK、p63 和 CK5/6，但这并不能与假上皮瘤样增生鉴别
治疗	无	对于早期病变（T1a），内镜下消融、内镜下黏膜切除和黏膜下层剥离术是合理的治疗方案，但更晚期的病变需要食管切除和放化疗
预后	良性的，仅有非常低的风险进展为癌	侵袭程度和分期相关。早期病变能够被治愈，而进展期病变大多预后差

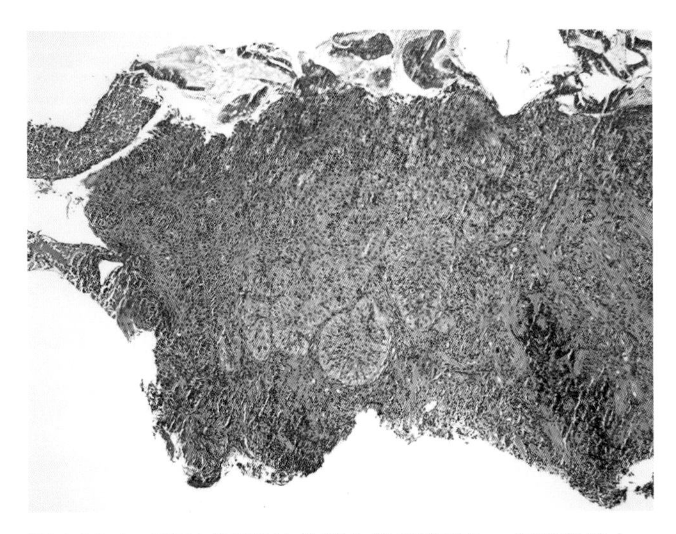

图 1.20.1　溃疡或糜烂处的假上皮瘤样增生　细胞巢偏白，表现为圆形轮廓

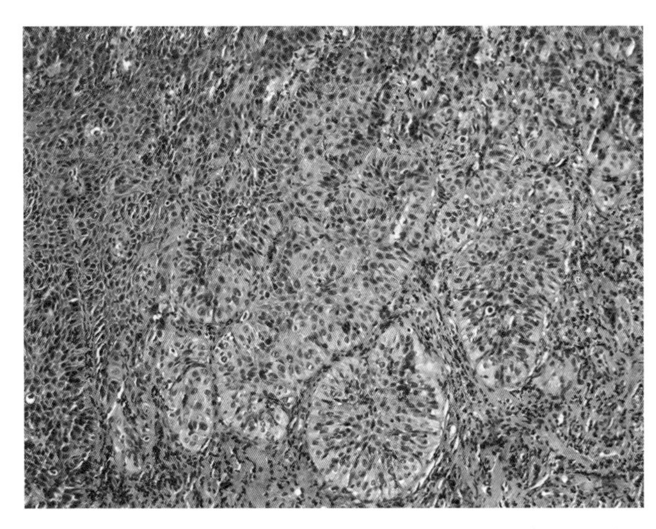

图 1.20.2　溃疡或糜烂处的假上皮瘤样增生　总体上来讲，细胞核质比低，无异常角化

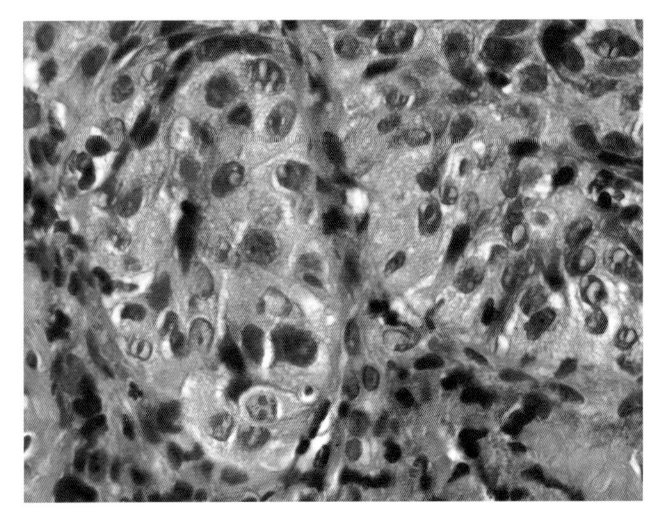

图 1.20.3 溃疡或糜烂处的假上皮瘤样增生 高倍镜下，细胞核膜光滑

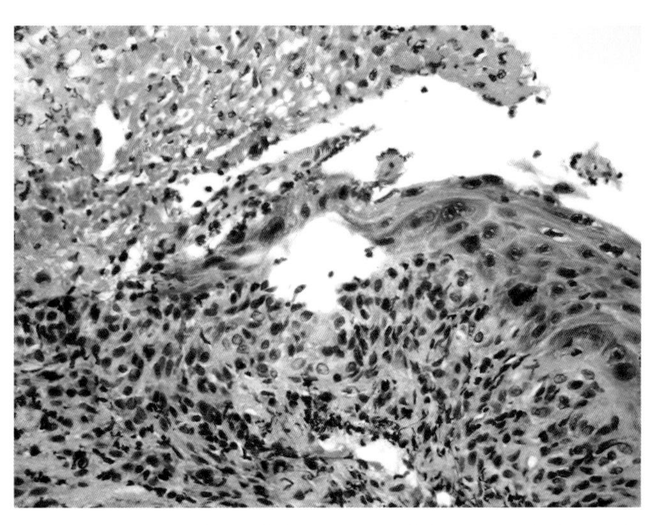

图 1.20.4 溃疡或糜烂处的假上皮瘤样增生 本例左侧多核细胞正修补糜烂区，细胞有核仁，而不是病毒包涵体

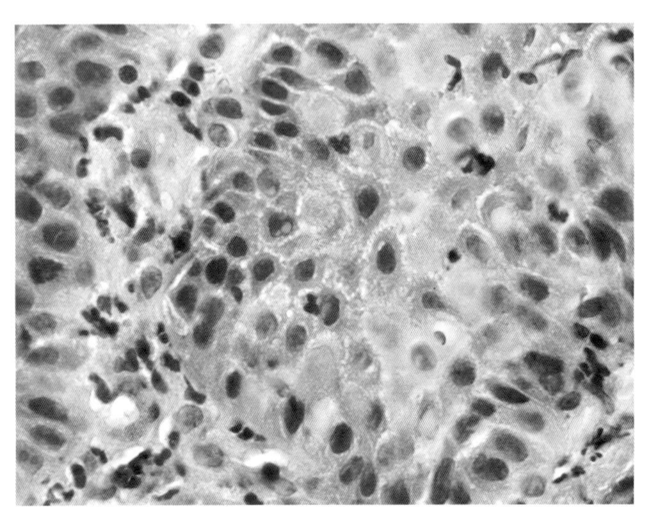

图 1.20.5 溃疡或糜烂处的假上皮瘤样增生 注意细胞间桥以及细胞整体的核质比低

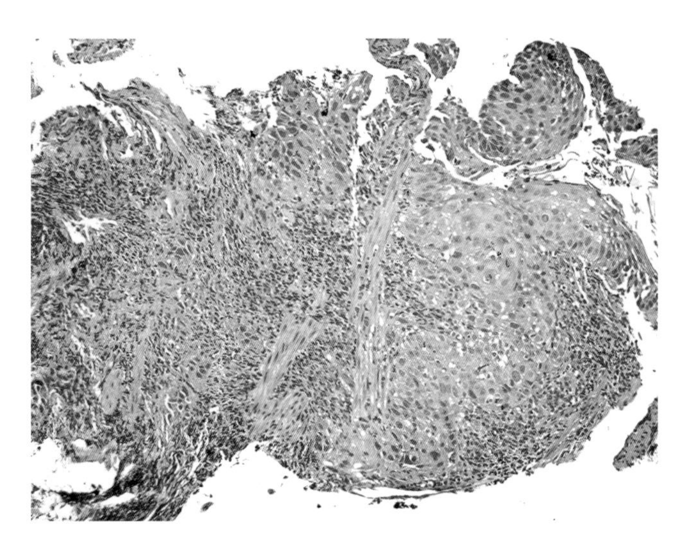

图 1.20.6 鳞状细胞癌 结构紊乱，右侧有异常角化

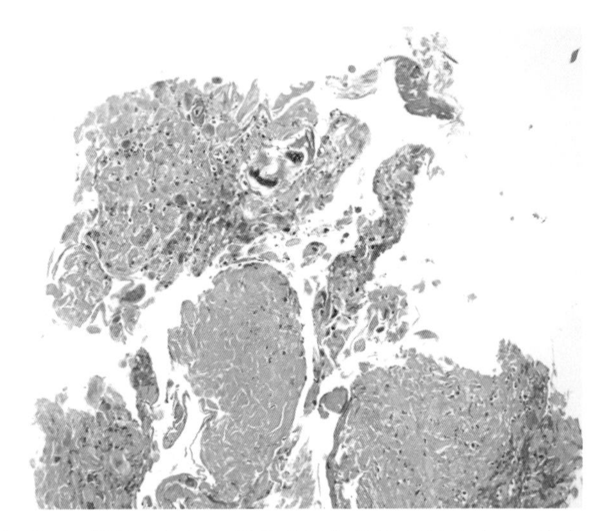

图 1.20.7 鳞状细胞癌 脱落的组织碎片中有奇异的异常角化细胞

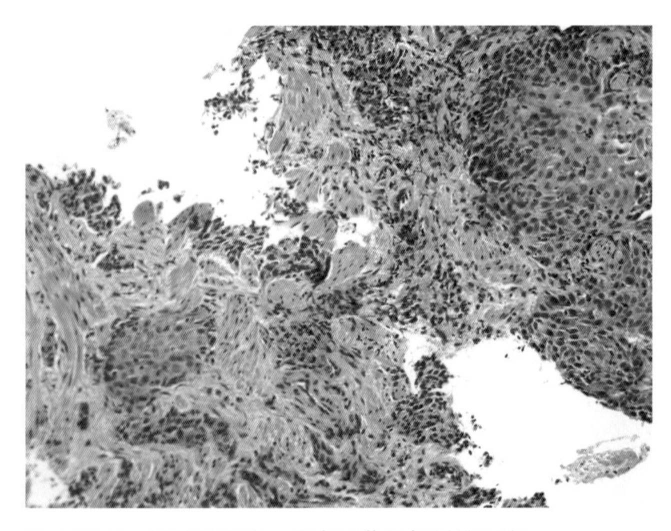

图 1.20.8 鳞状细胞癌 非常显著的促纤维反应

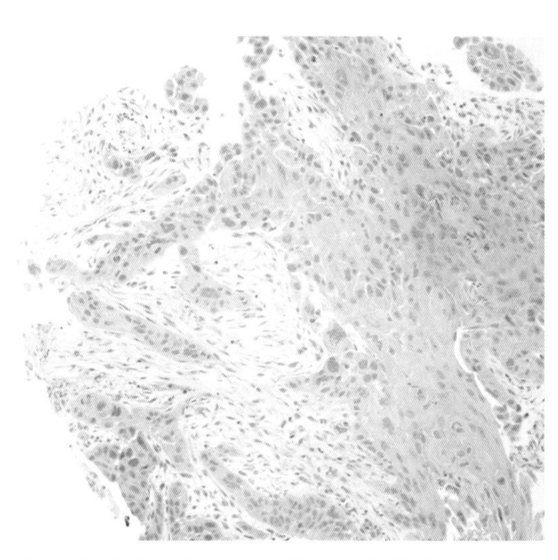

图 1.20.9 鳞状细胞癌 肿瘤细胞巢浸润纤维化间质形成锐角

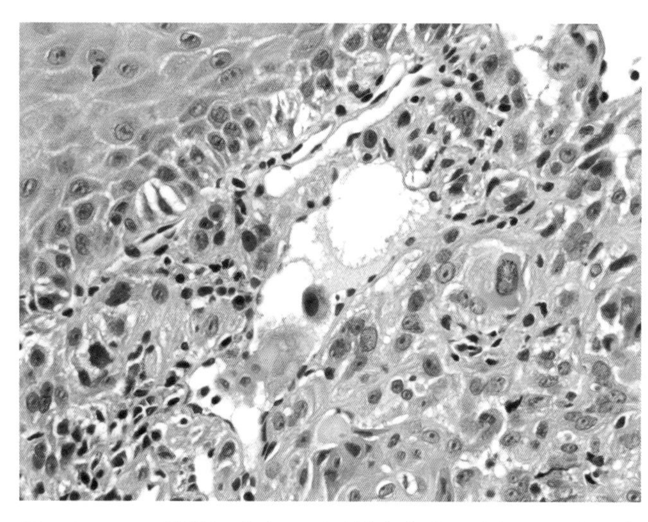

图 1.20.10 鳞状细胞癌 可见异常角化。在视野的右上角可见非肿瘤性上皮的基底层

1.21 食管平滑肌肿瘤与 GISTs

	食管平滑肌肿瘤	GISTs
年龄/性别	食管平滑肌瘤男性多见，好发于年轻人（中位年龄 35 岁）。食管平滑肌肉瘤则很罕见，可能为男性多见，好发于老年人（60 多岁）	中位年龄 60 ~ 96 岁，男性多见，远少于食管平滑肌瘤，但较食管平滑肌肉瘤常见
部位	远端食管	远端食管
症状	多数病人无症状，病变多为偶然发现。1/4 的病人出现吞咽困难，有些出现胸痛。食管平滑肌肉瘤很少见，据报道出现大肿块后病人会有吞咽困难	吞咽困难
体征	食管壁内肿块，肿块以固有肌层为中心，但表现为黏膜隆起性肿块	远端食管的肿块
病因学	未知	无已知的危险因素
组织学	肿瘤细胞呈交织束状排列，肿瘤细胞形态温和，呈明亮的嗜酸性（*图 1.21.1，1.21.2*）	起源于固有肌层的梭形细胞病变，细胞丰富，相比于平滑肌肿瘤，细胞质轻度嗜酸性，比平滑肌瘤细胞更丰富（*图 1.21.4，1.21.5*）
特殊检查	• 平滑肌瘤表达 desmin、actin、calponin 和 caldesmon，但它在 HE 染色下就很容易诊断。一个诊断陷阱就是 Cajal 细胞内陷入肿瘤，这些细胞表达 CD117/*C-KIT*（*图 1.21.3*）	• 与其他解剖部位的 GISTs 一样，该罕见肿瘤 CD117（*图 1.21.6*）和 CD34 阳性，并不同程度地表达 actin。经过检测肿瘤中，约半数肿瘤有 *KIT* 外显子 11 的突变
治疗	切除或仅进行随访（对平滑肌瘤）；根治手术（对平滑肌肉瘤）	外科切除和靶向治疗，包括伊马替尼或者更新的酪氨酸激酶抑制剂
预后	平滑肌瘤是良性的。报道的平滑肌肉瘤具有侵袭性行为	据报道，该罕见食管 GISTs 具有侵袭性（在前伊马替尼时代，9/17 的病人死于此疾病）

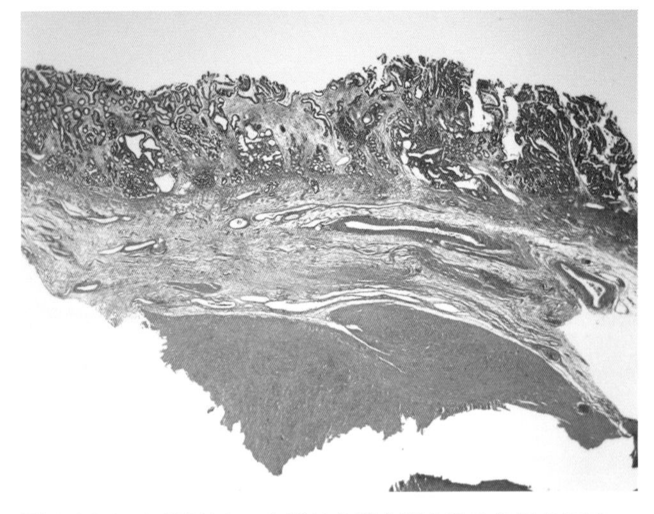

图 1.21.1　平滑肌瘤　本例起自胃食管交界处的固有肌层

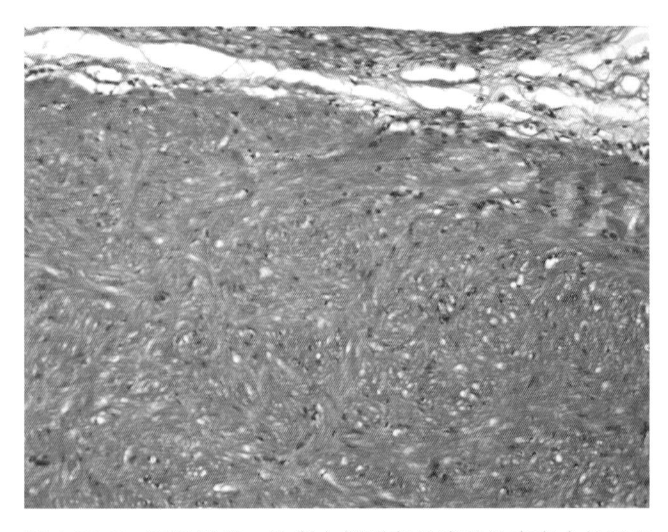

图 1.21.2　平滑肌瘤　注意本例明亮的嗜酸性病变中的温和细胞学特点

图 1.21.3 平滑肌瘤 肿瘤内呈 CD117 阳性表达的 Cajal 细胞可以忽略不计。对这类病变首先就行免疫组化染色是不必要的

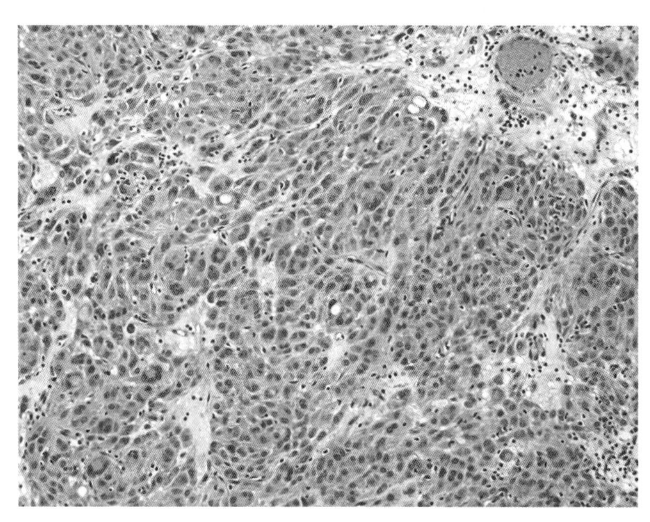

图 1.21.4 GISTs 这类病变罕见于食管，但发生于食管的 GISTs 具有侵袭性。本例肿瘤呈上皮样，并远较平滑肌瘤细胞丰富

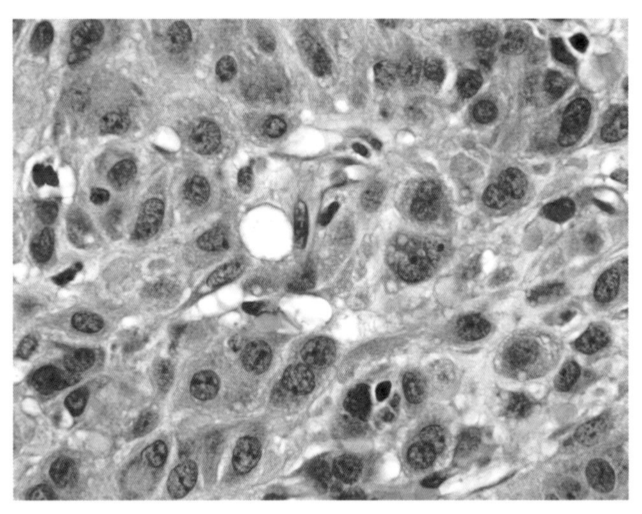

图 1.21.5 GISTs 高倍镜下观

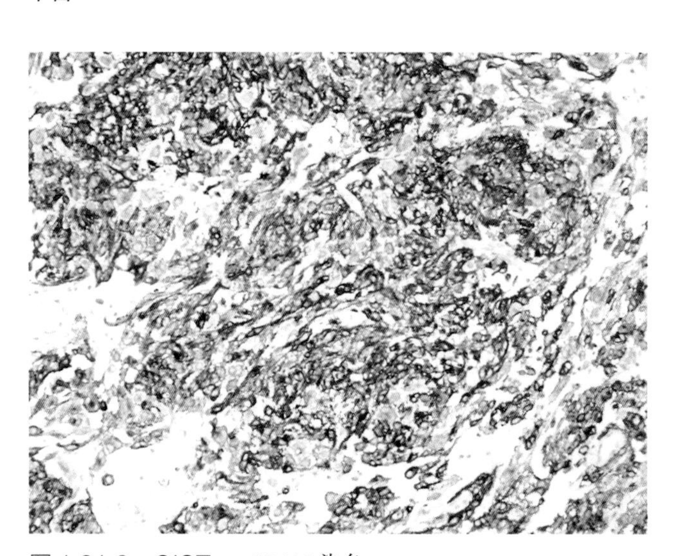

图 1.21.6 GISTs CD117 染色

1.22 黑色素瘤与 GISTs

	黑色素瘤	GISTs
年龄 / 性别	成人，平均年龄大约 60 岁，男性多见	中位年龄 60 ~ 96 岁，多见于男性病人；该病罕见，远少于食管平滑肌瘤，但较食管平滑肌肉瘤常见
部位	远端食管	远端食管
症状	吞咽困难、吞咽痛	吞咽困难
体征	息肉状肿块；内镜下可见色素；影像学上可见大的息肉状肿块	远端食管的肿块
病因学	未知	无已知的危险因素
组织学	1. 可能有原位病变成分（*图 1.22.1*） 2. 肿瘤细胞可能形成典型的巢状结构（*图 1.22.2*）或呈梭形细胞形态（*图 1.22.3*），细胞常具有多形性 3. 能发现色素（*图 1.22.4*）	1. 固有肌层而非浅层的梭形细胞病变，细胞丰富，相比于黑色素瘤，肿瘤细胞一致，且缺乏色素（*图 1.22.6 ~ 1.22.9*）
特殊检查	• S100 几乎全部阳性，CD34 几乎全部阴性。“黑色素瘤标记”，例如 HMB45、MART1、tyrosinase 和 SOX10 在许多病例中呈阳性，但在梭形细胞病例中，HMB45、MART1 和 tyrosinase 经常为阴性。CD117/*KIT* 常在黑色素瘤中表达（*图 1.22.5*）。表达 *KIT* 的一部分病例可考虑行酪氨酸激酶靶向药物治疗，而许多 *BRAF* 突变的病例威罗菲尼有效	• 与其他解剖部位的 GISTs 一样，该罕见肿瘤 CD117（*图 1.22.10*）和 CD34 阳性，并不同程度地表达 actin。经过检测的肿瘤中，约半数肿瘤有 *KIT* 外显子 11 突变
治疗	化疗和手术	外科切除和靶向治疗，包括伊马替尼或者更新的酪氨酸激酶抑制剂
预后	差	据报道，这种罕见的食管 GISTs 具有侵袭性（在前伊马替尼时代，9/17 的病人死于此疾病）

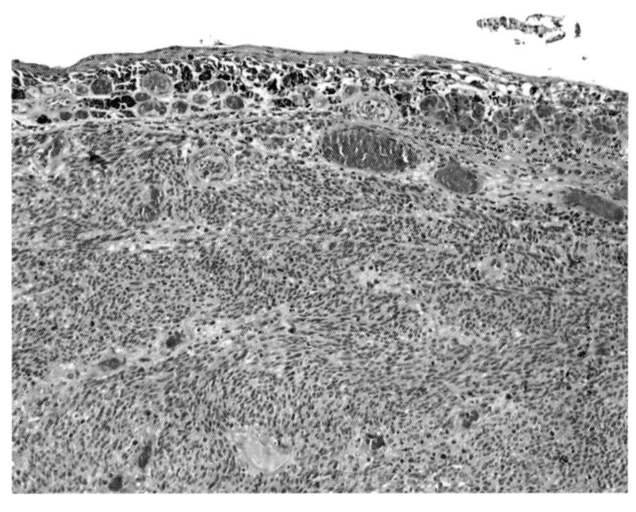

图 1.22.1　黑色素瘤　本例大部分肿瘤细胞呈梭形，但注意右侧巢状的原位病变成分，这是一个诊断线索

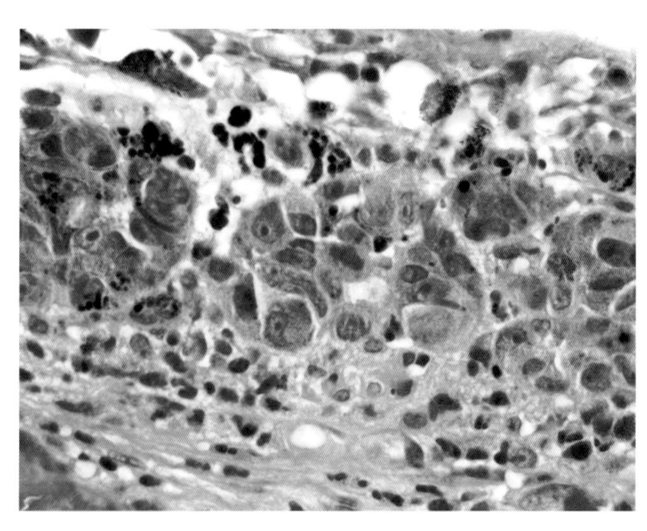

图 1.22.2　黑色素瘤　本例有色素和上皮样细胞巢，较易诊断为黑色素瘤

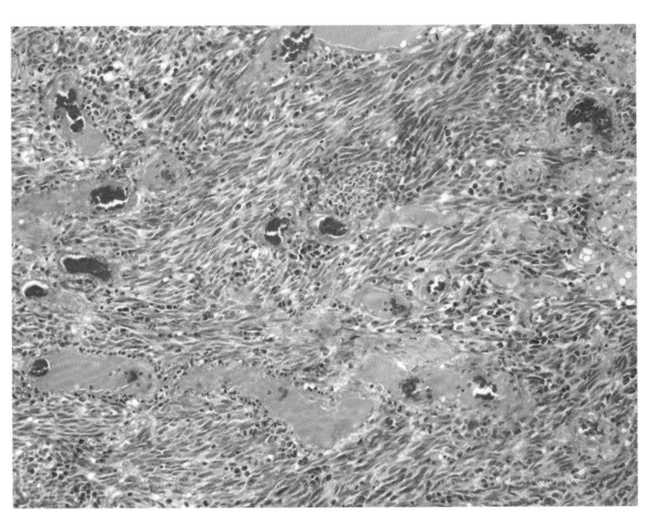

图 1.22.3 黑色素瘤 本例梭形细胞黑色素瘤易与 GIST 混淆

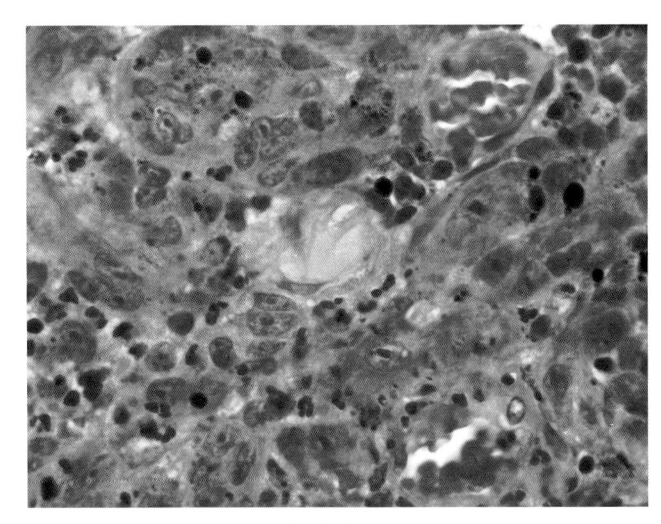

图 1.22.4 黑色素瘤 这例色素沉积明显

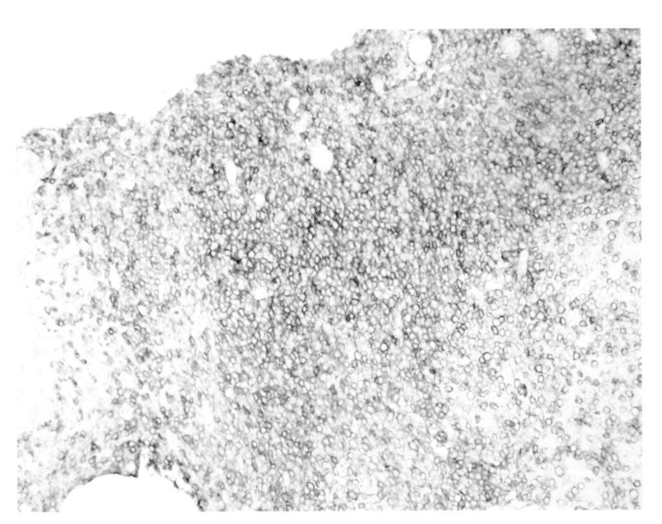

图 1.22.5 黑色素瘤 CD117 染色。有相当大一部分的黑色素瘤表达 CD117

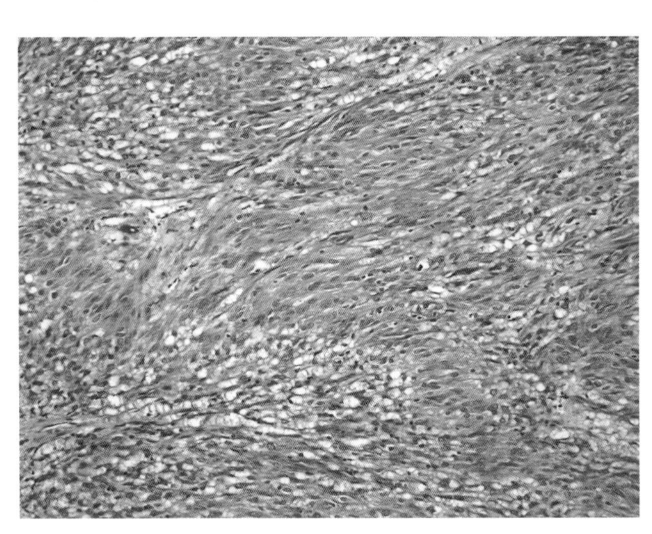

图 1.22.6 GISTs 这例病变细胞呈梭形，类似于黑色素瘤，但细胞非典型性小。当然，GIST 以固有肌层为中心，而黑色素瘤起自黏膜

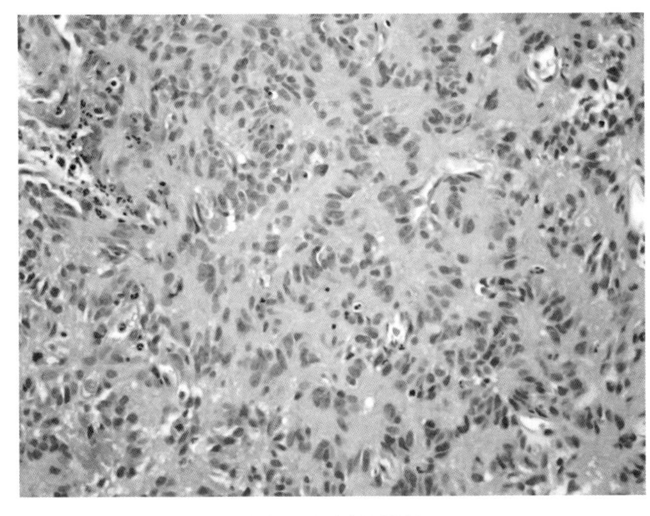

图 1.22.7 GISTs 本例有栅栏状结构

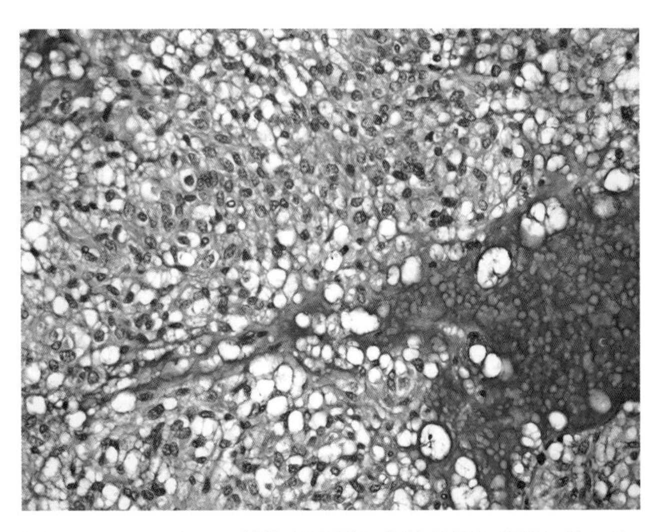

图 1.22.8 GISTs 请注意这例上皮样病例出现明显的空泡

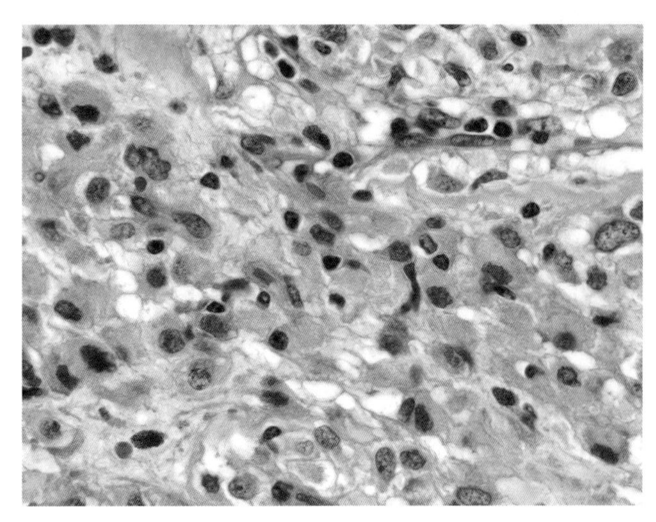

图 1.22.9 GISTs 本上皮样病例由含有明亮的嗜酸性细胞质的肿瘤细胞构成

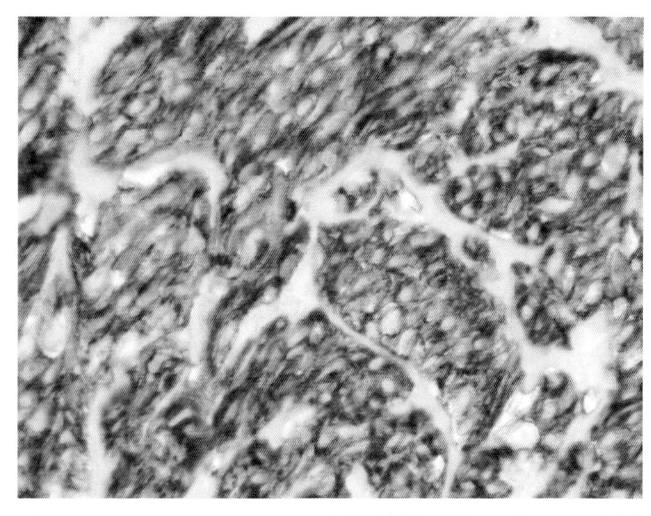

图 1.22.10 GISTs CD117 强阳性并不能区别 GIST 和黑色素瘤

1.23 黑色素瘤与黑变病（黑色素细胞增多症）

	黑色素瘤	食管黑变病（黑色素细胞增多症）
年龄/性别	成人，平均年龄大约 60 岁，男性多见	中年人，男性多见
部位	远端食管	中段到远端食管
症状	吞咽困难、吞咽痛	无
体征	息肉状肿块；内镜下可见色素；影像学上可见大的息肉状肿块	内镜下蓝色至黑色斑，无肿块
病因学	未知	未知，可能肤色深的人较白皮肤的人更多见一点
组织学	1. 可能为原位病变（*图 1.23.1*） 2. 肿瘤细胞可能形成典型的巢状结构（*图 1.23.2*）或呈梭形改变（*图 1.23.3*），细胞常具有多形性 3. 能发现色素（*图 1.23.4*）	1. 食管鳞状上皮基底层黑色素细胞增多（*图 1.23.5～1.23.8*），也有色素沉着的树突细胞。细胞缺乏张力纤维丝和桥粒。细胞核小、深染，无核仁。病变累及数层细胞。黏膜固有层内可见含有色素的巨噬细胞
特殊检查	• S100 几乎全部阳性，CD34 几乎全部阴性。"黑色素瘤标记"，例如 HMB45、MART1、tyrosinase 和 SOX10 在许多病例中阳性，但在梭形细胞病例中，HMB45、MART1 和 tyrosinase 经常阴性。CD117/*KIT* 常在黑色素瘤中表达。表达 *KIT* 的一部分病例可用酪氨酸激酶靶向药物治疗，而许多 *BRAF* 突变的病例威罗菲尼有效	• 细胞表达 S100、Melan A 和 HMB45
治疗	化疗和手术	无，偶然发现
预后	差	偶然发现。有少量报道称与黑色素瘤有关，但无既有病变进展为黑色素瘤的报道

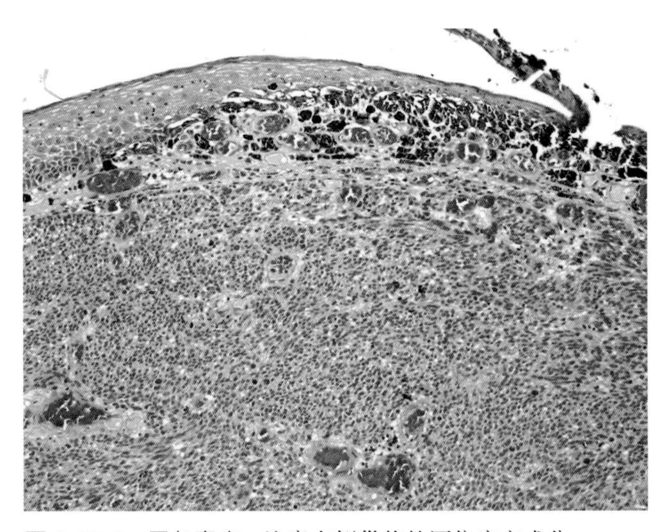

图 1.23.1　黑色素瘤　注意右侧巢状的原位病变成分

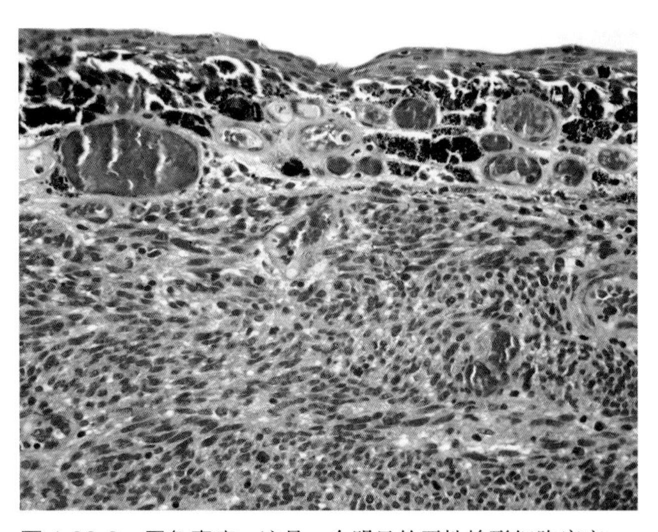

图 1.23.2　黑色素瘤　这是一个明显的恶性梭形细胞病变

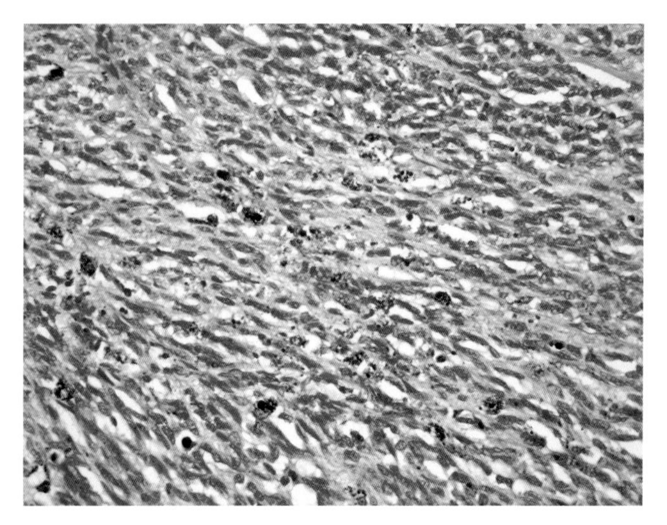

图 1.23.3 黑色素瘤 梭形细胞黑色素瘤可见色素

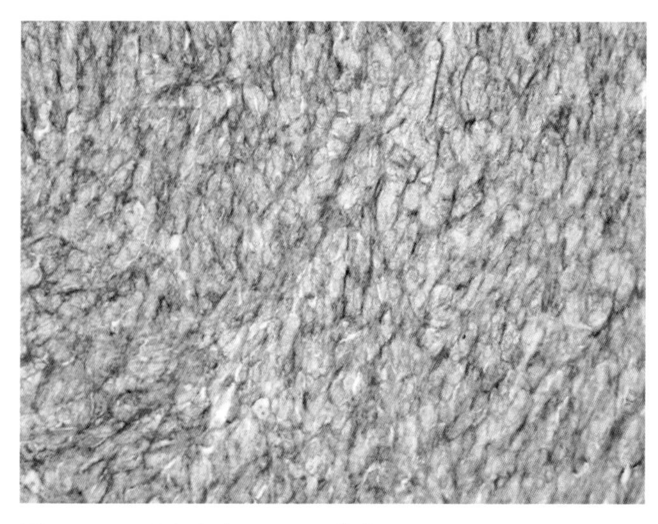

图 1.23.4 黑色素瘤 CD117 染色

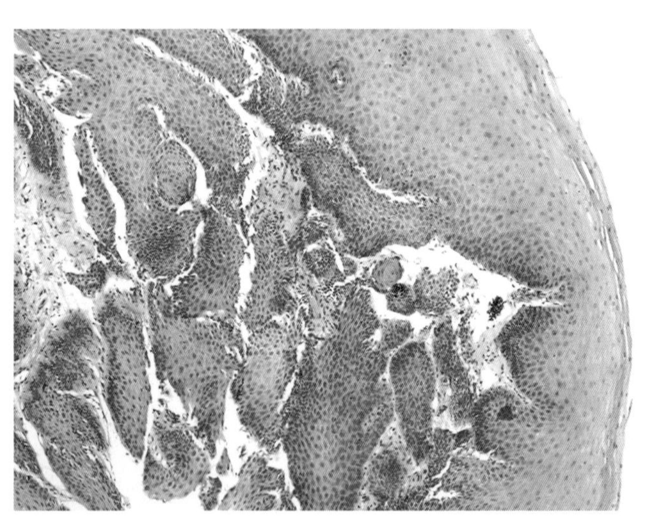

图 1.23.5 食管黑变病（黑色素细胞增多症） 黑色素细胞纤细，混入上皮基底层

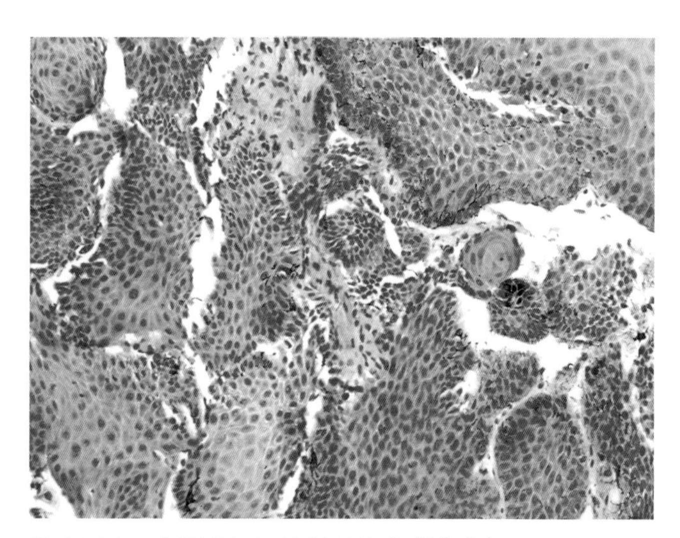

图 1.23.6 食管黑变病（黑色素细胞增多症）

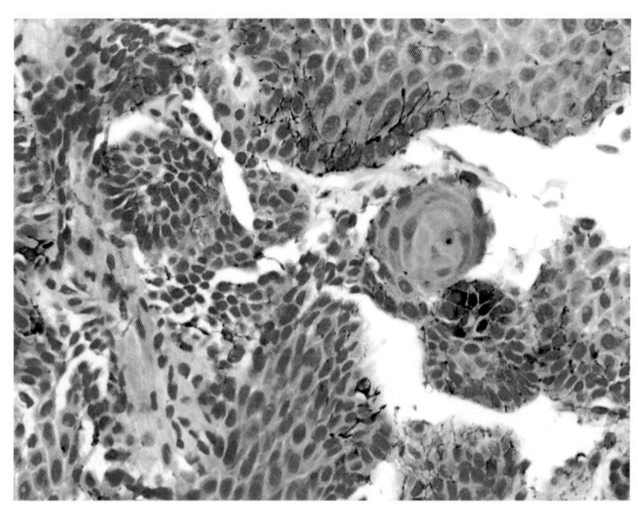

图 1.23.7 食管黑变病（黑色素细胞增多症） 黑色素细胞纤细的突起可伸向周围，远离细胞核

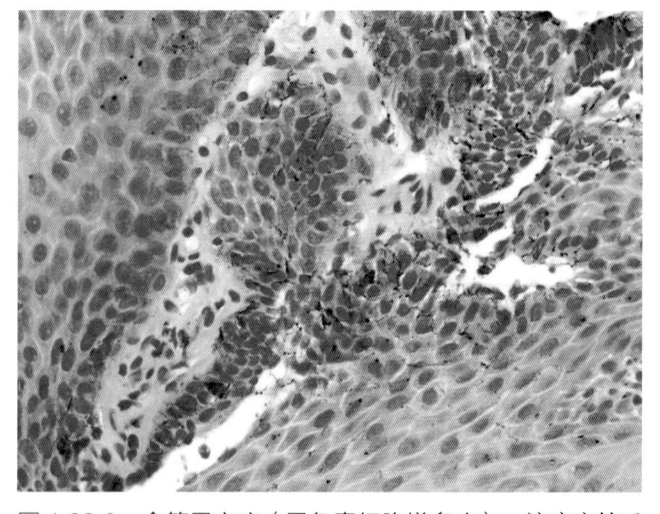

图 1.23.8 食管黑变病（黑色素细胞增多症） 该病变缺乏细胞学非典型性

（聂 岭 薛丽燕 樊祥山 **翻译** 吕 宁 **审校**）

第二章

胃

- 2.1 挤压假象与印戒细胞癌
- 2.2 印戒细胞样改变与印戒细胞癌
- 2.3 黄色瘤与印戒细胞癌
- 2.4 铁剂性胃炎与异型增生
- 2.5 应激性胃炎的反应性改变与 *CDH1* 胚系突变病人的原位印戒细胞癌
- 2.6 Russell 小体胃炎与印戒细胞癌
- 2.7 胃窦与胃体
- 2.8 胃窦与贲门
- 2.9 西瓜胃（胃窦血管扩张症）与化学性胃病
- 2.10 黏膜钙质沉积与寄生虫性胃炎
- 2.11 质子泵抑制剂效应与胃底腺息肉和泌酸腺息肉
- 2.12 铁剂性胃炎与胃的铁沉着病
- 2.13 秋水仙碱和紫杉醇相关性胃病与异型增生
- 2.14 自身免疫性胃炎与环境性胃炎
- 2.15 八叠球菌胃病与微球菌胃病
- 2.16 Ménétrier 病与佐林格 – 埃利森综合征
- 2.17 Ménétrier 病与增生性息肉
- 2.18 增生性息肉与综合征性息肉（幼年性息肉病和 Pcutz-Jcghcrs 息肉病）
- 2.19 幽门腺腺瘤与肠型腺瘤
- 2.20 幽门腺腺瘤与胃小凹型胃腺瘤
- 2.21 泌酸腺息肉 / 腺瘤与胃底腺息肉
- 2.22 淋巴上皮瘤样癌与淋巴瘤
- 2.23 转移性乳腺小叶癌与胃印戒细胞癌
- 2.24 高分化神经内分泌肿瘤（类癌）与腺癌
- 2.25 神经内分泌肿瘤 I 型与神经内分泌肿瘤 Ⅱ 型
- 2.26 神经内分泌肿瘤 I 型与神经内分泌肿瘤 Ⅲ 型
- 2.27 黏膜相关淋巴组织（MALT）淋巴瘤与慢性胃炎
- 2.28 弥漫性大 B 细胞淋巴瘤与腺癌
- 2.29 GISTs 与炎性纤维性息肉
- 2.30 上皮样 GISTs 与腺癌
- 2.31 GISTs 与神经鞘瘤
- 2.32 GISTs 与血管球瘤
- 2.33 儿童型 GISTs 与丛状纤维黏液瘤
- 2.34 卡波西肉瘤与黏膜固有层

2.1 挤压假象与印戒细胞癌

	挤压假象	印戒细胞癌
年龄/性别	任何年龄；无性别差异	平均年龄55岁；男性多于女性
部位	通常在标本的边缘	胃窦最常见（60%）；其次依次为胃体（20%）、贲门或胃底（10%）、弥漫性或整个胃（1%）
症状	无	与肿瘤生长范围相关；常有早饱感、食欲减退、反流
体征	无	触诊胃，偶尔可出现振水音，锁骨上和（或）腋窝淋巴结肿大，贫血，梗阻
病因学	与活检操作和标本处理相关	环境危险因素包括饮食（如亚硝酸盐）和吸烟。自体免疫性化生性萎缩性胃炎风险增加。部分病例为家族性的，病例显示 *CDH1* 基因胚系失活突变
组织学	1. 受到挤压的泌酸腺体，以颈黏液细胞区域为主 *（图 2.1.1）* 2. 黏液细胞位于腺腔内 *（图 2.1.2）* 3. 局灶黏膜出血 4. 没有异型增生的背景	1. 细胞核大、异型、深染；细胞内黏液蛋白空泡推挤细胞核形成核偏位 *（图 2.1.3）* 2. 单个或黏附性差的细胞团 3. 黏液细胞常在腺腔外黏膜固有层内；在家族性病例中，可位于腺体内，在小凹细胞下、基底膜上 *（图 2.1.4）* 4. 核分裂增多 *（图 2.1.5）*
特殊检查	• 一般不做	• 角蛋白免疫组化（如CAM5.2）可显示癌细胞。癌细胞EMA和CEA也呈阳性，CK7和CK20染色不定（多数为CK7阳性，CK20阴性）；PAS和黏蛋白染色也可呈阳性。遗传性家族性肿瘤E-cadherin表达缺失，但许多散发病例亦可表现为E-cadherin表达缺失
治疗	无	早期病例行手术切除，晚期病例行辅助放化疗
预后	与标本中存在的其他病变相关	与分期和肿瘤部位相关，但总的来说预后不良；近端胃晚期病例预后最差

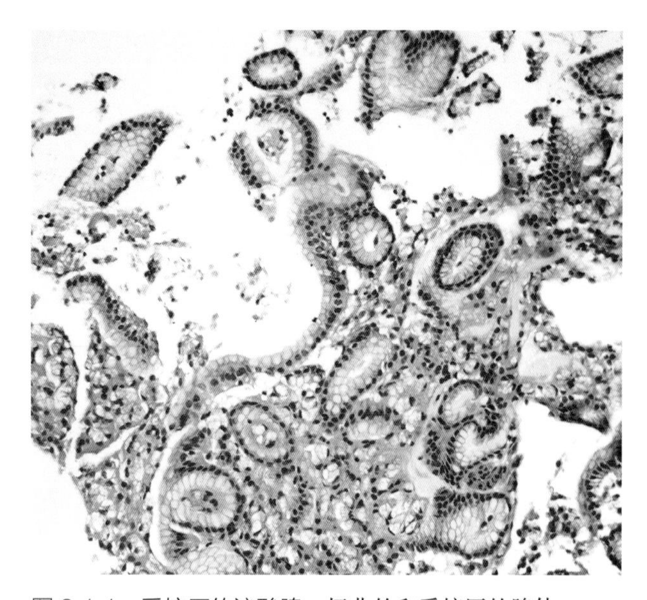

图 2.1.1　受挤压的泌酸腺　扭曲的和受挤压的腺体

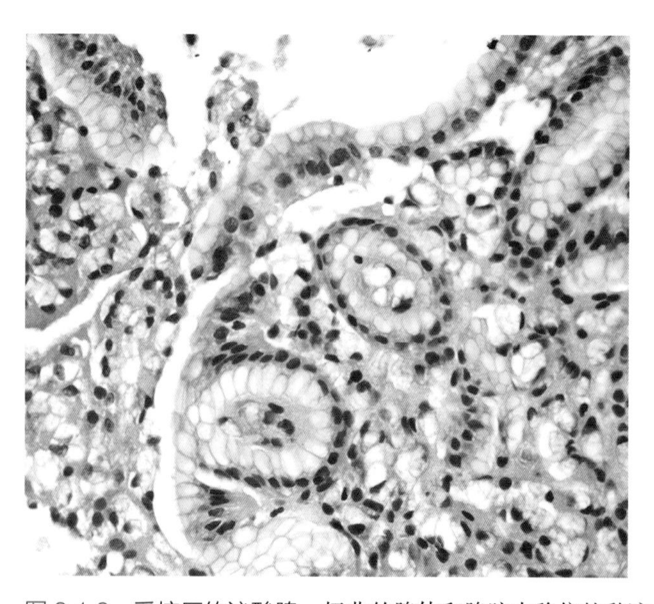

图 2.1.2　受挤压的泌酸腺　扭曲的腺体和腺腔内移位的黏液细胞

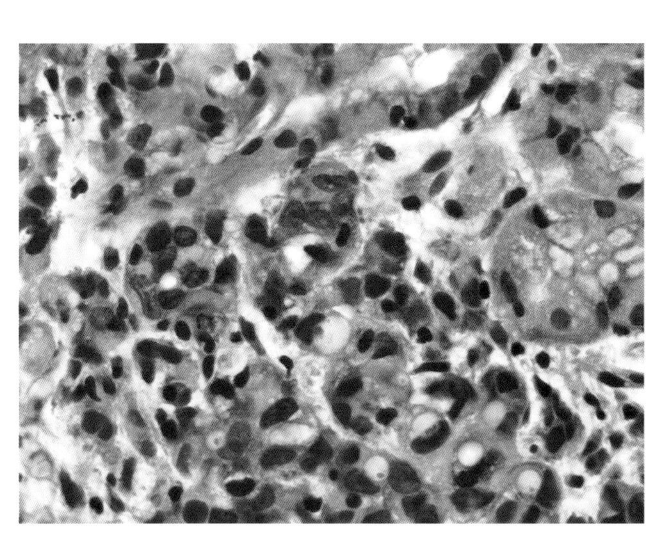

图 2.1.3 印戒细胞癌 印戒细胞有明显的细胞质内黏液空泡，呈簇状浸润黏膜固有层

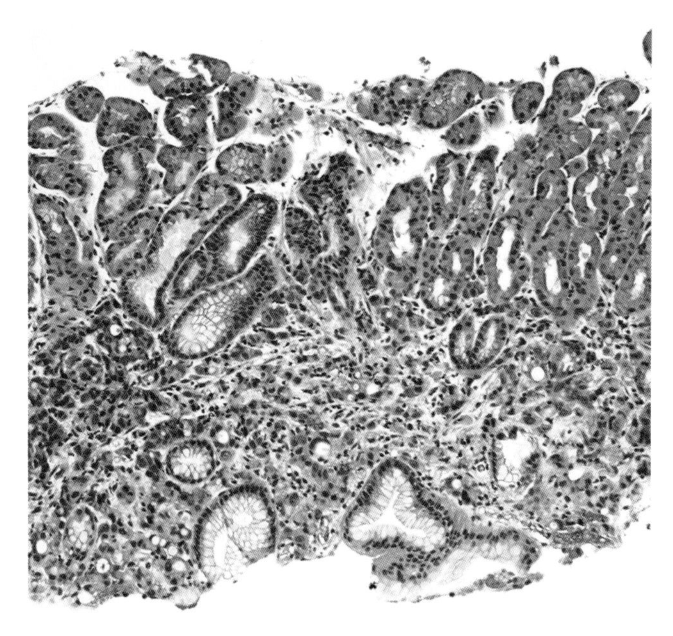

图 2.1.4 印戒细胞癌 印戒细胞浸润黏膜固有层

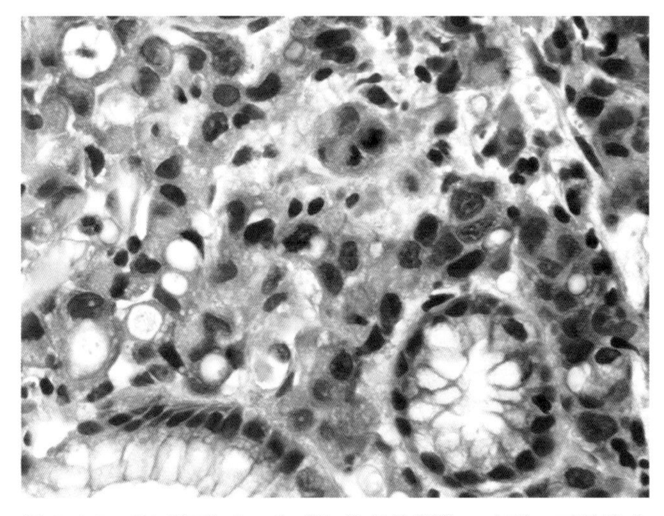

图 2.1.5 印戒细胞癌 印戒细胞的核深染、多形，可见核分裂象

2.2 印戒细胞样改变与印戒细胞癌

	印戒细胞样改变	印戒细胞癌
年龄/性别	任何年龄；无性别差异	平均年龄55岁；男性多于女性
部位	任何部位	胃窦最常见（60%）；较少见的部位是胃体（20%）、贲门或胃底（10%）、弥漫性或整个胃（1%）
症状	与内在基础疾病相关；可表现为腹泻和腹痛	与肿瘤生长范围相关；常有早饱感、食欲减退、反流
体征	与内在基础疾病相关；可表现为腹部压痛或发热	触诊胃偶尔可出现振水音，锁骨上和（或）腋窝淋巴结肿大，贫血，梗阻
病因学	常见于假膜性结肠炎或胃溃疡相关的黏膜损伤继发的脱落细胞的移位和变形	环境危险因素包括饮食（如亚硝酸盐）和吸烟。自体免疫性化生性萎缩性胃炎风险增加。48%遗传性病例显示*CDH1*基因胚系突变
组织学	1. 背景显示从局灶坏死处和表面上皮向上延伸的由中性粒细胞、黏液和纤维素构成的纤维素性炎性浸润 2. 脱落的上皮细胞在腺腔内聚集，扭曲变形，细胞质内黏液空泡使细胞核移位，显现出印戒样改变*（图2.2.1）* 3. 印戒样细胞位于腺体基底膜内；未浸润至固有层*（图2.2.2）* 4. 核异型性小 5. 核分裂和凋亡小体罕见	1. 细胞核大、异型、深染；细胞内黏液蛋白空泡推挤细胞核形成核偏位*（图2.2.4，2.2.5）* 2. 单个或黏附性差的细胞团*（图2.2.6）* 3. 肿瘤细胞突破基底膜浸润黏膜固有层，常至黏膜下层或更深的组织；家族性病例可以局限在腺体，位于小凹细胞下、基底膜内*（图2.2.7）* 4. 核异型性显著*（图2.2.8）* 5. 核分裂常见*（图2.2.5，2.2.8）*
特殊检查	• E-cadherin染色显示完整的膜阳性*（图2.2.3）* • 细胞p53和Ki-67阴性 • 胶原蛋白Ⅳ和层粘连蛋白显示完整的基底膜	• E-cadherin染色显示膜染色缺失。p53大多为阳性，Ki-67指数高达42%~60%。胶原蛋白Ⅳ和层粘连蛋白显示基底膜被破坏
治疗	针对基础疾病的病因治疗	早期病例行手术切除，晚期病例行辅助放化疗
预后	依基础疾病不同而不同	与分期和肿瘤部位相关，但总的来说预后不良；近端胃晚期病例预后最差

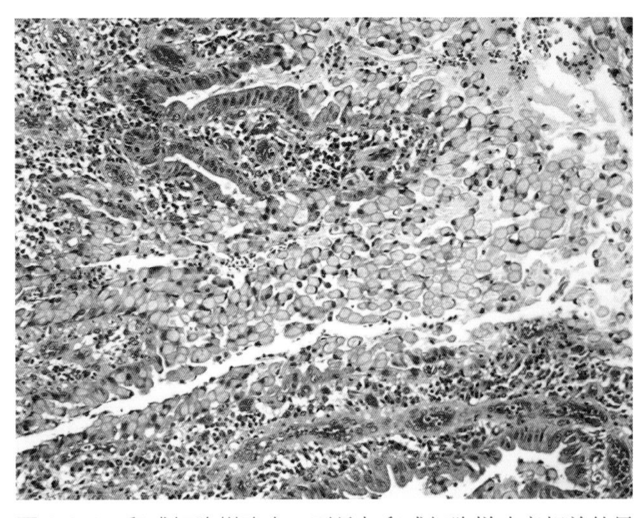

图2.2.1 印戒细胞样改变 可见与印戒细胞样改变相关的局灶溃疡和急性炎症

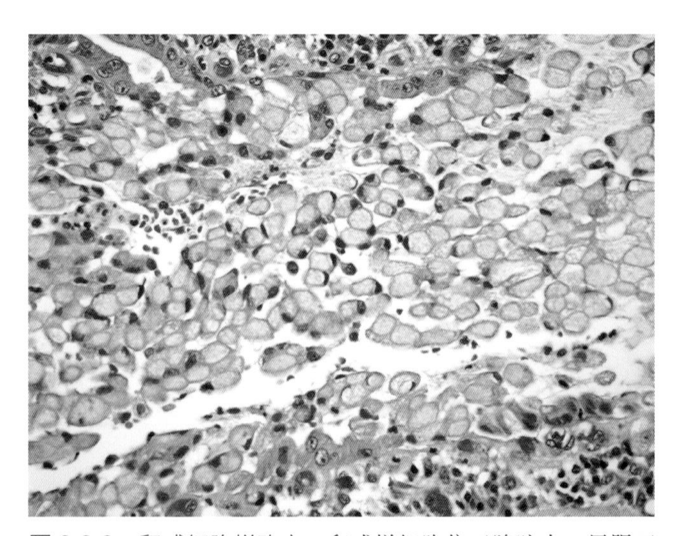

图2.2.2 印戒细胞样改变 印戒样细胞位于腺腔内，局限于基底膜内

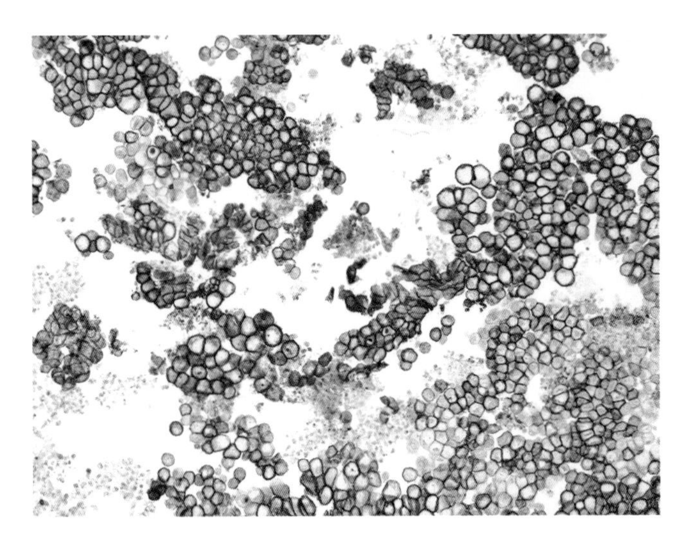

图 2.2.3 印戒细胞样改变 E-cadherin 细胞膜免疫标记阳性

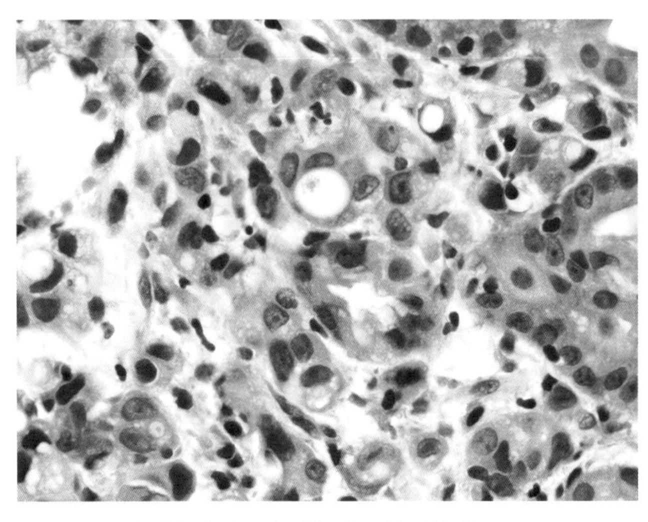

图 2.2.4 印戒细胞癌 印戒细胞，异型性明显

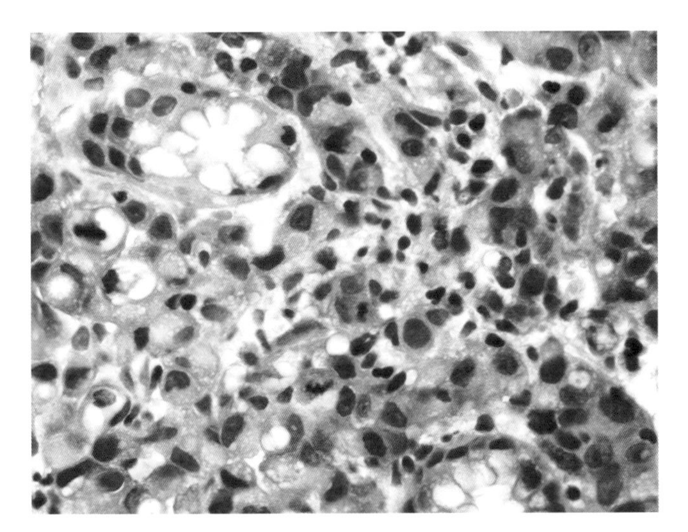

图 2.2.5 印戒细胞癌 浸润的印戒细胞伴显著核分裂象

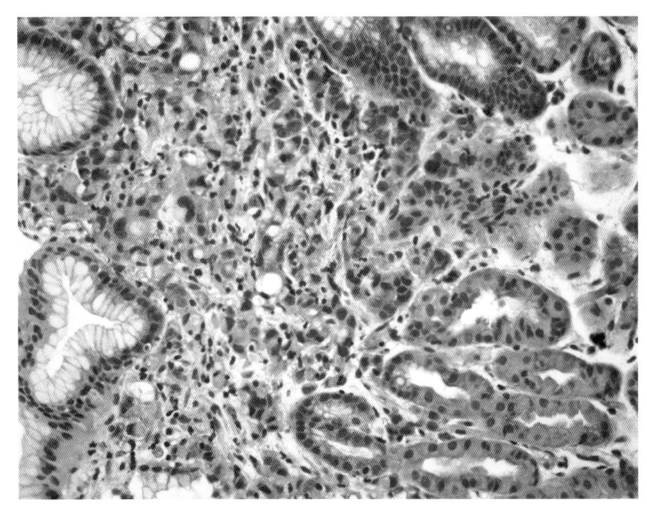

图 2.2.6 印戒细胞癌 印戒细胞浸润至基底膜之外

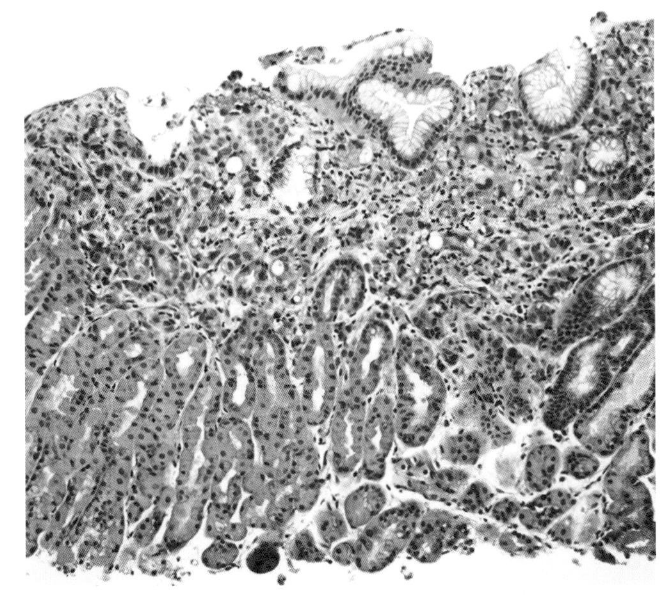

图 2.2.7 印戒细胞癌 印戒细胞浸润限于黏膜固有层内

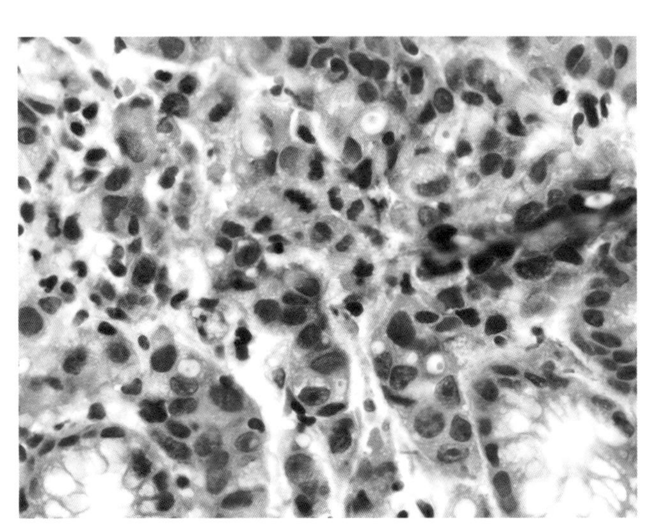

图 2.2.8 印戒细胞癌 印戒细胞癌细胞核异型明显，可见核分裂

2.3 黄色瘤与印戒细胞癌

	黄色瘤	印戒细胞癌
年龄/性别	通常为成人（平均年龄60多岁）；多见于男性	平均年龄55岁；男性多于女性
部位	小弯；胃窦	胃窦最常见（60%）；较少见于胃体（20%）、贲门或胃底（10%）、弥漫性或整个胃（1%）
症状	偶发病变；非特异性症状，与胃其他病变包括溃疡、胆汁反流和慢性胃炎相关的消化不良、腹痛和呕吐	与肿瘤生长范围相关；常有早饱感、食欲减退、反流
体征	无；偶发病变	触诊胃偶尔可出现振水音，锁骨上和（或）腋窝淋巴结肿大、贫血、梗阻
病因学	可能与既往或现在的胃刺激有关；与高脂血症或皮肤黄瘤无关	环境危险因素包括饮食（如亚硝酸盐）和吸烟。自体免疫性化生性萎缩性胃炎风险增加。48%遗传性病例显示*CDH1*基因胚系突变
组织学	1. 黏膜固有层内的载脂巨噬细胞，核温和、居中*（图2.3.1，2.3.2）* 2. 病变常小于3mm 3. 核分裂不增加*（图2.3.2）*	1. 核大、异型、深染、偏位，细胞内黏液蛋白空泡推挤细胞核*（图2.3.3）* 2. 单个或低黏附性癌弥漫浸润，常伴密集的促纤维反应*（图2.3.4，2.3.5）* 3. 核分裂增加
特殊检查	• 一般不需要；做CD68免疫组化可确诊；细胞不表达角蛋白。黏蛋白染色阴性	• 角蛋白（如CAM5.2）阳性。EMA和CEA阳性，CK7和CK20染色不定（大多是CK7阳性和CK20阴性）；黏液染色也呈阳性 • 遗传性家族性病例E-cadherin丢失（许多散发病例也是）
治疗	无；针对相关基础疾病的治疗	早期病例行手术切除，晚期病例行辅助化疗
预后	良性；不重要；有报道认为与幽门螺杆菌性胃炎相关	与分期和肿瘤部位相关，但总的来说预后不良；近端胃晚期病例预后最差

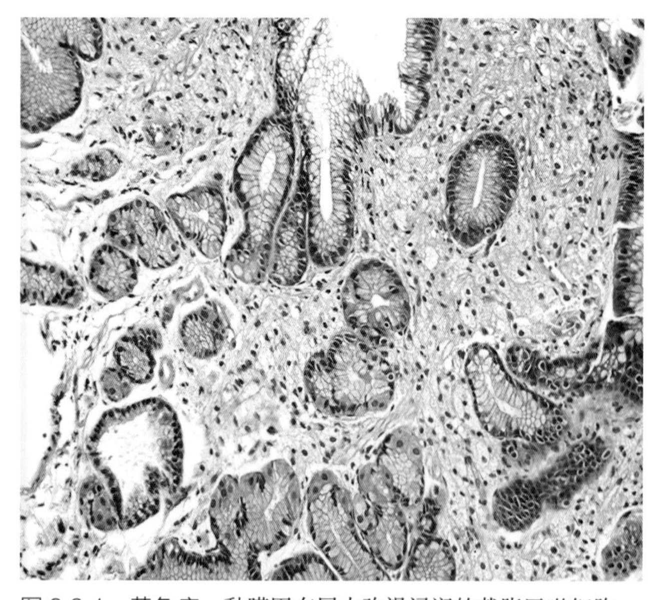

图2.3.1 黄色瘤 黏膜固有层内弥漫浸润的载脂巨噬细胞

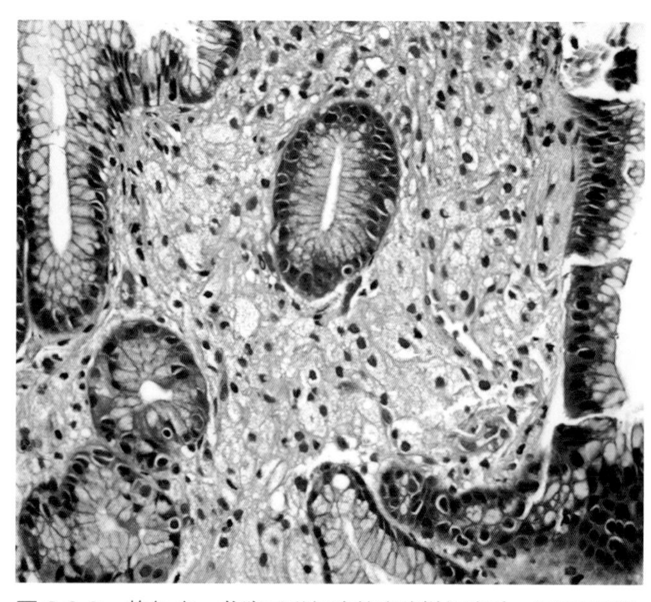

图2.3.2 黄色瘤 载脂巨噬细胞的泡沫样细胞质，细胞异型性极小

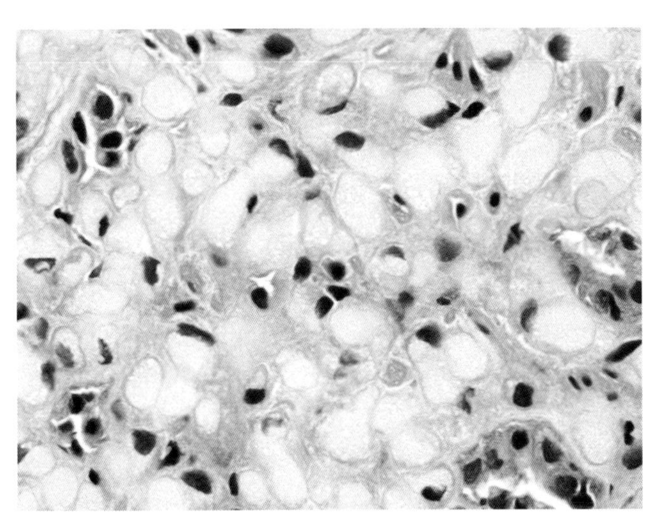

图 2.3.3 印戒细胞癌 印戒细胞核大、异型，可见显著的细胞质内黏液蛋白空泡

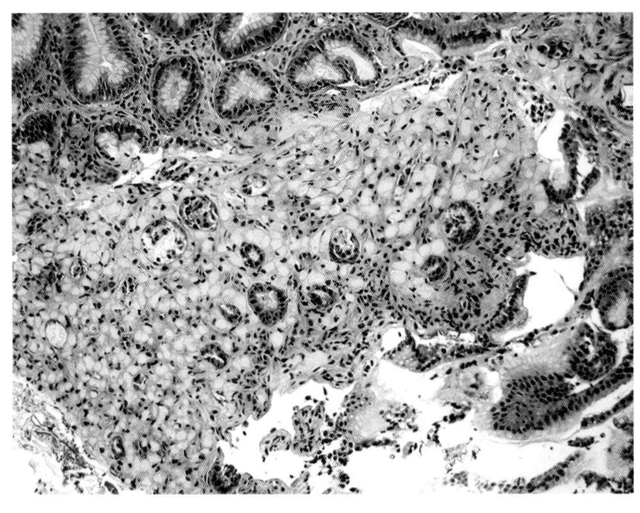

图 2.3.4 印戒细胞癌 从黏膜层到黏膜下层弥漫浸润

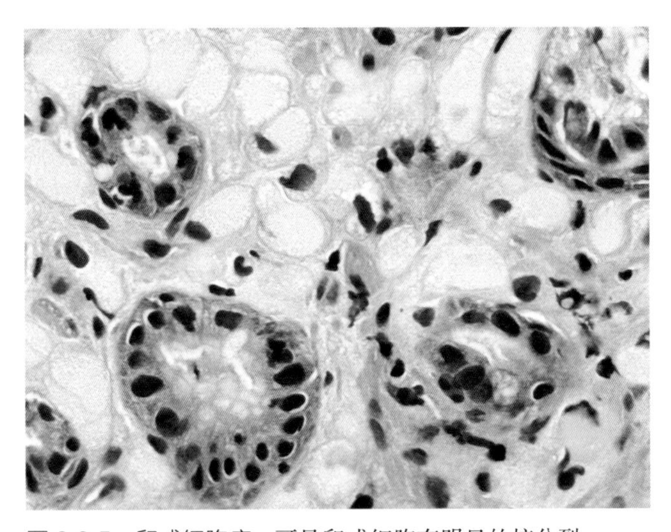

图 2.3.5 印戒细胞癌 可见印戒细胞有明显的核分裂

2.4 铁剂性胃炎与异型增生

	铁剂性胃炎	异型增生
年龄 / 性别	任何年龄；多见于女性	通常为成人；多见于 50 ~ 70 岁男性
部位	胃的任何部位	胃窦多见
症状	腹痛、呕吐，一些病人表现为消化道出血	无特异性症状，除非与进展期病变相关（腹痛、早饱感和胃反流）
体征	无；病人可有缺铁性贫血病史	无特异性体征
病因学	未知，可能与铁及其代谢产物浓度依赖的化学毒性相关；高达 50% 的病人同时罹患易发生胃损伤的其他疾病	是癌前病变，与既往慢性幽门螺杆菌感染和自身免疫性萎缩性胃炎和家族性腺瘤性息肉病相关
组织学	1. 黏膜糜烂伴急慢性炎症及肉芽组织形成和（或）坏死 *（图 2.4.1）* 2. 上皮反应性改变包括核增大、核仁显著 *（图 2.4.2）* 3. 结构不变 4. 铁剂沉积导致上皮黄棕灰色改变（HE 染色）*（图 2.4.2）* 5. 核分裂局限于胃小凹基底	1. 低级别异型增生表现为核深染、拉长，细胞假复层 *（图 2.4.4，2.4.5）* 2. 与糜烂和溃疡无关 3. 高级别异型增生出现结构变形包括腺体拥挤和核假复层 *（图 2.4.6）* 4. 大多数病变有肠上皮化生的背景 *（图 2.4.5）* 5. 无色素沉着 6. 胃小凹基底和顶端均有核分裂 *（图 2.4.6）*
特殊检查	• 普鲁士蓝染色可见上皮细胞和黏膜固有层内铁剂沉积 *（图 2.4.3）*	• 一般不做
治疗	对症治疗；补充液态铁	如果是息肉状，摘除息肉；如果是息肉状腺瘤型和平坦型异型增生，对整个胃进行代表性活检以评估浸润性癌可能
预后	好；症状通常会很快缓解	依病变程度不同而有差异；低级别异型增生有时可自发消退，高级别异型增生常持续存在，可进展为浸润性癌

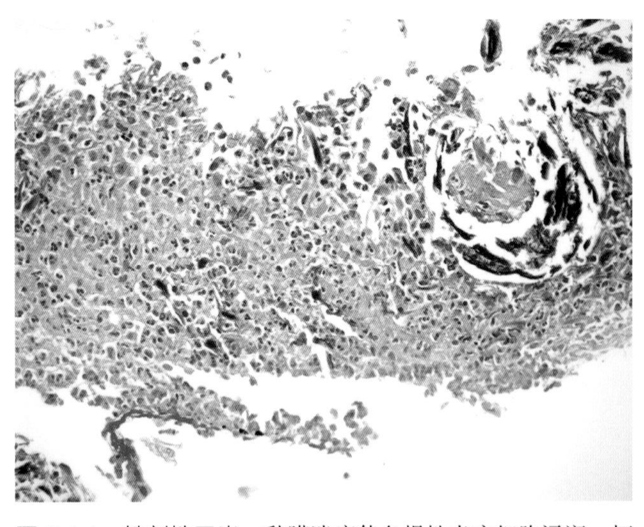

图 2.4.1 铁剂性胃炎 黏膜溃疡伴急慢性炎症细胞浸润、坏死和铁沉积

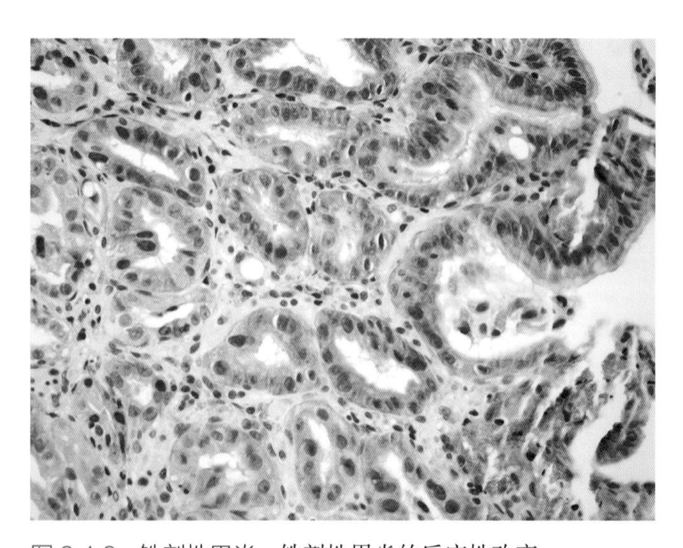

图 2.4.2 铁剂性胃炎 铁剂性胃炎的反应性改变

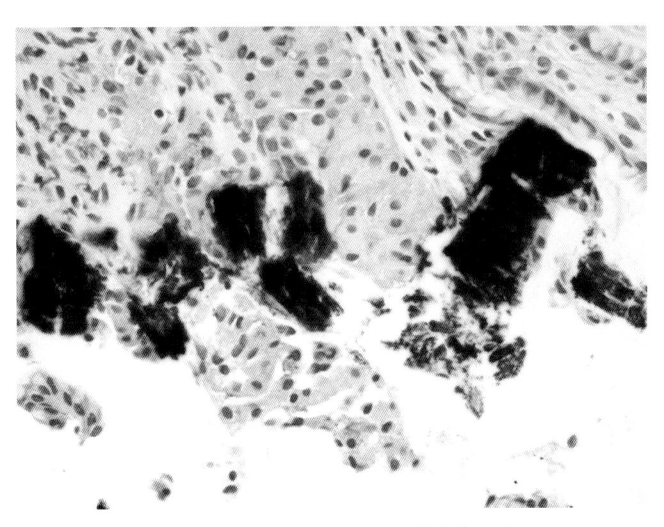

图 2.4.3 铁剂性胃炎 铁剂性胃炎的铁染色阳性

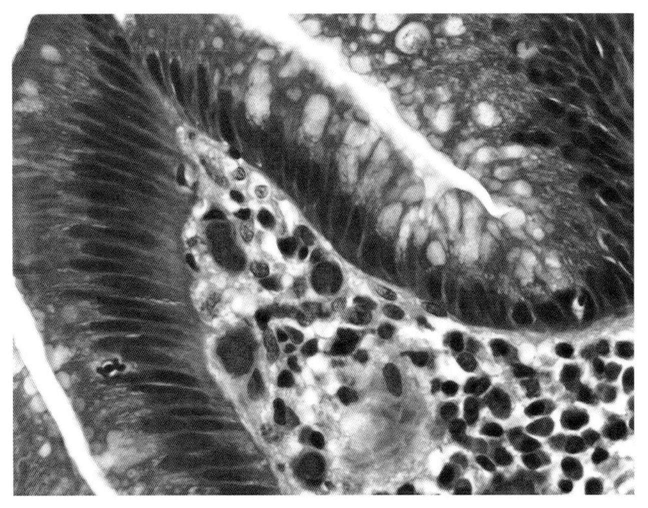

图 2.4.4 异型增生 低级别异型增生，显示核拥挤、核拉长和假复层排列

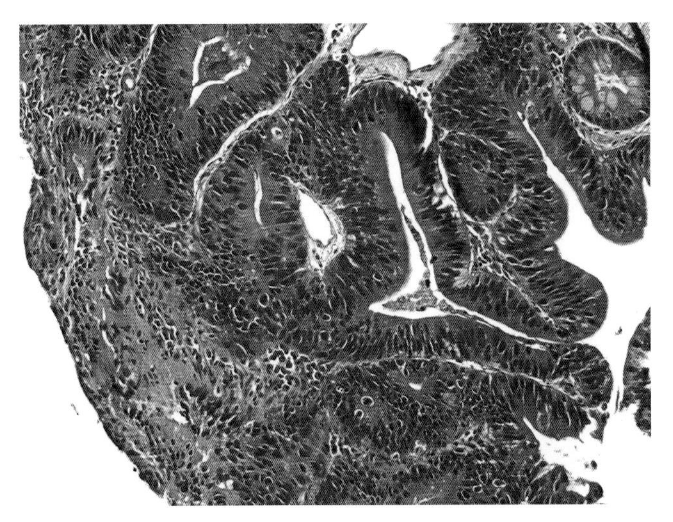

图 2.4.5 异型增生 低级别异型增生和肠上皮化生

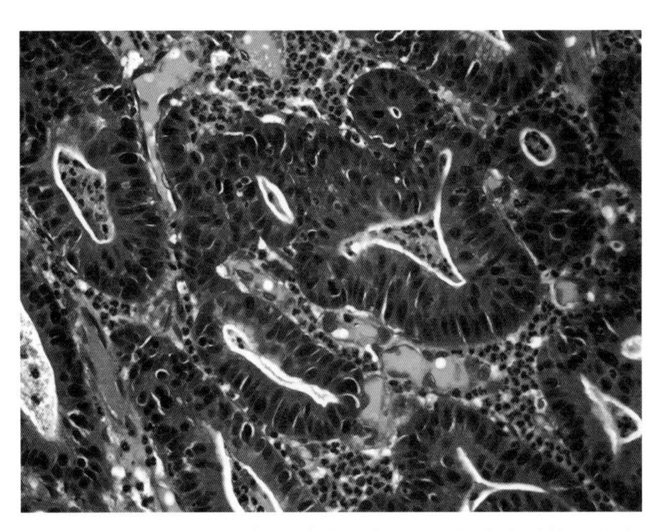

图 2.4.6 异型增生 高级别异型增生显示细胞多形性、黏液缺失和核极性消失

2.5 应激性胃炎的反应性改变与 *CDH1* 胚系突变病人的原位印戒细胞癌

	应激性胃炎的反应性改变	*CDH1* 胚系突变病人的原位印戒细胞癌
年龄 / 性别	可发生于任何年龄，通常为老年人；无性别差异	通常为中年人（平均年龄 38 岁）；无性别差异
部位	任何部位	常位于胃的近端 1/3
症状	突发腹痛、呕吐和出血	很少，多为强化监测和预防性手术而发现。进展期病变表现为腹痛、早饱感、呕吐和体重减轻
体征	取决于消化道出血的程度；轻症病人有眩晕、头晕和疲劳；重症病人可有生命体征不稳表现。内镜可见浅表糜烂、黏膜水肿和点状出血	非特异性。内镜监测偶尔可查见早期病变
病因学	急性应激性损伤病因很多，常见的是饮酒、NSADIS 药物（非甾体抗炎药）和缺血	*CDH1* 基因编码细胞间黏附分子 E-cadherin，该基因的失活突变为常染色体显性遗传，外显率为 70%。80 岁以前的患胃癌风险率男性为 67%，女性为 83%。另外女性患乳腺小叶癌的风险也增加
组织学	1. 细胞核深染、增大、常有多形性，核仁显著 *（图 2.5.1，2.5.2）* 2. 改变常局限于腺体深部，表面分化成熟 *（图 2.5.3）* 3. 常有糜烂或溃疡和急慢性炎症背景 *（图 2.5.4）*	1. 早期病变本质上是原位印戒细胞癌，特点是印戒细胞散在分布于腺体内、小凹细胞核下面，局限于基底膜内 *（图 2.5.5，2.5.6）* 2. 晚期病例组织学与散发性弥漫性胃癌相似 a. 细胞核大、异型、深染、偏位；核仁不显著；细胞质内黏液蛋白空泡推挤细胞核 *（图 2.5.7）* b. 单个或黏附性差的细胞团 *（图 2.5.7）* c. 核分裂增加 d. 促纤维间质反应
特殊检查	• 一般不做。E-cadherin 染色阳性	• 癌细胞角蛋白（如 CAM5.2）阳性。EMA 和 CEA 阳性，CK7 和 CK20 阳性不一（大多是 CK7 阳性和 CK20 阴性）；PAS 和黏液染色也是阳性。E-cadherin 阴性
治疗	主要是支持治疗，包括静脉输液和输血，也可以用药物治疗，如 PPIs 和 H_2 受体阻滞剂，停用任何刺激性药物	已证实的携带者常行预防性胃切除。进展期病例行胃切除，加或不加新辅助化疗和（或）放疗。对高危家族进行遗传筛查，并有必要对携带者进行常规监测
预后	很好；大多病人数天至数周即痊愈	不同；早期病例预后非常好，进展期病例预后非常差

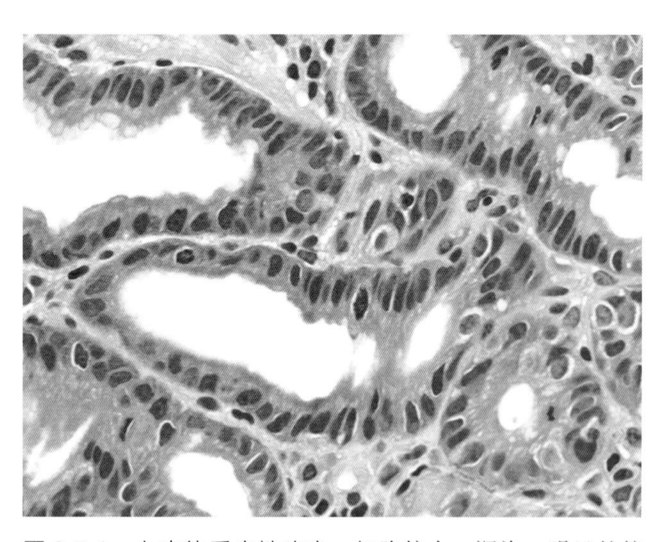

图 2.5.1　上皮的反应性改变　细胞核大、深染，明显的核分裂

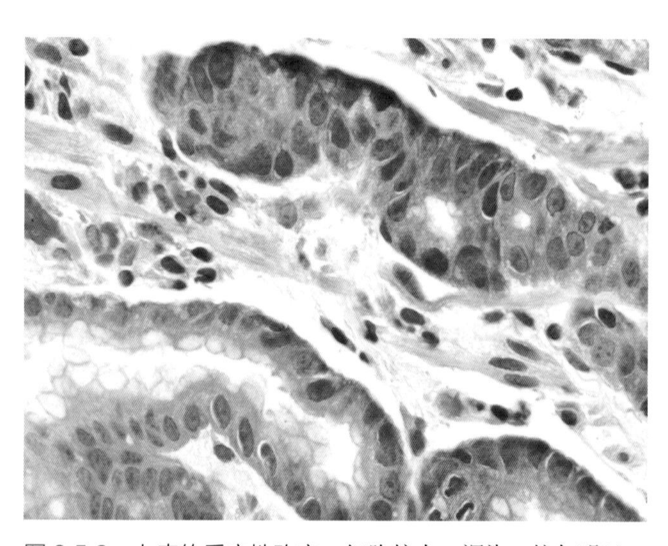

图 2.5.2　上皮的反应性改变　细胞核大、深染，核仁明显

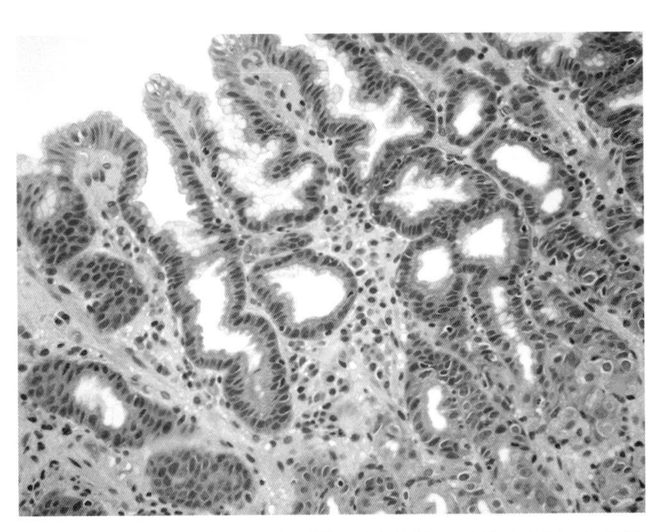

图 2.5.3　反应性改变　主要位于胃小凹，正常表面上皮成熟

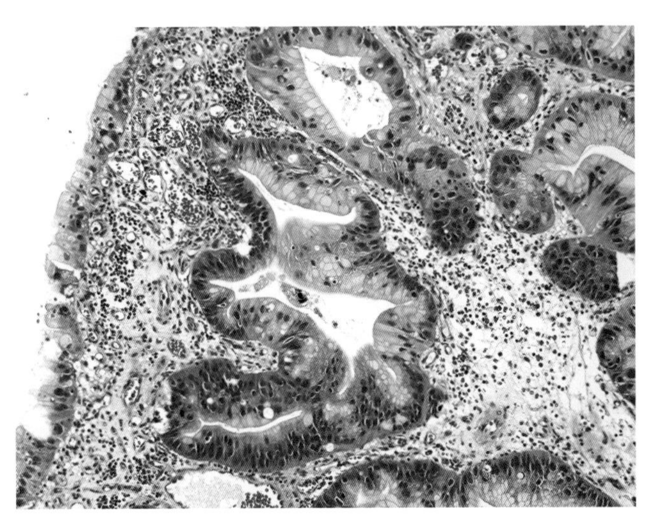

图 2.5.4　与肉芽组织相关的反应性改变

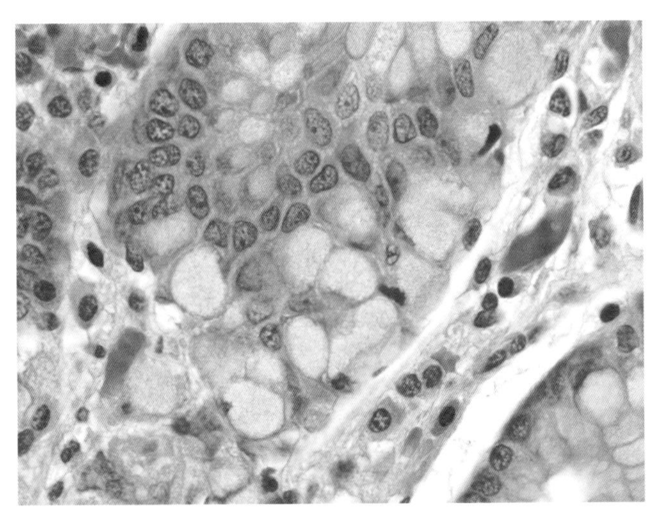

图 2.5.5　原位印戒细胞癌

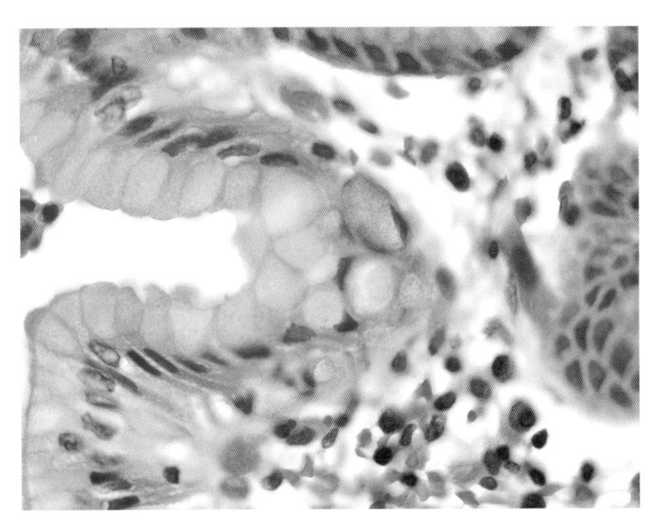

图 2.5.6　原位印戒细胞癌伴 Paget 样播散

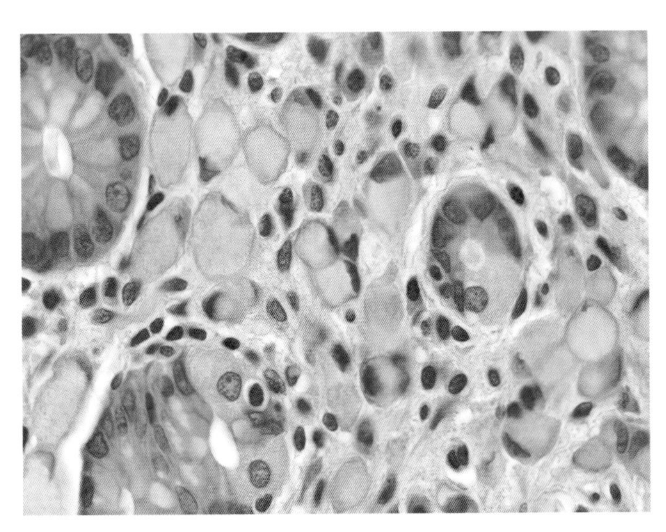

图 2.5.7　印戒细胞癌浸润黏膜固有层

2.6 Russell 小体胃炎与印戒细胞癌

	Russell 小体胃炎	印戒细胞癌
年龄/性别	通常为成人；无性别差异	平均年龄 55 岁；男性多于女性
部位	胃窦和胃体的黏膜固有层	胃窦最常见（60%）；其次为胃体（20%）、贲门或胃底（10%）、弥漫性或整个胃（1%）
症状	非特异性；通常和慢性胃炎相关；病人可有腹部隐痛、消化不良和恶心	与肿瘤生长范围相关；常有早饱感、食欲减退、反流
体征	很少	触诊胃偶尔可出现振水音，锁骨上和（或）腋窝淋巴结肿大，贫血，梗阻
病因学	未知；部分病例可能与幽门螺杆菌感染相关，但尚无确凿证据；其他关联包括单克隆丙种球蛋白病和 EBV 相关性胃癌	环境危险因素包括饮食（如亚硝酸盐）和吸烟。自体免疫性化生性萎缩性胃炎相关风险增加。48% 遗传性病例显示 *CDH1* 基因突变
组织学	1. 浆细胞局部聚集，细胞质内由免疫球蛋白组成的嗜酸小球（Russell 小体）推挤细胞核*（图 2.6.1）* 2. 黏膜固有层扩张，邻近胃腺体变形*（图 2.6.2）* 3. 背景黏膜伴急慢性炎症细胞弥漫浸润*（图 2.6.2）* 4. 无核异型	1. 核大、异型、深染、核偏位细胞质内圆形透亮黏液蛋白空泡推挤细胞核*（图 2.6.5）* 2. 单个或低黏附性细胞团弥漫浸润至黏膜下层，常伴促纤维间质反应*（图 2.6.6）* 3. 病灶区核异型性*（图 2.6.7）* 4. 核分裂增加
特殊检查	• PAS/AB 染色显示胞内积聚的免疫球蛋白。CD138 和 CD79a 证实浆细胞存在，κ 和 λ 轻链证实免疫球蛋白存在，可有轻链限制性*（图 2.6.3，2.6.4）*	• 黏液染色证实存在细胞质内黏液蛋白。细胞表达细胞角蛋白和其他上皮标记，包括 EMA 和 CEA。CD138 可能在上皮细胞内显示“假阳性”
治疗	倾向与幽门螺杆菌相关，大多病人接受标准的三联抗生素治疗	早期病例行手术切除，晚期病例行辅助化疗
预后	非常好；良性	与分期和肿瘤部位相关，但总的来说预后不良；近端胃晚期病例预后最差

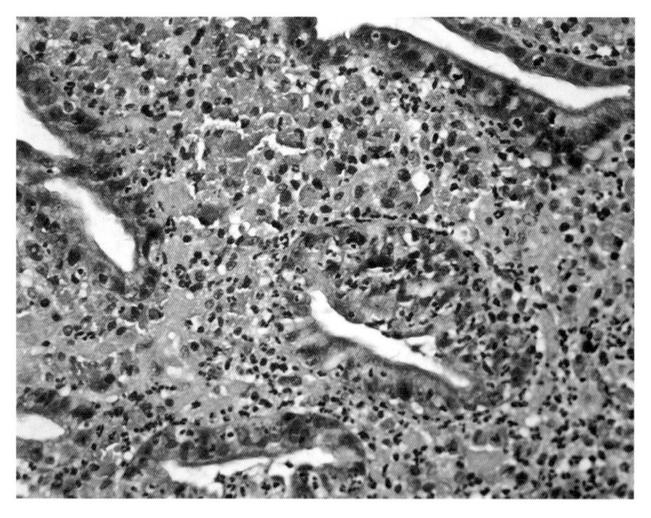

图 2.6.1　Russell 小体胃炎　腺体及黏膜固有层内中性粒细胞及浆细胞浸润

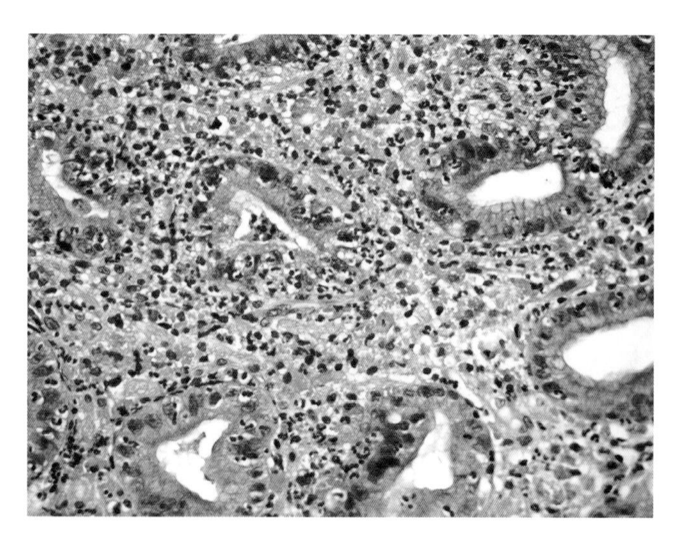

图 2.6.2　Russell 小体胃炎　黏膜固有层可见显著的腺体变形和急慢性炎症细胞弥漫浸润

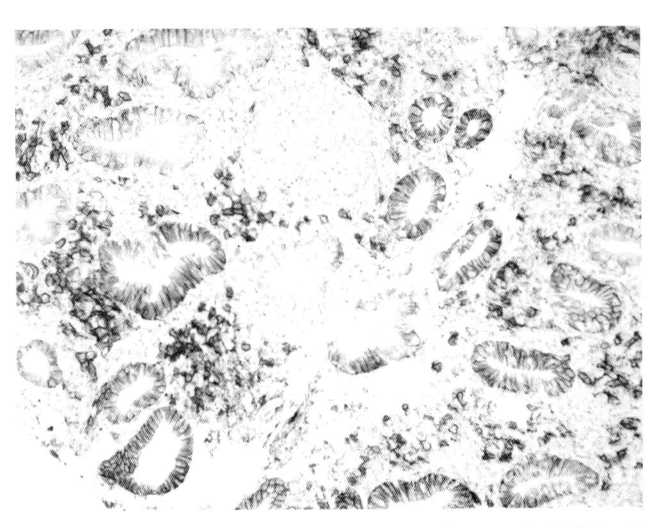

图 2.6.3 Russell 小体胃炎 CD138 染色显示大量浆细胞阳性

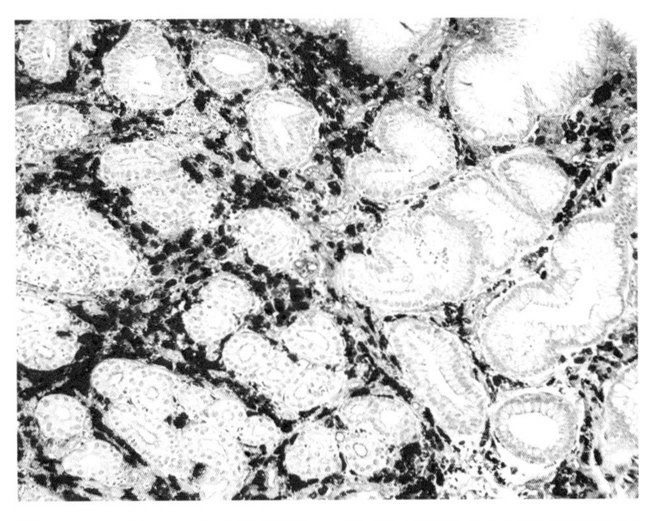

图 2.6.4 Russell 小体胃炎 κ 轻链（棕褐色）和 λ 轻链（红色）免疫组化双染色显示浆细胞多阳性表达 λ

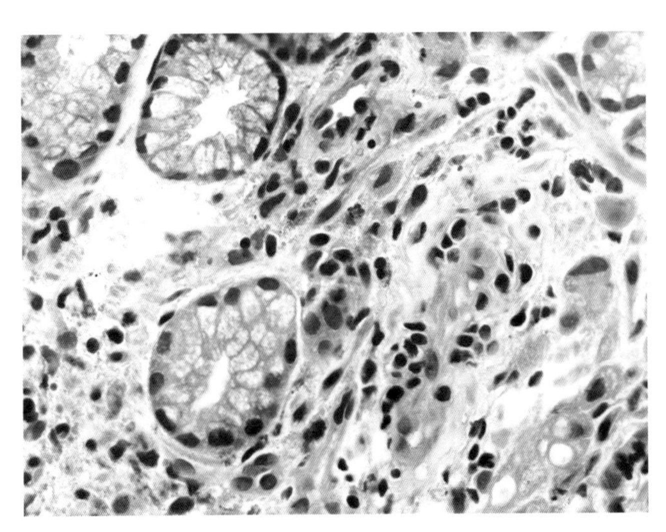

图 2.6.5 印戒细胞癌 浸润的单个细胞具有多形性核

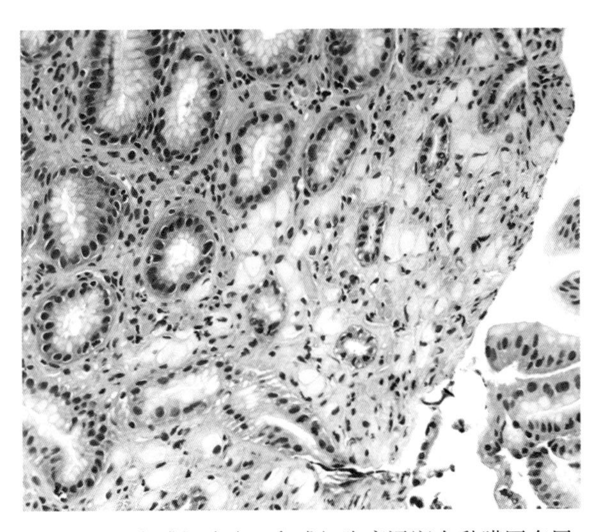

图 2.6.6 印戒细胞癌 印戒细胞癌浸润在黏膜固有层

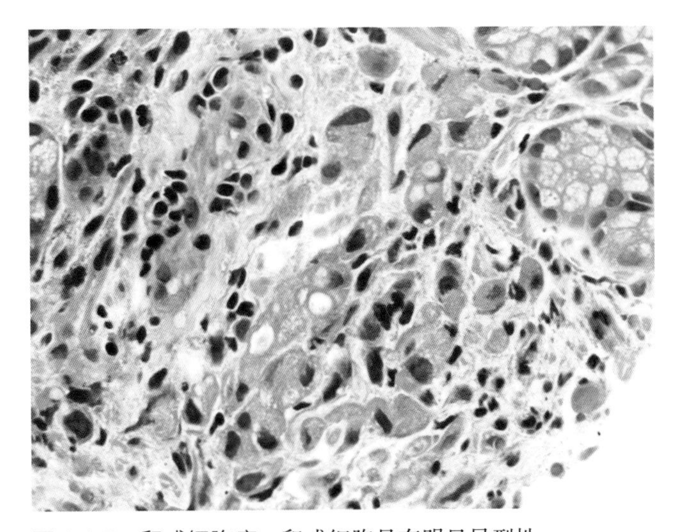

图 2.6.7 印戒细胞癌 印戒细胞具有明显异型性

2.7 胃窦与胃体

	胃窦	胃体
年龄/性别	任何年龄；无性别差异	任何年龄；无性别差异
部位	胃远端 1/3，从胃角到幽门	胃的中间部分（胃体和胃底）
症状	不适用	不适用
体征	不适用	不适用
病因学	不适用	不适用
组织学	1. 腺体排列松散，由黏液细胞组成*（图 2.7.1，2.7.2）* 2. 表面被覆黏液上皮 3. 胃小凹和固有腺体短，固有腺体呈分支状并占上皮 1/2；小凹与腺体比为 1∶1 4. 表面上皮下散在的内分泌细胞，可以分泌胃泌素、生长抑素和 5- 羟色胺（肠嗜铬样）*（图 2.7.2）*	1. 黏液性表面上皮和下方紧密排列的由 2 种细胞构成的胃底腺：细胞质嗜碱的主细胞和细胞质含嗜酸颗粒的壁细胞*（图 2.7.4，2.7.5）* 2. 胃小凹长，其下管状腺体约占上皮层的 70%。小凹与腺体比为 1∶4*（图 2.7.6）* 3. 小凹底部散在的内分泌细胞，分泌组胺（肠嗜铬样）
特殊检查	• 胃泌素免疫组化阳性是胃窦的特点	• 胃泌素免疫组化阴性
治疗	不适用	不适用
预后	不适用	不适用

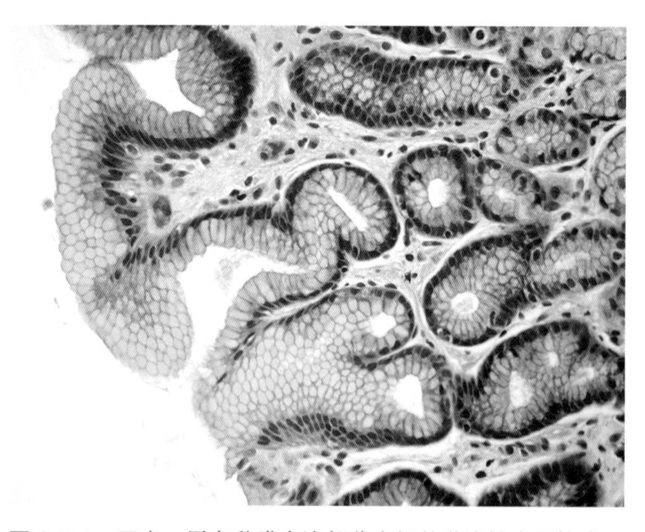

图 2.7.1　胃窦　胃窦黏膜表浅部分由短的黏液性小凹构成

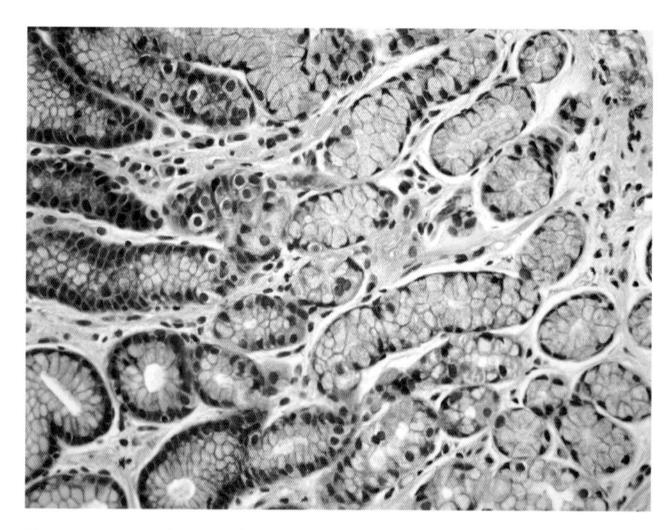

图 2.7.2　胃窦　胃窦的黏膜深部为分支黏液腺，可见散在的内分泌细胞

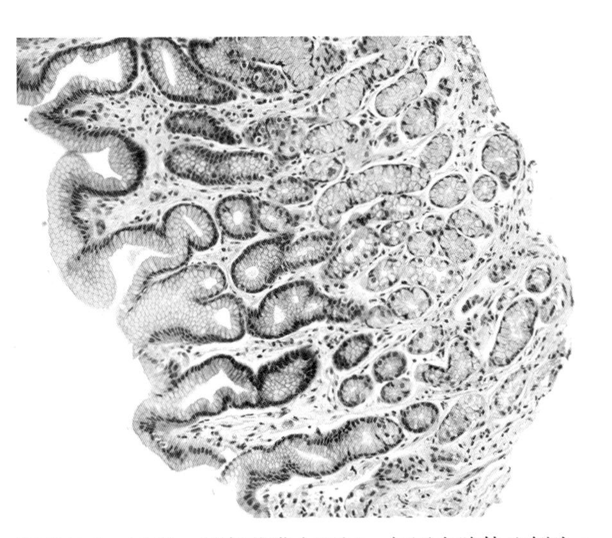

图 2.7.3 胃窦 胃窦黏膜小凹短，与固有腺体比例为 1 ∶ 1

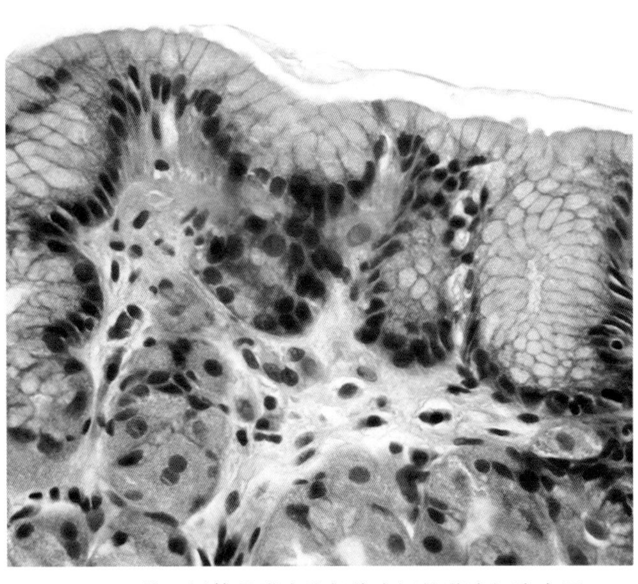

图 2.7.4 胃体 胃体黏膜表浅部分为短的黏液细胞小凹

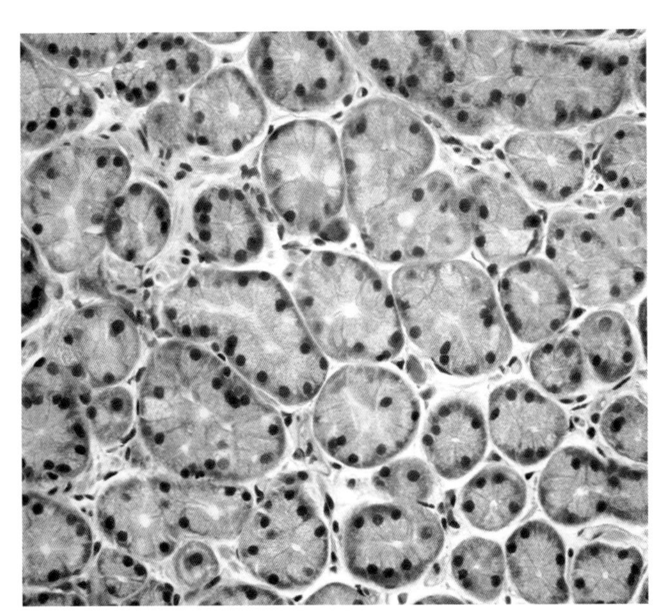

图 2.7.5 胃体 胃体的固有腺体由壁细胞和主细胞混合组成

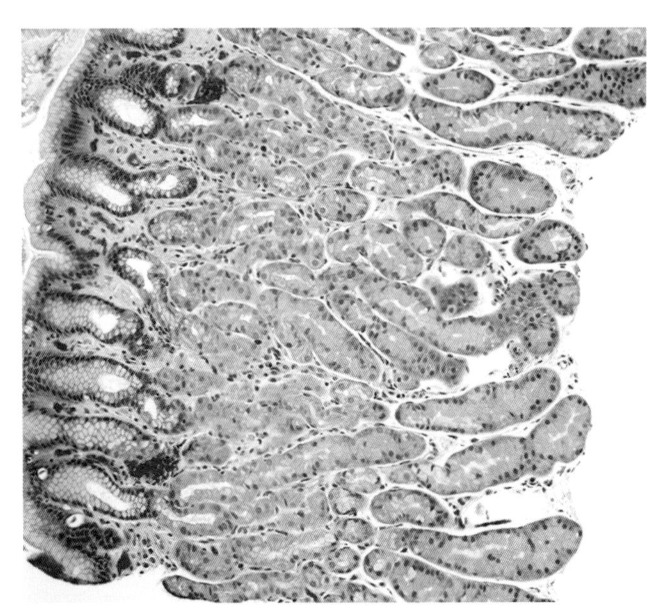

图 2.7.6 胃体 胃体由短的胃小凹和长的固有腺体构成，两者比例为 1 ∶ 4

2.8 胃窦与贲门

	胃窦	贲门
年龄 / 性别	任何年龄；无性别差异	任何年龄；无性别差异
部位	胃远端 1/3，从胃角到幽门	从食管下端括约肌到胃底部
症状	不适用	不适用
体征	不适用	不适用
病因学	不适用	不适用
组织学	1. 腺体较为松散，由黏液细胞组成 *（图 2.8.1）* 2. 胃小凹短，其下腺体分支，约占上皮厚度的 1/2。小凹与腺体比为 1∶1 *（图 2.8.1）* 3. 表面上皮下散在的内分泌细胞，可以分泌胃泌素、生长抑素和 5- 羟色胺（肠嗜铬样） 4. 邻近十二指肠黏膜	1. 黏液细胞组成的腺体，排列更为松散 *（图 2.8.2）* 2. 短小凹和短腺体约占上皮层的一半。小凹：腺体比为 1∶1 *（图 2.8.2）* 3. 表面上皮下散在的内分泌细胞，可以分泌生长抑素和 5- 羟色胺（肠嗜铬样） 4. 邻近食管黏膜
特殊检查	• 胃泌素免疫组化阳性是胃窦的特点	• 胃泌素免疫组化阴性
治疗	不适用	不适用
预后	不适用	不适用

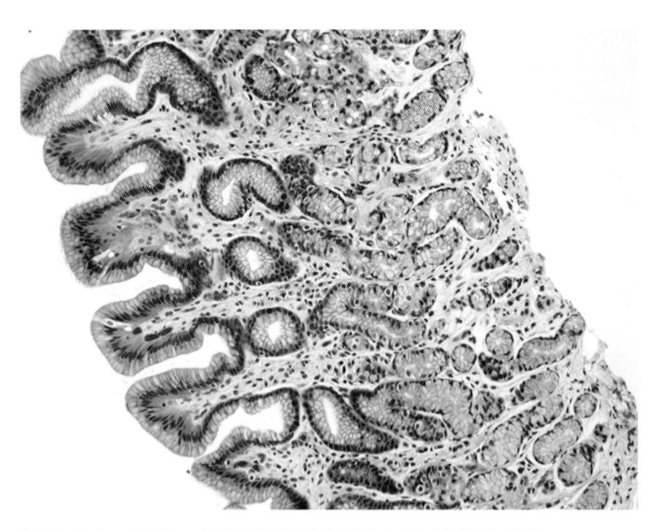

图 2.8.1　胃窦　胃窦黏膜胃小凹和固有腺体比例为 1 ∶ 1

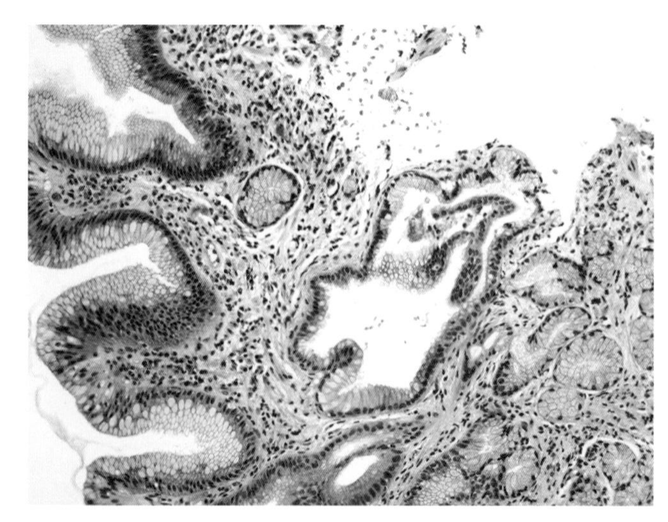

图 2.8.2　贲门　贲门的小凹和固有腺体比例为 1 ∶ 1

2.9 西瓜胃（胃窦血管扩张症）与化学性胃病

	西瓜胃（胃窦血管扩张症）	化学性胃病
年龄/性别	通常为老年人（平均年龄 70 多岁）；多见于女性（75%）	通常为成人；无性别差异
部位	主要位于胃窦	主要位于胃窦
症状	急慢性消化道出血，表现为眩晕、头晕、疲劳、呕血和便血	非特异性的上腹痛、恶心和呕吐；严重病例可以表现为消化道出血和溃疡相关的急性疼痛
体征	慢性失血导致缺铁性贫血、粪便隐血阳性、黑便；内镜下可见典型的黏膜皱襞顶端的红色条纹向幽门部呈放射状排列，似“西瓜条纹”	少见
病因学	与自身免疫性和结缔组织病相关；一些病例和胃窦脱垂相关	化学相关性损伤最常见原因是服用非甾体抗炎药（NSAID），以及在胃窦切除后或胃功能紊乱病人，也可能因为胆汁反流。其他危险因素包括使用抗惊厥药物和化疗药物
组织学	1. 小凹增生伴黏膜毛细血管扩张和黏膜固有层肥大的肌纤维增生*（图 2.9.1，2.9.2，2.9.3）* 2. 管腔内纤维素血栓（对应内镜下可见的特征性的向幽门放射状排列的黏膜皱襞顶端的线状条纹）*（图 2.9.3～2.9.5）* 3. 炎症少或无	1. 反应性黏膜改变包括显著的小凹上皮增生导致的小凹伸长（“螺旋状的”），局灶黏蛋白丢失，黏膜固有层水肿，黏膜固有层平滑肌增生和血管充血*（图 2.9.6，2.9.7）* 2. 无纤维蛋白血栓*（图 2.9.8）* 3. 炎症少；糜烂或溃疡伴发的急性炎症罕见*（图 2.9.9，2.9.10）*
特殊检查	• 一般不需要做，但是 CD61 免疫组化可以证实纤维素血栓的存在	• 一般不做
治疗	病情严重程度不同，治疗不同；轻症病人予补充铁剂，必要时输血，重症病人需内镜下血管消融或手术切除胃窦	用促胃肠道动力药和吸附胆汁的药物治疗，并停用任何诱发药物
预后	内镜下消融很有效；手术切除疗效明确，但是死亡风险高很多	非常好；良性

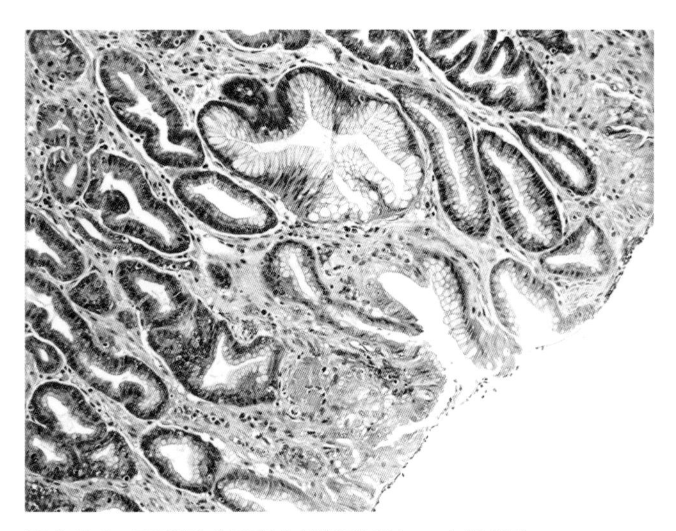

图 2.9.1　西瓜胃（胃窦血管扩张症）　小凹增生

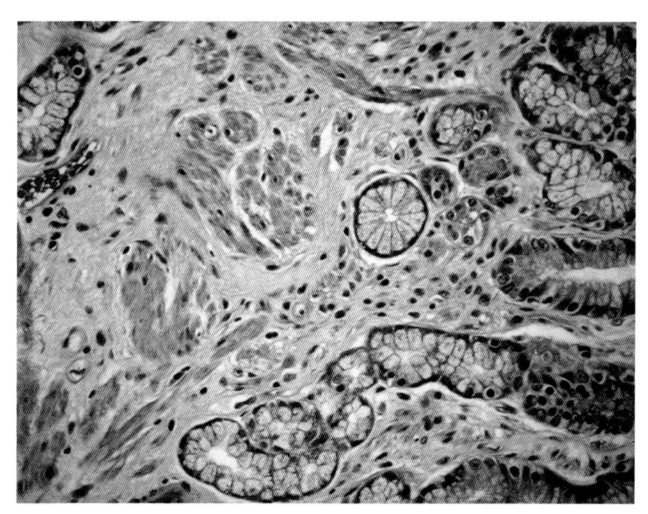

图 2.9.2　西瓜胃（胃窦血管扩张症）　黏膜固有层纤维肌束肥大增生

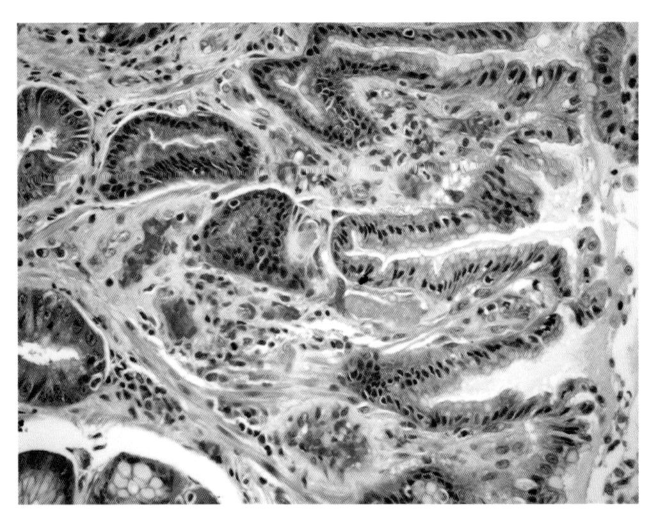

图 2.9.3 西瓜胃（胃窦血管扩张症） 小凹增生、黏膜固有层平滑肌增生和纤维素血栓形成（中央）

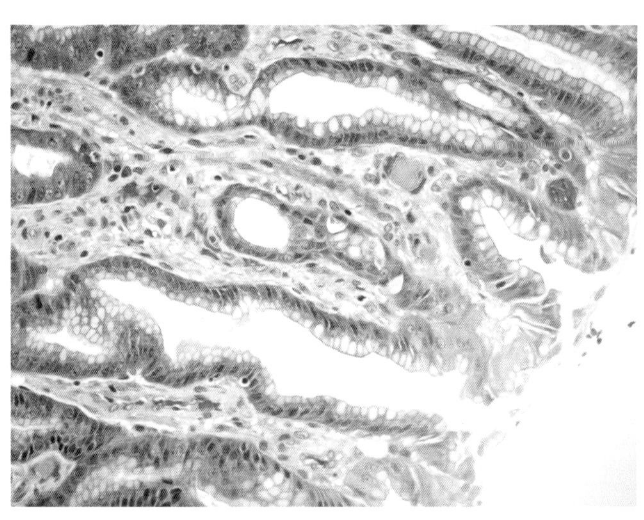

图 2.9.4 西瓜胃（胃窦血管扩张症） 血管内纤维素血栓

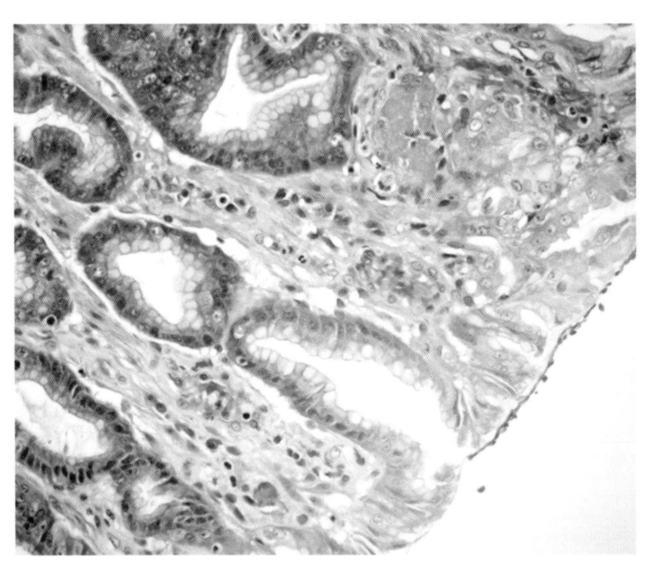

图 2.9.5 西瓜胃（胃窦血管扩张症） 血管内纤维素血栓（右侧上部）

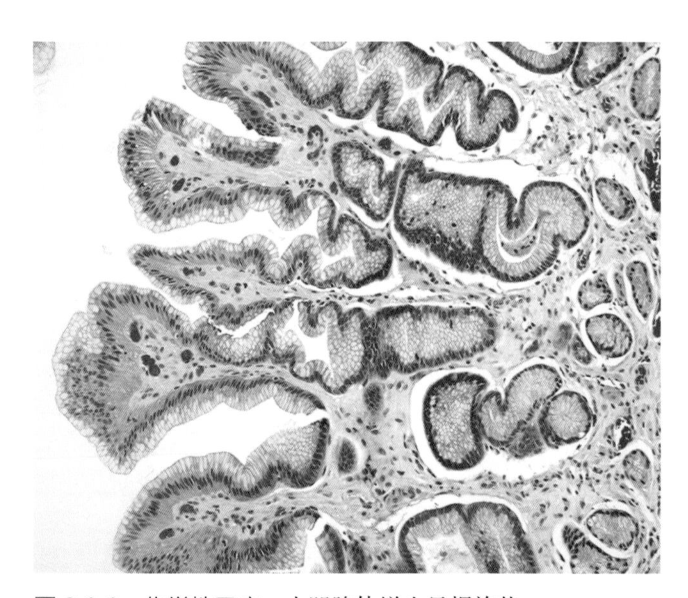

图 2.9.6 化学性胃病 小凹腺体增生呈螺旋状

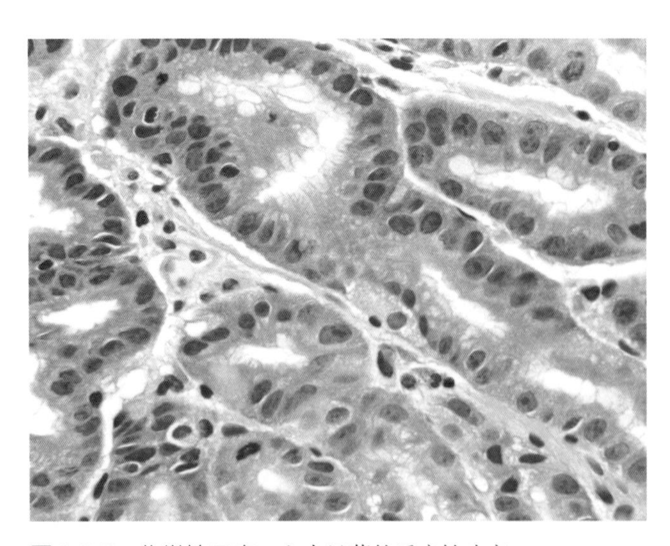

图 2.9.7 化学性胃病 上皮显著的反应性改变

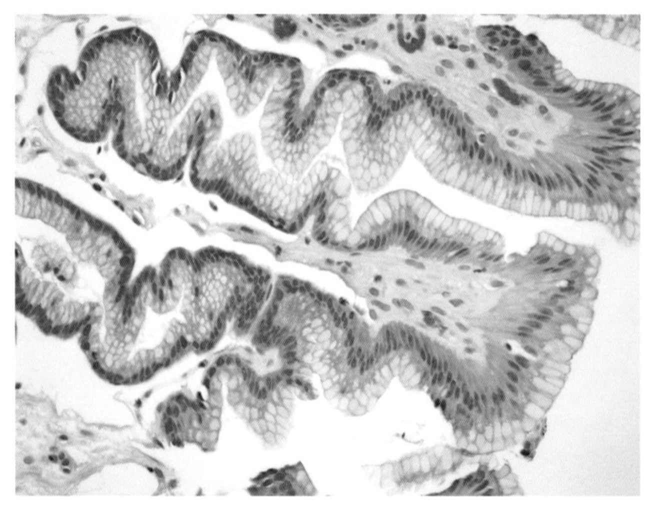

图 2.9.8 化学性胃病 小凹增生，无血管或肌纤维改变

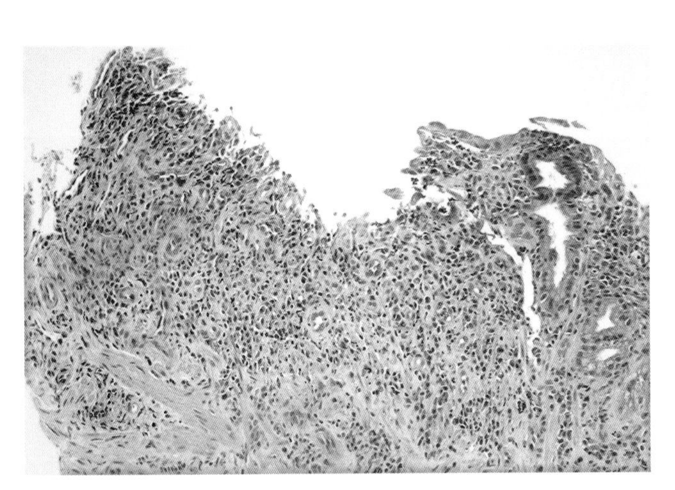

图 2.9.9 化学性胃病 黏膜溃疡伴有急慢性炎症细胞浸润

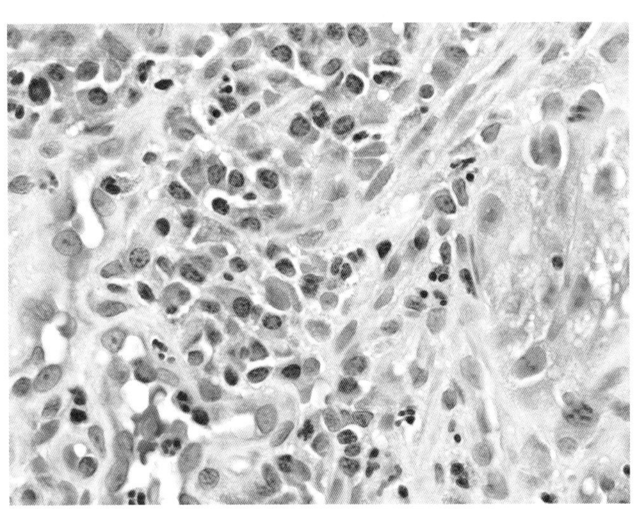

图 2.9.10 化学性胃病 混合性的急慢性炎症表现

2.10 黏膜钙质沉积与寄生虫性胃炎

	黏膜钙质沉积	寄生虫性胃炎
年龄 / 性别	通常为成人；多见于女性	任何年龄；无性别差异
部位	胃窦和胃体；表面小凹上皮下的表浅部分黏膜	任何部位
症状	非特异性；诱发症状的基础疾病的表现	非特异性的上腹痛、恶心、呕吐、腹泻、体重减轻和疲劳
体征	无	很少；有些表现为营养缺失，血清 IgE 常升高
病因学	最常见由于肾衰竭导致的三联甲状旁腺功能亢进相关的钙质沉积。肾衰竭病人常有钙代谢紊乱导致的低钙血症，还会有高磷血症和低维生素 D 血症，这些会导致甲状旁腺分泌 PTH 增多（三联甲状旁腺功能亢进）。显著增加的 PTH 会导致钙和磷吸收过多，以致钙沉积在不同器官。黏膜钙质沉着也与萎缩性胃炎、维生素 A 过多症、器官移植、胃肿瘤、尿毒症、含柠檬酸血液制品、异维 A 酸和硫糖铝等相关	感染性胃炎常见于免疫抑制病人；常见的感染包括类圆线虫病和血吸虫病，这些在胃内罕见
组织学	1. 小凹顶点下方的表浅黏膜可见不规则、无定形的嗜碱性沉积物，略有折光性，无极性 *（图 2.10.1）* 2. 沉积物缺乏内部结构 *（图 2.10.2）* 3. 无嗜酸性粒细胞和 Charcot-Leyden 晶体	1. 类圆线虫病：胃小凹内可见发育至不同阶段的类圆线虫（如幼虫、卵、成虫），背景胃小凹增生，黏膜固有层内可见显著的混合性炎症细胞浸润，包括淋巴细胞、浆细胞和嗜酸性粒细胞 *（图 2.10.3）* 2. 血吸虫病：黏膜溃疡水肿，血吸虫卵沉积在黏膜固有层，多量嗜酸性粒细胞浸润，偶见巨细胞。虫卵深嗜碱性，椭圆形，卵壳一侧有一小棘 *（图 2.10.4）* 3. 常见大量嗜酸性粒细胞和 Charcot-Leyden 晶体 *（图 2.10.5）*
特殊检查	• 一般不做；硝酸银和茜素红染色常呈阳性。X 线分析显示钙、铝、磷和氯的存在	• 一般不做。临床病史很重要
治疗	非特异性；针对相关基础疾病治疗	抗寄生虫治疗
预后	不同，非特异性——黏膜钙质沉积被认为是偶然发现；预后取决于全身钙质沉积的范围和肾衰竭的严重程度和（或）其他内在基础疾病	通常好；大多可治愈。罕见的并发症有穿孔，可能由于慢性刺激，一些病例发生异型增生和（或）癌

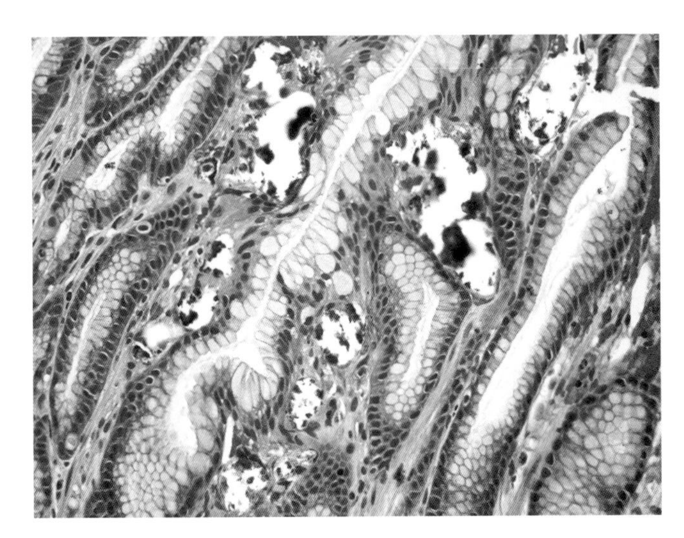

图 2.10.1 黏膜钙质沉积

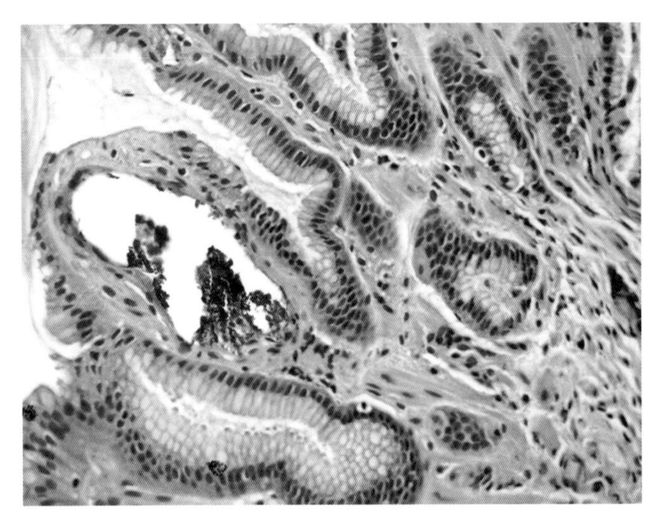

图 2.10.2 黏膜钙质沉积

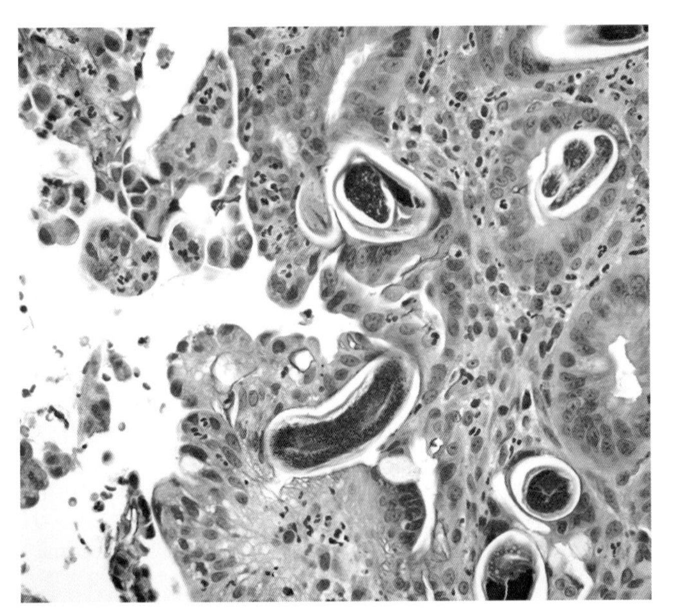

图 2.10.3 类圆线虫病 小凹内可见不同阶段的类圆线虫

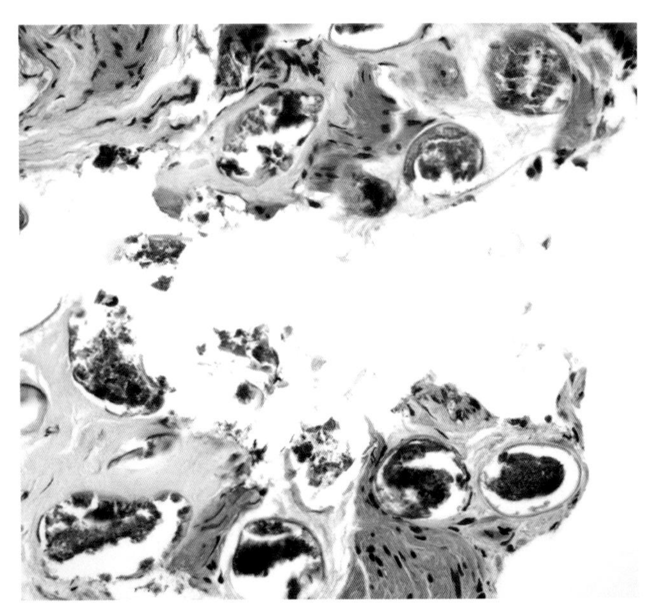

图 2.10.4 血吸虫病 可见结构一致的虫卵

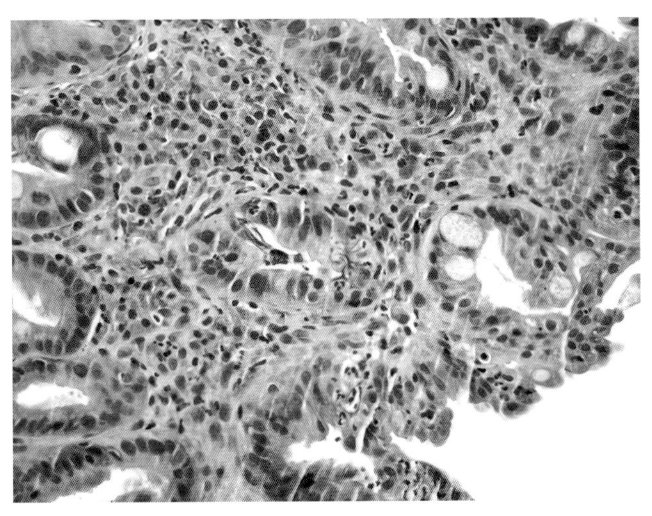

图 2.10.5 寄生虫感染 视野可见大量嗜酸性粒细胞

2.11 质子泵抑制剂效应与胃底腺息肉和泌酸腺息肉

	质子泵抑制剂效应	胃底腺息肉和泌酸腺息肉
年龄/性别	通常为成人；无性别差异	通常为成人（散发，平均年龄50余岁；家族性者，平均年龄20余岁）；女性多见（家族性者没有性别差异）
部位	胃底	胃底腺息肉：胃体和胃底。泌酸腺息肉：胃体和贲门
症状	非特异性，与胃部检查发现不相关的症状；需要质子泵抑制剂治疗的内在疾病的表现	通常无症状；非特异性腹痛最常见
体征	很少。内镜常没有息肉	很少。内镜下可见簇状、多发、小的无蒂的半球形息肉
病因学	质子泵抑制剂抑制 H^+/K^+ 腺苷三磷酸离子通道，该通道可以保持胃腔酸性pH，激活增加胃酸分泌保持pH的反馈机制（如胃泌素分泌增加）。胃泌素刺激壁细胞生长导致质子泵抑制剂效应的细胞改变。使用质子泵抑制剂并不是这种现象的必要条件，无PPI使用史的病人也会出现	胃底腺息肉：是最常见的胃息肉类型，家族性或散发性；家族性病变与家族性腺瘤性息肉病综合征相关。 泌酸腺息肉：罕见，病因不明
组织学	1. 壁细胞增生伴顶浆分泌改变包括细胞质肿胀、细胞质空泡和顶浆出泡*（图2.11.1～2.11.3）*	胃底腺息肉： 1. 泌酸黏膜随机、无序增殖，腺体扩张和（或）微囊形成，扩张腺体和微囊被覆扁平泌酸上皮*（图2.11.4～2.11.6）* 2. 背景胃黏膜正常 泌酸腺息肉： 1. 不规则的分支小管交织成吻合的条索*（图2.11.7）* 2. 小管由单形性上皮细胞构成，核小、居中、圆形，细胞质丰富、嗜双色性*（图2.11.8）* 3. 分散的壁细胞混杂在一起 4. 背景胃黏膜正常
特殊检查	• 一般不做	• 一般不做；然而多数散发性胃底腺息肉可见β-catenin免疫组化阳性，而一些家族性病例有APC基因突变 • 泌酸腺息肉：MUC6阳性
治疗	非特异性；和病人标本中存在的其他疾病相关	胃底腺息肉：大多数病变可自行消退，较大的病变可行息肉摘除术。 泌酸腺腺瘤：行息肉完整摘除术
预后	不同，非特异性，偶然发现；预后和病人的其他疾病相关	好；认为是良性病变

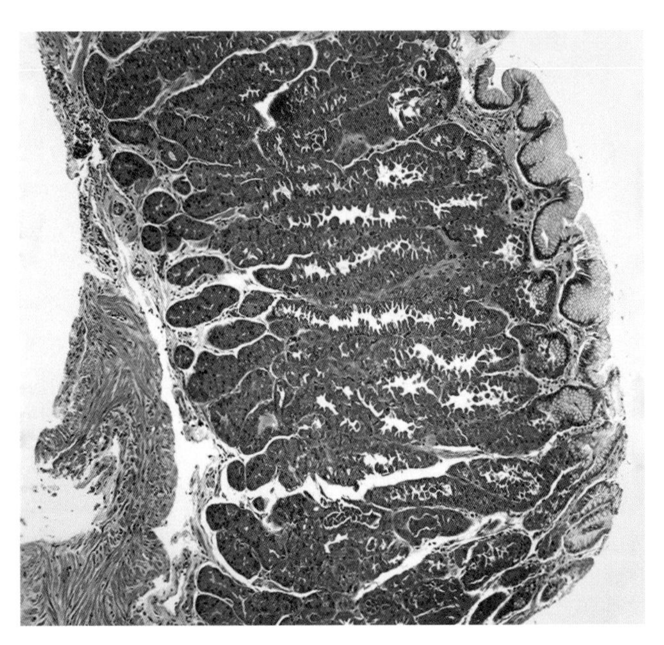
图 2.11.1 质子泵抑制剂效应 示腺体增生

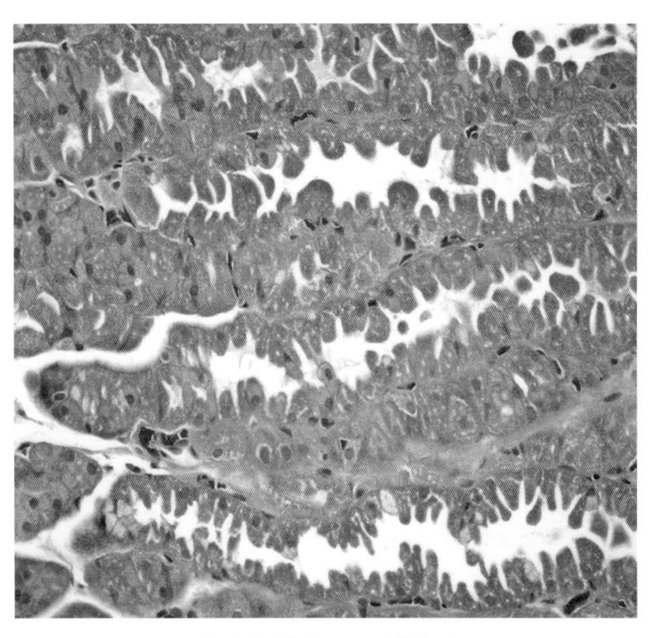
图 2.11.2 质子泵抑制剂效应 示顶浆出泡

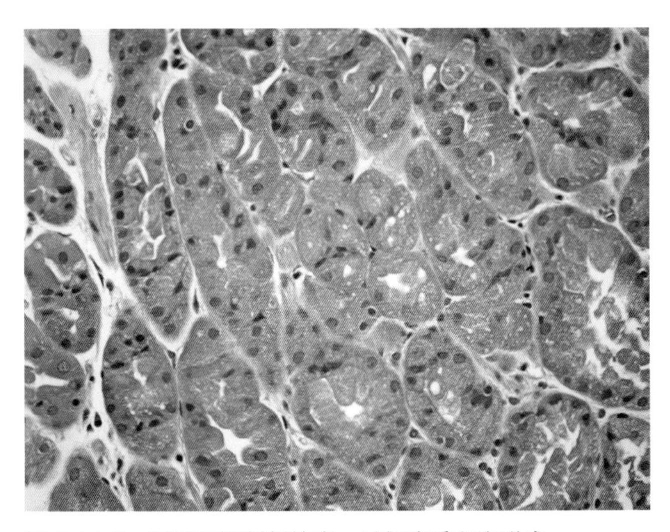
图 2.11.3 质子泵抑制剂效应 示细胞质空泡形成

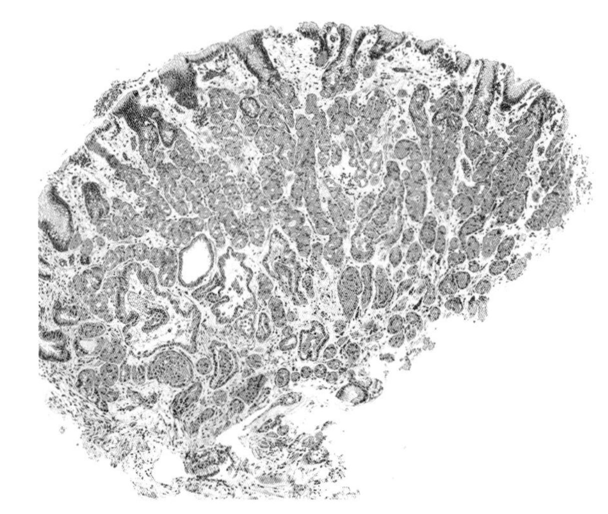
图 2.11.4 胃底腺息肉

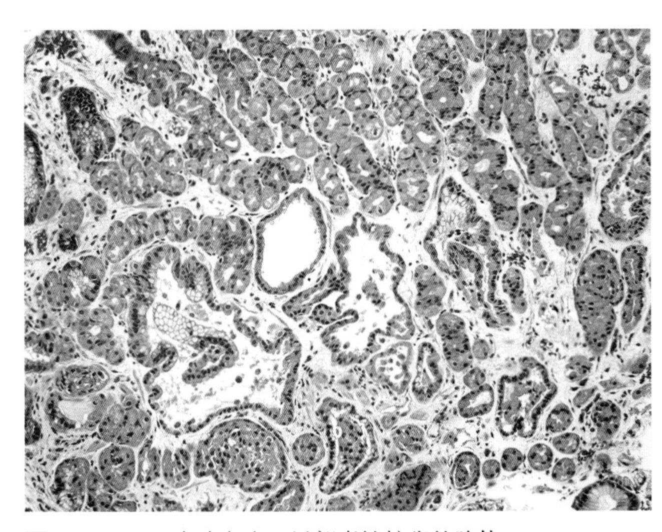
图 2.11.5 胃底腺息肉 局部囊性扩张的腺体

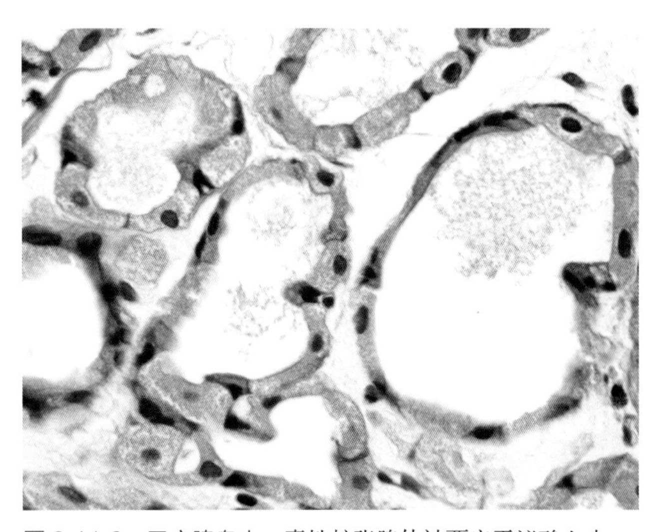
图 2.11.6 胃底腺息肉 囊性扩张腺体被覆扁平泌酸上皮

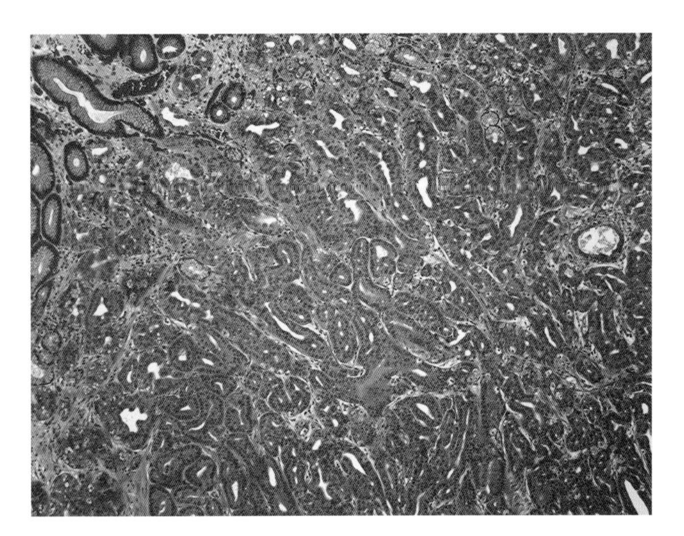

图 2.11.7　泌酸腺腺瘤　不规则分支小管排列成条索状

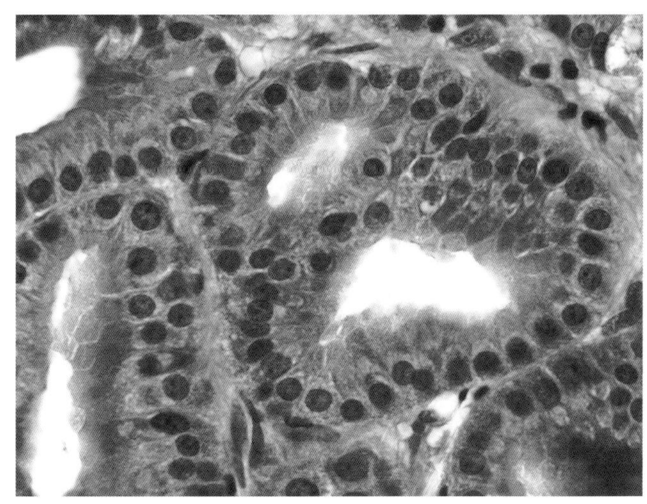

图 2.11.8　泌酸腺腺瘤　细胞单一，细胞质腔缘面顶端显著嗜酸

2.12 铁剂性胃炎与胃的铁沉着病

	铁剂性胃炎	胃的铁沉着病
年龄/性别	任何年龄；多见于女性	通常为成人；无性别差异
部位	胃的任何部位	主要是胃窦和胃底
症状	腹痛、呕吐，一些病人表现为消化道出血	与基础疾病相关，血色沉着病病人有弥漫性铁过载表现，包括肝硬化、糖尿病和关节疼痛，而那些继发性铁过载则一般表现为贫血的症状
体征	无；病人可有缺铁性贫血病史	与基础疾病相关；临床实验室检查显示铁蛋白增加
病因学	未知，可能与铁剂及其代谢产物浓度依赖的化学毒性相关；高达 50% 的病人同时罹患易发生胃损伤的其他疾病	血色沉着病相关的原发性铁过载或慢性输血、肝硬化和补充铁剂相关的继发性铁过载导致的铁沉积
组织学	1. 黏膜糜烂伴急慢性炎症及肉芽组织形成和（或）坏死 *（图 2.12.1）* 2. 上皮反应性改变包括核增大、核仁显著 *（图 2.12.2）* 3. 黏膜固有层和表面上皮铁沉积 *（图 2.12.1）*	1. 黏膜无明显改变 2. 铁沉积在胃窦和胃底的深部腺体 *（图 2.12.4，2.12.5）*
特殊检查	• 普鲁士蓝染色显示上皮细胞和黏膜固有层内铁沉积 *（图 2.12.3）*	• 普鲁士蓝染色显示胃深部腺体内铁沉积 *（图 2.12.6）*
治疗	对症治疗；补充液态铁	不同，取决于基础疾病
预后	好；症状通常会很快缓解	不同，血色沉着病的诊断与病人其他器官铁沉积疾病相关

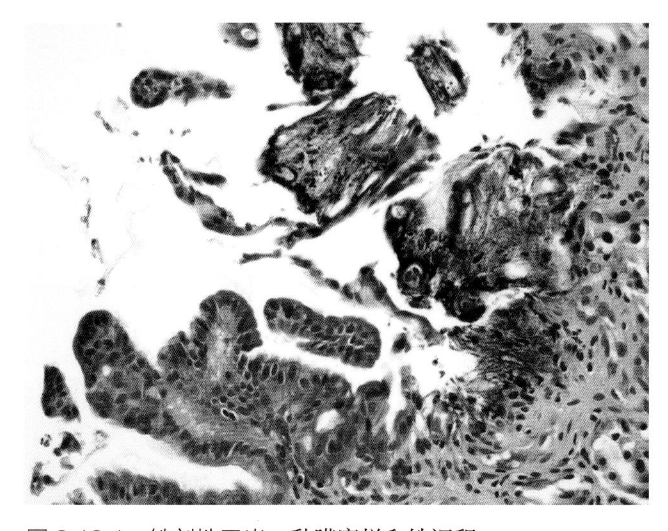

图 2.12.1　铁剂性胃炎　黏膜糜烂和铁沉积

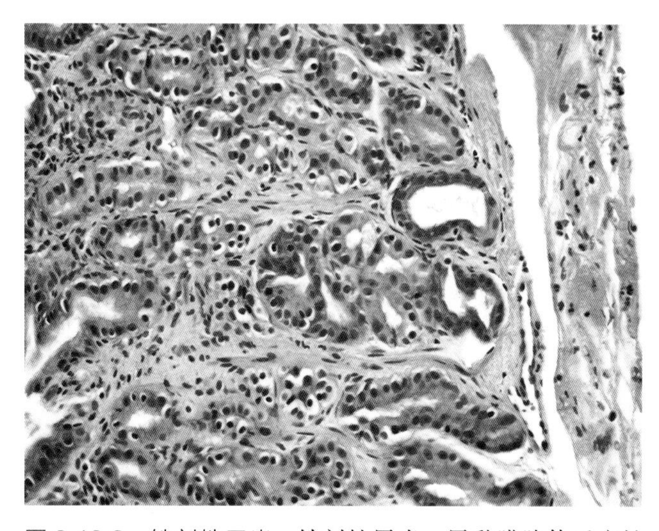

图 2.12.2　铁剂性胃炎　铁剂性胃炎，胃黏膜腺体反应性改变

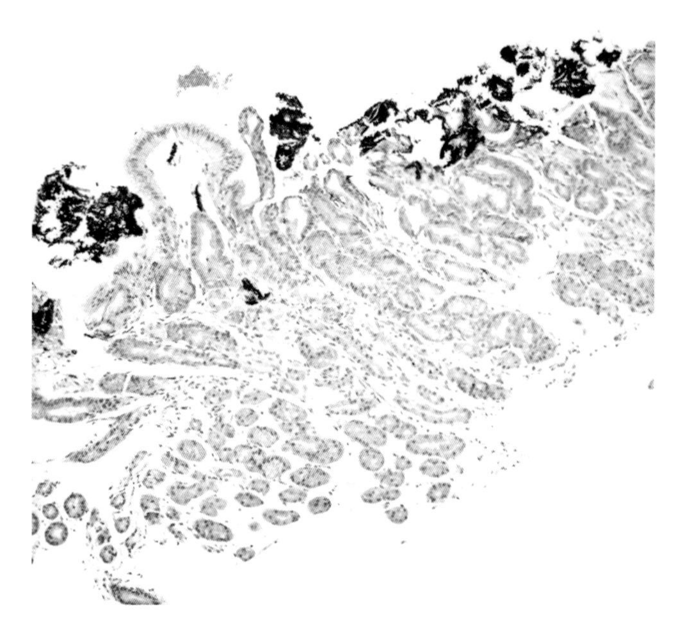

图 2.12.3 铁剂性胃炎 铁染色显示黏膜表浅部分的铁

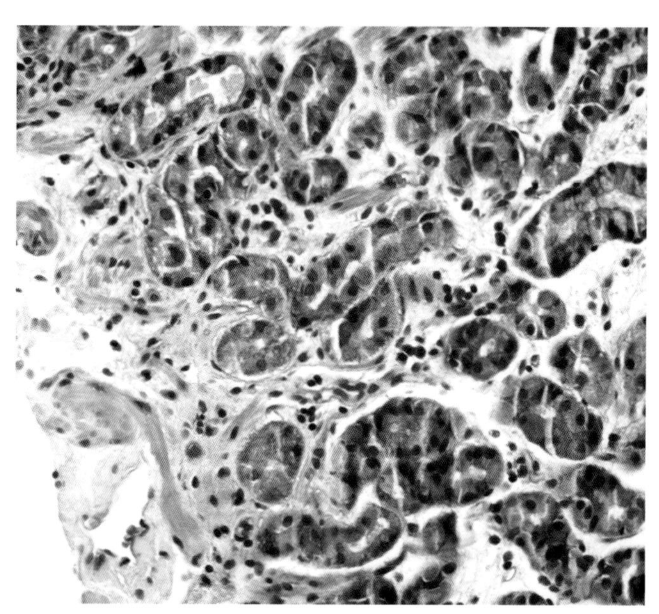

图 2.12.4 胃的铁沉着病 黏膜腺体下半部铁沉着

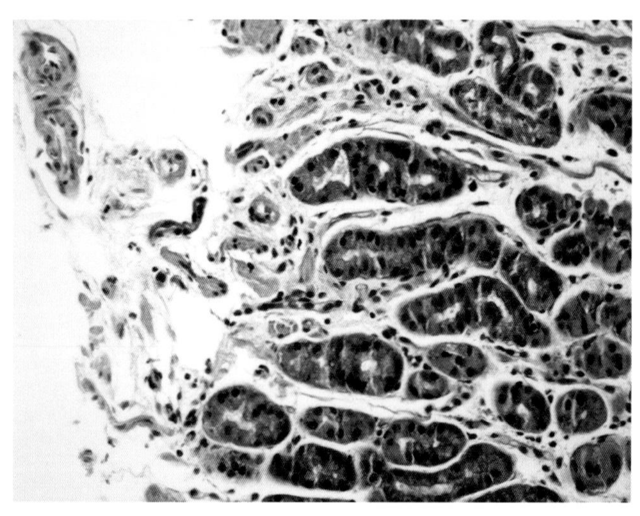

图 2.12.5 胃的铁沉着病 深部腺体铁沉着

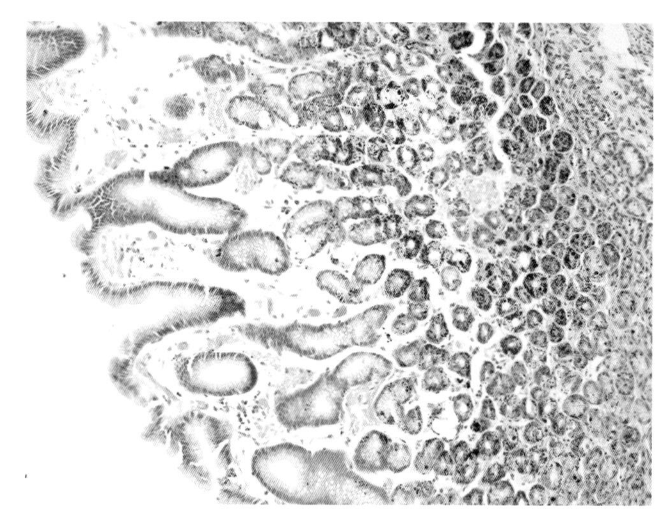

图 2.12.6 胃的铁沉着病 铁染色显示局限于黏膜深部的铁沉着

2.13 秋水仙碱和紫杉醇相关性胃病与异型增生

	秋水仙碱和紫杉醇相关性胃病	异型增生
年龄/性别	通常为成人；无性别差异	通常为成人；多见于 50~70 岁男性
部位	秋水仙碱：胃窦和十二指肠；胃体不受累 紫杉醇：任何部位	任何部位
症状	非特异性腹痛、恶心和呕吐，或者与基础疾病相关的症状	非特异性症状，如果有浸润性癌，会有腹痛、早饱感和胃反流
体征	与基础疾病相关	无特异性体征
病因学	秋水仙碱：损伤与秋水仙碱的毒性有关，是抗有丝分裂药物，最初用来治疗痛风。治疗剂量的秋水仙碱不引起损伤，但肾衰竭病人清除药物能力受损，导致毒性 紫杉醇：紫杉醇可造成普遍性损伤，是多种恶性肿瘤治疗中用的抗有丝分裂药物。治疗剂量和毒性剂量均可可见紫杉醇效应	慢性幽门螺杆菌感染、自身免疫性萎缩性胃炎及家族性腺瘤性息肉病相关的癌前病变
组织学	秋水仙碱： 1. 上皮的改变包括细胞核假复层排列，继而核极性消失（*图 2.13.1*） 2. 有丝分裂中期的环形核分裂象（*图 2.13.2*） 3. 增殖部分可见凋亡小体（小凹和表面之间）（*图 2.13.3*） 紫杉醇： 1. 显著的上皮改变包括核极性消失、黏蛋白弥漫丢失和细胞深染（*图 2.13.4*） 2. 上皮改变主要位于小凹基底，不延伸至表面——局限于增殖部分（*图 2.13.5*） 3. 有丝分裂阻滞伴环形核分裂象和显著凋亡（*图 2.13.6，2.13.7*） 4. 背景黏膜有细胞坏死和多灶溃疡	1. 低级别异型增生特征是核深染、拉长、假复层，核拥挤（*图 2.13.7，2.13.8*） 2. 高级别异型增生显示核极性消失、腺体拥挤和筛孔状腺体（*图 2.13.9*） 3. 上皮的变化和核分裂累及小凹基底，并延伸至黏膜表面（*图 2.13.9*） 4. 大多数病变有肠上皮化生的背景
特殊检查	• 一般不做，但是 Ki-67 染色证实增殖不活跃，可帮助排除异型增生的存在。临床病史很重要	• 一般不做，不过 p53 核强阳性可以证实
治疗	秋水仙碱：立即停止应用此药 紫杉醇：一般不处理，继续治疗	如果是息肉状，摘除息肉；如果是息肉状和平坦型异型增生，全胃进行代表性再次活检以评估浸润性癌可能
预后	秋水仙碱：其他器官的相似作用导致多器官衰竭有潜在致死风险；早诊断是至关重要的 紫杉醇：与用紫杉醇治疗的内在疾病相关	不同；低级别异型增生有时可自发消退，然而高级别异型增生常持续存在，甚至进展为浸润性癌

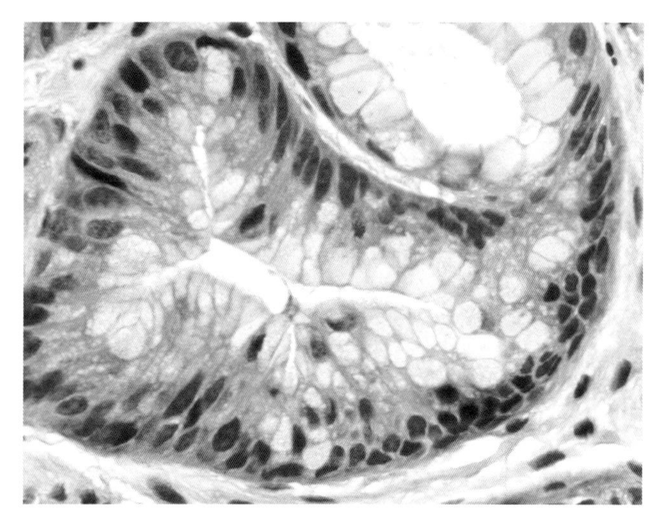

图 2.13.1 秋水仙碱毒性 细胞核假复层、极性消失

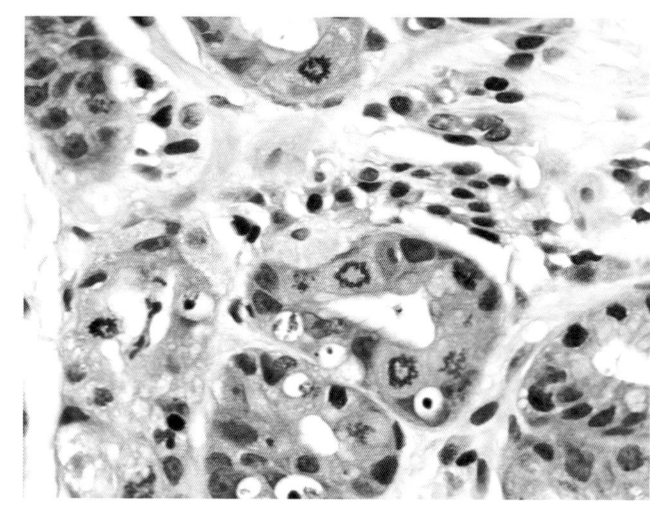

图 2.13.2 秋水仙碱毒性 显著的环形核分裂象

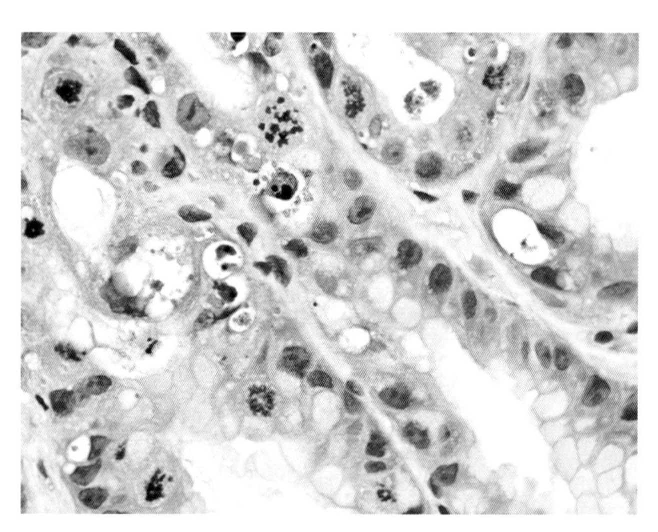

图 2.13.3 秋水仙碱毒性 增殖区域的凋亡小体

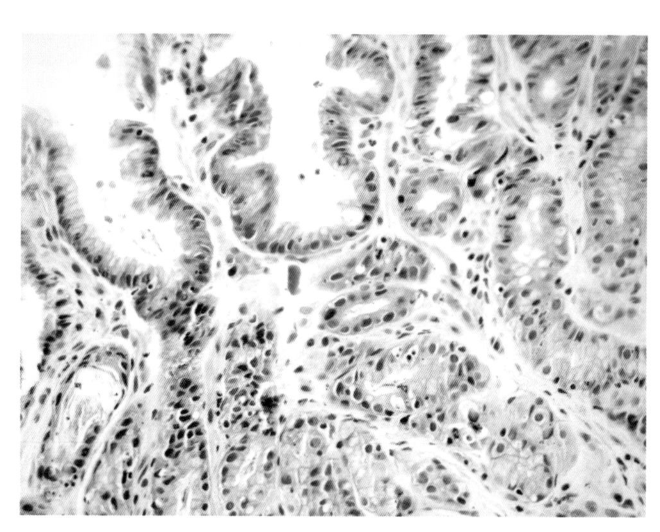

图 2.13.4 紫杉醇效应 反应性上皮改变包括黏蛋白局部丢失、核假复层，但黏膜表面未受累

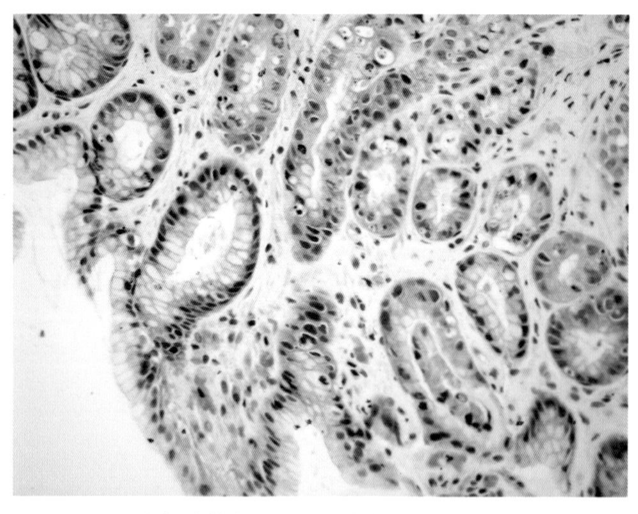

图 2.13.5 紫杉醇效应 上皮改变在增殖区明显

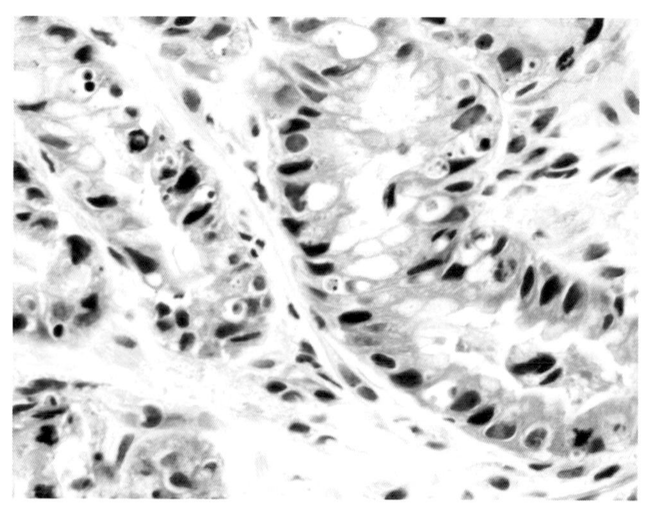

图 2.13.6 紫杉醇效应 环形核分裂象和凋亡小体

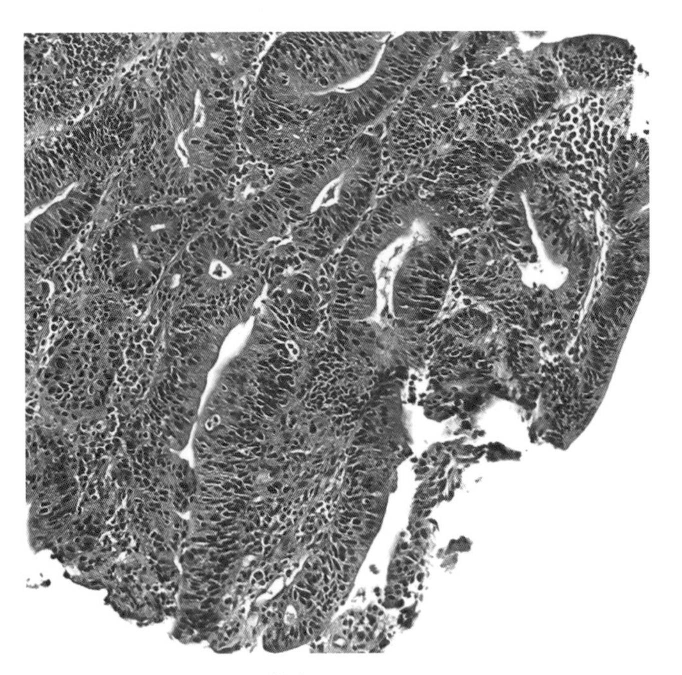

图 2.13.7 低级别异型增生

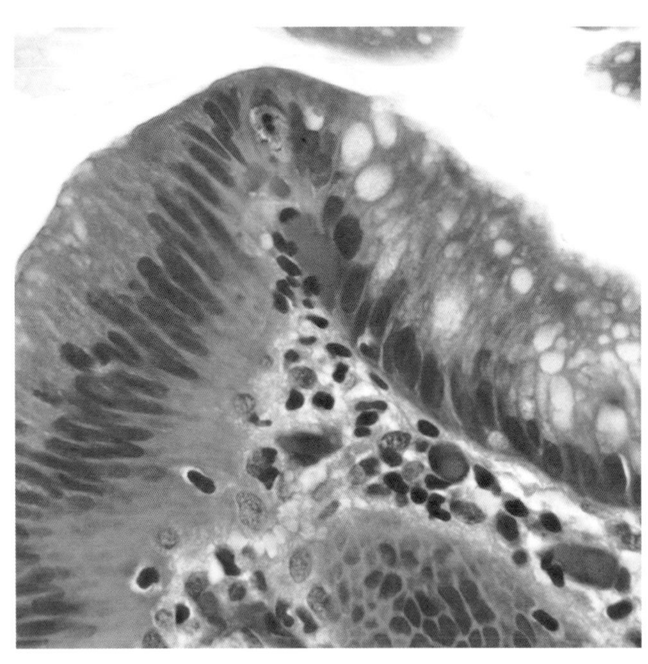

图 2.13.8 低级别异型增生 表面核拉长、拥挤、假复层

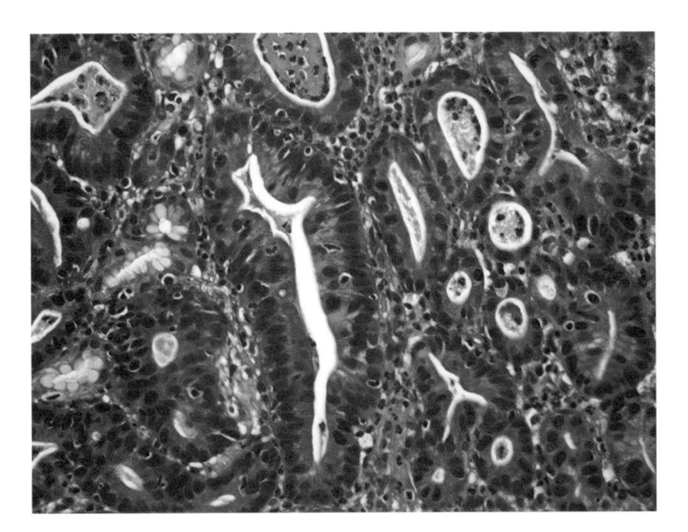

图2.13.9 高级别异型增生 细胞核拥挤、多形性、失去极性，并可见显著核分裂象

2.14 自身免疫性胃炎与环境性胃炎

	自身免疫性胃炎	环境性胃炎
年龄 / 性别	通常为中老年人（50 ~ 60 岁）；多见于女性	通常为成人；无性别差异
部位	胃体和胃底	主要位于胃角，延伸至胃体
症状	许多病人患缺铁性贫血，表现为疲劳、虚弱、腹部隐痛；其他病人，尤其是老年病人，表现为恶性贫血，因为壁细胞分泌内因子对维生素 B_{12} 吸收至关重要；常见症状包括脊髓亚急性联合变性的脱髓鞘效应导致的肢端麻木和感觉异常	非特异性的上腹及腹部疼痛、恶心、呕吐及消化道出血
体征	铁异常检查包括低铁蛋白、高转铁蛋白、维生素 B_{12} 缺乏；异常血涂片包括巨幼红细胞增多和分叶过多的中性粒细胞，Schilling 试验（维生素 B_{12} 吸收试验）阳性	很少；慢性消化道出血可以表现为缺铁性贫血；血清学检查提示幽门螺杆菌阳性，抗壁细胞抗体及抗内因子抗体阴性；维生素 B_{12} 水平及胃泌素水平正常
病因学	未知，免疫介导的疾病，壁细胞抗体导致黏膜萎缩；HLA-B8 和 DR3 单倍体	多种不同原因，大多由于幽门螺杆菌感染，也与饮食因素相关，包括亚硝酸盐、高钠饮食、烟熏食物、亚硝胺及果蔬摄入少
组织学	1. 胃体及胃底 a. 黏膜固有层明显慢性炎症表现（*图 2.14.1*） b. 泌酸腺缺失（*图 2.14.2*） c. 化生性改变包括肠上皮化生、假幽门腺化生（胃窦化）及胰腺腺泡化生（*图 2.14.3~2.14.5*） d. 肠嗜铬样细胞的结节状及线性增生（*图 2.14.6*） 2. 胃窦 a. 胃窦少见或无化生或炎性改变（*图 2.14.7，2.14.8*） b. G 细胞增生 3. 背景黏膜显示增生性息肉、多灶类癌、异型增生，还可能有浸润性癌	1. 浅表黏膜显著炎症表现，浸润的细胞包括淋巴细胞、浆细胞和数量不等的中性粒细胞（*图 2.14.11，2.14.12*） 2. 存在幽门螺杆菌，弯曲带鞭毛的革兰阴性杆菌常感染于黏膜表面及胃小凹（*图 2.14.13，2.14.14*） 3. 多灶肠化、萎缩和反应性改变（*图 2.14.15，2.14.16*） 4. 胃窦普遍受累
特殊检查	• 胃泌素染色可以证实活检的部位——胃泌素缺乏证实活检来自胃体（*图 2.14.9*），胃泌素阳性证实活检来自胃窦（*图 2.14.10*）。嗜铬粒蛋白染色显示胃体的内分泌细胞增生（*图 2.14.6*）。实验室检查包括血清胃泌素升高、抗壁细胞抗体和抗内因子抗体阳性。幽门螺杆菌血清学检查常阴性	• 幽门螺杆菌的 Diff-Quik 染色和免疫染色阳性可证实幽门螺杆菌存在（*图 2.14.13，2.14.14*）
治疗	大多病人补充维生素 B_{12} 治疗；如有增生、异型增生或浸润性癌则行手术切除	标准的三联治疗，包括两种抗生素和铋剂或者质子泵抑制剂
预后	尚可；慢性进行性疾病。不仅胃癌患病风险增加，而且神经内分泌肿瘤风险也有增加，这是由于胃泌素分泌过多刺激神经内分泌细胞慢性增生	很好；药物治疗很有效，如果不治疗有罹患淋巴瘤或癌的风险

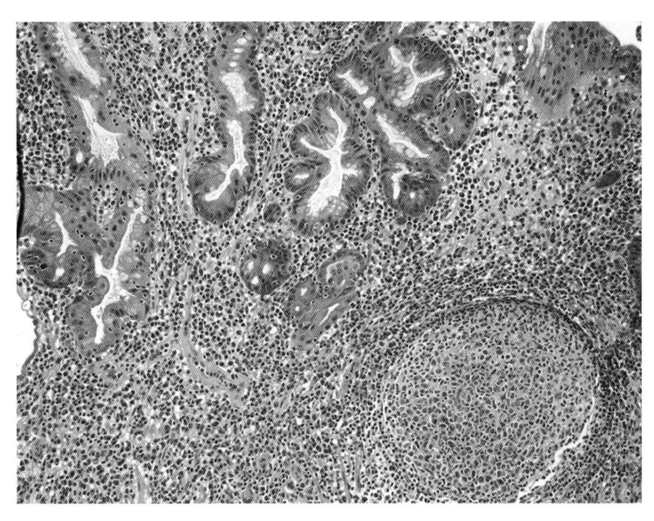

图 2.14.1 自身免疫性化生性萎缩性胃炎 显著的慢性炎症伴生发中心形成（胃体）

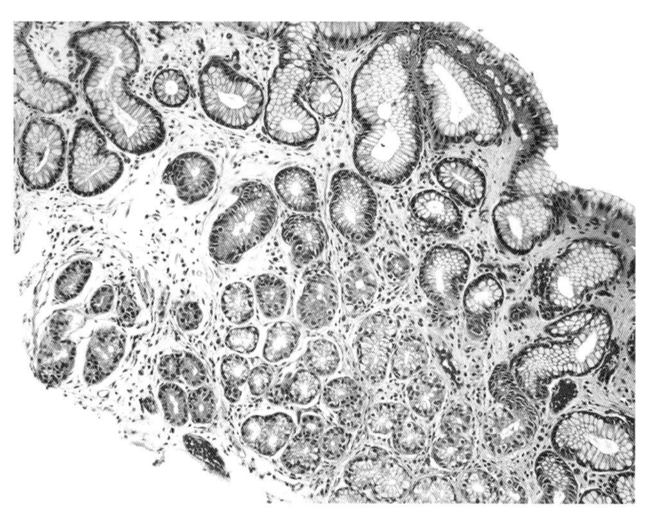

图 2.14.2 自身免疫性化生性萎缩性胃炎 胃体泌酸腺缺失

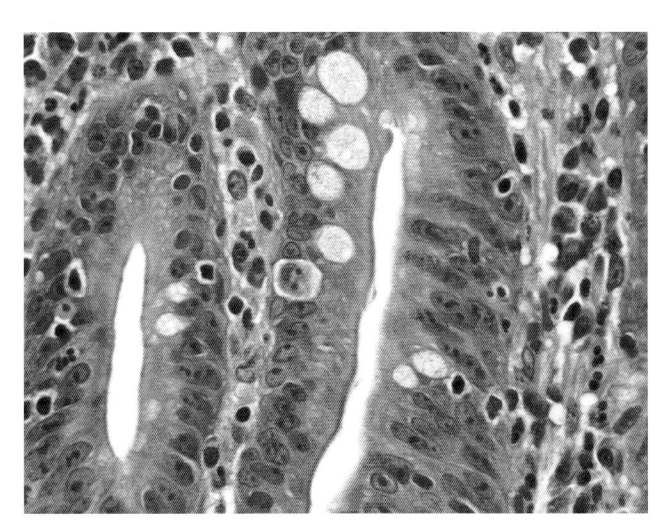

图 2.14.3 自身免疫性化生性萎缩性胃炎 肠上皮化生

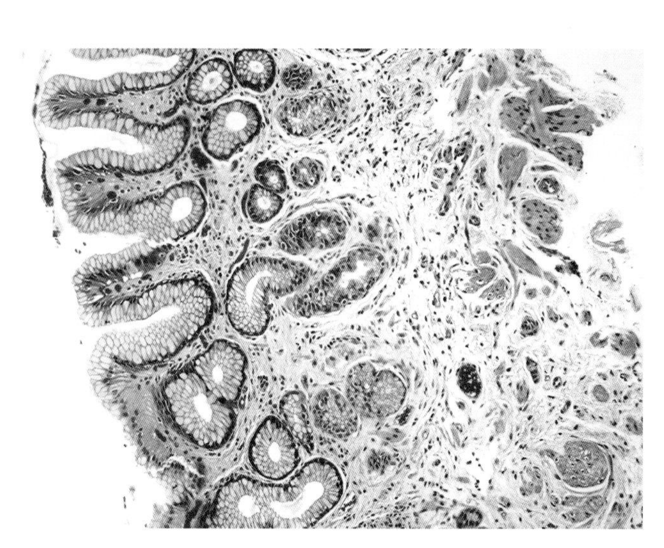

图 2.14.4 自身免疫性化生性萎缩性胃炎 黏膜胃窦化（胃体）

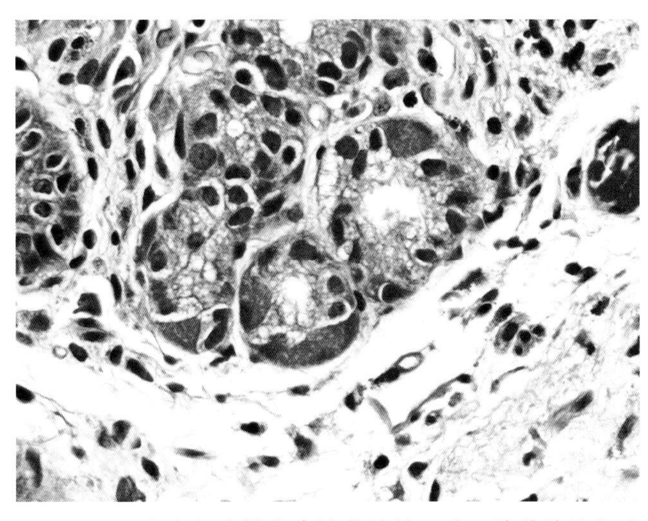

图 2.14.5 自身免疫性化生性萎缩性胃炎 胰腺腺泡细胞化生

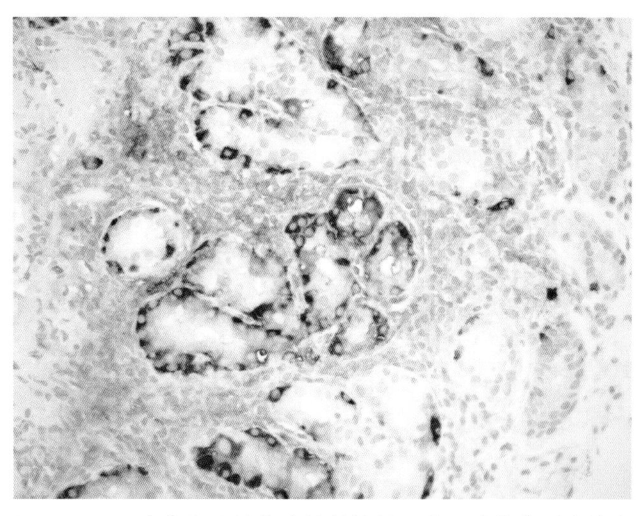

图 2.14.6 自身免疫性化生性萎缩性胃炎 嗜铬粒蛋白染色示肠嗜铬样细胞增生（胃体）

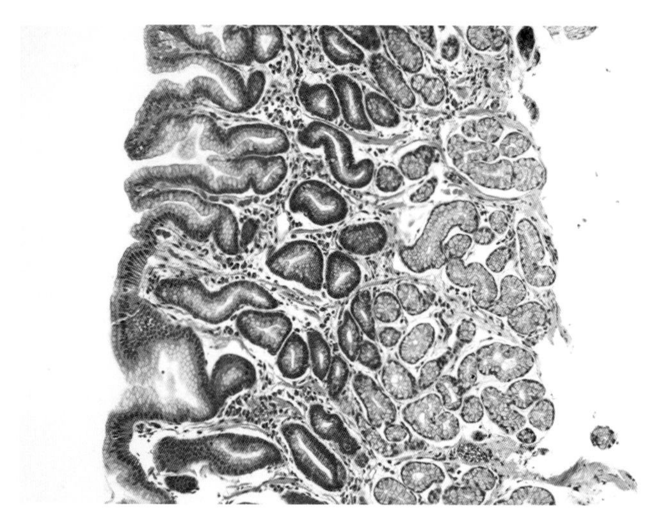

图 2.14.7　自身免疫性化生性萎缩性胃炎　胃窦组织学无明显异常

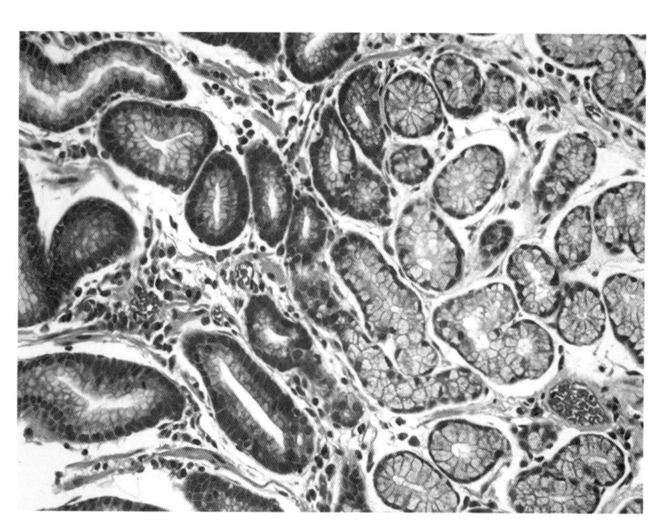

图 2.14.8　自身免疫性化生性萎缩性胃炎　胃窦无明显改变

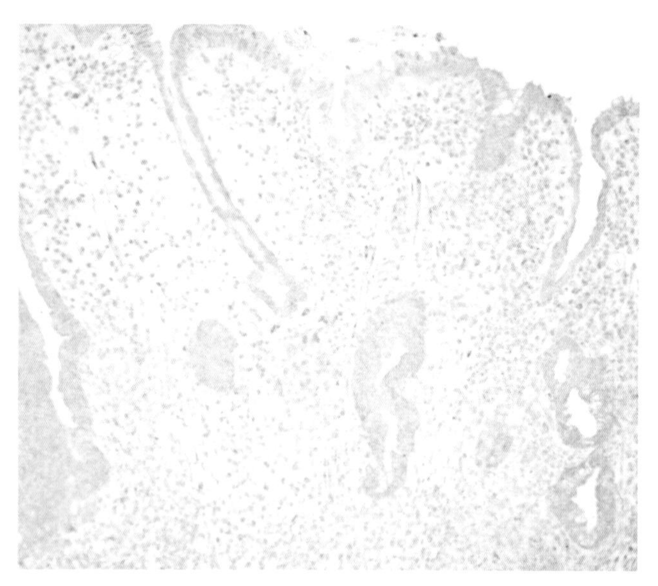

图 2.14.9　自身免疫性化生性萎缩性胃炎　胃体胃泌素染色阴性

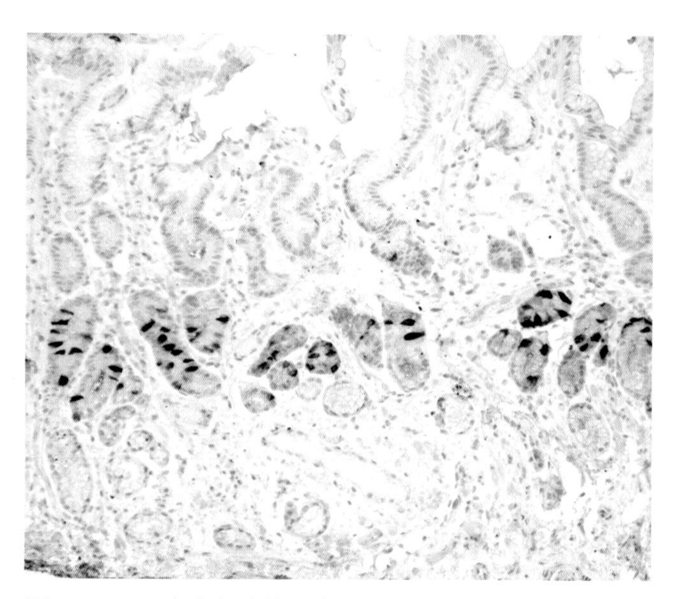

图 2.14.10　自身免疫性化生性萎缩性胃炎　胃窦胃泌素染色标记 G 细胞阳性

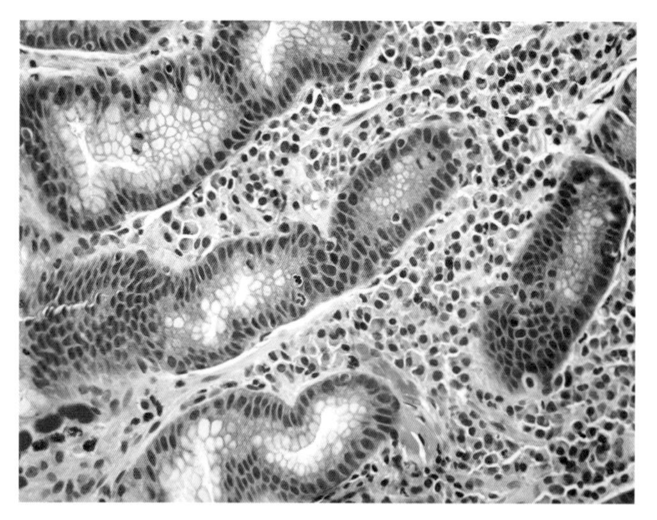

图 2.14.11　幽门螺杆菌相关性胃炎　黏膜固有层内急慢性炎症细胞浸润，上皮内中性粒细胞浸润

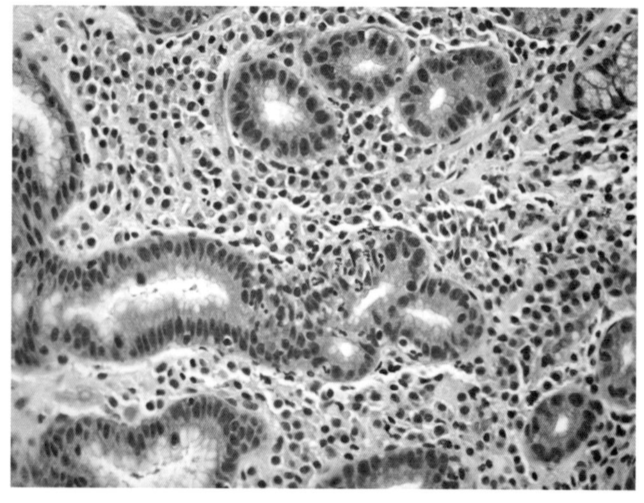

图 2.14.12　幽门螺杆菌相关性胃炎　显著的上皮内中性粒细胞浸润和慢性炎症背景

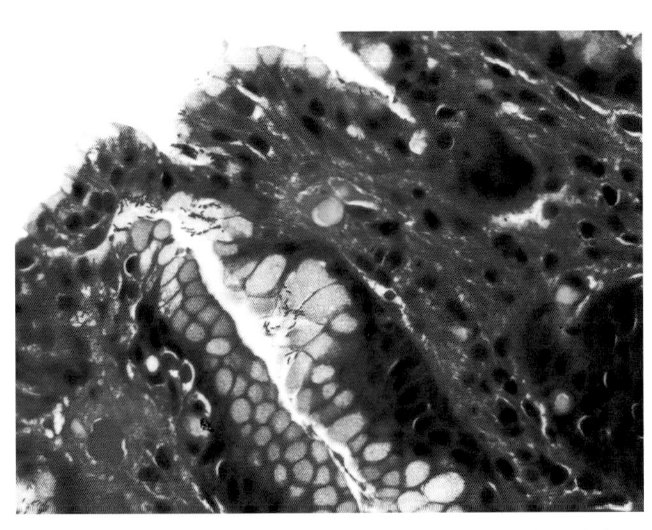
图 2.14.13　幽门螺杆菌相关性胃炎　Diff-Quik 快速染色显示幽门螺杆菌

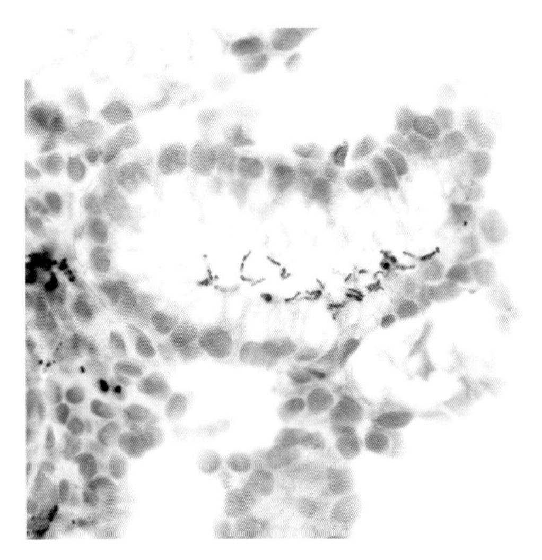
图 2.14.14　幽门螺杆菌相关性胃炎　免疫组化染色显示幽门螺杆菌

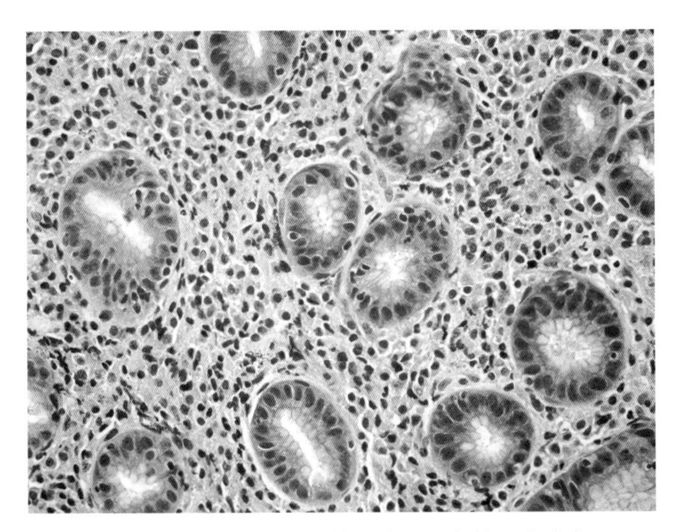
图 2.14.15　幽门螺杆菌相关性胃炎　反应性上皮改变

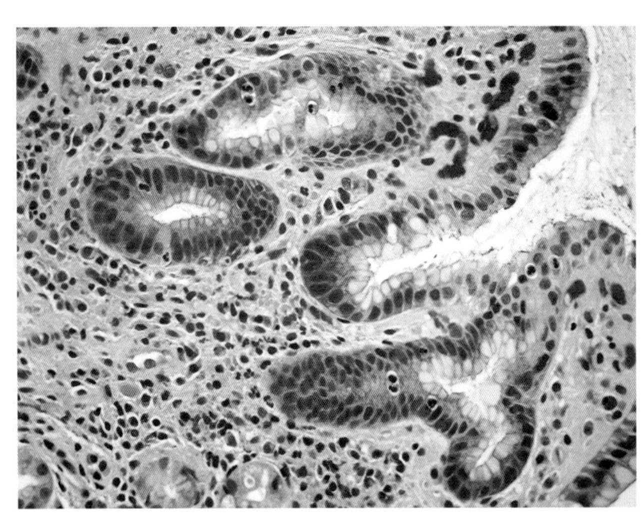
图 2.14.16　幽门螺杆菌相关性胃炎　急性炎症明显

2.15 八叠球菌胃病与微球菌胃病

	八叠球菌胃病	微球菌胃病
年龄/性别	任何年龄，但通常是成人；无性别差异	任何年龄，通常是成人；无性别差异
部位	胃底和胃体	胃底和胃体
症状	特征性的“泡沫样呕吐物”、上腹痛、恶心、呕血	非特异性的，因为有时见于与质子泵抑制剂治疗相关的情况，所以症状可包括慢性胃炎，或有胃酸过多病史
体征	非特异性；可能存在胃出口梗阻相关疾病的体征	非特异性
病因学	八叠球菌严格厌氧，是一种革兰氏阳性球菌。它是一种见于土壤中的环境微生物，可以耐受胃的酸性环境，通过碳水化合物发酵快速生长。其代谢产生乙醇和二氧化碳，导致气肿性胃炎。感染的危险因素包括胃轻瘫和胃排空延迟，但致病的关联程度尚不清楚	未知；小革兰阳性需氧球菌，在口咽和鼻咽偶然可见，可以是共生菌，也可以从脓肿中分离出来，是毒力很小的腐生微生物。有报道在长期质子泵抑制剂治疗的病人可查见该菌，但尚无确凿证据证明其致病关系
组织学	1. 黏膜表面可见微生物，酵母大小，特征性的 4 或 8 个细胞的四联体，似棉花球一样以平坦面相互接触聚集成团 *（图 2.15.1）* 2. 一些病例表现为气肿性胃炎伴黏膜和黏膜下层急性化脓性炎症、溃疡、坏死和胃积气（即黏膜层见空气），周围偶见巨细胞围绕 *（图 2.15.2，2.15.3）*	1. 黏膜表面可见微生物，常是四联体，外面有包膜围绕，HE 染色中不易发现；也可以聚集成更大的簇，与葡萄球菌大小相似，比八叠球菌小 *（图 2.15.4，2.15.5）* 2. 一般没有特异的病理学改变，可能作为毒力更强的细菌感染相关的腐生菌
特殊检查	• 一般不做；HE 染色中微生物有特征性形态可以辨认。必要时可以用分子检测确定	• 一般不做；细菌培养和 16s RNA 测序可以明确诊断
治疗	对于轻度、局限性疾病，行抗生素治疗；对于严重病例，行胃切除	一般不治疗；针对标本中存在的其他疾病进行相应治疗
预后	对于非侵袭性的病例，预后好；对于进展至气肿性胃炎的严重病例，病死率高	好；一般认为是非致病性的共生菌

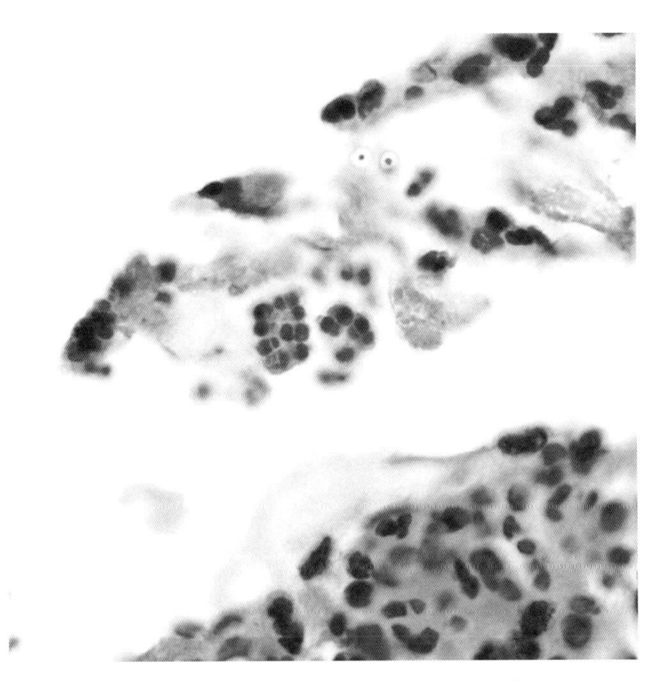

图 2.15.1　八叠球菌胃病　八叠球菌排列成四联体样

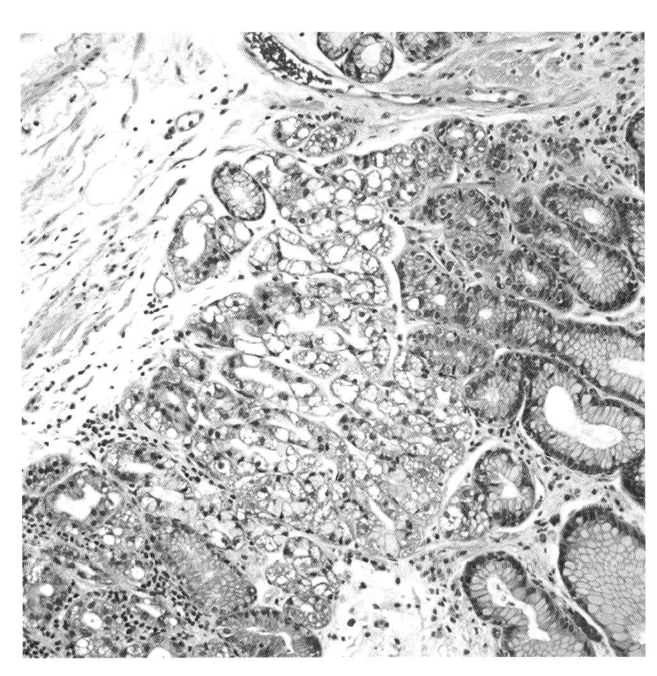

图 2.15.2　八叠球菌胃病　气肿性胃炎

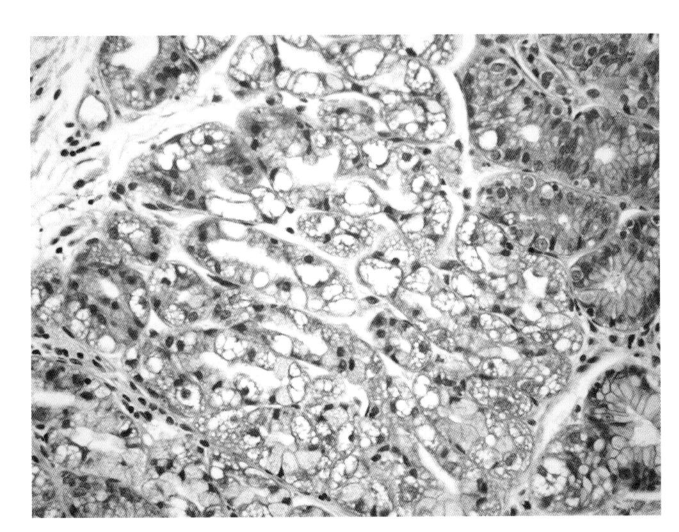

图 2.15.3　八叠球菌胃病　胃积气

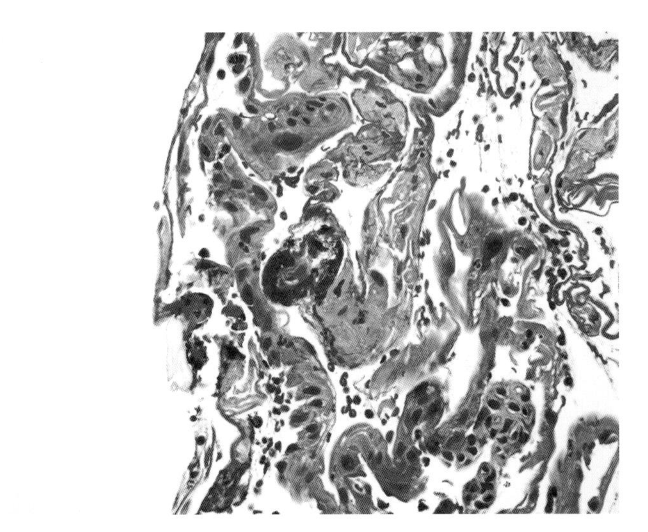

图 2.15.4　溃疡床上的微球菌

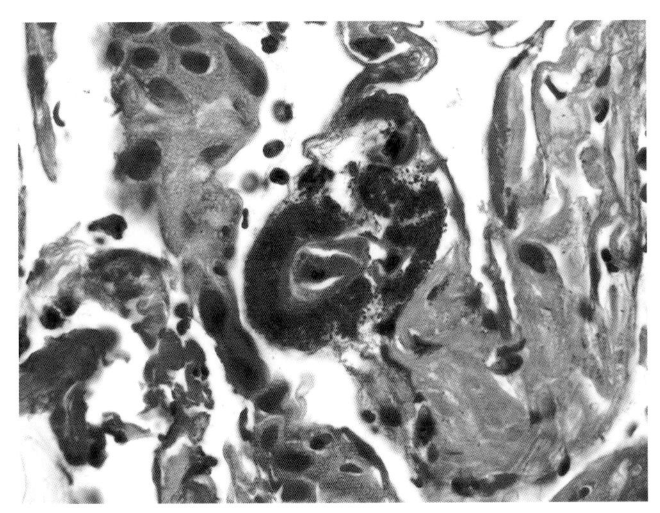

图 2.15.5　微球菌胃病　微球菌排列成簇状

2.16 Ménétrier 病与佐林格－埃利森综合征

	Ménétrier 病	佐林格－埃利森综合征
年龄/性别	成人和儿童（平均年龄 40 多岁）；多见于男性	成人和儿童（平均年龄 50 多岁）；无性别差异
部位	胃体	胃体
症状	严重的、不缓解的腹痛，水肿，恶心，呕吐，体重减轻和腹泻	严重腹痛、腹泻和体重减轻
体征	与慢性蛋白丢失、营养不良、低蛋白血症、低丙球蛋白血症和贫血相关；内镜显示显著增厚的胃皱襞	空腹血清胃泌素高于 1000pg/ml；影像学显示胃皱襞显著增厚；激素显像提示是胃外的肿瘤
病因学	未知；可能与 TGF-α 相关	十二指肠和胰腺的产胃泌素肿瘤导致血浆胃泌素升高。胃泌素作用于胃底刺激主细胞和壁细胞增生，增加酸的分泌
组织学	1. 黏膜增厚伴显著小凹增生，导致小凹迂曲、延长和深部腺体囊状扩张（*图 2.16.1*） 2. 黏液腺取代泌酸细胞（*图 2.16.2*） 3. 一般炎症较轻或没有炎症；有些病例慢性炎症显著 4. 无溃疡、肠上皮化生或反应性上皮改变	1. 没有小凹增生 2. 壁细胞和主细胞增生延伸至黏膜表面，同时胃体的肠嗜铬样细胞扩展接近黏膜表面（*图 2.16.3, 2.16.4*） 3. 多灶溃疡
特殊检查	• 一般不做	• 一般不做；引起此综合征的胃泌素瘤的胃泌素免疫组化染色阳性（*图 2.16.5*），有时胃内可形成高分化神经内分泌肿瘤（类癌）（*图 2.16.6*）
治疗	轻症病人，使用 H_2 组胺阻滞剂、抗胆碱能药、类固醇和生长抑素类似物对症治疗。对重症病人行胃切除。多数病人需补充高蛋白饮食。部分病例使用针对上皮生长因子受体的抗体抑制剂治疗也有效	如果可能的话，行手术切除。高达 30% 的病例有远处或淋巴结转移，需辅以化疗。对症治疗包括抑酸治疗，包括质子泵抑制剂的治疗
预后	差，多数成人病情是慢性进行性的；儿童预后较好，常是自限性的短暂病程	不同；手术切除病例预后好，未切除病例预后相对较差

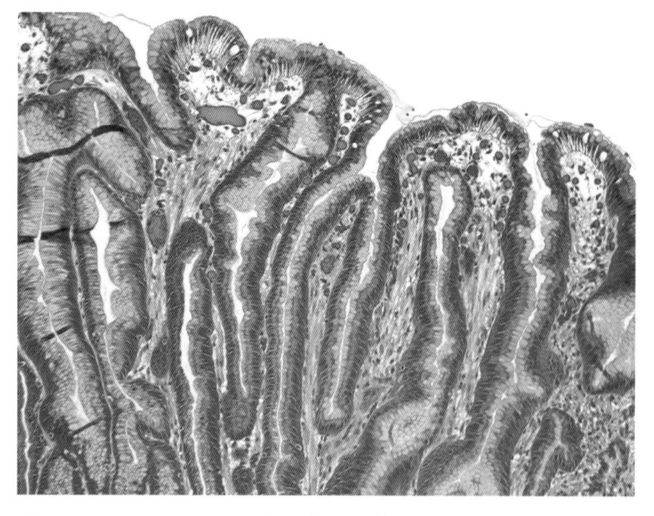

图 2.16.1　Ménétrier 病　小凹显著增生

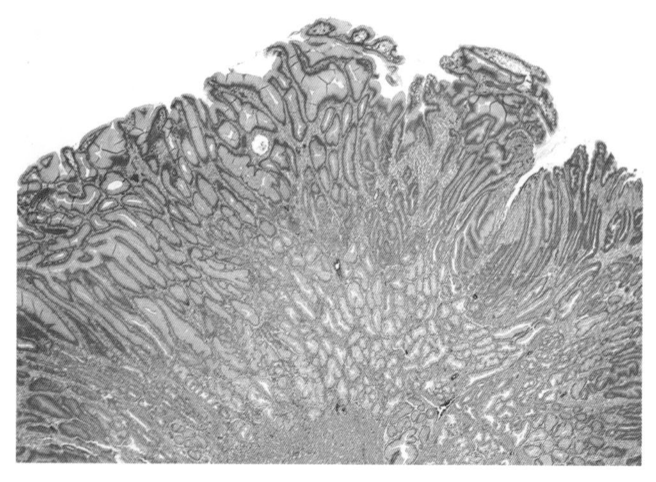

图 2.16.2　Ménétrier 病　小凹显著增生并取代泌酸腺

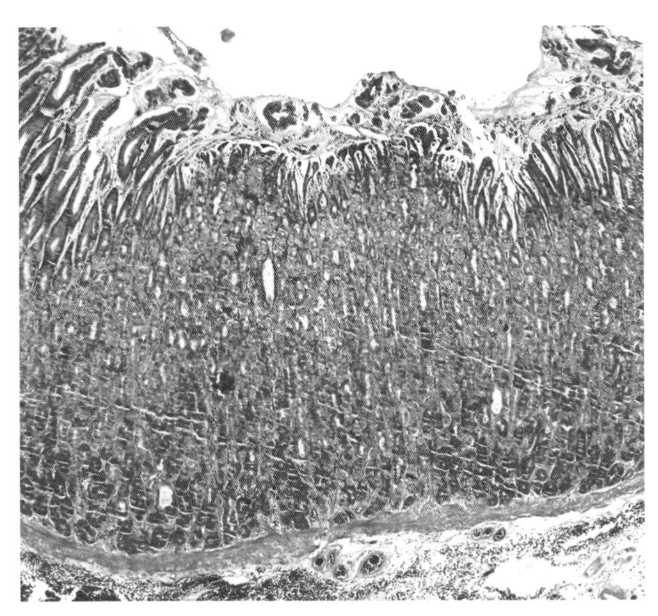

图 2.16.3 佐林格-埃利森综合征 主细胞、壁细胞和神经内分泌细胞增生，并扩展至表面上皮

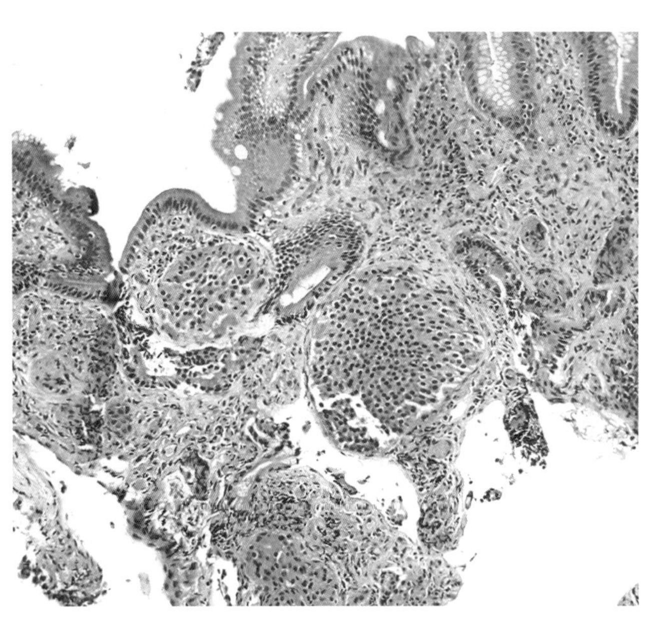

图 2.16.4 佐林格-埃利森综合征 导致该综合征的十二指肠胃泌素瘤

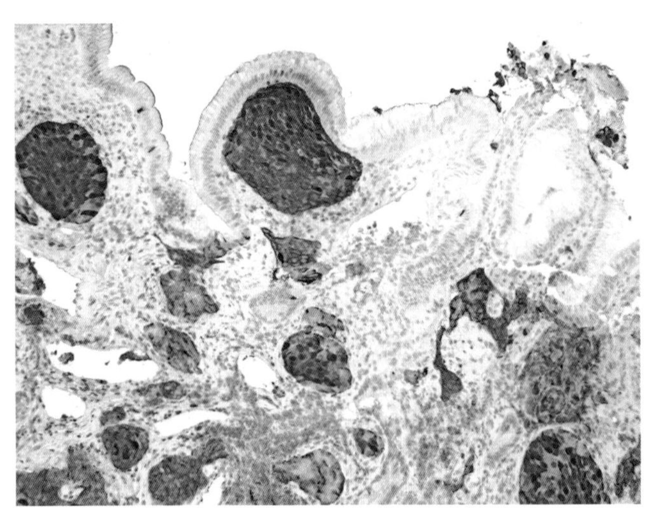

图 2.16.5 佐林格-埃利森综合征 胃泌素染色。显示导致该综合征的十二指肠胃泌素瘤

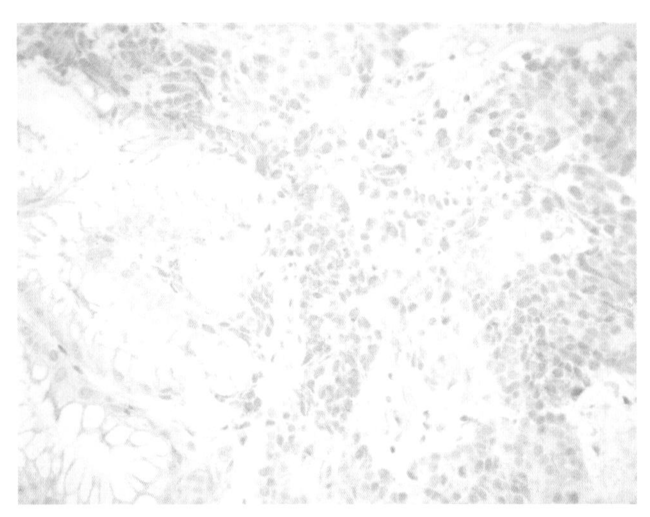

图 2.16.6 佐林格-埃利森综合征 胃泌素染色。这是小的胃高分化神经内分泌肿瘤（类癌），此肿瘤胃泌素染色阴性，因为它由肠嗜铬样细胞组成

2.17 Ménétrier 病与增生性息肉

	Ménétrier 病	增生性息肉
年龄/性别	成人和儿童（平均年龄 40 岁）；多见于男性	通常为成人（平均 60 多岁）；略多见于女性
部位	胃体	任何部位，主要是胃窦
症状	严重的、不缓解的腹痛，水肿，恶心，呕吐，体重减轻和腹泻	多数无症状；常见的症状包括腹痛、恶心、呕吐和体重减轻
体征	与慢性蛋白丢失、营养不良、低蛋白血症、低丙球蛋白血症和贫血相关；内镜显示显著增厚的胃皱襞	一般没有；内镜检查可发现大多病变
病因学	未知；可能与 TGF-α 相关	未知；可能是慢性损伤和修复的表现
组织学	1. 黏膜增厚伴显著小凹增生，导致小凹迂曲、延长和深部腺体囊状扩张（*图 2.17.1*） 2. 黏液腺取代泌酸细胞（*图 2.17.2*） 3. 一般炎症较轻或没有炎症；有些病例慢性炎症显著 4. 无溃疡、肠上皮化生或反应性上皮改变	1. 小凹上皮的弥漫性增生伴小凹延长和扩张，形成乳头和外翻的复杂结构，泌酸腺不丢失（*图 2.17.3，2.17.4*） 2. 黏膜固有层的炎症和水肿（*图 2.17.5*） 3. 上皮反应性改变常见，常与糜烂相关（*图 2.17.6*） 4. 背景黏膜常有肠上皮化生
特殊检查	• 一般不做	• 一般不做
治疗	轻症病人，使用 H_2 组胺阻滞剂、抗胆碱能药、类固醇和生长抑素类似物对症治疗。对重症病人行胃切除。多数病人需补充高蛋白饮食。部分病例使用针对上皮生长因子受体的抗体抑制剂治疗也有效	对于大息肉，行内镜或手术切除；针对标本存在的其他疾病进行相应治疗
预后	差，多数成人病情是慢性进行性的；儿童预后较好，常是自限性的短暂病程	非常好，大多是良性。约 4% 的病例进展至异型增生和（或）浸润性癌的风险

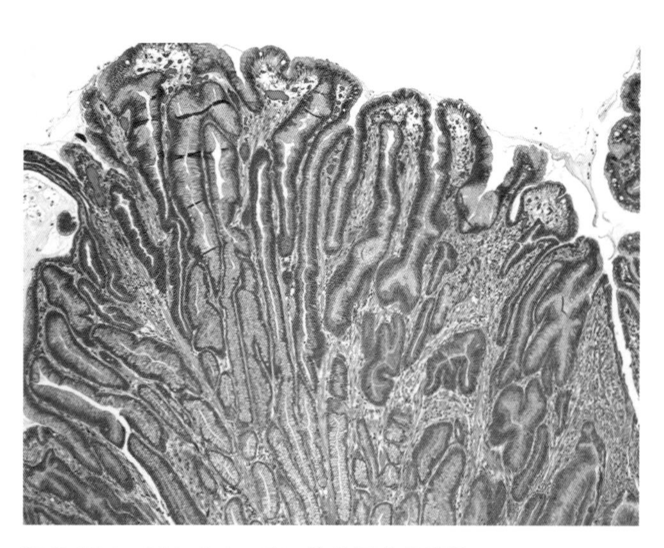

图 2.17.1　Ménétrier 病　拉长扭曲的腺体

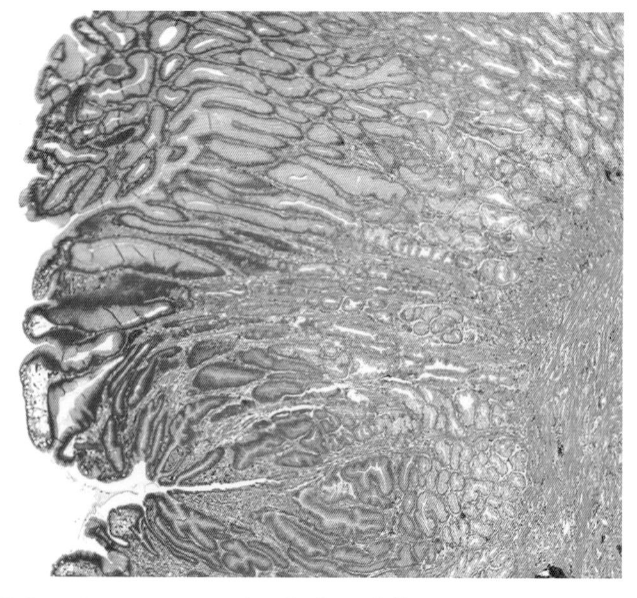

图 2.17.2　Ménétrier 病　扭曲的腺体，泌酸腺被黏液腺取代

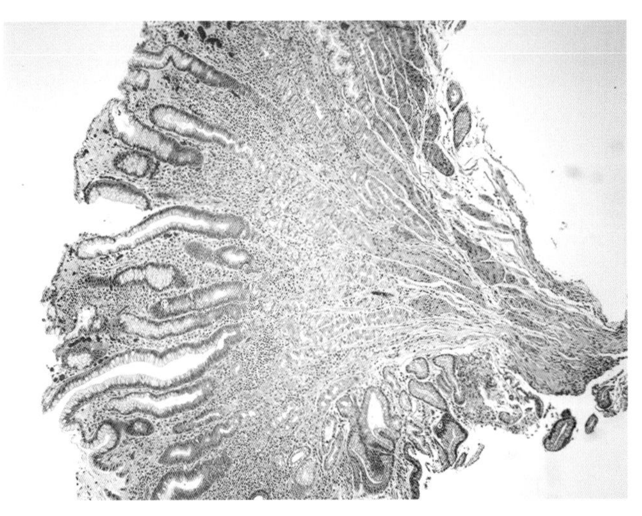

图 2.17.3 增生性息肉 增生性息肉拉长的腺体呈乳头状，泌酸腺体存在

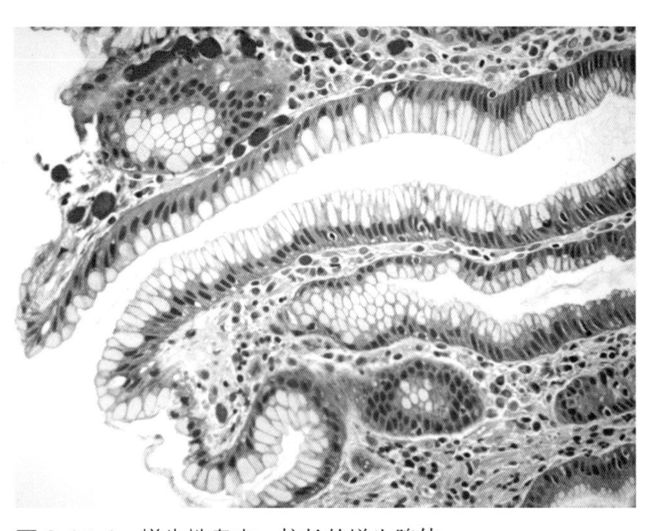

图 2.17.4 增生性息肉 拉长的增生腺体

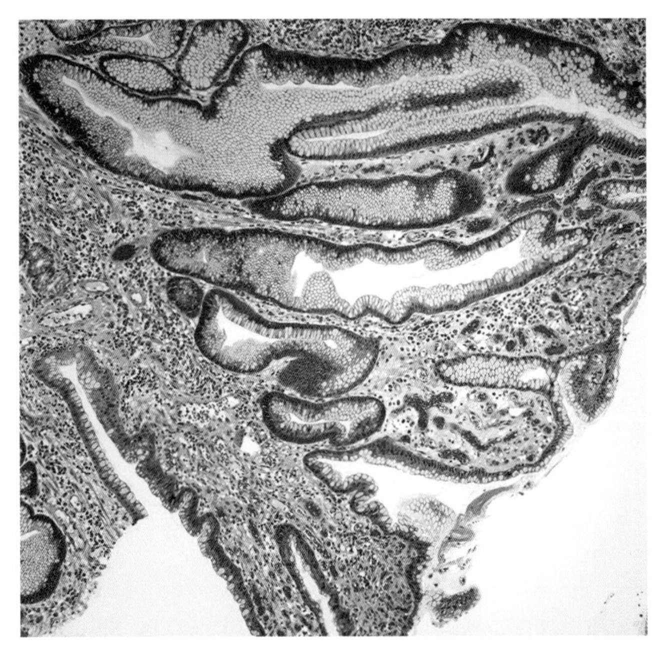

图 2.17.5 增生性息肉 小凹增生，黏膜固有层内慢性炎症明显

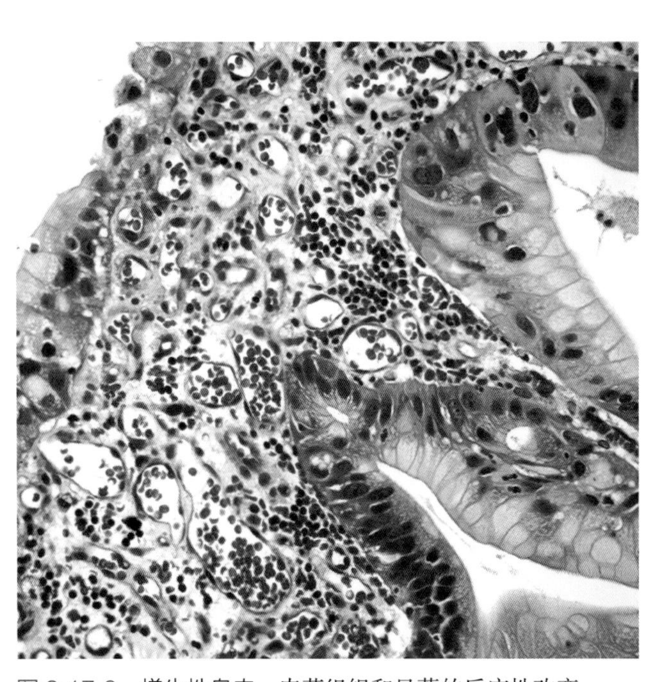

图 2.17.6 增生性息肉 肉芽组织和显著的反应性改变

2.18 增生性息肉与综合征性息肉（幼年性息肉病和 Peutz-Jeghers 息肉病）

	增生性息肉	综合征性息肉
年龄 / 性别	通常为成人（平均 60 多岁）；略多见于女性	幼年性息肉病：通常是儿童（小于 10 岁），男性多见 Peutz-Jeghers 息肉病：通常是年轻人（平均年龄 20 岁），无性别差异
部位	任何部位，主要是胃窦	幼年性息肉病：胃体，更常见于直肠 Peutz-Jeghers 息肉病：胃体，更常见于小肠
症状	多数无症状；常见的症状包括腹痛、恶心、呕吐和体重减轻	幼年性息肉病：多数病人有无痛性直肠出血；其他症状包括腹痛、便秘和腹泻 Peutz-Jeghers 息肉病：多样；取决于疾病的范围和严重程度；许多病人表现为小肠内大息肉而引起的梗阻或其他相关恶性肿瘤，如乳腺、肺、胰腺、卵巢、睾丸和消化道等部位恶性肿瘤引起的症状
体征	一般没有；大多数病变内镜检查发现	幼年性息肉病：散发性病例和先天性异常相关，如先天性心脏病、脑积水、杵状指和肠旋转不良；严重的蛋白丢失性肠病导致的生长迟缓 Peutz-Jeghers 息肉病：黏膜和皮肤的色素斑点
病因学	未知；可能是慢性损伤和修复的表现	幼年性息肉病：常染色体显性遗传和散发性病例都可以导致消化道多发性错构瘤性息肉，与 *SMAD4* 或 *BMPR1A* 基因突变相关 Peutz-Jeghers 息肉病：染色体 19p 上的 *STK11/LKB1* 基因突变导致的不同外显率的常染色体显性遗传性疾病，表现为全消化道错构瘤性息肉和皮肤黏膜的色素斑点
组织学	1. 小凹上皮的弥漫性增生伴小凹延长和扩张，形成乳头和外翻的复杂结构（*图 2.18.1，2.18.2*） 2. 黏膜固有层的炎症和水肿（*图 2.18.3*） 3. 上皮反应性改变常见，常与糜烂相关（*图 2.18.3*） 4. 背景黏膜常有肠上皮化生（*图 2.18.4*）	幼年性息肉病： 1. 光滑、圆润或分叶状外观，表面常伴糜烂和肉芽组织形成（*图 2.18.5～2.18.7*） 2. 小凹上皮增生（*图 2.18.8*） 3. 上皮反应性改变常见，可与异型增生相关（*图 2.18.9，2.18.10*） 4. 黏膜固有层显著的急慢性混合性炎症，腺体囊状扩张，充满中性粒细胞（*图 2.18.11*） 5. 平滑肌不突出 Peutz-Jeghers 息肉病： 1. 上皮细胞增生，包含所有正常细胞成分，树枝状平滑肌将其分隔（*图 2.18.12～2.18.15*） 2. 偶见与糜烂有关的上皮反应性改变 3. 黏膜固有层一般没有显著变化
特殊检查	• 一般不做	• 一般不做；多数有家族性疾病的病人有基因突变
治疗	对于大息肉，行内镜或手术切除；针对病理标本中存在的其他疾病进行相应治疗	息肉行手术或内镜切除；需常规监测以筛查和评估病变是否有异型增生和侵袭性病变
预后	非常好，大多是良性。约 4% 的病例进展至异型增生和（或）浸润性癌的风险	幼年性息肉病：相对较差，患结肠及其他消化道浸润性癌的风险高 Peutz-Jeghers 息肉病：相对较差；发生多部位恶性肿瘤的风险高，多数（90%）病人一生中罹患恶性肿瘤

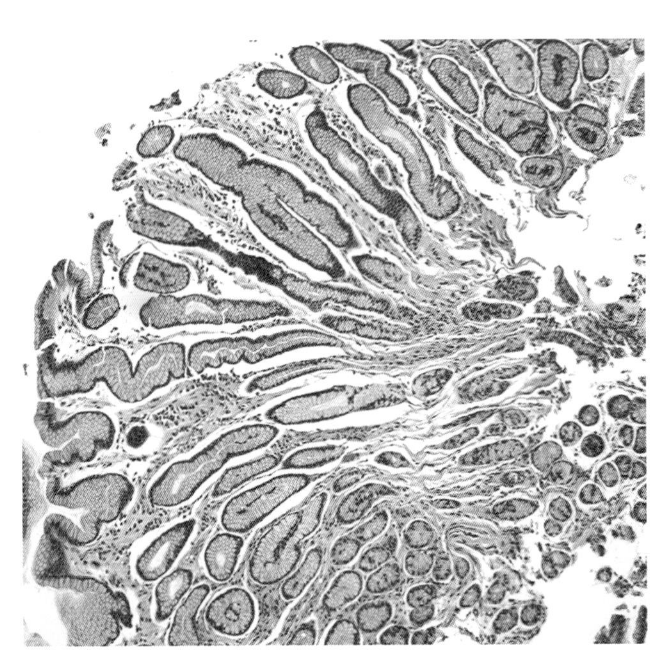

图 2.18.1 增生性息肉

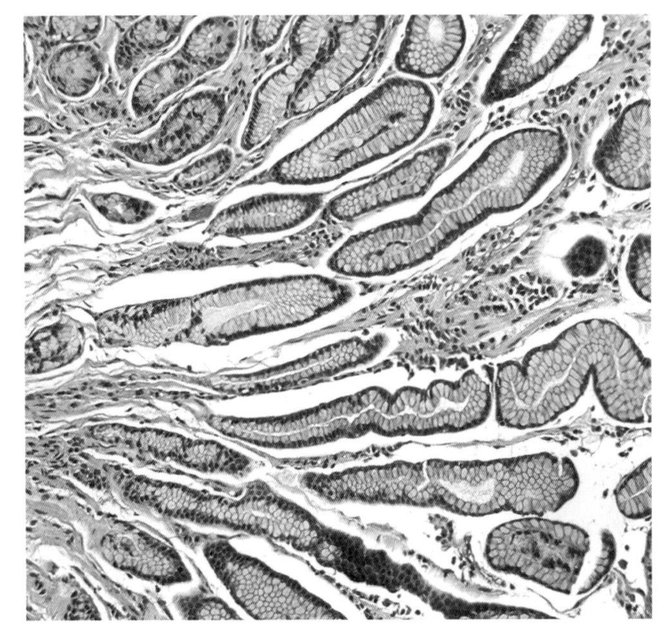

图 2.18.2 增生性息肉 增生的小凹上皮

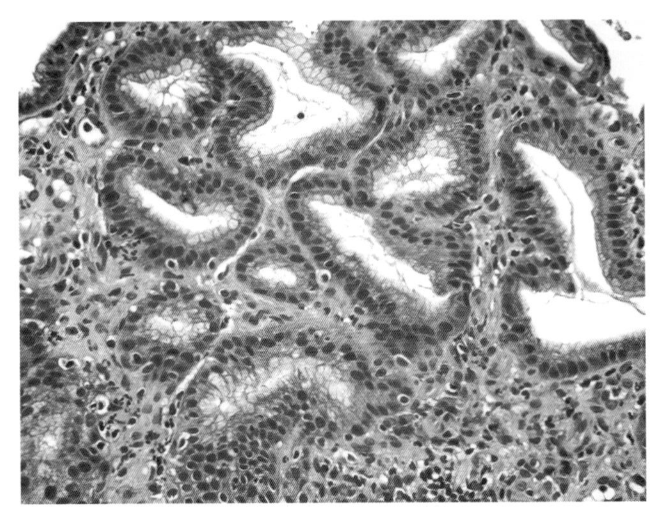

图 2.18.3 增生性息肉 反应性上皮改变和炎症背景

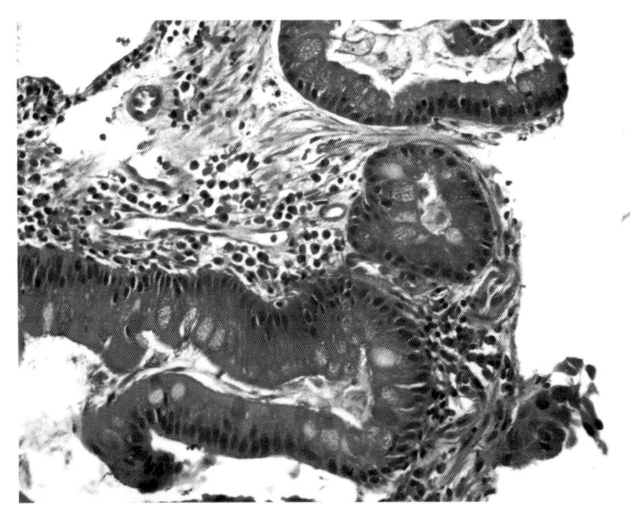

图 2.18.4 增生性息肉 肠上皮化生（PAS/AB 染色）

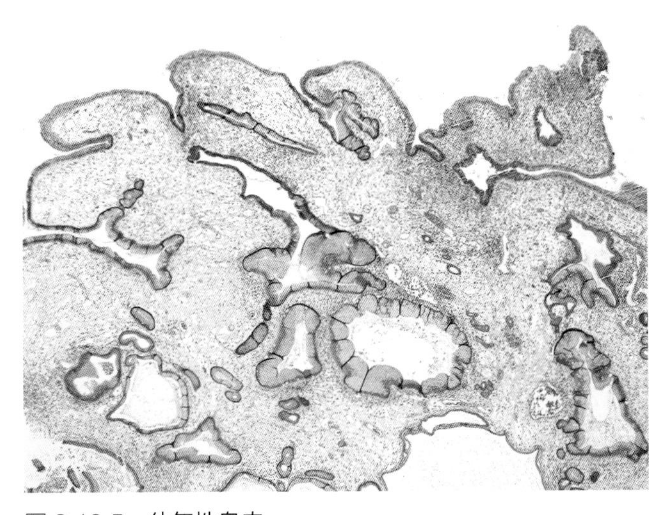

图 2.18.5 幼年性息肉

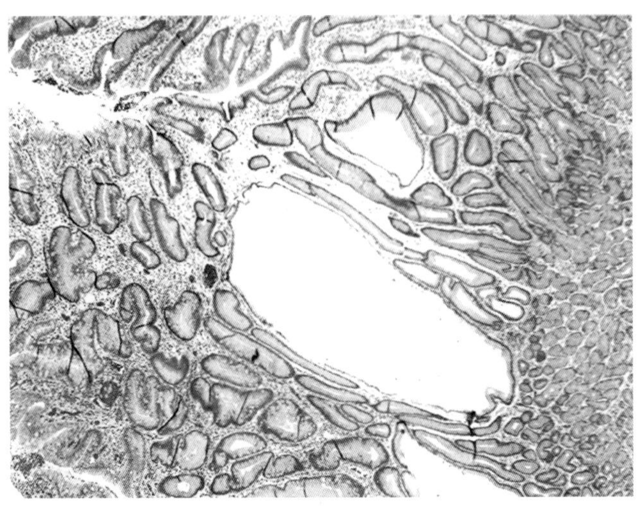

图 2.18.6 幼年性息肉 囊性扩张的腺体

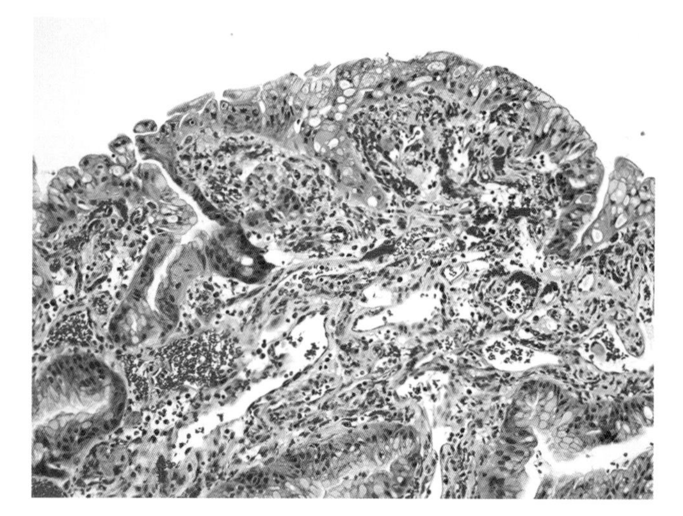

图 2.18.7 **幼年性息肉** 息肉表面上皮肉芽组织形成

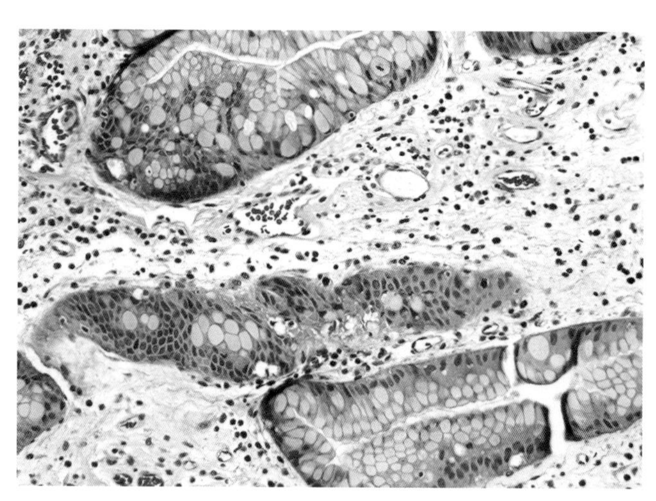

图 2.18.8 **幼年性息肉** 增生的小凹上皮

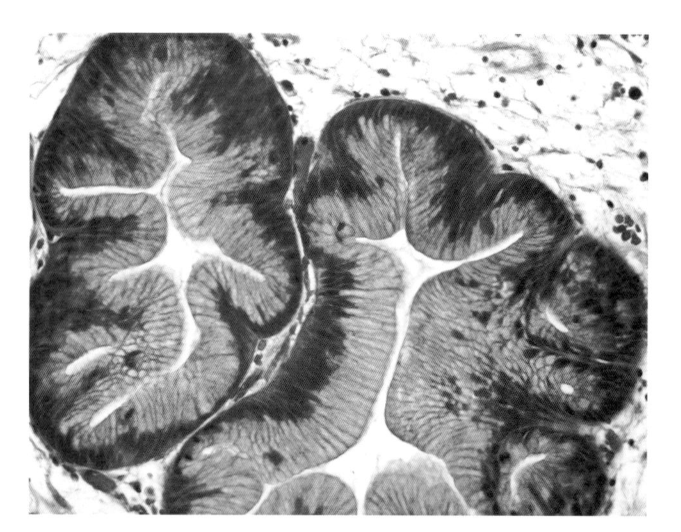

图 2.18.9 **幼年性息肉** 伴低级别异型增生

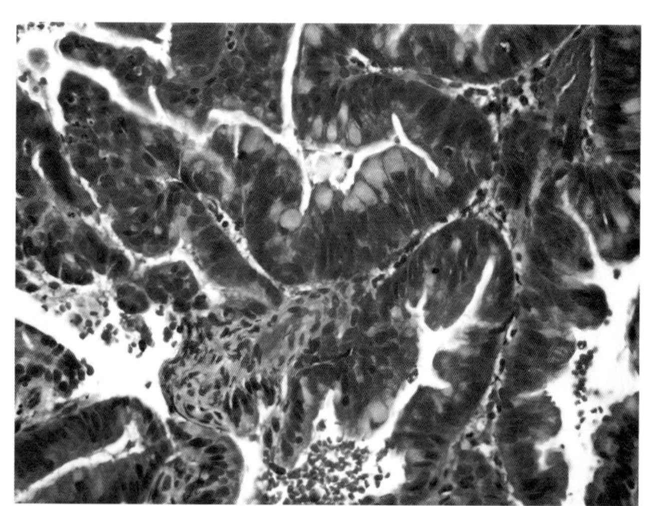

图 2.18.10 **幼年性息肉** 伴高级别异型增生

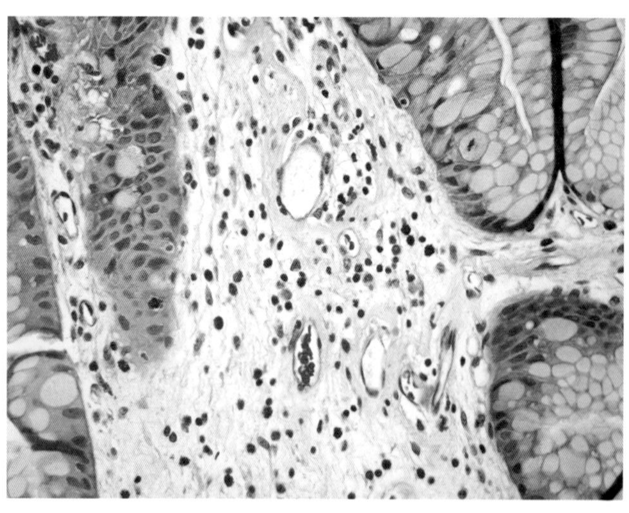

图 2.18.11 **幼年性息肉** 幼年性息肉间质内的混合性炎症

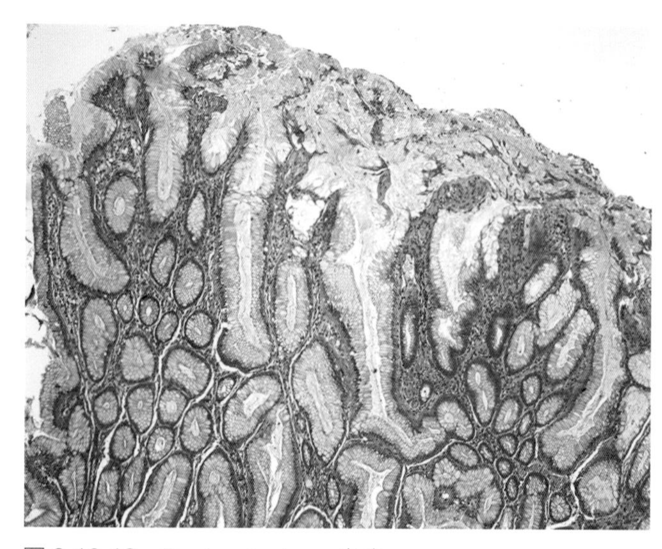

图 2.18.12 **Peutz-Jeghers 息肉**

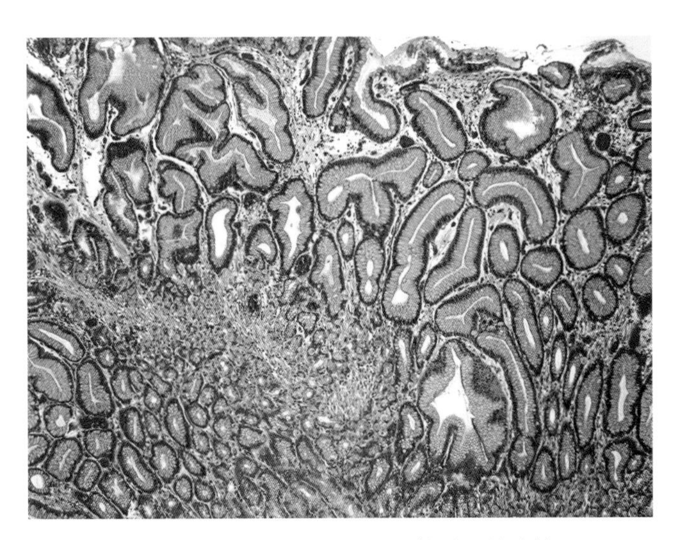

图 2.18.13 Peutz-Jeghers 息肉 伴增生的腺体

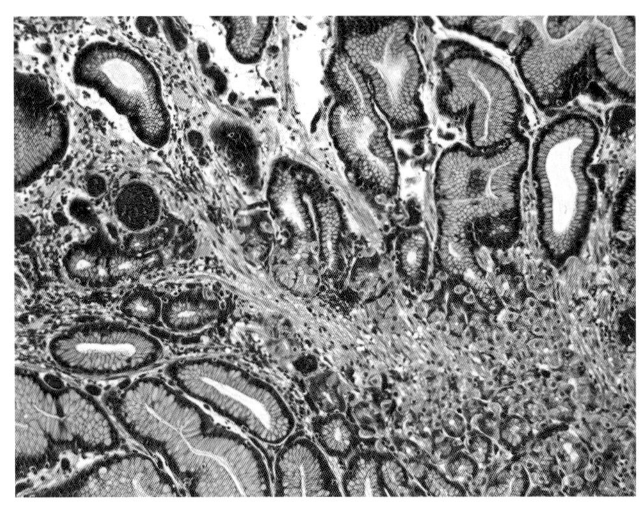

图 2.18.14 Peutz-Jeghers 息肉 增生的平滑肌插入腺体间

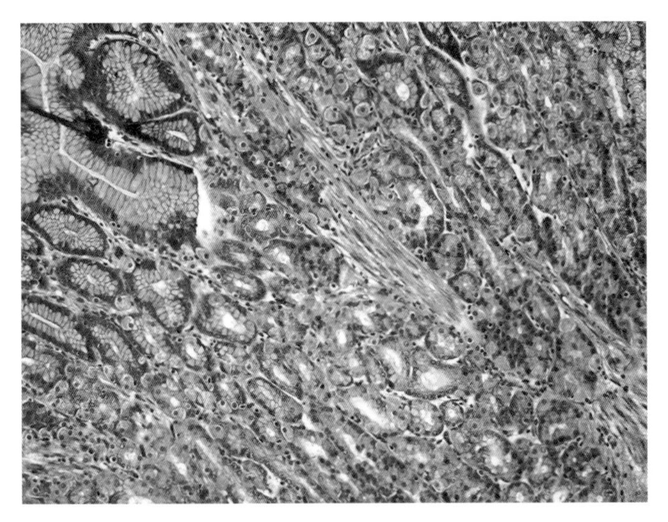

图 2.18.15 Peutz-Jeghers 息肉 增生的平滑肌在腺体间呈放射状排列

2.19 幽门腺腺瘤与肠型腺瘤

	幽门腺腺瘤	肠型腺瘤
年龄/性别	通常好发于老年人（平均年龄 70 多岁）；女性多见	通常好发于老年人（平均年龄 70 岁）；男性多见
部位	胃体；也可发生于胆囊、十二指肠及主胰管	最多位于胃窦
症状	非特异性腹痛、恶心、呕吐以及其他与基础疾病有关的症状	无特异性症状；可能有腹部隐痛、恶心和呕吐
体征	极少或没有；大多数肿瘤通过内镜发现	无特异性；大多数肿瘤通过内镜发现
病因学	未知；但约 1/3 可发生于自身免疫性化生性萎缩性胃炎病人；部分病例与幽门螺杆菌及化学性胃炎有关	未知
组织学	1. 密集排列的幽门腺，腺上皮立方或扁平状，细胞核呈圆形，无核仁，细胞质嗜酸、呈“毛玻璃样”*（图 2.19.1，2.19.2）* 2. 高级别异型增生和（或）浸润性癌常见，特征为腺体拥挤、呈筛状结构，细胞核呈假复层排列*（图 2.19.3，2.19.4）* 3. 背景胃黏膜常有自身免疫性胃炎的特点	1. 肿瘤由核大、深染的细胞及间杂的杯状细胞和（或）潘氏细胞组成*（图 2.19.5，2.19.6）* 2. 高级别异型增生和（或）浸润性癌常见，特征为腺体拥挤、呈筛状结构，细胞核呈假复层排列*（图 2.19.7，2.19.8）* 3. 背景胃黏膜常显示萎缩性胃炎伴肠上皮化生*（图 2.19.9）*
特殊检查	• 黏蛋白免疫组织化学染色可用于确诊；幽门腺腺瘤细胞表达 MUC6 和 MUC5AC	• PAS/AB 染色显示具有酸性黏蛋白的肠型杯状细胞（蓝色）；黏蛋白免疫组织化学染色可用于确诊；肠型腺瘤免疫组化显示 MUC2 和 CDX2 阳性表达，MUC6 和 MUC5AC 阴性表达。分子检测显示 *APC*、*Kras* 和 *p53* 基因的多种突变，以及微卫星不稳定性（MSI）
治疗	切除幽门腺腺瘤，并对背景黏膜进行监测活检；同时对病理标本内出现的其他疾病进行治疗	经内镜及外科手术完整切除肿瘤，并对整个胃进行代表性活检
预后	较好；进展为异型增生和（或）浸润性癌的风险相对较高（10%～15%）	较好；被认为是一种癌前病变，同时是发展为浸润性疾病的一般风险的标志；同胃小凹型胃腺瘤比较更加像是异型增生；最大径大于 2cm 是一个重要的预后指标

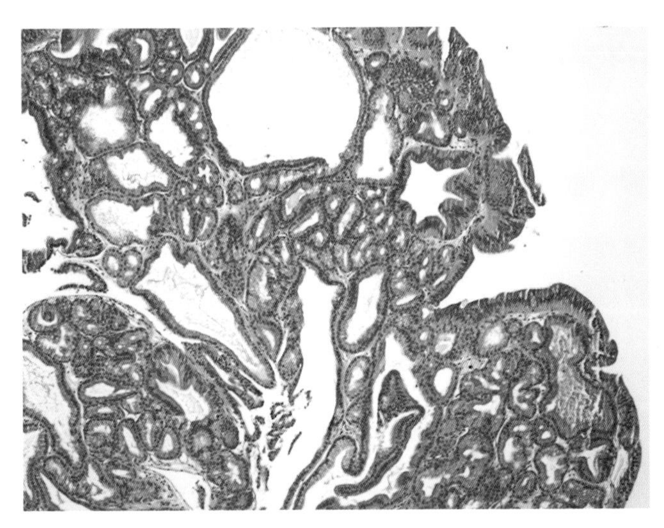

图 2.19.1 幽门腺腺瘤 肿瘤由密集排列的和囊性扩张的幽门腺组成

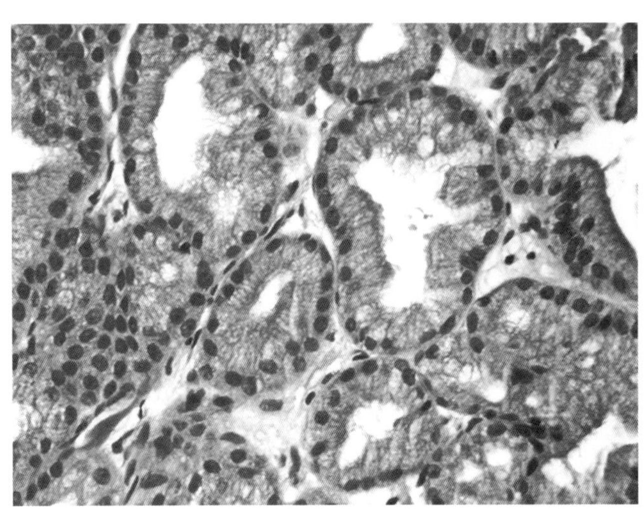

图 2.19.2 幽门腺腺瘤 密集排列的幽门腺体，细胞核小而圆，细胞质丰富、嗜酸性

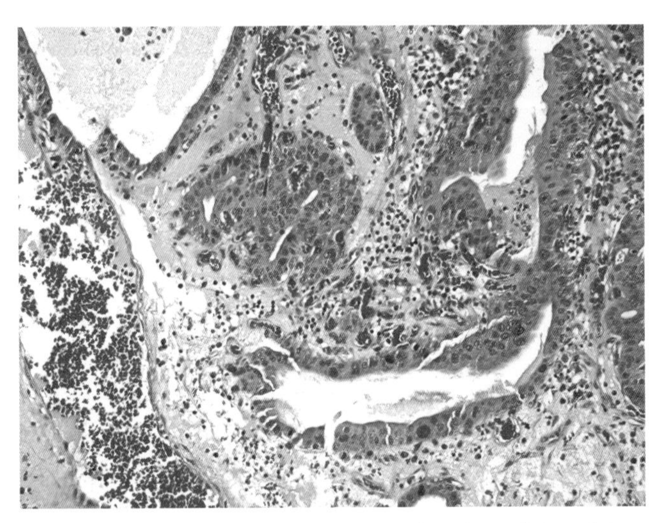

图 2.19.3 幽门腺腺瘤 幽门腺腺瘤中的高级别异型增生显示腺体结构复杂

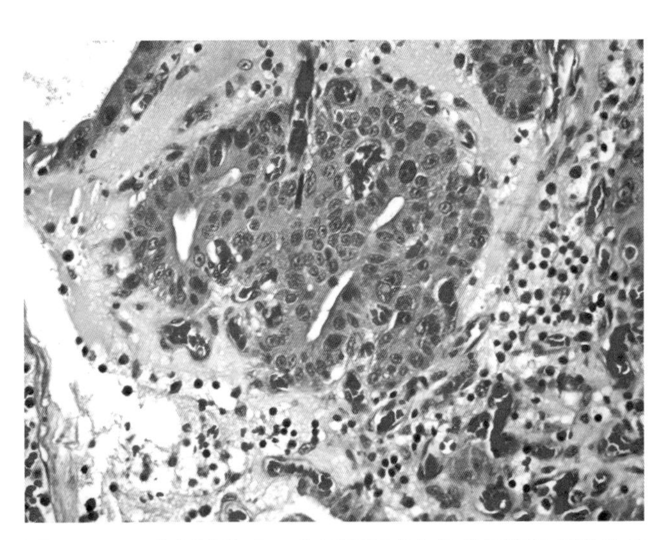

图 2.19.4 幽门腺腺瘤 幽门腺腺瘤中的高级别异型增生显示细胞多形性明显，细胞核极性消失

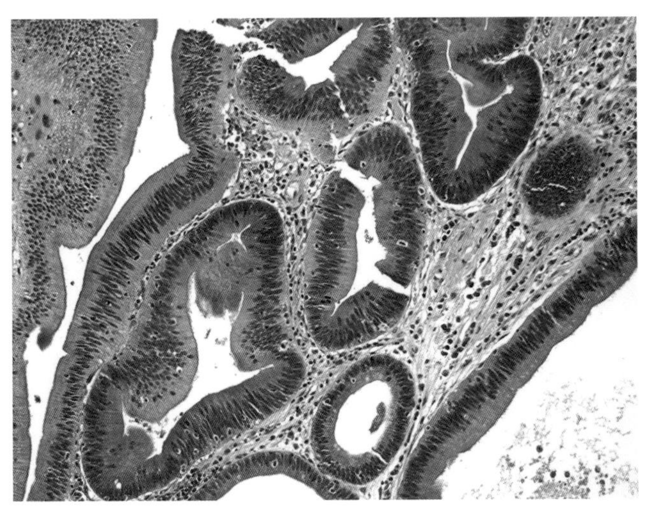

图 2.19.5 肠型腺瘤

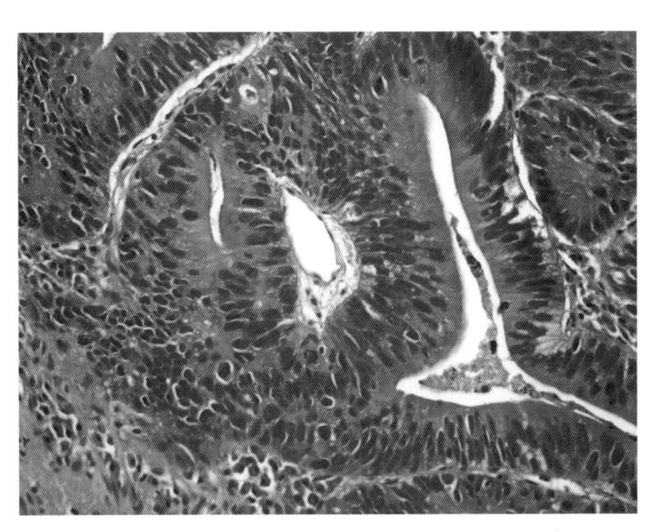

图 2.19.6 肠型腺瘤 肿瘤细胞核呈假复层排列

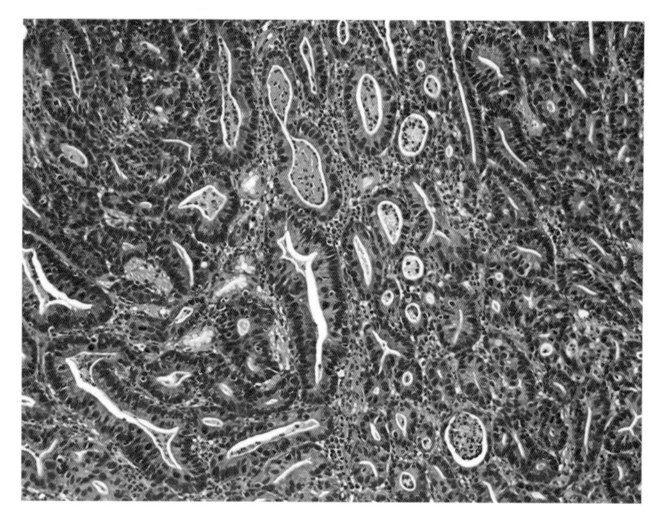

图 2.19.7　肠型腺瘤　肠型腺瘤中的高级别异型增生

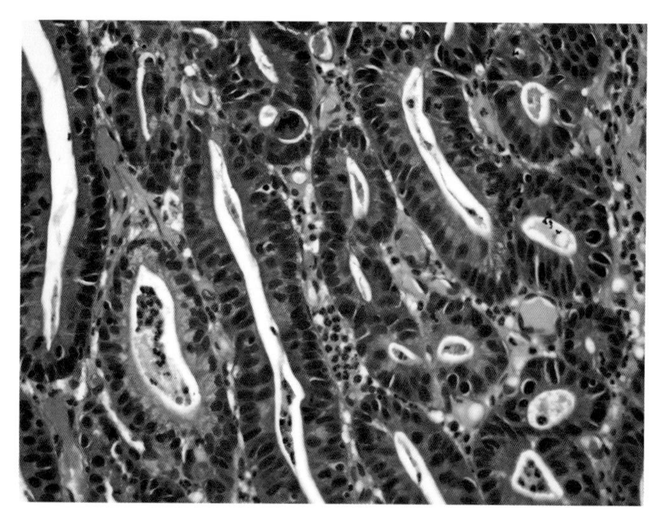

图 2.19.8　肠型腺瘤　高级别异型增生显示细胞多形性明显，并具有显著的核分裂象

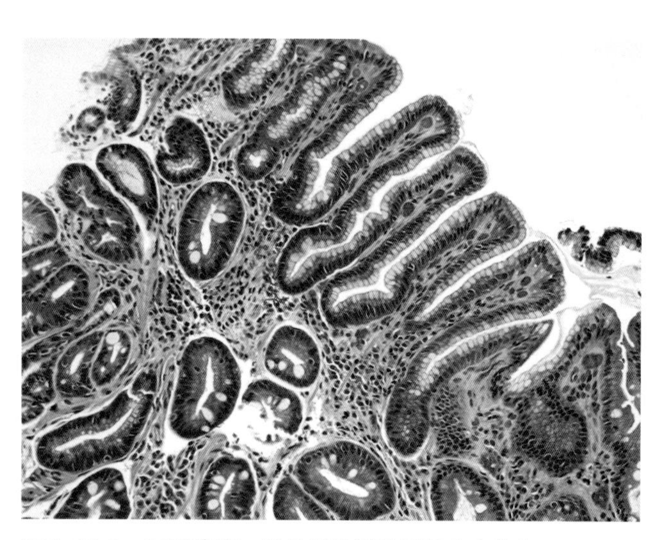

图 2.19.9　肠型腺瘤　背景胃黏膜显示肠上皮化生

2.20 幽门腺腺瘤与胃小凹型胃腺瘤

	幽门腺腺瘤	胃小凹型胃腺瘤
年龄/性别	通常好发于老年人（平均年龄70多岁）；女性多见	通常好发于老年人（平均年龄70岁）；男性多见
部位	胃体；也可发生于胆囊、十二指肠及主胰管	胃体
症状	非特异性腹痛、恶心、呕吐，其他与基础疾病有关的症状	多数病人无症状，非特异性的症状则包括腹痛、恶心、呕吐
体征	极少或没有；大多数肿瘤通过内镜发现	很少；大多数病变表现为无蒂息肉或扁平息肉
病因学	未知；约1/3病例发生于自身免疫性化生性萎缩性胃炎病人；部分病例与幽门螺杆菌及化学性胃炎有关	大部分病人同家族性腺瘤性息肉病相关
组织学	1. 密集排列的幽门腺细胞，细胞核呈圆形，无核仁，立方至扁平的上皮；细胞质嗜酸、呈“毛玻璃样”*（图2.20.1～2.20.3）* 2. 高级别异型增生和（或）浸润性癌常见，特征为腺体拥挤、呈筛状结构，细胞核呈假复层排列*（图2.20.4，2.20.5）* 3. 背景胃黏膜常有自身免疫性胃炎的特点	1. 肿瘤细胞核大、深染*（图2.20.6～2.20.8）*，胃小凹细胞型的细胞质 2. 异型增生，尤其是浸润性癌，罕见*（图2.20.9）* 3. 背景胃黏膜常无明显异常
特殊检查	• 黏蛋白免疫组织化学染色可用于确诊；幽门腺腺瘤细胞表达MUC6和MUC5AC	• PAS/AB染色显示含中性黏蛋白的胃小凹型细胞（呈粉红色）；免疫组织化学黏蛋白检测可用于确诊，胃小凹型胃腺瘤表达MUC5AC但不表达MUC6或MUC2
治疗	切除幽门腺腺瘤，并对背景黏膜进行监测活检；同时对标本内出现的其他疾病进行治疗	经内镜及外科手术完整切除肿瘤，并对整个胃进行代表性活检
预后	较好；进展为异型增生和（或）浸润性癌风险相对较高（10%～15%）	非常好；发生异型增生或浸润性癌的风险低

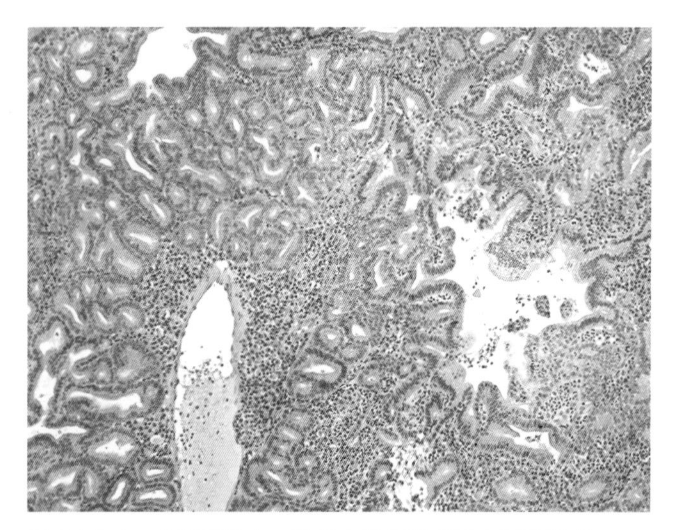

图 2.20.1 幽门腺腺瘤 肿瘤由密集排列的幽门腺组成

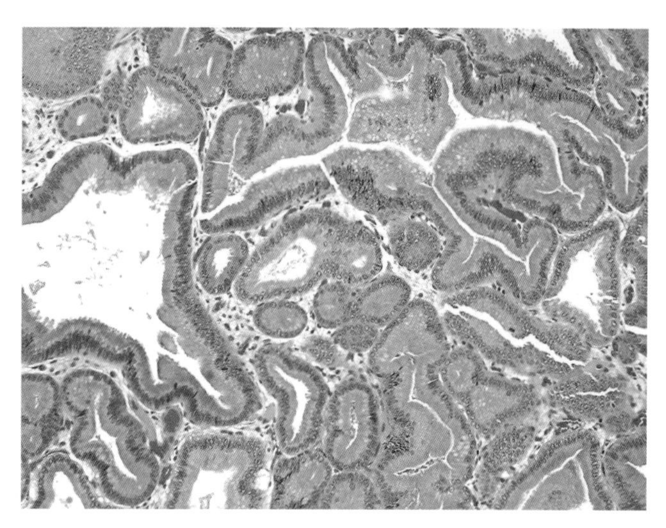

图 2.20.2 幽门腺腺瘤 密集排列的幽门腺体，瘤细胞核小而圆，细胞质丰富、嗜酸性

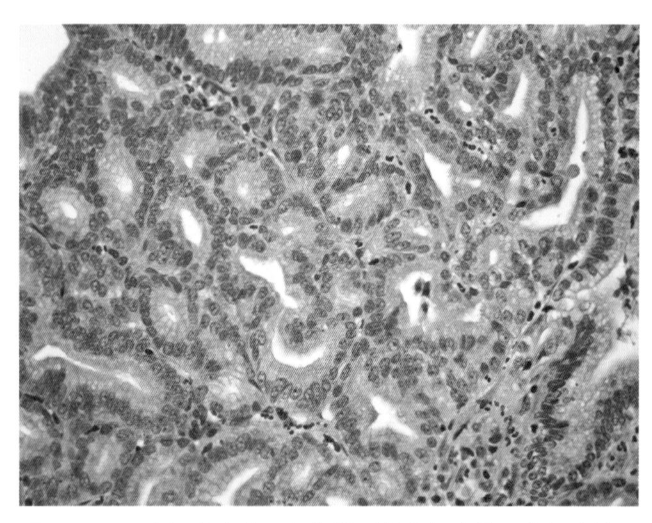

图 2.20.3 幽门腺腺瘤 密集排列的幽门腺体，瘤细胞核温和，细胞质丰富，呈“毛玻璃样”

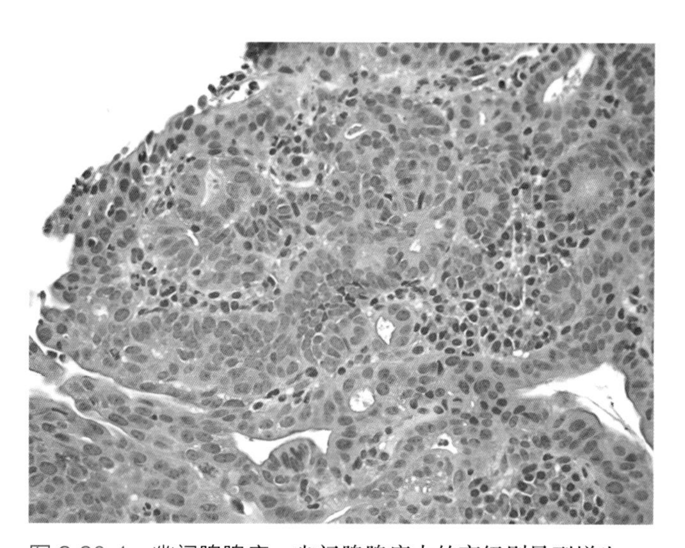

图 2.20.4 幽门腺腺瘤 幽门腺腺瘤中的高级别异型增生

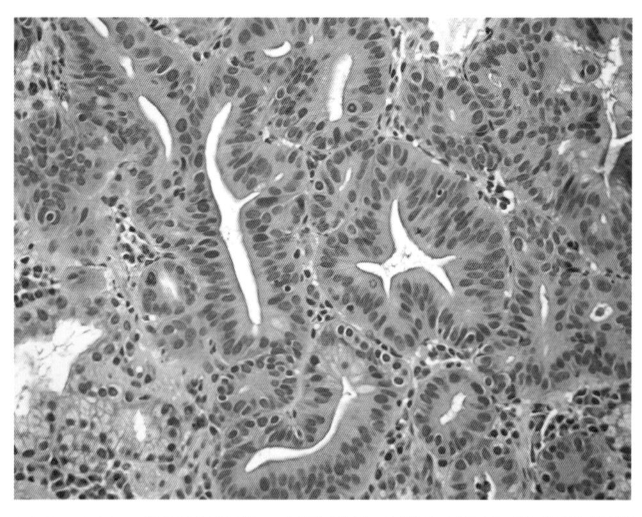

图 2.20.5 幽门腺腺瘤 高级别异型增生显示细胞多形性明显，细胞核极性消失

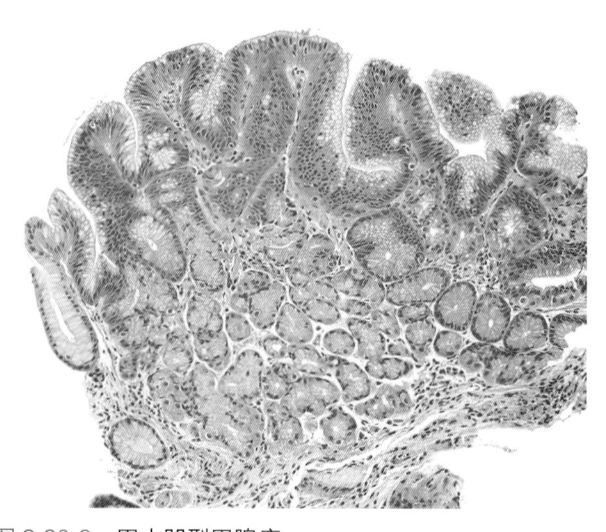

图 2.20.6 胃小凹型胃腺瘤

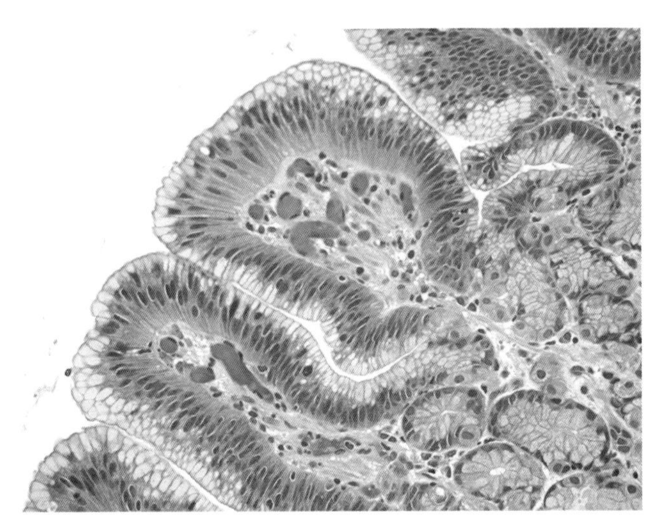

图 2.20.7 胃小凹型胃腺瘤 肿瘤细胞具有突出的顶端黏蛋白，细胞核具有极性

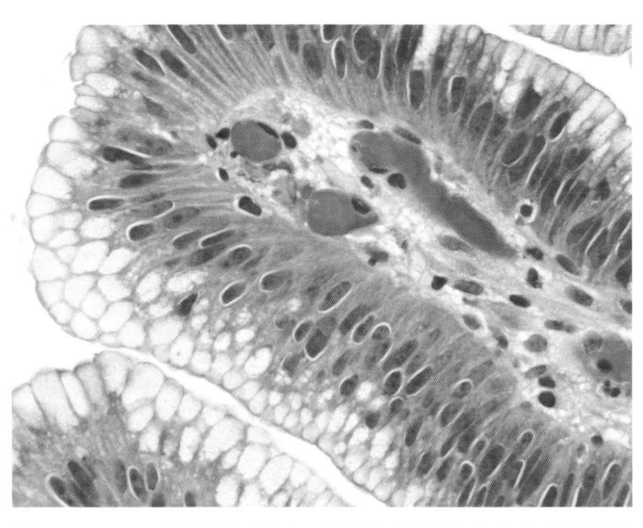

图 2.20.8 胃小凹型胃腺瘤 肿瘤细胞具有突出的顶端黏液蛋白空泡

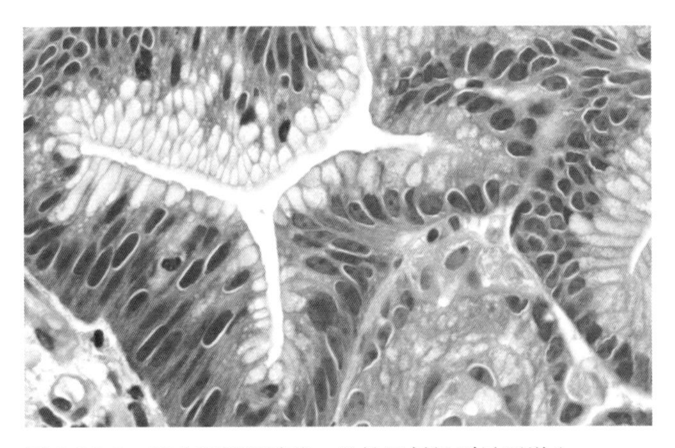

图 2.20.9 胃小凹型胃腺瘤 灶性区低级别异型增生

2.21 泌酸腺息肉 / 腺瘤与胃底腺息肉

	泌酸腺息肉 / 腺瘤	胃底腺息肉
年龄 / 性别	通常好发于成人；无性别差异	通常好发于成人（散发性，平均年龄 50 多岁；家族性，平均年龄 20 多岁）；女性好发（家族性病例无性别差异）
部位	贲门和胃体	胃体和胃底
症状	一般无症状；最常见的是非特异性腹痛	一般无症状；最常见的是非特异性腹痛
体征	很少出现。内镜检查通常显示单发息肉	很少出现。内镜检查显示多个簇状的小而无蒂的半球状息肉
病因学	不明；认为起源于主细胞	是胃息肉最常见的组织学类型；可以是散发性，也可以是家族性。大多数散发性病变存在 *β-catenin* 基因突变，家族性病变则同家族性腺瘤性息肉病（FAP）相关
组织学	1. 不规则的分支小管结构相互吻合呈条索状 *（图 2.21.1，2.21.2）* 2. 单一形态的上皮细胞构成小管样结构，上皮细胞核小、圆形、位于中央，具有丰富的嗜双色性细胞质 *（图 2.21.3，2.21.4）* 3. 可见散在混杂的壁细胞 *（图 2.21.5）* 4. 局灶区细胞核可出现异型并可出现复层排列 5. 经常看到与胃底腺息肉相邻	1. 胃泌酸黏膜随机、无序增殖伴扩张的胃底腺和（或）衬覆扁平泌酸上皮细胞的微囊结构 *（图 2.21.6，2.21.7）* 2. 背景胃黏膜正常 3. 可见异型增生 *（图 2.21.8，2.21.9）*
特殊检查	• 一般不做；细胞呈 pepsinogen-1 和 MUC6 阳性表达	• 一般不做；大多数散发性病例 *β-catenin* 免疫组织化学染色核阳性；而一些家族性病例可见 *APC* 基因突变
治疗	息肉切除术	大多数病变可自发消退；对于较大病变可行息肉切除术
预后	极好；存在极小的复发风险，但目前数据有限	极好；通常被认为是良性病变。家族性息肉病病人具有一定的出现异型增生的危险

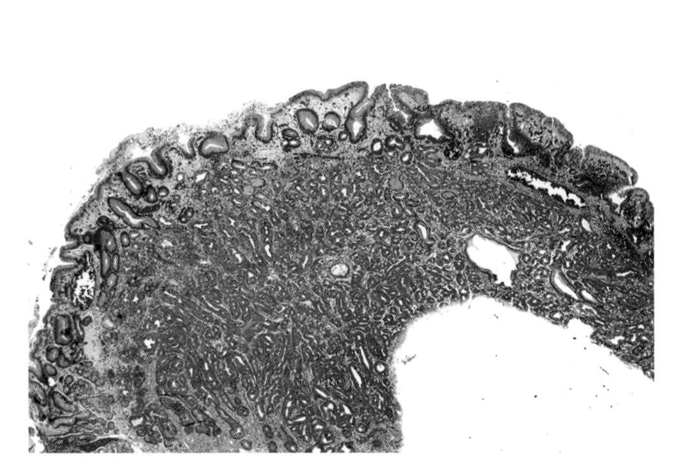

图 2.21.1　泌酸腺腺瘤

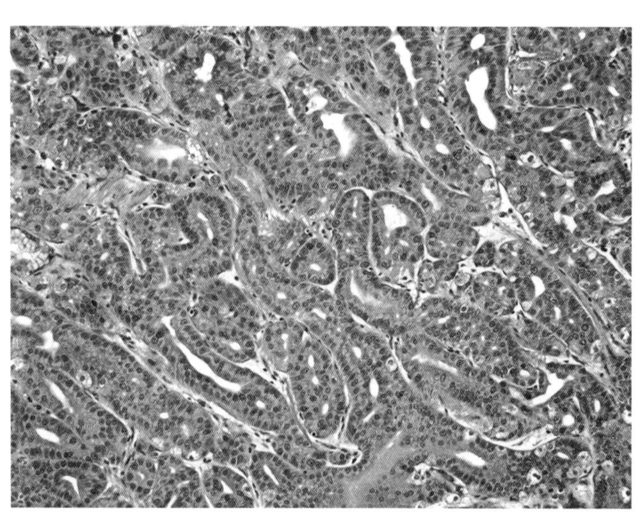

图 2.21.2　泌酸腺腺瘤　肿瘤细胞构成不规则分支的相互吻合的条索结构

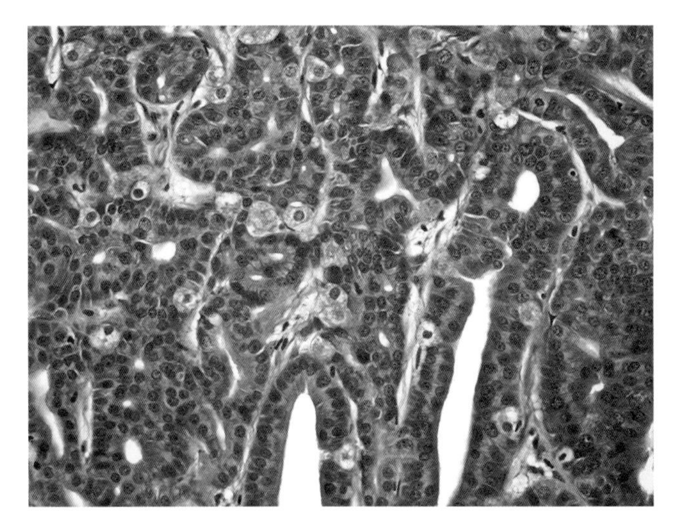

图 2.21.3　泌酸腺腺瘤　单一形态的细胞构成不规则小管，其中散在壁细胞混杂其中

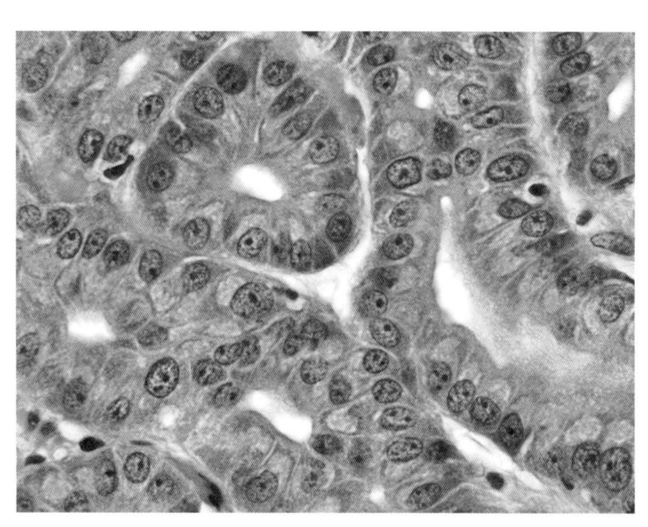

图 2.21.4　泌酸腺腺瘤　细胞小、圆形、单一形态、有核仁，位于中央，具有丰富的嗜双色性细胞质

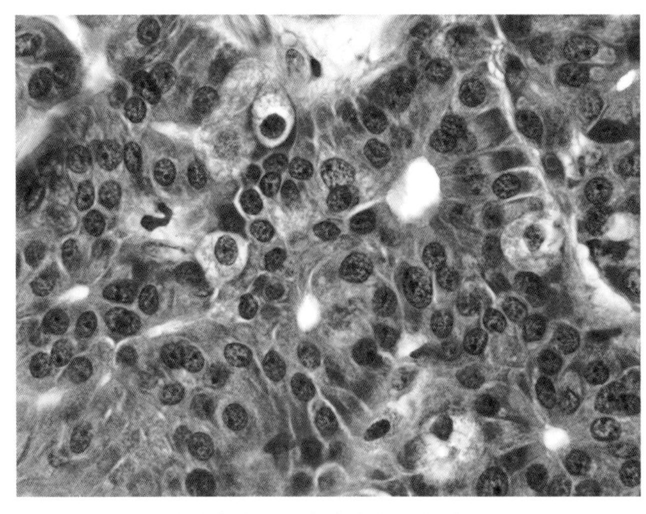

图 2.21.5　泌酸腺腺瘤　混杂存在的壁细胞

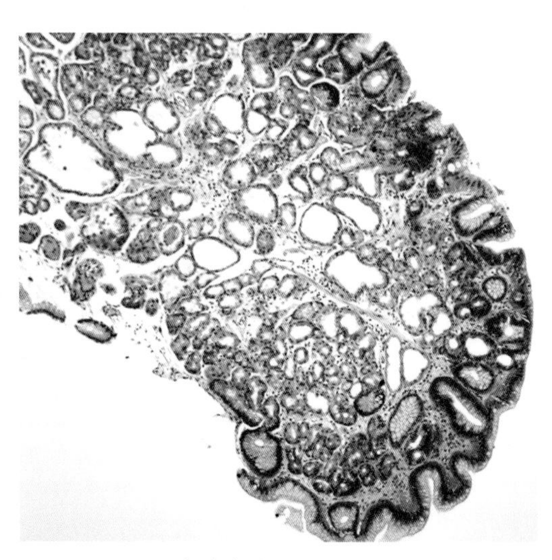

图 2.21.6　胃底腺息肉

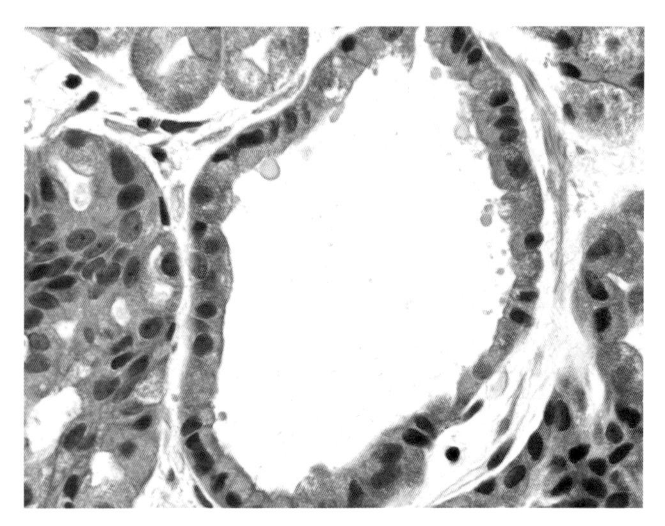

图 2.21.7　胃底腺息肉　衬覆扁平泌酸上皮细胞的扩张腺体

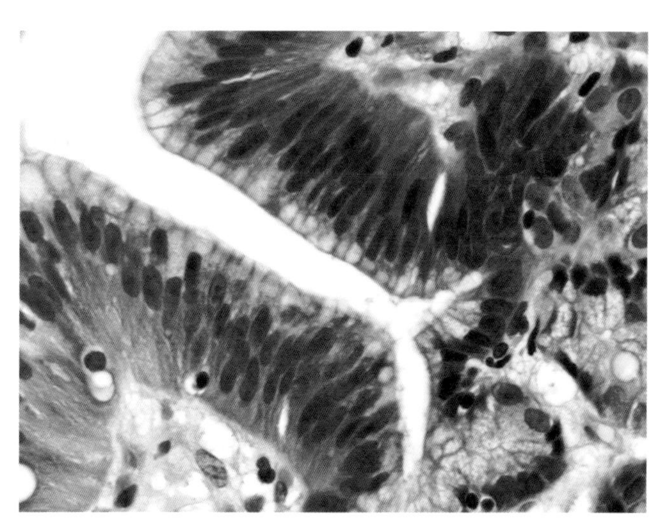

图 2.21.8　胃底腺息肉　胃底腺息肉伴低级别异型增生

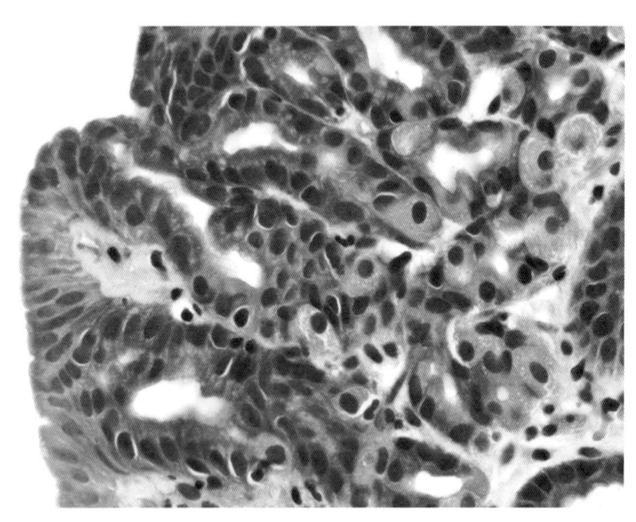

图 2.21.9　胃底腺息肉　胃底腺息肉伴高级别异型增生

2.22 淋巴上皮瘤样癌与淋巴瘤

	淋巴上皮瘤样癌	淋巴瘤
年龄/性别	通常好发于年轻人，男性多见	通常好发于年龄较大的成人（平均年龄 50 ~ 60 岁）；女性略多于男性
部位	通常在贲门或胃体，但可发生在任何部位	多数发生在胃体部和幽门前区
症状	与肿瘤生长的范围相关；早饱感、食欲减退、反流最为常见	无特异性症状；部分病人可出现虚弱或发热、盗汗等
体征	触诊胃偶尔可出现振水音、锁骨上和（或）腋窝淋巴结肿大、贫血、梗阻等表现	很少出现。通常通过活检确诊
病因学	胃癌的一种亚型，与 EB 病毒感染相关，同时也与人种（高加索人和西班牙人高发）和男性相关	大多数胃的淋巴瘤为结外边缘区 B 细胞淋巴瘤，与幽门螺杆菌感染及自身免疫性疾病相关
组织学	1. 组织学表现为低分化癌，细胞异型明显，核呈多边形，核分裂象常见*（图 2.22.1，2.22.2）* 2. 肿瘤具有花边样结构及推挤样边缘*（图 2.22.3）* 3. 由 B 细胞、T 细胞及数量不等的急性炎症细胞组成的显著的淋巴细胞反应*（图 2.22.4，2.22.5）*	1. 反应性淋巴滤泡周围，被肿瘤性边缘区 B 细胞所包绕，肿瘤细胞呈单核样细胞外观，细胞小而圆，可见核周空晕*（图 2.22.8）* 2. 肿瘤性 B 细胞弥漫浸润黏膜固有层，累及黏膜肌层*（图 2.22.9）* 3. 多数病例存在以肿瘤性淋巴细胞浸润良性腺上皮为特征的淋巴上皮病变*（图 2.22.10）*，少数病例不存在此病变
特殊检查	• 淋巴细胞标志物免疫组织化学证实浸润的淋巴细胞为混合性，其中有免疫表型为 CD20 阳性但 CD43 阴性的正常 B 细胞，以及 CD3 阳性的 T 细胞。肿瘤细胞表达角蛋白标志物*（图 2.22.6）*。约 75% ~ 80% 病例显示 EB 病毒原位杂交检查阳性*（图 2.22.7）*	• 免疫组织化学检查对诊断是至关重要的。肿瘤性 B 细胞显示 CD20 阳性及 CD43 的异常表达*（图 2.22.11，2.22.12）*。CD3 染色*（图 2.22.13）*可显示背景 T 细胞，这些 T 细胞通常也正常表达 CD43。细胞角蛋白染色肿瘤阴性*（图 2.22.14）*。细胞遗传学分析常显示 t（11；18）、t（14；18）、t（3；14）和 t（1；14）的基因易位重排，以及染色体 3、12、18 三体 • 须评估有无幽门螺杆菌存在
治疗	类似于其他组织学类型的低分化胃癌，包括手术切除及根据疾病分期进行或不进行的新辅助化疗和（或）放射治疗	由于大多数病例都与幽门螺杆菌感染相关，因此治疗主流是根治幽门螺杆菌的三联抗生素疗法
预后	一般较差，但比传统类型的同期胃癌的预后要好	一般较好；大多数病变为低级别及惰性肿瘤，5 年生存率高达 90% 约 8% 的病例可转化为弥漫性大 B 细胞淋巴瘤，预后较差

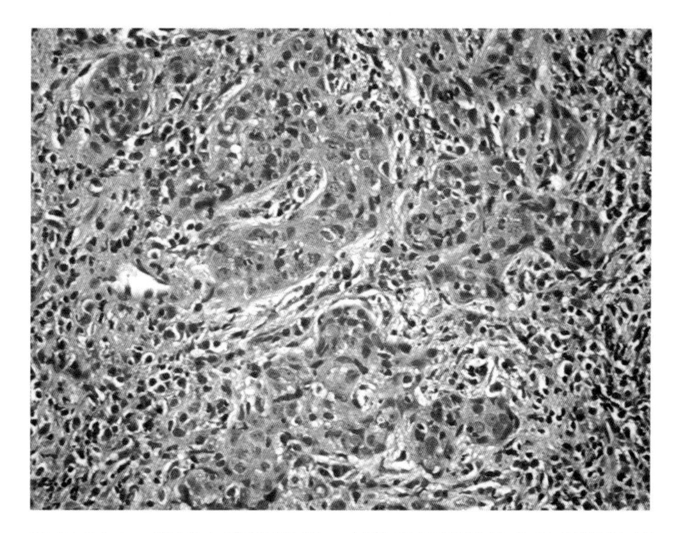

图 2.22.1　淋巴上皮瘤样癌　在淋巴细胞背景中的浸润性低分化恶性肿瘤细胞

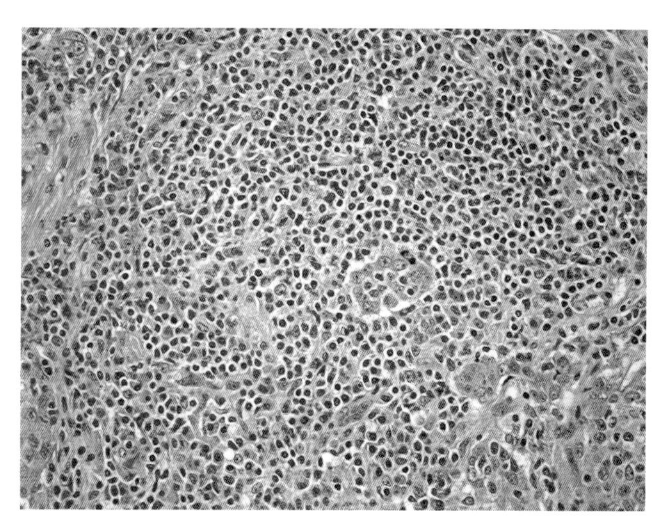

图 2.22.2　淋巴上皮瘤样癌　显著的淋巴细胞、浆细胞背景中可见明显的核分裂象

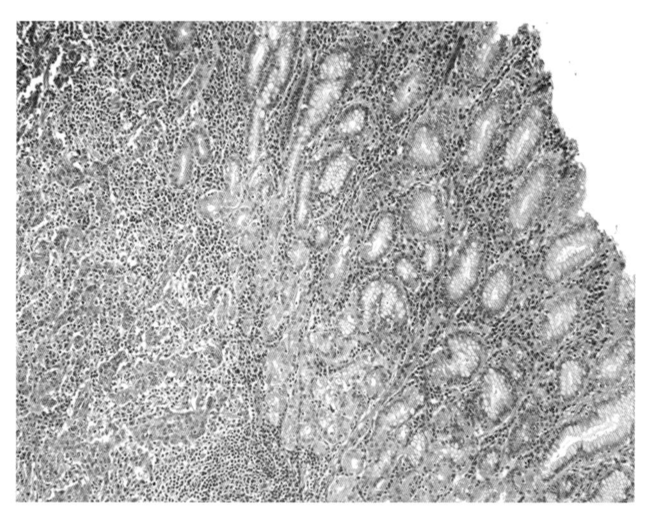

图 2.22.3　淋巴上皮瘤样癌　弥漫浸润的肿瘤细胞呈花边样结构

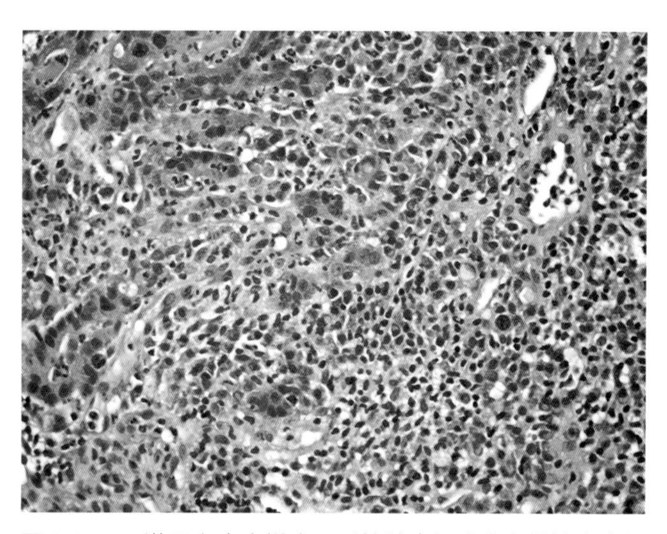

图 2.22.4　淋巴上皮瘤样癌　恶性肿瘤细胞在急慢性炎症细胞混杂的背景中存在

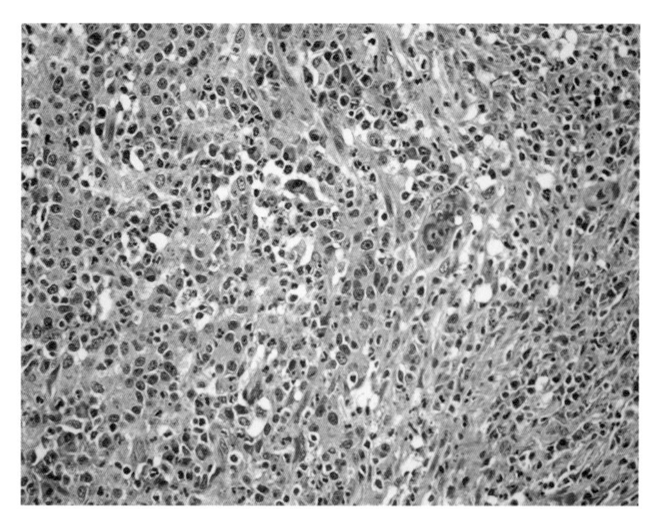

图 2.22.5　淋巴上皮瘤样癌　在急慢性炎症细胞混杂的背景中可见癌细胞

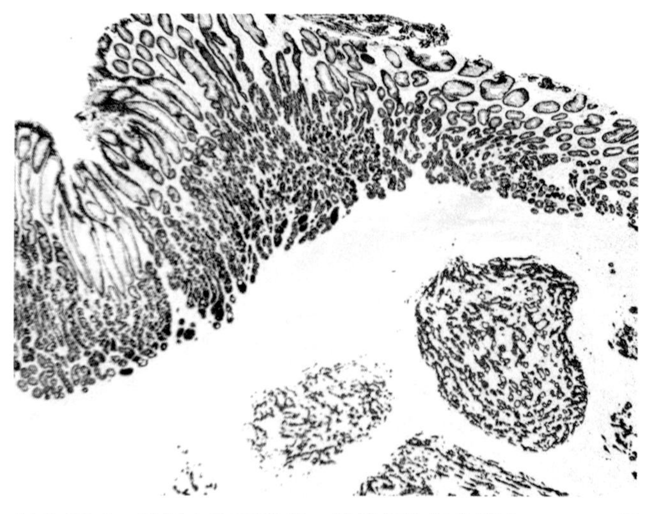

图 2.22.6　淋巴上皮瘤样癌　肿瘤细胞呈角蛋白 CAM5.2 阳性表达

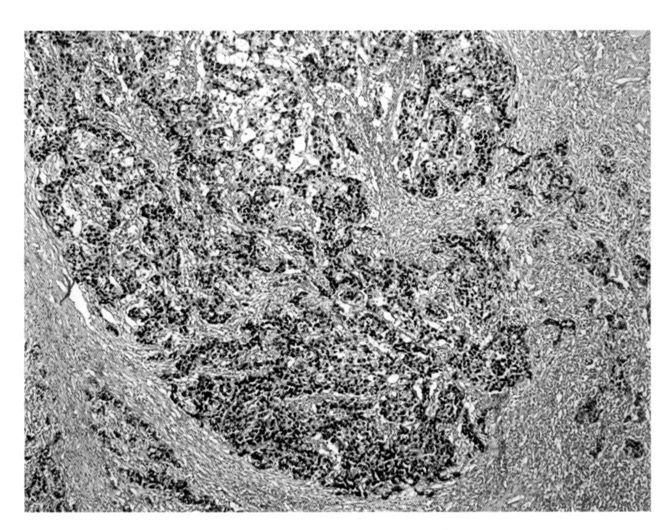

图 2.22.7 淋巴上皮瘤样癌 原位杂交显示 EB 病毒阳性

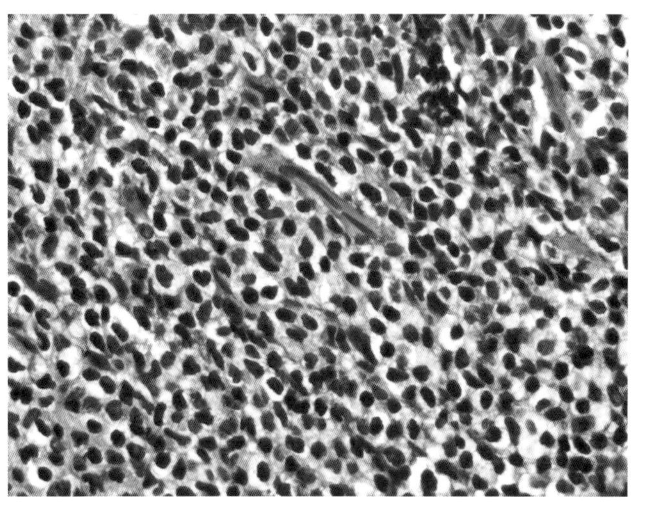

图 2.22.8 黏膜相关淋巴组织（MALT）淋巴瘤 单核样淋巴细胞浸润黏膜固有层

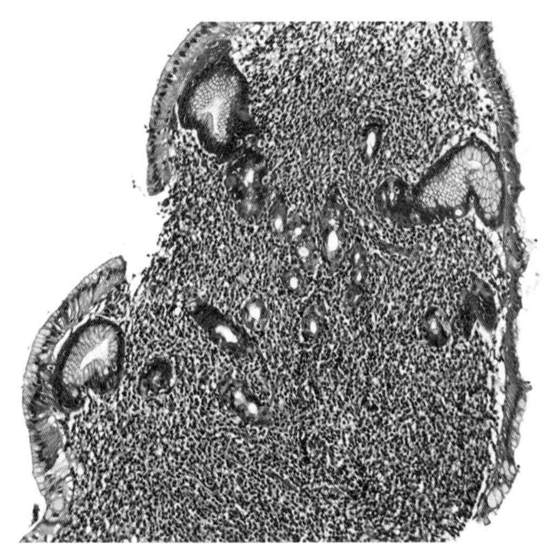

图 2.22.9 黏膜相关淋巴组织（MALT）淋巴瘤 MALT 淋巴瘤浸润黏膜固有层

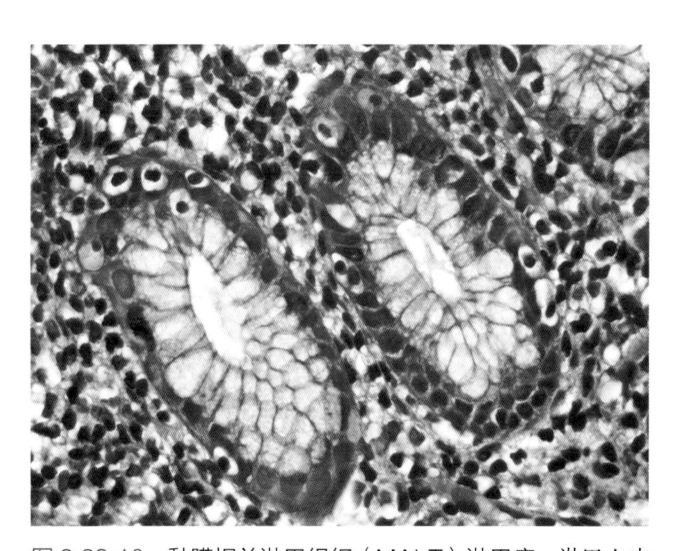

图 2.22.10 黏膜相关淋巴组织（MALT）淋巴瘤 淋巴上皮病变

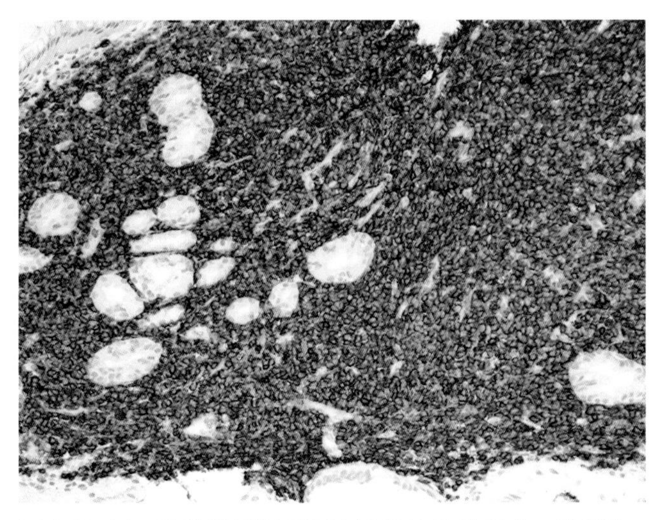

图 2.22.11 黏膜相关淋巴组织（MALT）淋巴瘤 肿瘤性 B 细胞呈 CD20 阳性表达

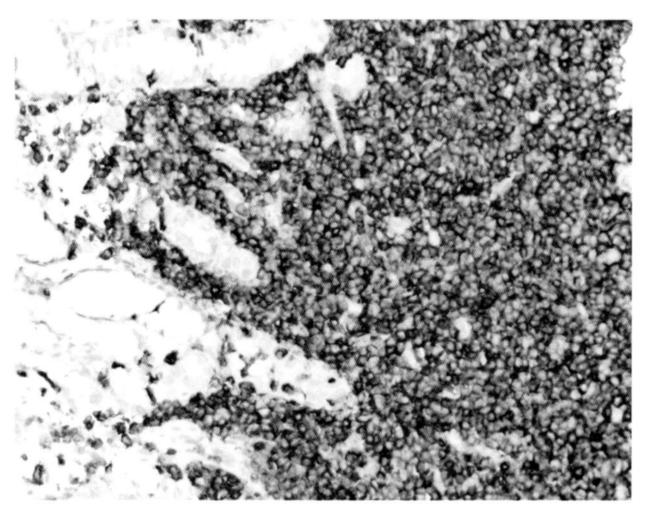

图 2.22.12 黏膜相关淋巴组织（MALT）淋巴瘤 肿瘤性 B 细胞显示 CD43 的异常表达

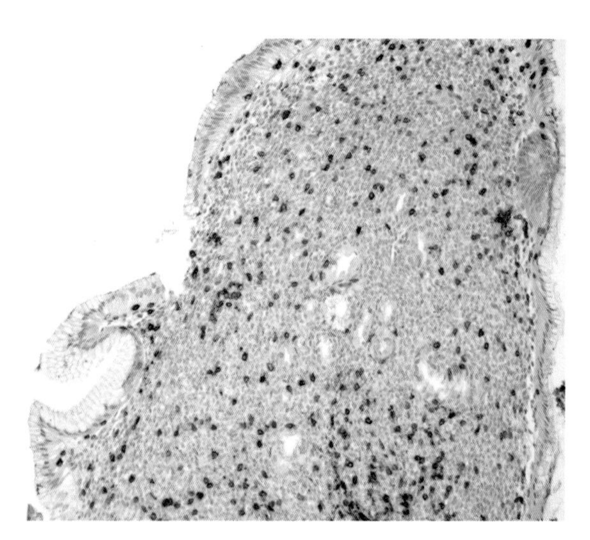

图 2.22.13　黏膜相关淋巴组织（MALT）淋巴瘤　背景 T 细胞呈 CD3 阳性表达

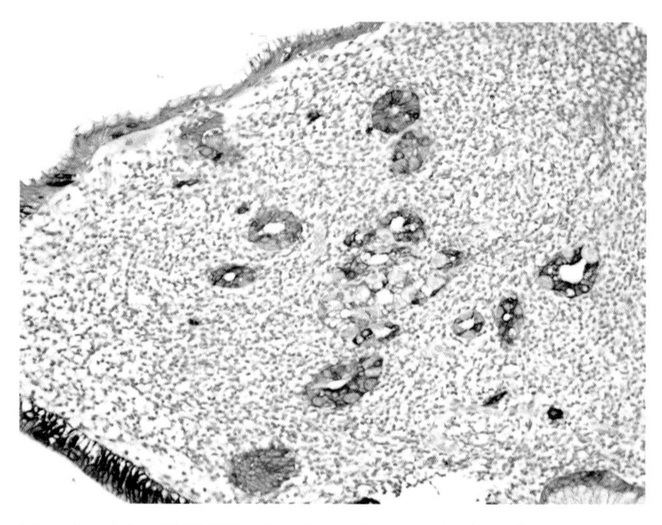

图 2.22.14　黏膜相关淋巴组织（MALT）淋巴瘤　AE1/AE3 染色显示背景中的良性腺上皮

2.23 转移性乳腺小叶癌与胃印戒细胞癌

	转移性乳腺小叶癌	胃印戒细胞癌
年龄/性别	通常见于成人，女性	平均年龄 55 岁；男性多于女性
部位	任何部位	胃窦部（60%）；其他部位依次为胃体（20%）、贲门或胃底（10%）、弥漫性或全胃（1%）
症状	症状与肿瘤生长范围相关；常有早饱感、食欲减退和反流	症状与肿瘤生长范围相关；常有早饱感、食欲减退和反流
体征	贫血、梗阻，可能有可扪及的肿块	触诊胃偶尔可出现振水音，可出现锁骨上和（或）腋窝淋巴结肿大，以及贫血和梗阻等表现
病因学	由原发性乳腺小叶癌转移引起，常发生于原发病灶确诊 10～20 年后	环境风险因素包括饮食（如亚硝酸盐）和吸烟。自体免疫性化生性萎缩性胃炎相关风险增加。约 48% 的遗传性病例显示 *CDH1* 基因胚系失活突变
组织学	1. 黏附性低的肿瘤细胞呈弥漫性浸润，细胞核小而圆，细胞质内可见小黏液蛋白空泡*（图 2.23.1）* 2. 单个浸润的癌细胞呈线样排列（列兵样排列）或聚集呈小的细胞团*（图 2.23.2，2.23.3）* 3. 背景胃黏膜无明显异常*（图 2.23.4）*	1. 肿瘤细胞具有增大、异型明显和偏位的核，细胞质内大量黏液空泡导致细胞核移位 2. 单个细胞或低黏附性细胞团 3. 黏液细胞位于腺腔外，浸润黏膜固有层；但遗传性弥漫性胃癌常表现为"原位"印戒细胞癌，即印戒细胞位于胃小凹腺体内——胃小凹细胞下方、基底膜内侧 4. 核分裂象增多
特殊检查	• 临床病史对疾病确诊很重要。 • 免疫组织化学检查显示转移性乳腺小叶癌细胞呈角蛋白染色阳性*（图 2.23.5）*；多为 CK7 阳性和 CK20 阴性。黏蛋白染色也阳性。大多数乳腺小叶癌可表达 ER 和 PR*（图 2.23.6）*以及 GCDPF-15 和 mammaglobin*（图 2.23.7）*。所有乳腺小叶癌细胞均不表达 E-cadherin	• 免疫组织化学检查显示胃印戒细胞癌细胞呈角蛋白（如 CAM5.2）阳性表达。这些细胞也可表达 CK7 和 CK20（大多数是 CK7 阳性，CK20 阴性）；PAS 染色及黏蛋白染色也阳性。肿瘤细胞示 ER、PR 及 mammaglobin 阴性。遗传性弥漫性胃癌显示 E-cadherin 失表达
治疗	化疗对转移性癌是标准治疗	早期病变行手术切除，晚期病变行辅助放化疗
预后	多样；取决于转移的范围和癌细胞的激素特征	与分期和肿瘤部位有关，但总的来说预后不良；近端胃晚期病例预后最差

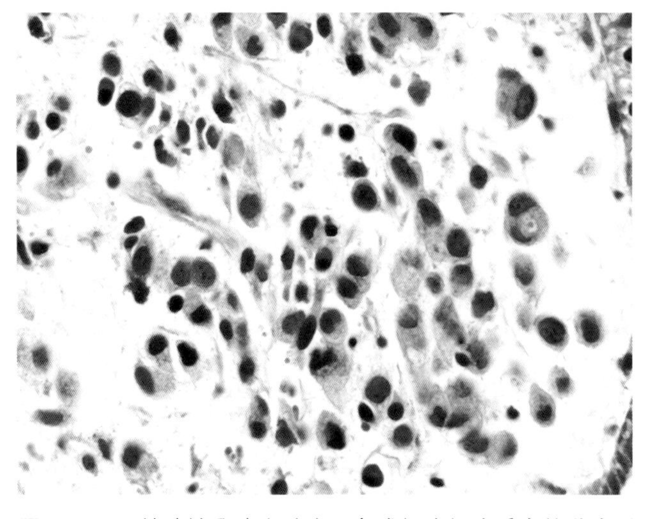

图 2.23.1　转移性乳腺小叶癌　印戒细胞细胞质内的黏液蛋白空泡

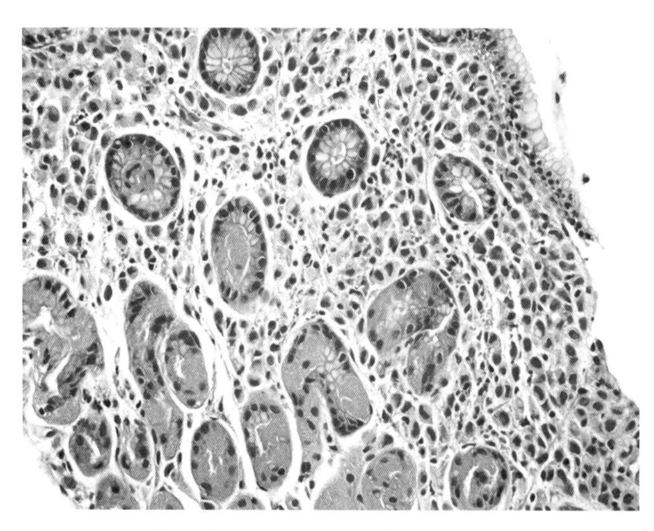

图 2.23.2　转移性乳腺小叶癌　肿瘤细胞在黏膜固有层中呈弥漫性浸润

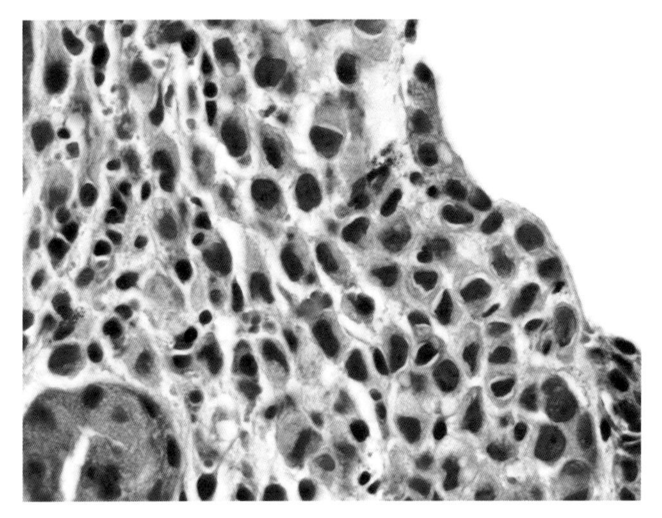

图 2.23.3　转移性乳腺小叶癌　肿瘤细胞呈小簇状和单个细胞的线状排列

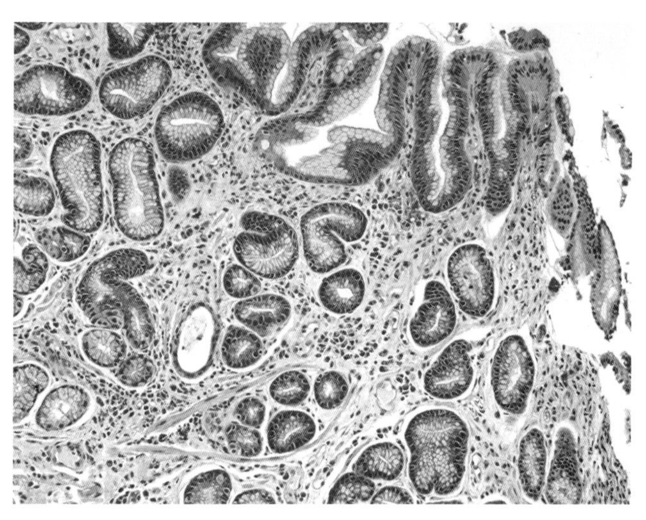

图 2.23.4　转移性乳腺小叶癌　背景胃黏膜并无明显异常

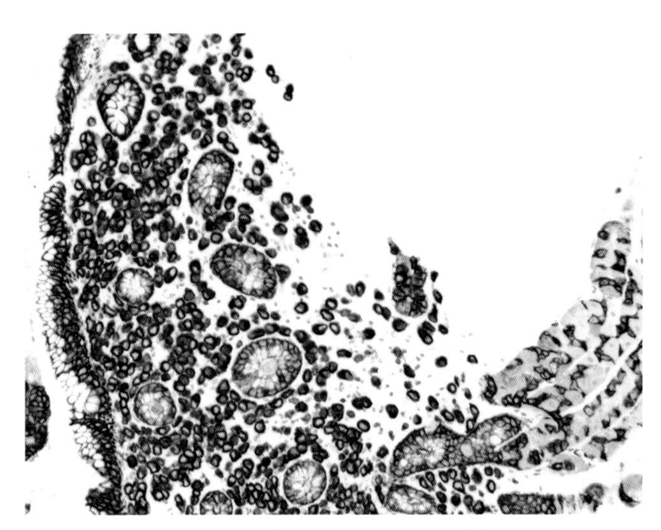

图 2.23.5　转移性乳腺小叶癌　AE1/AE3 染色显示浸润性肿瘤细胞呈强阳性

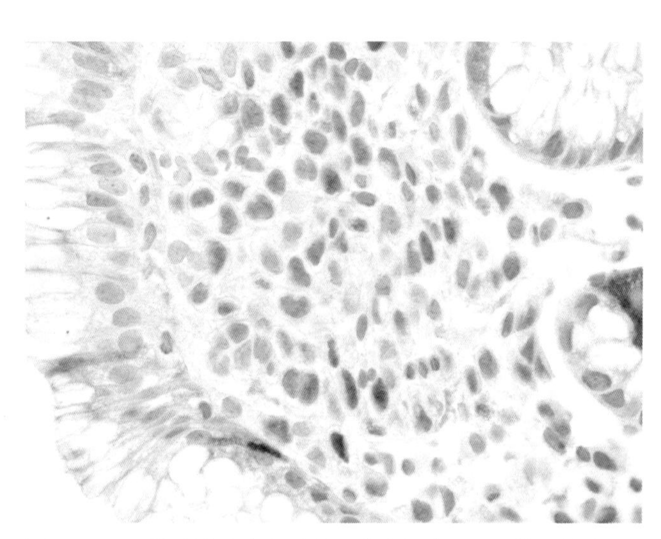

图 2.23.6　转移性乳腺小叶癌　肿瘤细胞呈 ER 核阳性表达

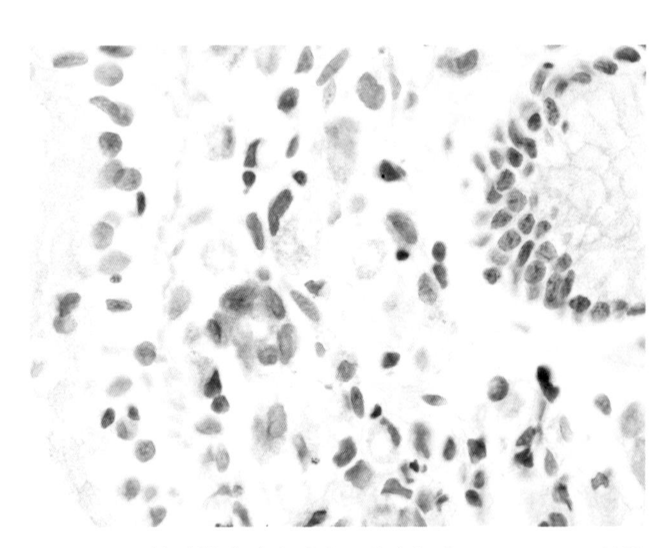

图 2.23.7　转移性乳腺小叶癌　肿瘤细胞呈 GCDFP-15 局灶性细胞质阳性表达

2.24 高分化神经内分泌肿瘤（类癌）与腺癌

	高分化神经内分泌肿瘤（类癌）	腺癌
年龄/性别	成人（50～60 岁）。Ⅰ型：女性多于男性（女：男 = 2.5：1）；Ⅱ型：无性别差异；Ⅲ型：男性多于女性（男：女 = 2.8：1）	通常为老年人（平均 70 多岁），男性多于女性
部位	大多数发生于胃体和胃底（Ⅰ型和Ⅱ型），有一个亚型发生于幽门前区（Ⅲ型）	大多数发生于胃窦和幽门
症状	非特异性的上腹隐痛、恶心、呕吐、呕血、体重减轻、黑便；10% 的病例表现为类癌综合征，如皮肤潮红、喘息和腹泻（主要发生于Ⅲ型）	上腹痛、呕吐、恶心、体重减轻、易饱
体征	很少，多数通过内镜发现	腹部压痛，可扪及上腹部肿块；内镜检查显示肿块或胃壁僵硬（注气抵抗）
病因学	多样；三种亚型有不同病因。Ⅰ型肿瘤与慢性萎缩性自身免疫性胃炎有关，Ⅱ型肿瘤与佐林格 – 埃利森综合征和多发性内分泌肿瘤综合征有关，Ⅲ型肿瘤为散发性	疾病以散发性和遗传性的形式发生。散发性疾病与各种环境危险因素有关，包括高亚硝酸盐饮食、较低的社会经济地位和烟草的使用。此外，胃腺癌存在明显的地域差异，亚洲和东欧胃癌的发病率较高，西欧和美国北部发病率较低。慢性胃炎、幽门螺杆菌性胃炎和胃部分切除后的病人也具有高风险。散发性病例与 *APC*、*Kras* 和 *p53* 的基因突变有关。家族性遗传性胃癌可存在 *CDH1* 基因胚系突变，其他可能与 Li-Fraumeni 综合征、家族性腺瘤性息肉病、遗传性非息肉性结肠癌和 *BRCA 2* 突变相关
组织学	1. 肿瘤细胞小而一致，核呈圆形，核仁居中、明显，染色质呈斑点状（胡椒盐样），细胞质嗜酸性 *（图 2.24.1）* 2. 肿瘤细胞排列呈小梁状、实性、腺泡状或巢状 *（图 2.24.2）* 3. 肿瘤细胞间有纤细的血管网 *（图 2.24.3）* 4. 通常位于黏膜层和黏膜下层，但有时会侵犯胃壁并引起促纤维结缔组织增生性反应 *（图 2.24.4）* 5. 核分裂多少不一，坏死罕见	两种组织学类型： 1. 肠型：柱状至立方上皮细胞形成分化良好的腺体，核拉长、深染，核仁明显，细胞核极性消失；腺体排列呈成角的小管状、复杂的筛状结构或“背靠背”结构；常在腺瘤基础上发生 *（图 2.24.7～2.24.9）* 2. 弥漫型：具有印戒样特征的低黏附性单个细胞增殖 *（图 2.24.10，2.24.11）* 3. 明显的促间质反应，常有胃壁增厚 *（图 2.24.12）*
特殊检查	• 肿瘤细胞阳性表达神经内分泌标记，如突触素 *（图 2.24.5）*、嗜铬粒蛋白 A（CgA，*图 2.24.6*）和神经元烯醇化酶（NSE）。肿瘤细胞也表达角蛋白标记。细胞增殖指数 Ki-67 用于对神经内分泌肿瘤的分级。 1 级：Ki-67 指数≤ 2%； 2 级：2% ＜ Ki-67 指数≤ 20%； 3 级：Ki-67 指数＞ 20%	• 肿瘤细胞呈角蛋白标记阳性 *（图 2.24.13）*，通常表达 CK7 阳性，CK20 阴性，也可表达 CEA、EMA。神经内分泌标志物普遍为阴性
治疗	手术切除和（或）使用生长抑素类似物治疗	早期病人行外科手术治疗；对于晚期病人，如果可能，行新辅助治疗和外科手术治疗
预后	通常较好；与胃类癌的类型有关。Ⅰ型一般认为是良性的，5 年生存率 90%。Ⅲ型是侵袭性最强的，5 年生存率 50%，多数病人可有远处转移。Ⅱ型预后介于两者之间	预后差，预后与分级和分期高度相关，多数病人确诊时处于晚期。其他预后不良因素包括年龄、肿瘤位于近端胃和淋巴管血管侵犯。5 年生存率为 10%～15%

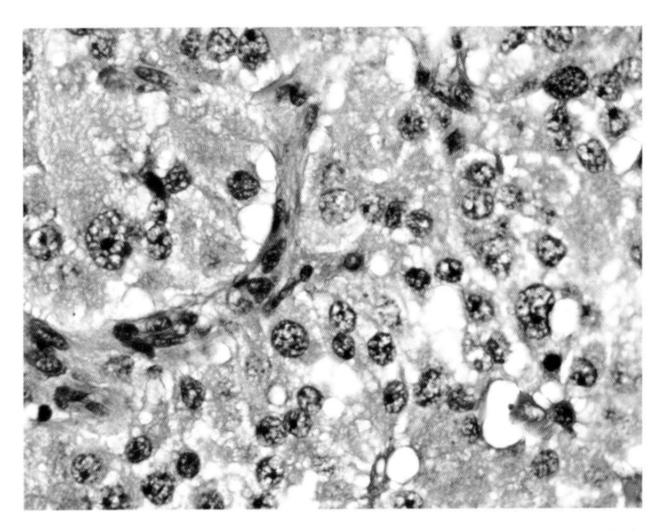

图 2.24.1 高分化神经内分泌肿瘤（类癌） 肿瘤细胞核小而圆，核仁突出，染色质呈“胡椒盐”样

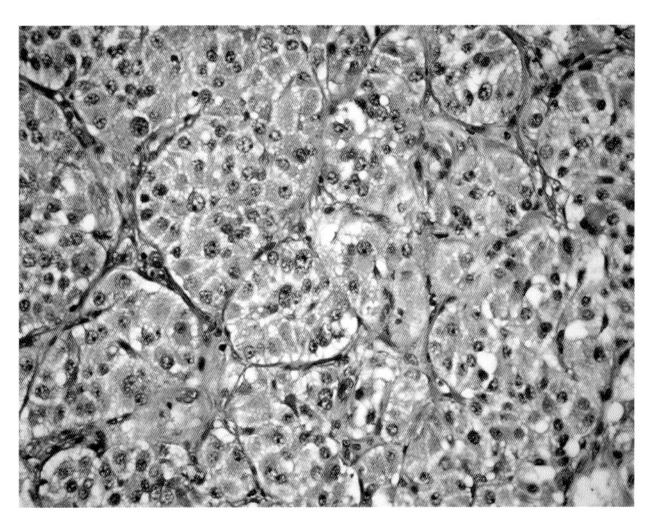

图 2.24.2 高分化神经内分泌肿瘤（类癌） 肿瘤细胞排列呈巢状

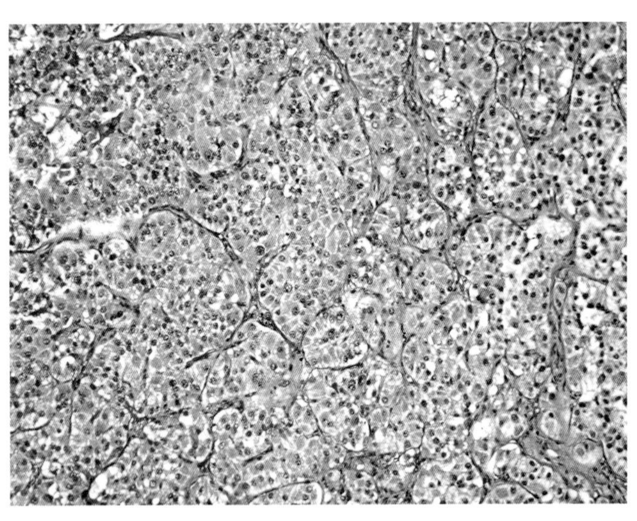

图 2.24.3 高分化神经内分泌肿瘤（类癌） 肿瘤细胞排列呈巢状，并可见纤细的毛细血管网分隔

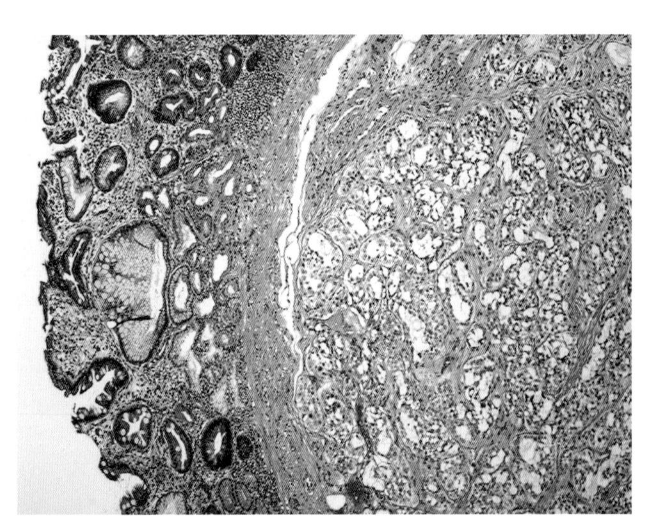

图 2.24.4 高分化神经内分泌肿瘤（类癌） 肿瘤位于黏膜下层

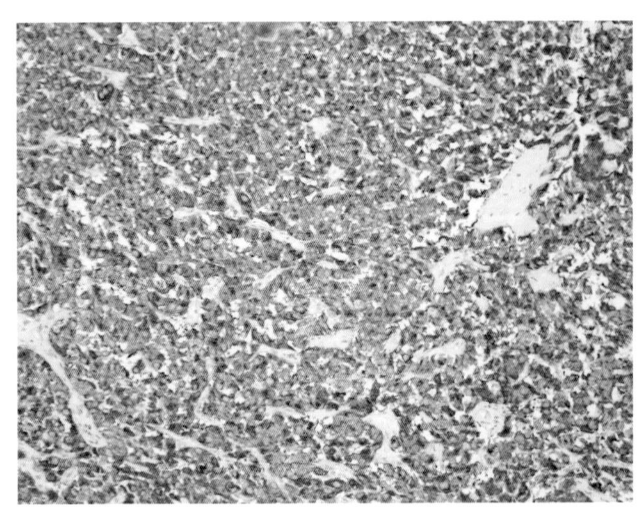

图 2.24.5 高分化神经内分泌肿瘤（类癌） 肿瘤细胞阳性表达突触素

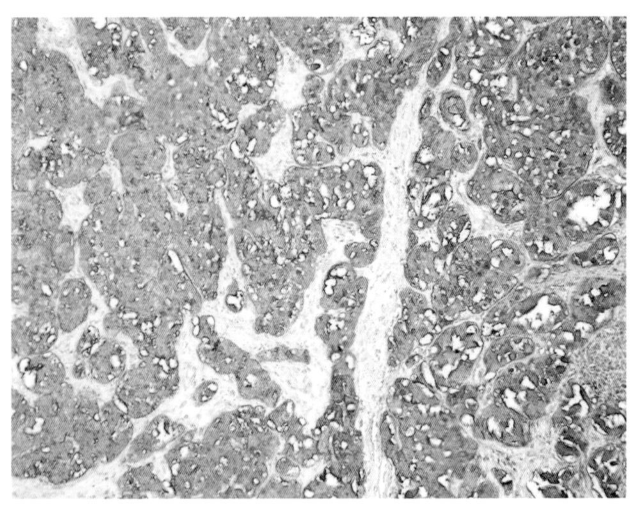

图 2.24.6 高分化神经内分泌肿瘤（类癌） 肿瘤细胞阳性表达 CgA

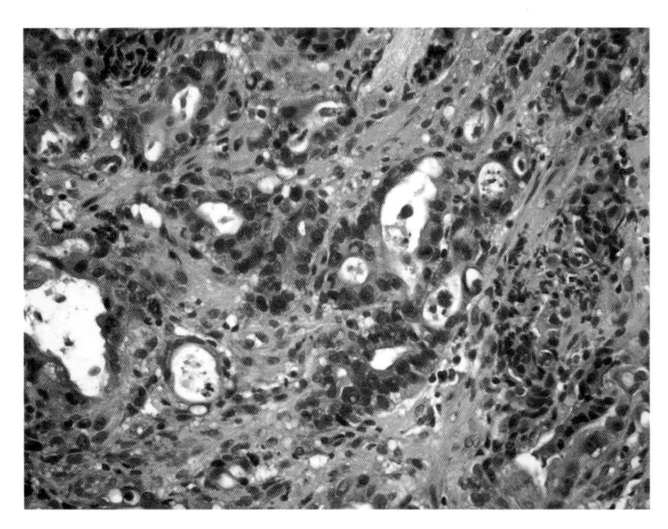

图 2.24.7 腺癌 中分化腺癌

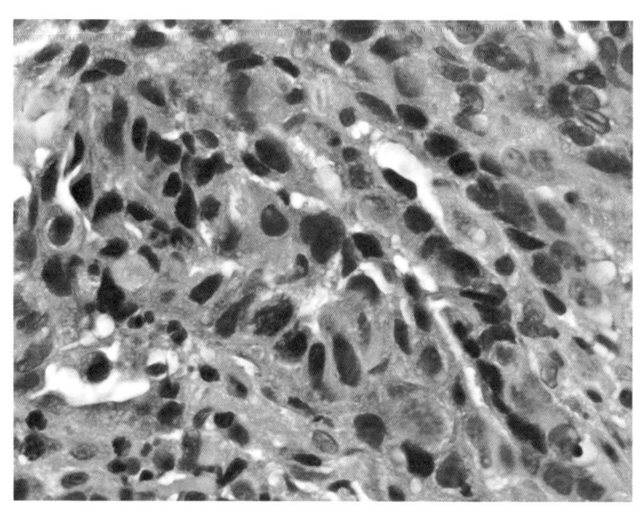

图 2.24.8 腺癌 肿瘤细胞呈浸润性生长，浸润性腺体异型明显，细胞核深染，核仁明显，并可见核分裂象

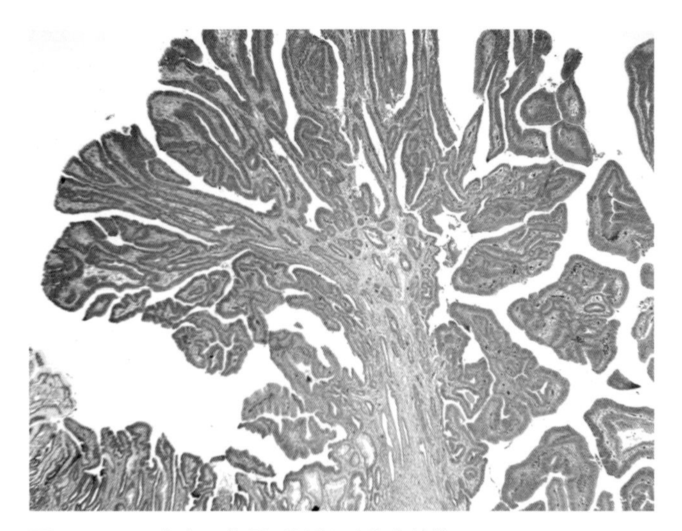

图 2.24.9 腺癌 背景可见肠型腺瘤结构

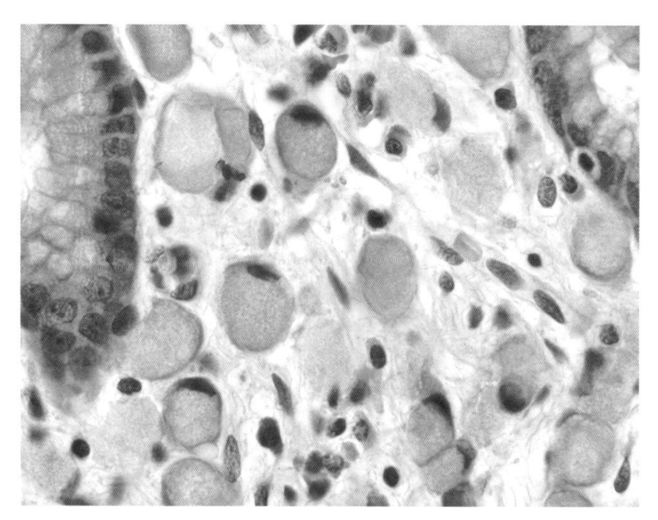

图 2.24.10 腺癌 印戒细胞癌

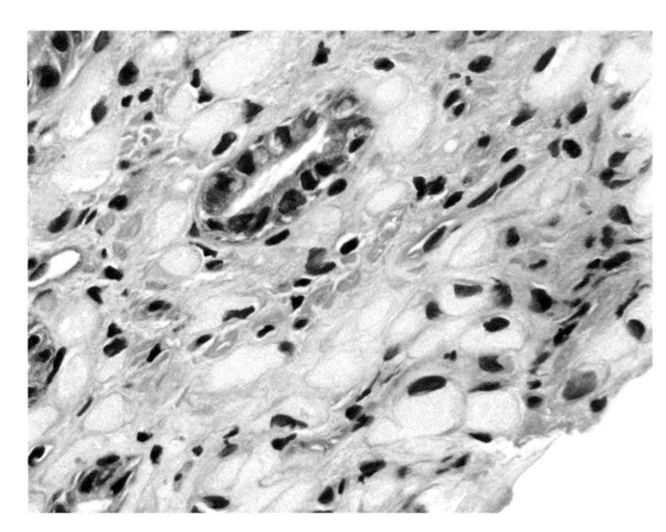

图 2.24.11 腺癌 印戒细胞癌呈浸润性生长

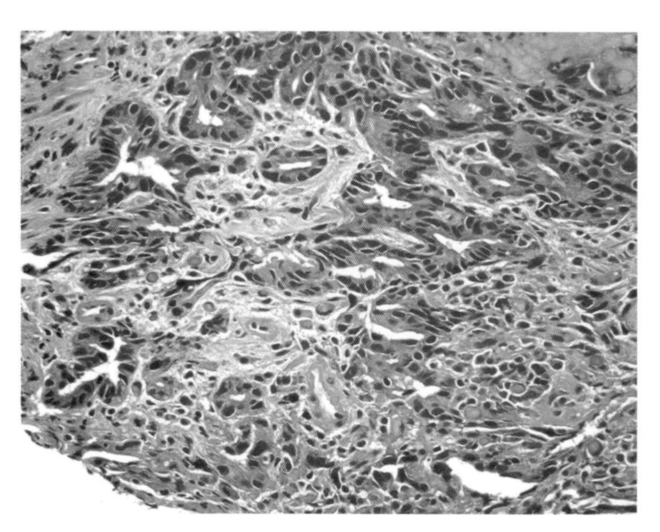

图 2.24.12 腺癌 在纤维间质浸润性生长的腺体

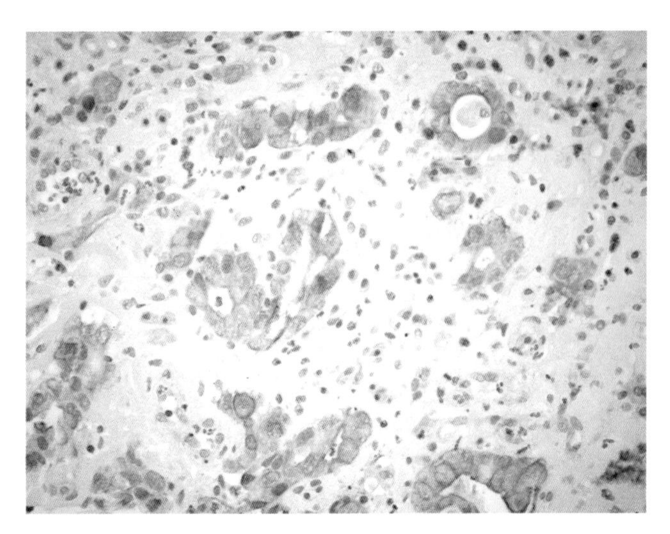

图 2.24.13　腺癌　肿瘤细胞呈 AE1/AE3 阳性表达

2.25 神经内分泌肿瘤Ⅰ型与神经内分泌肿瘤Ⅱ型

	神经内分泌肿瘤Ⅰ型	神经内分泌肿瘤Ⅱ型
年龄/性别	通常为成人（平均年龄60多岁）；女性居多	通常为成人（平均年龄50岁）；无明显性别差异
部位	胃底及胃体	胃底及胃体
症状	症状常不明显，无特异性；30%的病人无症状；与基础肿瘤相关的症状包括上腹痛、体重减轻、下肢无力、呕吐、呕血、腹泻、黑便	胸腹部疼痛、腹泻、体重减轻
体征	巨幼细胞性贫血；血清学检查抗壁细胞抗体及抗内因子抗体阳性，胃泌素增高，Schilling试验（补充内因子纠正维生素B_{12}吸收试验）阳性	严重的食管炎及十二指肠炎、空腹血清胃泌素大于1000pg/ml、高钙血症、肾结石、复发性和多发性十二指肠及空肠溃疡
病因学	疾病发生与自身免疫性化生性萎缩性胃炎有关；病人产生抗壁细胞抗体，导致壁细胞减少、黏膜萎缩及肠上皮化生。壁细胞减少引起继发性胃酸分泌过少，从而激活了反馈机制，使胃窦G细胞分泌胃泌素增加，在胃体的表现是神经内分泌细胞（ECL细胞）的增殖。病人有G细胞增生及高胃泌素血症	在佐格林－埃利森综合征病人作为多发性神经内分泌肿瘤Ⅰ型（MEN Ⅰ）的一种表现，神经内分泌细胞的增殖是由于胃外（如胰腺、十二指肠）分泌胃泌素的肿瘤引起的高胃泌素血症所导致的
组织学	1. 肿瘤细胞小，圆形，蓝染，有“椒盐样”染色质，呈巢状及条索状排列（*图2.25.1，2.25.2*） 2. 背景胃黏膜呈胃窦化，萎缩伴肠上皮化生，腺体主要由黏液细胞构成，几乎没有壁细胞（*图2.25.3*） 3. 胃小凹或腺体结构变形、消失	1. 肿瘤细胞小，圆形，蓝染，由“椒盐样”染色质，细胞排列呈巢状及条索状（*图2.25.6*）。 2. 背景胃黏膜显示壁细胞增生（*图2.25.7*） 3. 病变较小并呈多灶性分布
特殊检查	• 肿瘤细胞表达突触素（*图2.25.4*）、嗜铬粒蛋白（*图2.25.5*）、神经元特异性烯醇化酶	• 由于肿瘤细胞为肠嗜铬样细胞，免疫组化检查胃泌素阴性；肿瘤细胞表达突触素、嗜铬粒蛋白、神经元特异性烯醇化酶
治疗	内镜或手术切除，并进行定期随访及内镜监测，生长抑素类似物可抑制胃泌素的分泌，胃窦切除术可消除G细胞	行外科手术切除产胃泌素的肿瘤
预后	预后很好；病变被认为是良性的；预后与肿瘤大小密切相关；大于2cm的肿瘤更具侵袭性	预后好；虽然发生异型增生和浸润性癌的风险轻度增高，但病变被认为是良性的；预后与肿瘤大小密切相关；大于2cm的肿瘤更具侵袭性

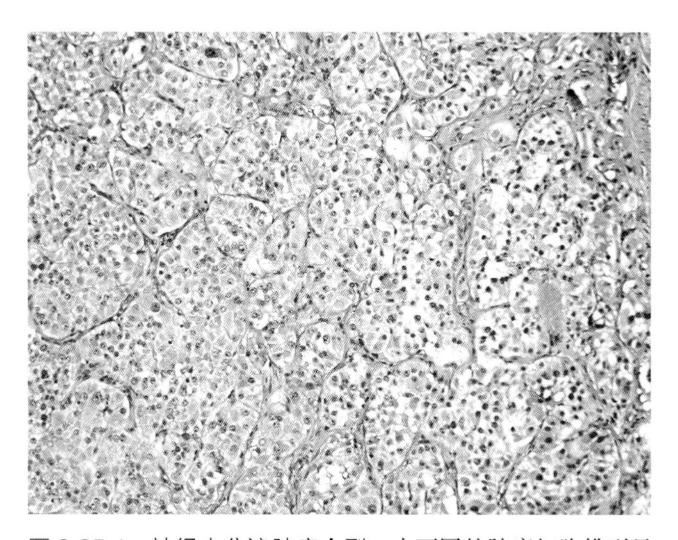

图2.25.1　神经内分泌肿瘤Ⅰ型　小而圆的肿瘤细胞排列呈巢状

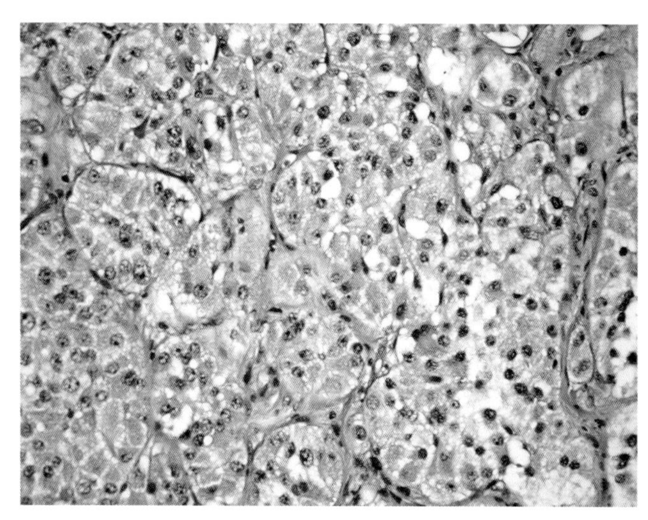

图2.25.2　神经内分泌肿瘤Ⅰ型　肿瘤细胞小而圆，核仁突出，染色质呈斑点状（“胡椒盐样”）；周围可见纤细的毛细血管网分隔

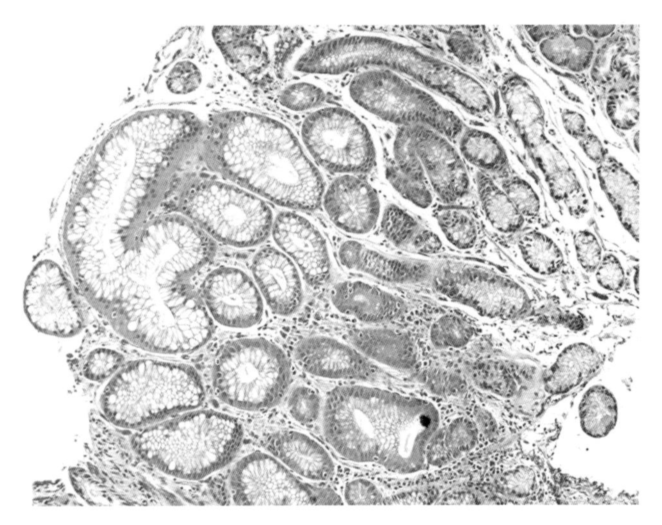

图 2.25.3　神经内分泌肿瘤Ⅰ型　背景胃黏膜呈自身免疫性化生性萎缩性胃炎特征性的胃窦化改变（胃体）

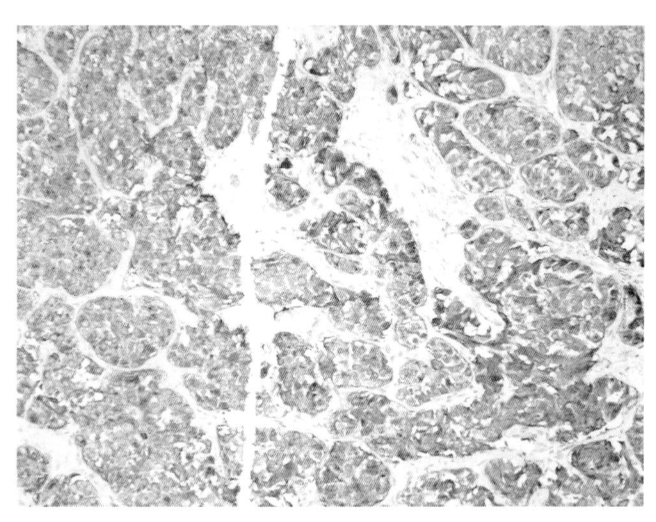

图 2.25.4　神经内分泌肿瘤Ⅰ型　肿瘤细胞呈突触素阳性表达

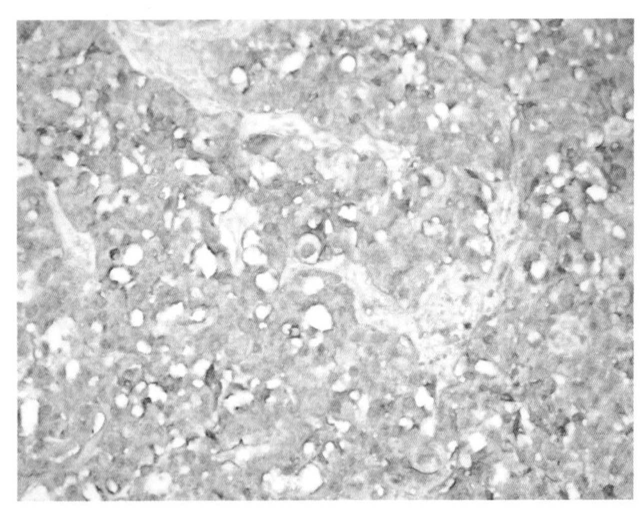

图 2.25.5　神经内分泌肿瘤Ⅰ型　肿瘤细胞呈 CgA 阳性表达

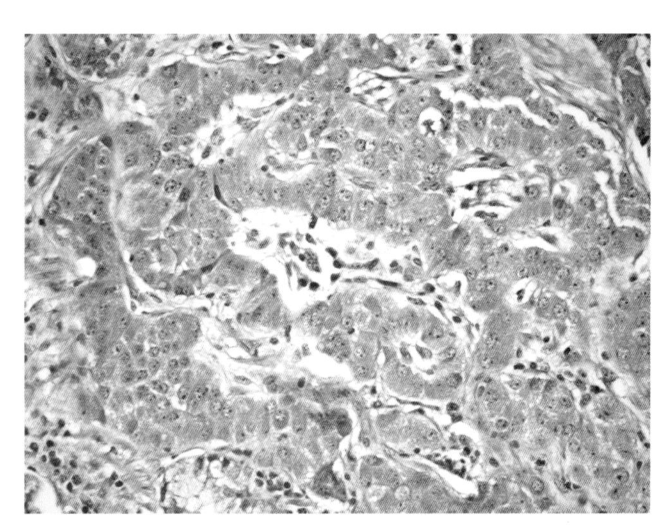

图 2.25.6　神经内分泌肿瘤Ⅱ型　肿瘤细胞呈条索状排列，细胞小而圆，核仁突出，染色质呈斑点状（"胡椒盐样"）

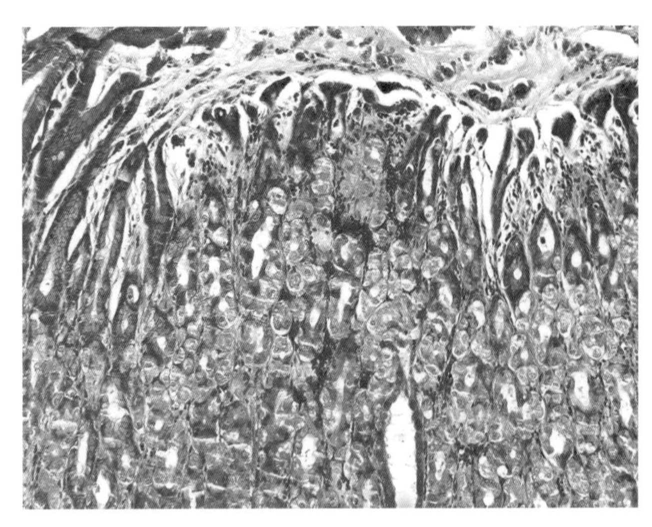

图 2.25.7　神经内分泌肿瘤Ⅱ型　示背景胃黏膜，为增生的主细胞和壁细胞

2.26 神经内分泌肿瘤 I 型与神经内分泌肿瘤 III 型

	神经内分泌肿瘤 I 型	神经内分泌肿瘤 III 型
年龄 / 性别	通常为成人（平均年龄 60 多岁）；女性居多	通常为成人（平均年龄 55 岁）；男性好发
部位	胃底及胃体	幽门前区
症状	症状常不明显，无特异性；30% 的病人无症状；与内在疾病相关的症状包括上腹痛、体重减轻、下肢无力、呕吐、呕血、腹泻、黑便	是最可能出现类癌综合征典型症状的神经内分泌肿瘤类型。类癌综合征特点：皮肤潮红、腹泻、喘息、心律失常症状；还可出现腹痛、呕吐、体重减轻等非特异性症状
体征	巨幼细胞性贫血；血清学检查抗壁细胞抗体及抗内因子抗体阳性，胃泌素增高，Schilling 试验（补充内因子纠正维生素 B_{12} 吸收试验）阳性	不明显，无特异性
病因学	疾病发生与自身免疫性化生性萎缩性胃炎有关；在这种情况下，病人产生抗壁细胞抗体，导致壁细胞减少、黏膜萎缩及肠上皮化生。壁细胞减少引起继发性胃酸分泌过少，从而激活了反馈机制，使胃窦 G 细胞分泌胃泌素增加，在胃体的表现是神经内分泌细胞（ECL 细胞）的增殖。病人有 G 细胞增生及高胃泌素血症	不明，为散发性病变
组织学	1. 肿瘤细胞小，圆形，蓝染，有“椒盐样”染色质，呈巢状及条索状排列 *（图 2.26.1，2.26.2）* 2. 背景胃黏膜呈胃窦化，萎缩伴肠上皮化生，腺体主要由黏液性细胞构成，几乎没有壁细胞 *（图 2.26.3，2.26.4）* 3. 胃小凹腺体结构变形、破坏	1. 肿瘤细胞小，圆形，蓝染，由“椒盐样”染色质，细胞排列呈巢状及条索状 *（图 2.26.5，2.26.6）* 2. 背景胃黏膜显示壁细胞增生 *（图 2.26.7）* 3. 病变较小并呈多灶性分布
特殊检查	• 肿瘤细胞表达突触素、嗜铬粒蛋白、神经元特异性烯醇化酶	• 肿瘤细胞表达突触素、嗜铬粒蛋白、神经元特异性烯醇化酶
治疗	内镜或手术切除，并进行定期随访及内镜监测，生长抑素类似物可抑制胃泌素的分泌，胃窦切除术可消除 G 细胞	行广泛根治性外科切除术及局部淋巴结清扫术
预后	预后很好；病变被认为是良性的；预后与肿瘤大小密切相关；大于 2cm 的肿瘤更具侵袭性	预后一般；当肿瘤最大径大于 2cm 时预后为所有神经内分泌肿瘤中最差的类型；多数病变较大并具有较高的侵袭和转移扩散的风险

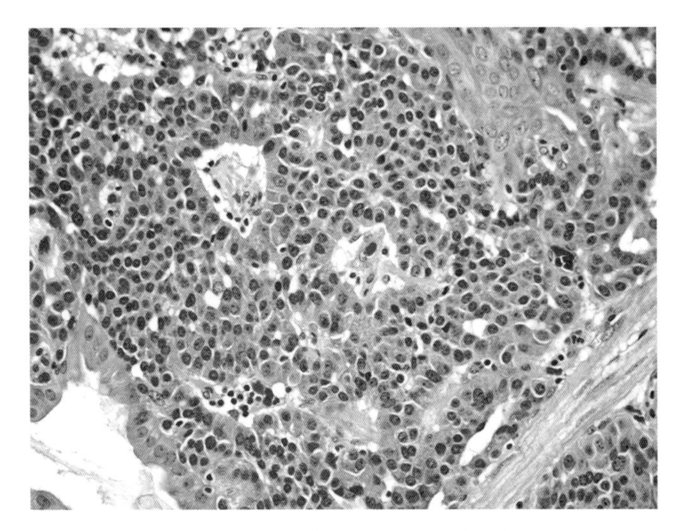

图 2.26.1　神经内分泌肿瘤 I 型　肿瘤细胞小而圆，核仁突出，染色质呈斑点状（“胡椒盐样”）

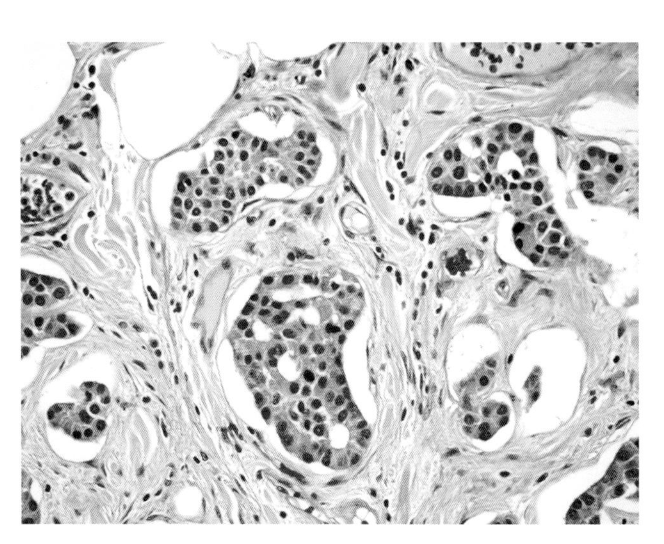

图2.26.2　神经内分泌肿瘤 I 型　肿瘤由小而圆的细胞组成，呈巢状，广泛侵及固有肌层及淋巴管、血管

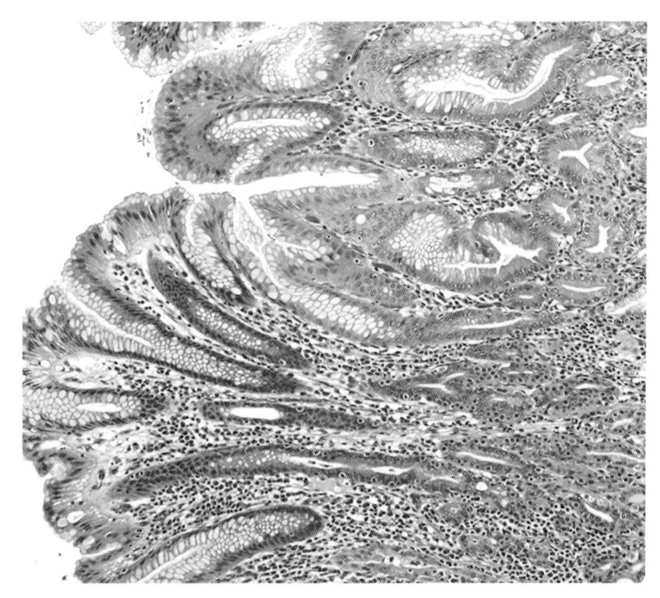

图 2.26.3 神经内分泌肿瘤Ⅰ型 背景黏膜显示自身免疫性化生性萎缩性胃炎

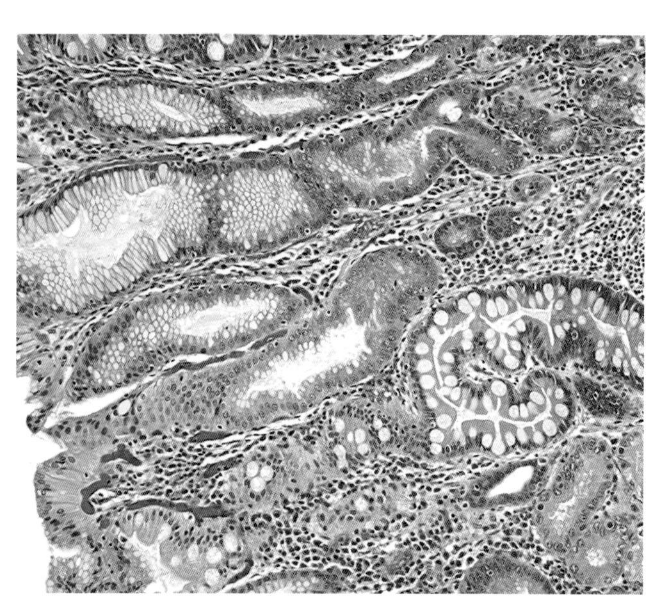

图 2.26.4 神经内分泌肿瘤Ⅰ型 自身免疫性化生性萎缩性胃炎相关的肠上皮化生

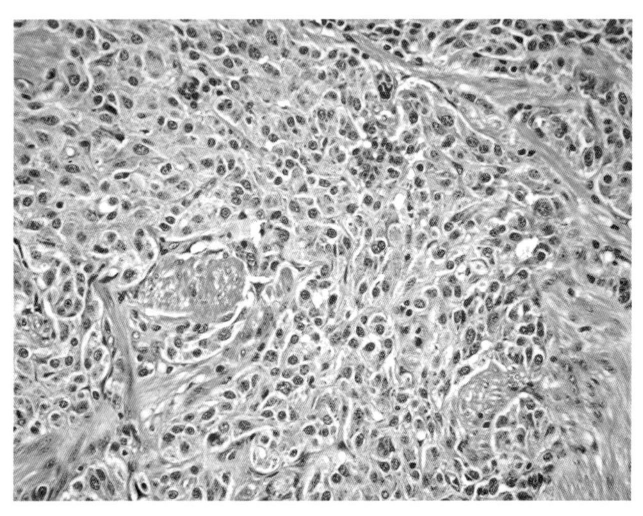

图 2.26.5 神经内分泌肿瘤Ⅲ型 增生的肿瘤细胞小而圆，核仁清晰，染色质呈“胡椒盐”样

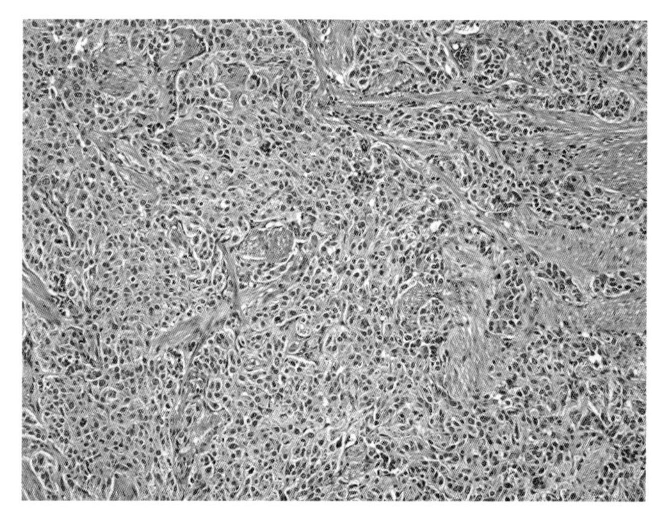

图 2.26.6 神经内分泌肿瘤Ⅲ型 排列呈梁状的肿瘤细胞浸润至固有肌层

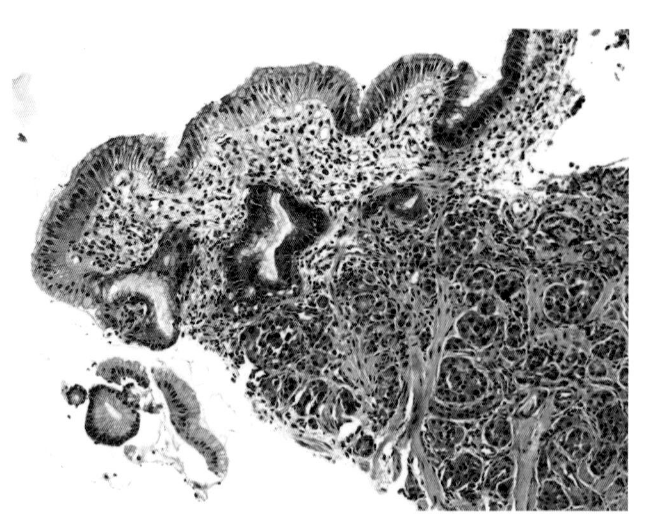

图 2.26.7 神经内分泌肿瘤Ⅲ型 背景胃黏膜，肿瘤以黏膜下层为中心

2.27 黏膜相关淋巴组织（MALT）淋巴瘤与慢性胃炎

	MALT 淋巴瘤	慢性胃炎
年龄 / 性别	通常为成人（平均年龄 50 ~ 60 岁）；女性较男性好发	通常为成人；无明显性别差异
部位	胃体及幽门	胃体
症状	非特异性，腹痛、恶心、虚弱、发热、寒战	多数无症状；可出现腹痛、恶心等非特异性症状
体征	少见	少见
病因学	是一种低级别 B 细胞淋巴瘤，与慢性炎症反应有关，最常见为与幽门螺杆菌感染的慢性炎症相关，但也有部分病例与自身免疫性疾病的慢性炎症相关。与多种染色体易位有关，如 t（11；18）（q21；q21），t（1；14）（p22；q32），t（14，18）；（q32，q21）和 t（3；14）（p14.1；p32）	多数病例反映了针对幽门螺杆菌感染炎症反应
组织学	1. 扩张的反应性淋巴滤泡呈结节状结构，由单一形态的肿瘤性边缘区 B 细胞围绕浸润；肿瘤细胞核小、圆形，呈“单核细胞样或煎蛋样”，偶尔可见核周空晕，细胞质丰富*（图 2.27.1）* 2. 黏膜固有层的扩大，扩展到固有肌层*（图 2.27.2）* 3. 偶尔可见淋巴上皮病变，即中心细胞样淋巴细胞浸润在黏膜腺细胞之中*（图 2.27.3）* 4. 浆细胞少见 5. 背景胃黏膜中常可见幽门螺杆菌	1. 低倍镜下，黏膜固有层“点密度”增加，显示浆细胞和淋巴细胞的数目增多*（图 2.27.7，2.27.8）* 2. 炎症局限于黏膜固有层，浆细胞浸润明显，浆细胞大于 5/HPF 或大于 3 个 / 胃小凹间*（图 2.27.9）* 3. 背景胃黏膜中常可见幽门螺杆菌*（图 2.27.10）*
特殊检查	• 多数病例可通过一组免疫组化指标确诊，包括 CD3*（图 2.27.4）*、CD20*（图 2.27.5）* 和 CD43*（图 2.27.6）*。肿瘤细胞表达 B 淋巴细胞标记 CD20 也异常表达 CD43。尽管并非所有病例均表达 CD43，但 CD20 阳性的细胞加上浸润经典的形态学特征是能够做出诊断的。CD3 染色显示散在的 T 细胞。另外，肿瘤细胞表达 CD20、CD79a 及 BCL2；而 CD5、CD10、CD23 阴性。FISH 分析可用于检测各种易位	• 除非淋巴细胞浸润特别明显，一般不需要辅助检查确诊。浸润淋巴细胞由 T 细胞构成，表达 CD3 和 CD5，但 CD20、CD21 或 CD34 阴性
治疗	可采用标准三联疗法完全根除幽门螺杆菌感染	如发现幽门螺杆菌，可采用针对幽门螺杆菌的标准三联疗法。如无幽门螺杆菌，则采用对症治疗
预后	预后非常好；多数病变可通过针对幽门螺杆菌感染的治疗而消退。某些染色体易位，特别是 t（11；18）（q21；q21）易位，与幽门螺杆菌无关，是最不可能对抗生素治疗有反应的。少数病例可复发或进展为弥漫性大 B 细胞淋巴瘤	预后非常好

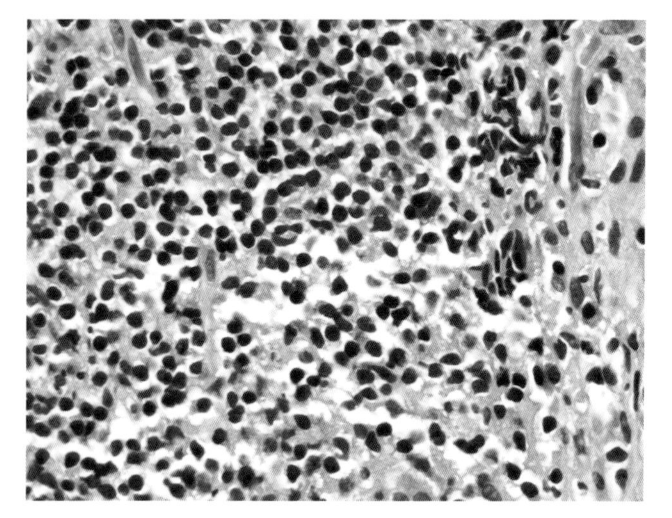

图 2.27.1 MALT 淋巴瘤 单核样淋巴细胞增殖，细胞质薄而透明

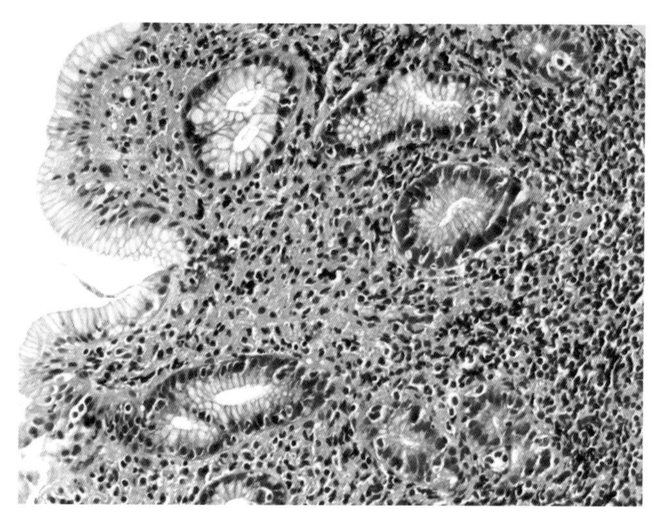

图 2.27.2 MALT 淋巴瘤 淋巴细胞浸润性生长，导致黏膜固有层扩大

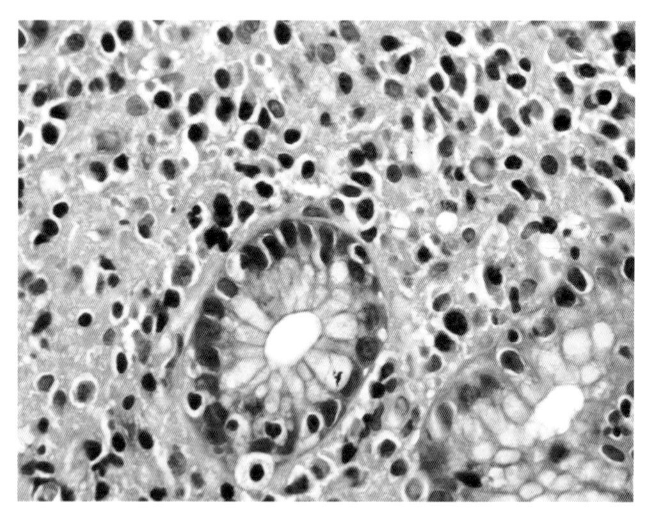

图 2.27.3 MALT 淋巴瘤 淋巴上皮病变

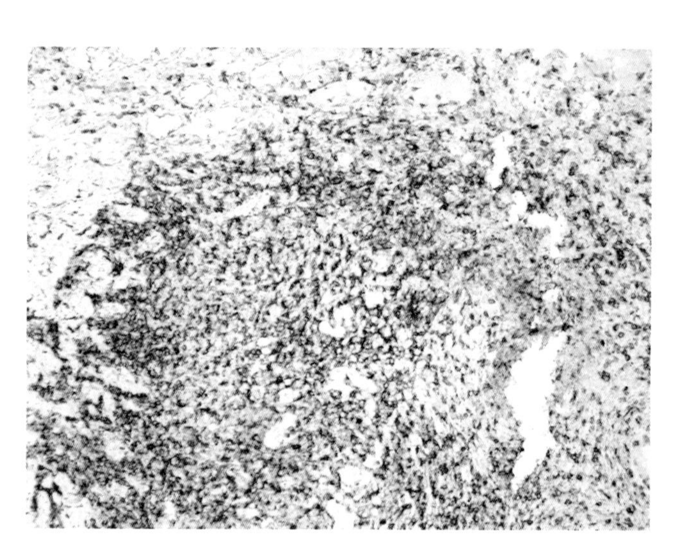

图 2.27.4 MALT 淋巴瘤 CD3 染色显示背景 T 细胞

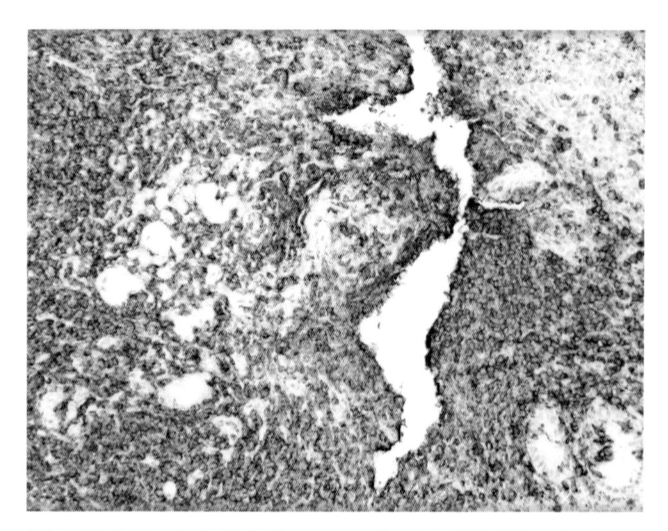

图 2.27.5 MALT 淋巴瘤 CD20 染色显示肿瘤性 B 细胞

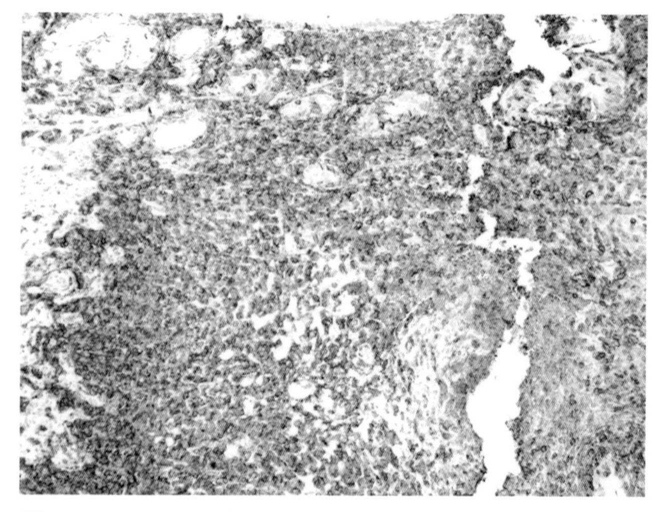

图 2.27.6 MALT 淋巴瘤 CD43 染色显示肿瘤性 B 细胞的异常表达

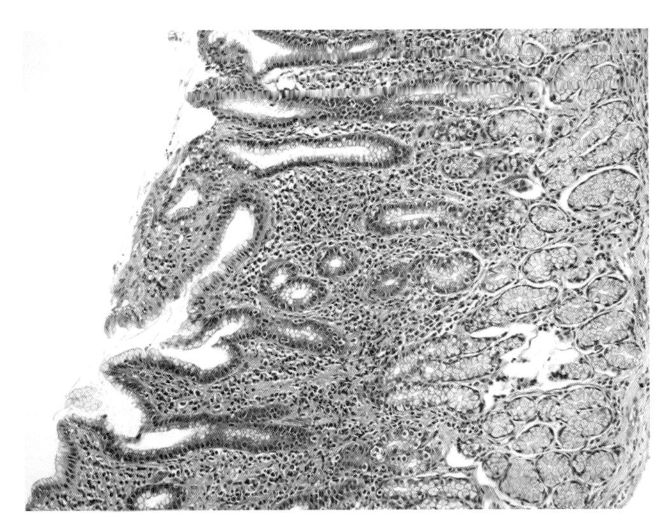
图 2.27.7 慢性胃炎 黏膜固有层“点密度”增加

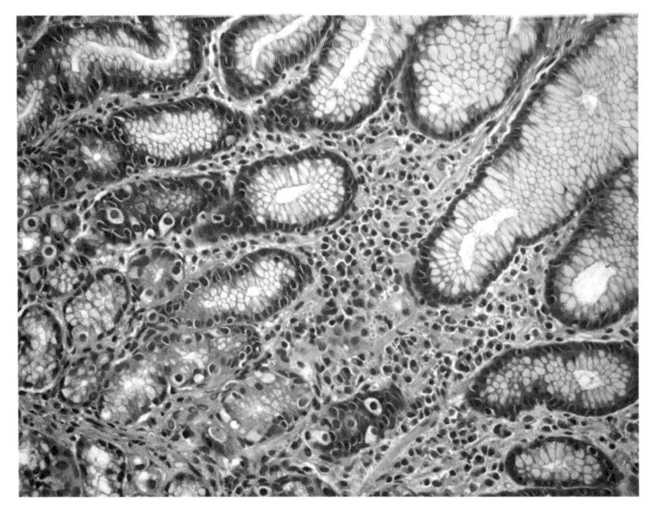
图 2.27.8 慢性胃炎 黏膜固有层内淋巴细胞和浆细胞浸润

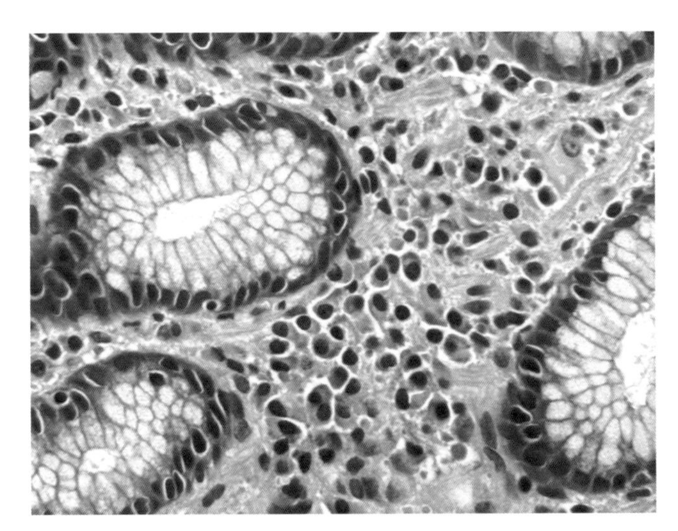
图 2.27.9 慢性胃炎 黏膜固有层内较多的浆细胞

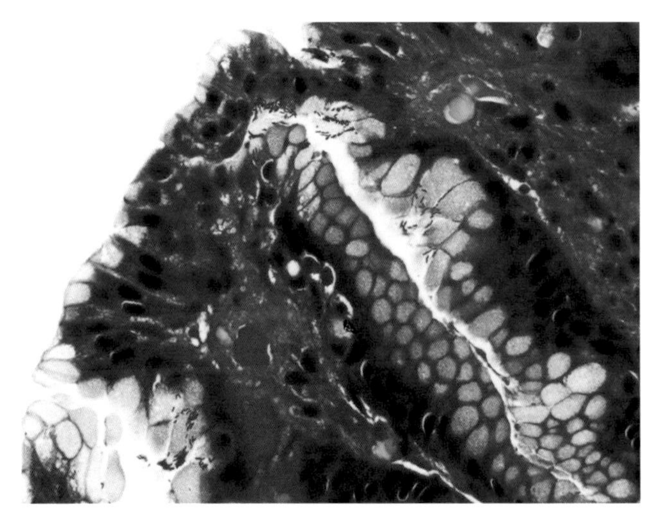
图 2.27.10 慢性胃炎 Diff-Quik 染色显示幽门螺杆菌

2.28 弥漫性大 B 细胞淋巴瘤与腺癌

	弥漫性大 B 细胞淋巴瘤	腺癌
年龄/性别	通常是成人（平均年龄 50 多岁）；男性稍多于女性	通常是老年人（平均 70 多岁）；男性多于女性
部位	以胃体为主	大多发生于幽门及胃窦
症状	非特异性，上腹部疼痛、消化不良、体重减轻	上腹痛、呕吐、恶心、体重减轻、易饱
体征	少见，多数病例可通过内镜诊断	腹部压痛，可扪及上腹部肿块；内镜检查显示肿块或胃壁僵硬（注气抵抗）
病因学	未知；多数病例被认为是低级别 B 细胞淋巴瘤 MALT 淋巴瘤发生转化所致；其他部分病例显示与 EB 病毒感染有关	可呈散发性，也可呈遗传性。散发者与各种环境危险因素有关，包括高亚硝酸盐饮食、较低的社会经济地位和吸烟。此外，胃腺癌存在明显的地域差异，亚洲和东欧为胃癌的高发地区，西欧和美国北部发病率较低。慢性胃炎、幽门螺杆菌性胃炎和胃部分切除术的病人也具有高胃癌风险。散发性病例与 *APC*、*K-ras*、*p53* 基因突变有关。家族性遗传性胃癌可发生于 *CDH1* 基因胚系突变病人，也可发生于 Li-Fraumeni 综合征、家族性腺瘤性息肉病、遗传性非息肉性结肠癌和 *BRCA 2* 突变病人
组织学	1. 肿瘤细胞较大，核的大小超过小淋巴细胞的 2 倍以上，呈片状浸润黏膜固有层，肿瘤细胞染色质呈空泡状，核仁明显，细胞质嗜碱性（*图 2.28.1, 2.28.2*） 2. 背景黏膜可表现为低级别 MALT 淋巴瘤的特征（*图 2.28.3*） 3. 可见多量核分裂象，凋亡小体易见（*图 2.28.4, 2.28.5*） 4. 黏膜表面无原位癌成分 5. 无腺体形成	1. 两种组织学类型 肠型：柱状至立方上皮细胞形成分化良好的腺体结构，核拉长、深染，核仁明显，细胞极性消失；腺体排列呈成角的小管结构、复杂的筛状结构或“背靠背”的腺管结构（*图 2.28.9, 2.28.10*） 弥漫型：具有印戒样特征的低黏附性单个细胞增生（*图 2.28.11*） 2. 低分化肿瘤主要由单个细胞组成，肿瘤细胞多形性明显，细胞核深染，核分裂象多见，黏蛋白丢失 3. 促纤维反应常见（*图 2.28.12*）
特殊检查	• 鉴别诊断广泛，常用免疫组化指标组合包括 S100、细胞角蛋白、CD20、CD3（*图 2.28.6*）、CD117/*C-KIT* 和 CD30。肿瘤细胞是 B 细胞，所以表达 CD19、CD20（*图 2.28.7*）、CD22 和 CD79a，CD10、BCL6 及 MUM1 表达不一。值得注意的是，某些病例免疫组织化学检查细胞无明确表达，此时最好通过流式细胞仪分析帮助诊断。EB 病毒相关的病例，原位杂交可帮助诊断。黏蛋白和细胞角蛋白染色阴性（*图 2.28.8*）	• 肿瘤细胞阳性表达角蛋白标记，免疫细胞标记 CD20、CD3、CD19、CD20 及 CD30 染色呈阴性。黏蛋白染色阳性
治疗	化疗是治疗的主要方法。当病人发生急性并发症（如穿孔或严重出血）时，需进行手术治疗。病变对幽门螺杆菌根除治疗无反应	早期病人行外科手术治疗；对于晚期病人，可行新辅助治疗，并在可能的情况下行外科手术治疗
预后	预后好；预后主要与肿瘤分期相关。然而，由 MALT 淋巴瘤转化来的大 B 细胞淋巴瘤预后较好。EB 病毒相关性淋巴瘤预后较差，但只占全部病例的 5%～10%	预后差，预后与肿瘤分级和分期高度相关，多数病人确诊时处于晚期。其他预后不良因素包括年龄、肿瘤位于近端胃、淋巴管血管侵犯。5 年生存率为 10%～15%

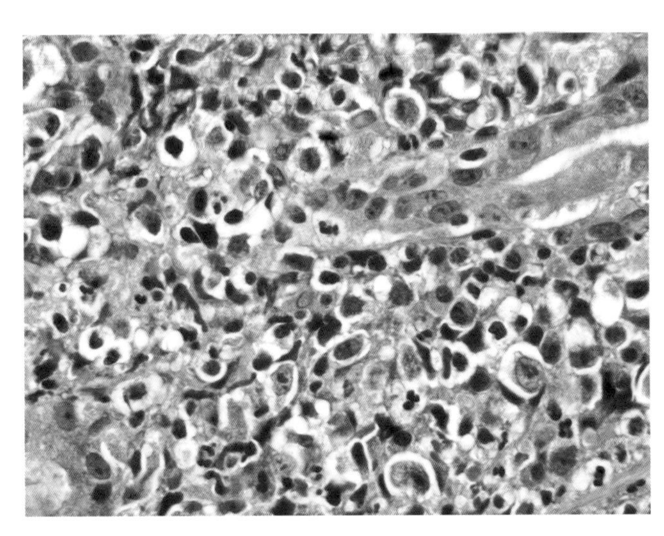

图 2.28.1 弥漫性大 B 细胞淋巴瘤 肿瘤细胞异型性和多形性明显，核仁显著

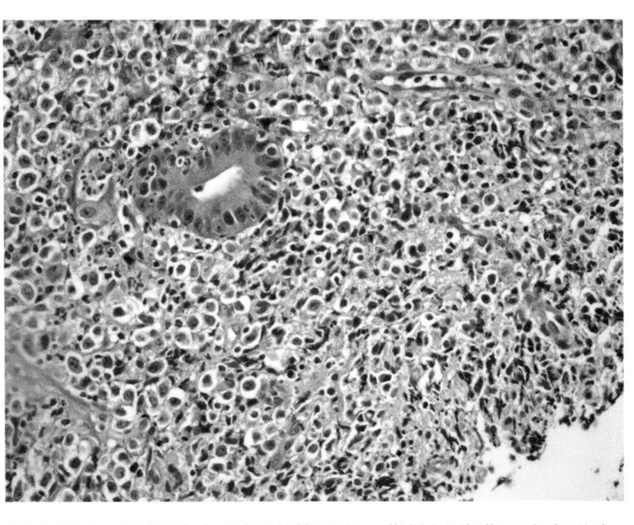

图 2.28.2 弥漫性大 B 细胞淋巴瘤 背景胃黏膜示溃疡形成、腺体受侵和破坏

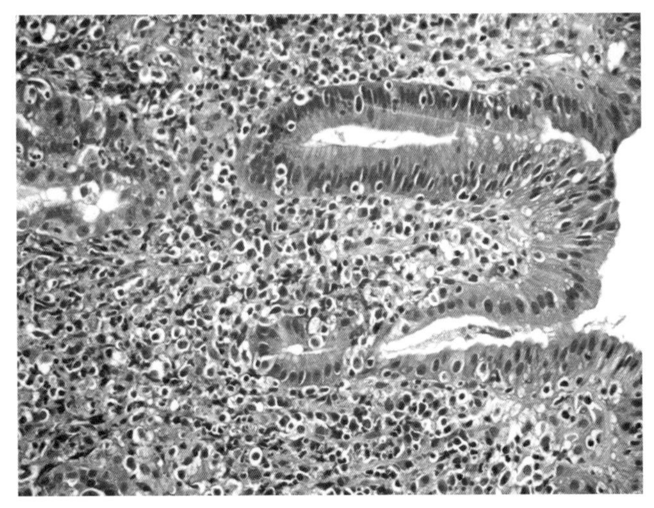

图 2.28.3 弥漫性大 B 细胞淋巴瘤 背景示 MALT 淋巴瘤改变

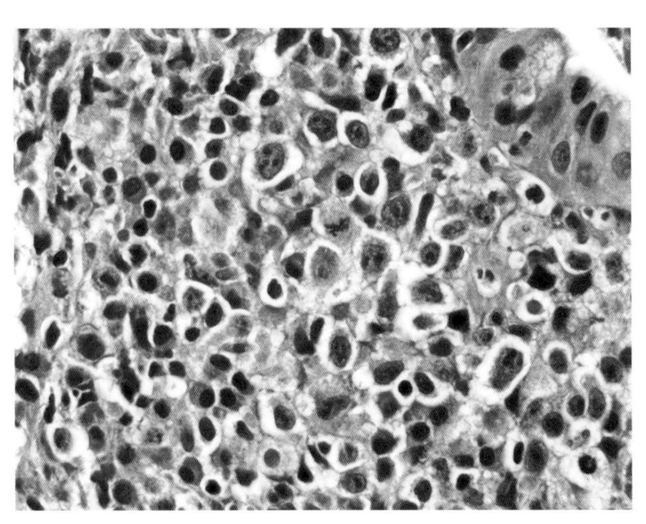

图 2.28.4 弥漫性大 B 细胞淋巴瘤 异型明显的肿瘤细胞有较多的核分裂象和凋亡小体

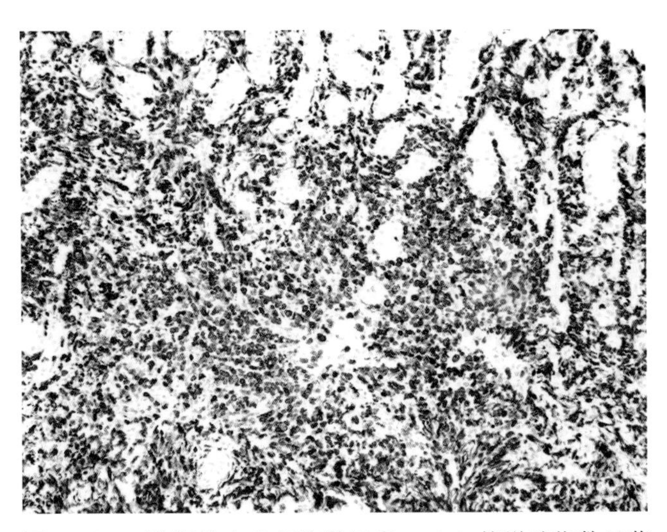

图 2.28.5 弥漫性大 B 细胞淋巴瘤 Ki-67 核增殖指数显著增高

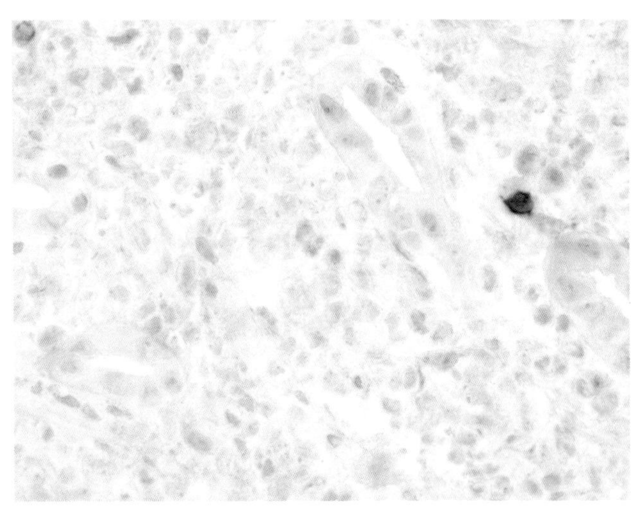

图 2.28.6 弥漫性大 B 细胞淋巴瘤 CD3 染色显示极少数散在的 T 细胞

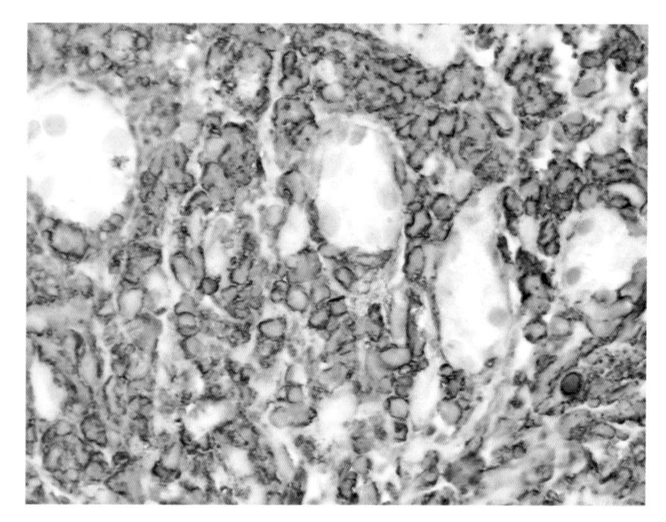

图 2.28.7　弥漫性大 B 细胞淋巴瘤　肿瘤细胞 CD20 阳性

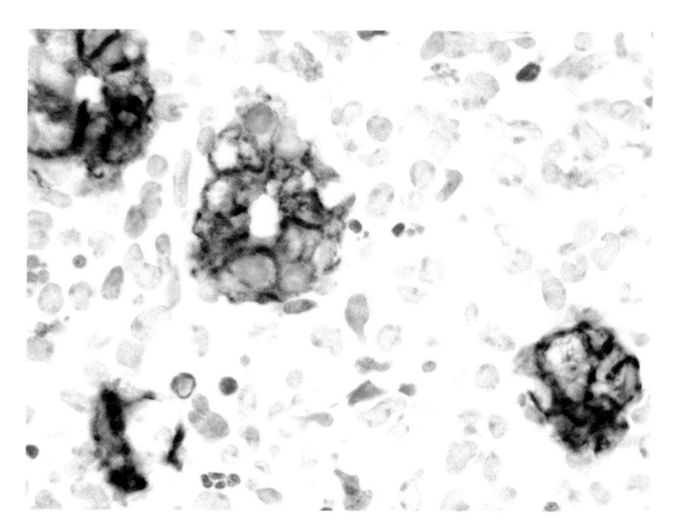

图 2.28.8　弥漫性大 B 细胞淋巴瘤　背景残存黏膜腺体 AE1/AE3 阳性表达，肿瘤细胞呈 CK 阴性

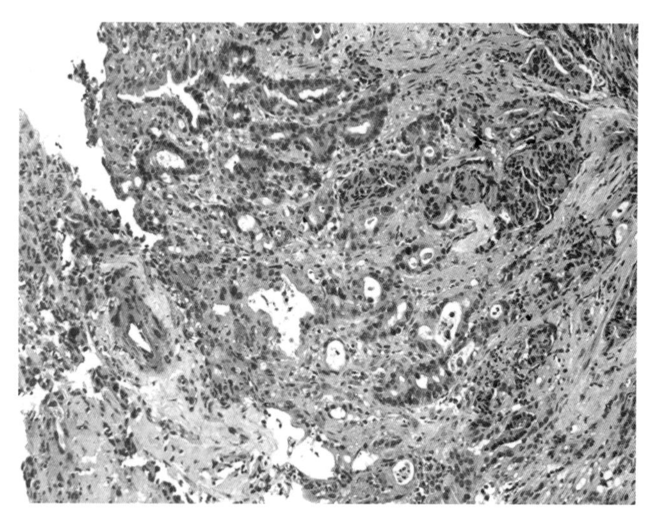

图 2.28.9　腺癌　腺癌，中低分化

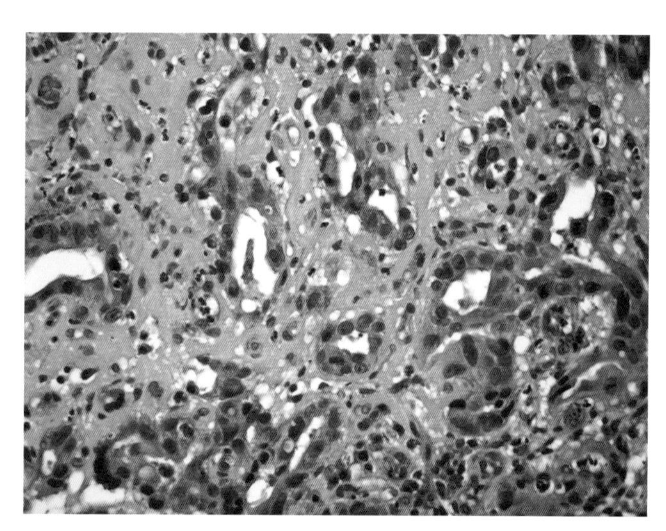

图 2.28.10　腺癌　腺癌，中低分化

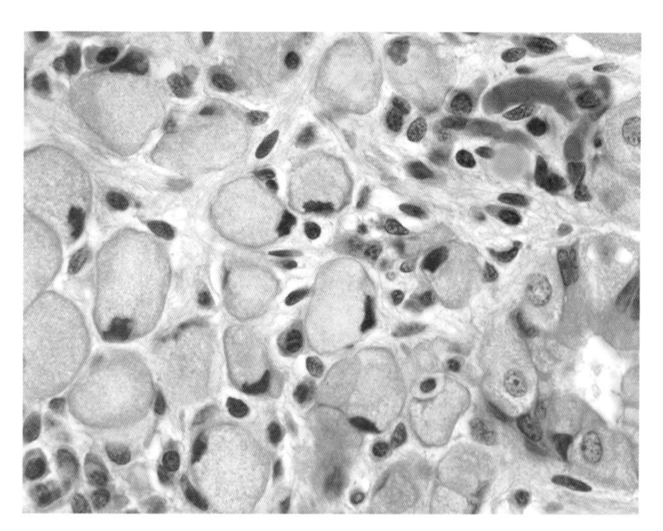

图 2.28.11　腺癌　印戒细胞癌呈浸润性生长

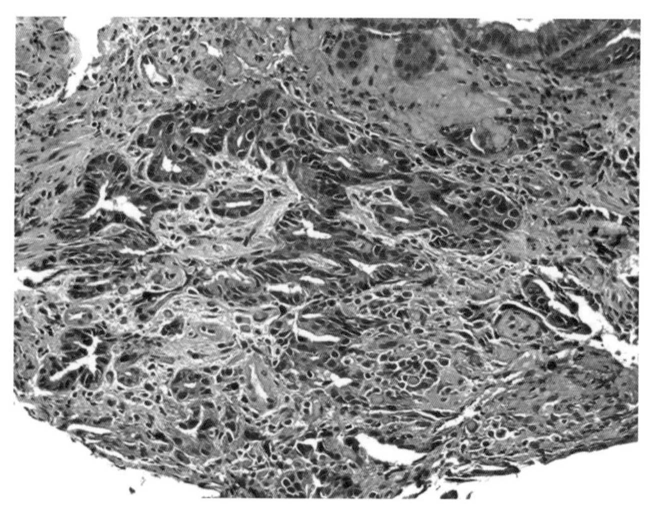

图 2.28.12　腺癌　浸润性癌性腺体周围可见促纤维反应

2.29 GISTs 与炎性纤维性息肉

	GISTs	炎性纤维性息肉
年龄/性别	通常为成人（平均年龄 60 多岁）；男性稍多于女性	通常为老年人（平均年龄 60 多岁），但也可发生在儿童；男性稍多于女性
部位	胃壁内肿瘤，位于黏膜下层及固有肌层*（图 2.29.1）*	主要发生于胃窦幽门前区、黏膜及黏膜下层
症状	主要是胃肠道出血，但也可出现腹部疼痛、腹部肿块和（或）伴远处转移部位的器官功能障碍相关症状	大多数无症状；可出现非特异性腹痛、恶心、呕吐
体征	少见；体检可能出现腹部压痛及腹部肿块	无
病因学	未知，肿瘤细胞来源于 Cajal 间质细胞。与神经纤维瘤病 1 型及家族性 *C-KIT* 突变相关。多数病例与 *C-KIT* 基因突变有关，但有一部分病例与血小板衍生生长因子受体 α 基因（*PDGFRA*）突变相关	未知；与血小板衍生生长因子受体 α 基因（*PDGFRA*）突变有关，被认为是一个修复过程
组织学	1. 肿瘤由梭形细胞组成；少数细胞可呈上皮样*（图 2.29.2，2.29.3）*。细胞核呈卵圆形，两端稍呈锥形，可见核周空泡，细胞质丰富、嗜双色性。排列可呈片状和（或）紧密至疏松的束状*（图 2.29.4）*，局灶区可出现明显富于细胞的栅栏状结构 2. 肿瘤内罕见炎症细胞浸润 3. 核分裂象可见，有时分裂象较多，并可见异常核分裂象	1. 病变边界清楚，无包膜。细胞呈梭形，细胞质丰富，细胞核淡染，浸润黏膜及黏膜下层*（图 2.29.7）* 2. 疏松的黏液样基质内可见大量病变内炎症细胞浸润，包括嗜酸性粒细胞、淋巴细胞和浆细胞*（图 2.29.8）* 3. 可见显著的毛细血管网，间质细胞围绕毛细血管呈同心圆排列，形成“洋葱皮”样结构*（图 2.29.9）* 4. 表面黏膜偶尔可出现上皮细胞反应性改变*（图 2.29.10）* 5. 核分裂象罕见，无坏死及异常核分裂象
特殊检查	• 几乎所有的 GISTs 均表达 *C-KIT*（CD117）*（图 2.29.5）*伴相关的基因突变。然而，约 5% 的肿瘤无 *C-KIT* 表达或突变，而有 PDGFRA 突变。多数 GISTs 也可表达 CD34（70%）和 DOG-1。actin 和 S100 表达不一*（图 2.29.6）*	• 病变细胞为成肌纤维细胞分化，可表达波形蛋白、CD34、平滑肌肌动蛋白（SMA）、特异性肌动蛋白、KP-1 和 CD34。*C-KIT*（CD117）呈阴性表达
治疗	保守性手术切除；不推荐广泛根治性切除术。存在 *KIT* 突变的肿瘤可使用靶向性的酪氨酸激酶抑制剂；需要指出的是，9 号外显子突变的肿瘤对酪氨酸激酶抑制剂治疗无效	内镜或手术切除能够治愈
预后	预后好；尽管高达 20% 的肿瘤是恶性的，但长期生存率高。肿瘤最大径大于 5cm、核分裂象大于 5/50HPF 提示肿瘤预后较差。以上两个因素被应用于根据 AFIP 标准对个体肿瘤进行危险度分级。其他不良预后因素包括肿瘤位于胃 - 食管交界处或胃底，肿瘤发生坏死、溃疡及出现黏膜浸润	预后非常好，全部为良性

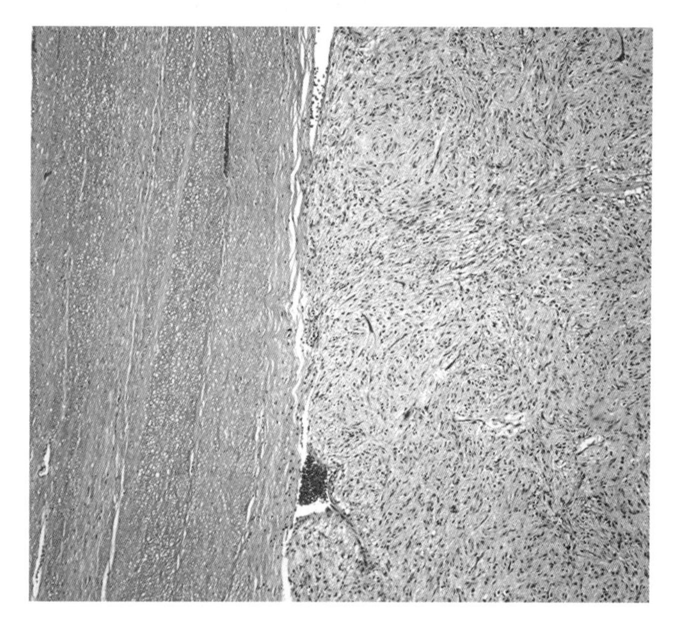

图 2.29.1 GIST GIST 累及固有肌层

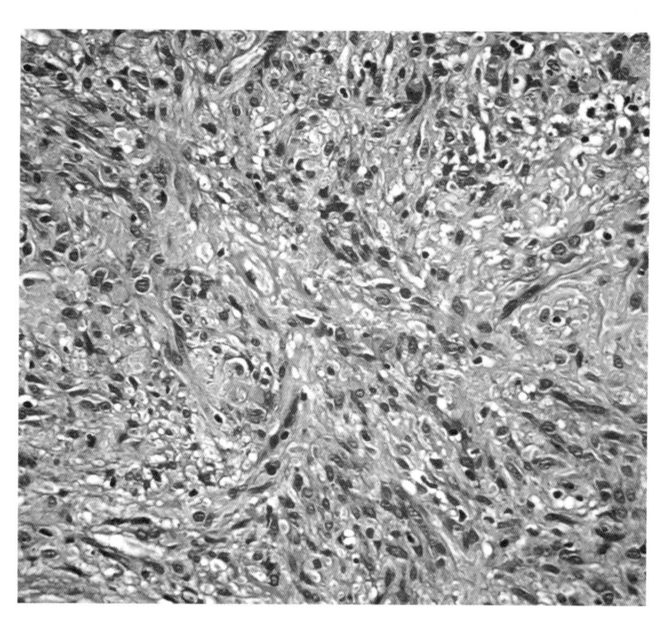

图 2.29.2 GIST GIST 中的梭形细胞成分

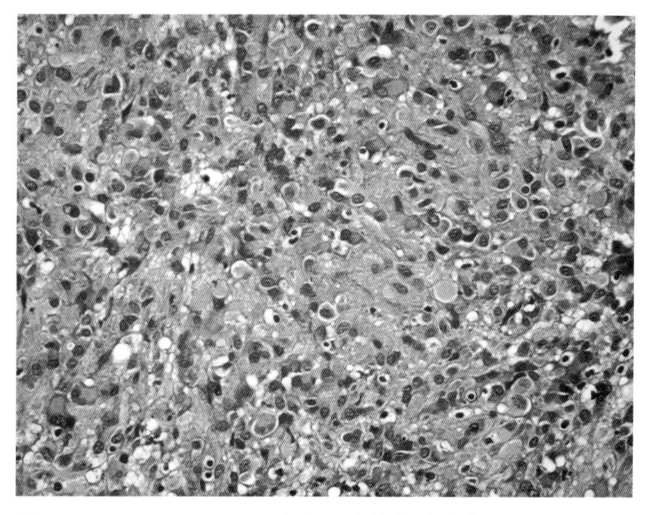

图 2.29.3 GIST GIST 中的上皮样细胞成分

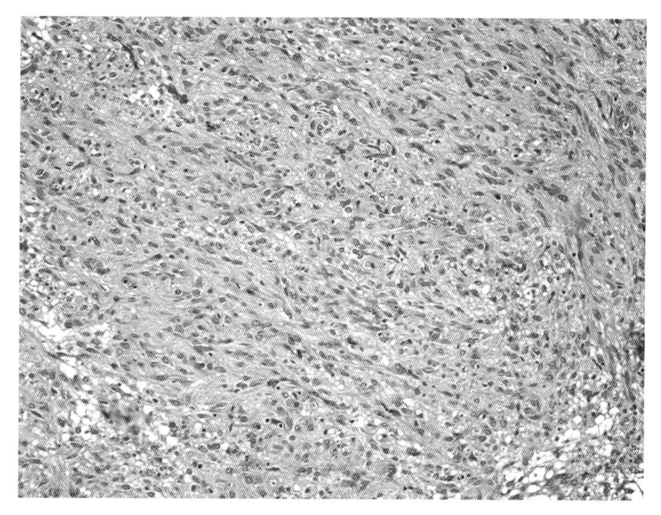

图 2.29.4 GIST 梭形细胞呈疏松的束状排列

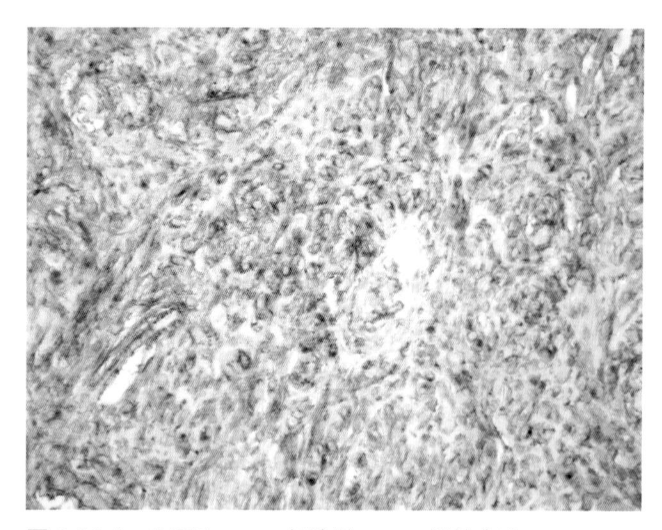

图 2.29.5 GIST GIST 细胞呈 *C-KIT* 阳性表达

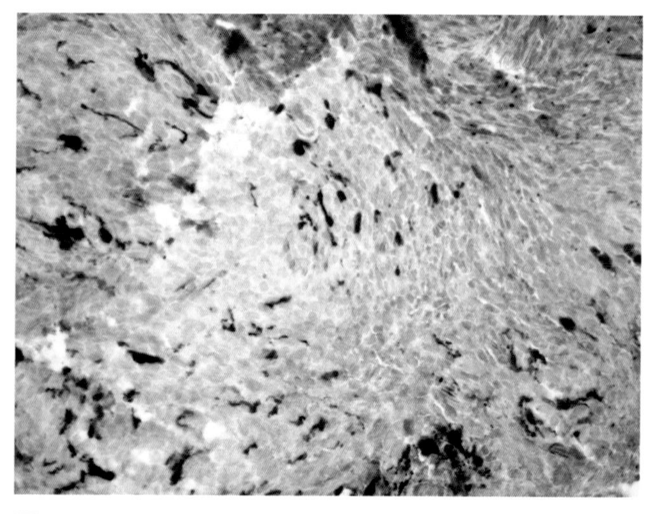

图 2.29.6 GIST GIST 的 S100 染色。本图中可见许多表达 S100 的树突状细胞，而肿瘤细胞仅灶性阳性

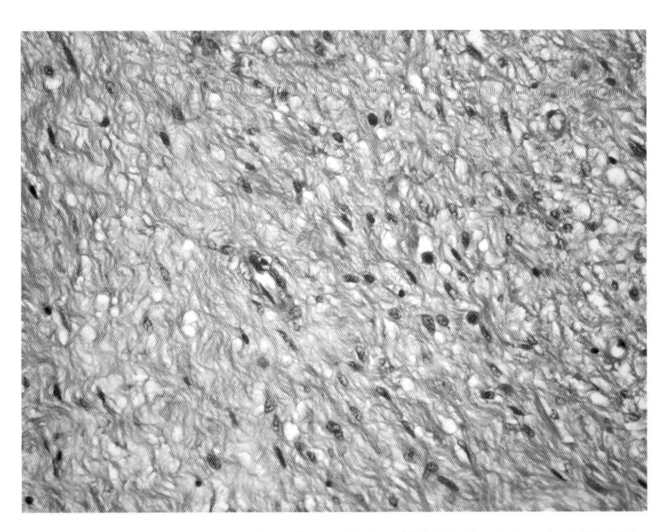

图 2.29.7 炎性纤维性息肉 黏液纤维的背景中可见梭形细胞，梭形细胞核淡染、细胞质丰富

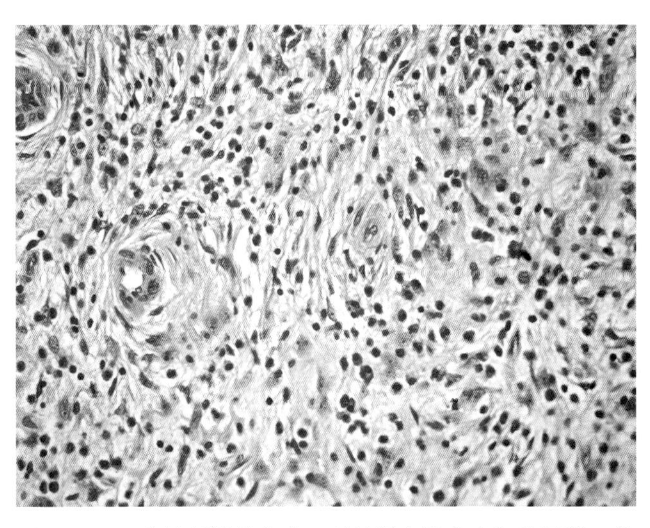

图 2.29.8 炎性纤维性息肉 可见混合性炎症细胞浸润，伴较多嗜酸性粒细胞

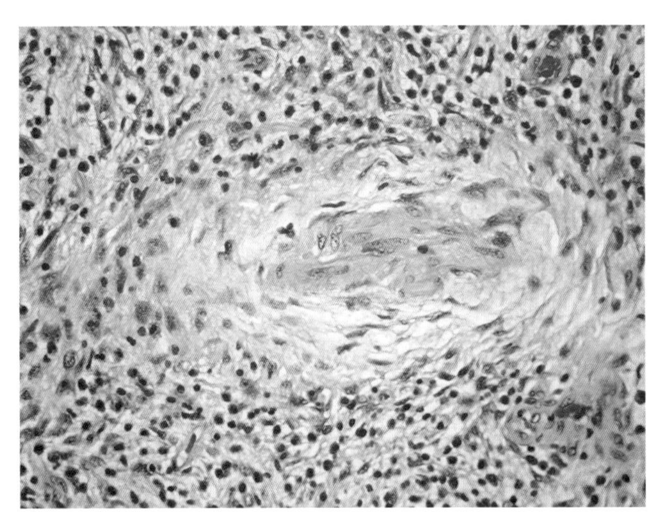

图 2.29.9 炎性纤维性息肉 可见血管周围的洋葱皮样结构及炎症背景

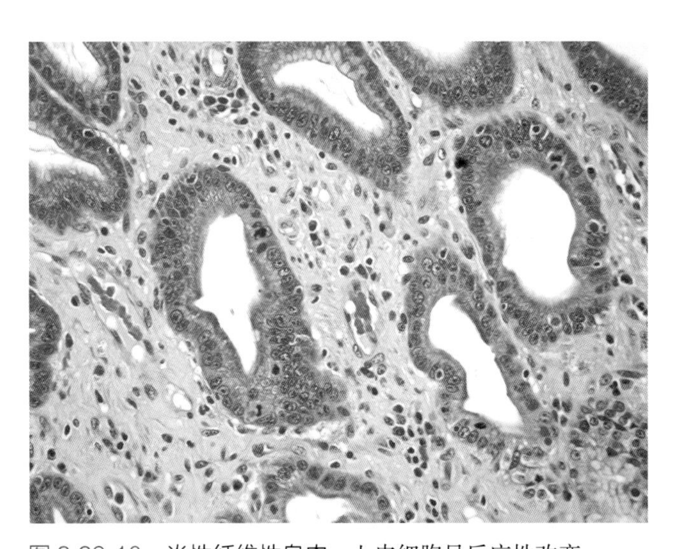

图 2.29.10 炎性纤维性息肉 上皮细胞呈反应性改变

2.30 上皮样 GISTs 与腺癌

	上皮样 GISTs	腺癌
年龄/性别	通常为成人（平均年龄 60 多岁）；男性稍多于女性	通常为老年人（平均 70 多岁）；男性多于女性
部位	胃壁内肿瘤，位于黏膜下层及固有肌层*（图 2.30.1）*	大多数发生于幽门及胃窦
症状	主要是胃肠道出血，但也可出现腹部疼痛、腹部可触及肿块和（或）远处转移部位的器官功能障碍相关症状	上腹痛、呕吐、恶心、体重减轻、易饱
体征	少见；体检可能出现腹部压痛、腹部肿块	腹部压痛，可扪及上腹部肿块；内镜检查显示肿块或胃壁僵硬（注气抵抗）
病因学	未知，肿瘤细胞来源于 Cajal 间质细胞。与神经纤维瘤病 1 型及家族性 *C-KIT* 突变相关	既可以散发性，也可以遗传性的形式发生。散发性疾病与各种环境危险因素有关，包括高亚硝酸盐饮食、较低的社会经济地位和吸烟。此外，胃腺癌存在明显的地域差异，亚洲和东欧为胃癌的高发地区，西欧和美国北部发病率较低。慢性胃炎、幽门螺杆菌性胃炎和胃部分切除后的病人也具有高风险。散发性病例与 *APC*、*K-ras*、*p53* 基因突变有关。家族性遗传性胃癌可存在 *CDH1* 基因胚系突变，其他可能与 Li-Fraumeni 综合征、家族性腺瘤性息肉病、遗传性非息肉性结肠癌和 *BRCA 2* 突变相关
组织学	1. 上皮样细胞核呈卵圆形，细胞质丰富、嗜双色性，可见核周空泡，细胞膜清晰，呈片状和无一定方向的紧密束状排列，伴局灶至明显的栅栏状结构*（图 2.30.2，2.30.3）* 2. 细胞多形性无或轻微 3. 无黏膜成分 4. 无腺管形成 5. 核分裂象罕见*（图 2.30.2）*	两种组织学类型： 1. 肠型：柱状至立方上皮细胞形成分化良好的腺体结构，核拉长、深染，核仁明显，细胞核极性消失；腺体排列呈角的小管状、复杂的筛状结构或“背靠背”的腺管结构 2. 弥漫型：具有印戒样特征的低黏附性单个细胞增殖 3. 低分化肿瘤主要由单个细胞组成，肿瘤细胞多形性明显，细胞核深染，核分裂象多见，黏蛋白丢失 4. 背景胃黏膜常可见原位癌成分 5. 可见局灶腺管形成 6. 核分裂象多见
特殊检查	• 肿瘤细胞 CD117/*C-KIT（图 2.30.4）*、CD34*（图 2.30.5）*和 DOG-1 阳性，角蛋白染色阴性。黏蛋白染色阴性	• 癌细胞阳性表达角蛋白标记，但不表达 CD34。黏蛋白染色阳性。CD117 可阳性，DOG-1 在腺癌中可出现阳性表达（诊断陷阱）
治疗	保守性手术切除；不推荐广泛根治性切除术。存在 *KIT* 突变的肿瘤可使用靶向性的酪氨酸激酶抑制剂；需要指出的是，9 号外显子突变的肿瘤对酪氨酸激酶抑制剂治疗无效	早期病人行外科手术治疗；对于晚期病人，可行新辅助治疗，并在可能的情况下行外科手术治疗
预后	预后很好；大多数肿瘤（约 75%）是良性的。最重要的预后指标是发生肿瘤的部位（胃后壁、贲门及胃底肿瘤一般具有更高的侵袭性）。除此之外，预后还与肿瘤大小、坏死以及核分裂象增加有关	预后差，预后与肿瘤分级和分期高度相关，多数病人确诊时处于晚期。其他预后不良因素包括年龄、肿瘤位于近端胃和淋巴管血管侵犯。5 年生存率为 10%~15%

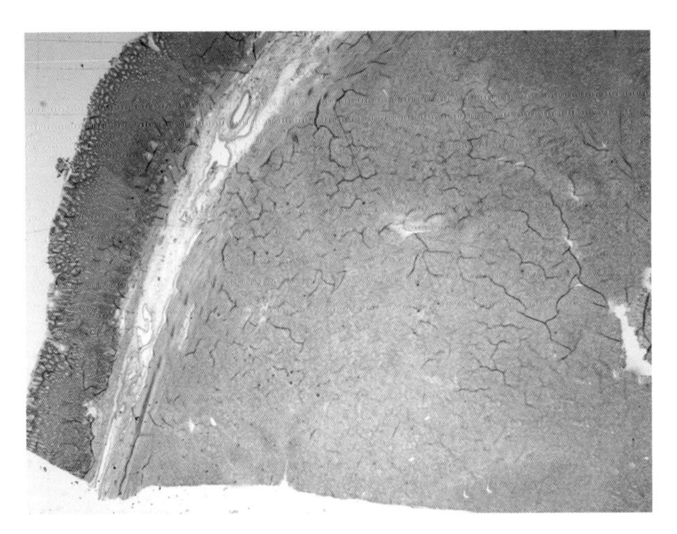

图 2.30.1 GIST 上皮样 GIST 以固有肌层为中心

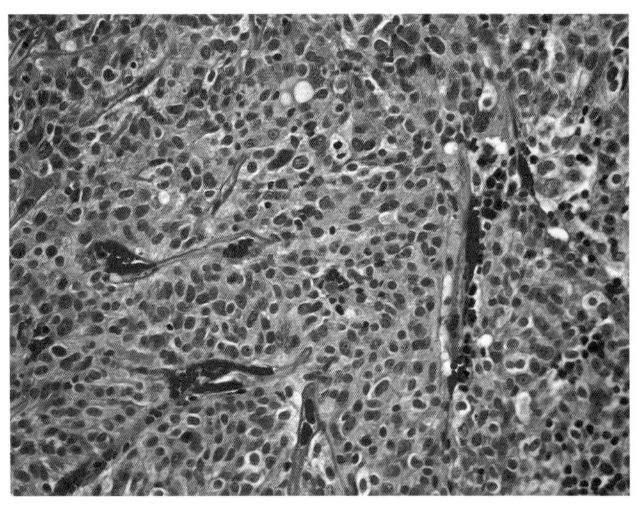

图 2.30.2 GIST 上皮样细胞增生，细胞核小而圆，细胞质中等量，嗜酸性

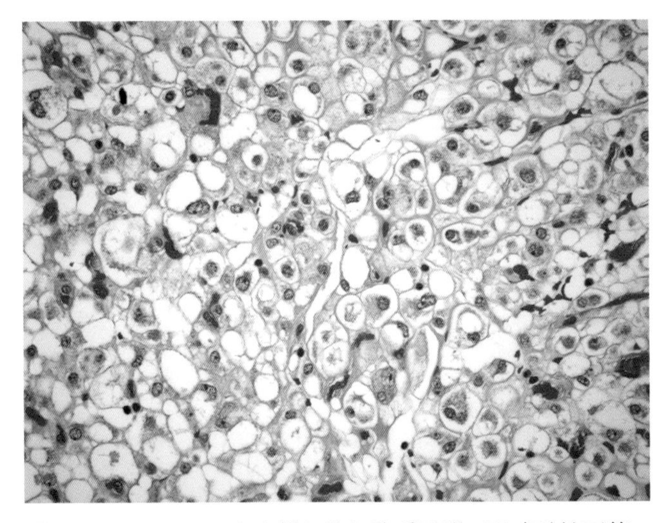

图 2.30.3 GIST 上皮样细胞细胞质透明至呈嗜酸性不等

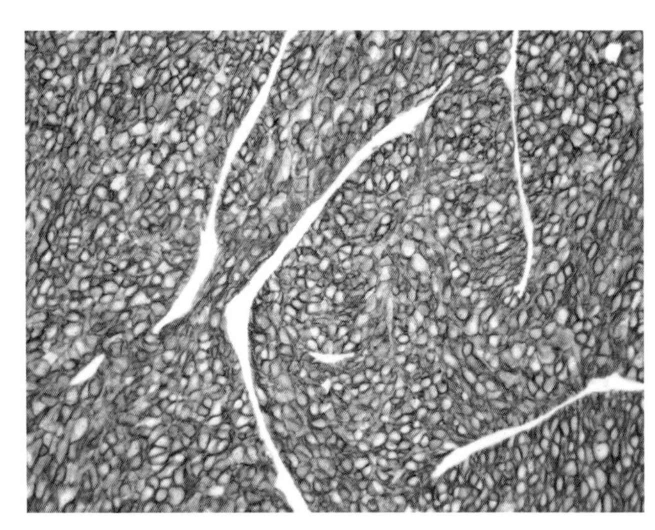

图 2.30.4 GIST 上皮样 GIST 细胞呈 *C-KIT* 阳性表达

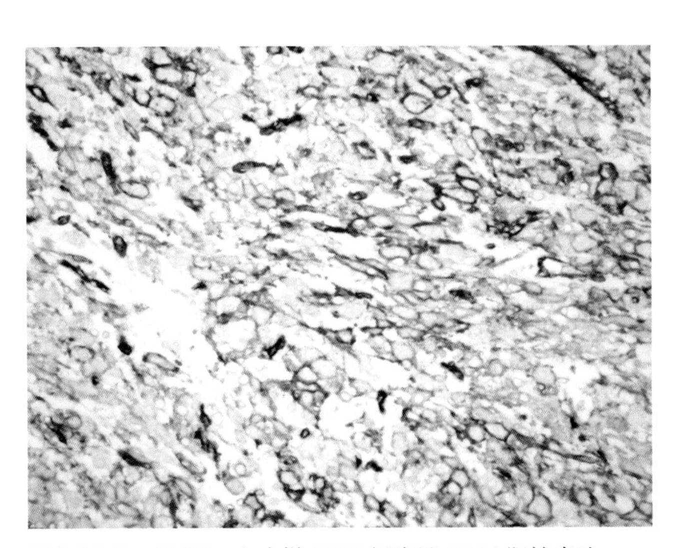

图 2.30.5 GIST 上皮样 GIST 细胞呈 CD34 阳性表达

2.31 GISTs 与神经鞘瘤

	GISTs	神经鞘瘤
年龄/性别	通常为成人（平均年龄 60 多岁）；男性稍多于女性	通常为成人；女性多见
部位	胃壁内肿瘤，位于黏膜下层及固有肌层	胃壁内肿瘤，位于黏膜下层及固有肌层
症状	主要是胃肠道出血，但也可出现腹部疼痛、腹部可触及肿块和（或）远处转移部位的器官功能障碍相关症状	多数病人无症状，偶然发现病变；一些病例可出现非特异性的症状，主要与肿瘤大小和部位有关，包括腹痛、消化不良、早饱
体征	少见；体检可能出现腹部压痛、腹部肿块	一般没有；可能有腹部压痛或腹部触及肿块
病因学	未知，肿瘤细胞来源于 Cajal 间质细胞。与神经纤维瘤病 1 型及家族性 *C-KIT* 突变相关	未知；病变呈散发性，与任何已知的综合征均无关
组织学	1. 肿瘤由梭形至上皮样细胞组成*（图 2.31.1）*。肿瘤细胞核呈卵圆形，两端略尖，可见核周空泡，细胞质丰富、嗜双色性。排列呈片状或紧密至疏松的束状*（图 2.31.2）* 2. 局灶区可出现明显的栅栏状结构*（图 2.31.2）* 3. 无淋巴细胞套 4. 肿瘤内炎症细胞浸润罕见	1. 肿瘤边界清楚，无包膜。梭形细胞排列呈疏松的束状结构*（图 2.31.5，2.31.6）* 2. 无栅栏状排列 3. 大多数肿瘤（约 90%）外周可见明显的外周淋巴细胞套，伴散在的生发中心*（图 2.31.7）* 4. 肿瘤内可见淋巴细胞及浆细胞弥漫性浸润*（图 2.31.8）*
特殊检查	• 几乎所有的 GISTs 均表达 *C-KIT*（CD117）*（图 2.31.3）*伴相关的基因突变。然而，约 5% 的肿瘤没有 *C-KIT* 表达或突变，而此种病例有 PDGFRA 突变。多数 GISTs 也可表达 CD34（70%）和 DOG-1。肌动蛋白（SMA）和 S100 表达不一*（图 2.31.4）*	• 肿瘤细胞呈 S100 强阳性*（图 2.31.9）*，部分肿瘤可表达 GFAP，部分肿瘤可呈 CD34 局灶阳性*（图 2.31.10）*；但所有肿瘤都不应表达肌源性标记*（图 2.31.11）*或 *C-KIT*（CD117）*（图 2.31.12）*。分子检测显示 *KIT* 和 *PDGFRA* 基因突变为阴性
治疗	保守性手术切除；不推荐广泛根治性切除术。存在 *KIT* 突变的肿瘤可使用靶向性的酪氨酸激酶抑制剂；需要指出的是，9 号外显子突变的肿瘤对酪氨酸激酶抑制剂治疗无效	外科切除
预后	预后好；但是高达 20% 的肿瘤是恶性的，长期生存率高。肿瘤最大径大于 5cm、核分裂象大于 5/50HPF 提示肿瘤预后较差。以上两个因素被应用于根据 AFIP 标准对个体肿瘤进行危险度分级。其他不良预后因素包括肿瘤位于胃食管交界处或胃底，肿瘤发生坏死、溃疡及出现黏膜侵犯	预后非常好，通常为良性

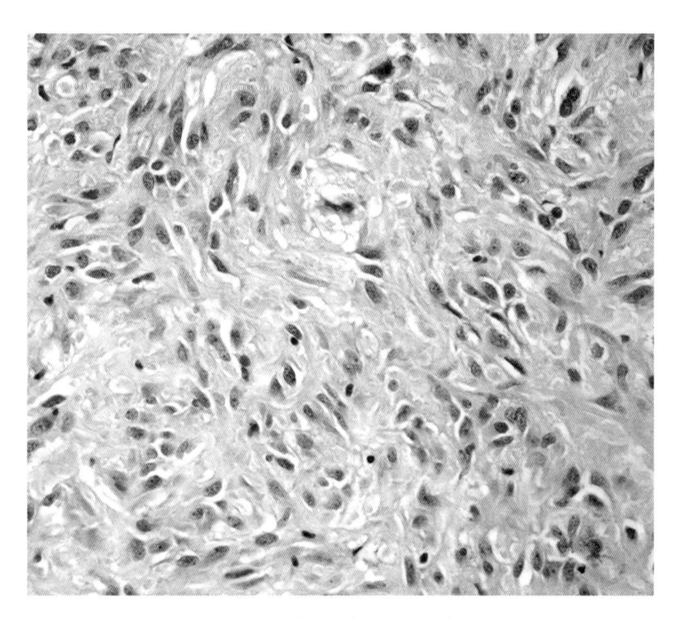

图 2.31.1 GIST GIST 中的梭形细胞成分，局灶具有上皮样特征的细胞成分

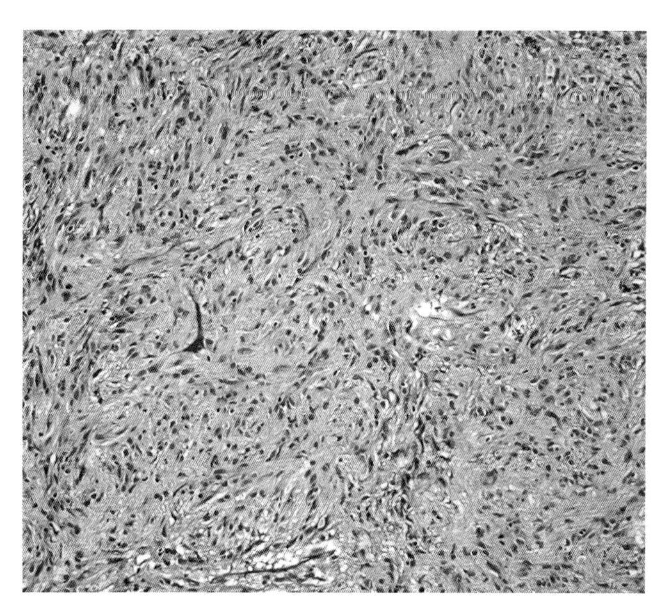

图 2.31.2 GIST 梭形细胞紧密排列呈束状，局灶区可见栅栏状排列的细胞核

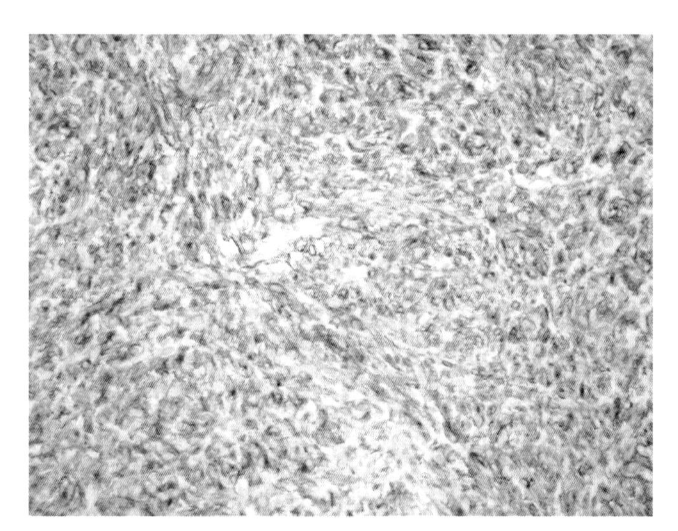

图 2.31.3 GIST 肿瘤细胞表达 *C-KIT*

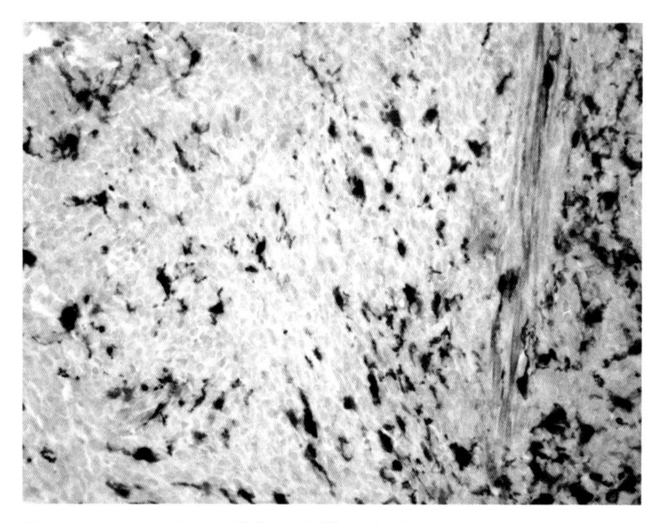

图 2.31.4 GIST 肿瘤细胞散在表达 S100

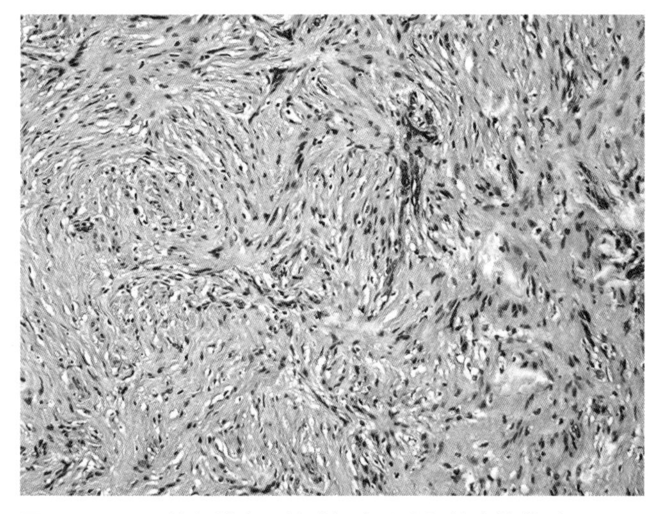

图 2.31.5 胃神经鞘瘤 梭形细胞呈疏松的束状排列

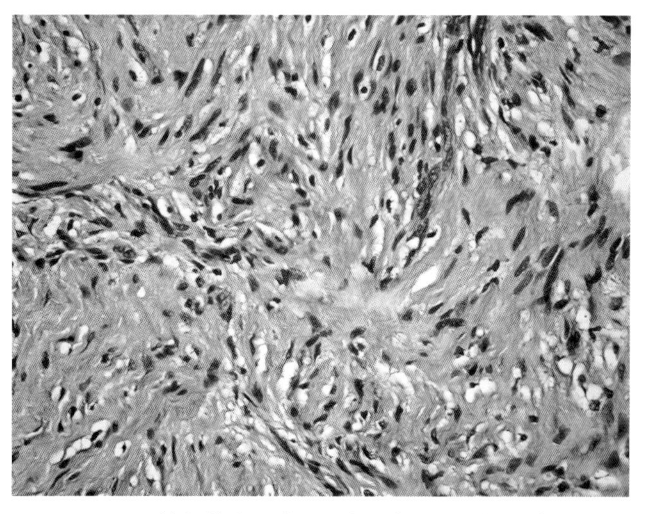

图 2.31.6 胃神经鞘瘤 梭形细胞形态温和，核两端呈锥状

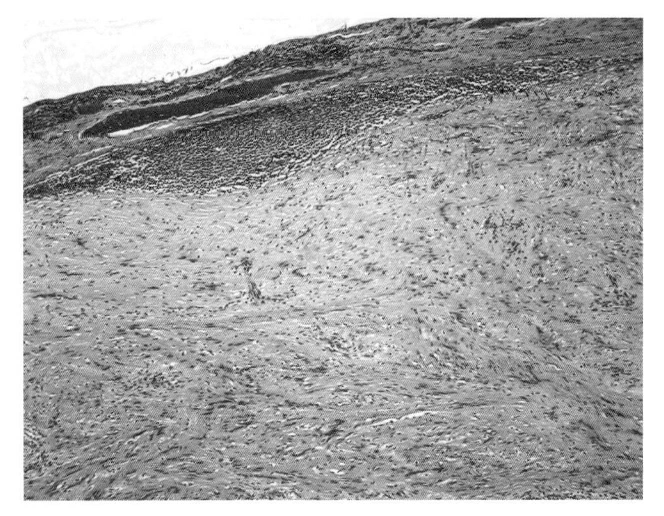

图 2.31.7 胃神经鞘瘤 肿瘤周围可见淋巴细胞套

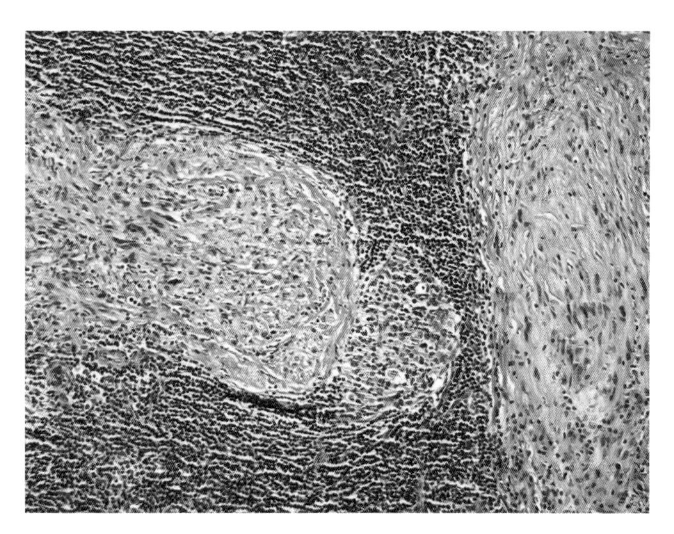

图 2.31.8 胃神经鞘瘤 肿瘤内的生发中心

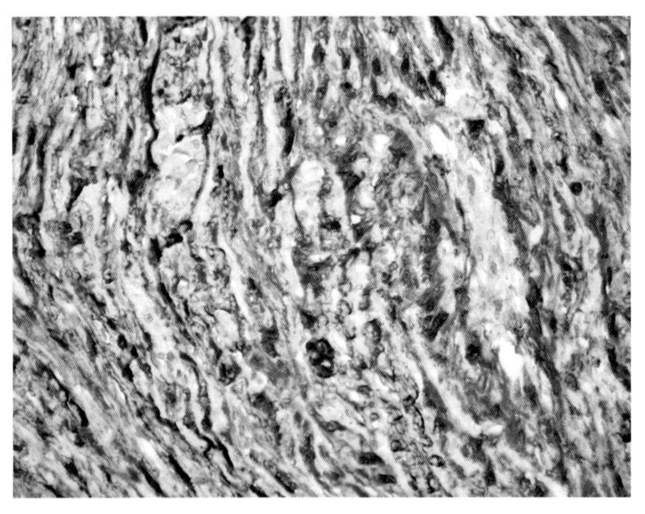

图 2.31.9 胃神经鞘瘤 肿瘤细胞表达 S100，细胞核及细胞质染色强阳性

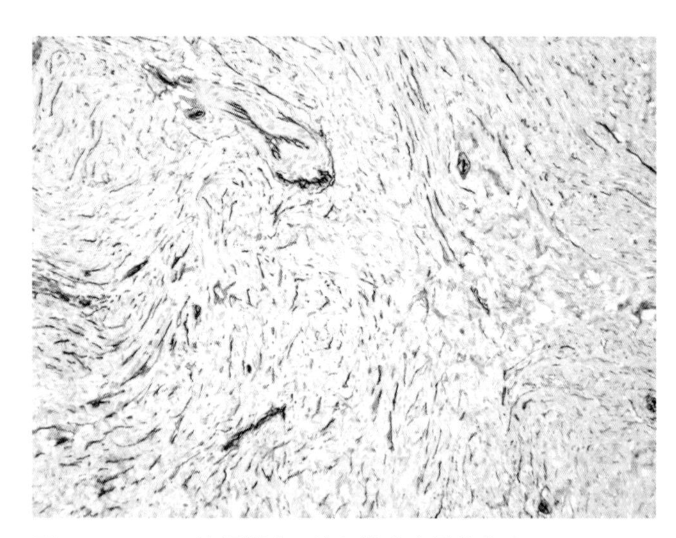

图 2.31.10 胃神经鞘瘤 神经鞘瘤中局灶表达 CD34

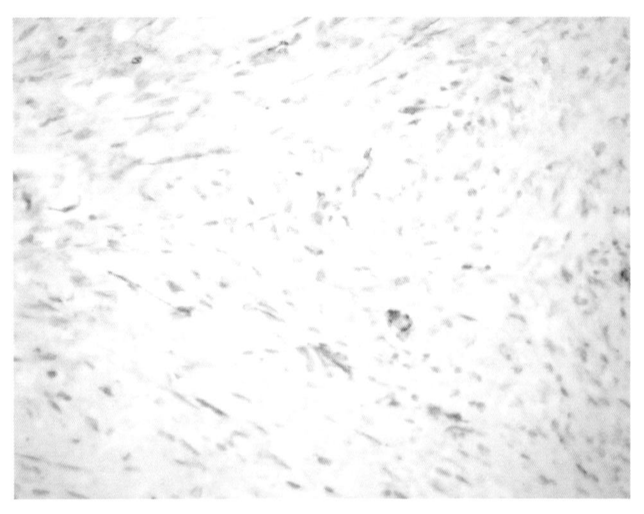

图 2.31.11 胃神经鞘瘤 神经鞘瘤中 SMA 阴性

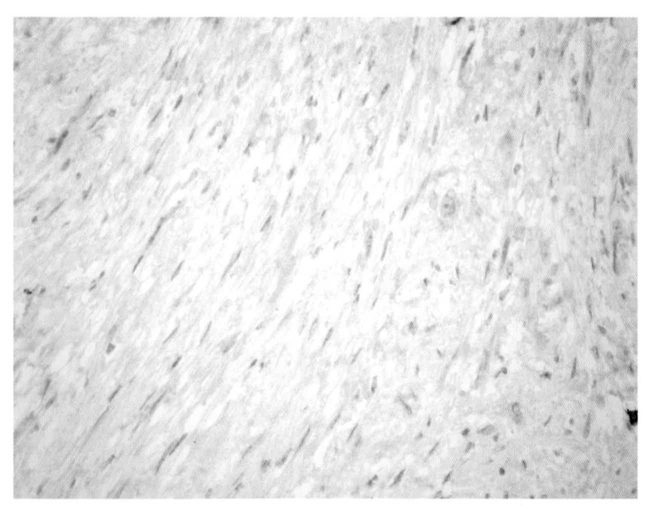

图 2.31.12 胃神经鞘瘤 神经鞘瘤中 *C-KIT* 阴性

2.32 GISTs 与血管球瘤

	GISTs	血管球瘤
年龄/性别	通常为成人（平均年龄 60 多岁）；男性稍多于女性	通常为成人（平均年龄 50 岁）；女性多见
部位	胃壁内肿瘤，位于黏膜下层及固有肌层*（图 2.32.1）*	固有肌层外层
症状	主要是胃肠道出血，但也可出现腹部疼痛、腹部可触及肿块和（或）远处转移部位的器官功能障碍相关症状	最常见的症状为严重的消化道出血，也可出现阵发性或持续性腹痛
体征	少见；体检可能出现腹部压痛、腹部触及肿块	消化道出血表现为黑便，有时可出现呕血
病因学	未知，肿瘤细胞来源于 Cajal 间质细胞。与神经纤维瘤病 1 型及家族性 *C-KIT* 突变相关	没有已知的危险因素
组织学	1. 肿瘤由梭形至上皮样细胞组成*（图 2.32.2）*。肿瘤细胞核呈卵圆形，两端稍呈锥形，可见核周空泡，细胞质丰富。排列呈片状和紧密排列的束状*（图 2.32.3）* 2. 无血管聚集或突出的血管	1. 由多发结节构成的境界清楚的肿块，肿瘤细胞较小，核呈圆形，胞膜清楚，围绕血管呈簇状排列*（图 2.32.5~2.32.7）* 2. 血管外皮瘤样，增大、成角的血管*（图 2.32.8）*
特殊检查	• 几乎所有的 GISTs 均表达 *C-KIT*（CD117）*（图 2.32.4）*伴相关的基因突变。然而，约 5% 的肿瘤无 *C-KIT* 的表达或突变，而此种肿瘤有 PDGFRA 突变。多数 GISTs 也可表达 CD34（70%）和 DOG-1。actin 和 S100 表达不一*（图 2.32.4）*	• 肿瘤细胞是变异的平滑肌细胞，表达一定的肌特异性标志物，如平滑肌肌动蛋白（SMA）、calponin 和钙调结合蛋白（h-caldesmon）。但值得注意的是，肿瘤细胞不表达结蛋白（desmin）。*C-KIT*（CD117）阴性，同时无 *KIT* 基因突变。层粘连蛋白和Ⅳ型胶原染色显示围绕细胞的表达方式
治疗	保守性手术切除；不推荐广泛根治性切除术。存在 *KIT* 突变的肿瘤可使用靶向性的酪氨酸激酶抑制剂；需要指出的是，9 号外显子突变的肿瘤对酪氨酸激酶抑制剂治疗无效	外科切除
预后	预后好；但是高达 20% 的肿瘤是恶性的，长期生存率高。肿瘤最大径大于 5cm、核分裂象大于 5/50HPF 提示肿瘤预后较差。以上两个因素被应用于根据 AFIP 标准对个体肿瘤进行危险度分级。其他不良预后因素包括肿瘤位于胃食管交界处或胃底，肿瘤发生坏死、溃疡及出现黏膜侵犯	预后非常好，大部分肿瘤为良性。因为有罕见的转移病例报道，所以具有不确定的恶性潜能风险

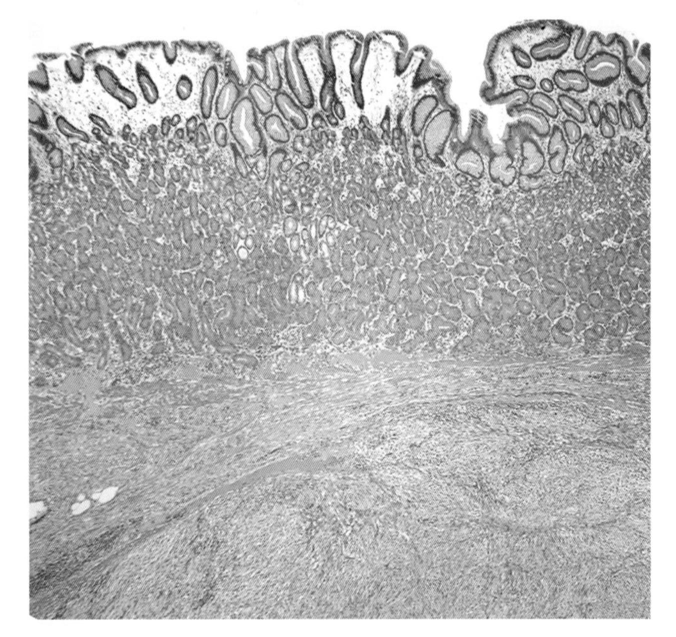

图 2.32.1　GIST　肿瘤以黏膜下层为中心

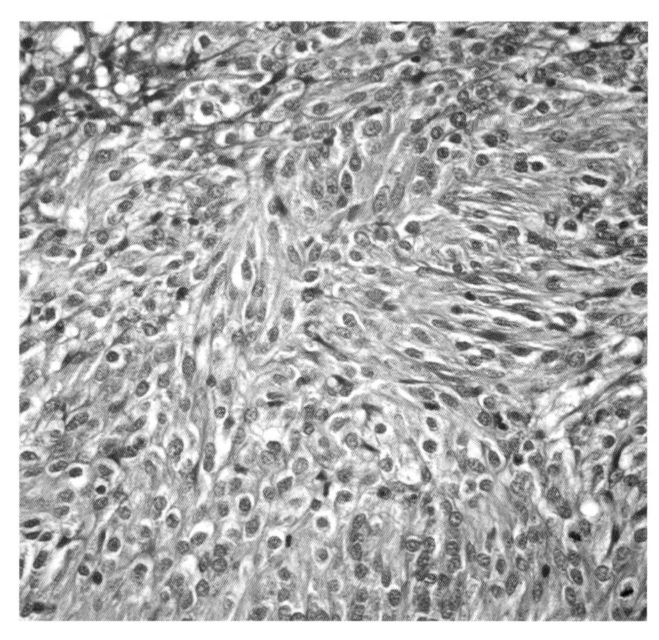

图 2.32.2　GIST　梭形细胞至上皮样细胞

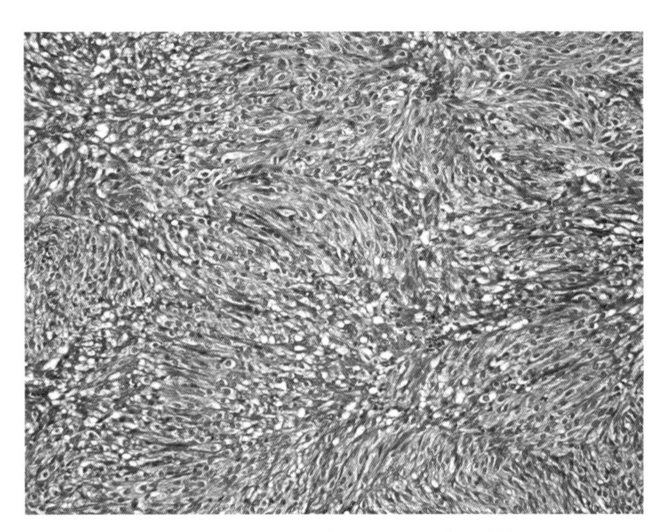

图 2.32.3　GIST　肿瘤细胞紧密排列呈束状结构

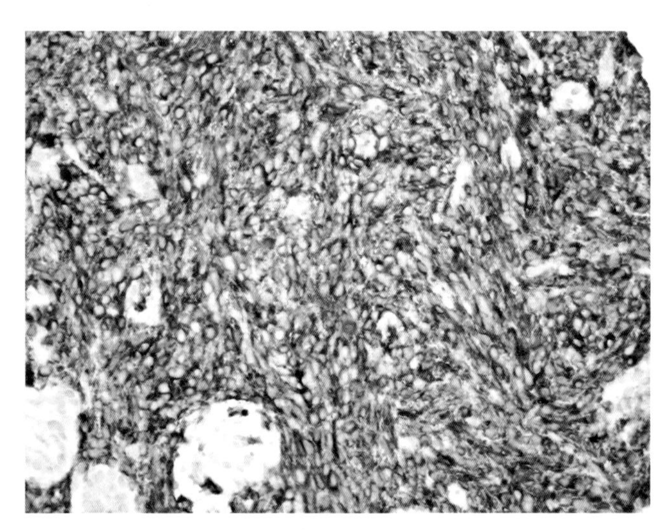

图 2.32.4　GIST　GIST 表达 *C-KIT* 阳性

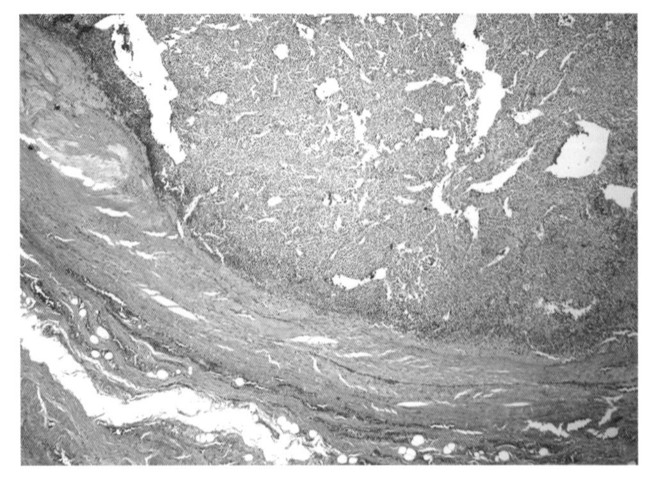

图 2.32.5　血管球瘤　肿瘤周边可见较厚的纤维包膜包绕

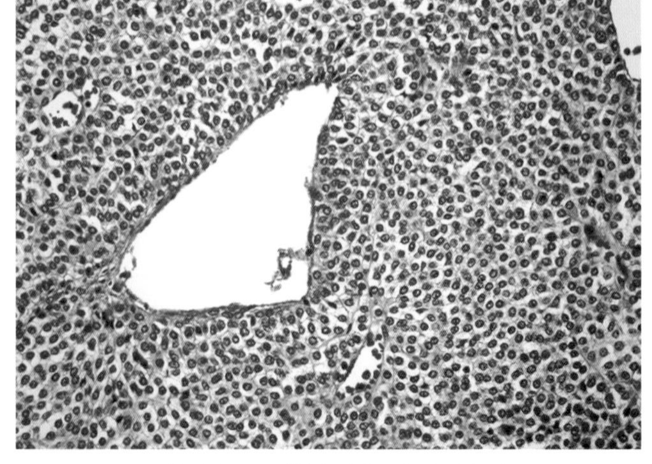

图 2.32.6　血管球瘤　血管周围增生的肿瘤细胞

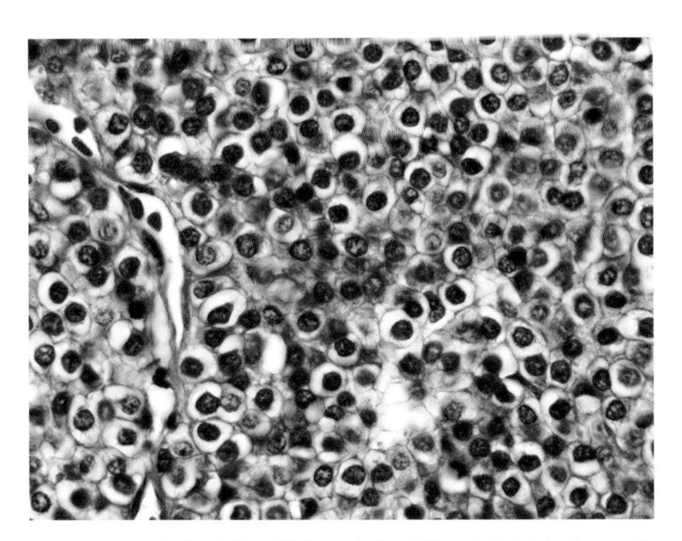

图 2.32.7 血管球瘤 肿瘤细胞小而圆，有核周空晕，细胞膜清晰

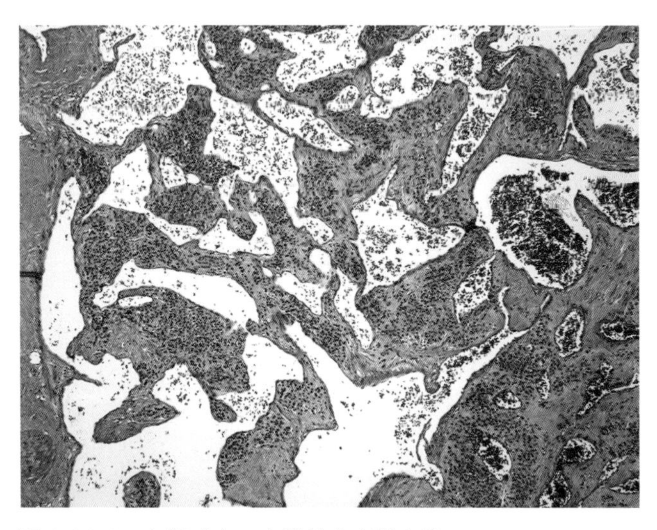

图 2.32.8 血管球瘤 血管外皮瘤样血管

2.33 儿童型 GISTs 与丛状纤维黏液瘤

	儿童型 GISTs	丛状纤维黏液瘤
年龄 / 性别	通常年龄较轻（儿童及年轻成人）；女性优势明显（9：1）	任何年龄（平均年龄为 40 岁）；无明显性别差异
部位	主要是胃窦和胃体	胃窦固有肌层，很少扩展到十二指肠和胃周软组织
症状	主要是胃肠道出血，但也可出现腹部疼痛、腹部肿块和（或）远处转移部位的器官功能障碍等相关的症状	消化道出血最常见
体征	少见；体检可能出现腹部压痛、腹部触及肿块	少见；消化道出血可表现为贫血、腹部压痛、腹部触及肿块
病因学	散发性及综合征性病例都与琥珀酸脱氢酶 B（SDHB）缺陷有关。综合征型发生在 Carney 三联征和 Carney-Stratakis 综合征	没有已知的危险因素
组织学	1. 病变常为多病灶 2. 肿瘤可呈境界清楚的多结节状及呈丛状结构在肌壁间浸润性生长*（图 2.33.1）* 3. 肿瘤细胞多呈上皮样细胞以及混合性上皮样或梭形细胞形态。单纯梭形细胞形态罕见。上皮样细胞呈圆形、核卵圆状，细胞质嗜酸性、细胞膜清晰*（图 2.33.2~2.33.4）*	1. 丛状（网状）的多结节状结节细胞稀少，卵圆形梭形细胞散在分布于多少不等的黏液样和纤维黏液样间质中*（图 2.33.5，2.33.6）* 2. 突出的毛细血管网*（图 2.33.7）* 3. 病变以固有肌层为中心，向表面延伸至黏膜、黏膜下层，向深部延伸至胃周软组织*（图 2.33.5）* 4. 可出现黏膜溃疡、血管淋巴管浸润 5. 无坏死、栅栏状结构及丝团样（skenoid）纤维
特殊检查	• 大多数肿瘤（90%）表达 *C-KIT* 和 DOG-1；然而，分子检查 *C-KIT* 和 *PDGFRA* 基因突变为阴性。偶见肿瘤细胞可表达 CD10 及 SMA。琥珀酸脱氢酶标记显示表达缺失	• 肿瘤细胞表达 SMA 和 CD10，*C-KIT*（CD117）、CD34、DOG-1 阴性
治疗	大多数病例对针对标准 GISTs 的分子靶向治疗不敏感，因此，首选治疗为手术切除并进行密切的临床随访	外科切除
预后	一般预后好；尽管淋巴结转移不常见，但此种疾病通常为惰性进展。值得注意的是，目前针对传统 GISTs 的风险评估标准对儿童型 GISTs 不适用	预后非常好，良性，无已知的复发或转移风险

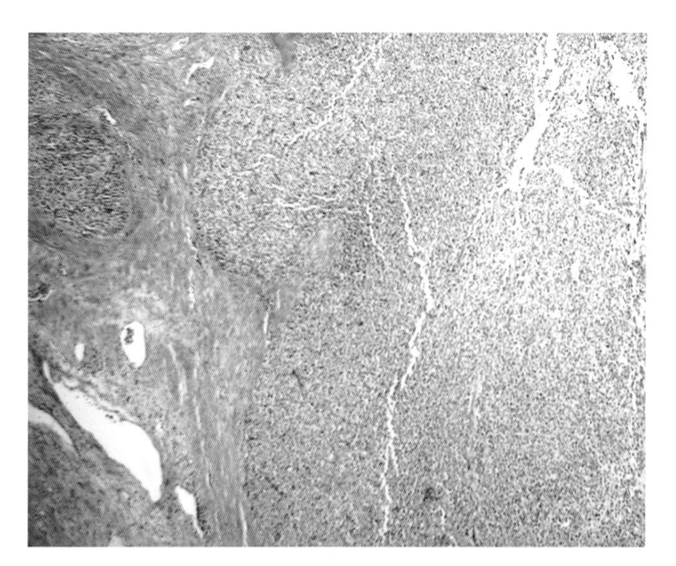

图 2.33.1 儿童型 GISTs/GIST（琥珀酸脱氢酶缺陷型） 肿瘤呈多结节样结构

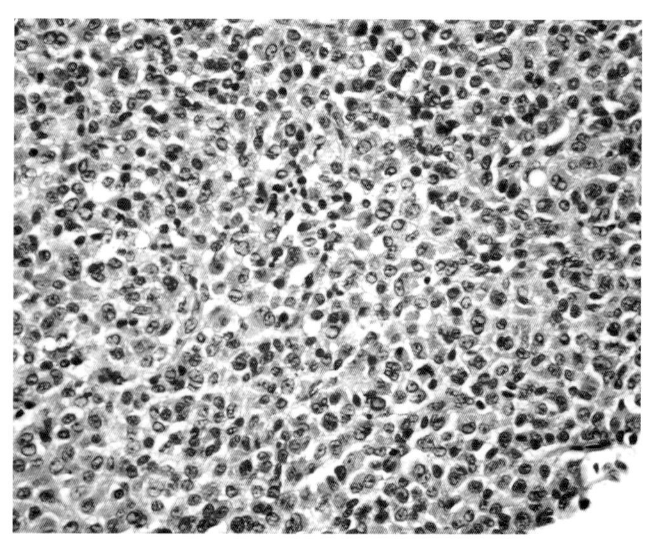

图 2.33.2 儿童型 GISTs/GIST（琥珀酸脱氢酶缺陷型） 明显的上皮样细胞形态

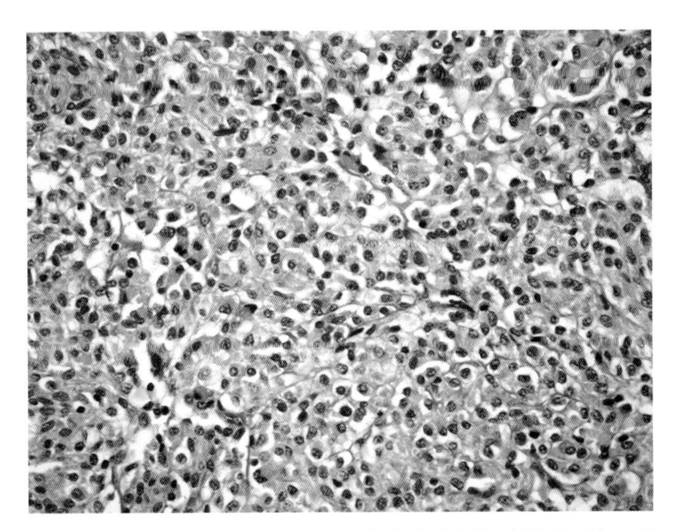

图 2.33.3 儿童型 GISTs/GIST（琥珀酸脱氢酶缺陷型） 明显的上皮样细胞形态和丰富的毛细血管

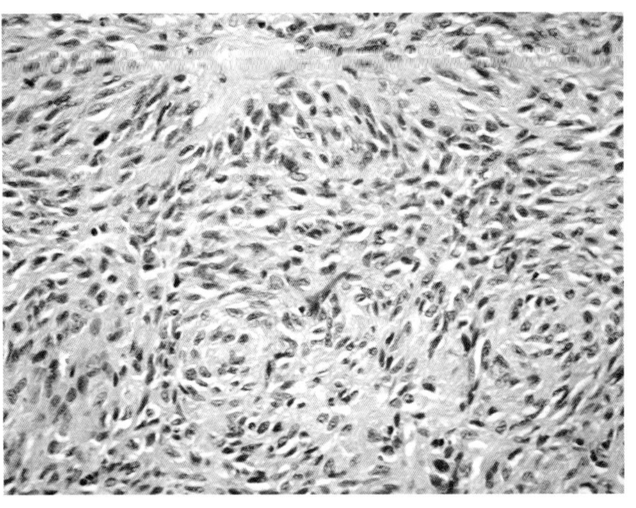

图 2.33.4 儿童型 GISTs/GIST（琥珀酸脱氢酶缺陷型） 局灶区可见肿瘤细胞呈梭形特征

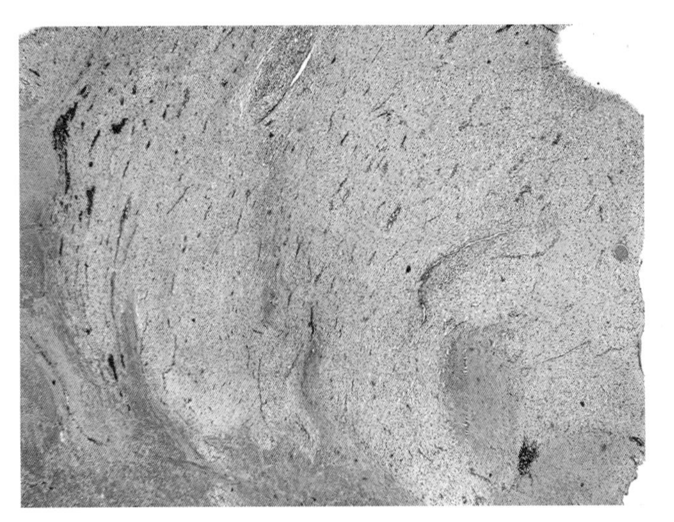

图 2.33.5 丛状纤维黏液瘤 以固有肌层为中心

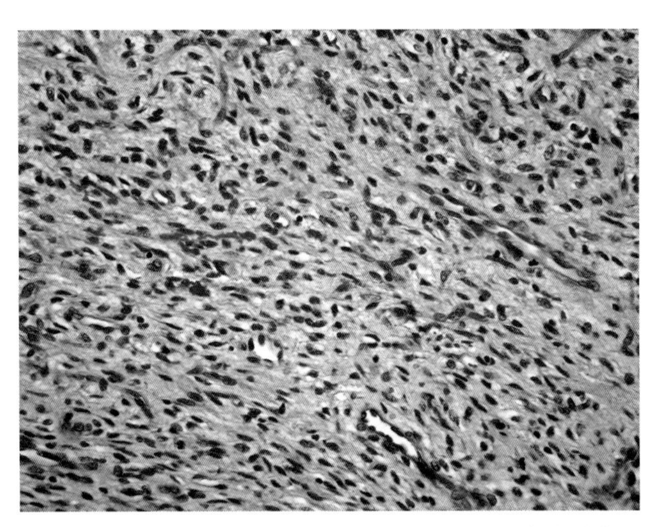

图 2.33.6 丛状纤维黏液瘤 温和的梭形细胞分布在纤维黏液样基质中

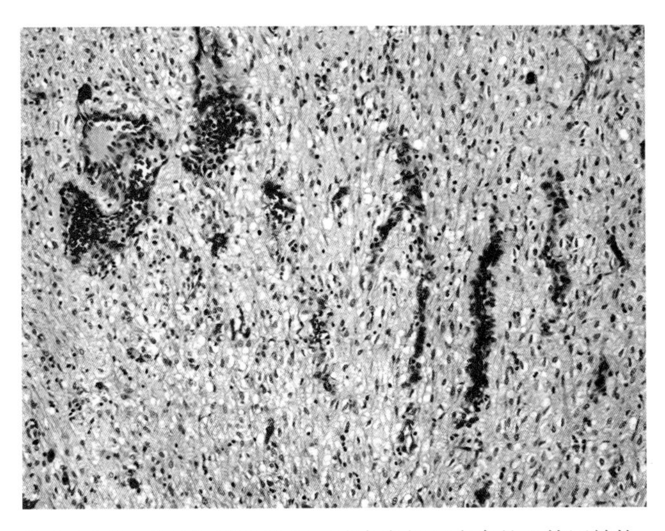

图 2.33.7 丛状纤维黏液瘤 肿瘤内相互吻合的血管网结构

2.34 卡波西肉瘤与黏膜固有层

	卡波西肉瘤	黏膜固有层
年龄 / 性别	任何年龄，但主要是成人；多见于男性	任何年龄；无性别差异
部位	任何部位	任何部位
症状	多数无症状；表现出的症状包括消化道出血、腹痛、穿孔、恶心、呕吐和肠套叠	不适用
体征	慢性出血可能与缺铁性贫血、呕血或黑便有关；考虑到和 HIV/AIDS 相关，多数病人有白细胞减少症、HIV 抗体阳性，HIV 病毒荷载高	不适用
病因学	是人疱疹病毒 8（HHV8）导致的肿瘤，主要感染 HIV/AIDS 病人或者其他免疫抑制病人；地域型的发生在非洲及地中海地区	不适用
组织学	1. 细胞质内含透明小球的梭形细胞，围成裂隙样腔隙，其内充满外渗的红细胞 *（图 2.34.1~2.34.5）* 2. 黏膜固有层内淋巴浆细胞浸润和含铁血黄素沉积 *（图 2.34.6）* 3. 腺体被破坏，正常结构扭曲变形	1. 位于上皮和黏膜肌层之间的疏松的结缔组织，包括成纤维细胞、平滑肌、血管、淋巴管和炎症细胞 *（图 2.34.9，2.34.10）* 2. 黏膜固有层内散在淋巴细胞和浆细胞，不超过 5 个 / 高部视野或小凹间 2~3 个浆细胞 *（图 2.34.10, 2.34.11）* 3. 完整的黏膜结构
特殊检查	• HHV8 免疫染色阳性可以确诊 *（图 2.34.7）*。肿瘤细胞表达血管的标记，包括 CD31 *（图 2.34.8）*、CD34 和Ⅷ因子。PAS 染色显示透明小球	• 一般不做
治疗	对于有症状的病人，标准治疗包括注射、热凝固、硬化治疗和抑酸药物。HIV/AIDS 相关的疾病，高活性的抗逆转录病毒疗法有效，许多病变可在治疗后退缩。对于继发于其他免疫抑制的病人，推荐停用免疫抑制药物	不适用
预后	一般良好；对于多数病人，预后和导致免疫抑制的基础疾病严重程度相关，而与卡波西肉瘤本身无关	不适用

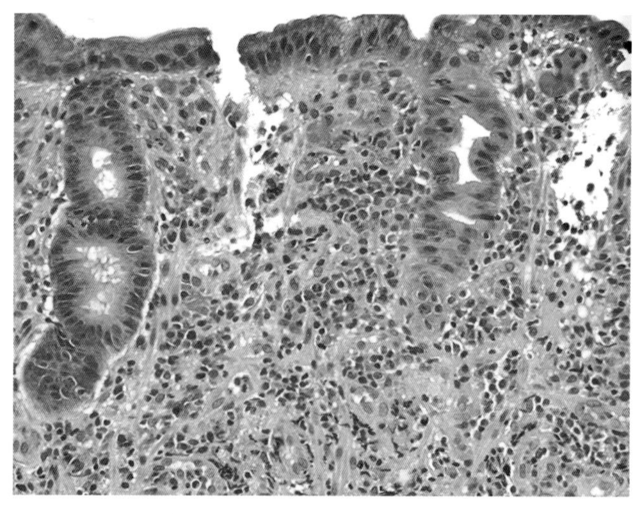

图 2.34.1　卡波西肉瘤　炎症浸润使黏膜固有层显著扩张

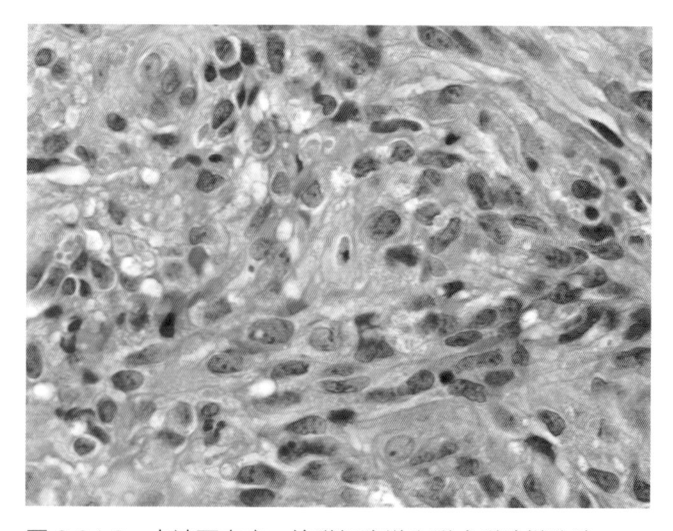

图 2.34.2　卡波西肉瘤　梭形细胞增生形成裂隙样腔隙

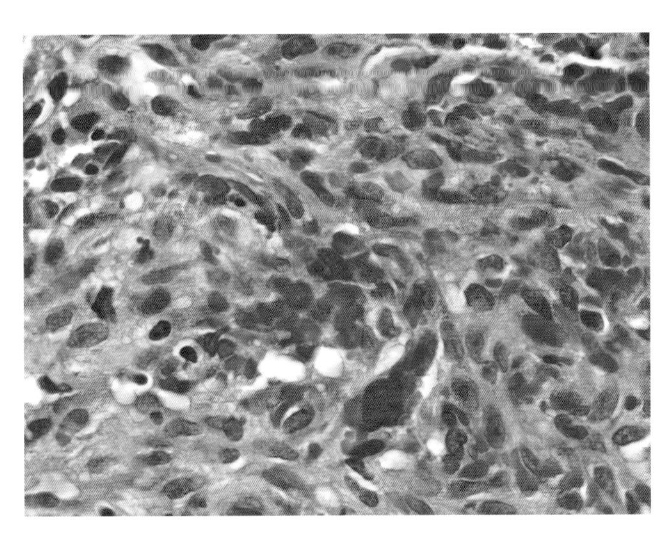

图 2.34.3 卡波西肉瘤 梭形细胞增生伴红细胞外渗

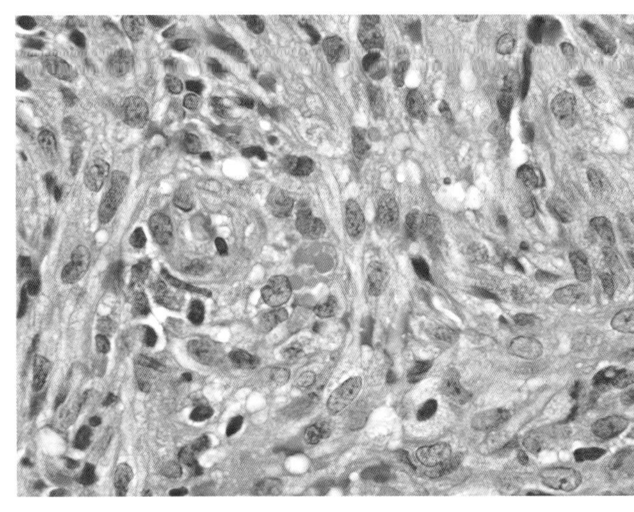

图 2.34.4 卡波西肉瘤 透明小体

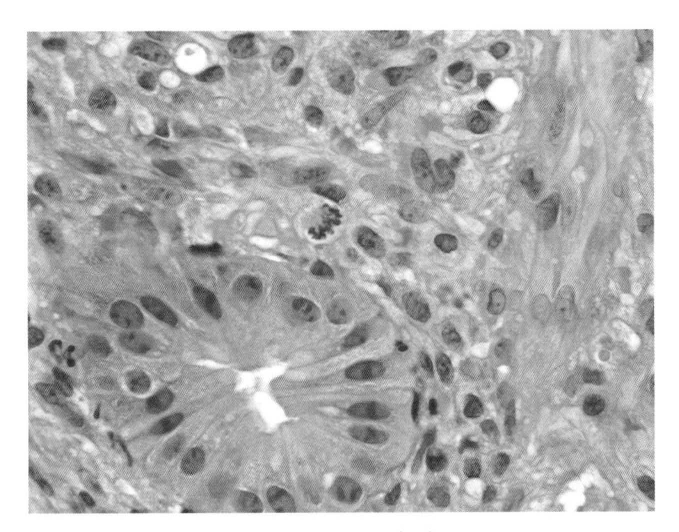

图 2.34.5 卡波西肉瘤 明显的核分裂

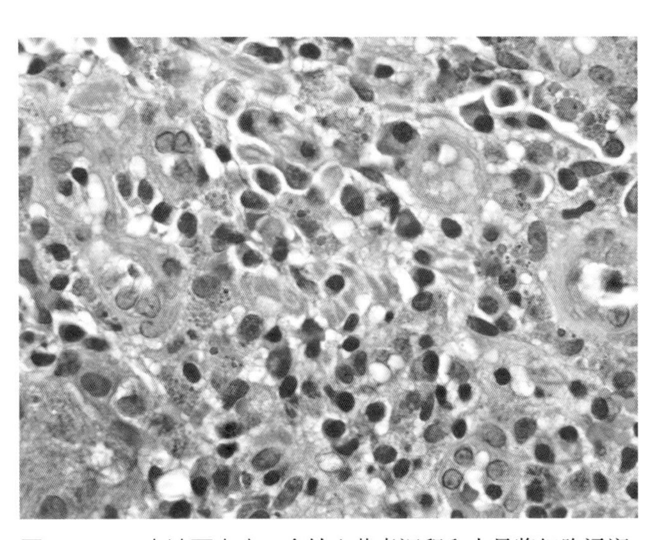

图 2.34.6 卡波西肉瘤 含铁血黄素沉积和大量浆细胞浸润

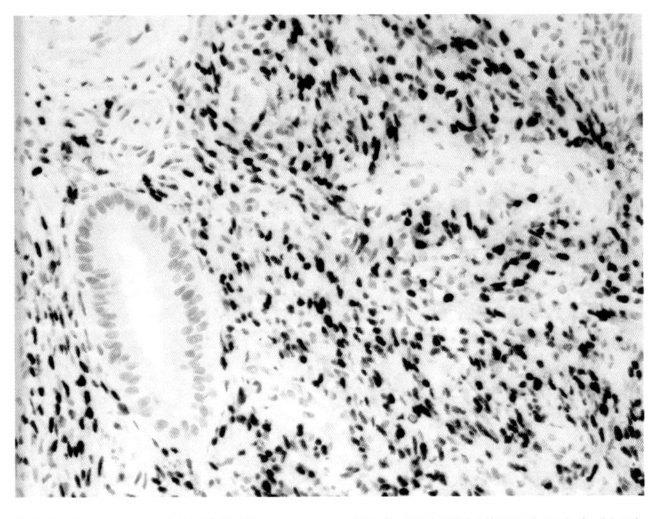

图 2.34.7 卡波西肉瘤 HHV8 染色标记黏膜固有层内的肿瘤细胞

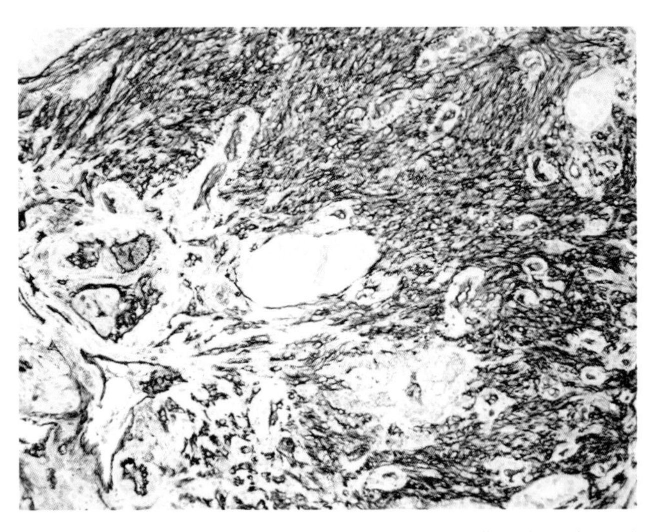

图 2.34.8 卡波西肉瘤 CD31 染色标记黏膜固有层内的肿瘤细胞

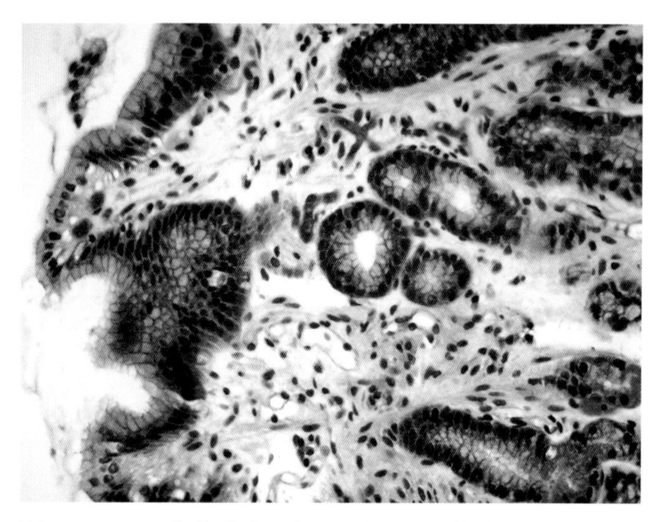

图 2.34.9 正常的黏膜固有层 由疏松的结缔组织和散在的炎症细胞构成

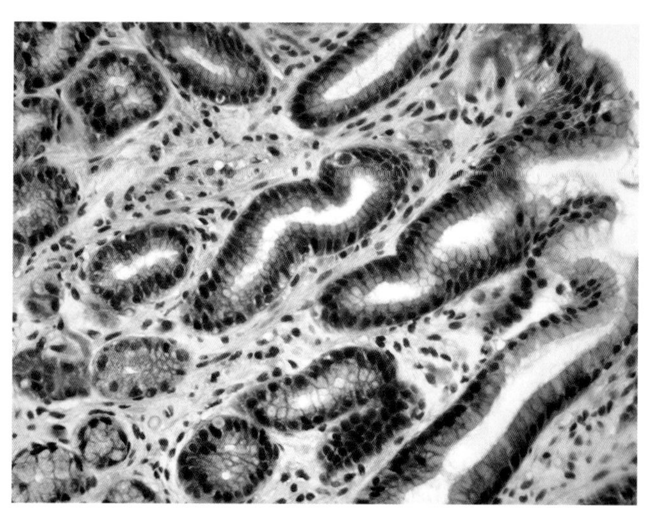

图 2.34.10 正常的黏膜固有层 由疏松的结缔组织构成

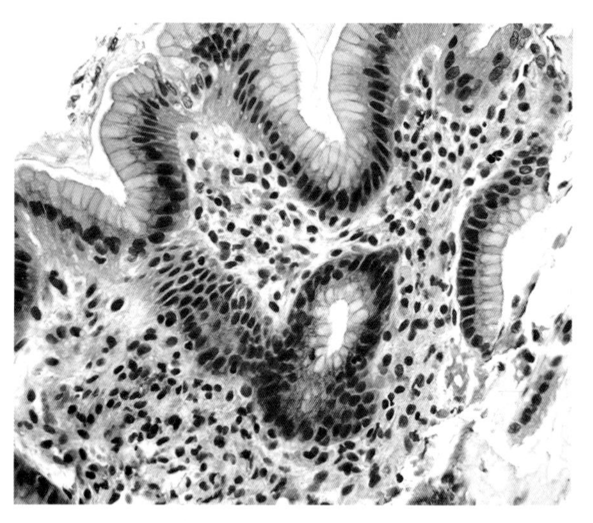

图 2.34.11 正常的黏膜固有层 可见散在的淋巴细胞和浆细胞

（付 尧 李 琳 薛丽燕 樊祥山 **翻译** 张祥宏 **审校**）

第三章

小　肠

3.1 挤压破损的 Brunner 腺与 Whipple 病

	挤压破损的 Brunner 腺	Whipple 病
年龄/性别	可在任何十二指肠活检中遇到（Brunner 腺是十二指肠所特有的）	成人；男性为主
部位	十二指肠任何部位	可发生在小肠任何部位或人体任何部位
症状	无，此为活检造成的人为假象	依赖于表现——典型特征为吸收障碍相关症状，但病人也可出现中枢神经系统临床表现、淋巴结肿大或风湿病症状
体征	无	取决于部位，通常为腹泻和消瘦，但有中枢神经系统病的表现、癫痫或其他中枢神经系统的体征
病因学	活检导致的十二指肠黏膜损坏，经常能遇到	*Tropheryma whipplei*（一种条件致病菌）感染
组织学	1. 挤压破损的 Brunner 腺小结节通常与完好的 Brunner 腺连续（*图 3.1.1*）。乳糜管无扩张 2. PAS/AB 染色强阳性，呈泡沫样（*图 3.1.2*） 3. Whipple 杆菌免疫染色阴性，但该染色不是必要的（*图 3.1.3*）	1. 小肠标本可见扩张的黏膜固有层内的泡沫样巨噬细胞以及多发扩张区域（*图 3.1.4*） 2. PAS/AB 染色显示，巨噬细胞体积增大，可见颗粒样细胞质（*图 3.1.5*） 3. Whipple 杆菌免疫标记有阳性反应（*图 3.1.6*）
特殊检查	• 无	• 免疫标记与 PCR 检测可确认微生物的存在。治疗后，细菌检查可能会变得不易察觉，而且巨噬细胞内的非活性微生物可仍是免疫染色阳性。需终生给予抗生素治疗，建议 PCR 检查监测
治疗	无	抗生素治疗。盐酸多西环素及羟化氯喹治疗 12 个月，随后用盐酸多西环素终生治疗，否则可能会发生潜在的致命性复发。*T. whipplei* 似乎是一种导致易感病人出现慢性感染的机会性致病菌，而易感因素未知
预后	不适用，为偶然的发现	这种感染非常难以根除，如上所述，需要终生抗生素治疗

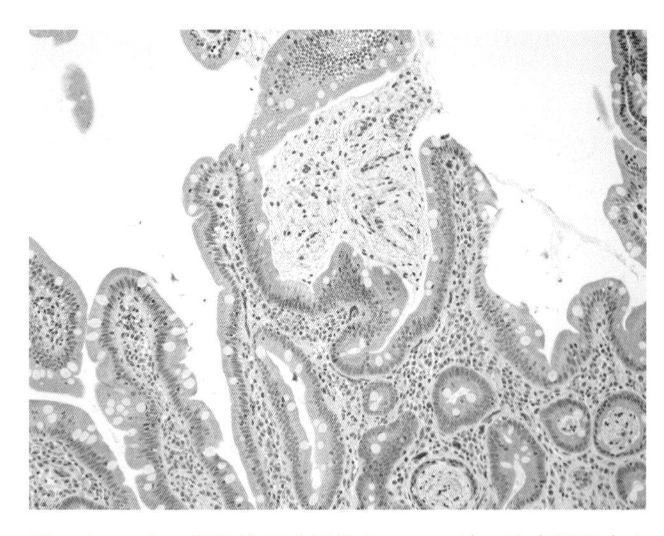

图 3.1.1　十二指肠挤压破损的 Brunner 腺　注意视野中央区域，挤压损伤的 Brunner 腺被表面黏膜包围在腔内。视野右下区域隐窝腔内也有来自 Brunner 腺的物质。注意十二指肠黏膜固有层内细胞丰富

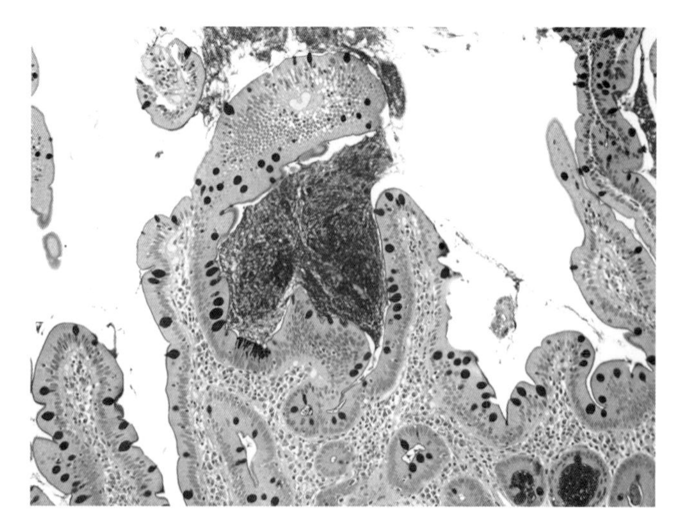

图 3.1.2　十二指肠挤压破损的 Brunner 腺　PAS/AB 染色。这是图 3.1.1 中相同区域的 PAS/AB 染色。Brunner 腺染成了洋红色，里面有小而排列紧密的细胞核以及呈纤细的纤丝外观的丰富中性黏液

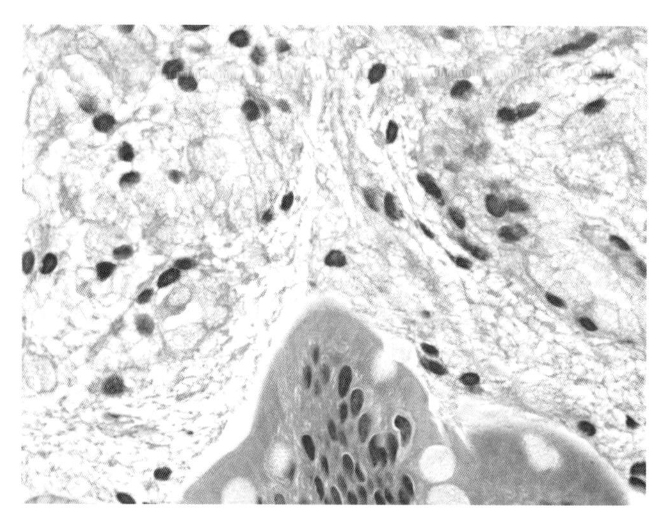

图 3.1.3 十二指肠挤压破损的 Brunner 腺 PAS/AB 染色。高倍镜下纤细的纤丝样挤压破损的细胞质也呈现空泡样外观

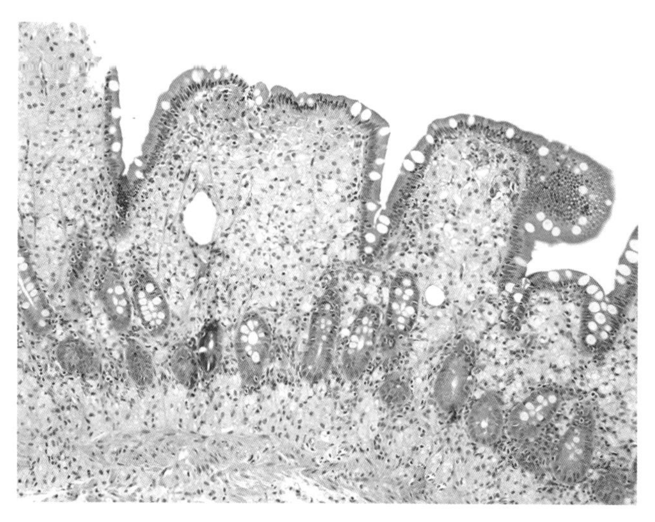

图 3.1.4 Whipple 病 黏膜固有层扩张，充满泡沫样巨噬细胞，但隐窝管腔里是空的。注意这些扩张的圆形空隙区，是 Whipple 病特征性的特点

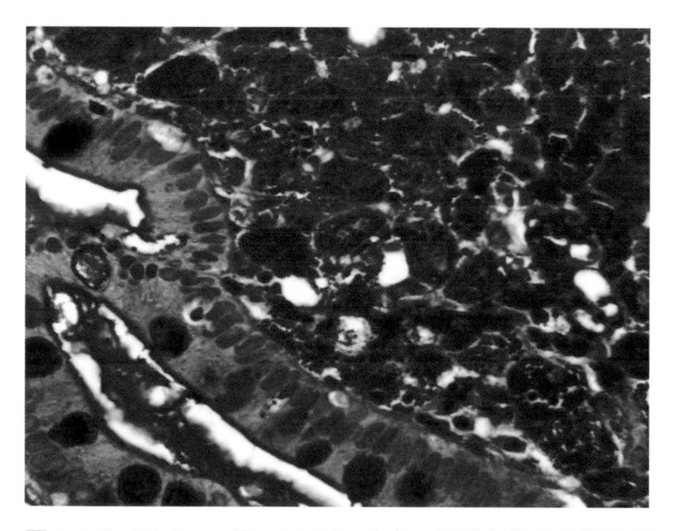

图 3.1.5 Whipple 病 PAS/AB 染色。巨噬细胞内含粗糙的颗粒样沉积物，跟活检挤压破损的 Brunner 腺中纤细纤丝样物质形成对比

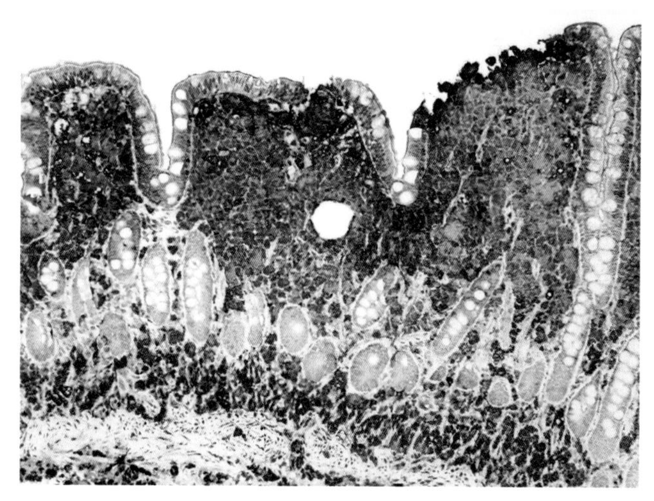

图 3.1.6 Whipple 病 免疫标记。在未经治疗的病例中可见粗糙颗粒样强染色，治疗后减弱

3.2 挤压破损的 Brunner 腺与小肠黏膜间叶性病变

	挤压破损的 Brunner 腺	小肠黏膜间叶性病变
年龄/性别	可在任何十二指肠活检中遇到（Brunner 腺是十二指肠所特有的）	男性为主，通常为中年男性
部位	十二指肠任何部位	全小肠
症状	无，此为活检造成的人为假象	与大小、部位有关。例如，炎性纤维性息肉出现肠套叠，因此会有梗阻的症状。平滑肌瘤与小肠黏膜肌有关。透明细胞肉瘤样肿瘤发生在年轻病人的回肠。神经鞘瘤最可能表现为黏液样，类似 Brunner 腺。GISTs 通常在活检中看不到，当出现时，它们比挤压破损的 Brunner 腺细胞更丰富
体征	无	病人的肿瘤长大或引起肠套叠会有梗阻的体征
病因学	活检导致的十二指肠黏膜损坏，经常能遇到	多种肿瘤类型
组织学	1. 挤压破损的 Brunner 腺小结节通常与完好的 Brunner 腺连续（*图 3.2.1*），会累及黏膜固有层或黏膜下层。在活检中非常常见 2. PAS/AB 染色强阳性，呈泡沫样（*图 3.2.2*） 3. S100 蛋白免疫染色阴性，但该染色不是必要的（*图 3.2.3*）	1. 图示来源于黏膜肌层的平滑肌瘤（*图 3.2.4*） 2. 图示神经鞘瘤缺乏在挤压破损的 Brunner 腺中存在的多泡的细胞质（*图 3.2.5*） 3. 图示神经鞘瘤表达 S100 蛋白（*图 3.2.6*）
特殊检查	• 无	• 免疫标记和组织化学染色可起到帮助。Brunner 腺 PAS 阳性且细胞角蛋白阳性。间叶性肿瘤常缺乏细胞角蛋白，与上皮性病变是不同类的
治疗	无	取决于肿瘤的类型。在小肠黏膜活检中大部分间叶性病变（因此在 Burnner 腺的鉴别诊断里）与 Brunner 腺明显不同
预后	不适用，为偶然的发现	取决于肿瘤的类型。炎性纤维性息肉和大部分神经鞘瘤以及所有平滑肌瘤都是良性的，而某些 GISTs 是恶性的

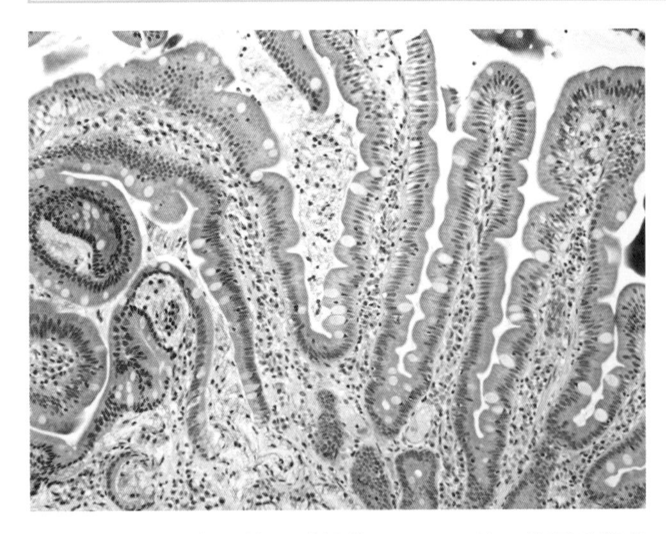

图 3.2.1 十二指肠挤压破损的 Brunner 腺 挤压破损的 Brunner 腺物质在隐窝腔内，隐窝扩张，如同表面黏附脱落的物质，不过挤压破损的 Brunner 腺的物质也可像左下那样与结构完好的 Brunner 腺连续

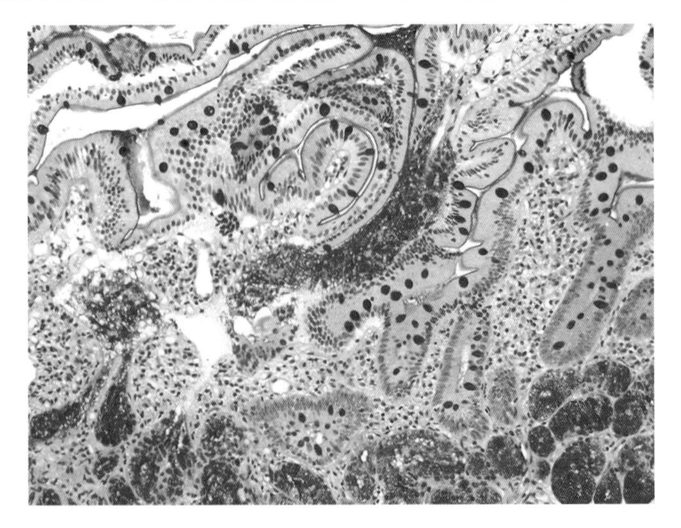

图 3.2.2 十二指肠挤压破损的 Brunner 腺 PAS/AB 染色。标本深部可见保存完好的 Brunner 腺，它们被挤压至腔内

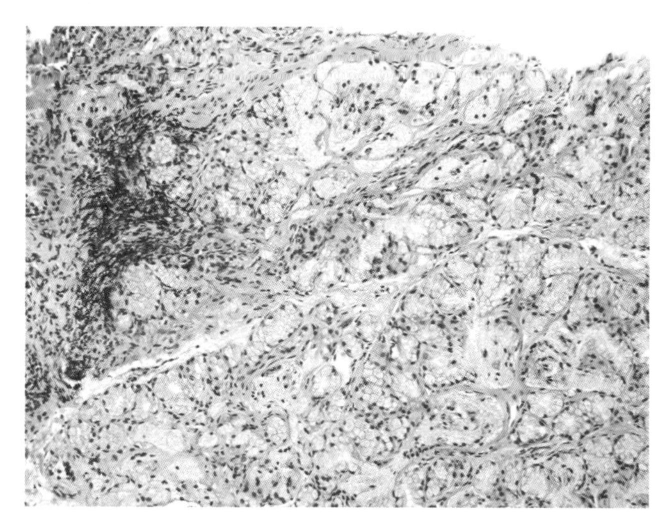

图 3.2.3 十二指肠挤压破损的 Brunner 腺 这些腺体的破损程度比其他图片轻。Brunner 腺在十二指肠黏膜损伤及修复多个周期后变得更明显

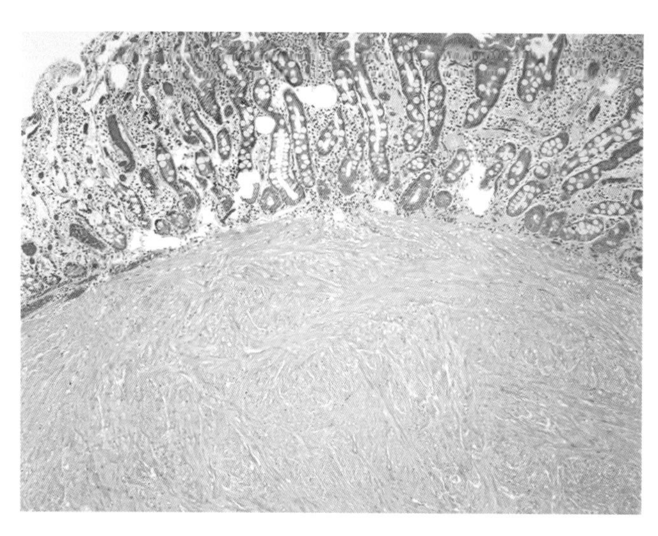

图 3.2.4 平滑肌瘤 肿瘤呈鲜亮的嗜伊红染色，起源于黏膜肌层

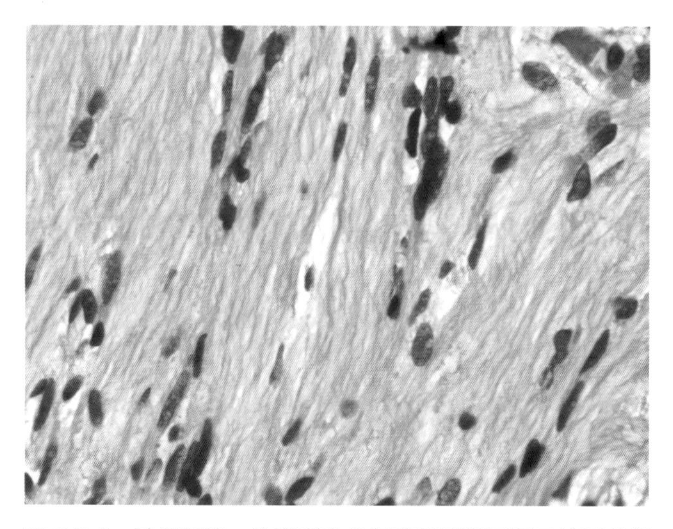

图 3.2.5 神经鞘瘤 注意到这些细胞核显著不同于挤压破损的 Brunner 腺中的核，纤丝样细胞质的空泡化表现较少

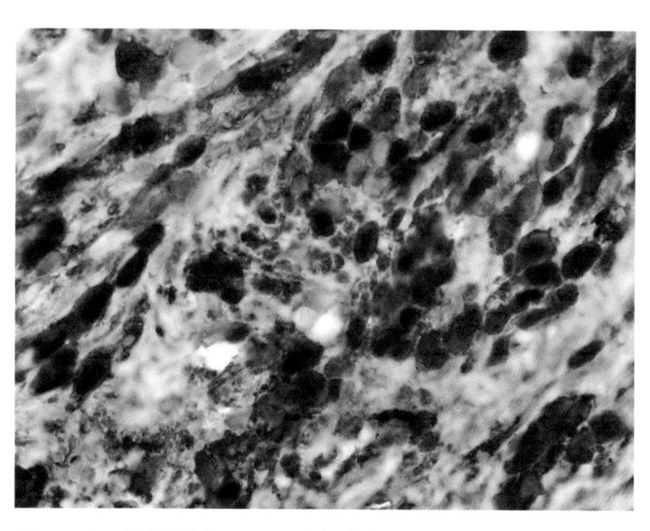

图 3.2.6 神经鞘瘤 S100 蛋白染色强阳性是其特征

3.3 慢性十二指肠炎与十二指肠活检中的细胞质内脂质

	慢性十二指肠炎	十二指肠活检中的细胞质内脂质
年龄/性别	通常与幽门螺杆菌相关性胃炎有关，也会因其他各种原因而发生。年龄范围广，无性别差异	成人常见，无性别差异
部位	可在十二指肠任何部位，比较典型的是在球部（首先接收胃内容物的部分）	十二指肠的任何部位
症状	慢性十二指肠炎自身不会引起症状，但导致十二指肠炎的原因会引起症状。例如，患有幽门螺杆菌性胃炎的人群会因胃溃疡而疼痛，并在活检中发现十二指肠炎。如果存在因克罗恩病引发的慢性十二指肠炎，病人可出现腹泻、腹痛及小肠梗阻。若因服用非甾体抗炎药引起慢性十二指肠炎，病人可出现腹部隐痛	通常无症状，除非与无 β 脂蛋白血症相关
体征	无特殊特征。内镜下十二指肠可出现结节样表现	通常没有，除非在无 β 脂蛋白血症的情况下
病因学	十二指肠黏膜周期性交替损伤及修复会导致胃黏液上皮化生	在大部分情况下起因于无节制饮食。上消化道内镜检查前建议病人限制饮食，但某些固执的病人还是饮食了，故在内镜标本中可见被吸收的脂质
组织学	1. 关键特征是表面上皮的胃黏液上皮化生（*图 3.3.1*）。通常也会有修复性上皮改变存在 2. 高倍镜下，上皮存在中性黏蛋白帽，与十二指肠正常的刷状缘形成对比（*图 3.3.2*） 3. PAS/AB 染色可凸显位于化生性表面上皮内的中性黏蛋白（*图 3.3.3*）	1. 刷状缘完整，但肠上皮细胞可见空泡状物质。不像化生的黏液上皮中的黏液滴那样边界清晰（*图 3.3.4*） 2. 高倍镜下，大多数病人中邻近细胞缺乏细胞质内脂质，该特征是局灶性的（*图 3.3.5*） 3. PAS/AB 染色阴性（*图 3.3.6*）
特殊检查	• 无；若不熟悉此改变，PAS/AB 染色可辅助诊断	• 无
治疗	化生本身无须治疗。任何治疗都针对化生的内在病因，例如，治疗幽门螺杆菌性胃炎	无
预后	化生的预后非常好，取决于导致化生的基础疾病状况	在大多数情况下为偶然发现

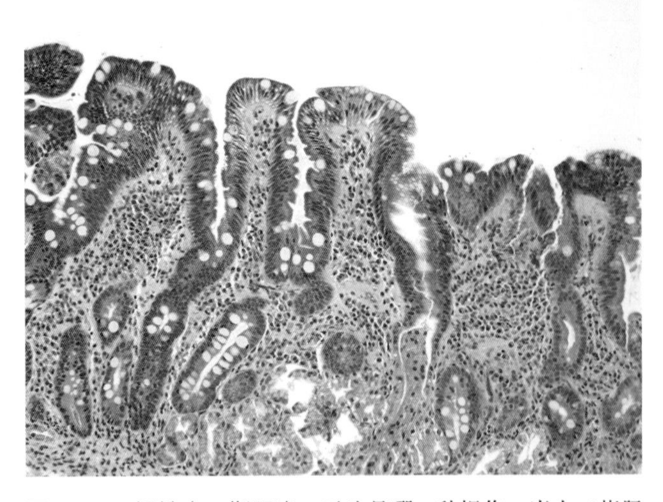

图 3.3.1 慢性十二指肠炎 无论是哪一种损伤，当十二指肠黏膜受损，会出现胃黏液上皮化生。可通过位于中央靠右边区域的胃型表面黏蛋白识别

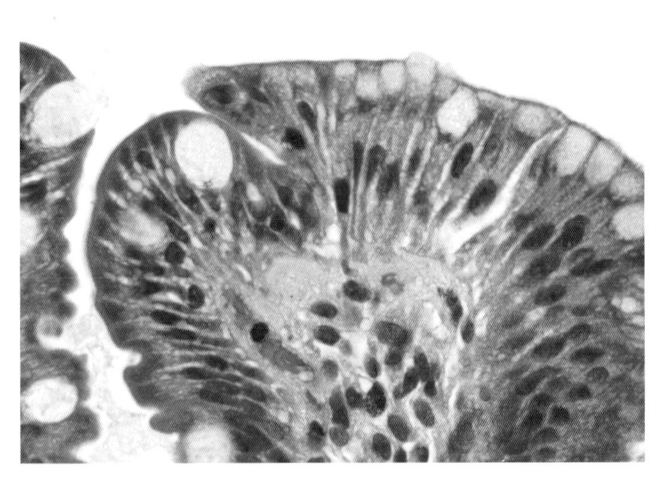

图 3.3.2 慢性十二指肠炎 胃黏液上皮化生。比较位于右边的细胞顶端的胃黏液上皮化生黏蛋白小帽与位于左边的杯状细胞黏蛋白的形态

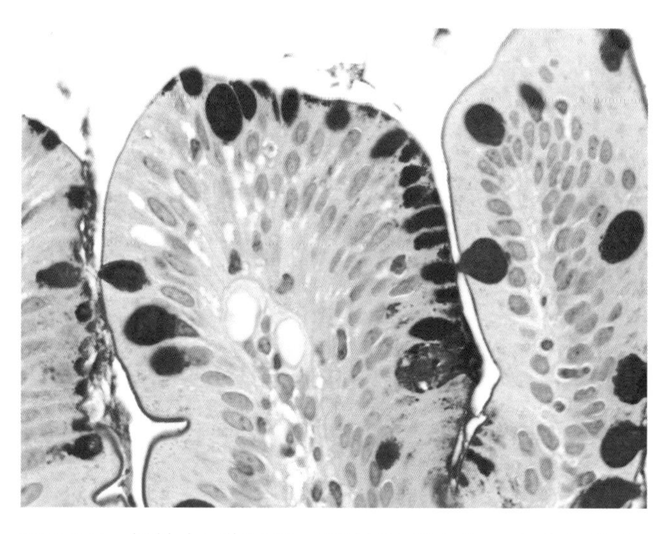

图 3.3.3 慢性十二指肠炎 胃黏液上皮化生，PAS/AB 染色。右侧的细胞顶端的中性黏蛋白帽为洋红色，黏蛋白含量比视野左侧的蓝或紫色杯状细胞少

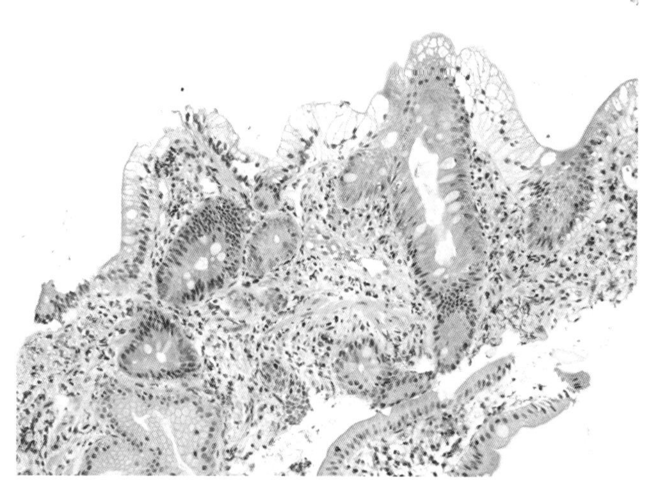

图 3.3.4 十二指肠活检中的细胞质内脂质（“脂质贮留”）通常这是违反上消化道内镜检查前禁饮食要求的反映。表面吸收细胞塞满了吸收的脂质（非中性黏蛋白），但刷状缘是完整的

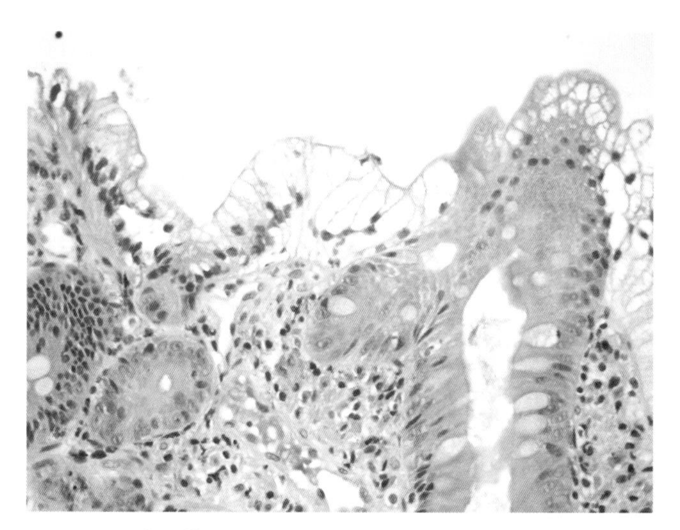

图 3.3.5 十二指肠活检中的细胞质内脂质（“脂质贮留”）本图为图 3.3.4 的高倍放大

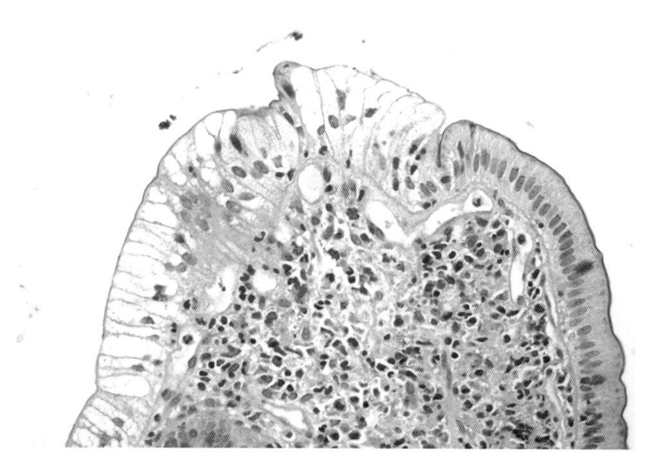

图 3.3.6 十二指肠活检中的细胞质内脂质（“脂质贮留”）PAS/AB 染色。细胞质内仅有不染的脂质，没有黏蛋白，但刷状缘是完整的

3.4 慢性十二指肠炎与无 β 脂蛋白血症

	慢性十二指肠炎	无 β 脂蛋白血症
年龄 / 性别	通常与幽门螺杆菌相关性胃炎有关，也会因其他各种原因而发生。年龄范围广，无性别差异	无 β 脂蛋白血症（ABL）与纯合性低 β 脂蛋白血症（HHBL）表现为婴儿期慢性腹泻和生长停滞
部位	可在十二指肠任何部位，比较典型的是在球部（首先接收胃内容物的部分）	十二指肠最明显，因其为吸收的部位。位于十二指肠，无特定部位
症状	慢性十二指肠炎自身不会引起症状，但导致十二指肠炎的原因会引起症状。例如，患有幽门螺杆菌性胃炎的人群会因胃溃疡而疼痛，并在活检中发现十二指肠炎。如果存在因克罗恩病引发的慢性十二指肠炎，病人可出现腹泻、腹痛及小肠梗阻。若因服用非甾体抗炎药引起慢性十二指肠炎，病人可出现腹部隐痛	最初出现腹泻。病变会导致低胆固醇血症和脂溶性维生素吸收障碍，从而引起视网膜变性、神经病变、凝血障碍和肝脂肪变性
体征	无特殊特征。内镜下十二指肠可出现结节样表现	视网膜变性、神经病变和凝血障碍。外周血可见有棘红细胞，病人几乎缺失低密度脂蛋白（LDL-C）、三酰甘油（TG）和载脂蛋白 B（apoB）
病因学	十二指肠黏膜周期性交替损伤及修复会导致胃黏液上皮化生	在 ABL 和 HHBL 情况下，由于编码微粒体甘油三酸酯转运蛋白的 *MTP*（别名 *MTTP*）基因的两个等位基因均发生突变或载脂蛋白 B（*APOB*）基因本身的两等位基因均发生突变，导致病人不正常的载脂蛋白封装及分泌包含载脂蛋白 B 的脂蛋白颗粒。明确诊断涉及 *MTP* 基因和 *APOB* 基因测序，已报道 ABL 和 HHHBL 分别有超过 30 种和超过 60 种的突变类型
组织学	1. 关键特征是表面上皮的胃黏液上皮化生 *（图 3.4.1）*。通常也会有修复性上皮改变存在 2. 高倍镜下，上皮存在中性黏蛋白帽。与十二指肠正常的刷状缘形成对比 *（图 3.4.2）* 3. PAS/AB 染色可凸显位于化生性表面上皮内的中性黏蛋白 *（图 3.4.3）*	1. 刷状缘是完整的，空泡状物质可见于肠上皮细胞，弥漫分布，无幸免区域。可以出现绒毛钝化，所有肠上皮细胞充满脂质 *（图 3.4.4）* 2. 高倍镜下，相邻的所有细胞都包含脂质 *（图 3.4.5）* 3. PAS/AB 染色阴性 *（图 3.4.6）*
特殊检查	• 无；若不熟悉此改变，PAS/AB 染色可辅助诊断	• 血液涂片检查 *（图 3.4.7，3.4.8）* 和血脂分析以及相关基因的测序
治疗	化生本身无须治疗。任何治疗都针对化生的内在病因，例如，治疗幽门螺杆菌性胃炎	低脂饮食和必需脂肪酸的补充以及口服脂溶性维生素
预后	化生的预后非常好，取决于导致化生的基础疾病状况	严格遵守饮食规律可减少神经损伤和停止进展，但总体寿命预期是减少的。一些病人可成功怀孕。许多病人存活至 50 多岁

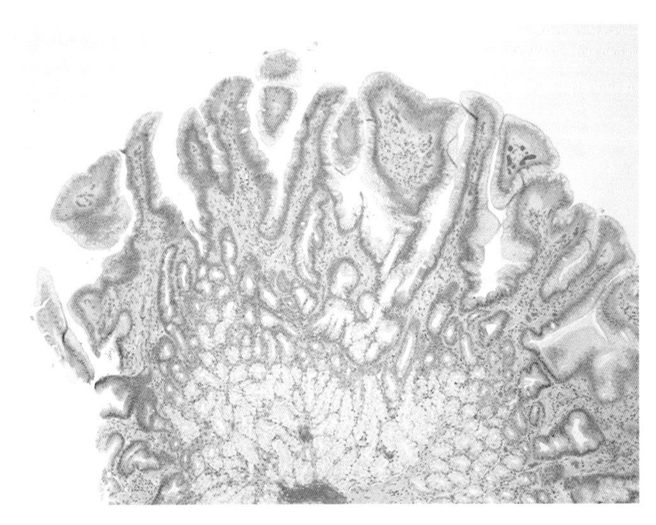

图 3.4.1 **慢性十二指肠炎** 病变呈结节状。表面存在广泛的胃黏液上皮化生是其明显特征

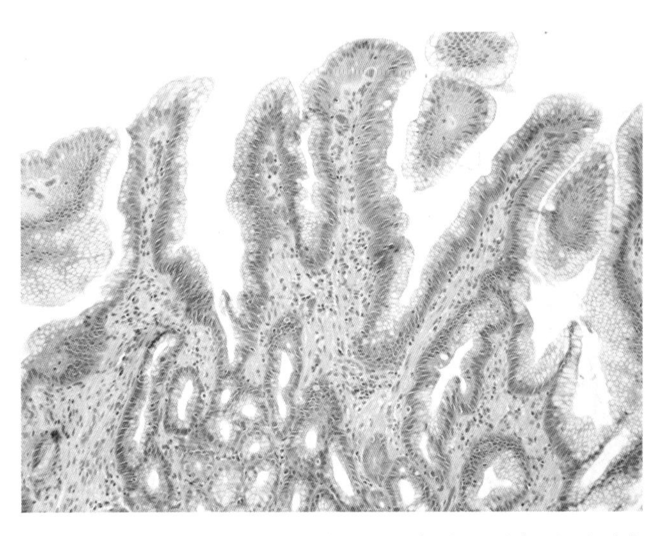

图 3.4.2 **慢性十二指肠炎** 表面黏蛋白明显不同于细胞质内脂质

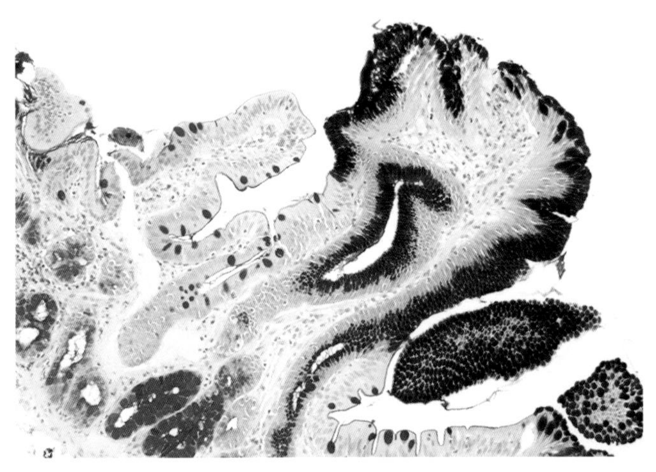

图 3.4.3 **慢性十二指肠炎** PAS/AB 染色。位于左边的吸收上皮有一条被清晰勾勒的刷状缘，位于右边的胃型化生表面可见界限清晰的顶端黏蛋白帽，两者形成了鲜明的对比

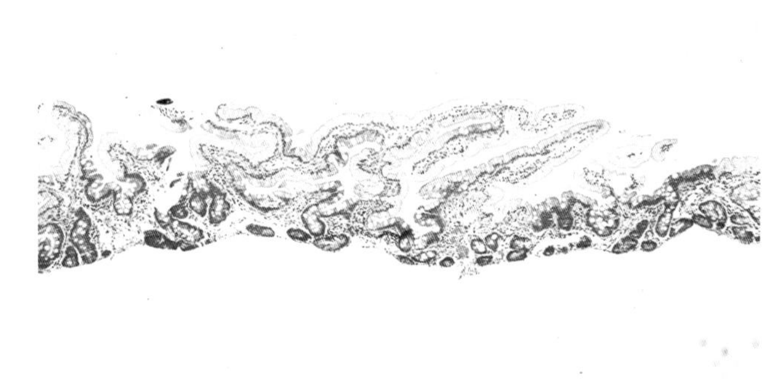

图 3.4.4 **无 β 脂蛋白血症** 显示完全而显著的“脂质贮留”，基本上整个标本都可见表面吸收上皮细胞质内脂质。所见类似图 3.3.4~3.3.6 的发现，但在此类标本中这种改变是弥漫分布的

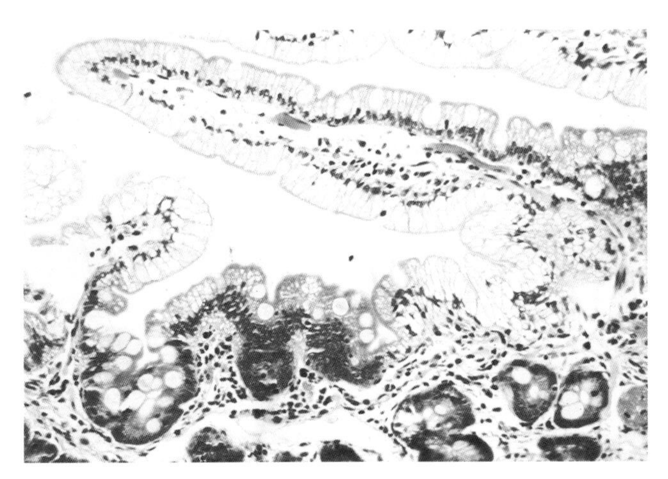

图 3.4.5 **无 β 脂蛋白血症** 图 3.4.4 的高倍放大。注意表面刷状缘是完整的，而吸收上皮细胞质内充满了脂质

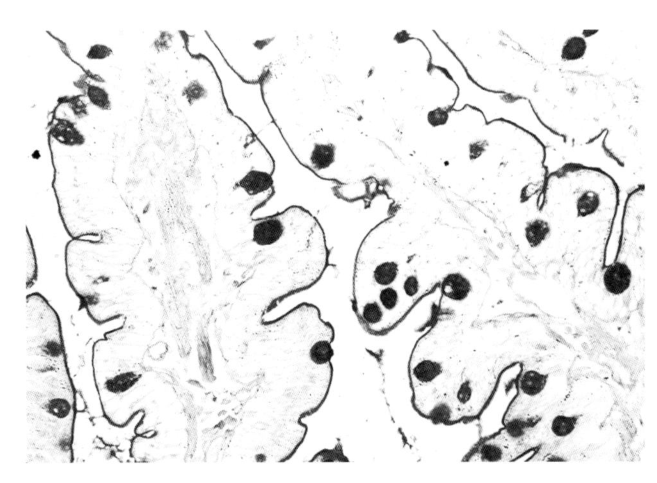

图 3.4.6 **无 β 脂蛋白血症** PAS/AB 染色。刷状缘和杯状细胞被突出显示，但吸收细胞中的物质是脂质而非黏液，故 PAS/AB 不染色

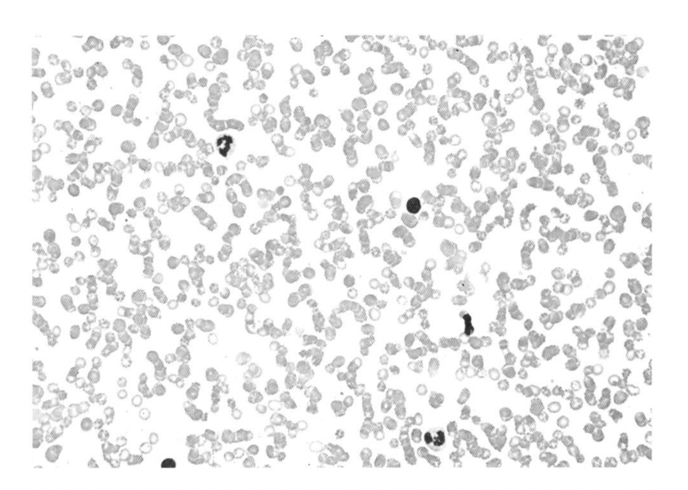

图 3.4.7　无 β 脂蛋白血症　外周血涂片可见显著的棘红细胞增多

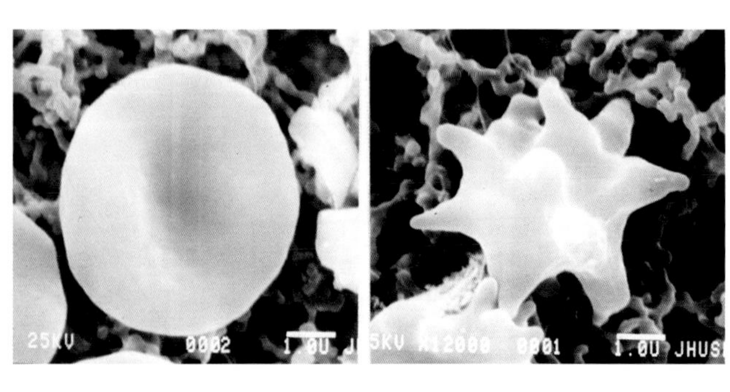

图 3.4.8　无 β 脂蛋白血症　棘红细胞（右）与正常红细胞（左）的超微结构比较

3.5 溃疡里的非典型间质细胞与小肠肉瘤

	溃疡里的非典型间质细胞	小肠肉瘤
年龄/性别	通常见于成人	中老年人多见；总体上大部分病变（平滑肌肉瘤和恶性 GISTs）见于男性。透明细胞肉瘤样肿瘤主要见于年轻成年病人
部位	小肠中任意部位	GISTs 与平滑肌肉瘤更多见于空肠及回肠，而不是十二指肠，大概是因为空肠及回肠更长。总体上 GISTs 比平滑肌肉瘤多得多。透明细胞肉瘤样肿瘤主要位于回肠且极其少见。偶尔其他肉瘤（去分化脂肪肉瘤）可侵入小肠并侵蚀黏膜
症状	症状不是因为非典型间质细胞自身，而是任何原因导致的溃疡（包括炎症性肠病及非甾体抗炎药相关溃疡）	症状典型的病人表现为腹痛或梗阻症状
体征	内镜下可见溃疡并活检	可见肿块
病因学	溃疡中的非典型间质细胞是由于缺氧引起	小肠 GISTs 与 *KIT* 基因突变有关，为散发性，而 I 型多发性神经纤维瘤（儿童以及 Carney 综合征或 Carney-Stratakis 综合征病人胃内出现的 GISTs）的病人无 *KIT* 基因突变。平滑肌瘤跟透明细胞样肉瘤都是散发性，后者与 *EWS* 基因融合有关
组织学	1. 低倍镜下，非典型间质细胞见于炎性渗出坏死物与肉芽组织的交界处（*图 3.5.1*） 2. 非典型间质细胞有模糊不清的细胞核并且核质比低（*图 3.5.2~3.5.4*）	1. 总的来说，和非典型间质细胞相比，这些肉瘤中的肿瘤细胞无分布带并形成一个巨大的肿块（*图 3.5.5~3.5.8*）
特殊检查	• 非典型间质细胞是典型的“仅 vimentin 阳性”细胞，缺乏细胞角蛋白、S100 蛋白、*KIT* 与结蛋白表达	• *KIT*、DOG-1、S100 蛋白、肌动蛋白和结蛋白的免疫标记可明确部分肉瘤类型。其他非上面提到的肉瘤类型比如尤文肉瘤和低级别纤维黏液样肉瘤则罕见
治疗	无	取决于肉瘤的类型，行切除、靶向治疗或化疗
预后	这些反应性细胞与溃疡的病因有关，针对性治疗后即可消失	总体预后取决于肿瘤的大小、类型、分级以及靶向治疗的有效性

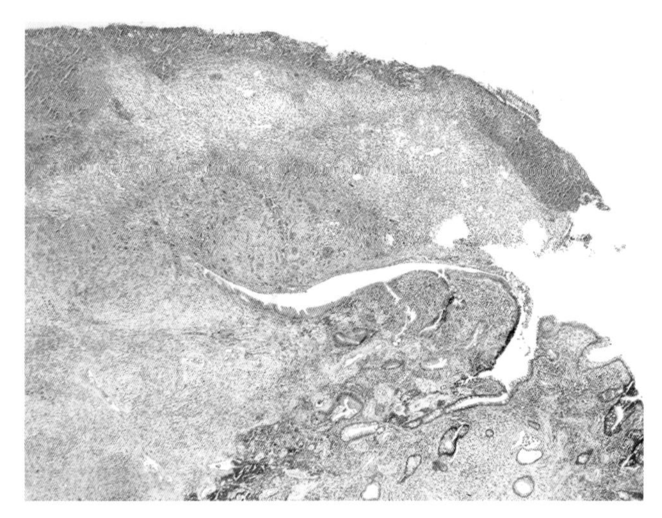

图 3.5.1　溃疡里的非典型间质细胞　这是克罗恩病病人的切除标本。图像的上方可见溃疡。即使在低倍镜下，也能在溃疡床看到增大的细胞核，位于缺氧的溃疡面与其下方肉芽组织的交界面。这种结构形态在肉瘤中不常见

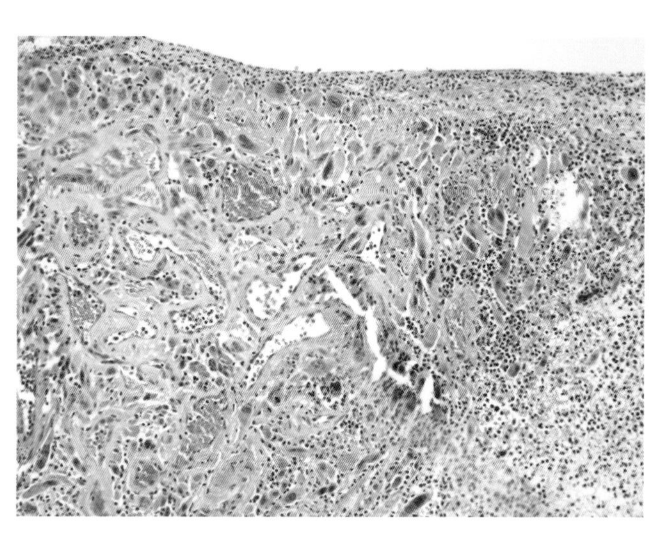

图 3.5.2　溃疡里的非典型间质细胞　这些非典型细胞位于坏死与非坏死组织的交界区

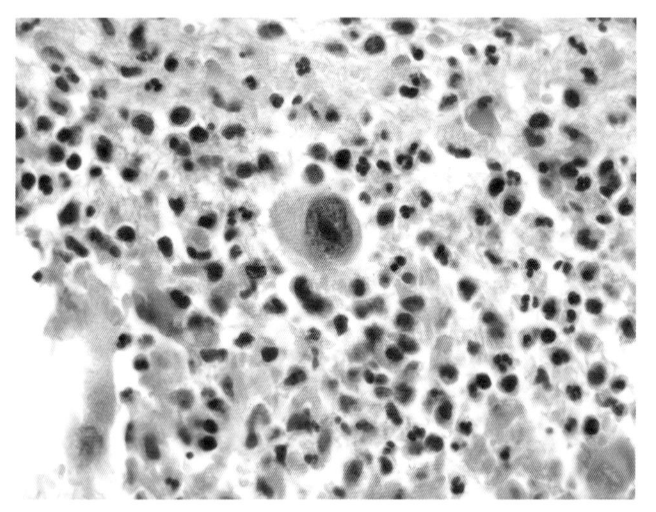

图 3.5.3　溃疡里的非典型间质细胞　高倍镜下，细胞增大，有非典型性，可见“模糊不清的”细胞核及相对较低的核质比。注意非典型间质细胞周围的溃疡、坏死和炎症碎片

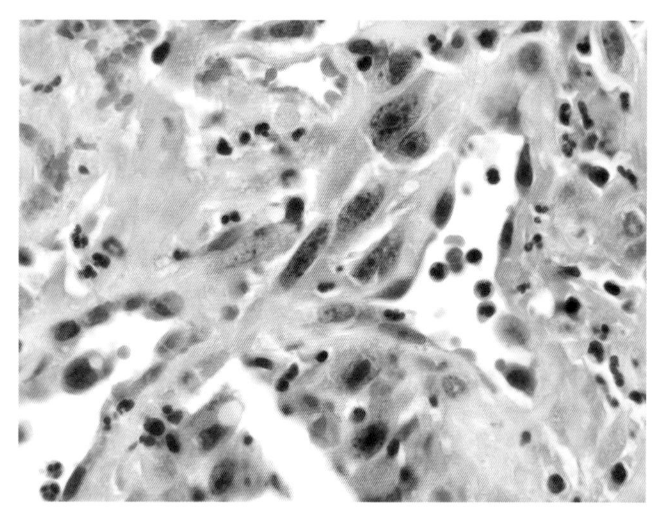

图 3.5.4　溃疡里的非典型间质细胞　这些细胞核仁巨大，但另一方面显示染色质退行性变

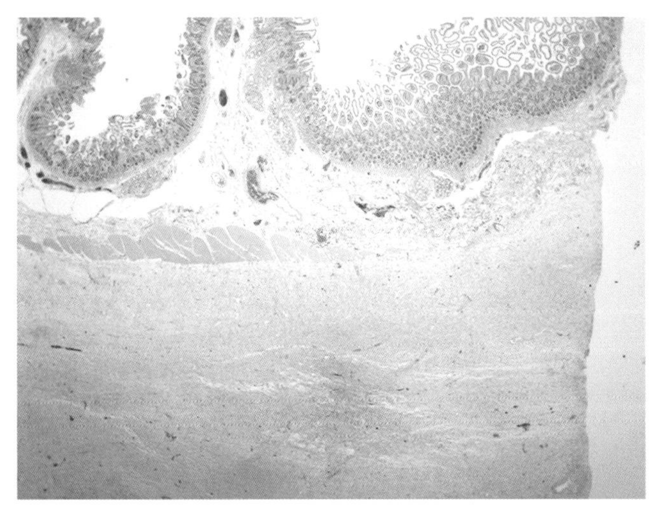

图 3.5.5 累及小肠的去分化脂肪肉瘤 这个病变从腹膜后蔓延至小肠固有肌层，但还没有侵及黏膜（肉瘤通常不累及小肠黏膜）。注意它是一个巨大的融合性肿块，而不是一圈增大的非典型梭形细胞

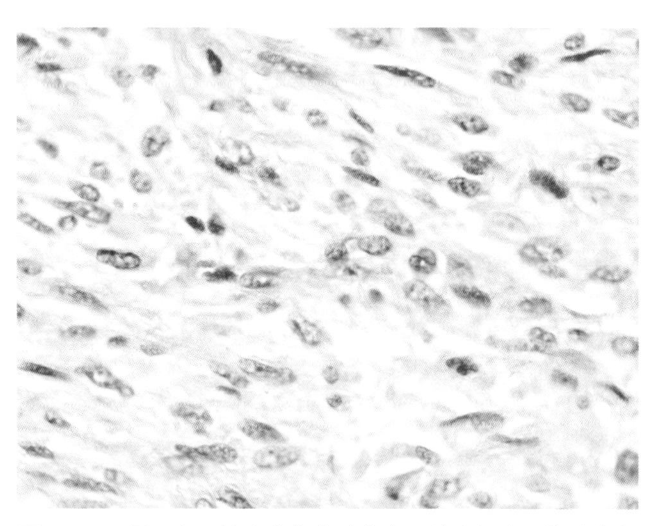

图 3.5.6 累及小肠的去分化脂肪肉瘤 肿瘤细胞以核异染色质为特征

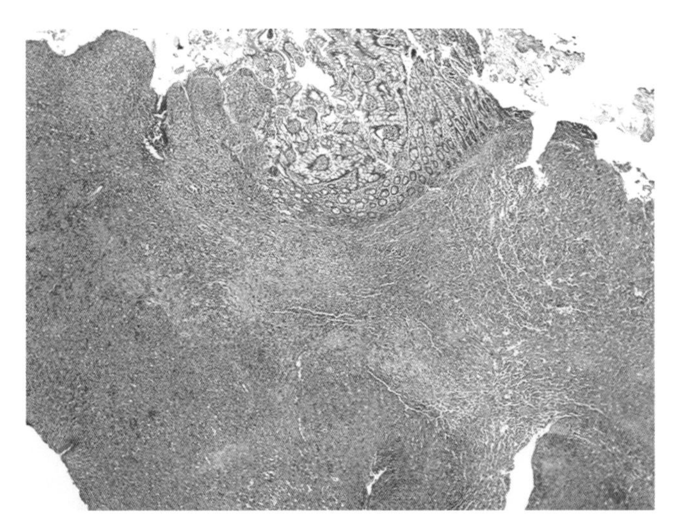

图 3.5.7 累及小肠的血管肉瘤 在这个黏膜活检中，病变是以一种融合的生长方式，从黏膜下层侵及黏膜固有层

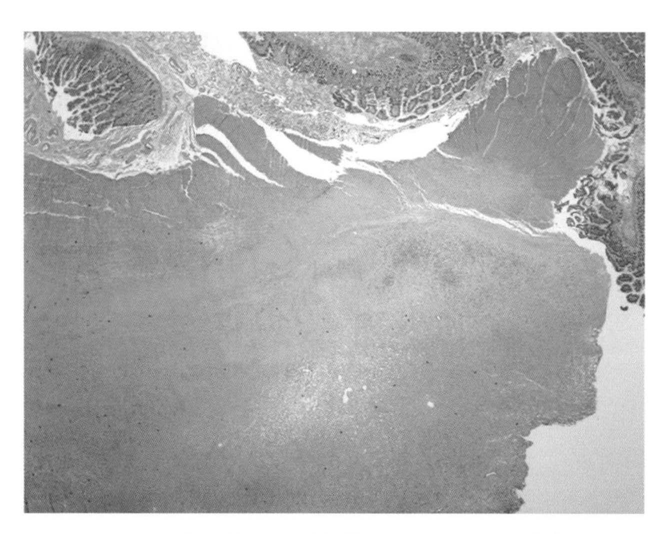

图 3.5.8 累及小肠的低级别纤维黏液样肉瘤 肿瘤侵及固有肌层，低倍视野下难以明确诊断，但原则上肉瘤常融合性生长形成肿块，而不是假肉瘤性病变中非典型细胞分层现象

3.6 Whipple 病与鸟分枝杆菌感染

	Whipple 病	鸟分枝杆菌感染
年龄 / 性别	成人；男性为主	通常为成人；壮年男性病人为主，在感染人类免疫缺陷病毒（HIV）的病人最常见。可见于任何免疫抑制的病人，包括进行免疫调节治疗的炎症性肠病病人。病人一般出现十二指肠的分枝杆菌感染。建议对 CD4 计数小于 50 个细胞 / 微升的 HIV 感染者进行该病原体感染的预防。这种免疫抑制的发病率因联合抗逆转录病毒疗法的出现而降低了
部位	可发生在小肠任何部位或人体任何部位	十二指肠
症状	依赖于表现——典型特征为吸收障碍相关症状，但病人也可出现中枢神经系统临床表现、淋巴结肿大或风湿病症状	腹泻与消瘦
体征	取决于部位，通常为腹泻和消瘦，但有中枢神经系统疾病的表现、癫痫或其他中枢神经系统的体征	上消化道内镜显示位于十二指肠的白色结节与斑块
病因学	*Tropheryma whipplei*（一种条件致病菌）感染	鸟分枝杆菌
组织学	1. 小肠标本可见扩张的黏膜固有层内的泡沫样巨噬细胞以及多发扩张区域（*图 3.6.1*） 2. PAS/AB 染色显示，巨噬细胞体积增大可见颗粒样细胞质（*图 3.6.2*） 3. Whipple 杆菌免疫标记有阳性反应（*图 3.6.3*）	1. 绒毛增宽，充满泡沫细胞，但无囊性区或乳糜管扩张（*图 3.6.4*） 2. PAS/AB 染色显示巨噬细胞细胞质内纤细且边界不清的细菌（*图 3.6.5*） 3. 抗酸染色可凸显细菌，但 Whipple 病抗酸染色阴性（*图 3.6.6*）
特殊检查	• 免疫标记与 PCR 检测可确认微生物的存在。治疗后，细菌检查可能会变得不易察觉，而且巨噬细胞内的非活性微生物可仍是免疫染色阳性的。需终生给予抗生素治疗，建议 PCR 检查监测	• 如果临床典型，一般无需通过特殊染色进行诊断，对于疑似病例可进行抗酸染色
治疗	抗生素治疗盐酸多西环素及羟化氯喹治疗 12 个月，随后用盐酸多西环素终生治疗，否则可能会发生潜在的致命性复发。*Tropheryma whipplei* 似乎是一种导致易感病人出现慢性感染的机会性致病菌，而易感因素未知	可用阿奇霉素或克拉霉素进行预防，若出现三个月或以上的 CD4 计数高于 100 个细胞 / 微升，可停药。克拉霉素可推荐为首选治疗药物
预后	这种感染非常难以根除，如上所述，需要终生抗生素治疗	若免疫恢复，预后会非常好

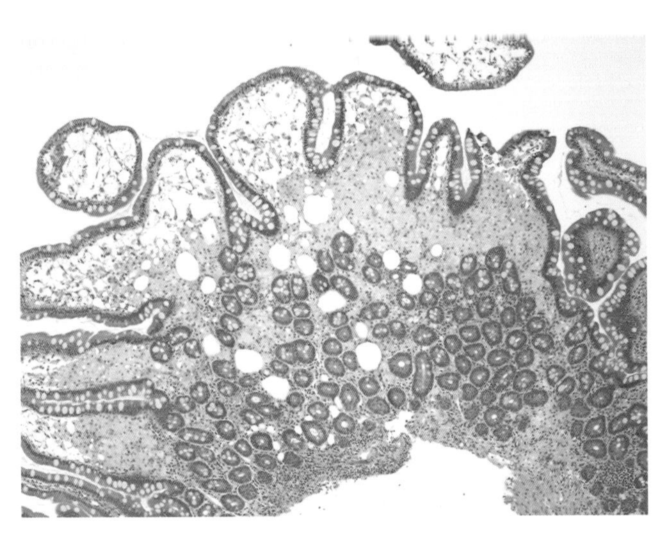

图 3.6.1 Whipple 病 黏膜固有层充满了泡沫样巨噬细胞，并能看到很多扩张的微囊状圆形空隙区

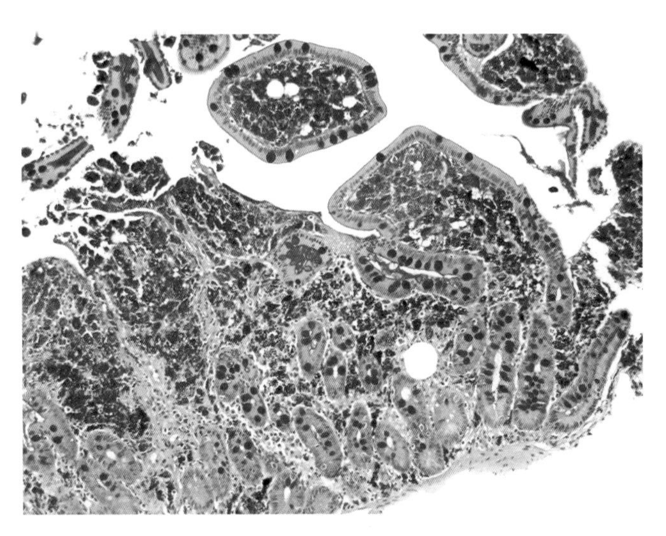

图 3.6.2 Whipple 病 PAS/AB 染色。注意巨噬细胞的内容物呈“厚实的”粗糙颗粒样外观

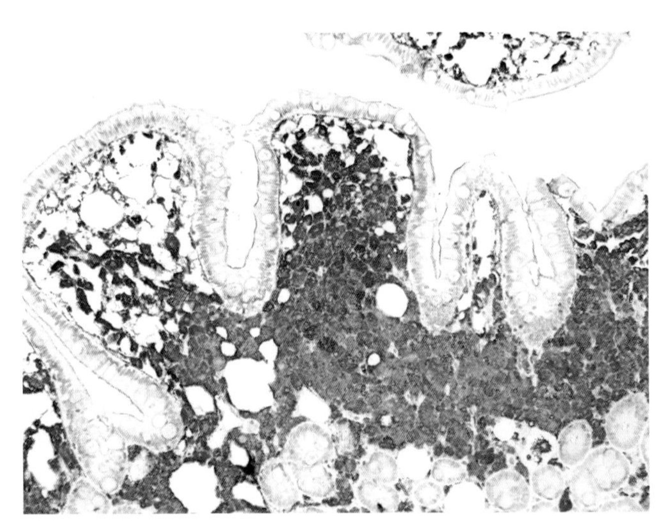

图 3.6.3 Whipple 病 Whipple 杆菌免疫标记。免疫染色显示出粗糙颗粒样外观

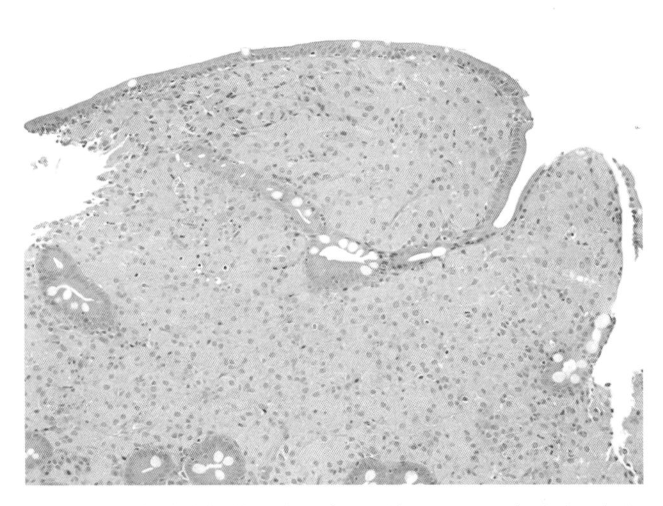

图 3.6.4 鸟分枝杆菌肠炎 表现可与 Whipple 病重叠，但即使是在 HE 染色下，黏膜固有层巨噬细胞的形态也不同。此外，无微囊状空隙区

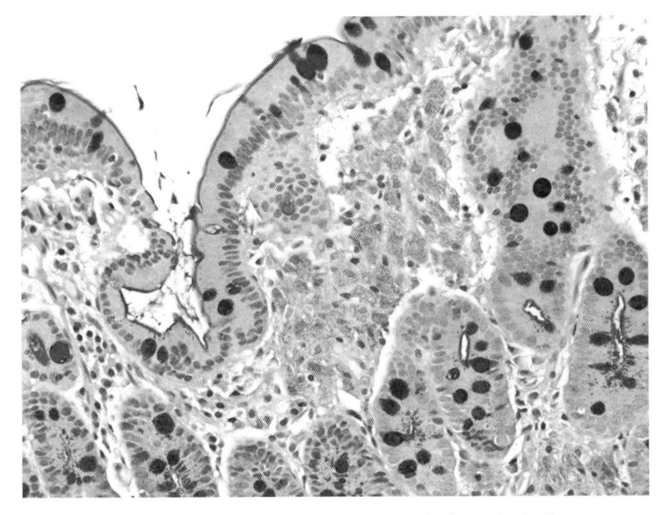

图 3.6.5 鸟分枝杆菌肠炎 PAS/AB 染色。注意与 Whipple 病相比，巨噬细胞内 PAS 染色阳性的分枝杆菌的纤细外观。这可能是因为微生物蜡质层阴性所致

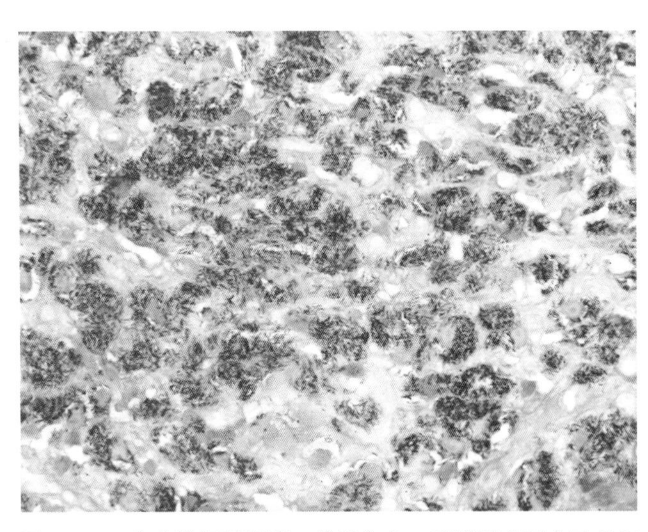

图 3.6.6 鸟分枝杆菌肠炎 抗酸染色。黏膜固有层内巨噬细胞充满了抗酸阳性杆菌

3.7 普通变异型免疫缺陷病与正常小肠黏膜

	普通变异型免疫缺陷病	正常小肠黏膜
年龄/性别	首次发病在儿童及中年人中双峰分布。可能代表了不止一种疾病	不适用
部位	系统性表现，但小肠的表现更常见	下面的图像来自十二指肠，因为十二指肠是最常见的活检部位
症状	腹泻、腹痛。有时腹泻由感染引起，通常是贾第虫病	不适用
体征	无特异体征。病人可有低丙球蛋白血症或丙球蛋白缺乏症，包括多重感染的临床表现。内镜下，常见明显的淋巴样小结节	不适用
病因学	可能有多个机制，但病人有免疫球蛋白减少。免疫球蛋白常为自身抗体，病人可能有多种免疫异常	不适用
组织学	1. 黏膜固有层浆细胞的减少是关键特征，见于约70%的病人。剩下30%的病人无法单凭组织学做出诊断（*图3.7.1~3.7.3*） 2. 某些标本显示乳糜泻样发现（*图3.7.4*）	1. 正常的十二指肠可见刷状缘、纤细的长绒毛、短的隐窝。黏膜固有层包含淋巴细胞、浆细胞、嗜酸性粒细胞和肥大细胞。隐窝有上皮内淋巴细胞，但在绒毛顶端的很少（*图3.7.5~3.7.8*）
特殊检查	• 阳性发现必定与血清免疫球蛋白检查相关	• PAS/AB和CD10染色可显示刷状缘
治疗	处理继发感染。给予免疫球蛋白治疗	不适用
预后	病人有感染及发生肿瘤的风险。需终生治疗	不适用

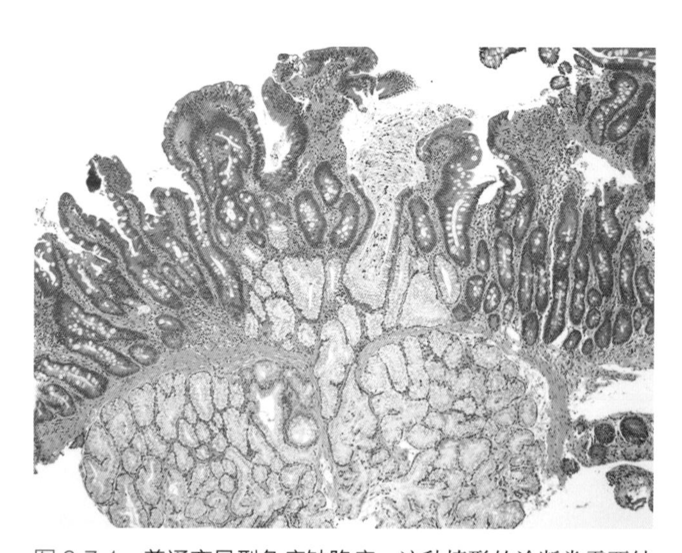

图3.7.1　普通变异型免疫缺陷病　这种情形的诊断常需要结合临床，但大多数病例有关键性特征，也就是黏膜固有层缺乏浆细胞，若非特别注意观察，极容易漏诊。低倍镜下，该病例无任何特异表现（尽管存在挤压破碎的Brunner腺）

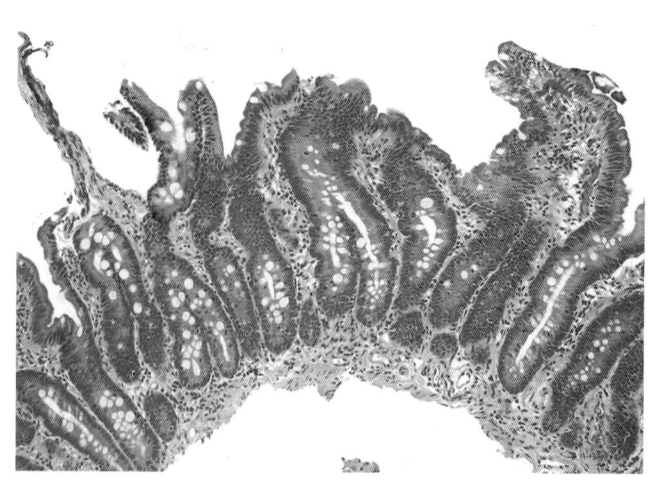

图3.7.2　普通变异型免疫缺陷病　图3.7.1局部放大，该图提供了一条线索，即黏膜固有层细胞数量减少，通常情况下，里面充满了浆细胞

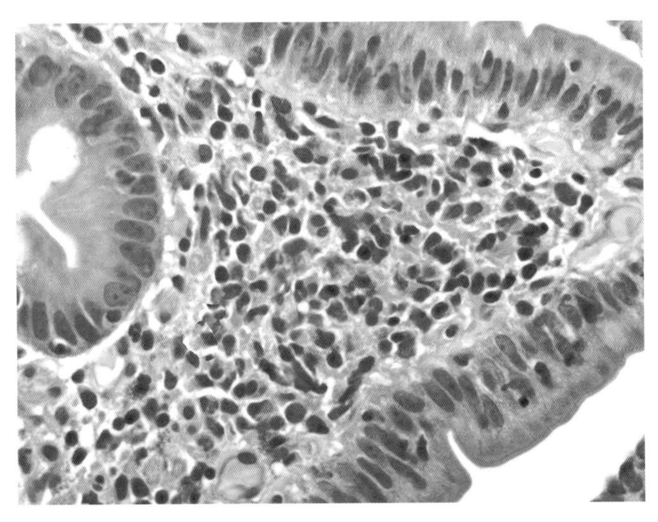

图 3.7.3 普通变异型免疫缺陷病 高倍镜下，黏膜固有层无浆细胞，该特征支持普通变异型免疫缺陷病的诊断，但此发现并非见于所有病例，只见于大约 2/3 的病例

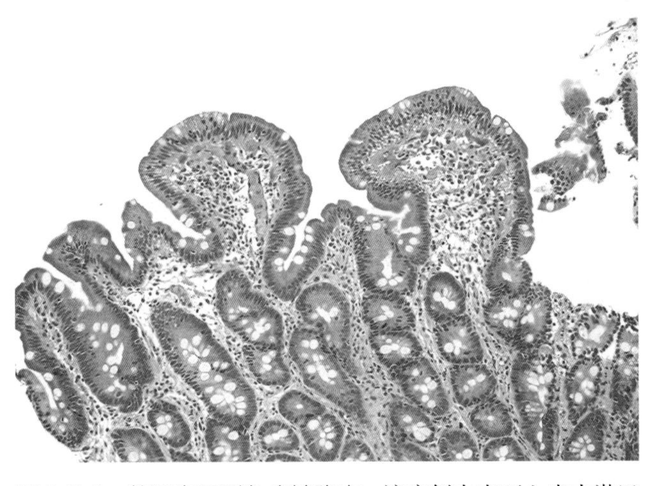

图 3.7.4 普通变异型免疫缺陷病 该病例中表面上皮内淋巴细胞明显较多，该特征可导致误诊为乳糜泻。不幸的是，多种病变小肠活检的组织学特征可出现重叠，因此，结合临床及实验室检查特征对诊断而言是很关键的

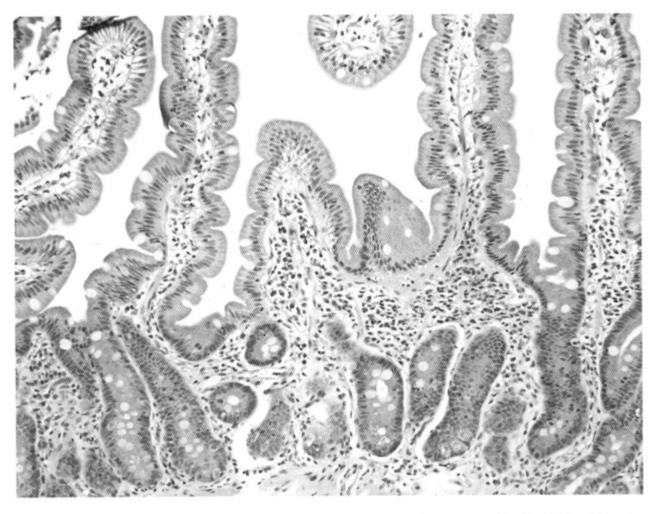

图 3.7.5 正常小肠黏膜 可见细长的绒毛。即使在低倍镜下，浆细胞也明显易见，与淋巴细胞、嗜酸性粒细胞、肥大细胞一起充满黏膜固有层。中性粒细胞不应存在

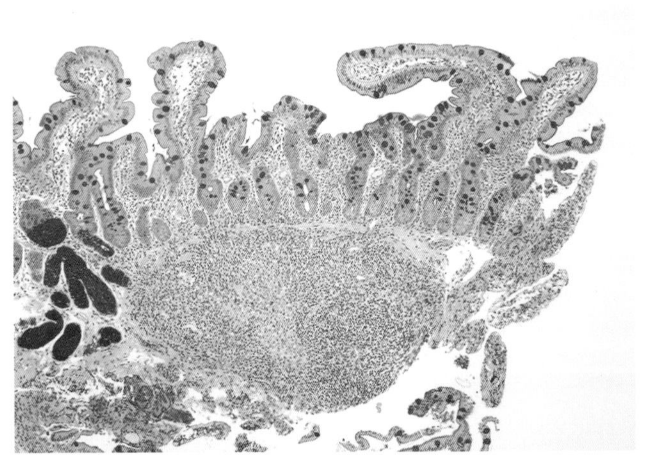

图 3.7.6 正常小肠黏膜 PAS/AB 染色。该图很好地显示了小肠黏膜固有层的淋巴、浆细胞的密度，与预期的一样。可见淋巴组织聚集

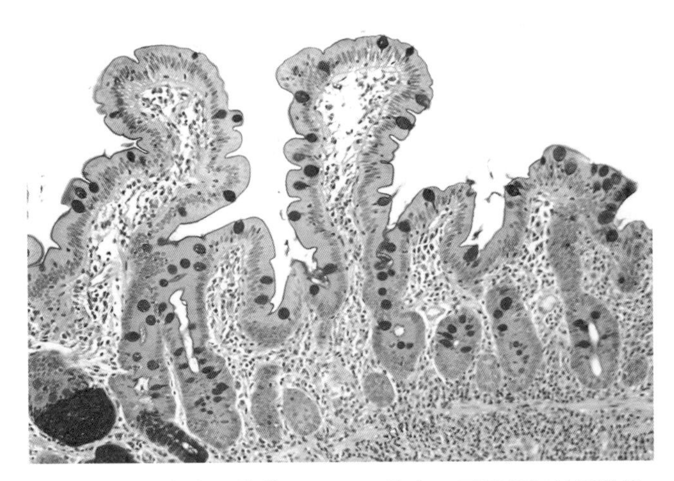

图 3.7.7 正常小肠黏膜 PAS/AB 染色。可见纤细的刷状缘、杯状细胞以及黏膜固有层内细胞的密度

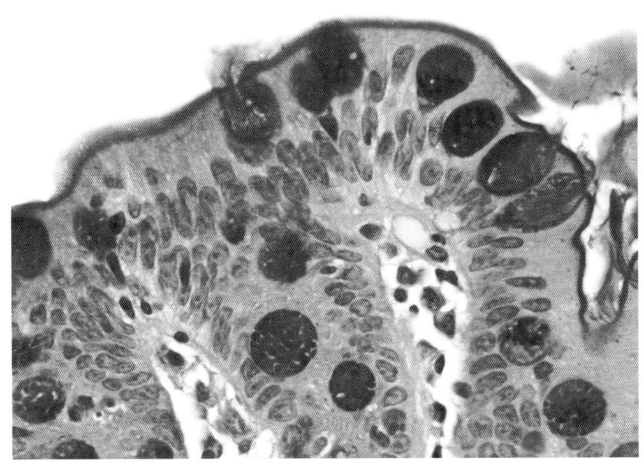

图 3.7.8 正常小肠黏膜 PAS/AB 染色。本图虽见极少量的黏膜固有层，但其内可见浆细胞

3.8 自身免疫性肠病与正常小肠黏膜

	自身免疫性肠病	正常小肠黏膜
年龄/性别	“自身免疫性肠病”包括多种情况，如主要发生于男性儿童的所谓的免疫调节异常、多发性内分泌病、肠病、X染色体关联（IPEX）综合征，而普通变异型免疫缺陷病可能与肠上皮细胞的自身抗体有关。上述各类型均与免疫调节异常有关	不适用
部位	累及小肠与结肠，主要是小肠	下面的图像来自十二指肠，因为十二指肠是最常见的活检部位
症状	腹泻与消瘦	不适用
体征	低蛋白血症	不适用
病因学	病因不同，但某些病例中存在FOXP3突变，该分子控制调节性T细胞（Tregs）	不适用
组织学	1. 小肠标本可出现类似乳糜泻中所出现的明显上皮内淋巴细胞增多现象，难以与之鉴别。某些病例中，诊断的关键在于识别出杯状细胞伴或不伴潘氏细胞的缺失以及明显的隐窝细胞凋亡（*图3.8.1~3.8.3*） 2. 某些病人服用奥美沙坦或类似的血管紧张素Ⅱ受体阻断剂会显示类似乳糜泻样的组织学改变，伴有明显的细胞凋亡（*图3.8.4*）	1. 正常的十二指肠可见刷状缘、纤细的长绒毛、短的隐窝。黏膜固有层包含淋巴细胞、浆细胞、嗜酸性粒细胞和肥大细胞。隐窝有上皮内淋巴细胞，但在绒毛顶端的很少。最后，几乎每个隐窝都有一些潘氏细胞（*图3.8.5~3.8.8*），事实上，这是与图3.8.1~3.8.3所示的同一病人接受了高强度治疗后所取的活检
特殊检查	• 通过检测抗肠细胞抗体或抗杯状细胞抗体证实	• PAS/AB染色和CD10免疫组化染色都可使刷状缘显示更加明显
治疗	类固醇	不适用
预后	预后反映了自身免疫的病因学。基于相关情形，病人可得到治疗，但常处于可危及生命的感染风险之下	不适用

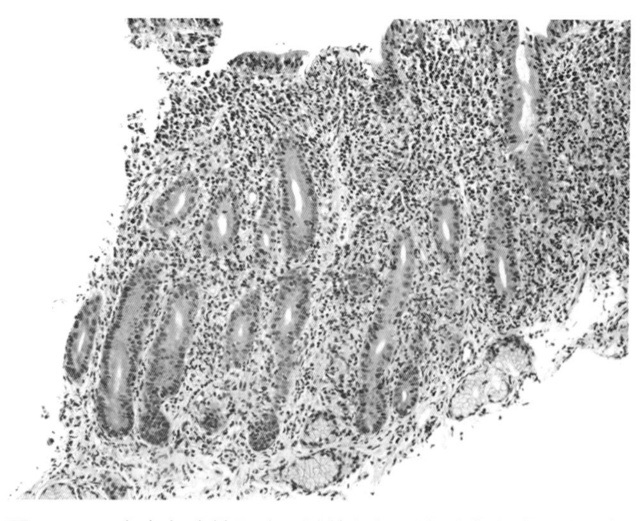

图3.8.1 自身免疫性肠病 活检组织固有层内充满细胞，但缺失了什么呢？没有一个杯状细胞或潘氏细胞，这是自身免疫性肠病的一条线索。有时，重度的黏膜损伤也会导致这些组成成分的局灶性缺乏，因此，评估这些病情较重的病人时，临床病理沟通总是具有提示作用

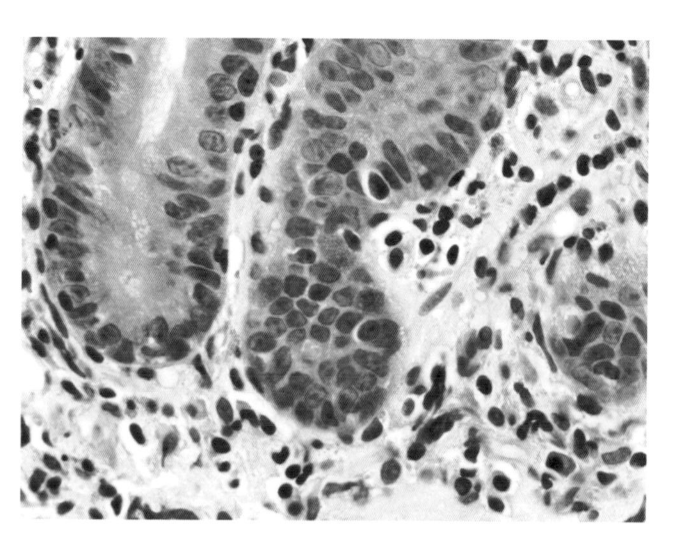

图3.8.2 自身免疫性肠病 可见较多的内分泌细胞（其细胞质内细颗粒朝向远离管腔并紧贴毛细血管），但没有潘氏细胞，后者的颗粒比内分泌细胞粗糙。正常情况下，大部分小肠隐窝的底部可见潘氏细胞

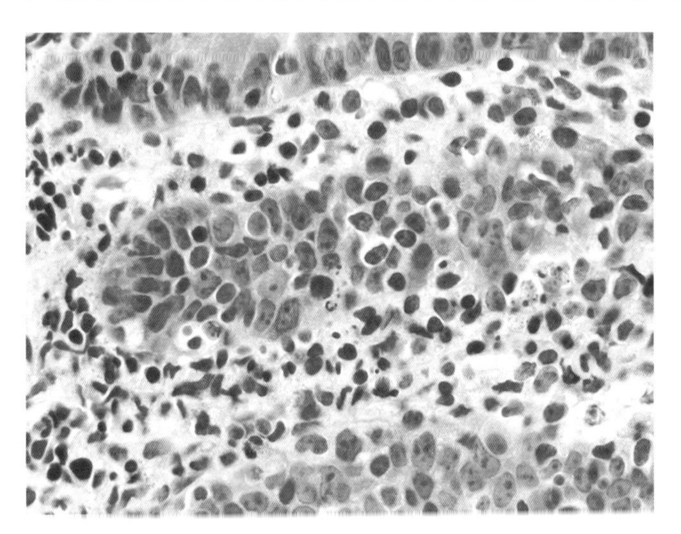

图 3.8.3 自身免疫性肠病 该例显示隐窝细胞凋亡明显，同时杯状细胞及潘氏细胞也缺失

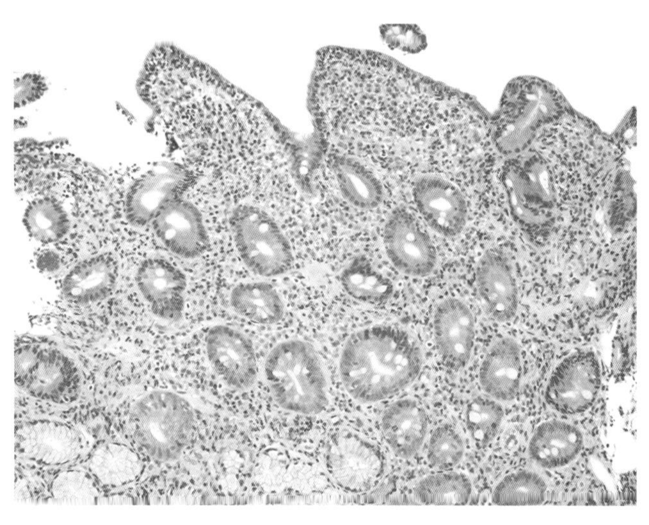

图 3.8.4 奥美沙坦（Benicar，一种降压药）相关性肠炎可表现出一些与乳糜泻、胶原性口炎性腹泻、自身免疫性疾病难以区分的特征，这个例子展示了类似乳糜泻中的明显的表面上皮内淋巴细胞增多和隐窝细胞凋亡的特征

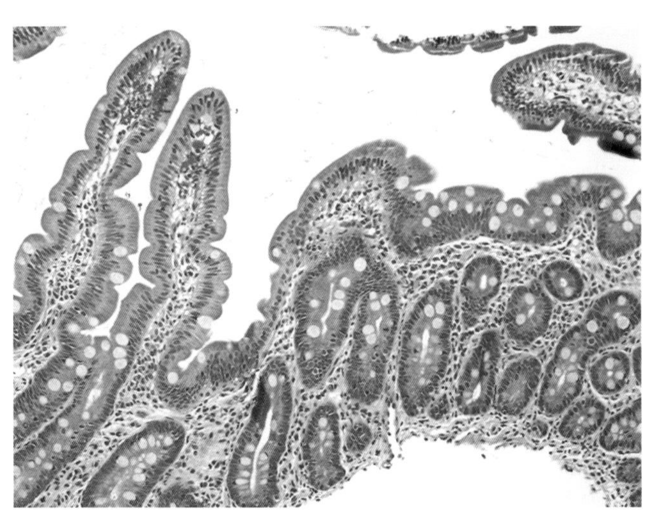

图 3.8.5 正常小肠 刷状缘、长绒毛，黏膜固有层浆细胞、杯状细胞和潘氏细胞都存在，没有异常

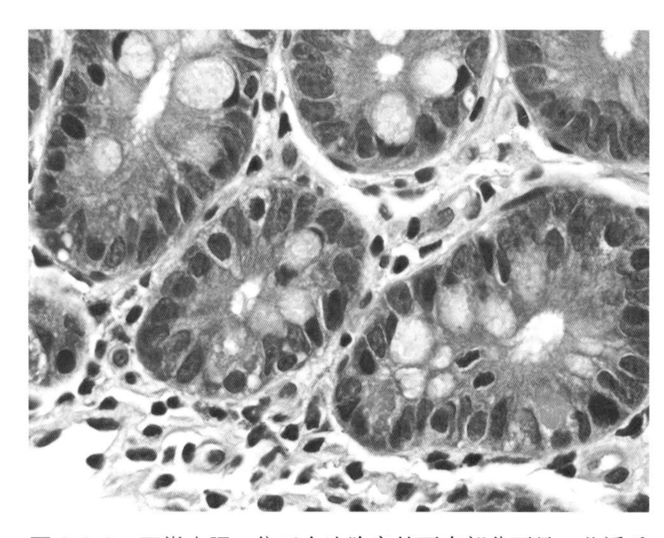

图 3.8.6 正常小肠 位于右边隐窝的下半部分可见一些潘氏细胞伴有较大的颗粒朝向腔面，位于隐窝上半部分的内分泌细胞伴有较小的更红的颗粒朝向黏膜固有层

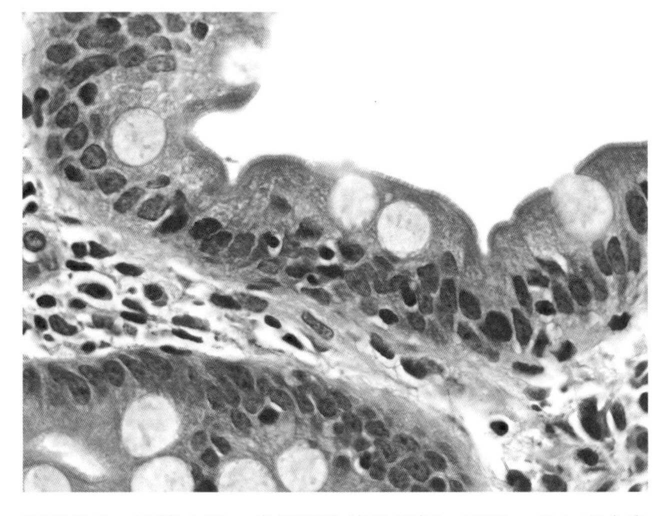

图 3.8.7 正常小肠 此视野为绒毛底部，可见一些上皮内淋巴细胞，是正常特征。绒毛顶部的淋巴细胞很少

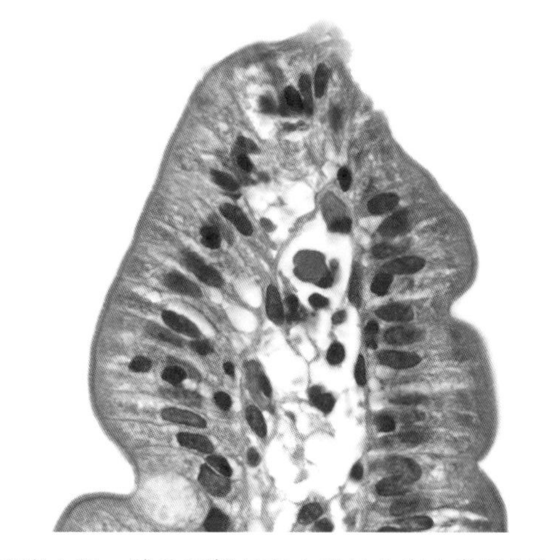

图 3.8.8 正常小肠 绒毛顶部只有少量的上皮内淋巴细胞，明显比底部少。事实上，所有这些图像都来自同一病人，与图 3.8.1~3.8.3 相同，该病人接受了一个强化疗程的免疫调节治疗，这是一个治疗成功的案例

3.9 自身免疫性肠病与普通变异型免疫缺陷病

	自身免疫性肠病	普通变异型免疫缺陷病
年龄/性别	“自身免疫性肠病”包括多种情况，如主要发生于男性儿童的所谓的免疫调节异常、多发性内分泌病、肠病和X染色体关联（IPEX）综合征。上述所有情况都与免疫调节异常有关。普通变异型免疫缺陷病病人可包括自身免疫性肠病，因此两者可重叠，但自身免疫性肠病的主要特征表现为肠上皮细胞和潘氏细胞的免疫损害	发病呈双峰分布，首次发病可为儿童及中年人。可能不仅仅代表一种疾病
部位	累及小肠与结肠，主要是小肠	系统性表现，但小肠的表现更常见
症状	腹泻与消瘦	腹泻、腹痛。有时腹泻由感染引起，通常是贾第鞭毛虫病
体征	低蛋白血症	无特异体征。病人可有低丙球蛋白血症或丙球蛋白缺乏症，包括多重感染的临床表现。内镜下，常见明显的淋巴样小结节
病因学	病因不同，但某些病例中存在FOXP3突变（该分子控制调节性T细胞）	可能有多个机制，但病人有免疫球蛋白减少。免疫球蛋白常为自身抗体，病人可能有多种免疫异常
组织学	1. 小肠标本可出现类似乳糜泻中所见的明显上皮内淋巴细胞增多，难以与之鉴别。某些病例中，诊断的关键在于识别出杯状细胞伴或不伴潘氏细胞的缺失以及明显的隐窝细胞凋亡（*图3.9.1~3.9.3*）	1. 黏膜固有层浆细胞减少是关键特征，见于70%的病人。剩下30%的病人中无法单凭组织学做出诊断（*图3.9.4~3.9.6*）
特殊检查	• 通过检测抗肠细胞抗体或抗杯状细胞抗体证实	• 阳性发现要与血清免疫球蛋白检查结果相关
治疗	类固醇	处理继发感染。给予免疫球蛋白治疗
预后	预后反映了自身免疫的病因学。基于相关情形，病人可得到治疗，但常处于可危及生命的感染风险之下	病人有感染及发生肿瘤的风险。一些病人可出现自身免疫性肠病，因此这两种情况有重叠。需终生治疗

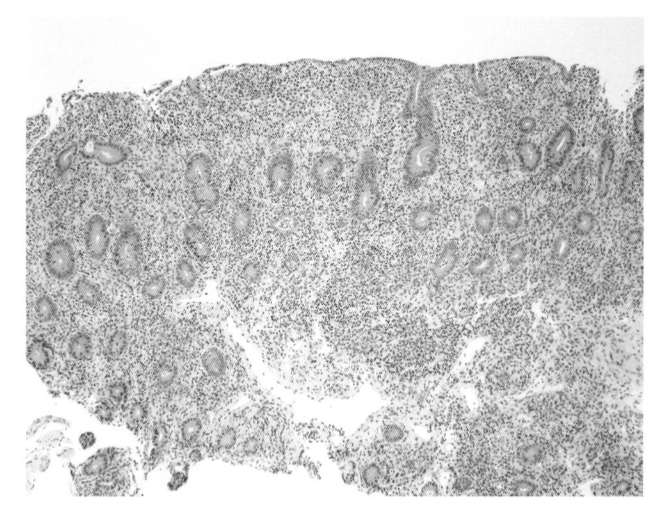

图3.9.1　自身免疫性肠病　这个病的病理改变类似乳糜泻，但如果注意检查小肠活检的每种成分，就会发现活检组织内明显缺乏杯状细胞和潘氏细胞

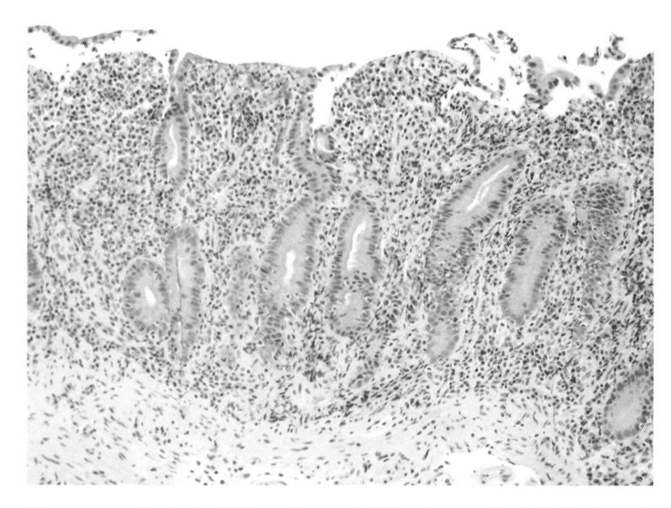

图3.9.2　自身免疫性肠病　此图是图3.9.1的高倍放大。除了有上皮内淋巴细胞增多外，还有杯状细胞和潘氏细胞缺失

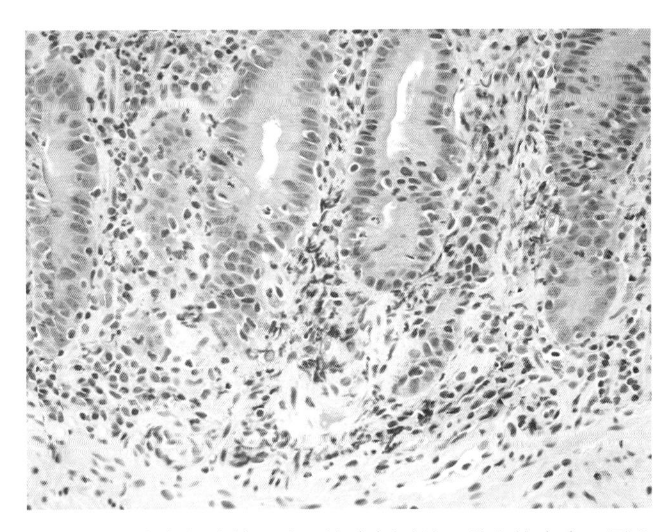

图 3.9.3　自身免疫性肠病　该病例可见一些急性炎症，因此微生物相关的检查也非常重要

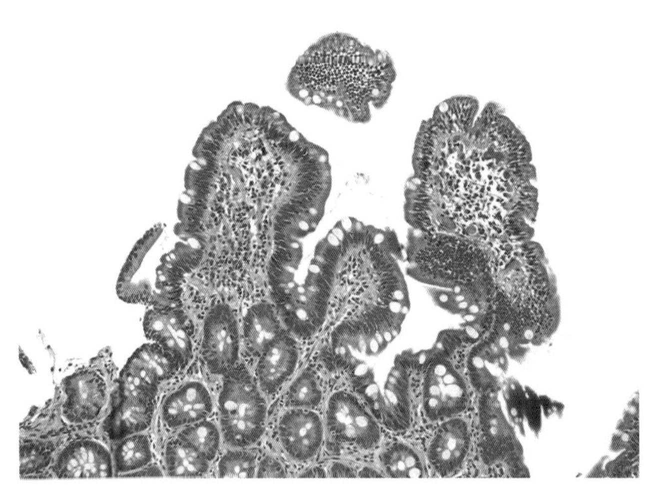

图 3.9.4　普通变异型免疫缺陷病　活检组织内未见明显异常，除了在绒毛顶部上皮内淋巴细胞有点增多，这导致可能被误认为是乳糜泻，然而黏膜固有层内炎症细胞成分减少

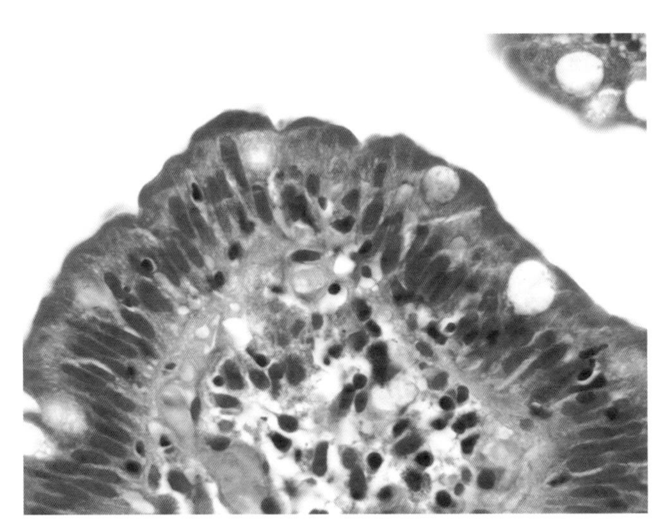

图 3.9.5　普通变异型免疫缺陷病　上皮内淋巴细胞增多让人想起乳糜泻，但黏膜固有层内缺乏浆细胞

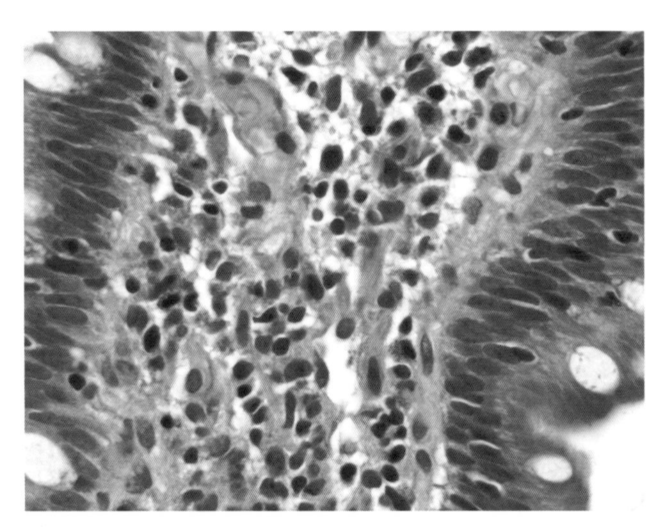

图 3.9.6　普通变异型免疫缺陷病　缺乏浆细胞。但某些病例可能存在浆细胞，在这些情况下，乳糜泻相关抗体检测通常是阴性的。因病人容易发生多种感染，需要尽快检查

3.10 乳糜泻（麸质过敏症）与小肠内容物细菌过度生长

	乳糜泻（麸质过敏症）	肠内容物瘀滞引起的小肠内容物细菌过度生长
年龄 / 性别	可见于任何年龄及人种，但多见于白种人儿童，女性常见（1.5~2 倍），与某些 HLA 类型（HLA-DQ2 和 HLA-DQ8）相关。发展中国家以小麦为食物后，发病比过去常见。此病曾经在东南亚十分罕见，现已逐渐出现	成人
部位	累及全身，通常通过十二指肠活检评估	小肠的任意部位
症状	慢性腹泻、体重减轻、腹部膨胀	腹痛、胃肠胀气、腹部膨胀、稀便
体征	腹胀、口疮样口腔炎、身材矮小、缺铁、疱疹性皮炎、骨密度降低	诊断标准为上段小肠（十二指肠）抽吸物细菌培养大于 10^5CFU/ml。替代的非侵入性检查包括乳果糖和葡萄糖氢呼气试验
病因学	遗传性易感宿主麸质饮食所致的系统性免疫介导反应。血清学检查可明确诊断。初筛首选免疫球蛋白 A 抗组织转谷氨酰胺酶检测，但不能用于免疫球蛋白 A 缺乏的人群	通常是因为瘀滞导致的小肠菌群的改变，多见于源自狭窄及粘连引起梗阻的病人，但最近发现该病更常见于无解剖学异常的病人。由于氢呼气试验对该病诊断有帮助，故临床上常与肠易激综合征有重叠
组织学	1. 在经典的病例中，绒毛钝化，隐窝增生，显著的上皮内淋巴细胞增多，黏膜固有层扩张，通常没有明显的急性炎症（*图 3.10.1~3.10.3*） 2. 一些病例中可见保留的绒毛结构，但上皮内淋巴细胞增多集中在绒毛的顶端（*图 3.10.4*）	1. 基本上与乳糜泻一样有绒毛钝化、上皮内淋巴细胞增多和隐窝增生。可见中性粒细胞，但没有很好的组织学特征用于鉴别诊断（*图 3.10.5~3.10.7*） 2. 如同乳糜泻，可出现上皮内淋巴细胞增多，不伴绒毛钝化（*图 3.10.8*） 3. 基本上这些病例中的组织学特征需结合实验室检查结果
特殊检查	• 无。一些实验室使用 CD3 来标记上皮中的 T 细胞，这没必要。某些研究者也建议对难治性乳糜泻病例中 $CD8^+$ 细胞的减少程度进行评价（$CD8^+$ 减少的相关病例更可能向着肠病相关淋巴瘤发展）。该诊断不能单独得出，而需在相关实验室检查的辅助下做出	• 十二指肠抽吸物的细菌培养
治疗	终生无麸质饮食	抗生素，理想情况是基于细菌培养的敏感性抗生素
预后	坚持无麸质饮食则总体预后良好。病人患淋巴瘤及小肠腺癌的风险略增高，但这些风险仍很小。预期寿命正常或稍短	取决于肠瘀滞的病因

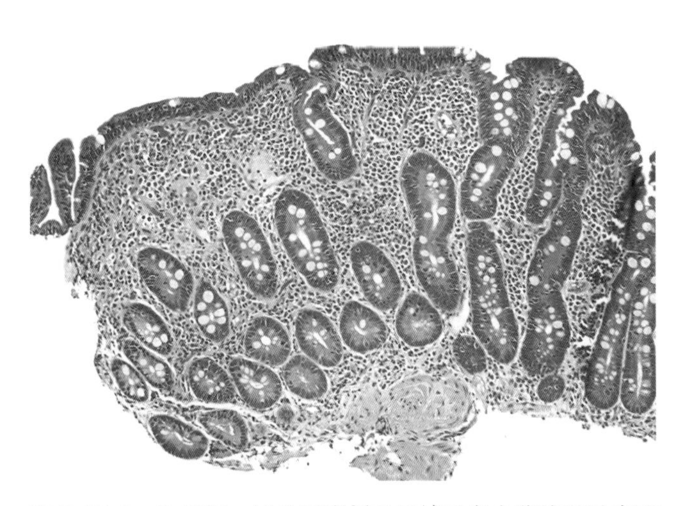

图 3.10.1 乳糜泻 该典型病例显示绒毛完全萎缩以及表面淋巴细胞明显增多。黏膜固有层扩张伴有丰富的浆细胞浸润

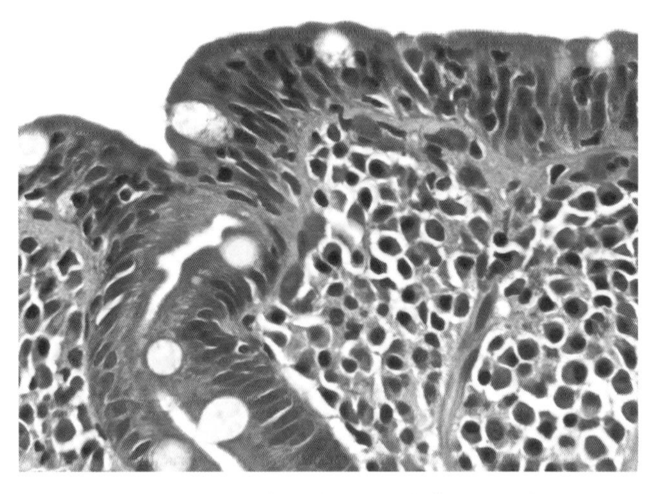

图 3.10.2 乳糜泻 注意黏膜固有层内浆细胞增多及表面淋巴细胞增多

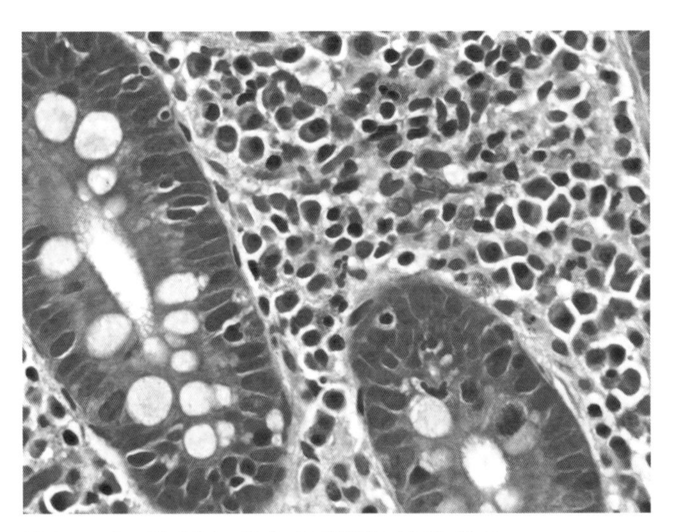

图 3.10.3 乳糜泻 隐窝也可见淋巴细胞增多

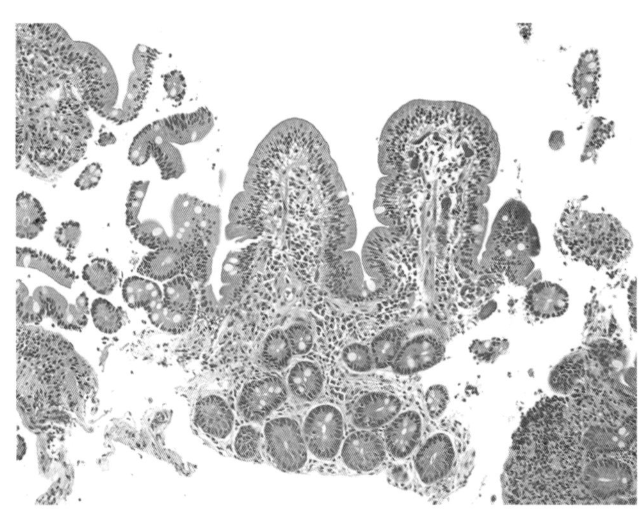

图 3.10.4 乳糜泻 这个已被证实的病例显示了不完全性绒毛萎缩，但上皮内淋巴细胞增多很明显，应被归类为“Marsh 2 型”。然而，相似的肠黏膜损伤组织学改变中仅有 20% 的病例被最终确诊为乳糜泻。因此，除非病理医师已经知道病人患有乳糜泻而后进行 Marsh 分类，否则这种分级毫无意义

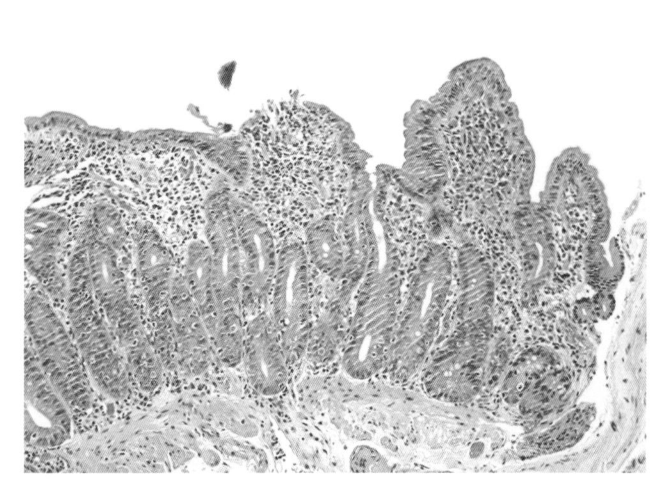

图 3.10.5　小肠内容物中细菌过度生长（通常是由于肠内容物的瘀滞）　这些发现是非特异的，但这个病例在低倍镜下显得“固有层细胞丰富而拥挤”。杯状细胞减少，可能是黏膜快速再生的结果，但潘氏细胞是存在的

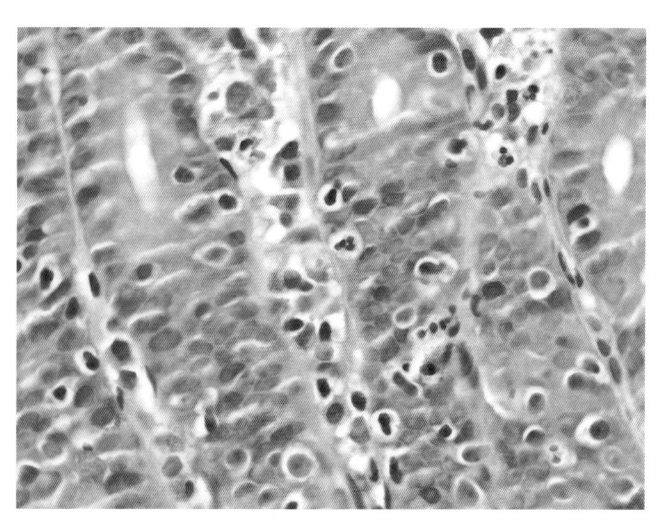

图 3.10.6　小肠内容物中细菌过度生长（通常是由于肠内容物的瘀滞）　注意上皮内的中性粒细胞

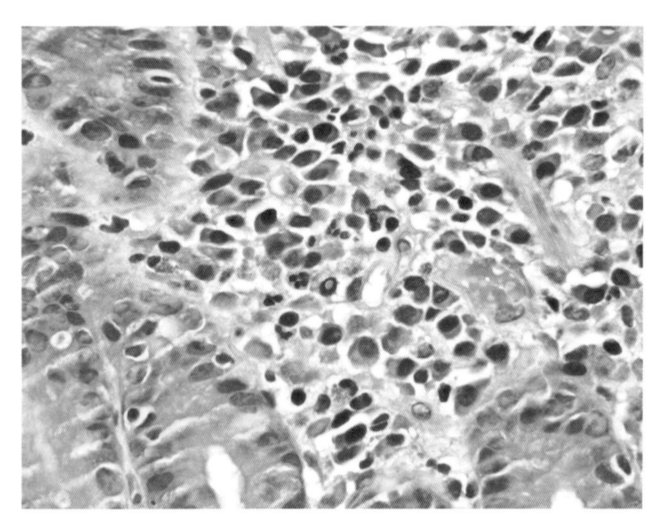

图 3.10.7　小肠内容物中细菌过度生长（通常是由于肠内容物的瘀滞）　此视野显示黏膜固有层中显著的中性粒细胞。浆细胞和受损的杯状细胞也能见到

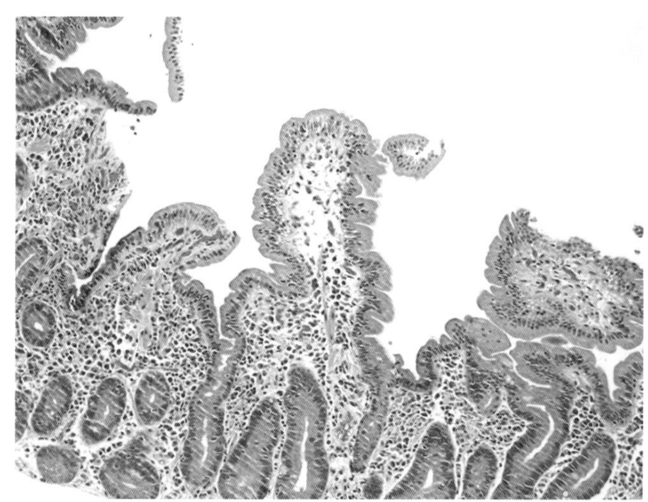

图 3.10.8　小肠内容物中细菌过度生长（通常是由于肠内容物的瘀滞）　若缺乏实验室检查及临床病史，则这个病例很难与乳糜泻进行区分

3.11 乳糜泻（麸质过敏症）与普通变异型免疫缺陷病

	乳糜泻（麸质过敏症）	普通变异型免疫缺陷病
年龄/性别	可见于任何年龄及人种，但多见于白种人儿童，女性常见（1.5~2倍），与某些HLA类型（HLA-DQ2和HLA-DQ8）相关。发展中国家以小麦为食物后，发病比过去常见了。此病曾经在东南亚十分罕见，现已慢慢出现，可能是饮食上从大米到小麦转变的结果	首次发病表现为双峰分布，见于儿童及中年人。可能代表了不止一种疾病
部位	累及全身，通常通过十二指肠活检评估	系统性表现，但小肠表现更常见
症状	变化多端，典型症状有慢性腹泻、体重减轻、腹部膨胀	腹泻、腹痛。有时腹泻由感染引起，典型的是贾第鞭毛虫病
体征	腹胀、口疮样口腔炎、身材矮小、缺铁、疱疹性皮炎、骨密度降低	无特异体征。病人可有低丙球蛋白血症或丙球蛋白缺乏症，包括多重感染的临床表现。内镜下，常见明显的淋巴样小结节
病因学	遗传性易感宿主麸质饮食所致的系统性免疫介导反应。血清学检查可明确诊断。初筛首选免疫球蛋白A抗组织转谷氨酰胺酶检测。但不能用于免疫球蛋白A缺乏的人群	可能有多个机制，但病人有免疫球蛋白减少。免疫球蛋白常为自身抗体，病人可能有多种免疫异常
组织学	1. 在经典的病例中，绒毛钝化，隐窝增生，显著的上皮内淋巴细胞增多，黏膜固有层扩张，通常没有明显的急性炎症（*图3.11.1~3.11.3*） 2. 一些病例中可见保留的绒毛结构，但上皮内淋巴细胞增多集中在绒毛的顶端（*图3.11.3*）	1. 黏膜固有层浆细胞的减少是关键的发现，见于70%的病人。剩下30%的病人中无法单凭组织学做出诊断，但存在如贾第鞭毛虫或巨细胞病毒等感染性病原体（*图3.11.4~3.11.6*）
特殊检查	• 无。一些实验室使用CD3来标记上皮中的T细胞，这没必要。某些研究者也建议对难治性乳糜泻病例中$CD8^+$细胞的减少进行评价（$CD8^+$减少的相关病例更可能向着肠病相关淋巴瘤发展）。这诊断不能单独得出，而需在相关的实验室检查的情况下做出	• 临床发现必定与血清免疫球蛋白检测相关 阳性发现要与血清免疫球蛋白检查结果相关
治疗	终生无麸质饮食	处理继发感染。给予免疫球蛋白治疗
预后	坚持无麸质饮食则总体预后良好。病人患淋巴瘤及小肠腺癌的风险略增高，但这些风险仍很小。预期寿命正常或稍短	病人有感染及发生肿瘤的风险。一些病人可出现自身免疫性肠病，因此这两种情况有重叠。需终生治疗

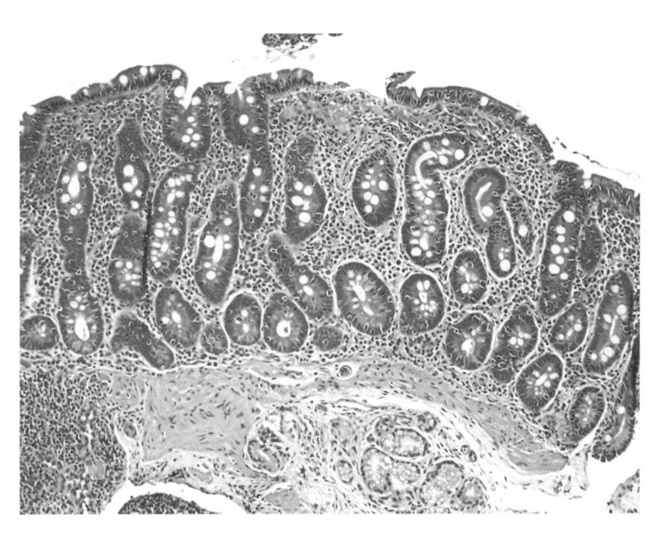

图 3.11.1　乳糜泻　这个典型病例显示明显的上皮内淋巴细胞增多以及黏膜固有层里充满了大量的浆细胞。杯状细胞及潘氏细胞也很丰富

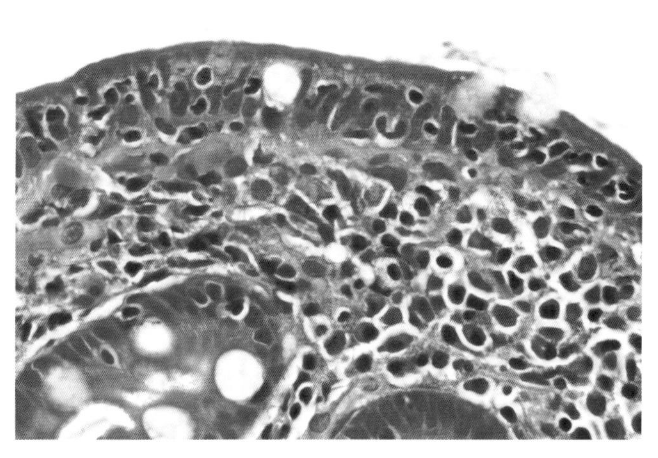

图 3.11.2　乳糜泻　表面上皮可见大量淋巴细胞，黏膜固有层内有许多浆细胞

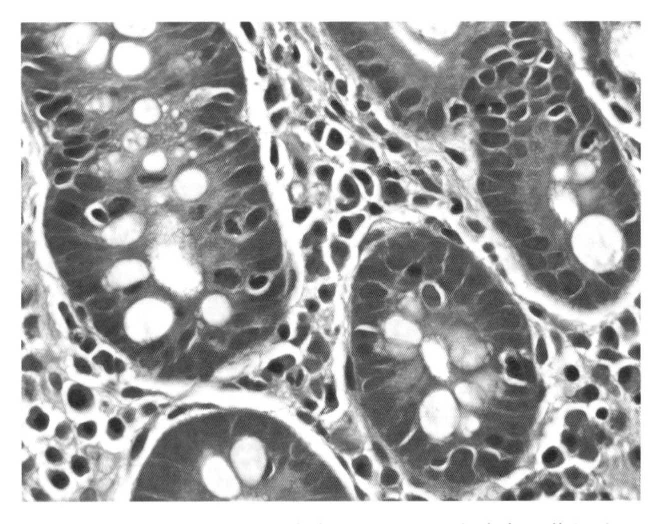

图 3.11.3　乳糜泻　上皮内淋巴细胞出现在隐窝。浆细胞是黏膜固有层内的主要组成部分

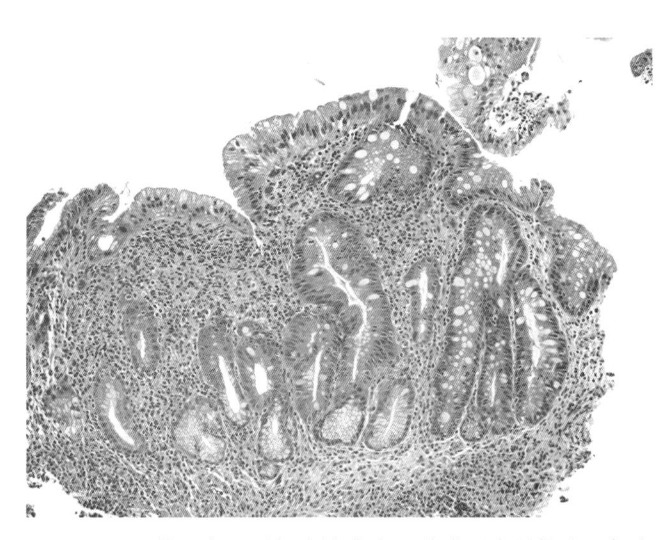

图 3.11.4　普通变异型免疫缺陷病　黏膜固有层扩张，但本病例中，不是被浆细胞所充满。普通变异型免疫缺陷病病人容易发生感染，该病理表现可以解释此情况

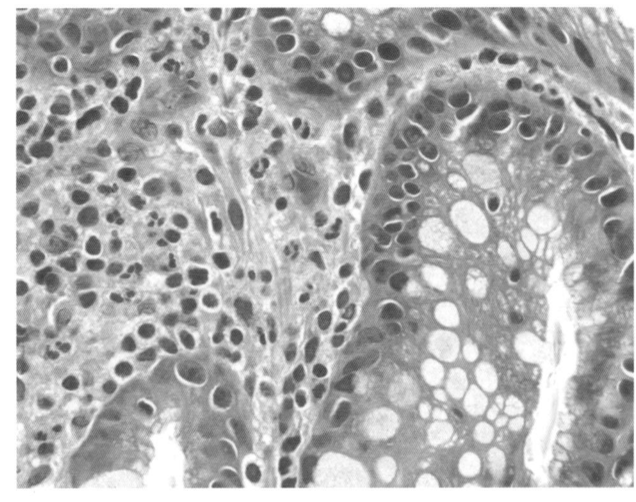

图 3.11.5　普通变异型免疫缺陷病　这个病例在高倍镜下，黏膜固有层浆细胞缺失，但中性粒细胞存在，可能是感染的一种反映

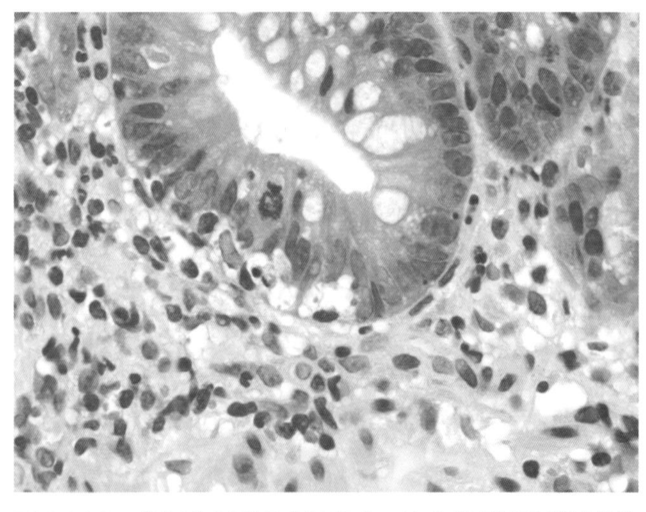

图 3.11.6　普通变异型免疫缺陷病　这个病例显示明显的隐窝细胞凋亡。注意黏膜固有层缺乏浆细胞

3.12 胶原性口炎性腹泻 / 胶原性肠炎与放射性肠炎

	胶原性口炎性腹泻 / 胶原性肠炎	放射性肠炎
年龄 / 性别	以 55 岁或以上的女性为主	通常为成人，男性较多见，因为男性癌症总发病率高
部位	通常位于十二指肠，但是类似的胶原沉积可在同一病人的胃（胶原性胃炎）和结肠（胶原性肠炎）中发现。使用奥美沙坦治疗高血压的病人可出现相似的病变	任何靠近放射部位的小肠，但通常在胰胆道癌或胃癌病人的十二指肠活检中发现
症状	明显的慢性腹泻和体重减轻	典型的梗阻表现——腹痛、呕吐和便秘
体征	在内镜下，类似有萎缩证据的乳糜泻的表现。病人实验室检查可出现低蛋白血症。乳糜泻血清学阴性，或开始是阳性，随后停止对去麸质反应，乳糜泻血清学又变阴性。在许多病例中，HLA-DQ2/HLA-DQ8 也同样阴性	触诊有腹部压痛。内镜下有萎缩表现或者溃疡
病因学	一些病例与对去麸质不反应的乳糜泻有关，一些是特发性的。药物（比如，奥美沙坦这种降压药物）可触发这种损害类型	放疗所致的组织损伤
组织学	1. 主要特征为上皮下胶原增多，环绕毛细血管并延伸至黏膜固有层。关键在于确定胶原的出现，测量胶原厚度没有必要。上皮内淋巴细胞增多应该存在，一些病例以隐窝细胞凋亡显著为主要特征 *（图 3.12.1~3.12.4）*	1. 黏膜固有层硬化（可以是透壁性的，但在黏膜活检标本中黏膜固有层是受累部位），一般不伴淋巴细胞增多。可存在血管扩张以及血管壁硬化。然而，透壁性纤维化导致的瘀滞可导致淋巴细胞增多 *（图 3.12.5，3.12.6）* 2. 与淀粉样变性不同，放射性改变表现为嗜酸性更强的胶原。后面的图展示了一个淀粉样变性的例子，它也有累及血管的倾向，但在 HE 染色中有着不同的表现 *（图 3.12.7）* 3. 偶尔可以遇到使用选择性体内放射微球（SIRS）进行钇治疗的病例，通常用于治疗肝转移肿瘤 *（图 3.12.8）*
特殊检查	• 三色染色可以凸显胶原。一些研究者认为对 T 细胞亚群的评估非常重要，但在常规诊断中不是必要的	• 无
治疗	类固醇是一线治疗，一些病人获得完全恢复，然而其他病人需要额外的免疫抑制剂治疗。一个小的亚群可能发展为 T 细胞淋巴瘤	一般不需要，但某些病人需要切除肠段以解除梗阻
预后	免疫调节治疗后预后总体较好，但一些病人有持久的营养障碍或者进展为淋巴瘤	与接受放射治疗的癌症类型有关

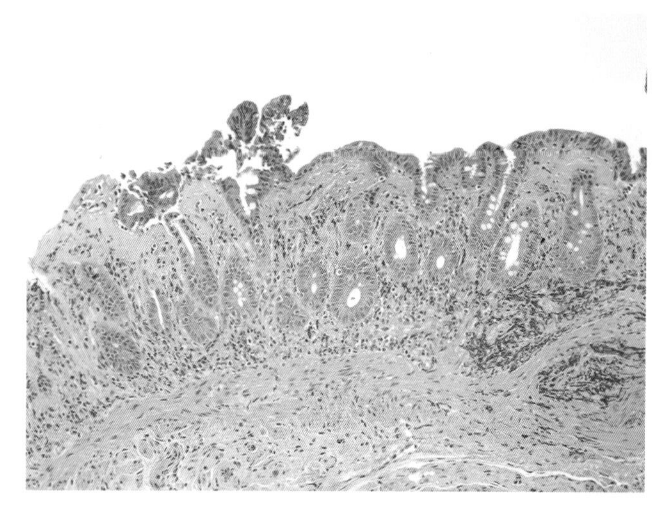

图 3.12.1　胶原性口炎性腹泻 / 胶原性肠炎　上皮下胶原较厚并围绕成纤维细胞、炎症细胞和毛细血管。有轻度的上皮内淋巴细胞增多。炎症细胞浸润导致黏膜固有层深部扩张

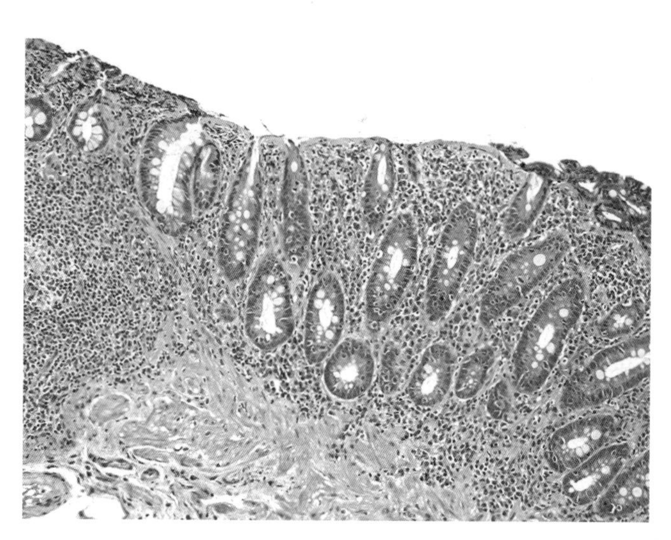

图 3.12.2　胶原性口炎性腹泻 / 胶原性肠炎　本例中，表面上皮已经脱落，但上皮内淋巴细胞增多很明显。注意黏膜固有层内的浆细胞、淋巴细胞和嗜酸性粒细胞

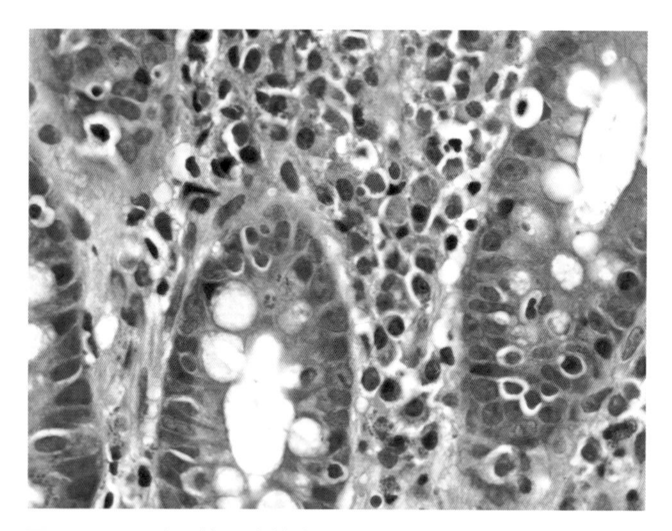

图 3.12.3　胶原性口炎性腹泻 / 胶原性肠炎　本例中隐窝内可见许多凋亡小体

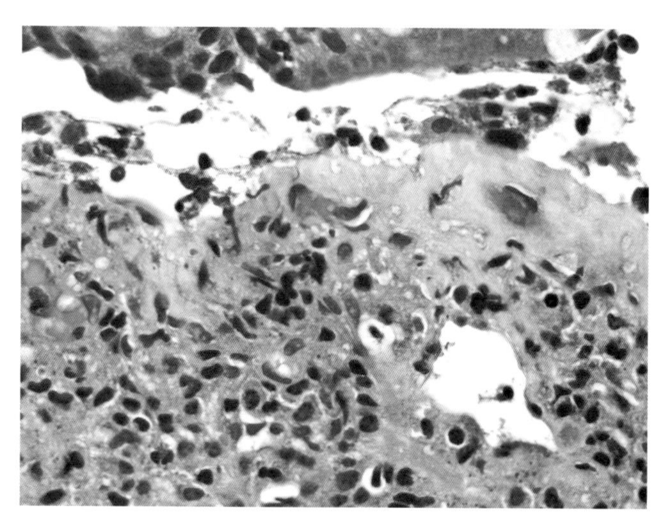

图 3.12.4　胶原性口炎性腹泻 / 胶原性肠炎　注意厚厚的胶原出现在表面上皮下方，里面有被环绕的毛细血管

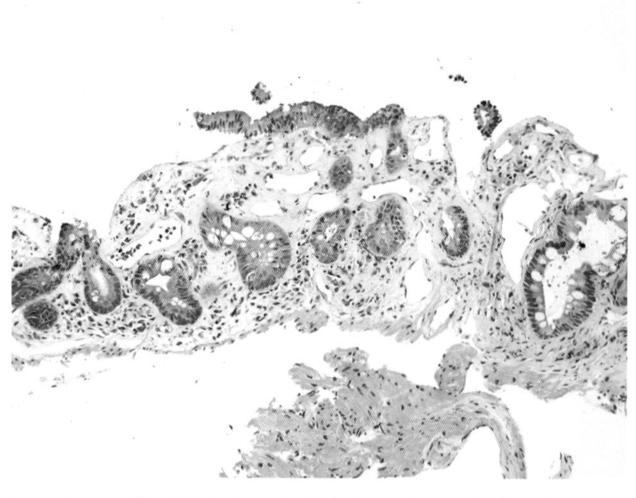

图 3.12.5　放射性肠炎　本例炎症不明显，黏膜固有层内血管明显且管壁厚，大多数黏膜固有层玻璃样变性，而不是炎症细胞浸润引起的黏膜固有层扩张

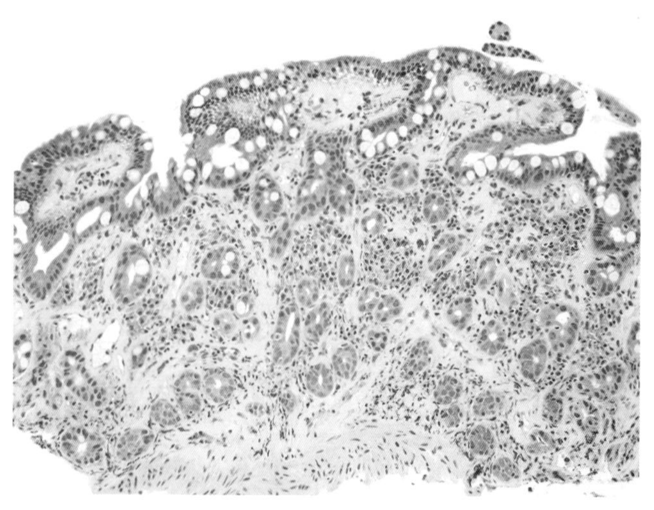

图 3.12.6　放射性肠炎　从表面到黏膜肌可见玻璃样变性，黏膜固有层中一些微小的毛细血管管壁增厚

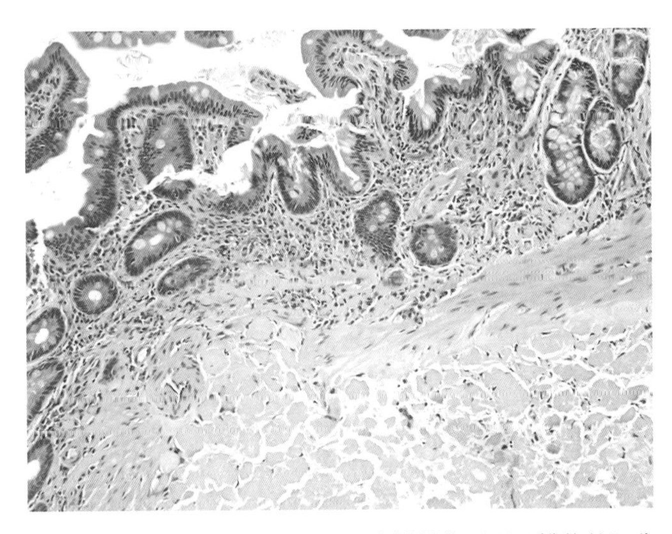

图 3.12.7 淀粉样变性 沉积的淀粉样物呈现“蜡状的”非常淡的带点蓝色的外观。当然，可疑的病例可用刚果红染色帮助诊断

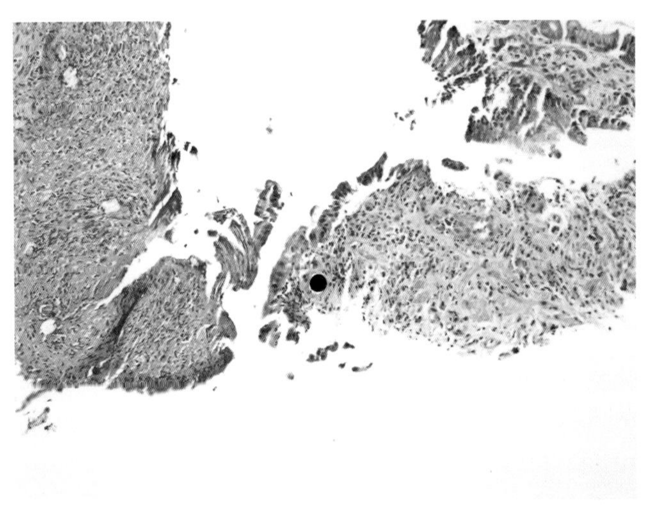

图 3.12.8 放射性肠炎 本例显示重度放射相关性损伤伴溃疡及明显的上皮改变。我们非常幸运看到了本例的罪魁祸首。黑点是放疗用的钇球体。钇球体被用来注射到肿瘤（通常是肝胆管系统癌症）中，但有时会通过血流散布到胃或者十二指肠并导致放射性损伤而形成溃疡

3.13 白塞综合征累及小肠与克罗恩病

	白塞综合征累及小肠	克罗恩病
年龄 / 性别	开始发病的时间一般在 30 岁左右，在一些人群中男女发病率相等，某些则以女性为主。HLA-B51 相关的病例以男性为主。大多数病例来自中东、地中海地区和亚洲，但该病可见于世界各地	通常在 10~20 岁时发病，第二个发病峰值是 50~60 岁。大部分病人在 40 岁前被诊断出来，总体上以女性为主。在儿童时期发病者病情会更严重
部位	该病本质上是系统性血管炎，因此可出现在人体任何部位	可出现于人体任何部位，最常见于末端小肠（回肠）和近端结肠
症状	多变，取决于血管炎出现的部位，在胃肠道可见深溃疡，通常位于肠道，特别是右半结肠或小肠	腹泻或便秘、腹痛
体征	病人有口腔或生殖器溃疡、眼部炎症（虹膜炎）、皮肤病变、关节病以及血管、神经、肺、胃肠道、肾和泌尿生殖器的临床表现	回结肠镜检查可见回肠溃疡、鹅卵石样表现以及缩窄带
病因学	对该血管炎知之甚少，这种免疫改变的触发原因未知。该病很少见，开展大样本研究很困难	免疫疾病病人会出现肠道菌群反应的改变。通常没有血管炎，但当其出现时，通常是在动脉。目前有大量针对各种有关基因的研究，最先报道的基因是 NOD2，后续有大量相关基因被报道
组织学	1. 多变的透壁性炎症、溃疡和修复上皮伴深溃疡，或有裂隙（*图 3.13.1~3.13.3*） 2. 关键发现是首先影响静脉的血管炎（*图 3.13.4，3.13.5*）	1. 透壁性炎症伴肉芽肿、神经增生、明显的淋巴浆细胞性炎症及大量的淋巴组织聚集。化生性黏膜继发于反复的黏膜损伤（*图 3.13.6~3.13.8*） 2. 如果血管炎存在（罕见），通常都是动脉炎（*图 3.13.9，3.13.10*）
特殊检查	• 可行 HLA 检查及“针刺皮肤过敏试验”，该检测涉及皮肤损伤及评估血管炎引起的修复性反应	• 在有明显上皮样肉芽肿的病人中，抗酸杆菌或真菌特殊染色帮助识别有无特异性感染很重要。对于非特异性表现的病人，针对 p-ANCA 和细菌抗体（ASCA IgA、ASCAIgG/ 酿酒酵母、抗 ompC/E.coli 和抗 CBir1）的临床血清学检测非常重要
治疗	药物治疗（如免疫调节剂或免疫抑制剂等）或手术治疗。译者注：该处原文错误	按照其他免疫疾病的治疗方法。药物包括皮质类固醇、咪唑硫嘌呤和肿瘤坏死因子（TNF）-α 抑制剂等
预后	非典型间质细胞预后非常好。溃疡的内在原因需要确认清楚	无法治愈，但一些病人对免疫调节剂的反应良好，而其他病人可因病情进展而进行多次手术治疗，包括因解除梗阻症状和反复炎性损伤、修复引发的肿瘤切除手术

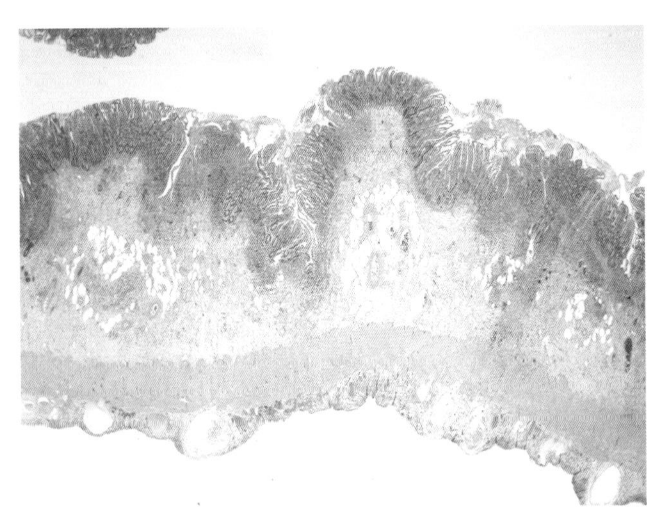

图3.13.1 白塞综合征 可见一深的穿透性溃疡伴裂隙形成。注意左下的黏膜下层血管。隐窝结构是正常的。该疾病过程无法单独通过组织学发现进行诊断，其本质上是一种血管炎。事实上无法通过黏膜活检明确血管炎的诊断，因为通常活检不到具有代表性的黏膜下层血管，但通过活检可以证实是否存在慢性肠炎

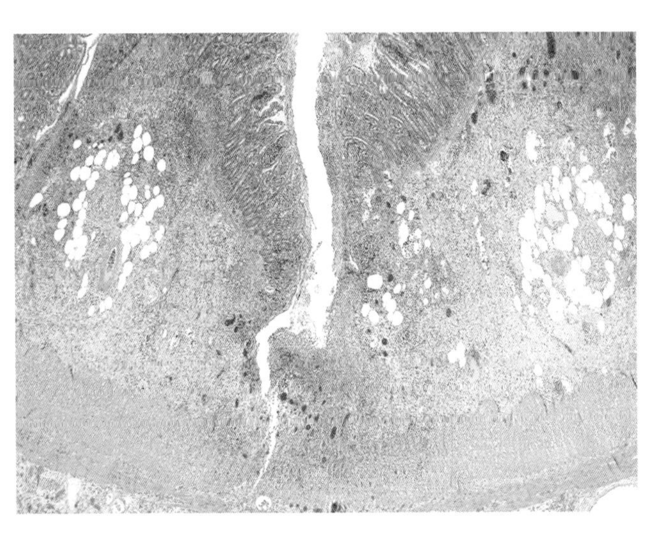

图3.13.2 白塞综合征 图示为深的穿透性裂隙状溃疡，该过程类似克罗恩病，但缺乏明显的淋巴细胞聚集

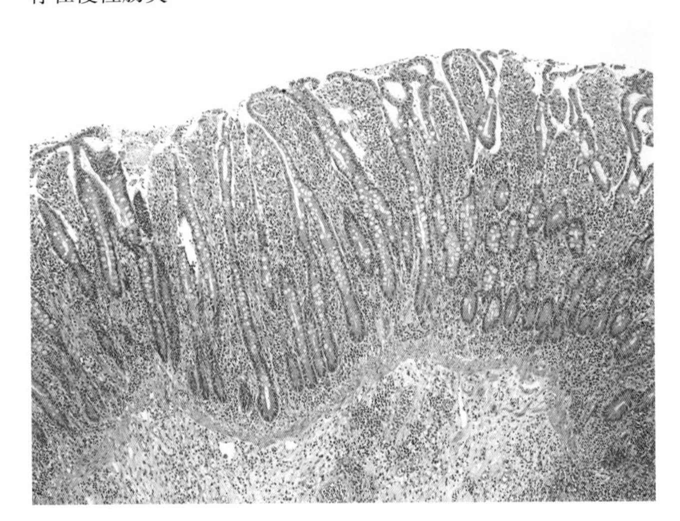

图3.13.3 白塞综合征 该肠炎表现更加无特异性

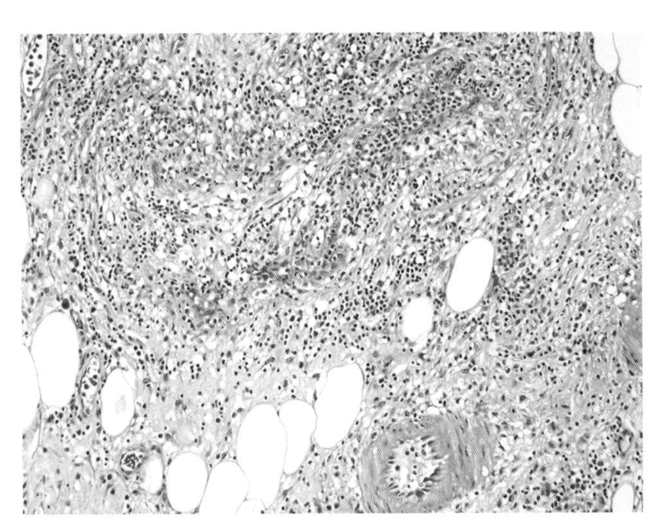

图3.13.4 白塞综合征 视野的下半部分可见正常的黏膜下动脉，位于视野上半部分的静脉示重度炎症

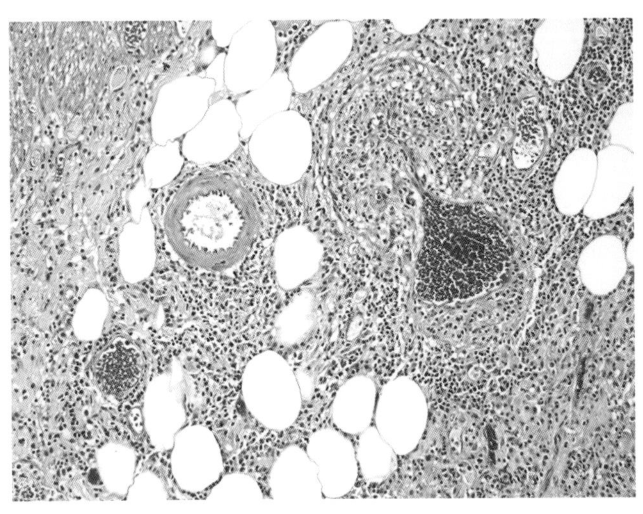

图3.13.5 白塞综合征 左边的动脉无明显异常，右边的静脉则有明显的静脉炎

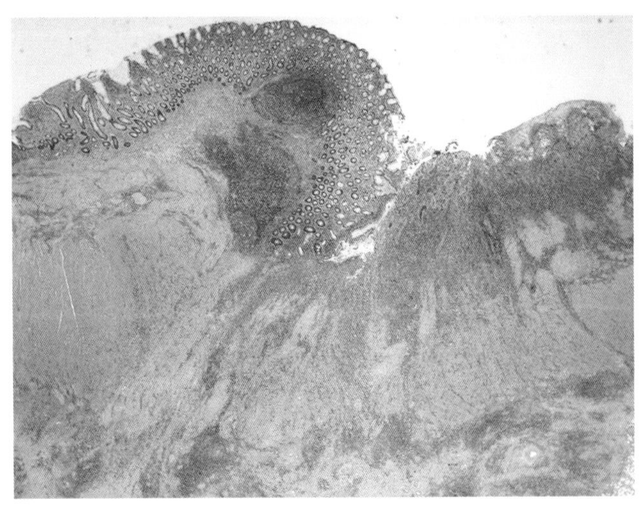

图3.13.6 克罗恩病 可见密集的透壁性的慢性炎症形成淋巴细胞集聚，右边可见一个较宽的溃疡

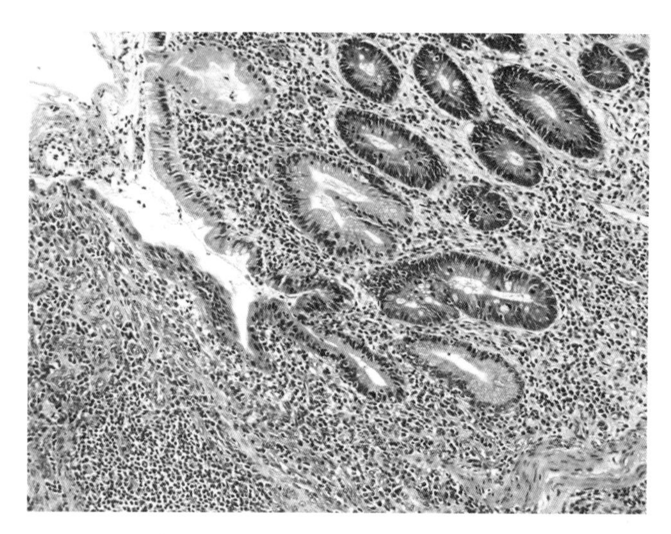

图 3.13.7　克罗恩病　显著的回肠炎表现。可见幽门腺化生（位于视野右边最底部的腺体及位于视野中央的分叶状腺体）。这是慢性损伤的特征，也可出现于克罗恩病肠炎中，但不是确诊依据

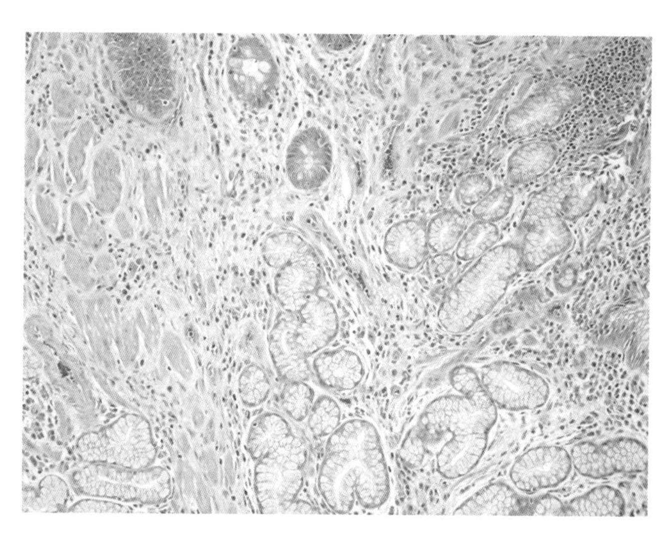

图 3.13.8　克罗恩病　此视野可见大量的幽门腺化生。位于视野下半部分的所有腺体呈现胃窦腺体的形态

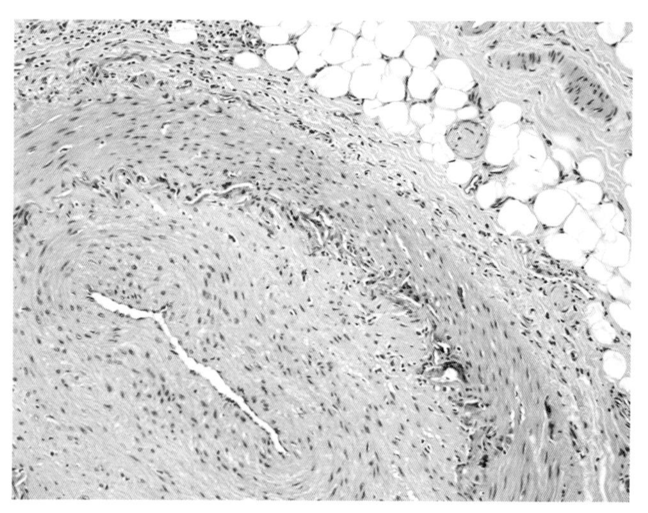

图 3.13.9　克罗恩病　血管炎在克罗恩病中不常见，但当它出现时，通常是巨细胞性动脉炎。图示巨细胞聚集在这个中等大小的浆膜动脉的弹性膜区域

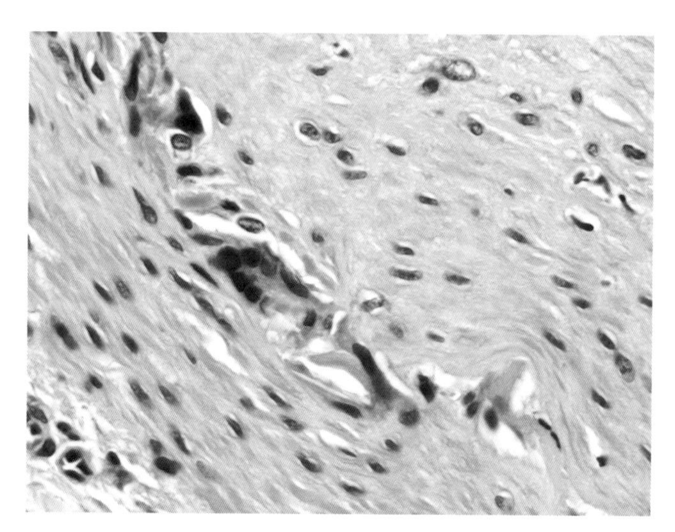

图 3.13.10　克罗恩病　图 3.13.9 中血管损伤的高倍放大

3.14 微绒毛包涵体病与细胞质内脂质

	微绒毛包涵体病	细胞质内脂质
年龄 / 性别	见于患有顽固性腹泻的婴儿。大部分婴儿在出生后第一周内出现危及生命的分泌性腹泻。没有明显的性别差异，但见于有共同血缘关系的种族——大多数病例发现于阿拉伯国家。在美国，该病可见于纳瓦霍人	无关，为“偶然”的发现
部位	在十二指肠活检中最多见	常见于十二指肠黏膜活检
症状	婴儿严重腹泻	需要进行上消化道内镜检查的症状
体征	那些由重度分泌性腹泻导致的体征，如电解质紊乱和恶病质	通常没有（除非在无 β 脂蛋白血症的情况下；请查阅第 3.4 部分）
病因学	表现为常染色体隐性遗传以及与肌球蛋白 vb 及纳瓦霍人的 MYO5B 编码基因的突变有关	通常是在内镜检查前摄入了脂质
组织学	1. 有非常轻的炎症，绒毛有些变钝。浆细胞、杯状细胞和潘氏细胞都存在。刷状缘有改变，模糊不清 *（图 3.14.1~3.14.3）* 2. PAS/AB 染色显示阳性的“红晕”。像胃黏液上皮化生一样，红晕没有清晰的边界 *（图 3.14.4，3.14.5）* 3. 有特征性的超微结构表现 *（图 3.14.6）*	1. 完整的刷状缘以及细胞质内脂质 *（图 3.14.7~3.14.9）* 2. PAS/AB 染色显示正常的刷状缘 *（图 3.14.10，3.14.11）* 3. 正常的超微结构表现 *（图 3.14.12）*
特殊检查	• CD10、Rab11 和 Myo5b 染色均可用于加强对刷状缘改变的检测。超微结构也非常有用。一般来说，在没有该病诊断经验的医院，在内镜检查时，出于谨慎起见，可收集标本用于超微结构观察	• 无
治疗	支持性措施（肠外营养），小肠或肝脏移植	无
预后	预后需要警惕，因为婴儿期必须接受器官移植。然而，一些病人也可无任何原因而消退	依据内镜检查的指征。在健康人群中，仅肠上皮细胞内发现脂质并不影响预后

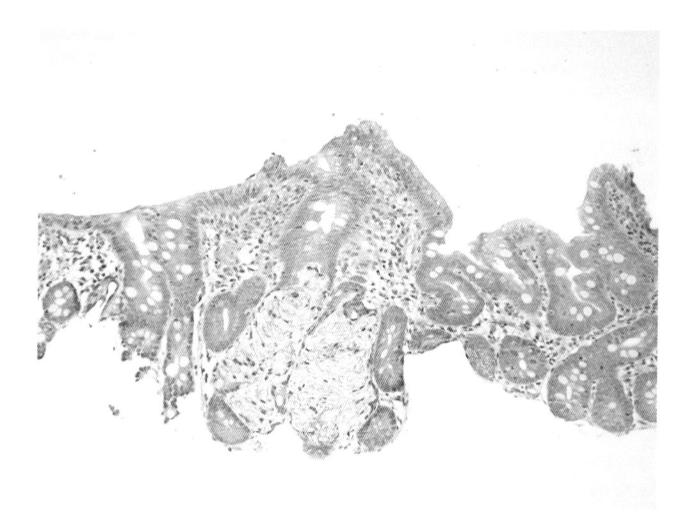

图 3.14.1　微绒毛包涵体病　关键是刷状缘异常。在本例中，绒毛变短但没有炎症细胞的增加。即使在这个放大倍数下，表面上皮也可见空泡样表现

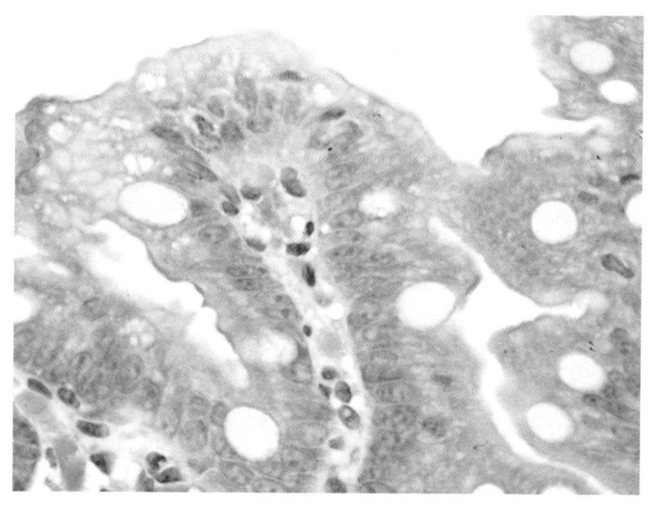

图 3.14.2　微绒毛包涵体病　注意表面空泡样改变及模糊不清的刷状缘

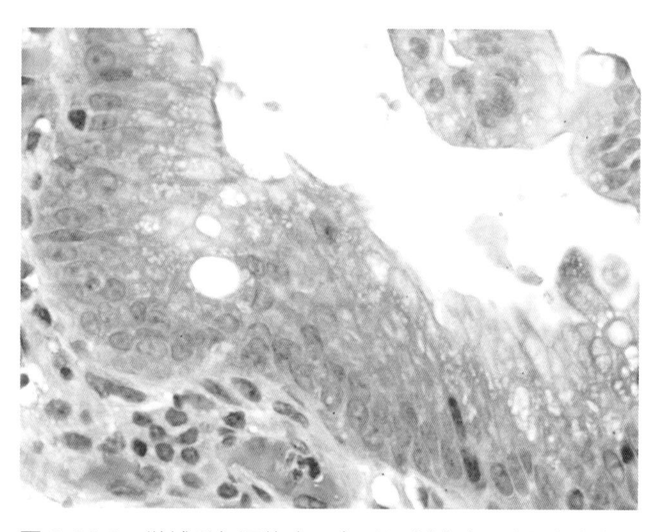

图 3.14.3　微绒毛包涵体病　表面上皮同时显示空泡改变和可能没被完全吸收的脂质

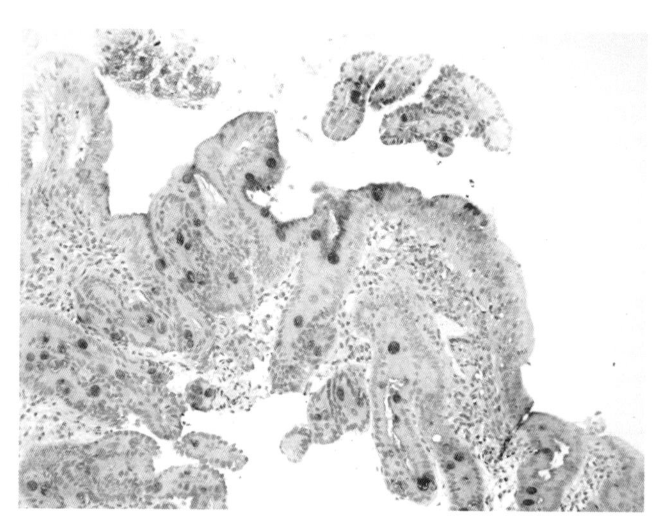

图 3.14.4　微绒毛包涵体病　PAS 染色。刷状缘模糊不清，一些人称之为“红晕”结构

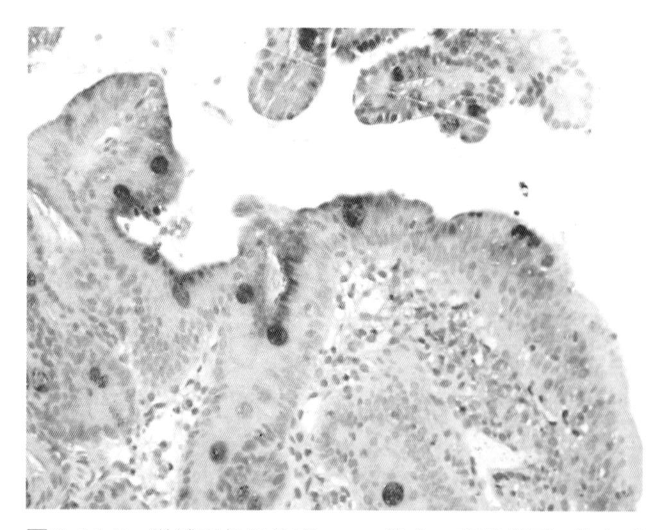

图 3.14.5　微绒毛包涵体病　PAS 染色。高倍镜下，染色反应像胃黏液上皮化生一样，没有清晰的边界

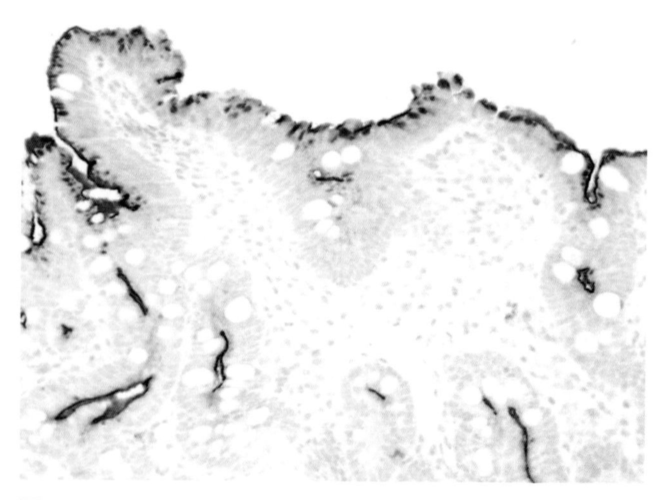

图 3.14.6　微绒毛包涵体病　CD10 染色。在隐窝中，刷状缘呈清晰的线条状，然而表面肠上皮细胞的细胞质中出现免疫染色内化

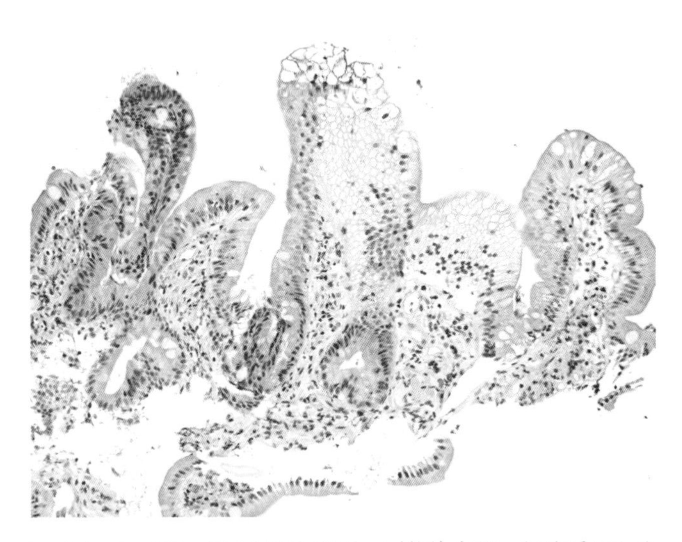

图 3.14.7 肠上皮细胞质内脂质 刷状缘完整，细胞质呈空泡样，但空泡在 HE 染色中没有被染成粉红色而是表现为不着色

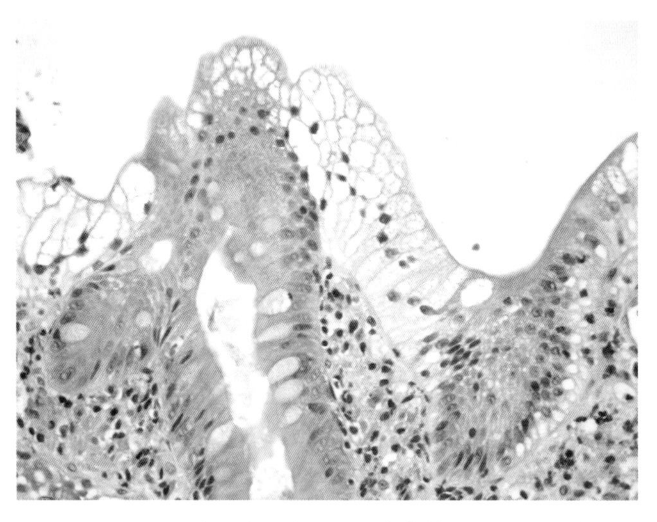

图 3.14.8 肠上皮细胞质内脂质 高倍镜下，脂质塞满表面肠上皮细胞，通常是局灶性的发现

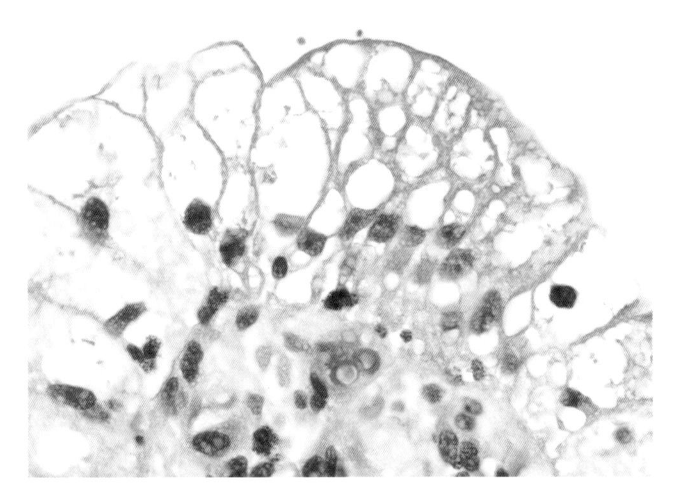

图 3.14.9 肠上皮细胞质内脂质 表面的刷状缘很明显，在组织处理过程中脂质被洗脱溶解了

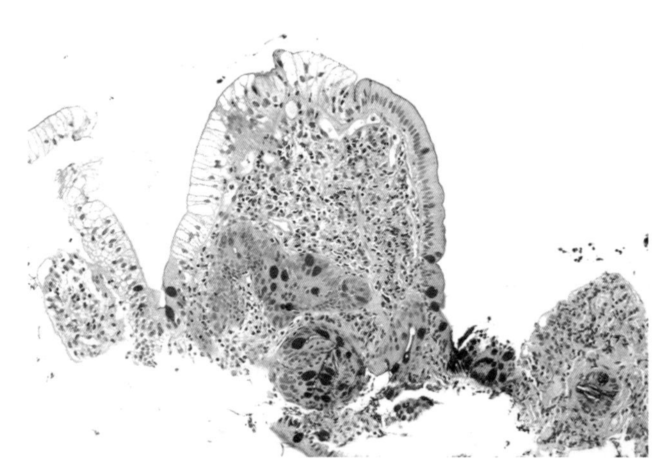

图 3.14.10 肠上皮细胞质内脂质 PAS/AB 染色。脂质没有染色，但是变薄的刷状缘很明显

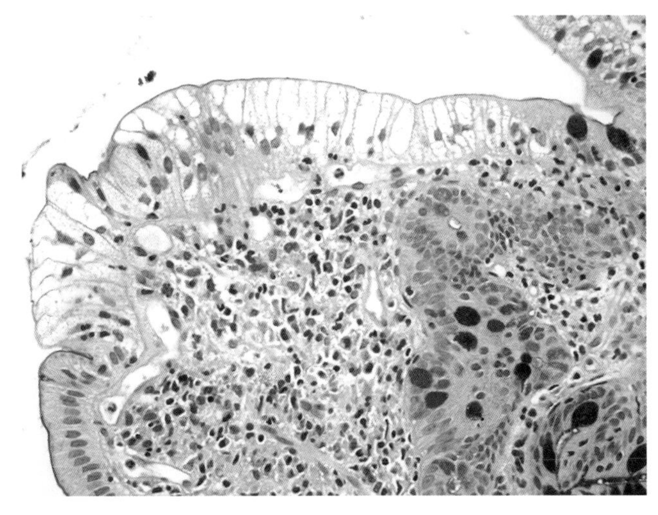

图 3.14.11 肠上皮细胞质内脂质 PAS/AB 染色。注意图中左下部分正常的吸收细胞

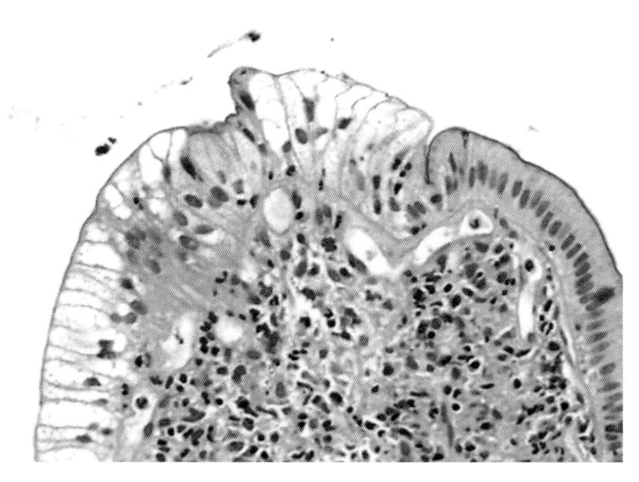

图 3.14.12 肠上皮细胞质内脂质 PAS/AB 染色

3.15 微绒毛包涵体病与簇绒毛状肠病

	微绒毛包涵体病	簇绒毛状肠病 （小肠上皮异常增生）
年龄/性别	见于患有顽固性腹泻的婴儿。大部分婴儿在出生后第一周出现危及生命的分泌性腹泻。没有明显的性别差异，但见于有共同血缘关系的种族——大多数病例发现于阿拉伯国家。在美国，该病可见于纳瓦霍人中	婴儿有类似微绒毛包涵体病的顽固性腹泻。呈现常染色体隐性特征，像微绒毛包涵体病，多见于中东地区人群
部位	在十二指肠活检中最多见	较典型，常出现在小肠活检
症状	婴儿严重腹泻	新生儿出现严重的腹泻
体征	那些由重度分泌性腹泻导致的体征，如电解质紊乱和恶病质	生长发育缓慢，以及有吸收障碍相关的实验室检查异常
病因学	表现为常染色体隐性遗传以及与肌球蛋白 vb 及纳瓦霍人的 MYO5B 编码基因的突变有关	黏附因子 EpCAM 编码基因的突变
组织学	1. 有非常轻的炎症，绒毛有些变钝。浆细胞、杯状细胞和潘氏细胞都存在。刷状缘有改变，模糊不清（*图 3.15.1，3.15.2*） 2. PAS/AB 染色显示阳性的“红晕”。像胃黏液上皮化生一样，红晕没有清晰的边界（*图 3.15.3，3.15.4*） 3. 有特征性的超微结构表现	1. 一些绒毛萎缩，轻微的炎症，浆细胞、潘氏细胞和杯状细胞存在。刷状缘不明显，但特征是表面肠上皮细胞增生形成所谓的簇状（*图 3.15.6~3.15.10*） 2. PAS 染色显示不明显的刷状缘 3. 超微结构显示一些异常但一般不是诊断依据
特殊检查	• CD10（*图 3.15.5*）、Rab11 和 Myo5b 染色均可用于加强对刷状缘改变的检测。超微结构也非常有用。一般来说，在没有该病诊断经验的医院，在内镜检查时，出于谨慎起见，可收集标本用于超微结构观察	• EpCAM 表达缺失，可使用 MOC31 证实
治疗	支持性措施（肠外营养），小肠或肝脏移植	小肠移植
预后	预后需要警惕，因为婴儿期必须接受器官移植。然而，一些病人也可无任何原因而消退	总体来说，微绒毛包涵体病需要警惕，因为通常需要器官移植治疗。但一些病人预后很好，也许是这种疾病的消减型

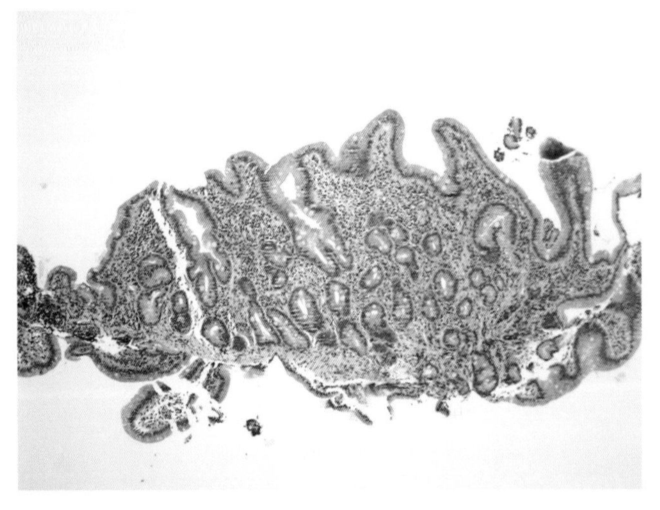

图 3.15.1 微绒毛包涵体病 这个病例比第 3.14 部分见到的病例更不易察觉。然而，注意整体上缺乏淋巴细胞增生和过度的炎症，注意表面肠上皮细胞的空泡样表现

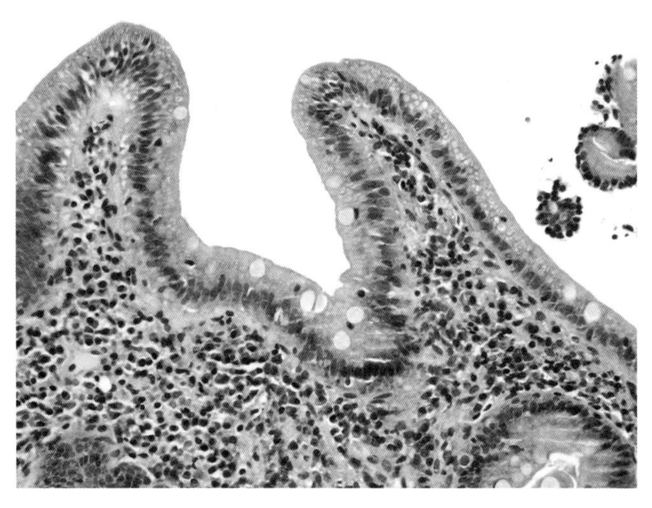

图 3.15.2 微绒毛包涵体病 表面肠上皮细胞有空泡样表现

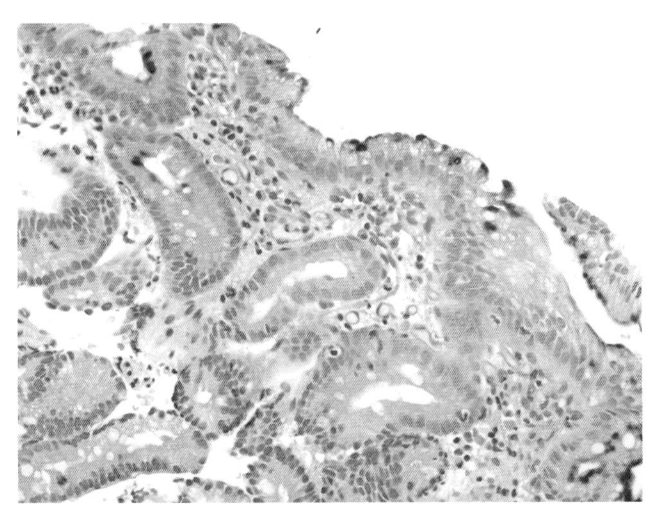

图 3.15.3 微绒毛包涵体病 PAS 染色。可见模糊不清的细胞质内物质

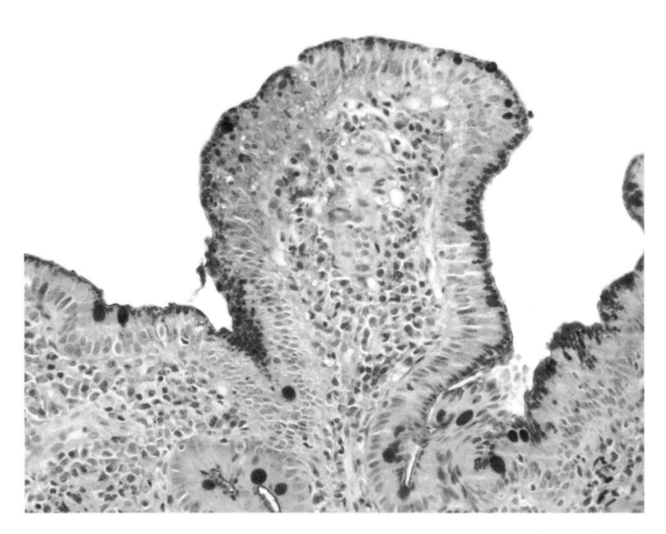

图 3.15.4 微绒毛包涵体病 PAS 染色显示不完全的刷状缘以及模糊不清的细胞质。在标本深部可见正常内部对照，即完整刷状缘

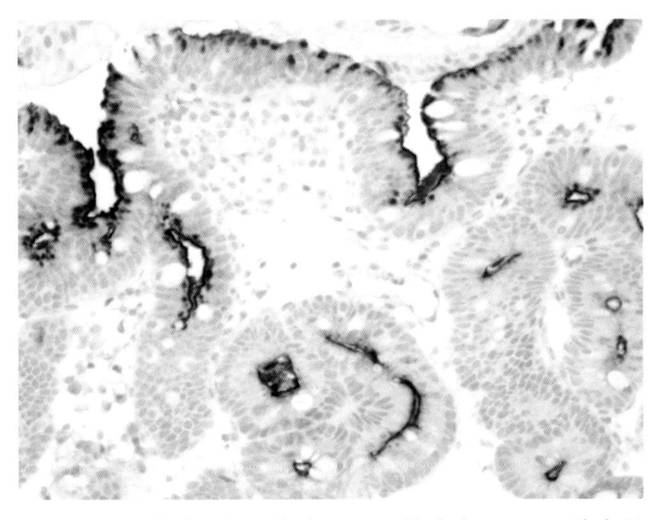

图 3.15.5 微绒毛包涵体病 CD10 染色与 PAS/AB 染色的表现一致

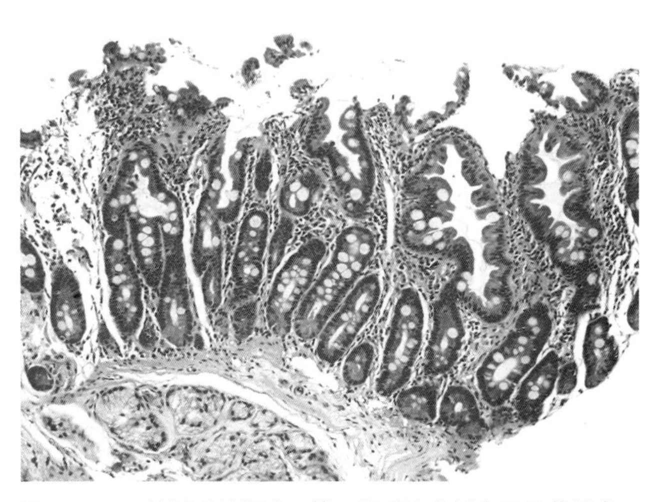

图 3.15.6 簇绒毛状肠病 第一眼看这个标本无显著异常，但是它来自顽固性腹泻的婴儿。注意这些表面肠上皮细胞脱落后形成的指状表现

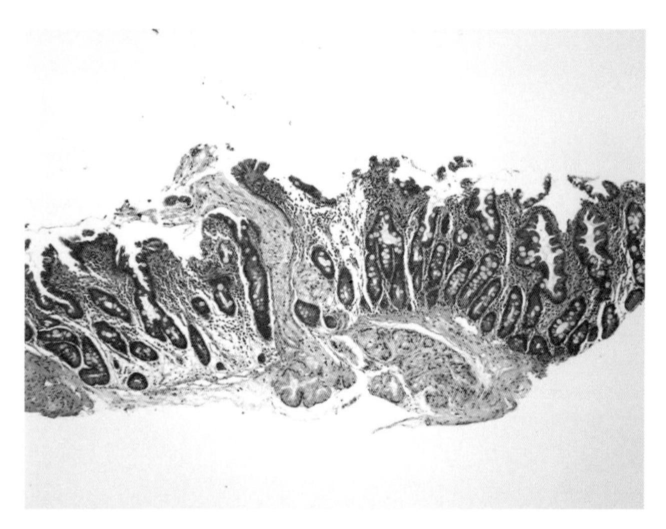

图 3.15.7　簇绒毛状肠病　在低倍镜下，像微绒毛包涵体病，簇绒毛状肠病没有炎症细胞的增加

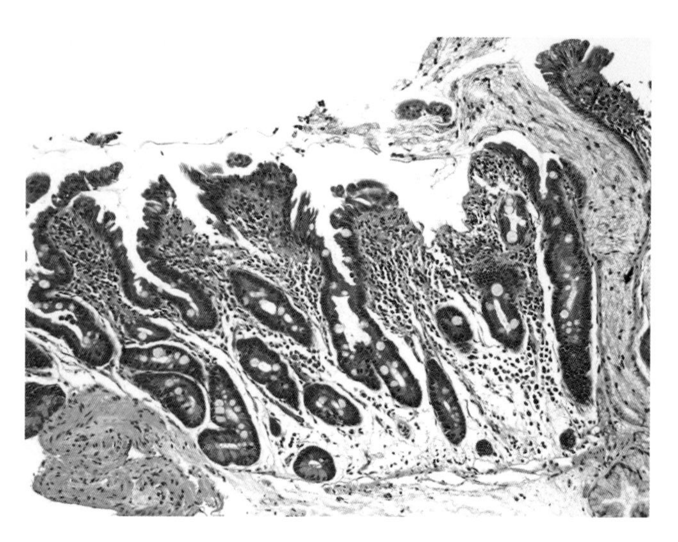

图 3.15.8　簇绒毛状肠病　注意脱落的上皮簇

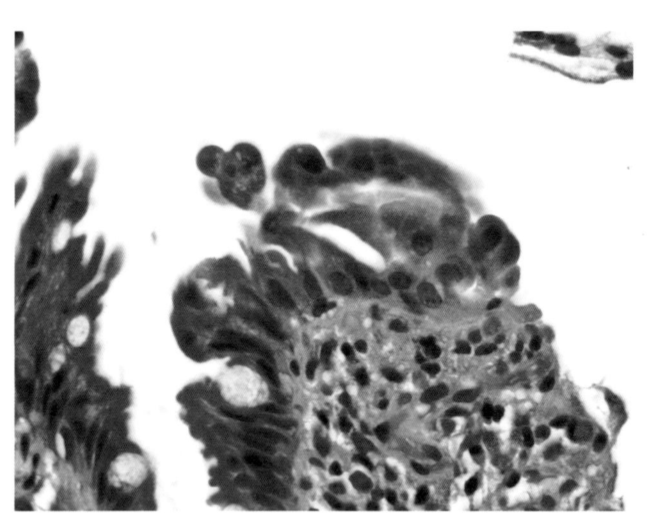

图 3.15.9　簇绒毛状肠病　上皮细胞聚拢成簇，脱落到腔内

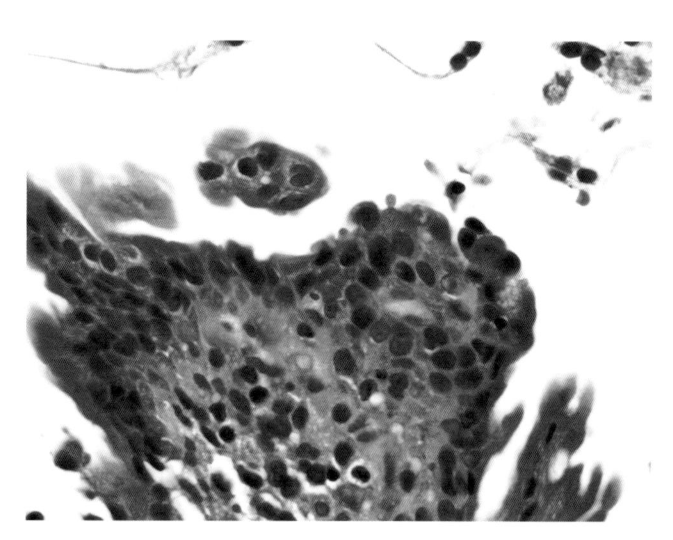

图 3.15.10　簇绒毛状肠病　注意脱落上皮细胞中细胞核的圆形形态

3.16 需手术的非甾体抗炎药（NSAID）相关损伤与需手术的克罗恩病

	需手术的 NSAID 相关损伤	需手术的克罗恩病
年龄 / 性别	成人；男性为主。病人通常 60 多岁并有 NSAIDs 的长时间服药史	通常在 10~20 岁时发病，第二个发病峰值是 50~60 岁。大部分病人在 40 岁前被诊断出来，总体上是以女性为主。在儿童时期发病者病情会更严重，病人在某个时刻可能需要手术治疗
部位	末端回肠	可出现于人体任何部位，最常见于末端小肠（回肠）和近端结肠
症状	梗阻（腹胀、呕吐及腹痛）、穿孔（剧烈腹痛）	腹泻或便秘、腹痛
体征	内镜医师可见糜烂、炎症，偶尔见“膈样狭窄”	回结肠镜下，可见回肠溃疡，鹅卵石样表现以及缩窄带
病因学	黏膜屏障损坏导致反复的黏膜损伤与修复	免疫疾病病人会出现肠道菌群反应的改变。通常没有血管炎，但当其出现时，通常是在动脉。目前有大量针对各种有关基因的研究，最先报道的有 NOD2，后续有大量相关基因被报道
组织学	1. 活检可能难以与克罗恩病鉴别，但其是以慢性损伤的表现（包括幽门腺化生）、黏膜肌增厚、糜烂及溃疡为特征，通常不伴大量的慢性炎症*（图 3.16.1~3.16.4）*	1. 透壁性炎症伴肉芽肿、神经增生、明显的淋巴浆细胞性炎症及大量的淋巴组织聚集。化生性黏膜继发于反复的黏膜损伤*（图 3.16.5~3.16.8）*
特殊检查	• 无	• 在有明显上皮样肉芽肿的病人中，抗酸杆菌或真菌特殊染色帮助识别有无特异性感染很重要。对于非特异性表现的病人，针对 p-ANCA 和细菌抗体（ASCA IgA、ASCAIgG/ 酿酒酵母、抗 ompC/E.coli 和抗 i-CBir1）的临床血清学检测非常重要
治疗	调整 NSAID 的使用（使用不同的药物或者改变给药方法）	按照其他免疫疾病的治疗方法。药物包括皮质类固醇、咪唑硫嘌呤和肿瘤坏死因子（TNF）-α 抑制剂等
预后	切除损伤区域后预后良好	无法治愈，但一些病人对免疫调节剂的反应良好，而其他病人可因病情进展而进行多次手术治疗，包括因解除梗阻症状和反复炎性损伤、修复引发的肿瘤切除手术

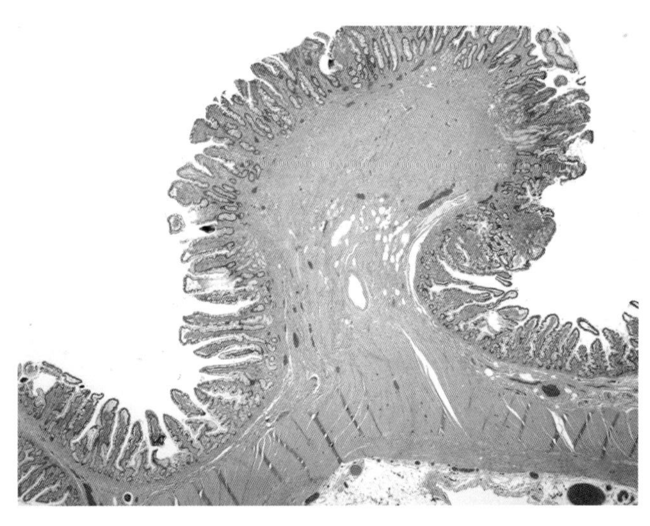

图 3.16.1 非甾体抗炎药相关损伤导致的肠管切除 在这个病例中，可见一层较厚的环状分布的黏膜下层突起（一个膈板）。注意这个病变基本上缺乏炎症。当然，如果发生穿孔，会出现明显的炎症。这种类型的病变继发形成于反复的黏膜溃疡和修复，伴黏膜下平滑肌、神经及脂肪增生，但炎症很轻

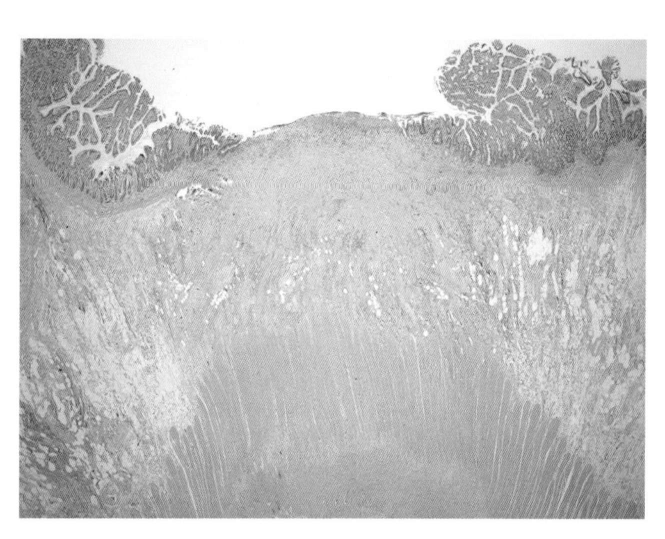

图 3.16.2 非甾体抗炎药相关损伤导致的肠管切除 在这个病例中，可见一个溃疡及黏膜下纤维组织、平滑肌的增生，但炎症很轻

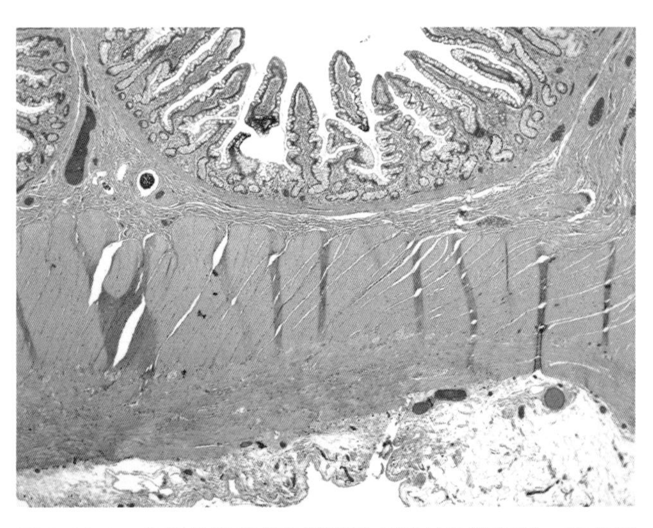

图 3.16.3 非甾体抗炎药相关损伤导致的肠管切除 远离受损伤处的区域表现完全正常

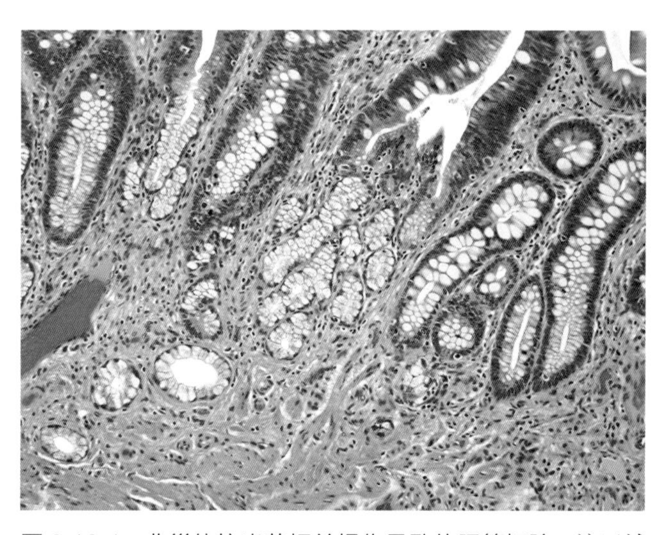

图 3.16.4 非甾体抗炎药相关损伤导致的肠管切除 该区域位于图 3.16.1 所示的膈样环状突起附近，可见幽门腺化生，但无克罗恩病中的淋巴细胞聚集及白塞综合征中的血管炎

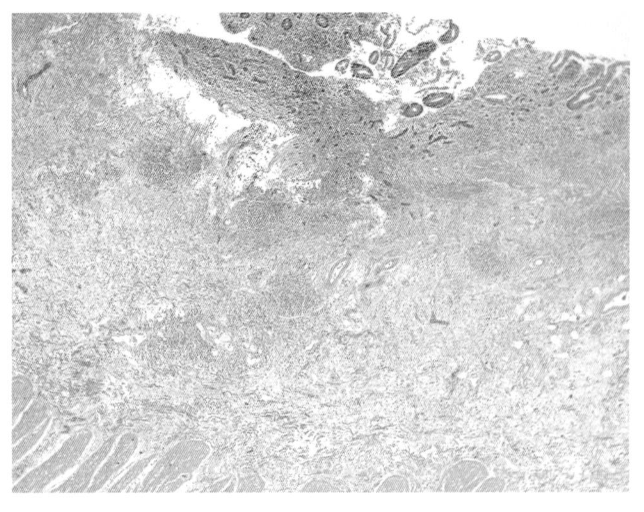

图 3.16.5 克罗恩病 注意溃疡附近大量的淋巴细胞聚集

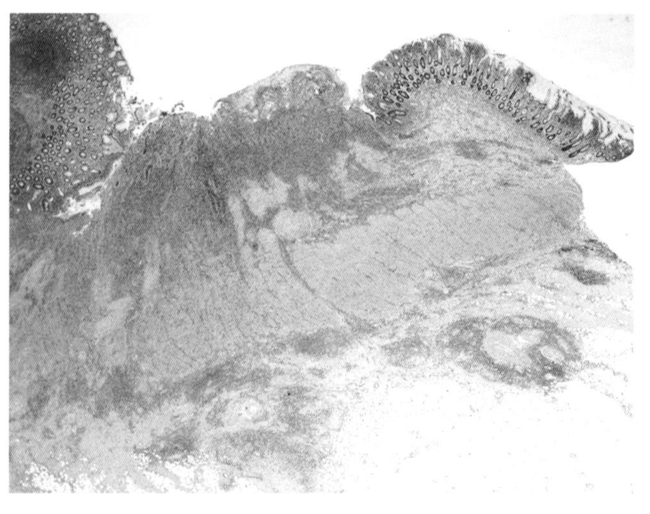

图 3.16.6 克罗恩病 可见大量透壁性炎症

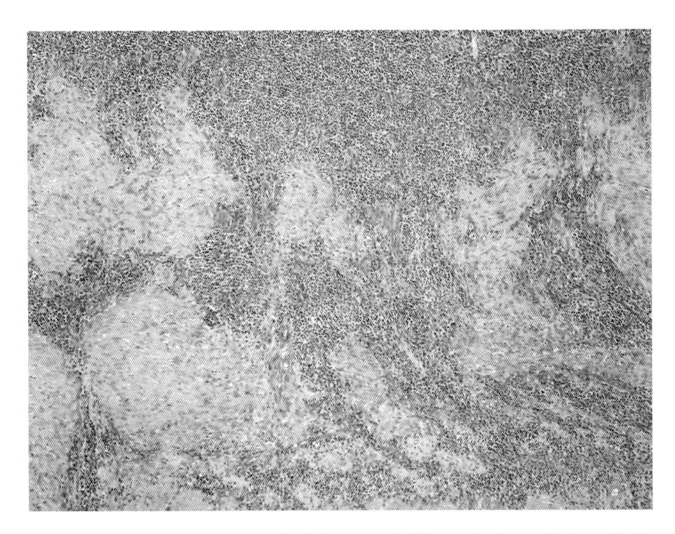

图 3.16.7　克罗恩病　黏膜肌层变厚并且表现出明显的慢性炎症细胞浸润

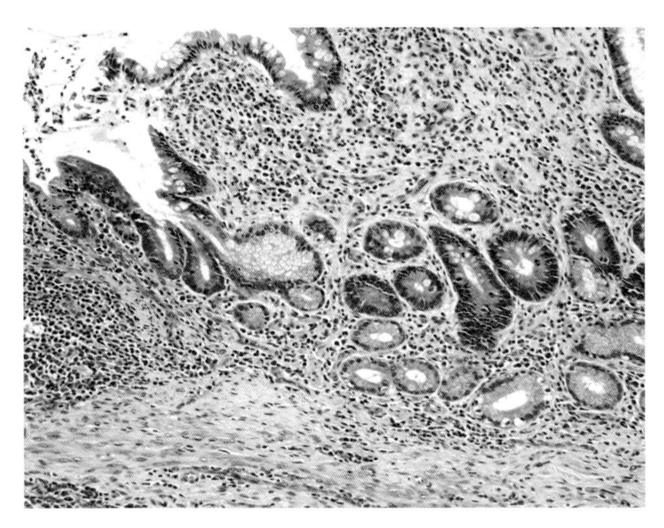

图 3.16.8　克罗恩病　可见幽门腺化生伴有大量的慢性炎症细胞浸润

3.17 感染性肠炎与克罗恩病

	感染性肠炎	克罗恩病
年龄 / 性别	多变，取决于感染	通常在10~20岁时发病，第二个发病峰值是50~60岁。大部分病人在40岁前被诊断出来，总体上是以女性为主。在儿童时期发病者病情会更严重，病人在某个时刻可能需要手术治疗
部位	小肠任意部位，取决于致病微生物	可出现于人体任何部位，最常见于末端小肠（回肠）和近端结肠
症状	发热及寒战、腹泻	腹泻或便秘、腹痛
体征	内镜医师可见溃疡，但通常黏膜平坦、有炎症	回结肠镜下，可见回肠溃疡，鹅卵石样表现以及缩窄带
病因学	各种各样的致病微生物	免疫疾病病人会出现肠道菌群反应的改变。通常没有血管炎，但当其出现时，通常是在动脉。目前有大量针对各种有关基因的研究，最先报道的有NOD2，后续有大量相关基因被报道
组织学	1. 一般情况下，慢性损伤及慢性炎症的证据比克罗恩病少，但也有许多例外（*图3.17.1~3.17.3*） 2. 大量嗜酸性粒细胞可提示寄生虫感染，如粪类圆线虫病（*图3.17.4，3.17.5*） 3. 坏死性肉芽肿提示感染（*图3.17.6，3.17.7*）	1. 透壁性炎症伴肉芽肿、神经增生、明显的淋巴浆细胞性炎症及大量的淋巴组织聚集。化生性黏膜继发于反复的黏膜损伤（*图3.17.8~3.17.10*） 2. 嗜酸性粒细胞可以很多，但通常均匀分布而不是成群的（围绕寄生虫所在区域）（*图3.17.11，3.17.12*） 3. 肉芽肿一般缺乏中心性坏死（*图3.17.13，3.17.14*）
特殊检查	• 粪便虫卵及寄生虫的培养及检查	• 在有明显上皮样肉芽肿的病人中，抗酸杆菌或真菌特殊染色帮助识别有无特异性感染很重要。对于非特异性表现的病人，针对p-ANCA和细菌抗体（ASCA IgA、ASCAIgG/酿酒酵母、抗ompC/E.coli和抗i-CBir1）的临床血清学检测非常重要
治疗	抗生素或抗真菌制剂	按照其他免疫疾病的治疗方法。药物包括皮质类固醇、咪唑硫嘌呤和肿瘤坏死因子（TNF）-α 抑制剂等
预后	取决于免疫状态。当然，一些炎症性肠病病人进行免疫调节治疗可以合并感染，如果克罗恩病病人肉芽肿中见明显坏死，则应该积极查找是否存在致病病原体	无法治愈，但一些病人对免疫调节剂的反应良好，而其他病人可因病情进展而进行多次手术治疗，包括因解除梗阻症状和反复炎性损伤、修复引发的肿瘤切除手术

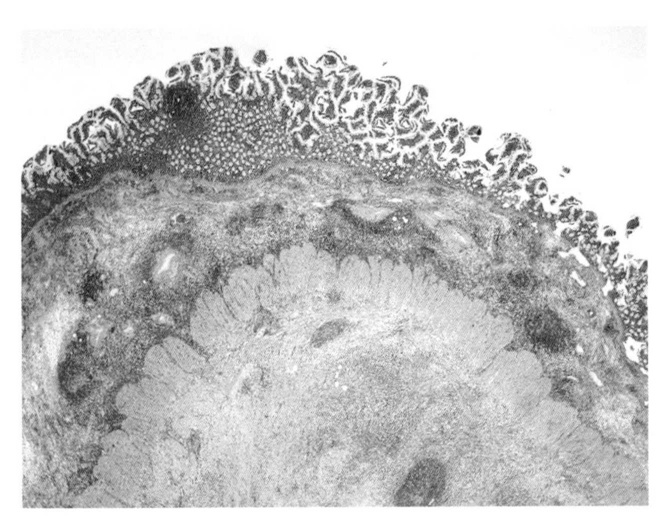

图 3.17.1 感染性肠炎 这是一个异尖线虫病的例子（来自吃寿司病人）。可见非常轻度的隐窝扭曲，但即使是在这种放大倍数下，成片的嗜酸性粒细胞也非常明显，嗜酸性粒细胞的比例与慢性炎症程度不相称

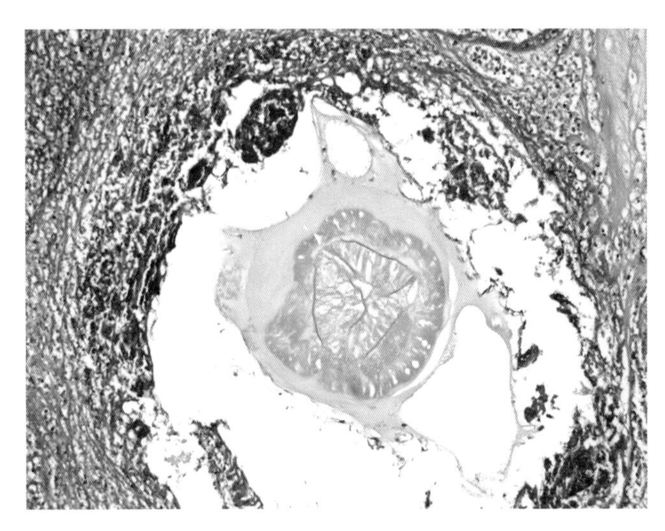

图 3.17.2 感染性肠炎 来自图 3.17.1 病例中令人恶心的病原体

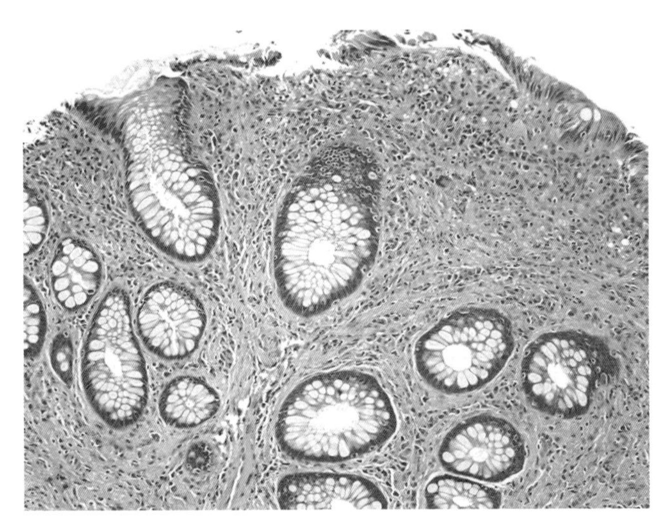

图 3.17.3 感染性肠炎 本例粪类圆线虫病例很难鉴别，但是位于右上区域的形成不良的肉芽肿与克罗恩病中所见的不同，黏膜固有层中可见比慢性炎症更多的纤维化

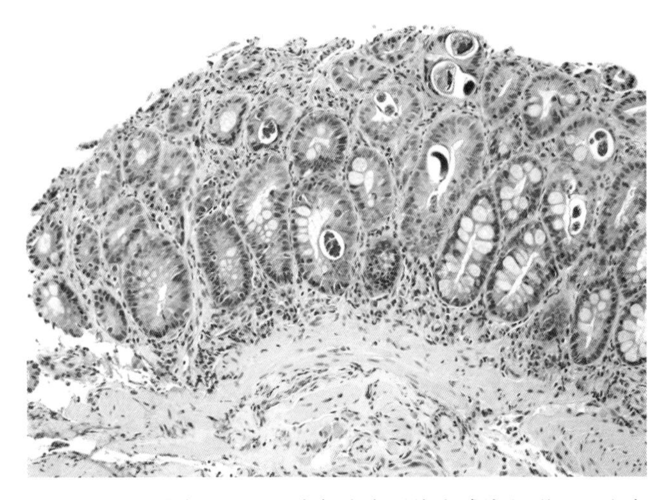

图 3.17.4 感染性肠炎 本例粪类圆线虫感染很明显，注意隐窝扭曲程度很轻

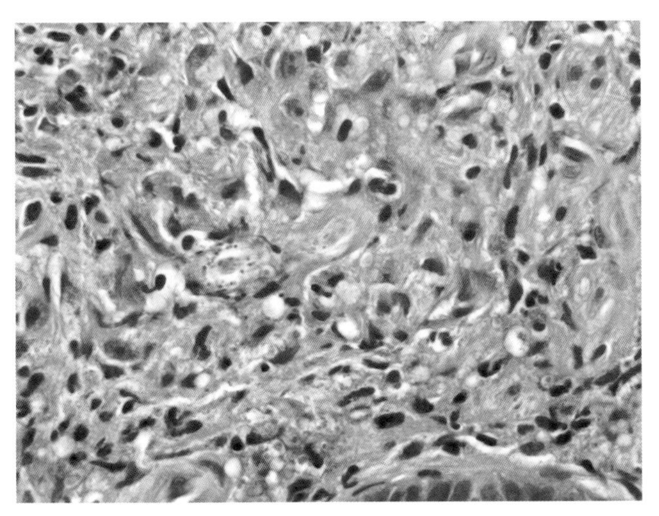

图 3.17.5 感染性肠炎 这是从图 3.17.3 所示的病例中所选择的视野。位于中央的粪类圆线虫被组织细胞与嗜酸性粒细胞包围而发生退变

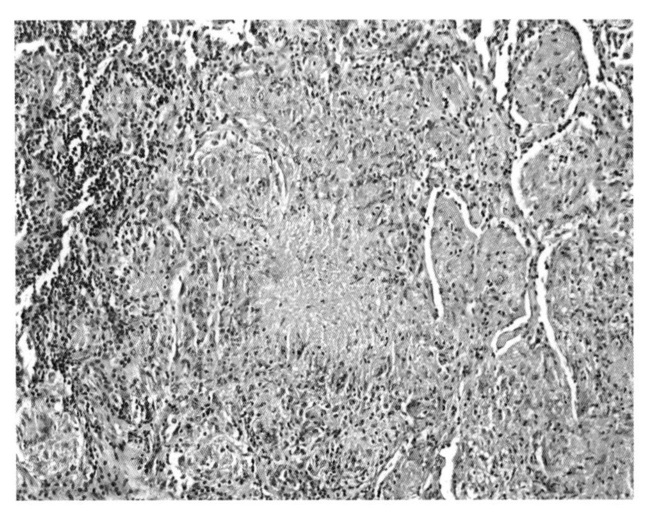

图 3.17.6 感染性肠炎 坏死性肉芽肿是存在感染的一条线索。这个病人有组织胞浆菌病。组织胞浆菌病组织学改变可以类似克罗恩病，但通常以坏死性肉芽肿为特征

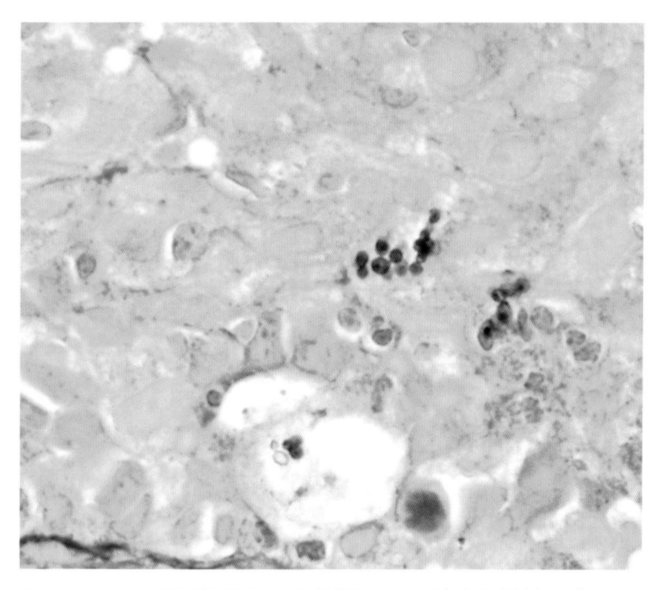

图 3.17.7 感染性肠炎 这是图 3.17.6 所示病例的戈莫里六胺银染色，组织胞浆菌阳性

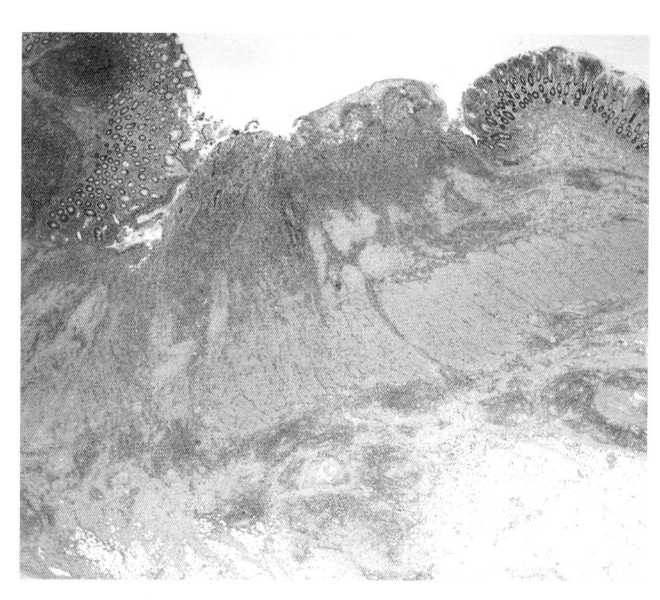

图 3.17.8 克罗恩病 慢性炎症非常密集且是透壁性的

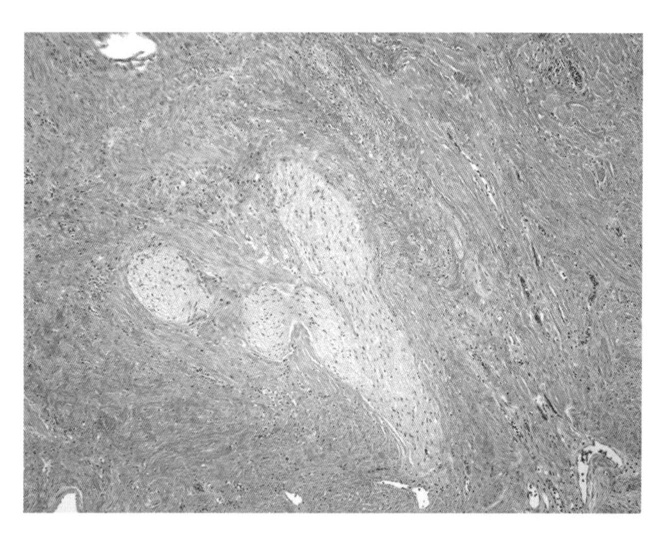

图 3.17.9 克罗恩病 神经增生是克罗恩病的一个特征。这里显示一个增生的巨大黏膜下神经

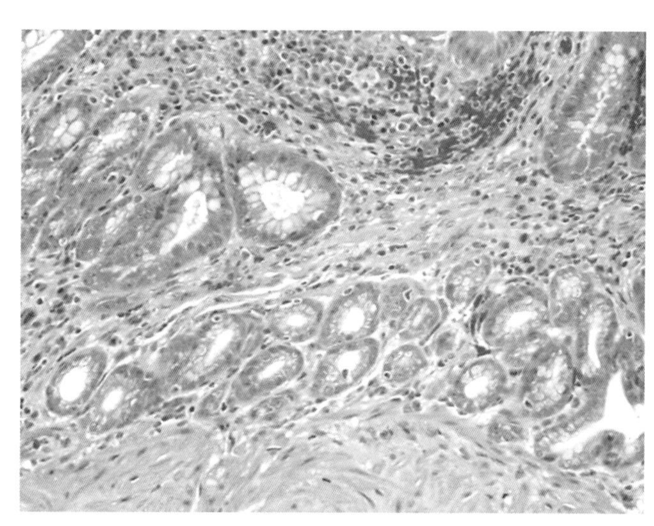

图 3.17.10 克罗恩病 幽门腺化生提示有反复黏膜损伤与修复

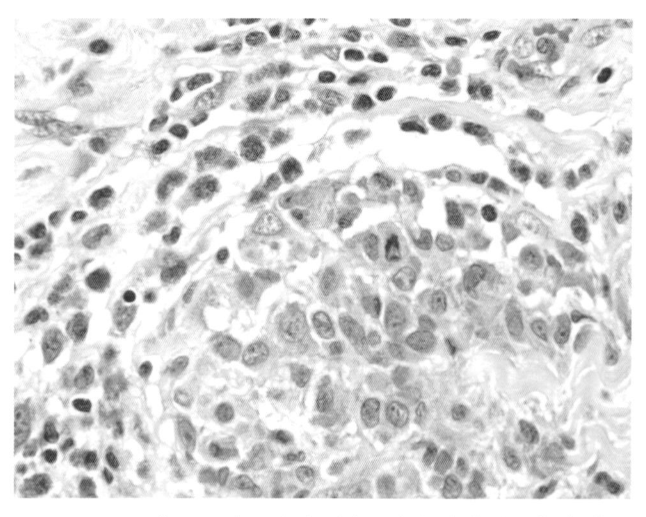

图 3.17.11 克罗恩病 这个形成不良的肉芽肿两侧有嗜酸性粒细胞浸润，但无坏死

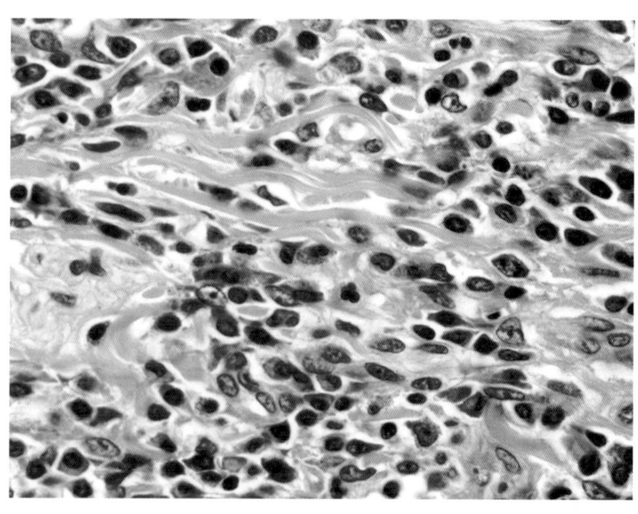

图 3.17.12 克罗恩病 典型情况下，克罗恩病的炎症主要由淋巴浆细胞及散在的嗜酸性粒细胞构成

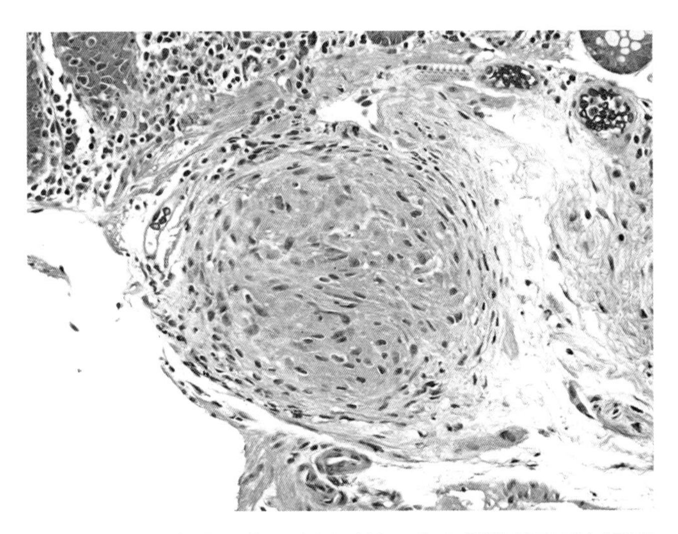

图 3.17.13 克罗恩病 这里可见一个边界清晰且无坏死的肉芽肿

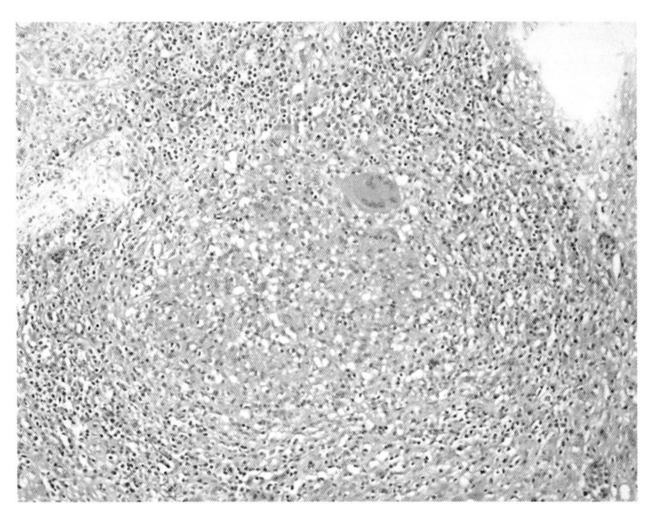

图 3.17.14 克罗恩病 肉芽肿形成不良但无坏死，旁边主要为淋巴细胞与浆细胞浸润

3.18 幽门腺腺瘤与小肠管状 / 管状绒毛状腺瘤

	幽门腺腺瘤	小肠管状 / 管状绒毛状腺瘤
年龄 / 性别	成人（50 岁以上），多数病例源自胃，女性好发，发生于小肠者无性别差异，罕见	成人（50 岁以上），散发病例少见，多见于家族性腺瘤性息肉病病人
部位	大多数发生于十二指肠，少数发生于回肠	大多数发生于十二指肠，少数发生于回肠
症状	呕吐、腹痛（梗阻症状）；也可无明显症状，仅在内镜检查时偶然发现	呕吐、腹痛（梗阻症状）；也可无明显症状，在内镜检查时偶然发现
体征	表现为内镜下肿物（好发于女性胃体部），十二指肠是最常见的小肠受累部位	内镜下可见肿物或息肉
病因学	尚不清楚	始发事件是 APC 基因的两个等位基因失活
组织学	1. 息肉由密集排列的腺管组成（*图 3.18.1，3.18.2*） 2. 高倍镜下，腺体由单层排列的具有圆形核、毛玻璃样细胞质的细胞组成，细胞缺少顶端黏液、缺乏杯状细胞（*图 3.18.3*） 3. PAS/AB 染色显示其特征性的黏液模式（*图 3.18.4*）	1. 息肉由腺管构成，有时表面呈绒毛状（*图 3.18.5，3.18.6*） 2. 高倍镜下，肿瘤细胞复层排列、细胞（核和质）拉长呈杆状，可见杯状细胞和潘氏细胞，有时小肠腺瘤潘氏细胞很多（*图 3.18.7*） 3. PAS/AB 染色显示一些病例有散在的杯状细胞（*图 3.18.8*）
特殊检查	• 肿瘤腺体表达 MUC6，MUC5AC 表达情况不定，极弱或不表达 CDX2 和 MUC2；部分病例显示存在 GNAS 基因突变	• 肿瘤腺体强表达 CDX2 和 MUC2，不表达 MUC6 或 MUC5AC；部分病例显示存在 β-catenin 基因突变 /APC 基因突变
治疗	一部分病例会进展为癌，故须完整切除病变	一部分病例会进展为癌，故须完整切除肿瘤
预后	完整切除后预后非常好	完整切除后预后非常好

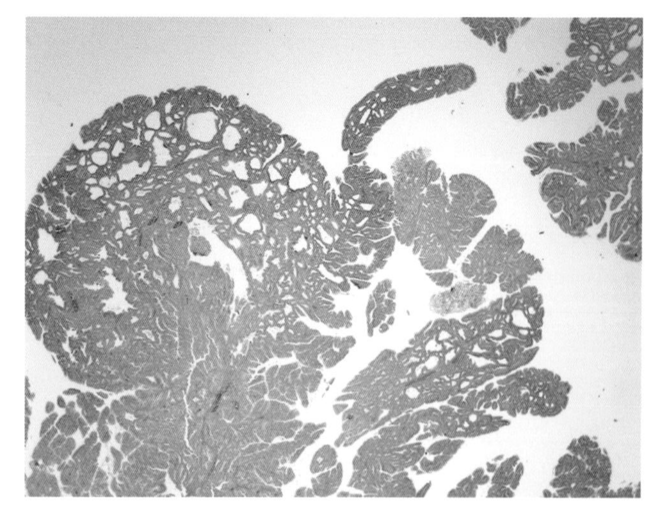

图 3.18.1　幽门腺腺瘤　病变由密集排列的腺管组成

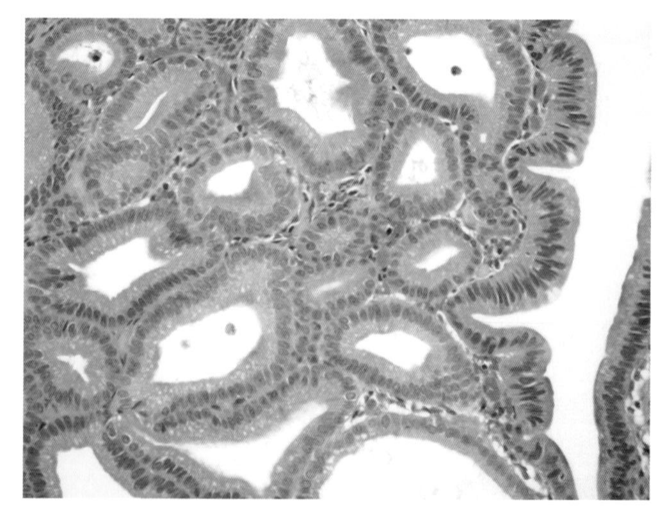

图 3.18.2　幽门腺腺瘤　肿瘤细胞细胞质呈毛玻璃样、细胞核呈圆形或卵圆形，单层排列于每个腺管的基底膜之上

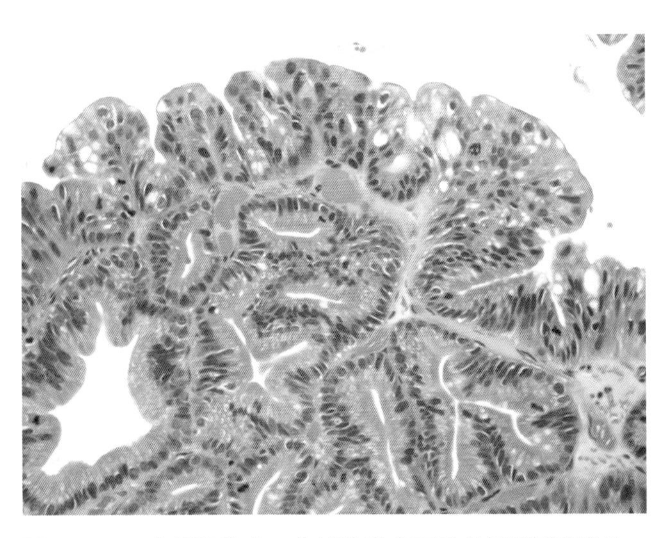

图 3.18.3　幽门腺腺瘤　本例腺瘤表面示高级别异型增生。这些病变诊断为高级别异型增生的门槛低，一些会进展为癌

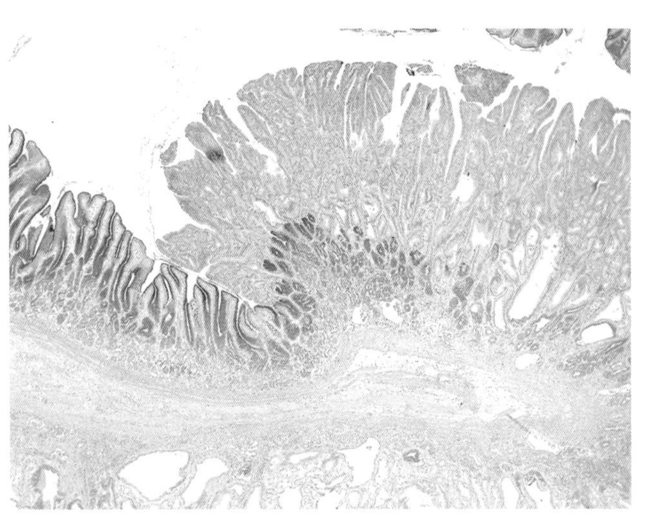

图 3.18.4　幽门腺腺瘤　PAS/AB 染色。该病变发生于胃窦与十二指肠交界部（左侧正常胃小凹腺体呈 PAS 阳性，显示紫红色中性黏液）。注意幽门腺腺瘤在 PAS/AB 染色下无明显着色

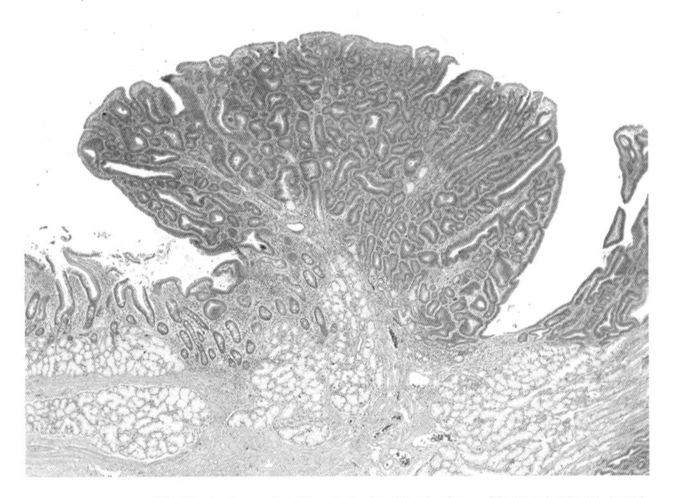

图 3.18.5　管状腺瘤　相较于幽门腺腺瘤，管状腺瘤的细胞核染色质更加丰富，因而染色更深

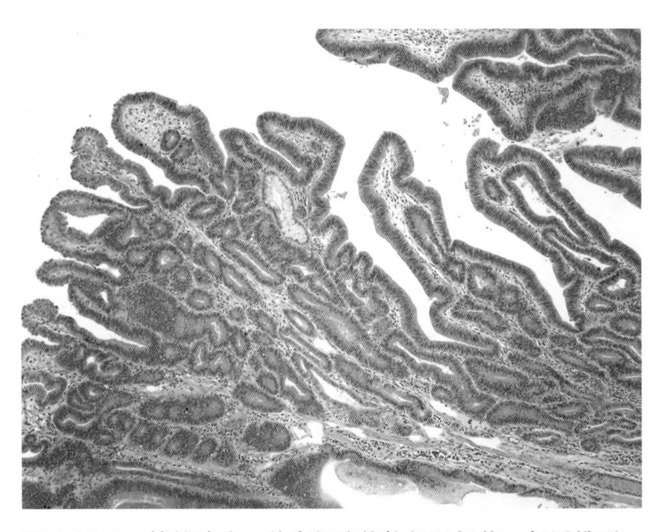

图 3.18.6　管状腺瘤　肿瘤细胞核拉长呈杆状、复层排列、核浓染

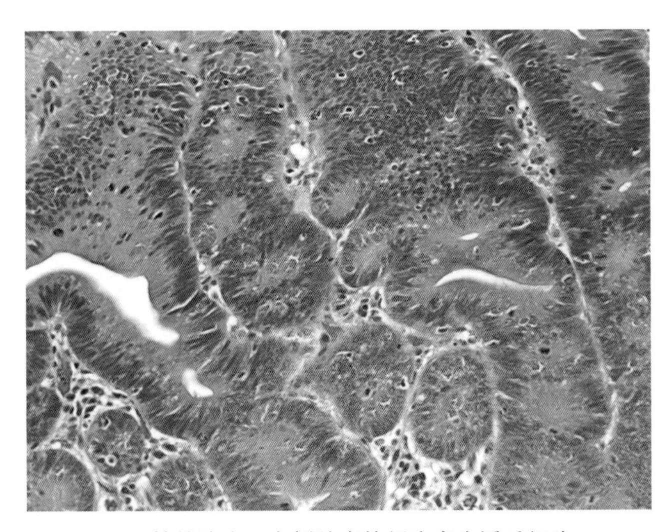

图 3.18.7　管状腺瘤　本例肿瘤特征为富含潘氏细胞

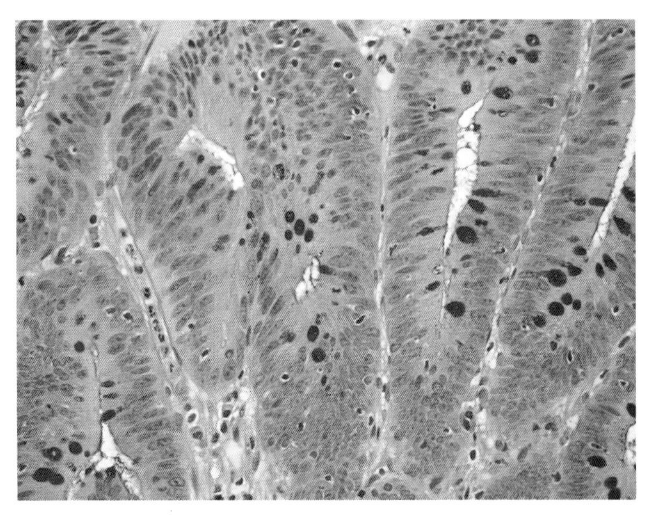

图 3.18.8　管状腺瘤　PAS/AB 染色。注意肿瘤中的杯状细胞和复层排列拉长的细胞核

3.19 结节性十二指肠炎与小肠管状 / 管状绒毛状腺瘤

	结节性十二指肠炎	小肠管状 / 管状绒毛状腺瘤
年龄 / 性别	无年龄、性别差异，但见于成人，源于各种损伤因素导致十二指肠（常见于球部）黏膜反复损伤、修复，伴化生	成人（50 岁以上），散发病例少见，多见于家族性腺瘤性息肉病病人
部位	多见于十二指肠球部	大多数发生于十二指肠，少数发生于回肠
症状	无明显症状，可出现腹痛，源于导致黏膜损伤的各种诱因（如幽门螺杆菌感染性胃炎）	呕吐、腹痛（梗阻症状）；也可无明显症状，在内镜检查时偶然发现
体征	可表现为内镜下明显的小结节，甚至形成肿物	内镜下可见肿物或息肉
病因学	源于导致十二指肠黏膜损伤的各种因素，包括服用 NSAIDs 药物	始发事件是 APC 基因的两个等位基因失活
组织学	1. 布氏腺增生，伴有胃黏液细胞化生 *（图 3.19.1，3.19.2）* 2. PAS/AB 染色可凸显胃黏液细胞化生 *（图 3.19.3，3.19.4）* 3. 部分病例在胃黏膜化生区域可以查见幽门螺杆菌 *（图 3.19.5）*	1. 息肉由腺管构成，有时表面呈绒毛状 *（图 3.19.6，3.19.7）* 2. PAS/AB 染色可显示肿瘤表面上皮完整的刷状缘结构和脂质 *（图 3.19.8，3.19.9）* 3. 有时相邻部位癌组织（如胰腺）累及十二指肠，引起类似腺瘤的形态，但这种情况倾向“下重上轻”（肿瘤深部病变更重）*（图 3.19.10）*
特殊检查	• 通常不需要，良性布氏腺特征性表达 MUC6，MUC5AC 表达于发生化生的胃小凹上皮	• 肿瘤腺体强表达 CDX2 和 MUC2，不表达 MUC6 或 MUC5AC；部分病例显示存在 β-catenin 基因突变 /APC 基因突变
治疗	无须特殊治疗	一部分病例会进展为癌，故须完整切除肿瘤
预后	良性临床过程。然而，当临床怀疑恶性病变时，应要求内镜医师再次活检，因为活检会漏掉导致反应性改变的附近的恶性病变	完整切除后预后非常好

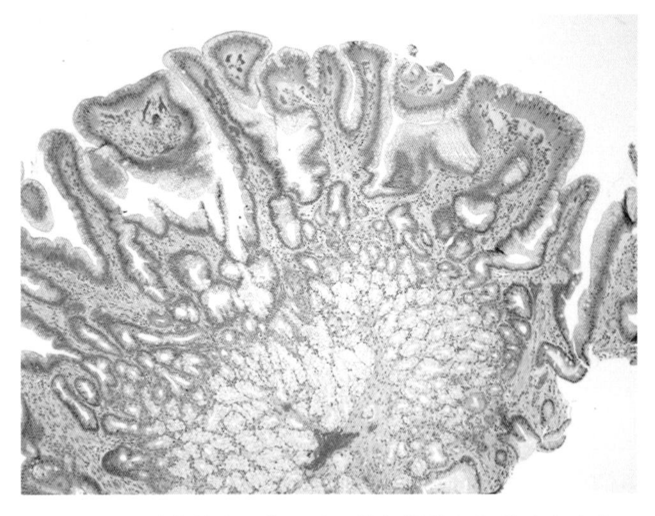

图 3.19.1　结节性十二指肠炎　特征性的组织学改变为表面黏膜胃黏液上皮化生，注意还有显著的布氏腺增生

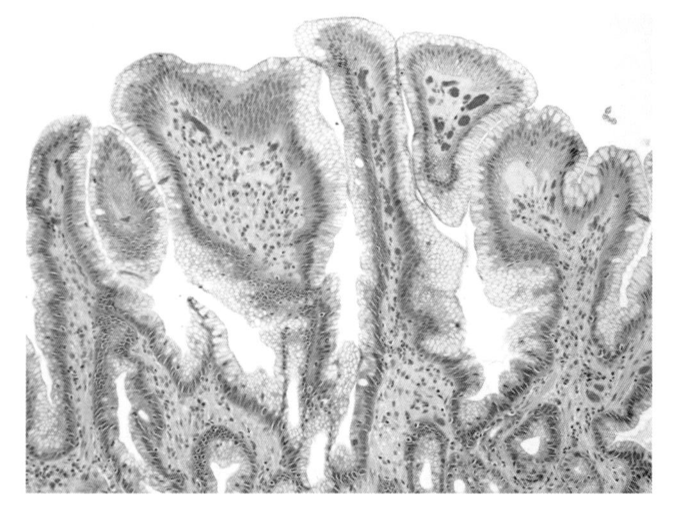

图 3.19.2　结节性十二指肠炎　表面反应性化生性胃小凹上皮细胞核呈复层排列，但细胞核较管状腺瘤要小

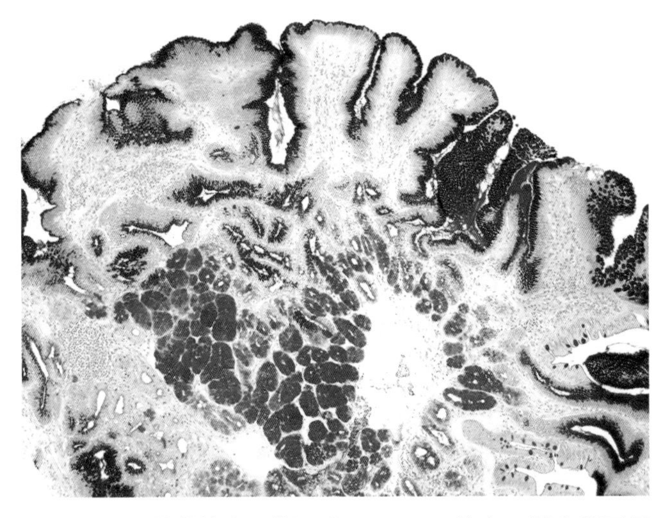

图 3.19.3 结节性十二指肠炎 PAS/AB 染色。图右侧可见毗邻的正常十二指肠黏膜，化生胃小凹上皮内黏液在 PAS 染色下呈现清晰的水滴状着色

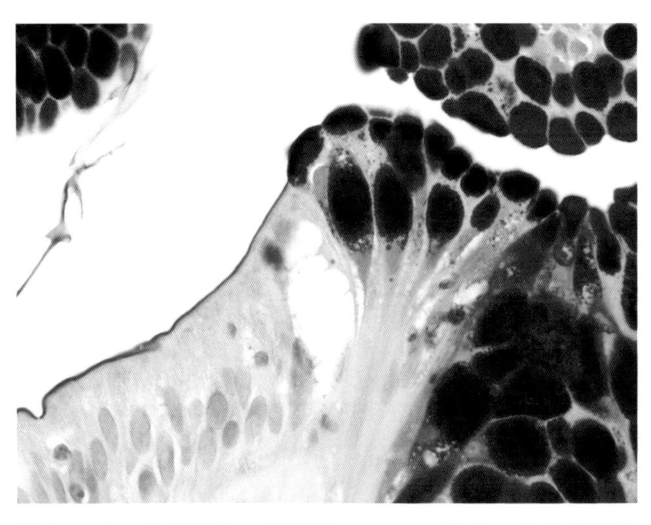

图 3.19.4 结节性十二指肠炎 PAS/AB 染色。高倍镜下化生的胃小凹上皮与固有十二指肠吸收上皮交界区，左侧吸收上皮腔缘可见一层较薄的刷状缘

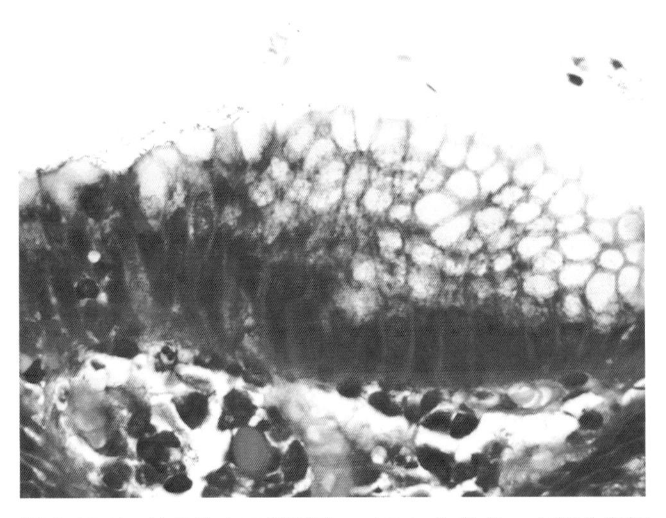

图 3.19.5 结节性十二指肠炎 Diff-Quik 染色。在部分病例化生的胃小凹黏膜中可检测到幽门螺杆菌感染

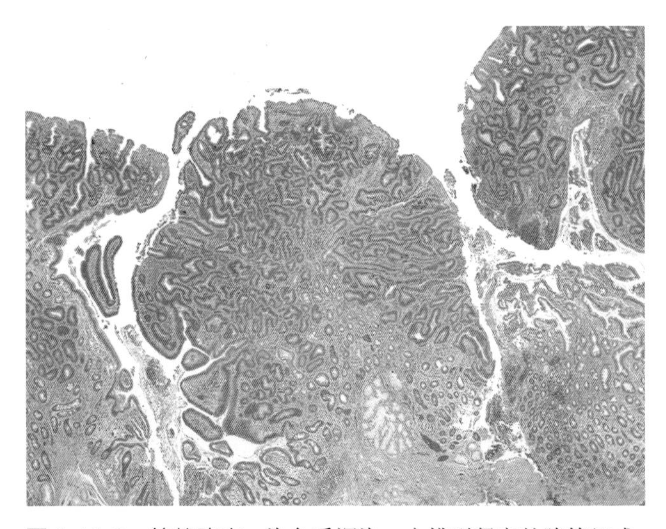

图 3.19.6 管状腺瘤 染色质深染，由排列紧密的腺管组成

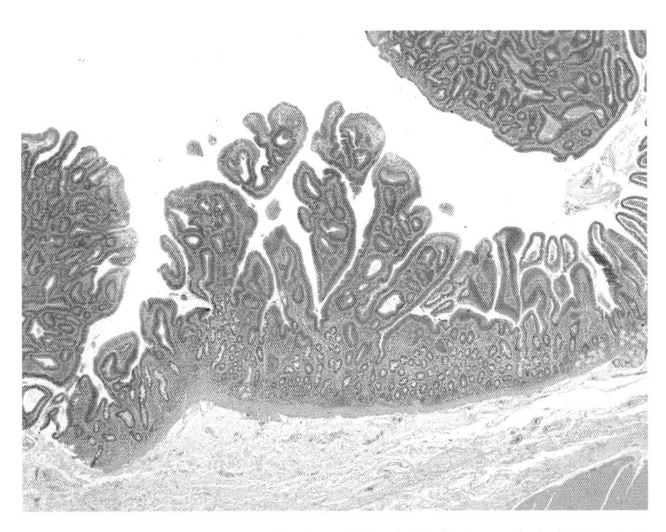

图 3.19.7 管状绒毛状腺瘤 本例病变来自一位家族性腺瘤性息肉病病人众多息肉中的一处病变

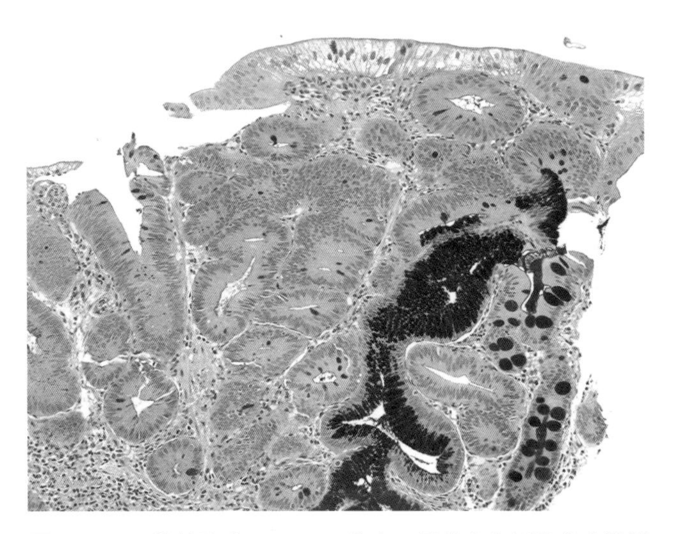

图 3.19.8 管状腺瘤 PAS/AB 染色。尽管在右侧肿瘤毗邻部分有胃黏液上皮化生，但腺瘤本身并没有胃型上皮分化。病变表面仍可见完整的刷状缘，甚至可见腺瘤细胞吸收少量脂质

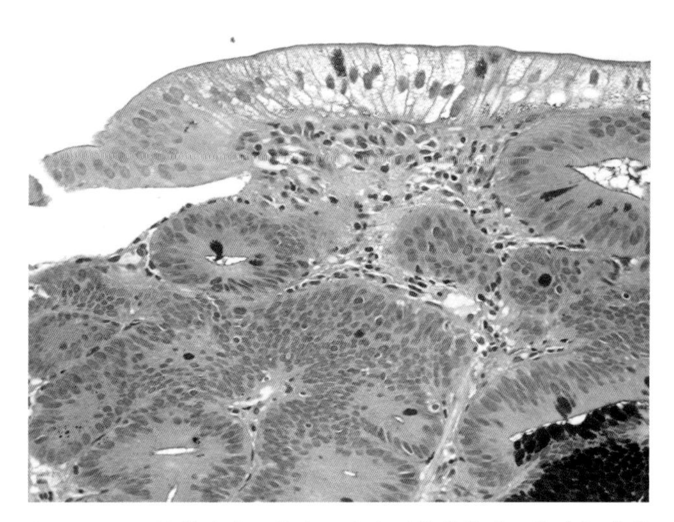

图 3.19.9　管状腺瘤　注意上皮内吸收的脂质，注意细胞核的形态

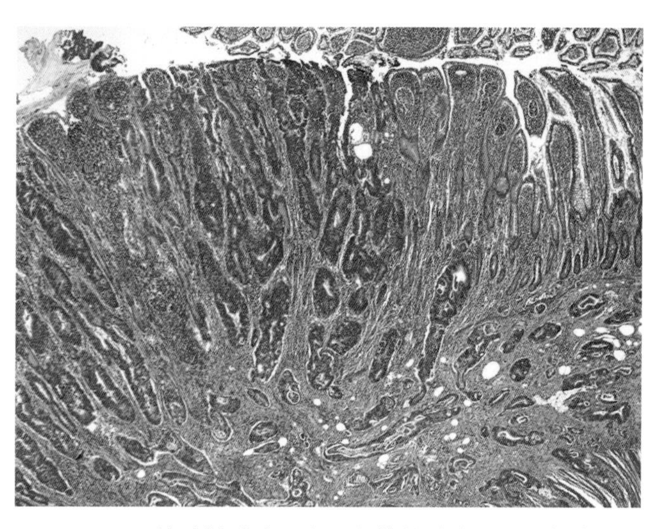

图 3.19.10　转移性肿瘤　这不是管状腺瘤，而是结直肠腺癌转移至小肠，转移癌（视野底部）向上延伸至表面，很像原位（高级别异型增生）成分。在小肠黏膜活检病理诊断时始终应谨防这种转移性肿瘤的陷阱

3.20 Peutz-Jeghers 息肉与幼年性息肉

	Peutz-Jeghers 息肉	幼年性息肉
年龄/性别	年轻成人，无性别差异。通常 10 岁前（约半数病人 20 岁前）出现临床症状。息肉发病率 1/200000~1/150000	儿童期发病，无性别差异。散发性幼年性息肉见于约 2% 的儿童，作为偶然发现的病变检出，而幼年性息肉综合征更罕见（约 1/100000 出生人口）
部位	大多数息肉发生于小肠，但可发生在胃和结直肠	大多数发生于结肠，但亦可发生在胃和小肠
症状	腹痛、直肠痛、息肉随粪便自行排出、梗阻症状	腹痛、直肠痛、息肉随粪便自行排出、梗阻症状
体征	有梗阻的病人中肠套叠较常见。Peutz-Jeghers 息肉综合征诊断标准包括：3 个或 3 个以上组织学确诊的 Peutz-Jeghers 息肉；有 Peutz-Jeghers 息肉综合征家族史，发生任何数量的 Peutz-Jeghers 息肉；有 Peutz-Jeghers 息肉综合征家族史，出现明显的特征性黏膜皮肤色素沉着；或任何数量的 Peutz-Jeghers 息肉伴明显的特征性黏膜皮肤色素沉着	血红素阳性粪便较常见。幼年性息肉病综合征诊断标准包括：存在 3~5 个及以上结直肠幼年性息肉；全胃肠道的幼年性息肉；和（或）具有综合征家族史的病人发生任何数目的幼年性息肉。相关的综合征包括：Bannayan-Ruvalcaba-Riley 综合征、Cowden 综合征和 Gorlin 综合征
病因学	50%~70% 的 Peutz-Jeghers 息肉综合征病人存在 *STK11/LKB1* 基因突变	存在 *SMAD4* 和 *BMPR1A* 基因突变，以上基因编码蛋白均参与 TGF-b/BMP 信号传导通路
组织学	小肠 Peutz-Jeghers 息肉的组织学诊断较容易，表现为部位特异的黏膜（在小肠就是小肠型黏膜）呈紊乱的小叶状排列，被树枝状增生的平滑肌束分割 *（图 3.20.1~3.20.3）*。与息肉毗邻的黏膜形态正常 *（图 3.20.1）*	形态紊乱的息肉，特征为病变内黏膜固有层显著扩张、水肿、隐窝腺体囊状扩张 *（图 3.20.4~3.20.6）*，与息肉毗邻的黏膜形态正常 *（图 3.20.4）*
特殊检查	• 息肉本身并不需要特殊检查，但考虑到 Peutz-Jeghers 息肉综合征为常染色体显性遗传病，故针对病人进行相关基因检测很有价值	• 该病为常染色体显性遗传病，故相关基因检测发现有患病风险的家族成员很有价值。然而，仅有一半幼年性息肉病病人可检测出特有的基因突变
治疗	息肉切除术	息肉切除术
预后	Peutz-Jeghers 息肉恶变率较低。但是 Peutz-Jeghers 息肉综合征病人终生各种器官发生癌变的概率非常高，故需要密切随访观察。有资料建议即使仅发现孤立的 Peutz-Jeghers 息肉也提示 Peutz-Jeghers 息肉综合征	幼年性息肉病病人患结直肠癌风险较高（约 50%）。息肉经过异型增生或癌变的过程。偶然发现一两个结直肠幼年性息肉的儿童的患癌风险并不增加

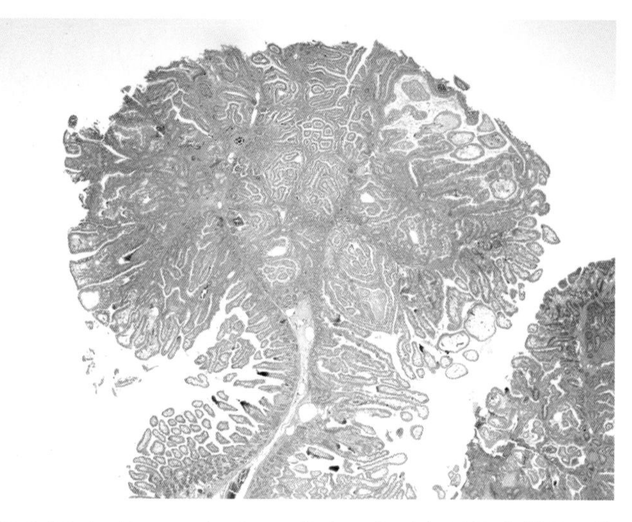

图 3.20.1　Peutz-Jeghers 息肉　左下方可见毗邻的正常黏膜组织。息肉由结构比例紊乱的正常黏膜构成。黏膜是小肠型，没有肿瘤的形态。特征性的组织学表现为树枝状增生的平滑肌。这种改变在息肉切除标本中较为明显，而浅表活检难以确诊

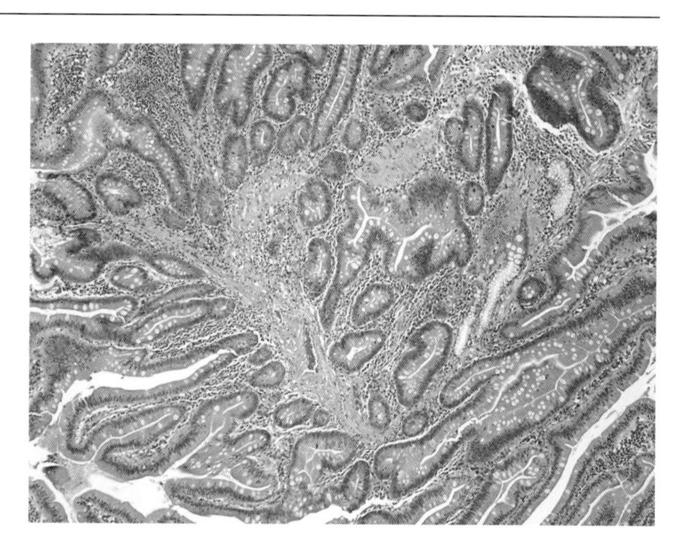

图 3.20.2　Peutz-Jeghers 息肉　如果将病变中央增厚、分支的平滑肌束想象成“树的枝干”，那么附着其上的黏膜就形成了“树叶”

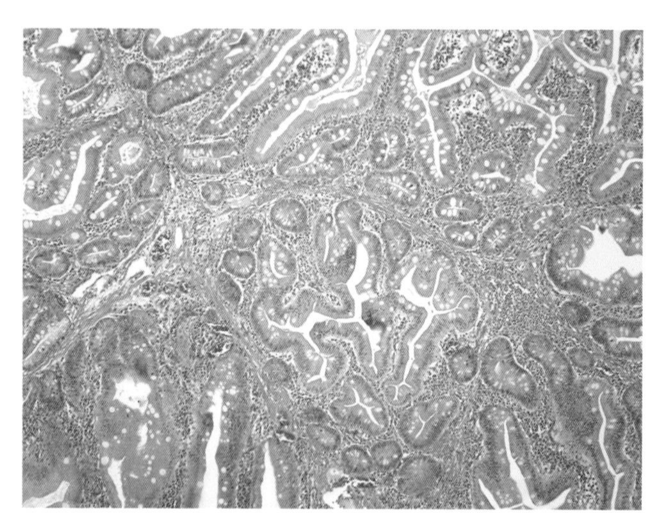

图 3.20.3　Peutz-Jeghers 息肉　分支条索状增生的平滑肌束将小肠黏膜小叶分割成扇区

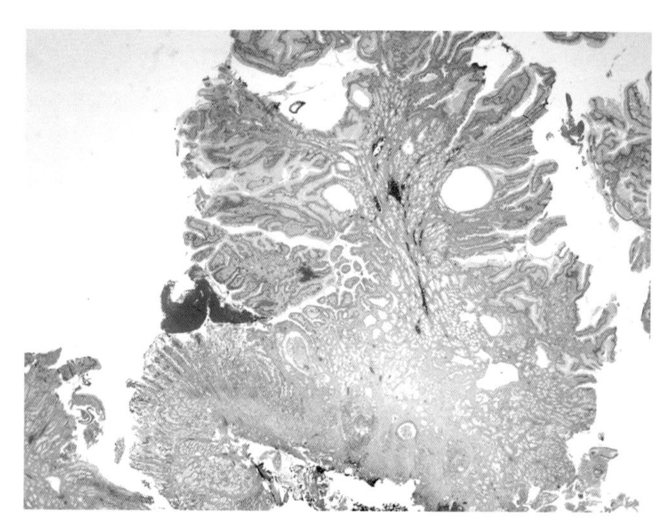

图 3.20.4　幼年性息肉　左下方可见毗邻的正常黏膜组织。息肉由紊乱、囊状扩张的腺体组成，不伴间质平滑肌束增生

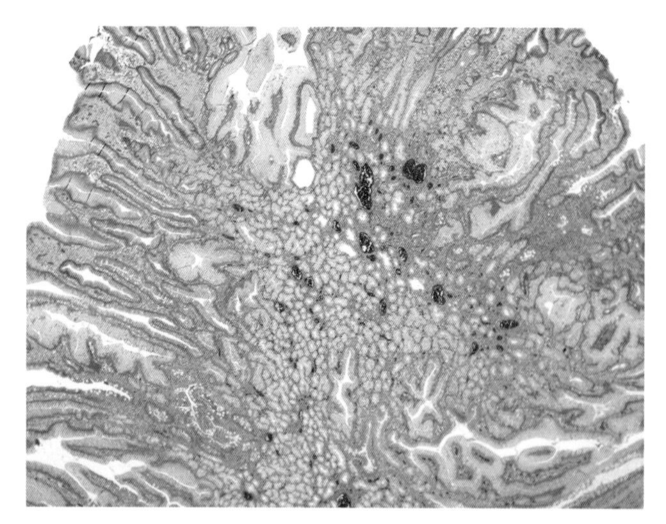

图 3.20.5　幼年性息肉　这些病变发生在小肠不常见。该病例发生于小肠伴有广泛的胃黏膜腺体化生，但这是一个有综合征的儿童病人，其结肠内亦存在许多典型的幼年性息肉。该息肉发生于这么小的一个孩子的小肠内，单纯的结节性十二指肠炎的可能性不大

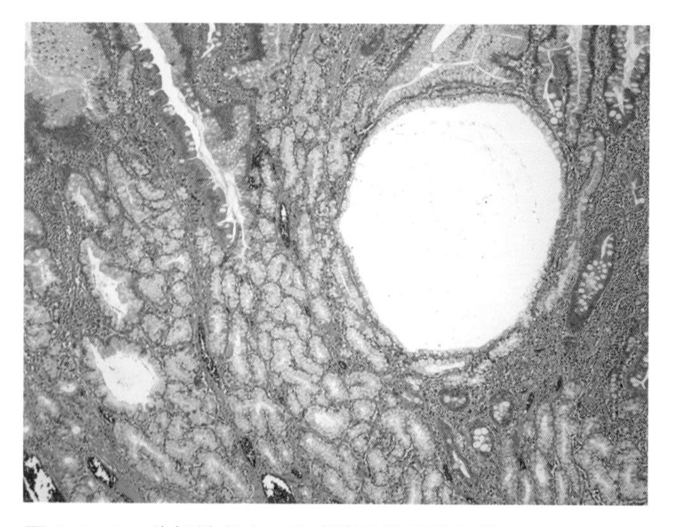

图 3.20.6　幼年性息肉　注意囊状扩张的腺体

3.21 Cronkhite–Canada 息肉与幼年性息肉

	Cronkhite–Canada 息肉	幼年性息肉
年龄 / 性别	成人，平均年龄约 60 岁；男性好发。原因不明的获得性严重消耗综合征	儿童期发病，无性别差异。散发性幼年性息肉见于约 2% 的儿童，作为偶然发现的病变检出，而幼年性息肉综合征更罕见（约 1/100000 出生人口）
部位	可累及整个消化道，仅食管不受累	大多数发生于结肠，亦可发生在胃和小肠
症状	腹泻、消瘦、味觉障碍（尝味错误）、皮肤和指甲异常、脱发	腹痛、直肠痛、息肉随粪便自行排出、梗阻症状
体征	电解质异常，蛋白质丢失	血红素阳性粪便较常见。幼年性息肉病综合征诊断标准包括：存在 3~5 个及以上结直肠幼年性息肉；全胃肠道的幼年性息肉；和（或）具有综合征家族史的病人发生任何数目的幼年性息肉。相关的综合征包括：Bannayan-Ruvalcaba-Riley 综合征、Cowden 综合征和 Gorlin 综合征
病因学	相关的遗传学改变尚不清楚	存在 *SMAD4* 和 *BMPR1A* 基因突变，以上基因编码蛋白均参与 TGF-b/BMP 信号传导通路
组织学	1. 显著的黏膜固有层水肿伴轻微的炎症反应，组织学改变类似幼年性息肉，但间质炎症反应较幼年性息肉轻微（*图 3.21.1*） 2. 平坦的黏膜亦不正常。息肉由发病部位特异的黏膜构成（*图 3.21.2，3.21.3*）	息肉由发病部位特异的黏膜组成，炎症明显，黏膜固有层显著扩张，紊乱的腺体伴囊状扩张（*图 3.21.4~3.21.6*），与息肉毗邻的黏膜状态正常（*图 3.21.4*）
特殊检查	• 无特异性检查，但在有些病例，进行巨细胞病毒免疫组化检查可发现潜在的可治疗的情况	• 该病为常染色体显性遗传病，故相关基因检测发现有患病风险的家族成员很有价值。然而，仅有一半幼年性息肉病病人可检测出特有的基因突变
治疗	营养支持、激素治疗、免疫调节	息肉切除术
预后	一部分病人死于严重的吸收障碍，患肿瘤的风险可能升高	幼年性息肉病病人患结直肠癌风险较高（约 50%）。息肉经过异型增生或癌变的过程。偶然发现一两个结直肠幼年性息肉的儿童的患癌风险并不增加

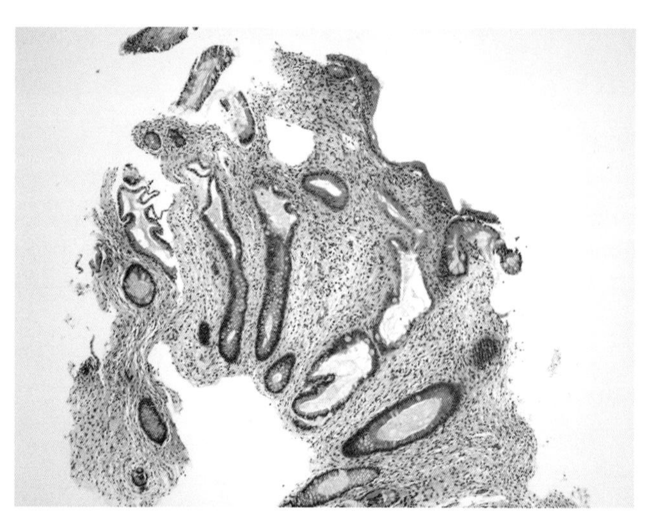

图 3.21.1 Cronkhite-Canada 息肉 成年病人存在广泛的消化道息肉病和异常的平坦黏膜病变，但息肉本身的组织学改变并不特异，水肿的黏膜固有层和囊状扩张的腺体是关键特征

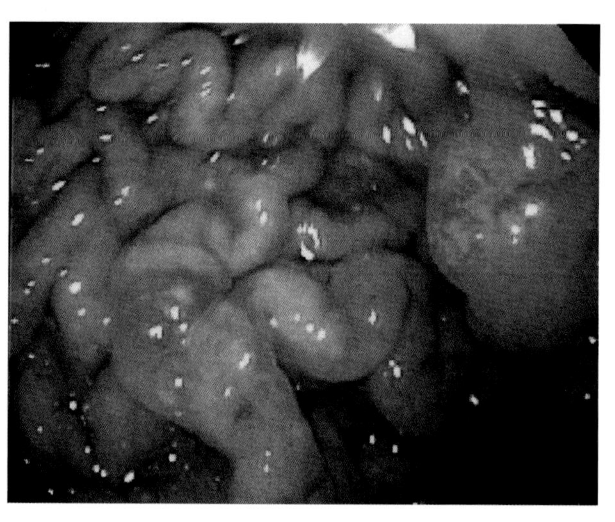

图 3.21.2 Cronkhite-Canada 息肉 内镜下改变显著

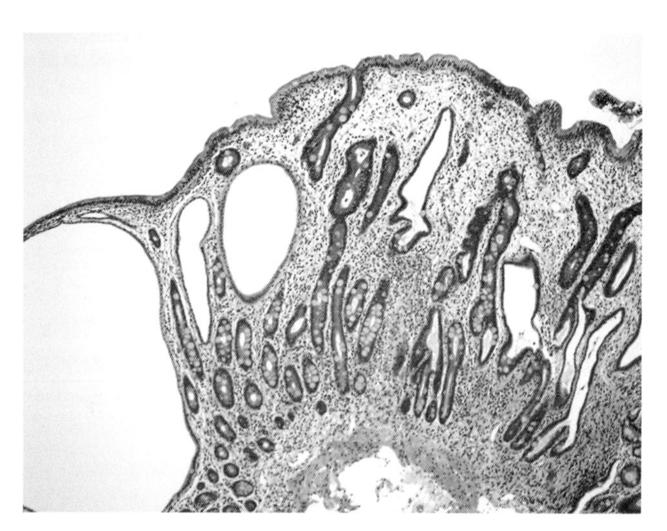

图 3.21.3 Cronkhite-Canada 息肉 注意囊状扩张的腺体和水肿的黏膜固有层

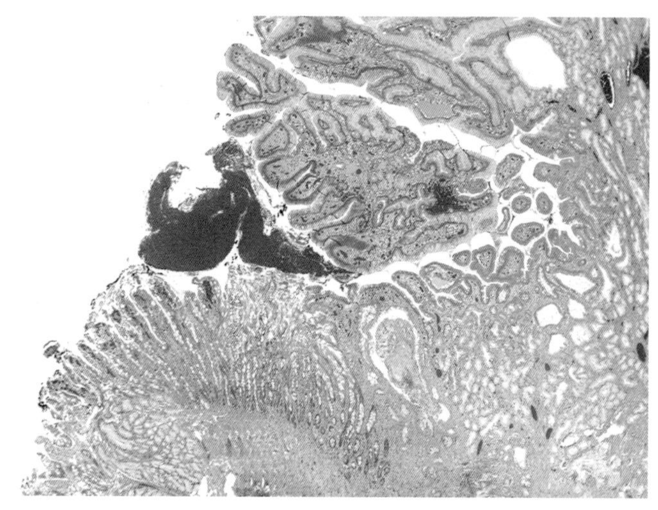

图 3.21.4 幼年性息肉 一个重要的特征是与息肉毗邻的黏膜形态正常（左侧）

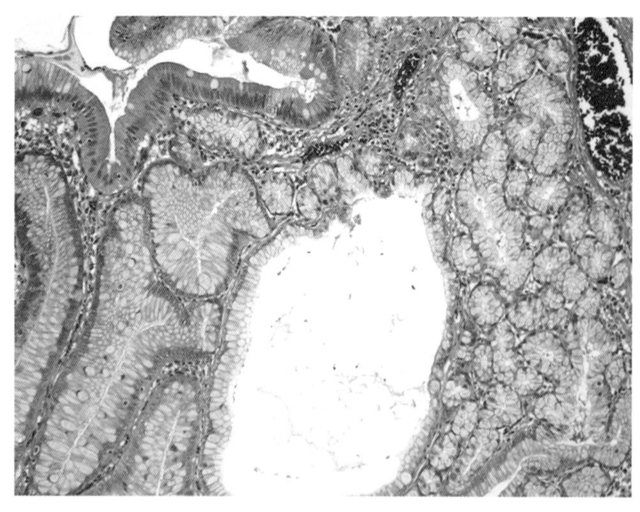

图 3.21.5 幼年性息肉 该病例显示息肉伴发幽门腺化生和囊状扩张的腺体

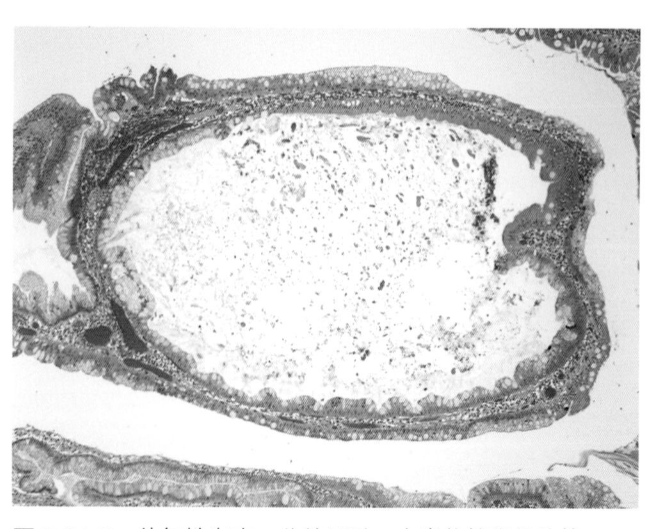

图 3.21.6 幼年性息肉 此处显示一个囊状扩张的腺体

3.22 小肠原发腺癌与转移癌

	小肠原发腺癌	其他器官癌转移至小肠
年龄/性别	好发于成人，平均年龄约60岁；男性好发；多见于家族性腺瘤性息肉病（FAP）病人，克罗恩病（回肠）和乳糜泻病人发病风险也增加	中年人，多见于男性
部位	最好发于十二指肠，克罗恩病病人回肠高发	通常累及十二指肠
症状	梗阻性症状（腹痛、恶心、呕吐）	梗阻性症状（腹痛、恶心、呕吐）
体征	息肉样肿块	十二指肠占位
病因学	*APC*基因突变	其他器官癌症播散至小肠
组织学	1. 可以查见原位癌成分*（图3.22.1）*，肿瘤主体位于管腔侧 2. 组织学改变类似于结直肠腺癌，可见癌性腺腔内坏死和复层排列的肿瘤细胞核*（图3.22.2）*	1. 低倍镜下癌组织呈自下而上的生长方式（即癌组织由下方转移灶逐渐向表面累及），由于癌组织常源于胰胆管分支（直接侵犯或转移），故间质促纤维结缔组织反应常显著*（图3.22.3）* 2. 癌组织显著分泌黏液常提示胰胆管腺癌转移*（图3.22.4）*
特殊检查	• 免疫组化表达CDX2^{+}，但部分病例显示CK7^{+}/CK20^{-}或CK7^{+}/CK20^{+}	• 由于转移癌常来自消化道其他部位，所以免疫表型常重叠而不具特异性。SMAD4/DPC4表达丢失可提示胰胆管系统转移癌，但重要的是提示临床医师联系影像学是很必要的，不要试图提供超出可能的诊断
治疗	外科手术治疗、化疗等	取决于原发癌
预后	取决于肿瘤的分期	预后差，因为这些肿瘤来源于胰腺或胆道系统癌

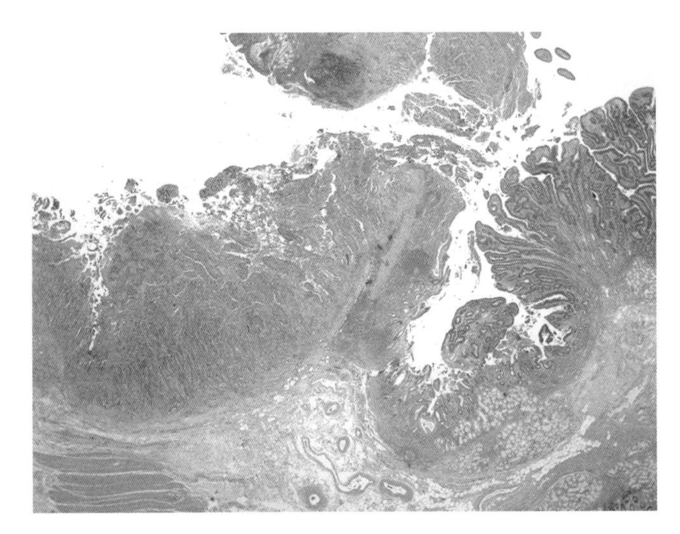

图3.22.1　小肠原发腺癌　本例癌组织发生于FAP病人，癌周可见腺瘤，诊断原发癌很明确，但通常难以明确小肠腺癌确实是原发癌

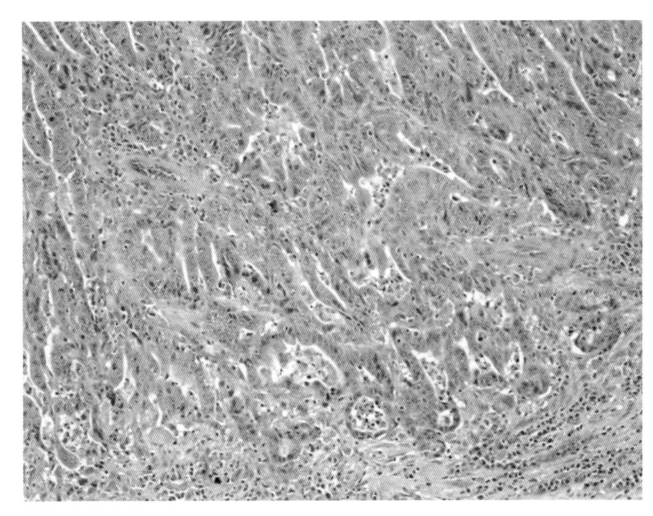

图3.22.2　小肠原发腺癌　癌组织形态类似结直肠腺癌。在需要鉴别转移性结直肠腺癌和小肠原发腺癌（非壶腹部癌）时，免疫组化CK7/CK20联合染色可提供帮助，因为小肠原发腺癌免疫表型常呈CK7^{+}/CK20^{+}或CK7^{+}/CK20^{-}，而转移性结直肠癌一般呈CK7^{-}/CK20^{+}

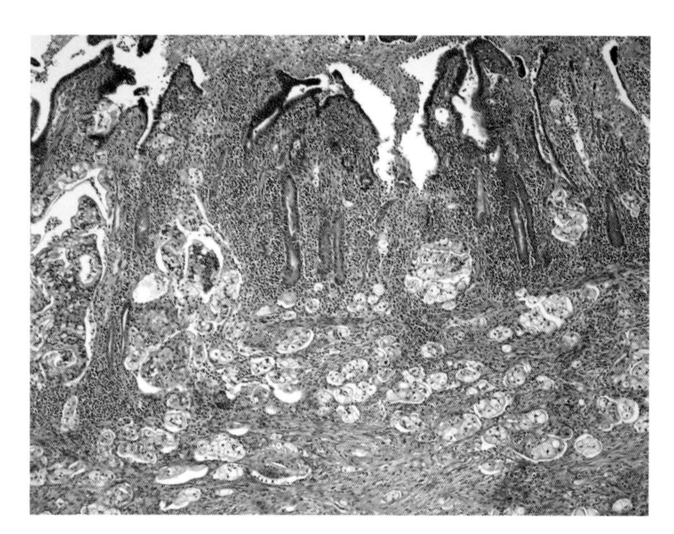

图 3.22.3　其他器官癌转移至小肠　本例为胰胆管腺癌侵犯小肠，小肠黏膜表面呈现缺血性改变，癌组织“下重上轻”

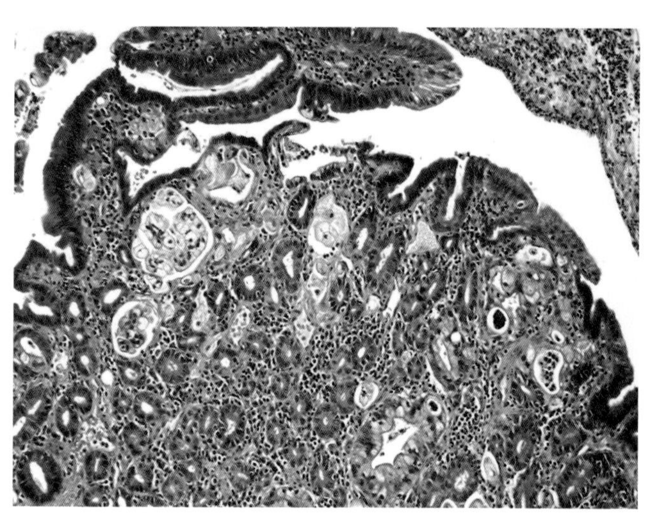

图 3.22.4　其他器官癌转移至小肠　注意转移癌中缺乏原位癌成分

3.23 小肠滤泡性淋巴瘤与淋巴组织反应性增生

	原发小肠滤泡性淋巴瘤	十二指肠淋巴组织反应性增生
年龄/性别	年轻或中年女性	任何年龄均可见
部位	十二指肠	十二指肠（总体来说，增生的淋巴组织是回肠的特征）
症状	无	多种多样，取决于引起淋巴组织增生的病因
体征	无	内镜下呈现结节状
病因学	与 *BCL2* 基因重排相关	多种多样，感染，未知原因
组织学	1. 异常扩大的淋巴滤泡*（图 3.23.1）* 2. 滤泡内的细胞形态较单一*（图 3.23.2）*	即使在低倍镜下，淋巴滤泡内巨噬细胞吞噬现象也很明显*（图 3.23.5，3.23.6）*
特殊检查	• 肿瘤细胞是 B 细胞，免疫组化表达 CD20，滤泡结构内的肿瘤细胞异常表达 BCL2*（图 3.23.3）*，BCL6*（图 3.23.4）*、CD10 和 CD23 可显示残存的滤泡（CD23 显示滤泡树突网）。Cyclin D1（BCL1）阴性	• 免疫组化非常有帮助，反应性增生的淋巴滤泡不表达 BCL2*（图 3.23.7）*，表达 BCL6*（图 3.23.8）*。Cyclin D1（BCL1）阴性
治疗	如无十二指肠外病变，无须特殊治疗	无
预后	预后较好，仅少数病例进展	不适用。淋巴组织增生通常为偶然发现

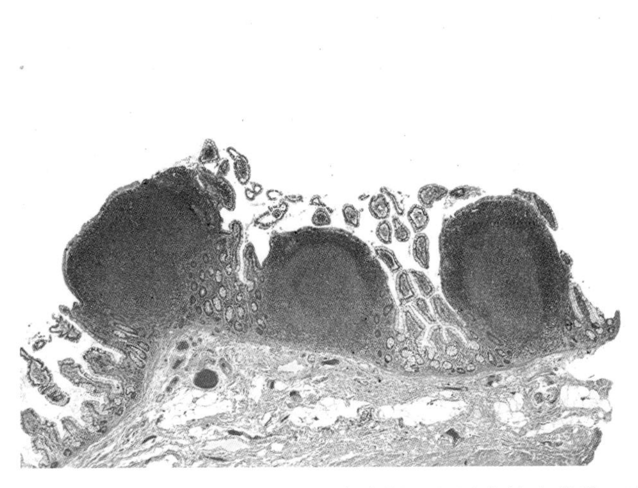

图 3.23.1　滤泡性淋巴瘤　注意本例回肠异常扩大的淋巴滤泡的形态

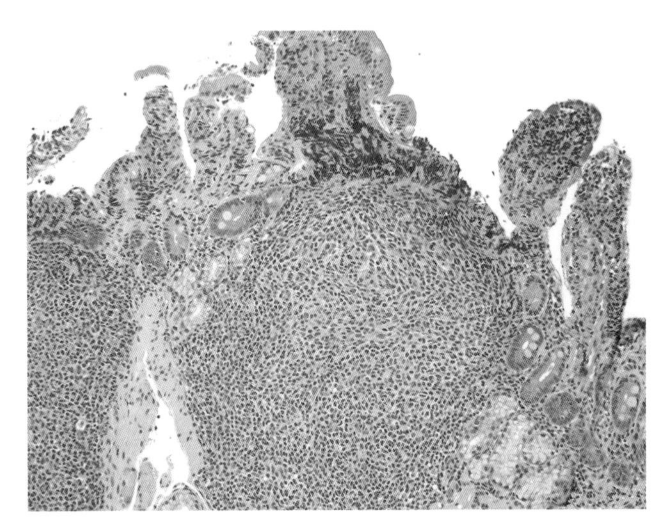

图 3.23.2　滤泡性淋巴瘤　肿瘤性滤泡内由形态学较一致的细胞组成，巨细胞吞噬现象不明显

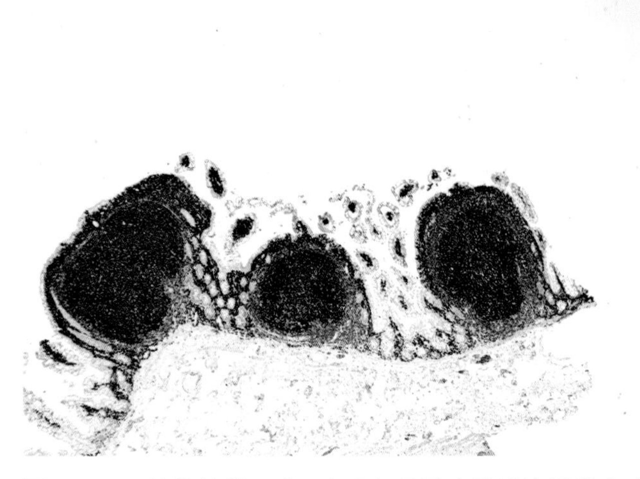

图 3.23.3　滤泡性淋巴瘤　免疫组化肿瘤性滤泡异常表达 BCL2，正常滤泡应该不表达

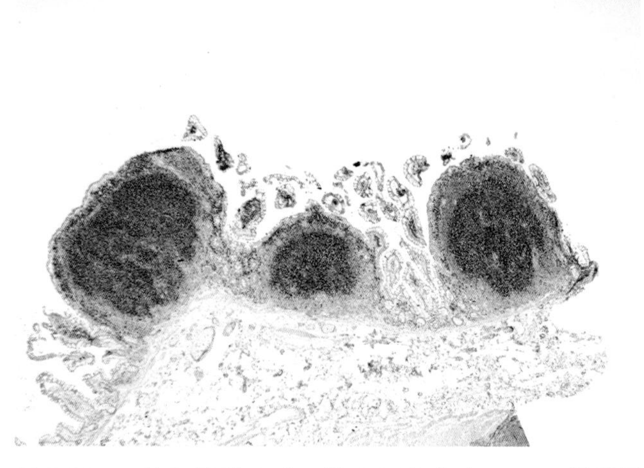

图 3.23.4　滤泡性淋巴瘤　肿瘤细胞表达 BCL6，说明图 3.23.3 中 BCL2 阳性肿瘤细胞确实是滤泡型细胞

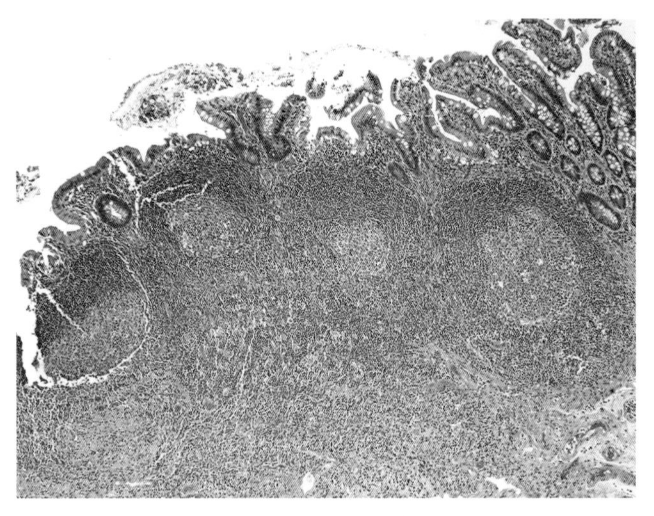

图 3.23.5　淋巴组织反应性增生　即使在低倍镜下生发中心内的巨噬细胞吞噬现象也很明显

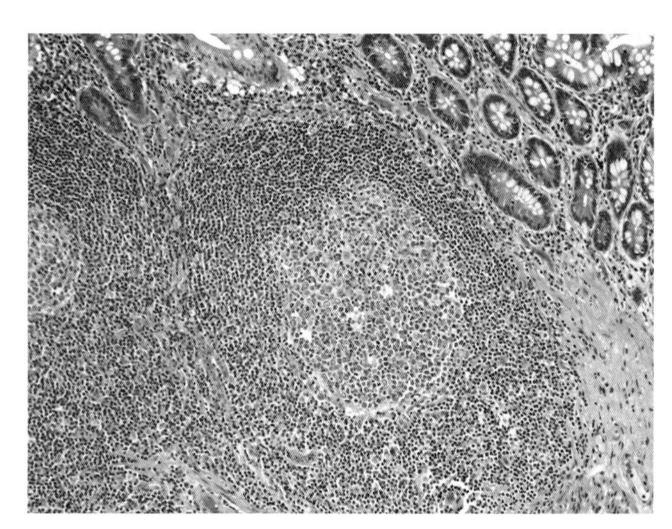

图 3.23.6　淋巴组织反应性增生　注意生发中心内的巨噬细胞吞噬现象

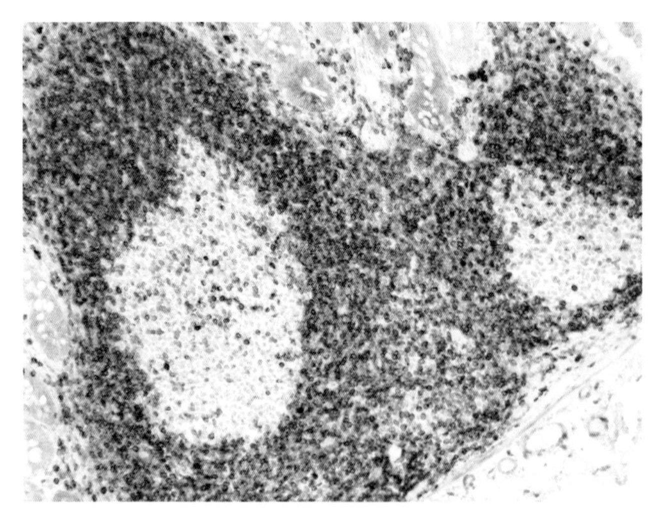

图 3.23.7　淋巴组织反应性增生　淋巴滤泡生发中心 BCL2 是阴性的

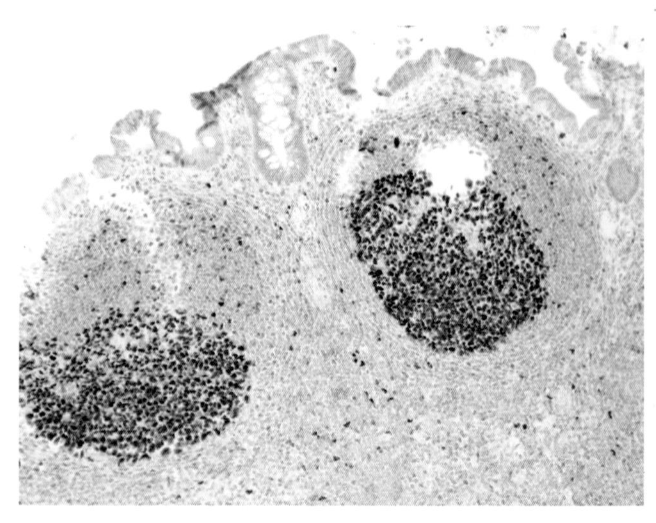

图 3.23.8　淋巴组织反应性增生　BCL6 显示淋巴滤泡细胞

3.24 小肠滤泡性淋巴瘤与黏膜相关淋巴组织（MALT）淋巴瘤

	原发小肠滤泡性淋巴瘤	MALT 淋巴瘤 / 结外边缘区淋巴瘤
年龄 / 性别	年轻或中年女性	成人，一般 60 岁左右，女性较高发
部位	十二指肠	多数发生于胃，与幽门螺杆菌感染相关，但也可发生于小肠，在小肠与免疫增殖性小肠病（IPSID，主要发生于中东、热带或亚热带地区）有重叠
症状	无	多数病人发现时处于疾病早期，部分小肠 MALT 淋巴瘤病人可出现腹泻
体征	可在因其他原因行上消化道内镜检查时取活检而被偶然发现，或可表现为息肉，常发生于十二指肠降部	无特异性检查，但部分 MALT 具有浆细胞分化，可分泌单克隆性血清异常免疫球蛋白。IPSID 病人可出现外周血 α 重链的异常分泌
病因学	与 *BCL2* 基因重排相关	小肠病例常存在 t（11；18）。IPSID 可能在易感人群中，因弯曲杆菌感染触发
组织学	1. 异常扩大的淋巴滤泡 *（图 3.24.1）* 2. 滤泡内的细胞形态较单一 *（图 3.24.2）*	边缘区肿瘤性 B 淋巴细胞弥漫增生，超出正常淋巴细胞聚集 / 生发中心的范围 *（图 3.24.4）*。类似滤泡性淋巴瘤，每个瘤细胞周围常常有空晕，但也可见淋巴上皮病变 *（图 3.24.5）*
特殊检查	• 肿瘤细胞是 B 细胞，免疫组化表达 CD20，滤泡结构内的肿瘤细胞异常表达 BCL2 *（图 3.24.3）*，BCL6、CD10 和 CD23 可显示残存的滤泡（CD23 显示滤泡树突网）。Cyclin D1（BCL1）阴性	• 肿瘤细胞是 B 细胞，常表达 IgM（在 IPSID 中浆细胞和边缘区淋巴细胞同时表达 α 重链，而非 α 轻链）。因为是 B 细胞，肿瘤细胞表达 CD20 *（图 3.24.6）*、CD79a，但不表达 CD5、CD10 和 CD23，部分病例肿瘤细胞异常表达 CD43 *（图 3.24.6）*
治疗	如无十二指肠外病变，无须特殊治疗	放疗敏感
预后	预后较好，仅少数病例进展	惰性生物学行为，对生存期影响不大

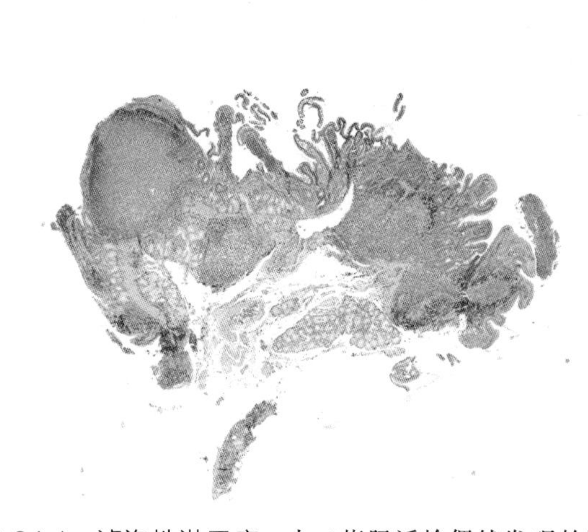

图 3.24.1　滤泡性淋巴瘤　十二指肠活检偶然发现的滤泡性淋巴瘤

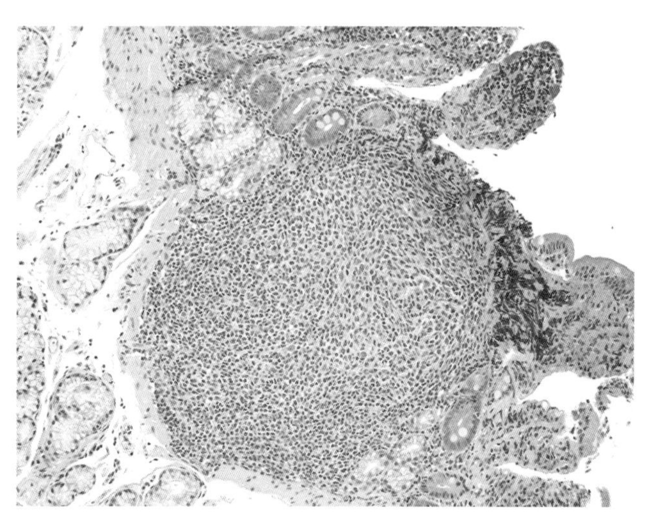

图 3.24.2　滤泡性淋巴瘤　肿瘤性滤泡内由形态学较一致的中心细胞组成，缺乏巨细胞吞噬现象

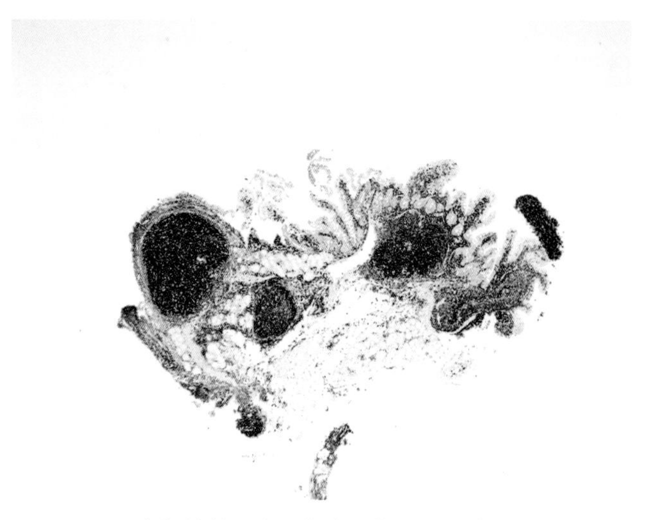

图 3.24.3 滤泡性淋巴瘤 免疫组化显示肿瘤性滤泡异常表达 BCL2

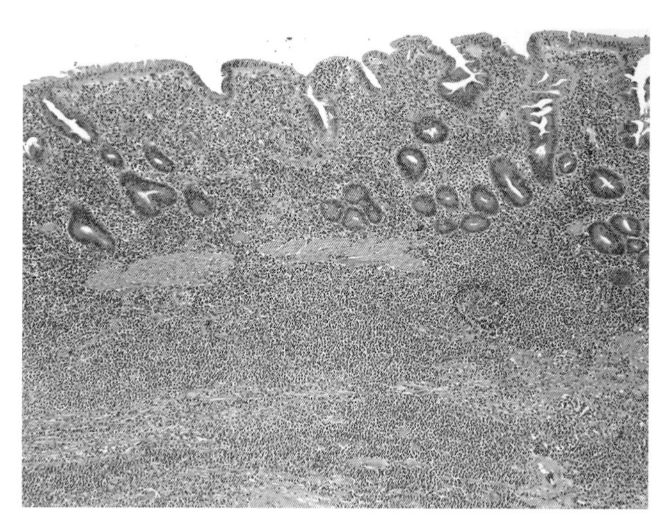

图 3.24.4 小肠 MALT 淋巴瘤 本例为多年前小肠 MALT 淋巴瘤手术切除标本，目前针对该病外科手术治疗已十分罕见。肿瘤性小淋巴细胞已经超出了正常淋巴细胞增殖的范围，破坏黏膜肌层

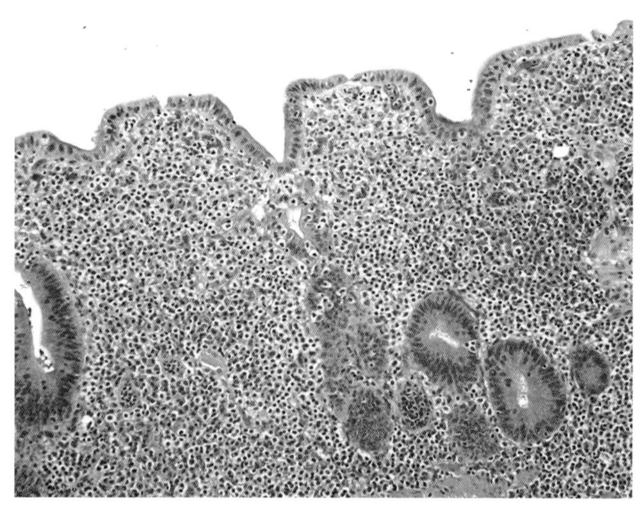

图 3.24.5 小肠 MALT 淋巴瘤 肿瘤细胞周围可见明显的空晕，并可见淋巴上皮病变（淋巴细胞侵入上皮）

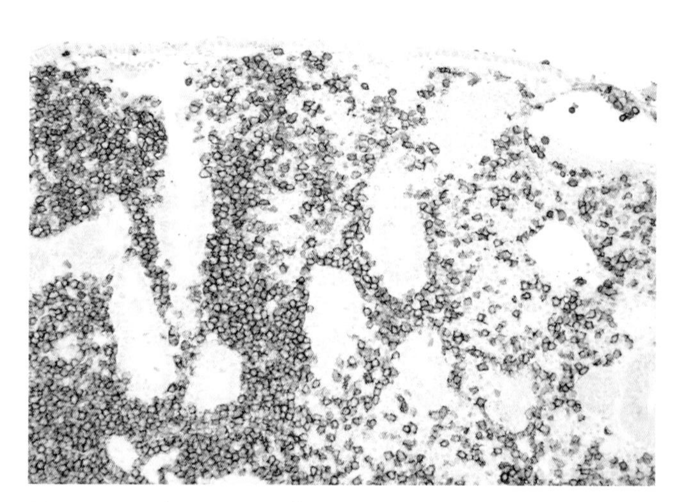

图 3.24.6 小肠 MALT 淋巴瘤 CD20 免疫组化染色注意许多阳性细胞在上皮内，正常情况下上皮内的淋巴细胞通常是 T 淋巴细胞

3.25 小肠滤泡性淋巴瘤与套细胞淋巴瘤

	原发小肠滤泡性淋巴瘤	套细胞淋巴瘤
年龄 / 性别	年轻或中年女性	成人，一般 60 岁左右，男性好发
部位	十二指肠	小肠和结肠，典型的临床表现为淋巴瘤样息肉病，消化道淋巴瘤样息肉病在大多数系统性套细胞淋巴瘤病人能看到
症状	无	症状多样，大多数病人发现时已处于较高的临床分期
体征	可在因其他原因行上消化道内镜检查时取活检而被偶然发现，或可表现为息肉，常发生于十二指肠降部	内镜下表现为息肉病，其他还包括淋巴结肿大和肝大
病因学	与 *BCL2* 基因重排相关	t（11；14）累及编码 cyclin D1 蛋白的 *CCND1* 基因是套细胞淋巴瘤发生的关键分子事件
组织学	1. 异常扩大的淋巴滤泡 *（图 3.25.1）* 2. 滤泡内的细胞形态较单一 *（图 3.25.2）*	息肉内小淋巴细胞异常弥漫增殖超过了息肉样区，细胞周围常可见空晕 *（图 3.25.4，3.25.5）*
特殊检查	• 肿瘤细胞是 B 细胞，免疫组化表达 CD20，滤泡结构内的肿瘤细胞异常表达 BCL2 *（图 3.25.3）*，BCL6、CD10 和 CD23 可显示残存的滤泡（CD23 显示滤泡树突网）。Cyclin D1（BCL1）阴性	• 肿瘤细胞是 B 细胞，免疫组化表达 CD20、PAX5、CD22 和 CD19，并且异常表达 CD5。关键标志物为 cyclin D1（BCL1）*（图 3.25.6）*。无须进一步行分子检测
治疗	如无十二指肠外病变，无须特殊治疗	CHOP 方案化疗（环磷酰胺、长春新碱、多柔比星、泼尼松）或者不含蒽环类药物的化疗方案（COP 或 MCP），利妥昔单抗，干细胞移植
预后	预后较好，仅少数病例进展	实际上不可治愈，中位生存期 3~5 年

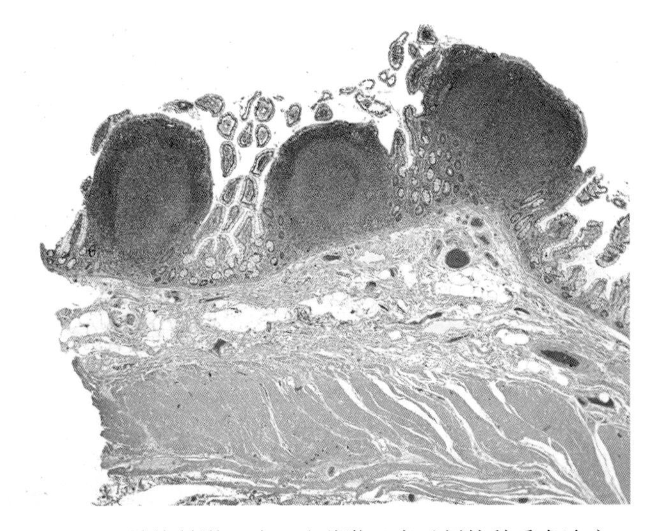

图 3.25.1　滤泡性淋巴瘤　这种淋巴瘤无须外科手术治疗。本例来自 GISTs 手术切除标本中偶然发现的滤泡性淋巴瘤，注意异常扩大的淋巴滤泡

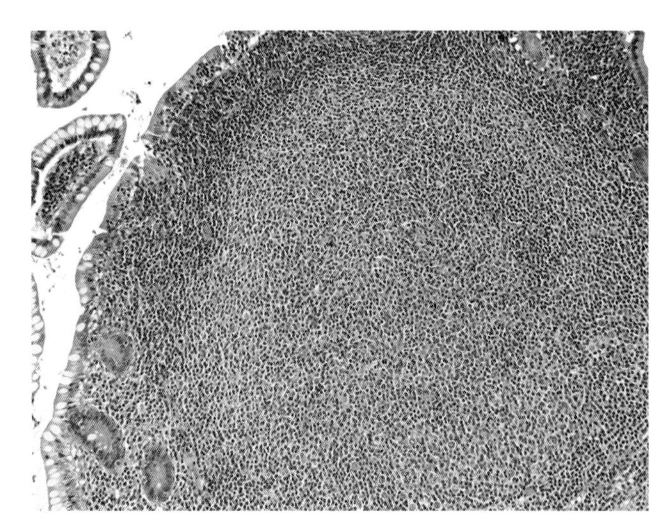

图 3.25.2　滤泡性淋巴瘤　淋巴细胞形态一致，细胞周围似有空晕（类似 MALT 淋巴瘤和套细胞淋巴瘤），因此，注意组织结构和免疫表型在诊断中非常重要

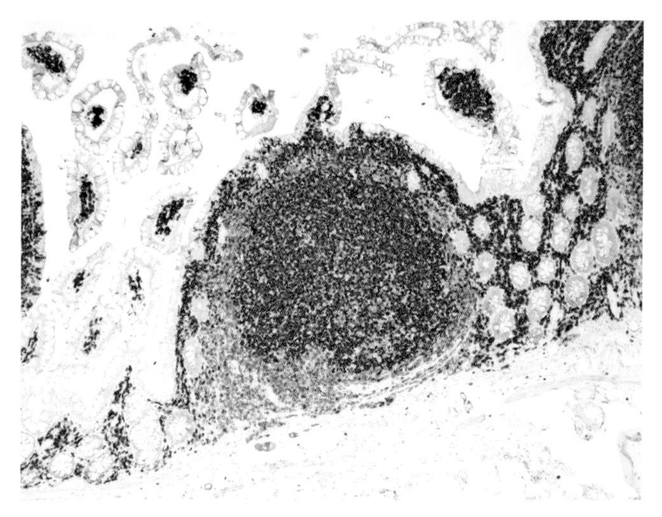

图 3.25.3　滤泡性淋巴瘤　BCL2 免疫组化染色标记了异常的滤泡细胞

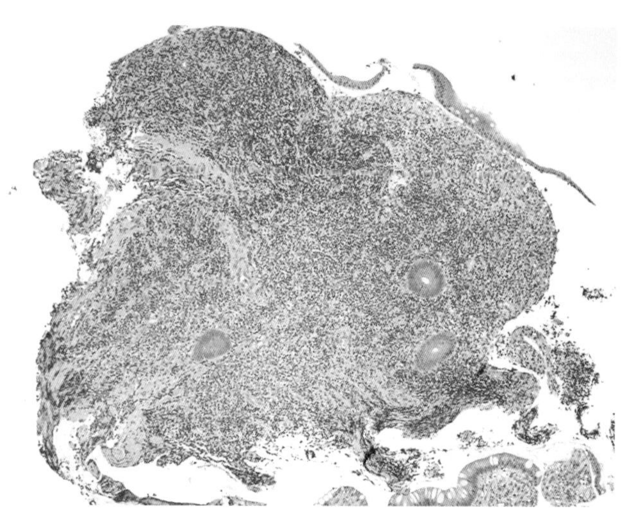

图 3.25.4　套细胞淋巴瘤　黏膜固有层被肿瘤性小圆淋巴细胞浸润破坏

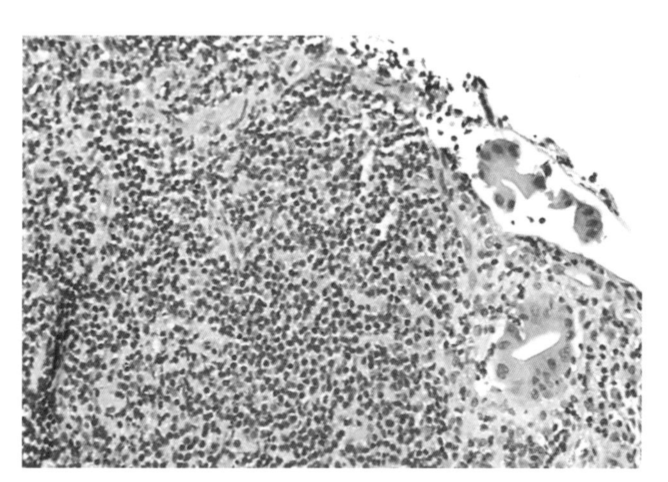

图 3.25.5　套细胞淋巴瘤　肿瘤细胞周围可见空晕

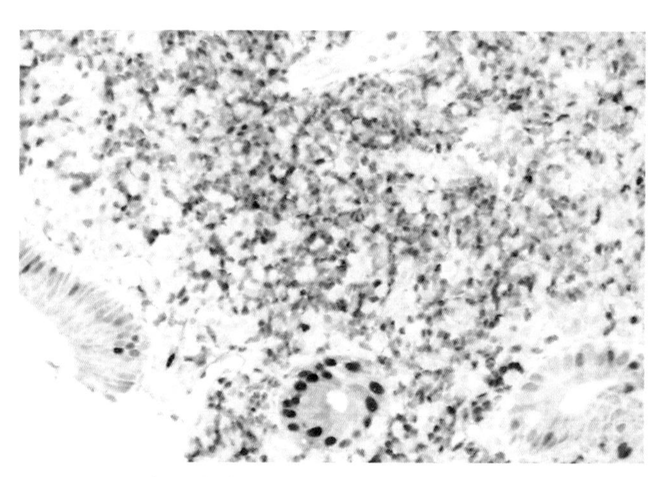

图 3.25.6　套细胞淋巴瘤　肿瘤细胞核特征性表达 cyclin D1（BCL1），增生的腺上皮细胞核亦表达该抗体

3.26 Burkitt 淋巴瘤与弥漫性大 B 细胞淋巴瘤

	Burkitt 淋巴瘤	弥漫性大 B 细胞淋巴瘤
年龄/性别	儿童，无性别差异，或者任何年龄的免疫缺陷病人。包括 3 种亚型：地方性（非洲赤道附近，儿童）、散发性（儿童）、免疫缺陷相关性（HIV/AIDS）	成人，一般 60 岁左右，男性好发
部位	末端回肠是消化道经典的发病部位。总体来说，大多数 Burkitt 淋巴瘤病例发生于结外部位。地方性 Burkitt 淋巴瘤的经典发病部位是下颌骨	病人可表现为淋巴结内或结外病变，但消化道是主要的结外病变部位，尤其好发于胃和回盲部。肿瘤常形成巨大肿块或溃疡
症状	因大肿块而导致消化道梗阻症状	症状多样，累及回肠常出现梗阻症状
体征	高肿瘤负荷导致 B 症状	内镜下表现为肿块。其他还包括淋巴结肿大和肝大
病因学	Epstein-Barr 病毒感染与该病强烈相关，Epstein-Barr 病毒感染见于 90% 以上的地方性病例、30%~80% 的免疫缺陷相关病例、10%~85% 的散发病例。*MYC/IGH* 基因易位见于大多数病例	可检测到 *IGH* 基因重排
组织学	肿瘤细胞一致，中等大小，伴有大量核分裂*（图 3.26.1）*；大量凋亡小体和巨噬细胞吞噬，形成了“满天星现象”（巨噬细胞是“星星”，密集的淋巴细胞是“天空”）*（图 3.26.2）*	肿瘤由异型大淋巴细胞构成，其肿瘤细胞大小和形状较 Burkitt 淋巴瘤变化大*（图 3.26.4，3.26.5）*
特殊检查	• 肿瘤细胞是 B 细胞，免疫组化表达 CD20，不表达 TdT，表达 BCL6 和 CD10，并且增殖指数接近 100%*（图 3.26.3）*。重要的是 BCL2 一般是阴性	• 肿瘤细胞是 B 细胞，免疫组化表达 CD20、CD22、CD19 和 CD79a，部分病例表达 CD10、BCL6 和 MUM1，增殖指数通常在 40%~70%*（图 3.26.6）*。另有一组肿瘤介于弥漫性大 B 淋巴瘤和 Burkitt 淋巴瘤之间，同时存在 IGH-BCL2 基因易位和 MYC 基因断裂，具有高增殖指数
治疗	肿瘤虽然是高度侵袭性，但可治愈。EPOCH（依托泊苷、泼尼松、长春新碱、环磷酰胺、多柔比星）联合利妥昔单抗是目前常规治疗方案	CHOP 方案化疗（环磷酰胺、长春新碱、多柔比星、泼尼松）联合利妥昔单抗。部分病例需要类似 Burkitt 淋巴瘤的治疗方案
预后	化疗后 5 年生存率为 50%~70%	实际上不可治愈，中位生存期 3~5 年

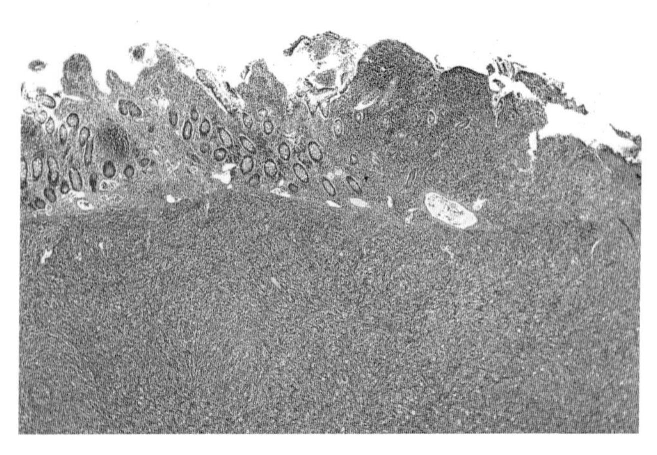

图 3.26.1 Burkitt 淋巴瘤 本例手术标本源于高增殖淋巴瘤引发了小肠梗阻症状。即使是低倍镜，“星空现象”也很明显，迅速分裂的淋巴细胞是“天空”，大量吞噬有 tingible 小体的巨噬细胞是“星星”

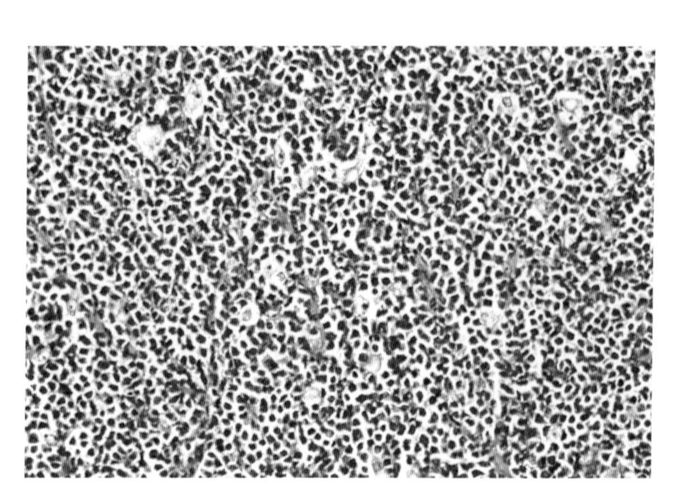

图 3.26.2 Burkitt 淋巴瘤 片状排列、形态高度一致的肿瘤细胞，吞噬有 tingible 小体的巨噬细胞点状散布其中

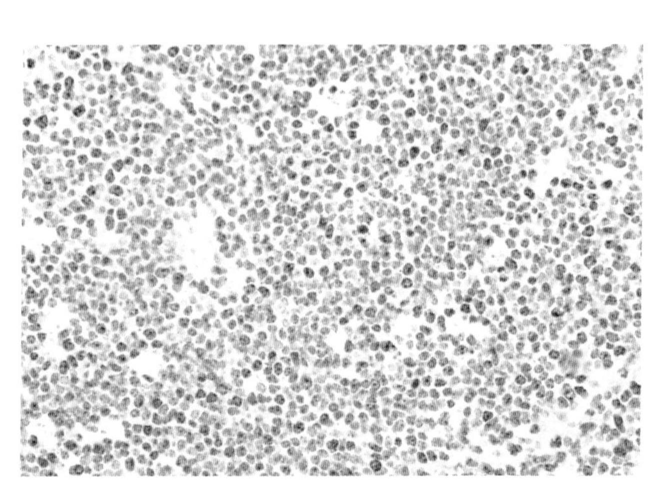

图 3.26.3 Burkitt 淋巴瘤 免疫组化显示增殖指数，除巨噬细胞外，几乎每个肿瘤细胞核均表达 Ki-67

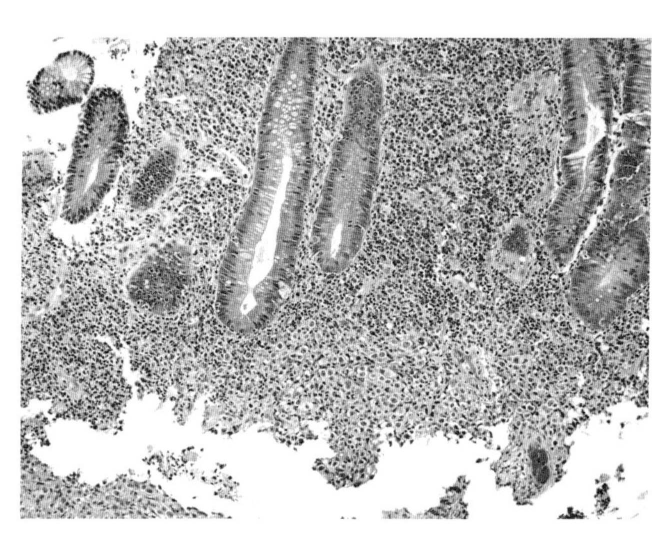

图 3.26.4 弥漫性大 B 细胞淋巴瘤 肿瘤组织位于活检标本下方，相较于 Burkitt 淋巴瘤，肿瘤细胞之间形态一致性较差

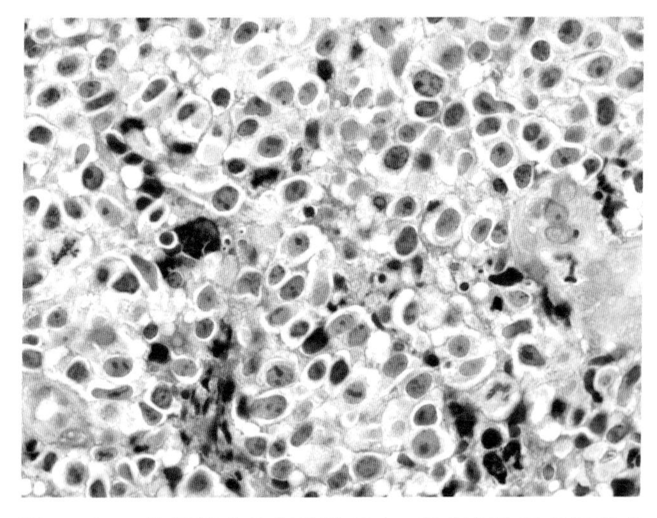

图 3.26.5 弥漫性大 B 细胞淋巴瘤 肿瘤细胞具有轻度多形性

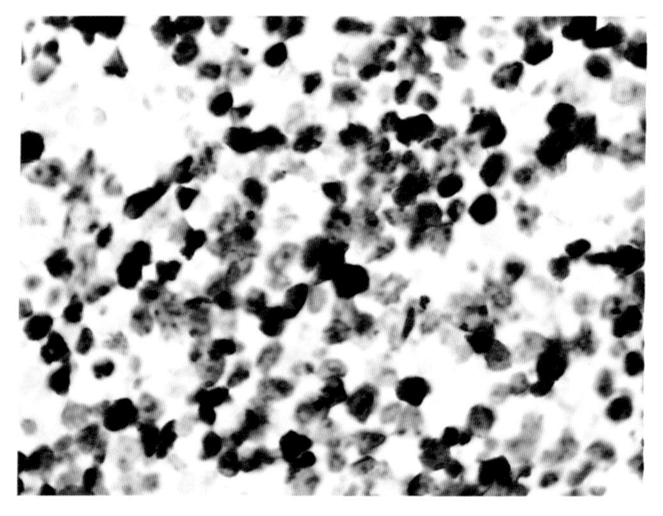

图 3.26.6 弥漫性大 B 细胞淋巴瘤 本例 Ki-67 表达约 90%，通常情况下表达接近 70%~80%

3.27 肠病相关 T 细胞淋巴瘤与肠病 / 乳糜泻

	肠病相关 T 细胞淋巴瘤（EATL）	肠病 / 乳糜泻
年龄 / 性别	成人，通常有肠病病史，无性别差异	可见于任何年龄及人种，但多见于白种人儿童，女性常见（1.5~2 倍），与某些 HLA 类型（HLA-DQ2 和 HLA-DQ8）相关。发展中国家以小麦为食物后，发病比过去常见。此病曾经在东南亚十分罕见，现已慢慢出现
部位	空肠和回肠	累及全身，常通过十二指肠活检评估
症状	腹痛，消化道梗阻症状	慢性腹泻、体重减轻、腹部膨胀
体征	肿块，有时可伴穿孔	腹胀、口疮样口腔炎、身材矮小、缺铁、疱疹性皮炎、骨密度降低
病因学	病人通常经过一个疾病的前驱期，即所谓的难治性乳糜泻或难治性口炎性腹泻，或所谓的溃疡性空肠炎，部分病人缺乏典型的乳糜泻 / 肠病。那些与乳糜泻相关的肿瘤可能与 HLA-DQ2/HLA-DQ8 有关	遗传性易感宿主的麸质饮食所致的系统性免疫介导反应。血清学检查可明确诊断。初筛首选免疫球蛋白 A 抗组织转谷氨酰胺酶检测，但不能用于免疫球蛋白 A 缺乏的人群
组织学	1. 肿瘤细胞常形成浸润肠壁固有肌层的溃疡性肿块 2. 肿瘤细胞形态相对单一，常见上皮内肿瘤细胞*（图 3.27.1）*，并且具有非典型细胞形态特征*（图 3.27.2，3.27.3）*	在经典的病例中，绒毛钝化，隐窝增生，显著的上皮内淋巴细胞增多，黏膜固有层扩张，通常没有明显的急性炎症*（图 3.27.4~3.27.6）*
特殊检查	• 肿瘤细胞是 T 细胞，免疫组化表达 CD3。EATL 中肿瘤细胞常呈 $CD7^+$、CD8 表达不定、$CD4^-$、$TCR\beta^+$。有时肿瘤细胞表达 CD30。与难治性口炎性腹泻相关的病例中附近黏膜的上皮内淋巴细胞可丢失 CD8 表达。所谓的“单形性”T 细胞淋巴瘤 $CD3^+$、$CD4^-$、$CD8^+$、$CD56^+$、$TCR\beta^+$	• 无。一些实验室使用 CD3 来凸显上皮中的 T 细胞，这不是必要的。某些研究者也建议对难治性乳糜泻病例中 CD8 的减少进行评价（CD8 减少的相关病例更可能向着肠病相关淋巴瘤发展）。这个诊断不能单独得出，而需在相关实验室检查的辅助下做出
治疗	肿瘤虽具有高侵袭性但可被治愈，EPOCH（依托泊苷、泼尼松、长春新碱、环磷酰胺、多柔比星）联合利妥昔单抗是目前常规治疗方案	终身无麸质饮食
预后	预后差	坚持无麸质饮食则总体预后良好。病人患淋巴瘤及小肠腺癌的风险略增高，但这些风险仍很小。预期寿命正常或稍短

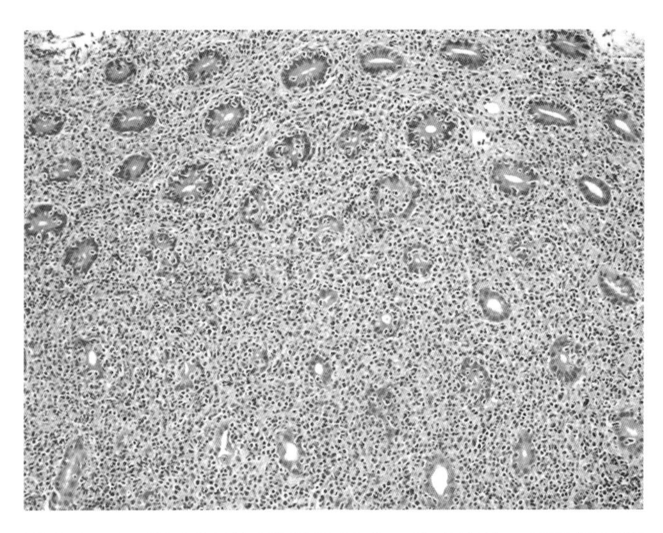

图 3.27.1　肠病相关 T 细胞淋巴瘤　注意这种 T 细胞淋巴瘤嗜上皮性，肿瘤细胞浸润黏膜固有层导致其扩张，浆细胞不明显

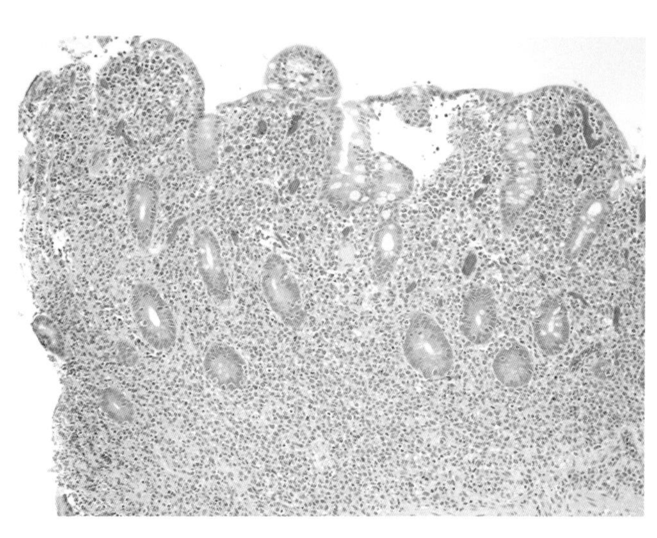

图 3.27.2　肠病相关 T 细胞淋巴瘤　肿瘤细胞明显增多，使黏膜固有层隐窝之间的间质增宽

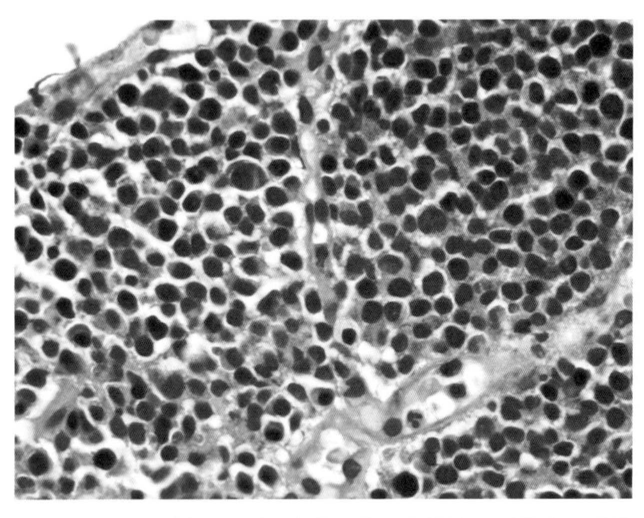

图 3.27.3　肠病相关 T 细胞淋巴瘤　高倍镜显示增大、核深染的肿瘤细胞。这些图中所示的淋巴瘤均起源于肠病背景

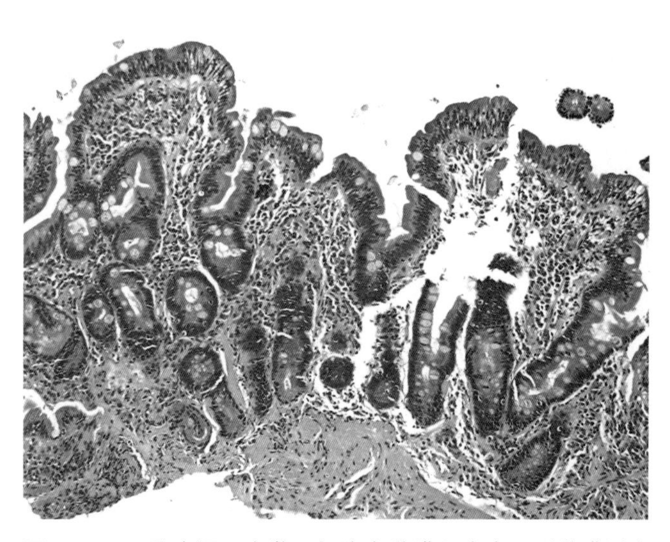

图 3.27.4　乳糜泻　小淋巴细胞在黏膜上皮内，而黏膜固有层炎症细胞以浆细胞为主。本图源自 1 例肠病相关 T 细胞淋巴瘤的周围黏膜

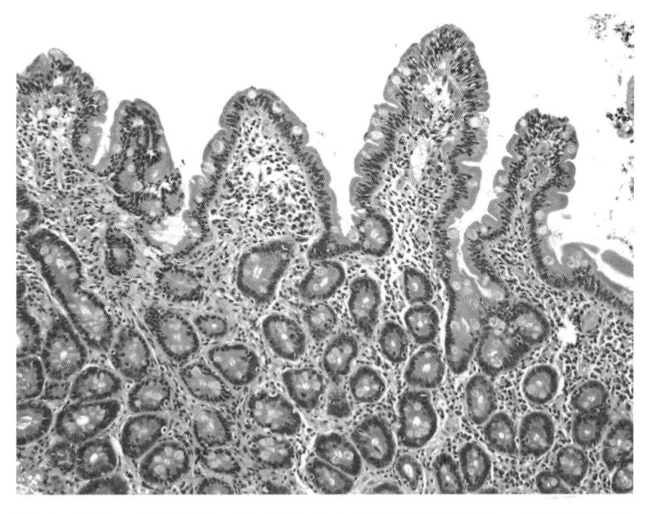

图 3.27.5　乳糜泻　注意上皮内淋巴细胞增多，本图也源自 1 例肠病相关 T 细胞淋巴瘤的周围黏膜

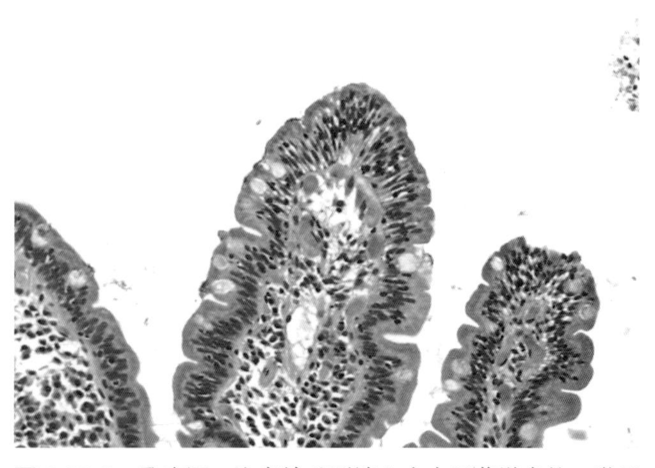

图 3.27.6　乳糜泻　注意绒毛顶端上皮内显著增多的 T 淋巴细胞

3.28 系统性肥大细胞增多症与朗格汉斯细胞组织细胞增生症

	系统性肥大细胞增多症	朗格汉斯细胞组织细胞增生症
年龄/性别	成人，女性好发，发病年龄广泛（中位年龄约 60 岁）	发病年龄呈双峰分布，儿童期常表现为严重的系统性疾病，而成年期常在肠镜检查时被偶然发现
部位	大部分位于结肠，其次是回肠、十二指肠和胃	患系统性疾病的儿童可累及整个胃肠道，而成人常表现为结肠息肉
症状	腹泻、腹痛、恶心、呕吐、体重减轻、胃胀	在患系统性疾病的婴儿或儿童表现为严重腹泻、消瘦，而在成人常常无明显症状
体征	内镜下表现为结节状或黏膜红斑，部分病人可累及皮肤	系统性病变表现为广泛的黏膜病变，黏膜不规则，成年人的孤立性疾病典型表现为息肉状
病因学	尚不清楚，肥大细胞单克隆性增生，常累及皮肤（色素性荨麻疹），但胃肠道受累可能比人们了解的要多。肿瘤与 *KIT* 基因突变有关，但位点不同于 GISTs。本病不同于所谓的“肥大细胞性小肠结肠炎”（可能为非特异性的，本质上相当于腹泻为主的肠易激综合征）	尚不清楚，约 1/3 病例存在 *BRAF* 基因突变
组织学	1. 异常增殖的肥大细胞在黏膜固有层呈片状排列 *（图 3.28.1）*，或在上皮下环绕上皮 *（图 3.28.2）* 2. 常常伴随着大量嗜酸性粒细胞浸润 *（图 3.28.3）*	伴有核沟的肿瘤细胞浸润黏膜固有层导致其扩大，间质背景中有大量嗜酸性粒细胞浸润 *（图 3.28.6~3.28.8）*
特殊检查	• 免疫组化异常肥大细胞表达 CD117 *（图 3.28.4）* 和 CD25（肥大细胞异常表达的抗原，故可作为此病的特征）*（图 3.28.5）*	• 肿瘤细胞呈 S100 *（图 3.28.9）*、CD1a *（图 3.28.10）*、Langerin 阳性。部分病例免疫组化表达 BRAF，与相关的基因突变情况一致
治疗	肥大细胞稳定剂（色甘酸、质子泵抑制剂、抗组胺药），针对病情严重病人可使用类固醇和米哚妥林（一种多激酶抑制剂）。治疗 GISTs 的靶向药物通常对该病无效，因为此肿瘤具有与 GISTs 不同的 *KIT* 突变位点	系统性疾病可采用长春新碱、泼尼松和 6- 巯嘌呤治疗，孤立性病变可观察随访
预后	大部分病人存活，治疗能控制肥大细胞负荷引起的症状，极少数病人死于侵袭性多系统疾病	孤立性病变预后极好，累及胃肠道的系统性疾病预后较差

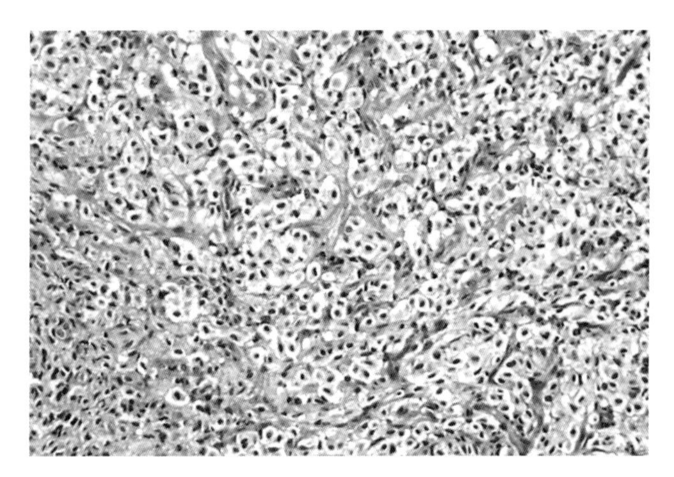

图 3.28.1 系统性肥大细胞增多症 多发生于结肠而非小肠，本例发生于结肠，可见呈片状浸润的肥大细胞和背景中的嗜酸性粒细胞

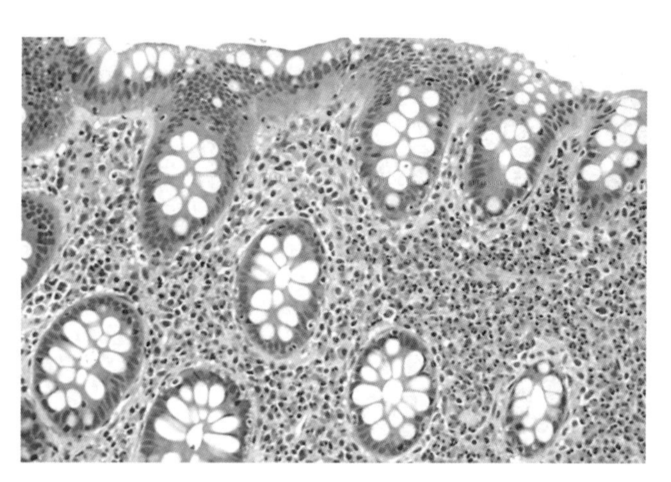

图 3.28.2 系统性肥大细胞增多症 在这例结肠病例中，可见肿瘤细胞围绕腺体环形排列，但引人注目的是间质背景中大量的嗜酸性粒细胞浸润

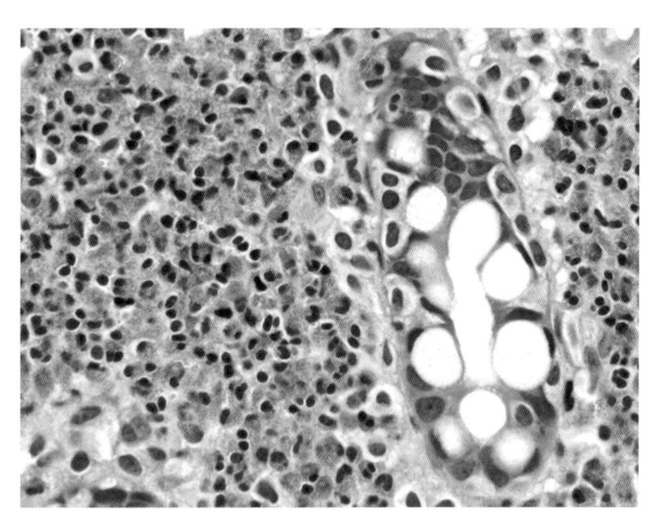

图 3.28.3 系统性肥大细胞增多症 本图为图 3.28.2 的局部放大

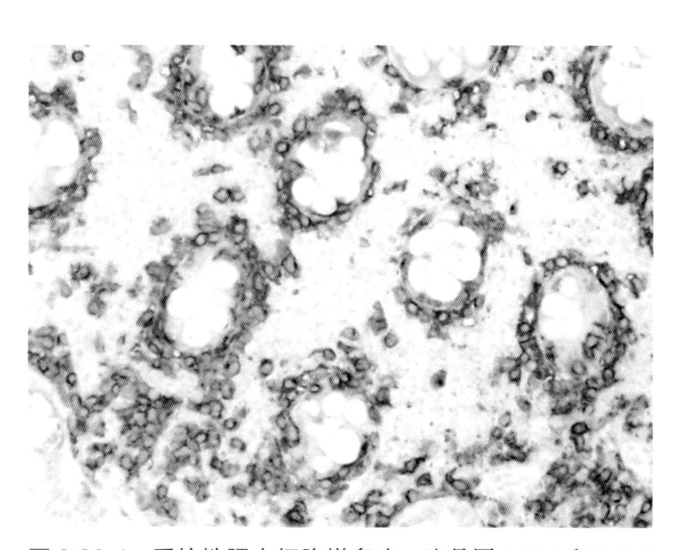

图 3.28.4 系统性肥大细胞增多症 这是图 3.28.2 和 3.28.3 中的病例的 CD117 染色

图 3.28.5 系统性肥大细胞增多症 这是 CD25 染色

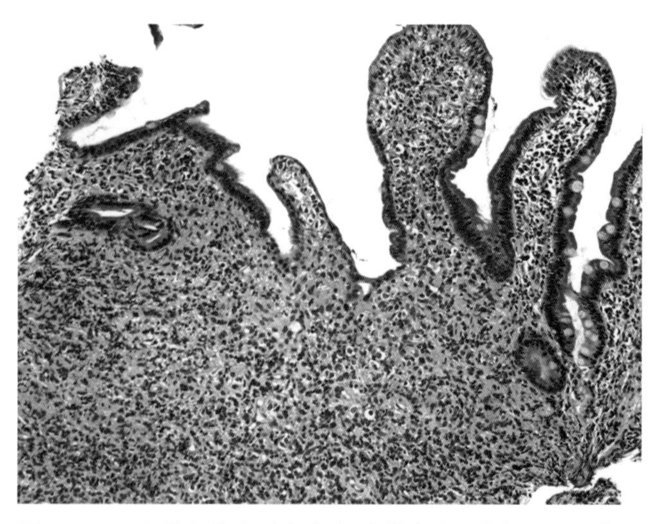

图 3.28.6 朗格汉斯细胞组织细胞增生症 本例源于一位患严重系统性疾病累及大部分胃肠道的儿童。在成人朗格汉斯细胞组织细胞增生症表现为孤立性的病变，通常是结肠息肉，且临床呈惰性生物学行为。注意背景中大量的嗜酸性粒细胞浸润

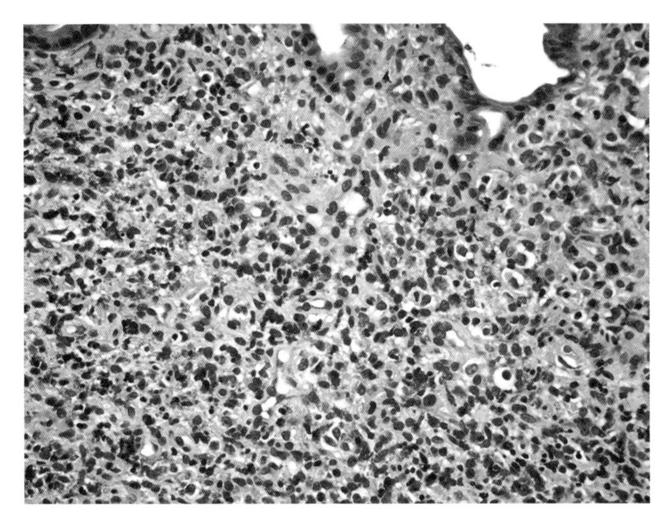

图 3.28.7　朗格汉斯细胞组织细胞增生症　本图为图 3.28.6 的局部放大

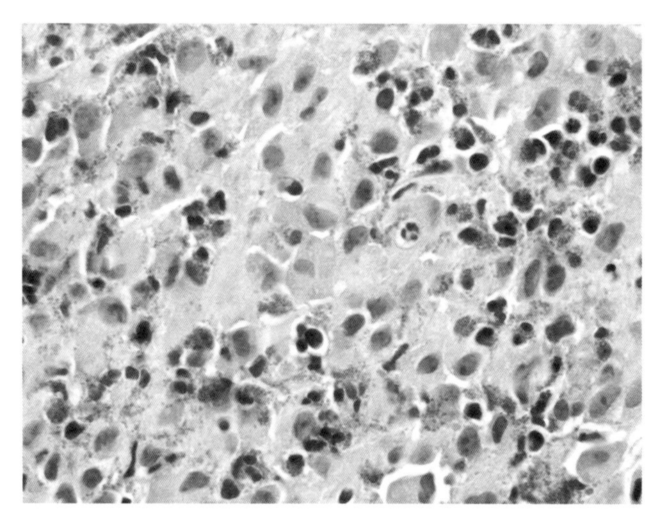

图 3.28.8　朗格汉斯细胞组织细胞增生症　注意背景中大量的嗜酸性粒细胞

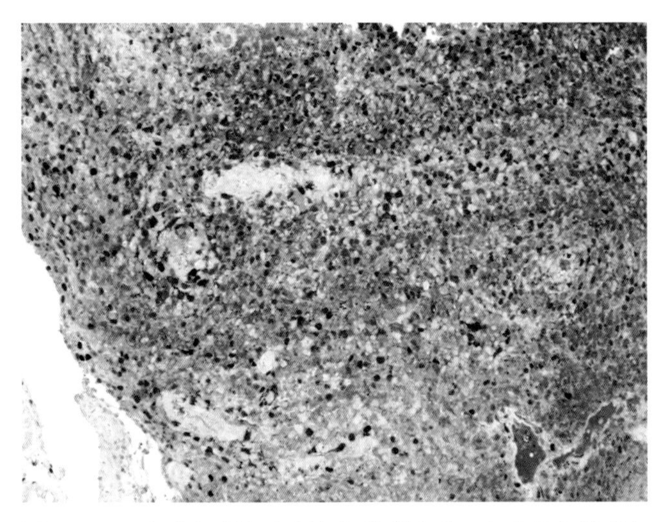

图 3.28.9　朗格汉斯细胞组织细胞增生症　免疫组化肿瘤细胞表达 S100，细胞核和细胞质均着色

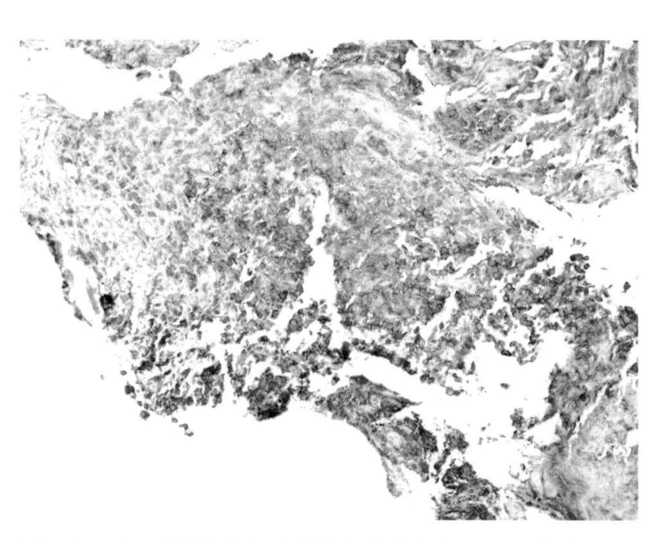

图 3.28.10　朗格汉斯细胞组织细胞增生症　CD1a 染色

3.29 小肠 GISTs 与炎性纤维性息肉

	小肠 GISTs	炎性纤维性息肉
年龄/性别	几乎仅发生于成人（儿童 GISTs 通常发生于胃），中位年龄约 60 岁。男性好发	成人（中位年龄约 60 岁）。胃窦部是最常见的部位，小肠也是常见部位。女性好发
部位	约 30% 的 GISTs 病例发生于小肠，5% 发生于十二指肠，发生于十二指肠者 35%~40% 为恶性生物学行为	小肠各部位均可发病
症状	通常表现为消化道梗阻症状	消化道梗阻症状，因为常引起肠套叠
体征	影像学表现为占位，手术中常见肿瘤继发肠套叠	占位性病变，常引起肠套叠
病因学	部分病例与 1 型神经纤维瘤病（NF1）相关，只有胃部肿瘤与 Carney 三联征或 Carney-Stratakis 综合征有关（SDH 缺陷型 GISTs）	尚不清楚，约 50%~60% 的病例出现 *PDGFRA* 基因突变
组织学	1. 固有肌层的梭形细胞肿瘤*（图 3.29.1）*，由形态较一致的细胞构成*（图 3.29.2）* 2. 有时肿瘤内可出现胶原纤维（即嗜伊红染色丝团样纤维小结“skeinoid fiber”）*（图 3.29.3）*，但通常炎症反应较轻	1. 肿瘤基本上都是位于黏膜下层，虽然有时可穿过固有肌层到达浆膜层，亦可向管腔方向生长累及黏膜层*（图 3.29.5）*。肿瘤间质可显著水肿，尤其当继发肠套叠时 2. 肿瘤由胖梭形细胞、富于血管的间质和大量浸润的嗜酸性粒细胞构成*（图 3.29.6）* 3. 部分病例显示梭形肿瘤细胞围绕小血管呈“葱皮样”生长*（图 3.29.7）*，但是该特征并不是全部病例都出现
特殊检查	• 绝大部分病例肿瘤细胞表达 CD117*（图 3.29.4）*和 DOG-1，近一半肿瘤表达 CD34 和 SMA，少数病例可表达 S100 • 分子病理检测 *KIT* 基因激活突变较常见，*PDGFRA* 基因突变在十二指肠病例被报道，未见于小肠其他部位肿瘤	• 大部分病例肿瘤细胞表达 CD34*（图 3.29.8）*，但是不表达 CD117 和 DOG1，部分病例可表达 PDGFRA。部分病例免疫组化表达 BRAF，与相关的基因突变状况一致。*PDGFRA* 基因突变与一部分 GISTs 一致
治疗	外科治疗或酪氨酸激酶抑制剂治疗（伊马替尼是其原型）	切除
预后	取决于肿瘤大小和核分裂象。在伊马替尼用于此肿瘤治疗之前的时代，约 40% 的小肠 GISTs 是致命的，而现在许多病人对新的治疗方式反应良好	良性，即使那些穿过固有肌层的病例也是良性的

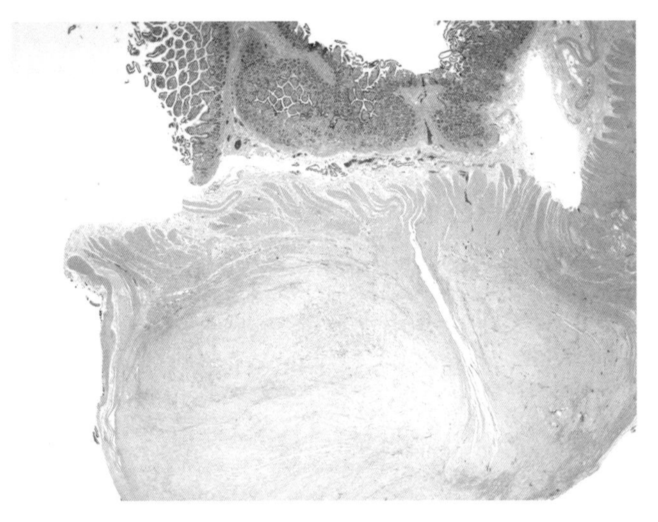

图 3.29.1 GIST 低倍镜显示肿瘤中心位于固有肌层

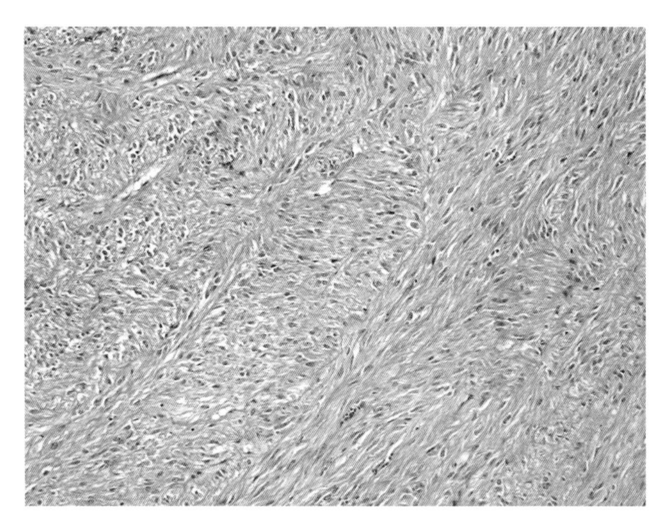

图 3.29.2 GIST 肿瘤由束状排列、形态较一致的梭形细胞组成

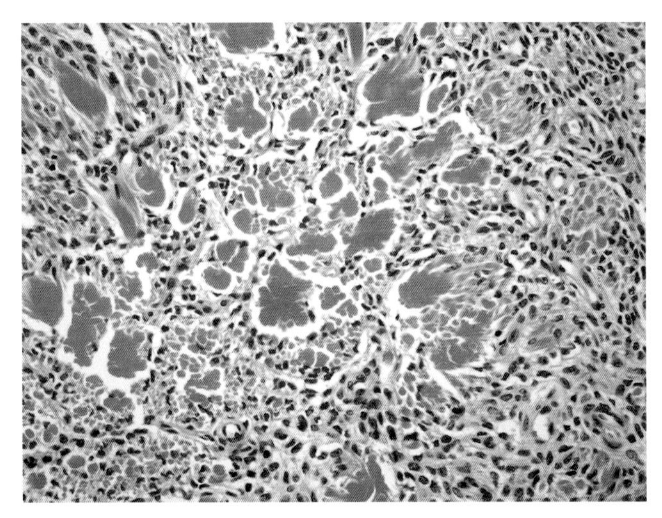

图 3.29.3 GIST 所谓的嗜伊红染色丝团样纤维小结“skeinoid fiber”常出现在小肠 GIST 中，注意肿瘤细胞形态较一致

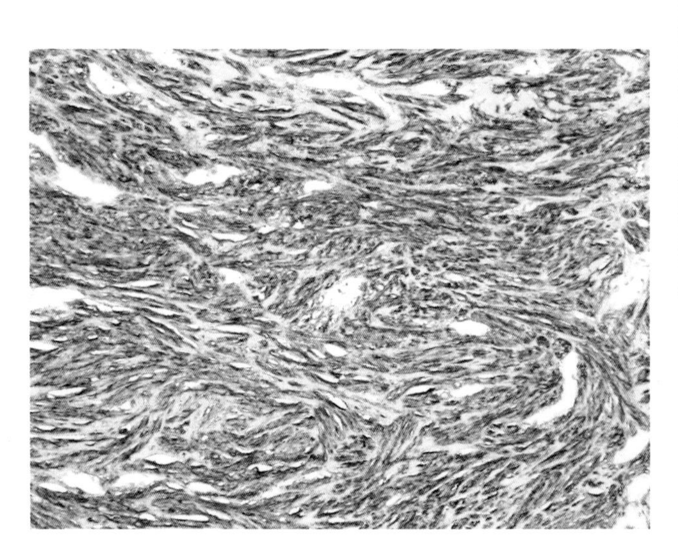

图 3.29.4 GIST 免疫组化肿瘤细胞表达 CD117

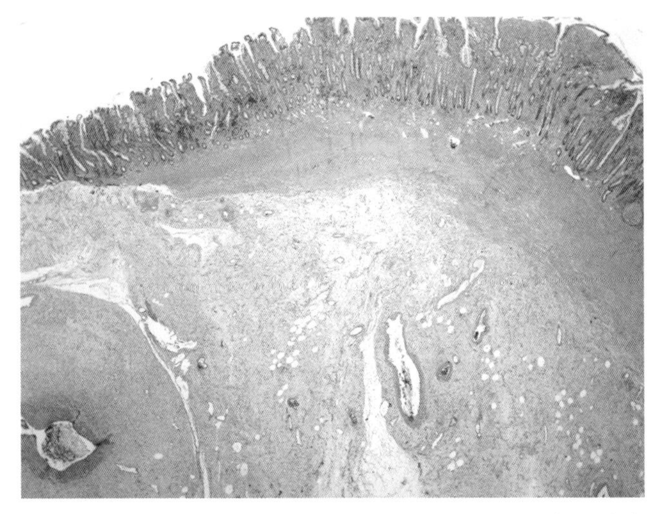

图 3.29.5 炎性纤维性息肉 本例黏膜肌层增厚，但肿瘤中心位于黏膜下层。小肠炎性纤维性息肉倾向引发肠套叠，故常伴显著水肿的间质

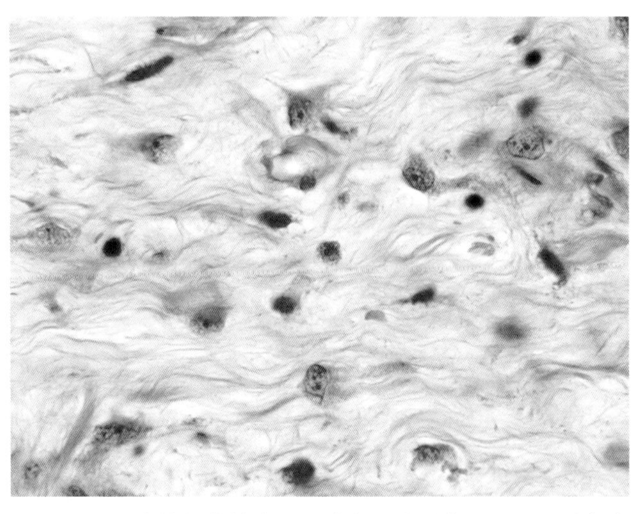

图 3.29.6 炎性纤维性息肉 肿瘤细胞形态温和，几乎都有嗜酸性粒细胞的背景

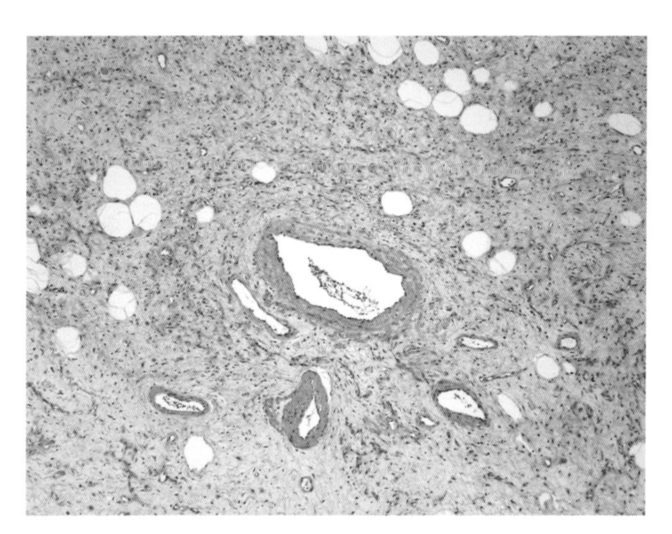

图 3.29.7　炎性纤维性息肉　肿瘤间质富含血管，发生于胃部的炎性纤维性息肉常出现梭形细胞围绕小血管的“葱皮样”结构，但在小肠炎性纤维性息肉不明显

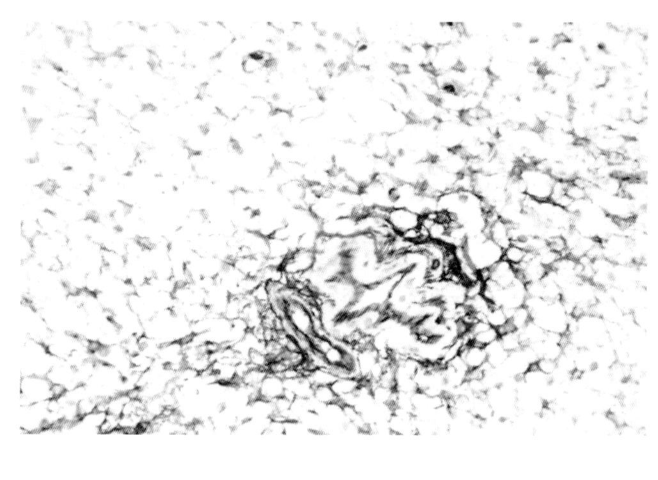

图 3.29.8　炎性纤维性息肉　肿瘤细胞常表达 CD34

3.30 小肠上皮样 GISTs 与癌

	小肠上皮样 GISTs	癌
年龄/性别	几乎仅发生于成人（儿童 GISTs 通常发生于胃），中位年龄约 60 岁。男性多发	均发生于成人，在小肠发现的癌亦可从其他原发部位转移而来。总体来说以男性为主
部位	约 30% 的 GISTs 病例发生于小肠，5% 发生于十二指肠，发生于十二指肠者 35%~40% 为恶性生物学行为。任何部位都可以是上皮样的	遍及小肠各部分
症状	通常表现为消化道梗阻症状	消化道梗阻症状
体征	影像学表现为占位，手术中常见肿瘤继发肠套叠	肿块
病因学	与 *KIT* 和 *PDGFRA* 基因突变相关	病因因来源而异，胃和乳腺的转移癌常见；一部分为原发癌
组织学	1. 固有肌层的上皮样病变（*图 3.30.1*），肿瘤细胞之间形态较一致，部分肿瘤细胞可见细胞质内空泡（*图 3.30.2*）	1. 部分病例，可以观察到小肠癌癌前病变成分（*图 3.30.4*）与浸润癌移行过渡 2. 肿瘤细胞可有黏液细胞形态，与上皮样 GISTs 肿瘤细胞的细胞质内空泡样改变不同（*图 3.30.5*）
特殊检查	• 大部分病例肿瘤细胞表达 CD117（*图 3.30.3*）和 DOG-1，近一半肿瘤表达 CD34 和 SMA，少数病例可表达 S100。细胞角蛋白表达很罕见 • 分子病理检测 *KIT* 基因激活突变较常见，*PDGFRA* 基因突变在十二指肠病例被报道，未见于小肠其他部位肿瘤	• 肿瘤组织通常不表达 CD34，一部分癌可表达 CD117，接近 1/3 的胃癌可表达 DOG-1，但细胞角蛋白抗体可为鉴别诊断提供帮助（*图 3.30.6*）。当然，通过其他免疫组化指标可明确肿瘤的来源部位
治疗	外科治疗或酪氨酸激酶抑制剂治疗（伊马替尼是其原型）	手术切除和化疗，取决于肿瘤的类型
预后	取决于肿瘤大小和核分裂象。在伊马替尼用于此肿瘤治疗之前的时代，约 40% 的小肠 GISTs 是致命的，而现在许多病人对新的治疗方式反应良好	肿瘤的类型不同，预后不同，但一般预后差

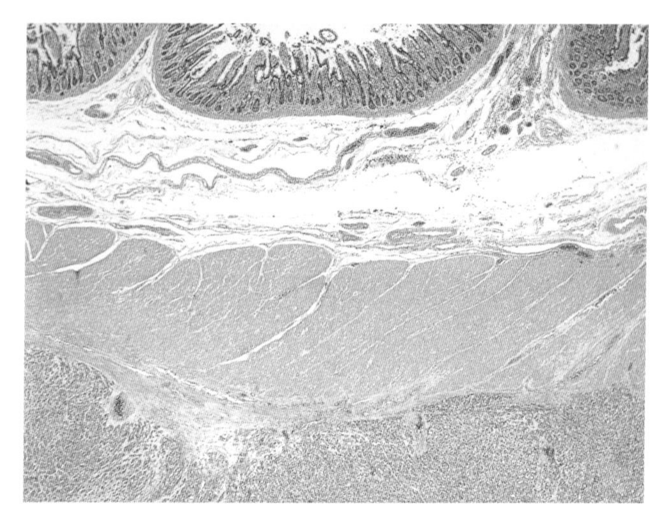

图 3.30.1 上皮样 GIST 肿瘤中心位于固有肌层

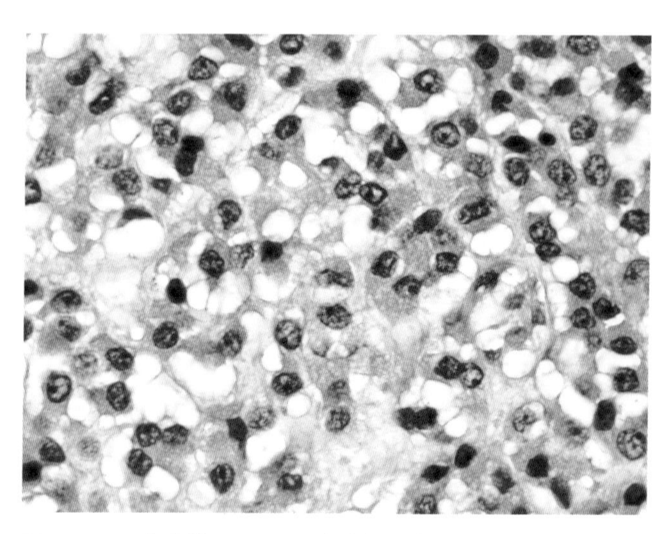

图 3.30.2 上皮样 GIST 注意本例肿瘤细胞核形态相对一致，呈浆细胞样。肿瘤细胞的细胞质内可见非黏液性空泡形成

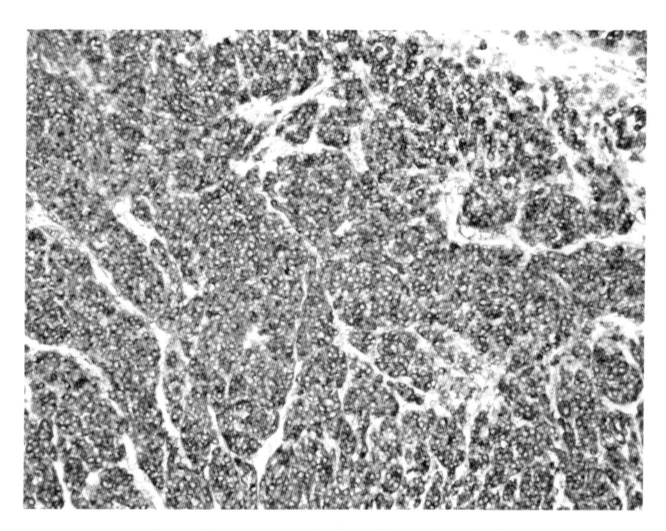

图 3.30.3 上皮样 GIST 免疫组化肿瘤细胞表达 CD117

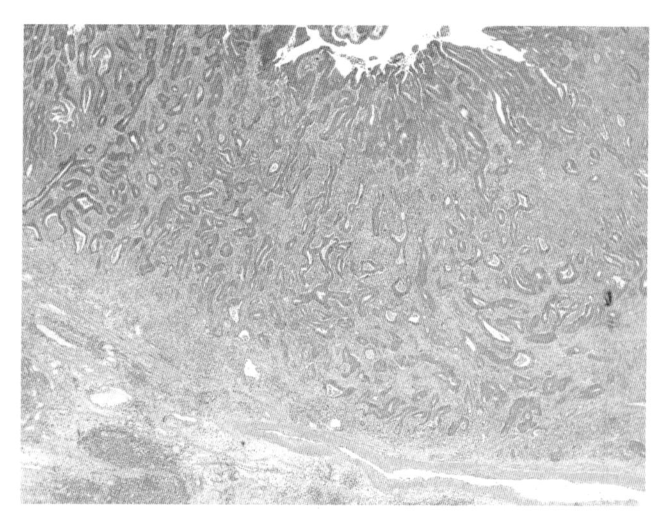

图 3.30.4 小肠原发腺癌 本例回肠原发腺癌源自一位克罗恩病病人，肿瘤起自与回肠炎相关的腺体重度异型增生，由腺管构成

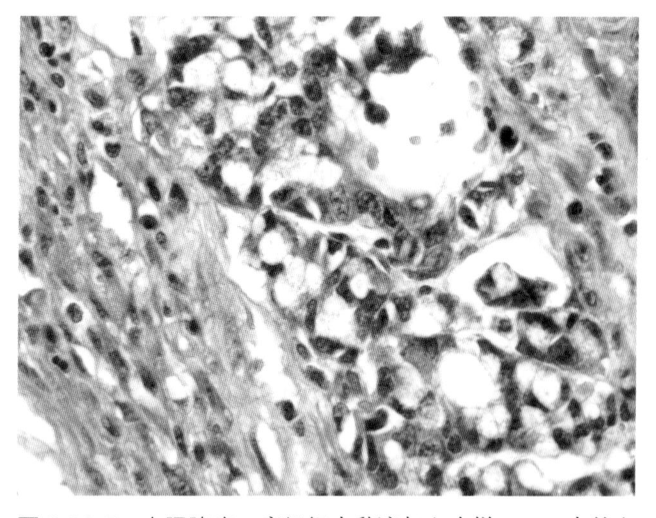

图 3.30.5 小肠腺癌 癌组织内黏液与上皮样 GISTs 中的空泡样改变不同

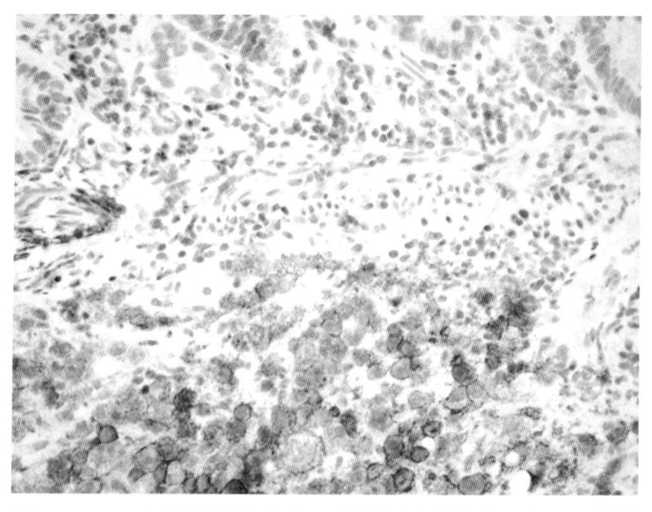

图 3.30.6 小肠转移性腺癌 本例为胃癌转移至小肠，其中一部分胃癌可表达 DOG-1，给诊断带来陷阱

3.31 小肠 GISTs 与平滑肌肉瘤

	小肠 GISTs	平滑肌肉瘤
年龄/性别	几乎仅发生于成人（儿童 GISTs 通常发生于胃），中位年龄约 60 岁。男性好发	成人（中位年龄 60 岁），发病率较 GISTs 少见
部位	约 30% 的 GISTs 病例发生于小肠，5% 发生于十二指肠，发生于十二指肠者 35%~40% 为恶性生物学行为	遍及小肠各部分
症状	通常表现为消化道梗阻症状	消化道梗阻症状，因为肿瘤常导致肠套叠
体征	影像学表现为占位，手术中常见肿瘤继发肠套叠	肿块
病因学	部分病例与 1 型神经纤维瘤病（NF1）相关，只有胃部肿瘤与 Carney 三联征或 Carney-Stratakis 综合征有关（SDH 缺陷型 GISTs）	尚不清楚
组织学	1. 固有肌层的梭形细胞肿瘤（*图 3.31.1*），由形态较一致的细胞构成（*图 3.31.2，3.31.3*）	1. 肿瘤通常起源于固有肌层，肿瘤细胞与 GISTs 相比更加粉染或嗜伊红（*图 3.31.4*），并呈编织束状排列（*图 3.31.5*） 2. 与 GISTs 相比，肿瘤细胞核的多形性明显得多（*图 3.31.6*）
特殊检查	• 绝大部分病例肿瘤细胞表达 CD117 和 DOG-1，近一半肿瘤表达 CD34 和 SMA，少数病例可表达 S100。分子病理检测 *KIT* 基因激活突变较常见，*PDGFRA* 基因突变在十二指肠病例被报道，未见于小肠其他部位肿瘤	• 肿瘤细胞表达 desmin、caldesmon 和 actin，但一般不表达 CD117 和 DOG-1。分子病理检测无 *KIT* 和 *PDGFRA* 基因突变。部分病例可微弱表达细胞角蛋白
治疗	外科治疗或酪氨酸激酶抑制剂治疗（伊马替尼是其原型）	手术切除，化疗
预后	取决于肿瘤大小和核分裂象。在伊马替尼用于此肿瘤治疗之前的时代，约 40% 的小肠 GISTs 是致命的，而现在许多病人对新的治疗方式反应良好	肿瘤分级和核分裂活性低的预后较好

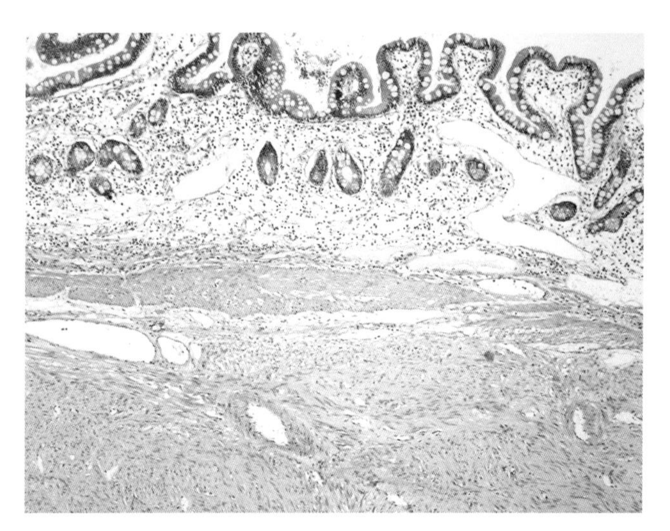

图 3.31.1 GIST 肿瘤起源于固有肌层并侵犯黏膜下层

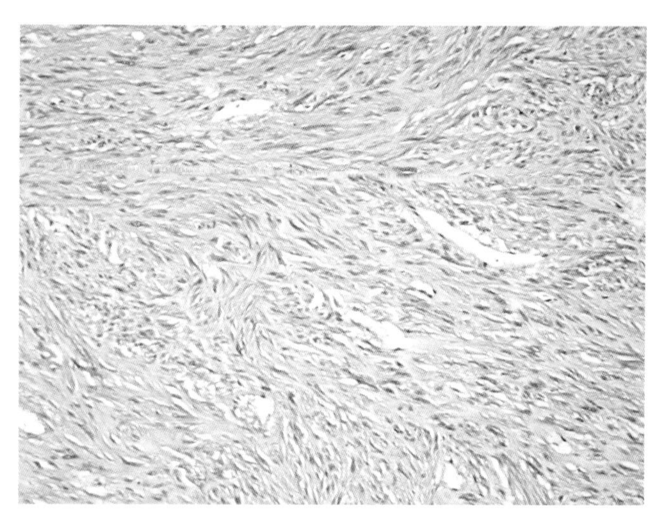

图 3.31.2 GIST 注意肿瘤细胞形态相对一致、细胞质呈灰粉色

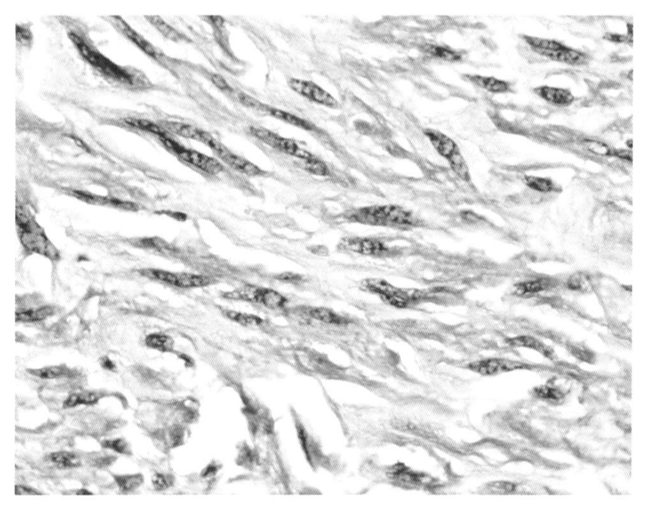

图 3.31.3 GIST 高倍镜显示肿瘤细胞质呈纤细的纤维丝状

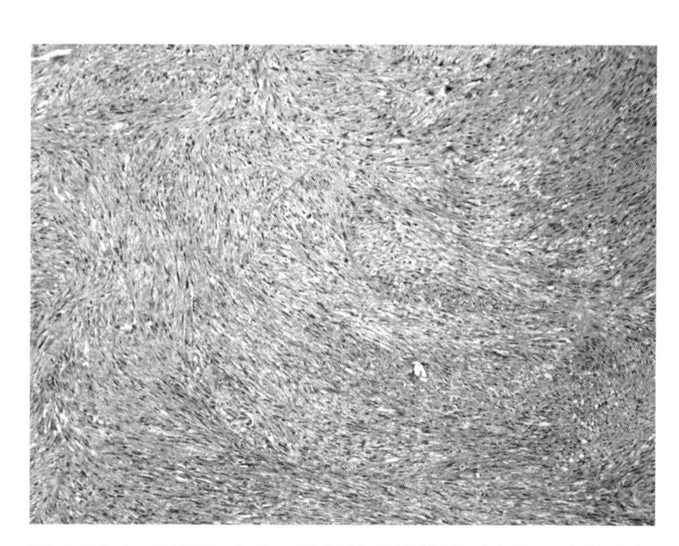

图 3.31.4 平滑肌肉瘤 即便是在低倍镜下也能看出肿瘤细胞核明显的多形性。肿瘤呈编织束状排列，整体染色感观较GISTs更加粉红或嗜伊红

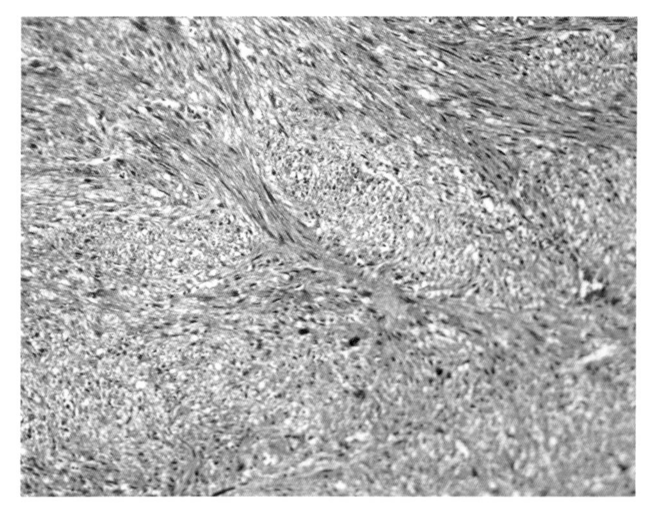

图 3.31.5 平滑肌肉瘤 注意肿瘤组织编织束状排列方式

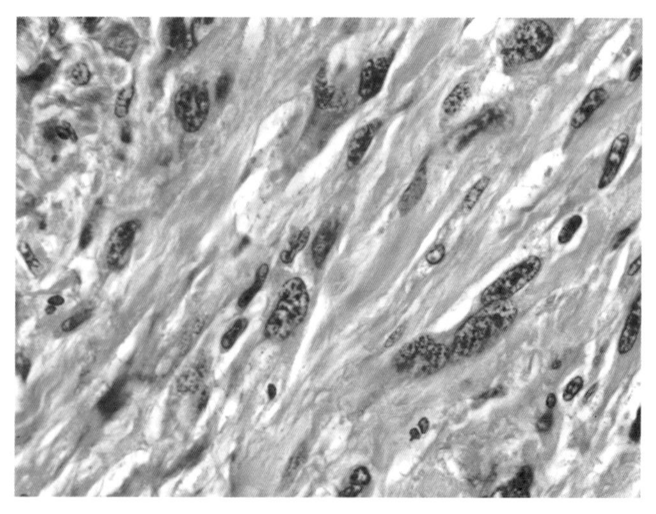

图 3.31.6 平滑肌肉瘤 肿瘤细胞核内密集的异染色质颗粒，细胞质呈亮粉红色，肿瘤细胞核两端钝圆

3.32 小肠 GISTs 与透明细胞肉瘤样胃肠道肿瘤（恶性胃肠道神经外胚层肿瘤）

	小肠 GISTs	透明细胞肉瘤样胃肠道肿瘤（恶性胃肠道神经外胚层肿瘤）
年龄 / 性别	几乎仅发生于成人（儿童 GISTs 通常发生于胃），中位年龄约 60 岁。男性好发	成人，发病年龄广泛但较 GISTs 年轻（中位年龄低于 40 岁），无性别差异
部位	约 30% 的 GISTs 病例发生于小肠，5% 发生于十二指肠，发生于十二指肠者 35%~40% 为恶性生物学行为	常见于回肠
症状	通常表现为消化道梗阻症状	梗阻症状
体征	影像学表现为占位，手术中常见肿瘤继发肠套叠	肿块
病因学	部分病例与 1 型神经纤维瘤病（NF1）相关，只有胃部肿瘤与 Carney 三联征或 Carney-Stratakis 综合征有关（SDH 缺陷型 GISTs）	尚不清楚，可出现 *EWS* 基因重排
组织学	1. 固有肌层的梭形细胞肿瘤（*图 3.32.1*），由形态较一致的细胞构成（*图 3.32.2*） 2. 肿瘤由梭形细胞带状排列，而不是呈巢团状排列（*图 3.32.3*）	1. 肿瘤常累及固有肌层（*图 3.32.5*） 2. 肿瘤由形态较一致的肿瘤细胞呈巢团状排列（*图 3.32.6*），常可见明显的核仁 3. 部分病例可出现假乳头状排列（*图 3.32.7*）
特殊检查	• 绝大部分病例肿瘤细胞表达 CD117（*图 3.32.4*）和 DOG-1，近一半肿瘤表达 CD34 和 SMA，少数病例可表达 S100 • 分子病理检测 *KIT* 基因激活突变较常见，*PDGFRA* 基因突变在十二指肠病例被报道，未见于小肠其他部位肿瘤	• 肿瘤细胞表达 S100（*图 3.32.8*）和 SOX10，超过一半病例表达 CD56 和突触素，部分病例亦可表达 NSE 和 NFP。但缺乏特异性黑色素瘤、GISTs、上皮和肌源性免疫标志物的表达。大部分病例可检测出 EWS 与 ATF1 或 CREB1 基因的重排
治疗	外科治疗或酪氨酸激酶抑制剂治疗（伊马替尼是其原型）	手术切除和化疗
预后	取决于肿瘤大小和核分裂象。在伊马替尼用于此肿瘤治疗之前的时代，约 40% 的小肠 GISTs 是致命的，而现在许多病人对新的治疗方式反应良好	具有侵袭性生物学行为，对化疗不敏感

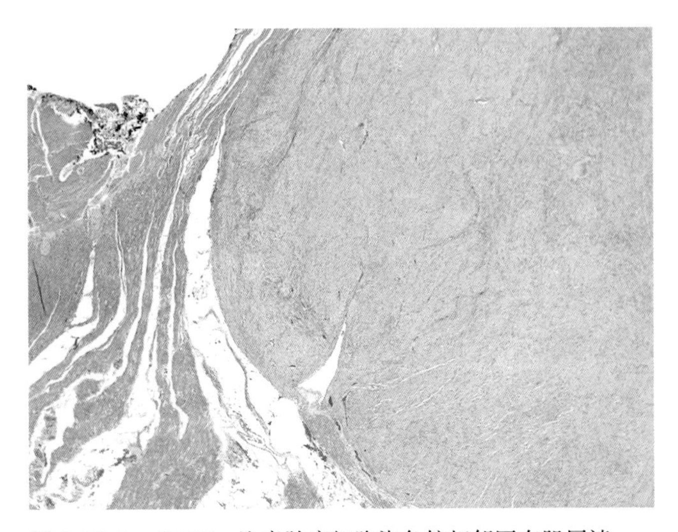

图 3.32.1　GIST　注意肿瘤细胞染色较相邻固有肌层淡

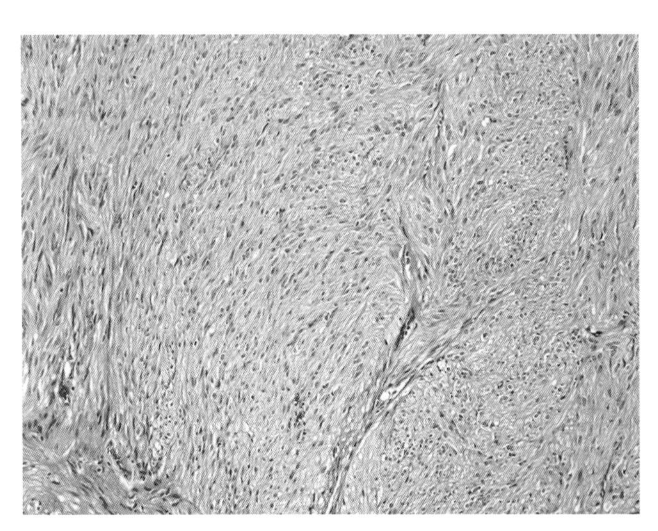

图 3.32.2　GIST　肿瘤由形态较一致的梭形细胞组成

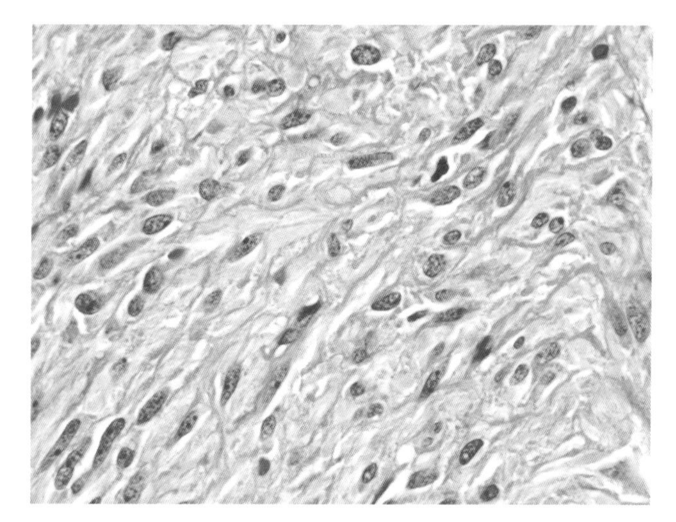

图 3.32.3 GIST 肿瘤背景可见纤细的胶原纤维丝

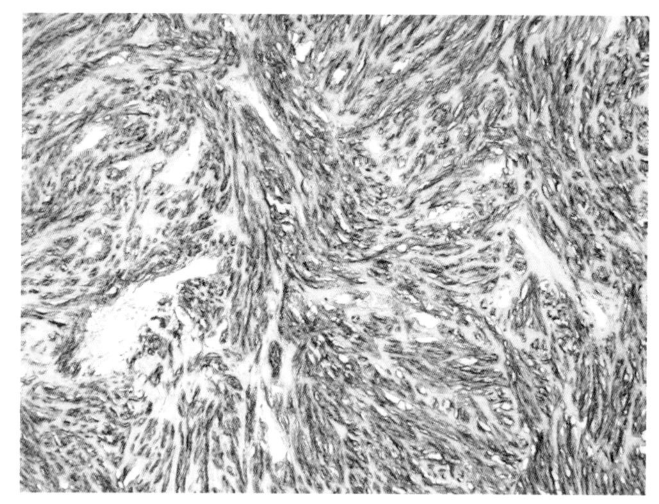

图 3.32.4 GIST 免疫组化肿瘤细胞表达 CD117

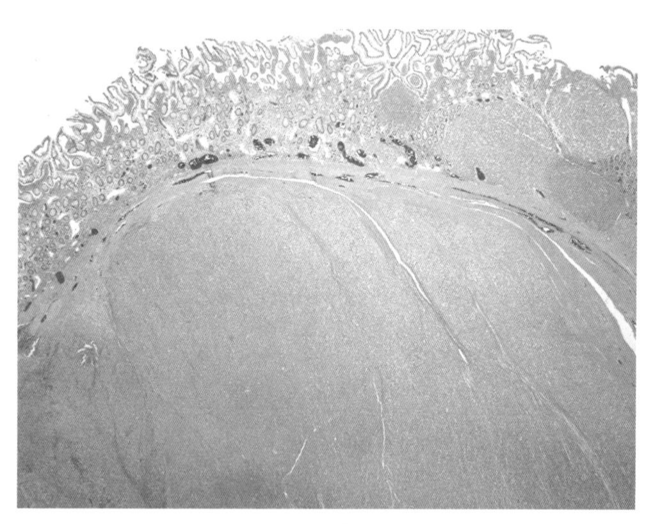

图 3.32.5 透明细胞肉瘤样胃肠道肿瘤 本例发生于回肠，肿瘤组织累及固有肌层，低倍镜下显示明显恶性生物学行为

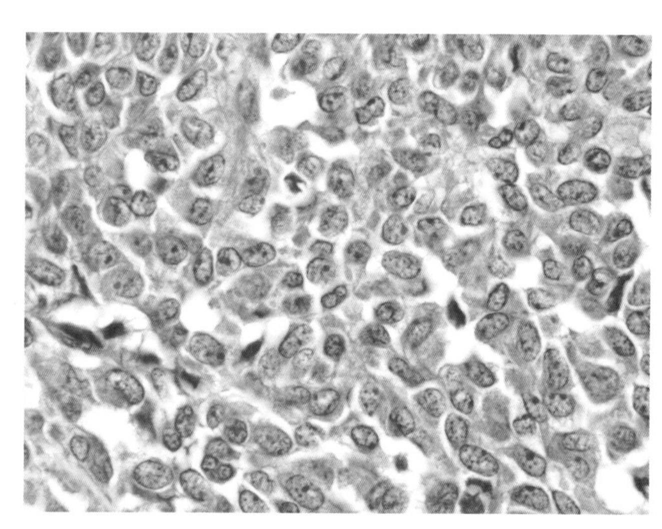

图 3.32.6 透明细胞肉瘤样胃肠道肿瘤 肿瘤细胞形态较一致，多数可见明显的核仁，细胞质灰粉色

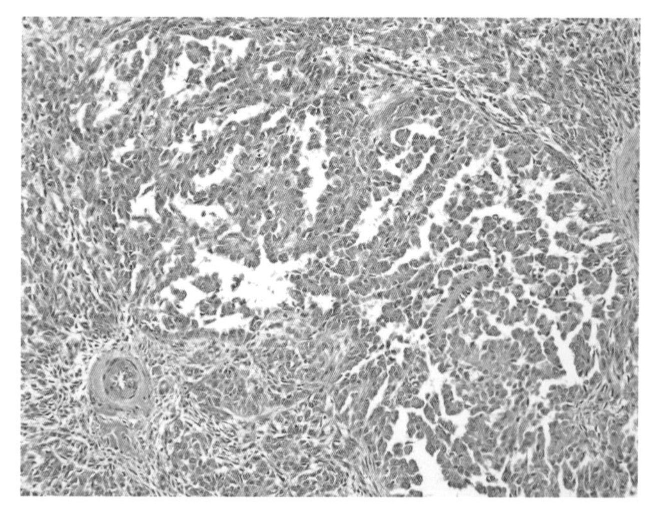

图 3.32.7 透明细胞肉瘤样胃肠道肿瘤 部分病例可见假乳头状排列

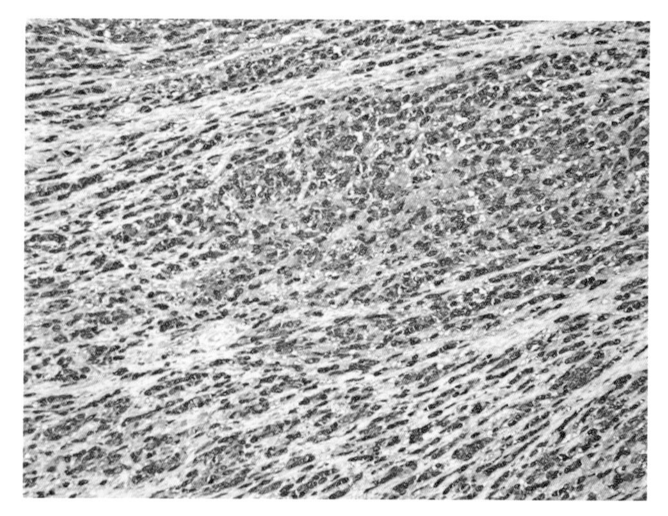

图 3.32.8 透明细胞肉瘤样胃肠道肿瘤 注意肿瘤细胞弥漫强阳性表达 S100（细胞质和胞核均阳性）

3.33 小肠 GISTs 与恶性黑色素瘤

	小肠 GISTs	恶性黑色素瘤转移到小肠
年龄/性别	几乎仅发生于成人（儿童 GISTs 通常发生于胃），中位年龄约 60 岁。男性好发	通常发生于成人
部位	约 30% 的 GISTs 病例发生于小肠，5% 发生于十二指肠，发生于十二指肠者 35%~40% 为恶性生物学行为	遍及小肠各部分
症状	通常表现为消化道梗阻症状	消化道梗阻症状
体征	影像学表现为占位，手术中常见肿瘤继发肠套叠	肿块
病因学	部分病例与 1 型神经纤维瘤病（NF1）相关，只有胃部肿瘤与 Carney 三联征或 Carney-Stratakis 综合征有关（SDH 缺陷型 GISTs）	常为皮肤恶性黑色素瘤转移
组织学	固有肌层的梭形细胞肿瘤*（图 3.33.1）*，由形态较一致的细胞构成*（图 3.33.2，3.33.3）*	1. 肿瘤可在肠壁任何一层发现，在部分病例色素可成为诊断线索*（图 3.33.5）* 2. 肿瘤细胞多形性较 GISTs 明显得多*（图 3.33.6）* 3. 常可见乳糜管内瘤栓*（图 3.33.7）*
特殊检查	• 绝大部分病例肿瘤细胞表达 CD117 和 DOG-1，近一半肿瘤表达 CD34*（图 3.33.4）*和 SMA，少数病例可表达 S100 • 分子病理检测 *KIT* 基因激活突变较常见，*PDGFRA* 基因突变在十二指肠病例被报道，未见于小肠其他部位肿瘤	• 恶性黑色素瘤亦可表达 CD117，这会给诊断带来陷阱，但一般也弥漫强阳性表达 S100*（图 3.33.8）*。恶性黑色素瘤通常缺乏 CD34 表达 • 恶性黑色素瘤和 GISTs 均可出现 BRAF 基因突变
治疗	外科治疗或酪氨酸激酶抑制剂治疗（伊马替尼是其原型）	手术切除和化疗（取决于肿瘤基因突变情况）
预后	取决于肿瘤大小和核分裂象。在伊马替尼用于此肿瘤治疗之前的时代，约 40% 的小肠 GISTs 是致命的，而现在许多病人对新的治疗方式反应良好	预后差

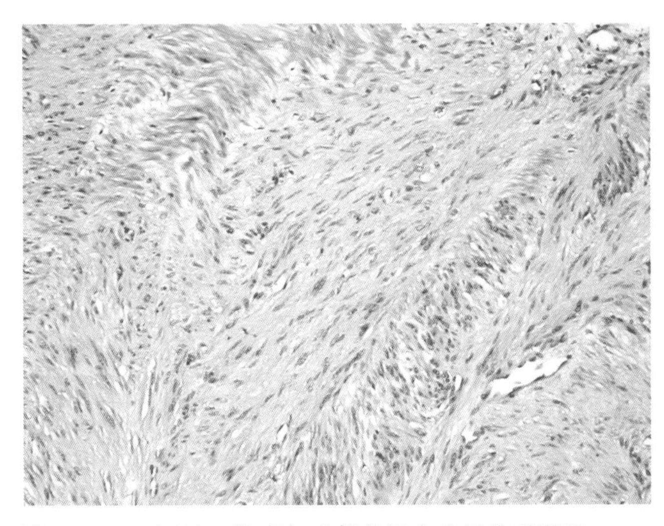

图 3.33.1　GIST　肿瘤与毗邻的固有肌层的平滑肌（左上角粉红色区域）

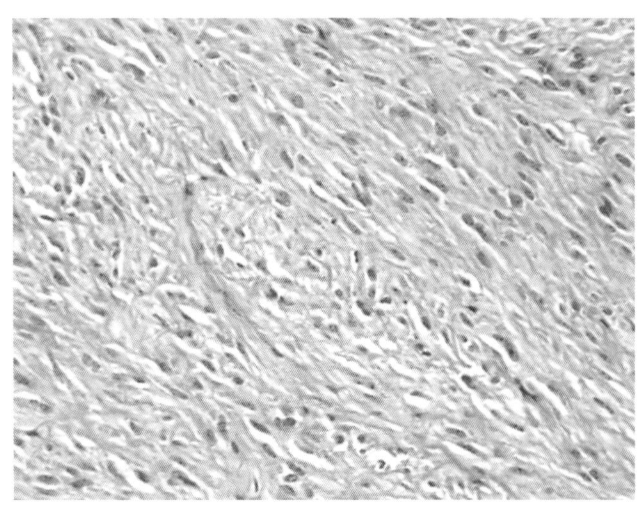

图 3.33.2　GIST　肿瘤细胞形态一致是其特征

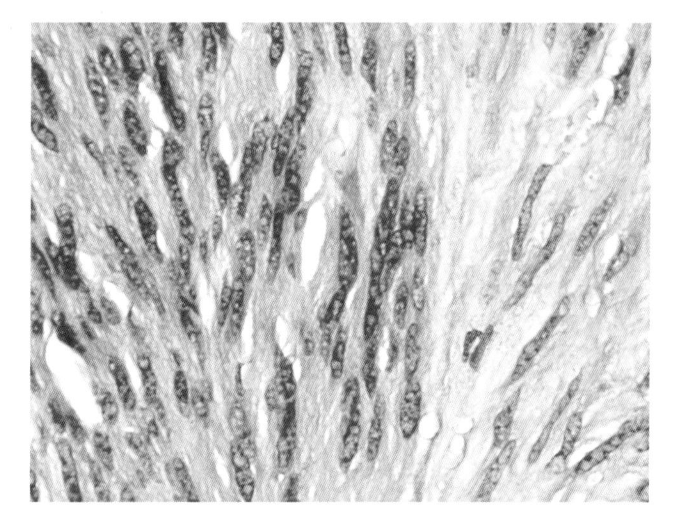

图 3.33.3　GIST　注意肿瘤细胞缺乏核仁

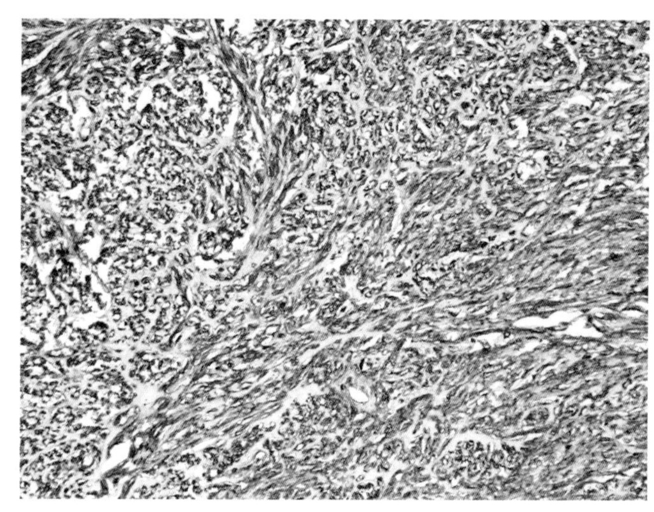

图 3.33.4　GIST　免疫组化肿瘤细胞表达 CD117

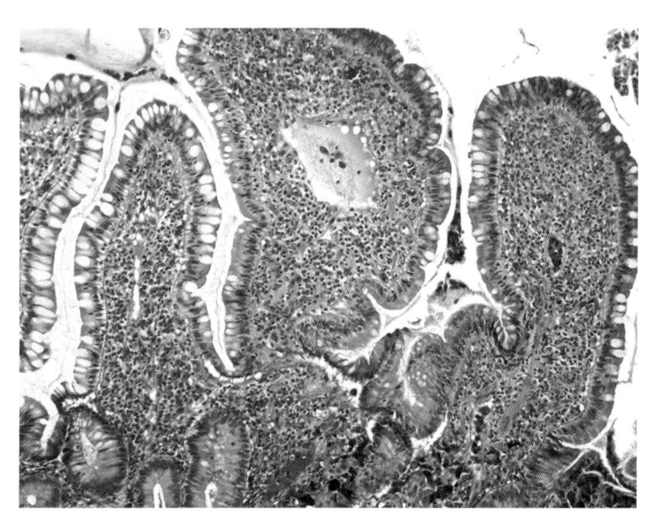

图 3.33.5　恶性黑色素瘤　此例可见色素（视野右下方），甚至乳糜管也可见色素

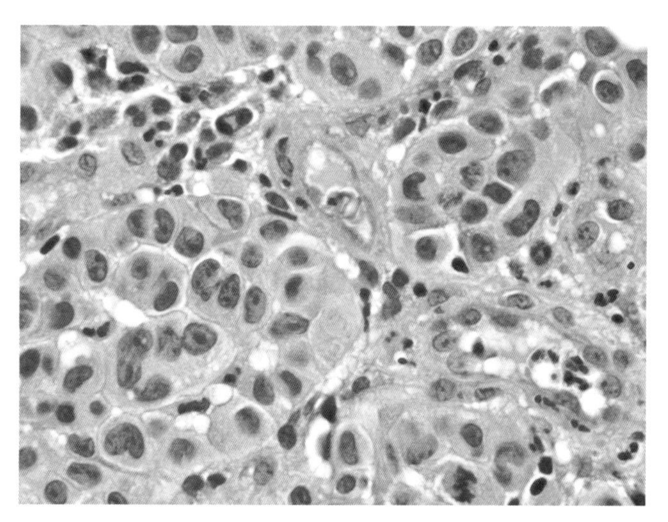

图 3.33.6　恶性黑色素瘤　肿瘤细胞核不规则，核仁明显

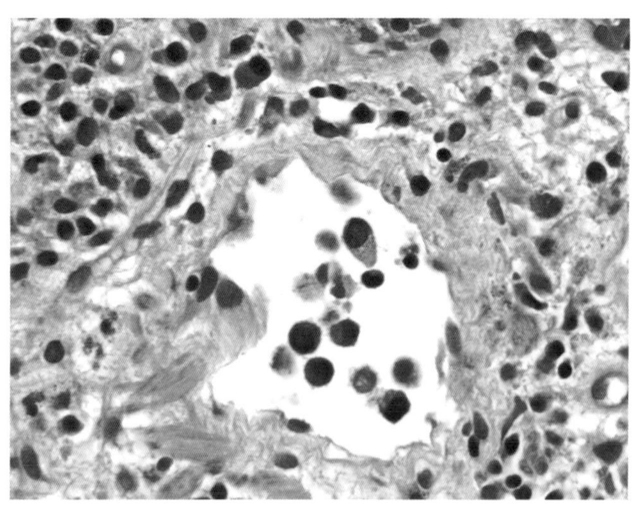

图 3.33.7　恶性黑色素瘤　肿瘤细胞在乳糜管内变圆

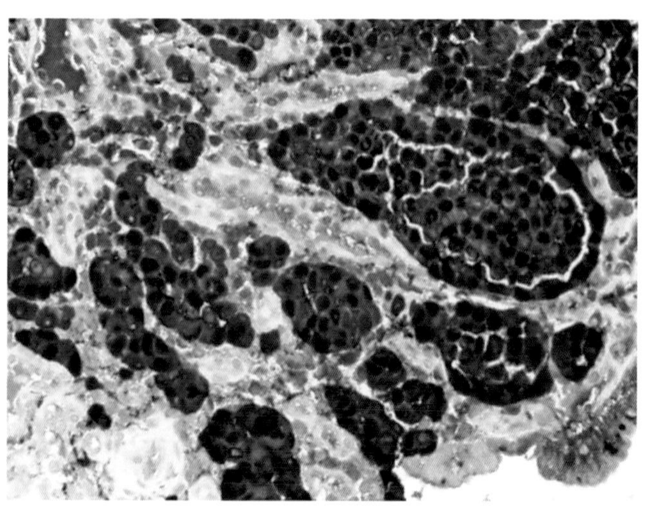

图 3.33.8　恶性黑色素瘤　注意肿瘤弥漫强阳性表达 S100

3.34 透明细胞肉瘤样胃肠道肿瘤（恶性胃肠道神经外胚层肿瘤）与恶性黑色素瘤

	透明细胞肉瘤样胃肠道肿瘤（恶性胃肠道神经外胚层肿瘤）	恶性黑色素瘤转移到小肠
年龄/性别	成人，发病年龄广泛但较 GISTs 年轻（中位年龄小于 40 岁），无性别差异	通常发生于成人
部位	常见于回肠	遍及小肠各部分
症状	梗阻症状	消化道梗阻症状
体征	肿块	肿块
病因学	尚不清楚，可出现 *EWS* 基因重排	常为皮肤恶性黑色素瘤转移
组织学	1. 肿瘤常累及固有肌层（*图 3.34.1*） 2. 肿瘤由形态较一致的肿瘤细胞呈巢团状排列（*图 3.34.2*），常可见明显的核仁，不见肿瘤细胞产生黑色素 3. 部分病例可出现假乳头状排列（*图 3.34.3*）	1. 肿瘤可在肠壁任何一层发现，在部分病例色素可成为诊断线索（*图 3.34.4*） 2. 肿瘤细胞多形性较透明细胞肉瘤样胃肠道肿瘤明显得多（*图 3.34.5*） 3. 常可见乳糜管内瘤栓（*图 3.34.6*）
特殊检查	• 肿瘤细胞表达 S100 和 SOX10，超过一半病例表达 CD56 和突触素，部分病例亦可表达 NSE 和 NFP。但肿瘤缺乏特异性黑色素、GISTs、上皮和肌源性免疫标志物的表达。大部分病例可检测出 *EWS* 与 *ATF1* 或 *CREB1* 基因的重排	• 恶性黑色素瘤表达 S100，但也常表达 HMB45、Melan-A 和 tyrosinase。当然转移性软组织透明细胞肉瘤也可表达恶性黑色素瘤标记 • 部分病例需要做 *EWS* 基因重排（在透明细胞肉瘤样胃肠道肿瘤中阳性）协助鉴别诊断
治疗	手术切除和化疗	手术切除和化疗（取决于肿瘤基因突变情况）
预后	具有侵袭性生物学行为，对化疗不敏感	预后差

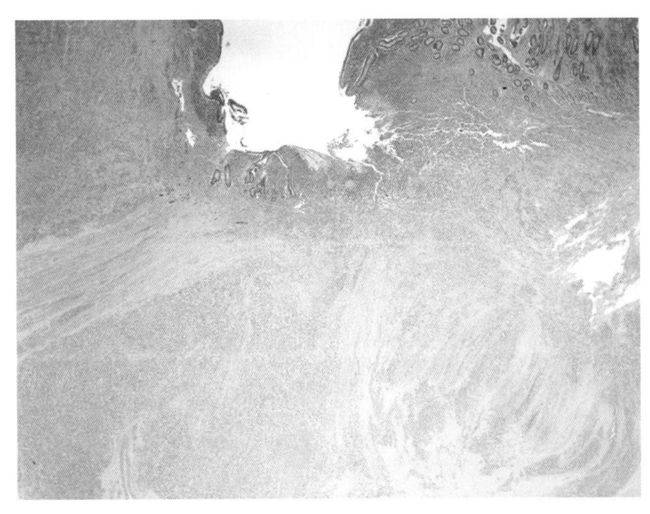

图 3.34.1 透明细胞肉瘤样胃肠道肿瘤 肿瘤累及回肠全层，但中心位于固有肌层，右下角肿瘤呈巢团状排列

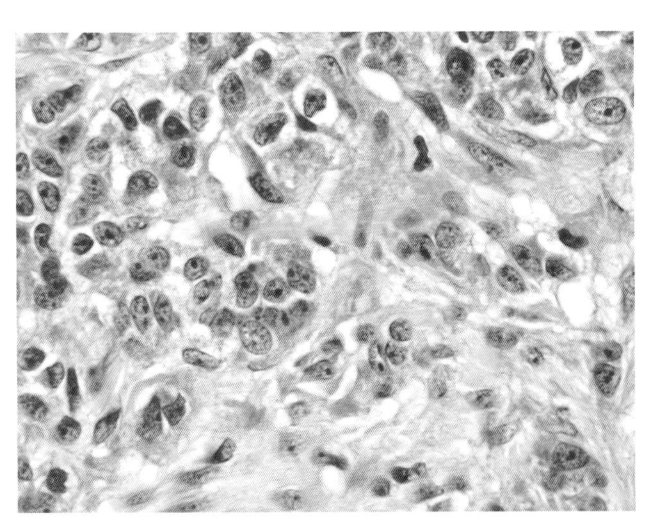

图 3.34.2 透明细胞肉瘤样胃肠道肿瘤 肿瘤细胞形态相对一致，常可见显著的核仁

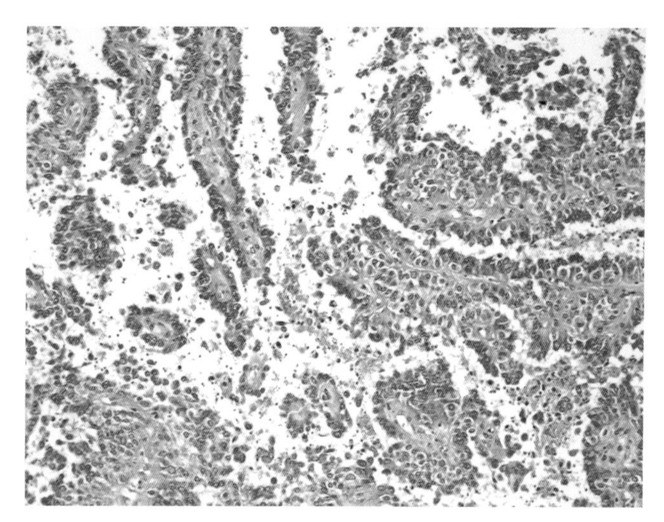

图 3.34.3 透明细胞肉瘤样胃肠道肿瘤 本例呈假乳头状排列

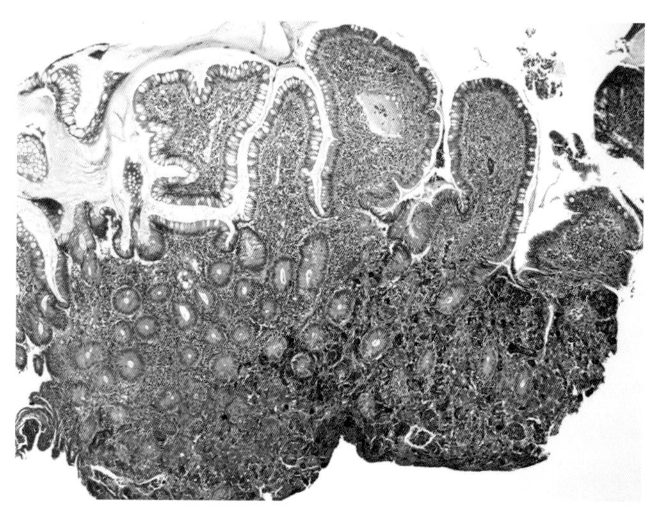

图 3.34.4 恶性黑色素瘤 黏膜固有层可见明显的色素沉着

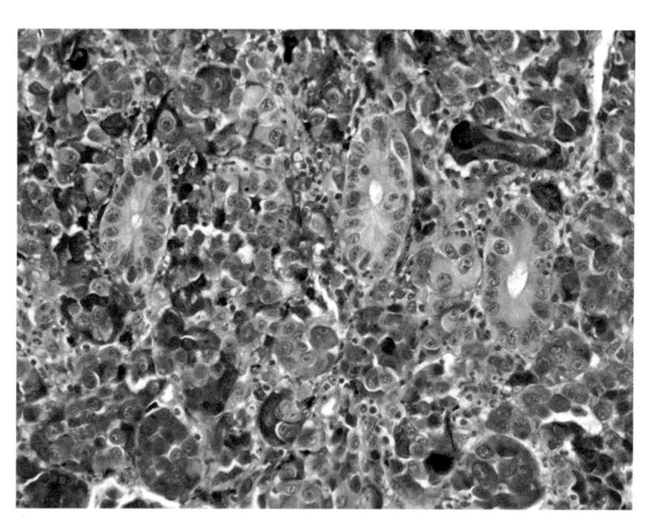

图 3.34.5 恶性黑色素瘤 肿瘤细胞大、具有多形性，有明显的大核仁

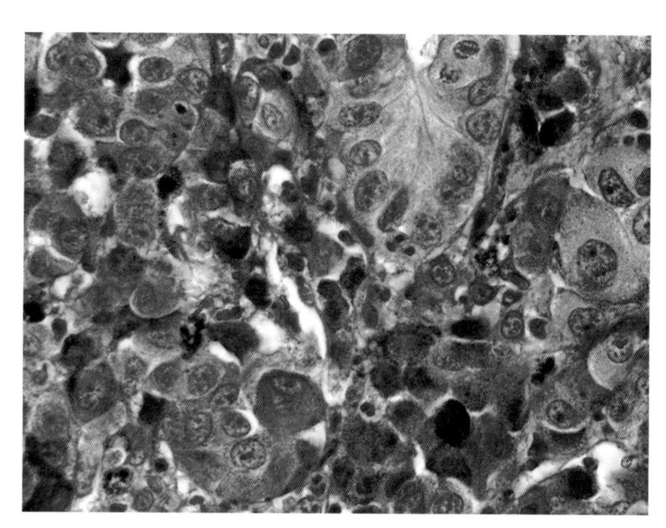

图 3.34.6 恶性黑色素瘤 图 3.34.5 病例的高倍放大

3.35 小肠 GISTs 与肠系膜纤维瘤病

	小肠 GISTs	肠系膜纤维瘤病
年龄 / 性别	几乎仅发生于成人（儿童 GISTs 通常发生于胃），中位年龄约 60 岁，男性好发	年轻成人（中位年龄约 40 岁，发病年龄范围广泛），总体来说男性多发（而发生于腹壁的韧带样纤维瘤病好发于女性）
部位	约 30% 的 GISTs 病例发生于小肠，5% 发生于十二指肠，发生于十二指肠者 35%~40% 为恶性生物学行为	小肠肠系膜
症状	通常表现为消化道梗阻症状	消化道梗阻症状
体征	影像学表现为占位，手术中常见肿瘤继发肠套叠	肿块
病因学	部分病例与 1 型神经纤维瘤病（NF1）相关，只有胃部肿瘤与 Carney 三联征或 Carney-Stratakis 综合征有关（SDH 缺陷型 GISTs）	尚不清楚，与家族性腺瘤性息肉病 /Gardner 综合征、*APC* 基因突变、*CTNNB1* 基因（编码 β -catenin）突变有关
组织学	固有肌层的梭形细胞肿瘤*（图 3.35.1）*，由形态较一致的细胞构成*（图 3.35.2，3.35.3）*	1. 肿瘤发生于肠系膜，部分病例可侵犯小肠壁，累及固有肌层，其肿瘤细胞丰富程度低于 GISTs *（图 3.35.5）* 2. 通常富于血管，肿瘤细胞核形态温和*（图 3.35.6）* 3. 可有黏液样形态*（图 3.35.7）*
特殊检查	• 绝大部分病例肿瘤细胞表达 CD117 和 DOG-1，近一半肿瘤表达 CD34*（图 3.35.4）*和 SMA，少数病例可表达 S100 • 分子病理检测 *KIT* 基因激活突变较常见，*PDGFRA* 基因突变在十二指肠病例被报道，未见于小肠其他部位肿瘤	• 部分病例可表达 CD117，会给诊断带来陷阱*（图 3.35.8）*。通常缺乏 CD34 表达。肿瘤起源于肌纤维母细胞，所以可以表达 actin。多数病例可显示 β -catenin 细胞核阳性
治疗	外科治疗或酪氨酸激酶抑制剂治疗（伊马替尼是其原型）	手术切除，有时行小剂量化疗
预后	取决于肿瘤大小和核分裂象。在伊马替尼用于此肿瘤治疗之前的时代，约 40% 的小肠 GISTs 是致命的，而现在许多病人对新的治疗方式反应良好	肿瘤复发常见，但多数病人可存活

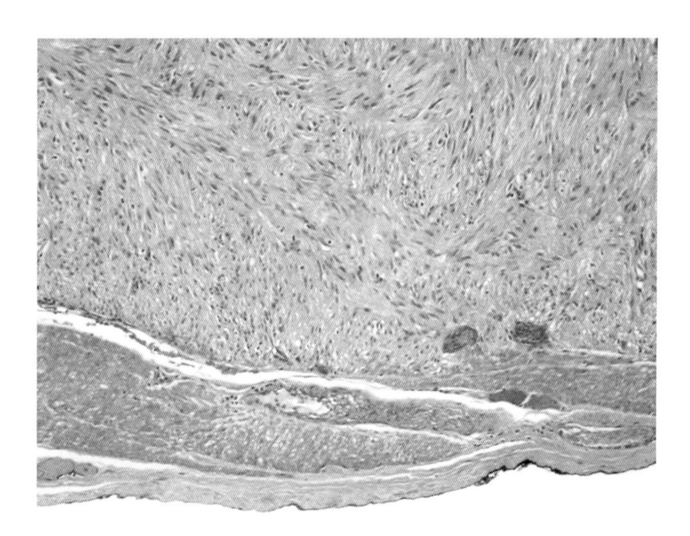

图 3.35.1 GIST 肿瘤位于固有肌层，下方可见浆膜（印度墨水染色）

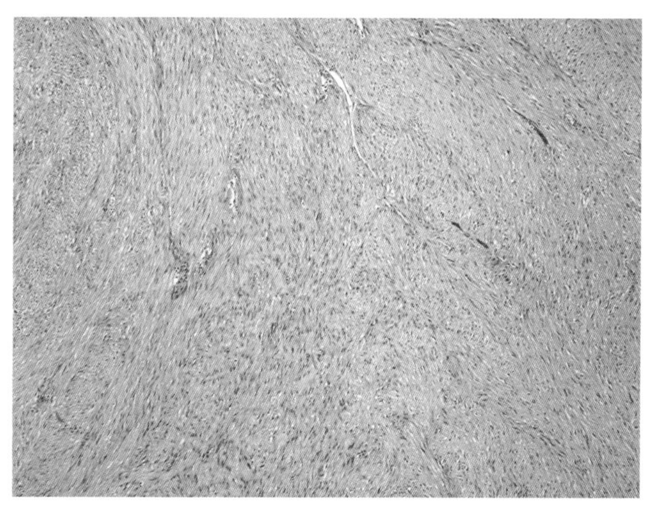

图 3.35.2 GIST 梭形肿瘤细胞呈长束状排列，间质可见极少量胶原沉积

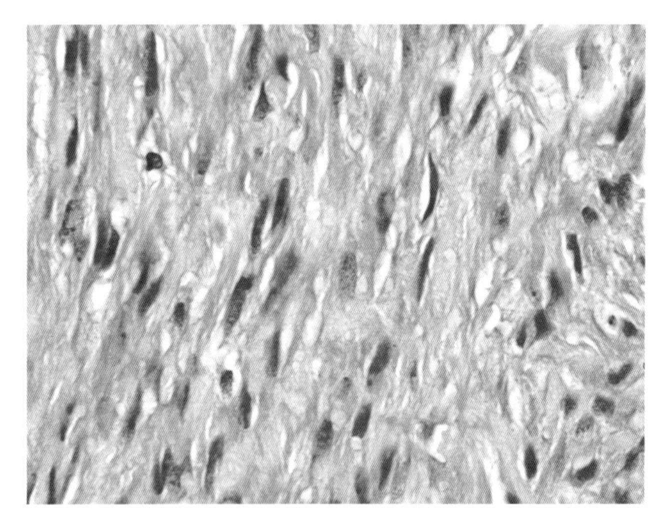

图 3.35.3 GIST 肿瘤细胞核拉长、两端逐渐变细，核仁不显著

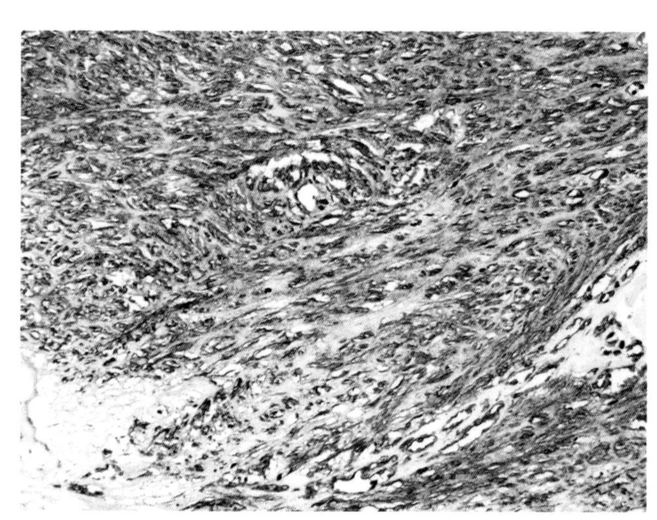

图 3.35.4 GIST 免疫组化肿瘤细胞表达 CD117

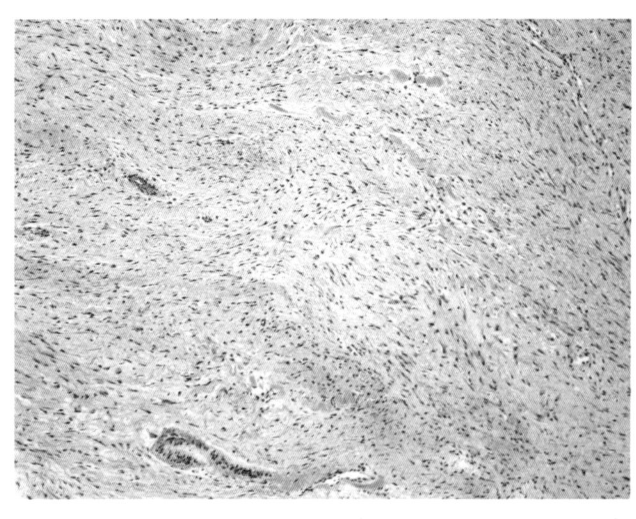

图 3.35.5 肠系膜纤维瘤病 注意胶原沉积方式，血管小但较明显，因为周围肿瘤组织细胞质淡染。平滑肌肉瘤肿瘤细胞 HE 染色呈明亮的粉红色，GISTs 呈淡粉红色，肠系膜纤维瘤病则更加淡染

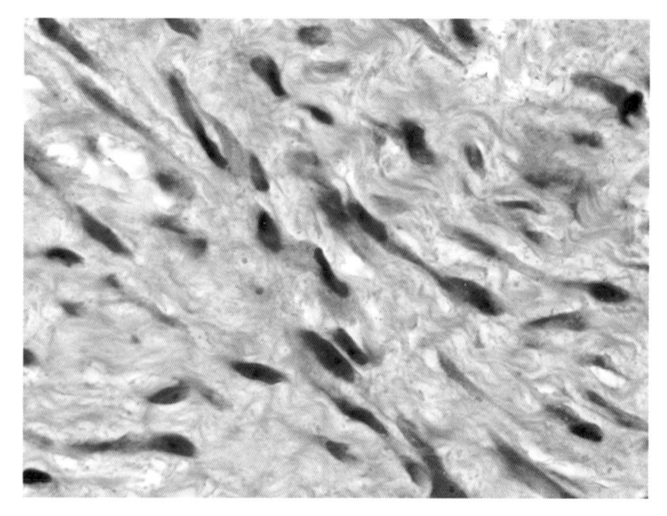

图 3.35.6 肠系膜纤维瘤病 肌纤维母细胞的细胞质境界不清，呈星状，嗜双色，几乎每个细胞核内都可见一个清晰的小核仁

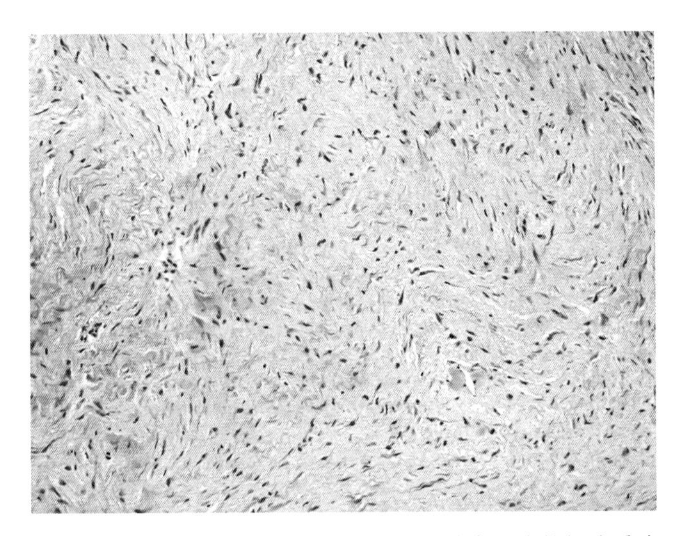

图 3.35.7　肠系膜纤维瘤病　低倍镜下肿瘤细胞的细胞质嗜双色性

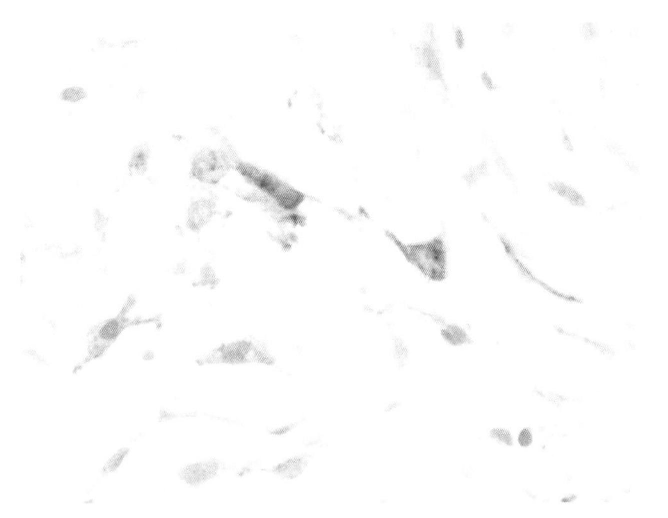

图 3.35.8　肠系膜纤维瘤病　部分肿瘤细胞可表达 CD117，这是一个诊断陷阱

3.36 肠系膜纤维瘤病与硬化性肠系膜炎

	肠系膜纤维瘤病	硬化性肠系膜炎
年龄/性别	年轻成人（中位年龄约 40 岁，发病年龄范围广泛），总体来说男性多发（而发生于腹壁的韧带样纤维瘤病好发于女性）	成人（中位年龄约 60 岁，发病年龄广泛），无性别差异
部位	小肠肠系膜	小肠肠系膜
症状	消化道梗阻症状	消化道梗阻症状
体征	肿块	肿块
病因学	尚不清楚，与家族性腺瘤性息肉病/Gardner 综合征、*APC* 基因突变、*CTNNB1* 基因（编码 β-catenin）突变有关	尚不清楚，与 IgG4 相关纤维硬化性疾病有重叠
组织学	1. 肿瘤发生于肠系膜，部分病例可侵犯小肠壁，累及固有肌层，其肿瘤细胞丰富程度低于 GISTs *（图 3.36.1）* 2. 通常富于血管，肿瘤细胞核形态温和 *（图 3.36.2）* 3. 炎症很轻 *（图 3.36.3）*	1. 病变发生于肠系膜根部，通常不累及小肠壁固有肌层，细胞丰富程度较纤维瘤病低 2. 常伴有显著的脂肪坏死 *（图 3.36.5）* 3. 间质炎症反应重，有时甚至出现闭塞性静脉炎（与 IgG4 相关纤维硬化性疾病相似）*（图 3.36.6，3.36.7）*
特殊检查	• 部分病例可表达 CD117（但不表达 DOG1），会给诊断带来陷阱，通常缺乏 CD34 表达。肿瘤起源于肌纤维母细胞，所以可以表达 actin。多数病例可显示 β-catenin 细胞核阳性 *（图 3.36.4）*	• 部分病例可表达 CD117(但不表达 DOG1)。病变源于肌纤维母细胞，故可表达 actin。不会出现 β-catenin 细胞核阳性，部分病例可出现 IgG4 阳性的浆细胞 *（图 3.36.8）*
治疗	手术切除，有时行小剂量化疗	手术切除，与典型的 IgG4 相关纤维硬化性疾病相比，该病对激素治疗反应差
预后	肿瘤复发常见，但多数病人可存活	复发不常见，大部分病人接受手术治疗后预后良好

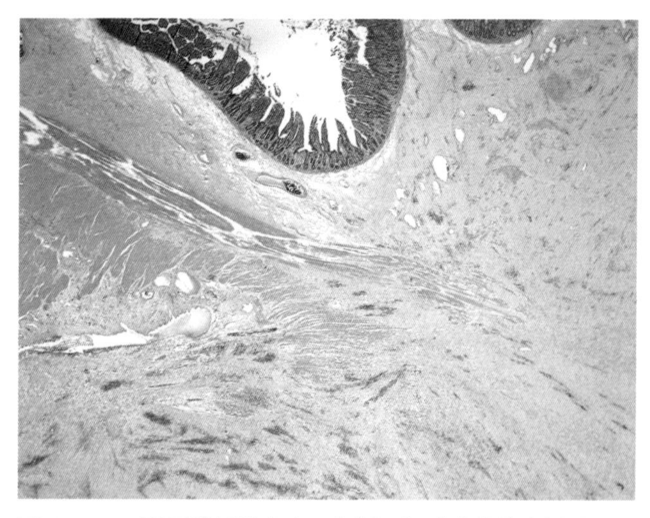

图 3.36.1　肠系膜纤维瘤病　起源于肠系膜的肿瘤累及肠壁固有肌层

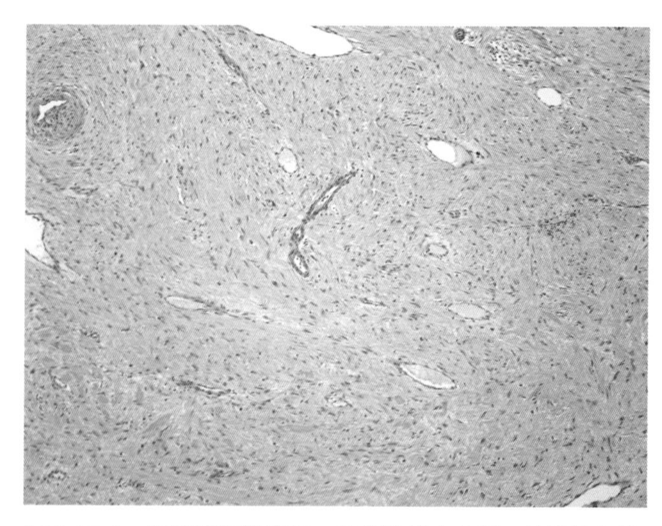

图 3.36.2　肠系膜纤维瘤病　注意肿瘤中丰富、扩张的血管

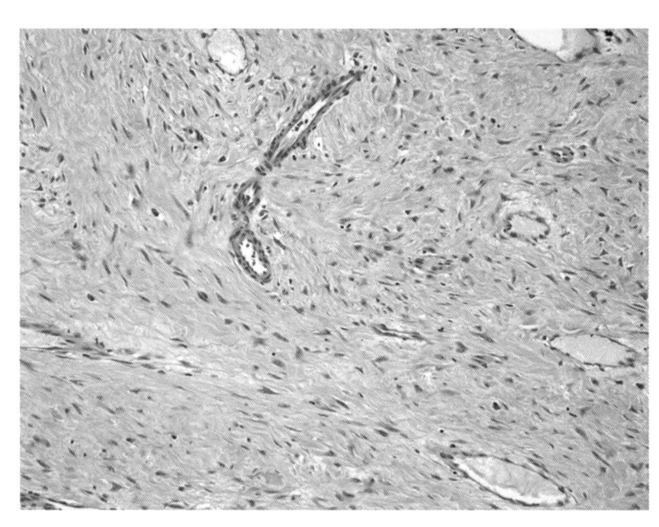

图 3.36.3 肠系膜纤维瘤病 肿瘤细胞具有嗜双色性、星状细胞质，且被胶原纤维分割

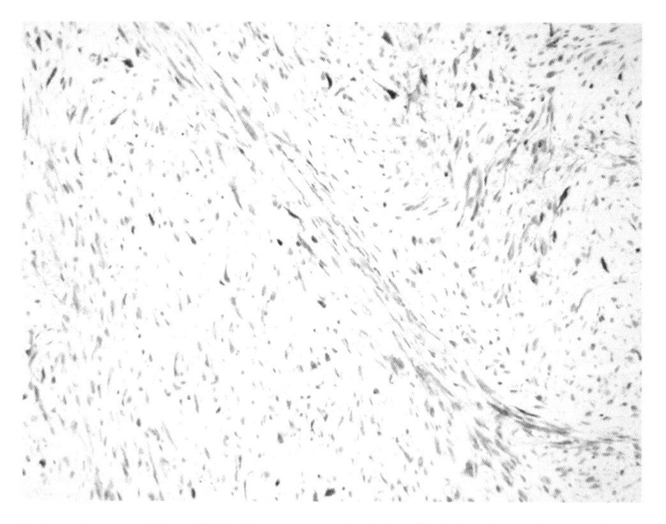

图 3.36.4 肠系膜纤维瘤病 免疫组化大部分肿瘤细胞核表达 β-catenin。注意位于图片中央的血管内皮细胞核不表达 β-catenin

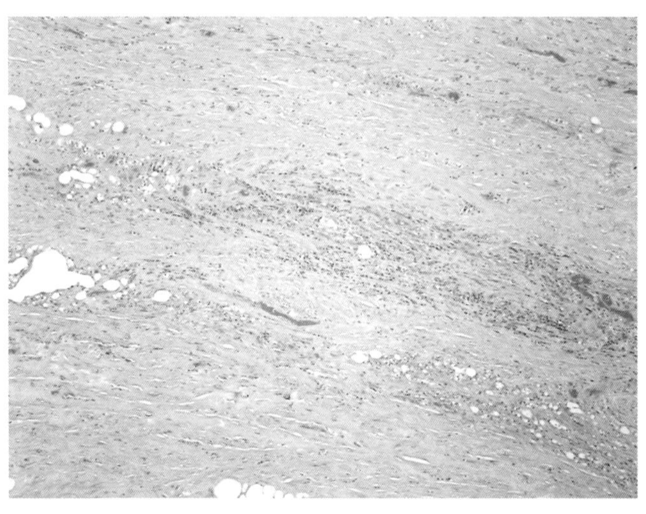

图 3.36.5 硬化性肠系膜炎 该区域显示脂肪坏死和大量的炎症反应

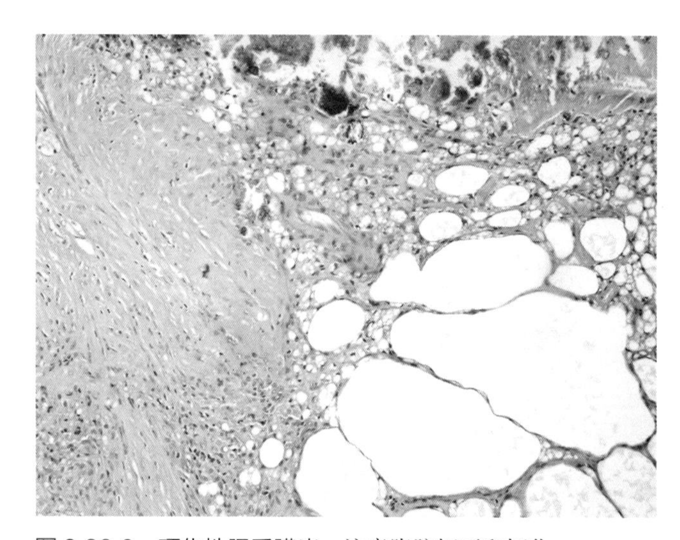

图 3.36.6 硬化性肠系膜炎 注意脂肪坏死和钙化

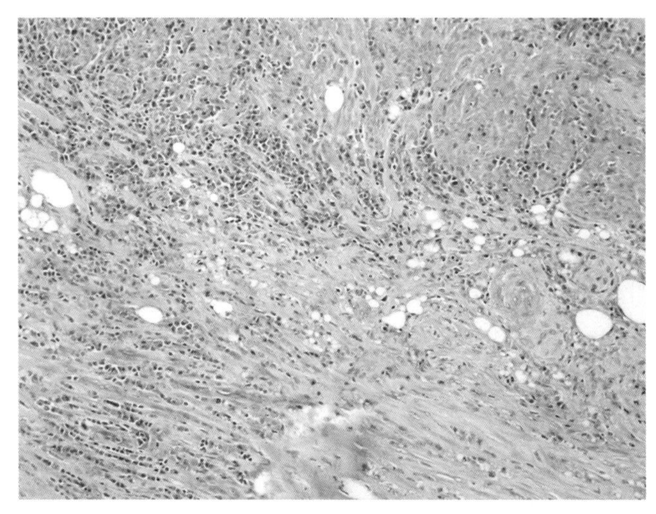

图 3.36.7 硬化性肠系膜炎 该区域显示显著的淋巴细胞、浆细胞性炎症反应

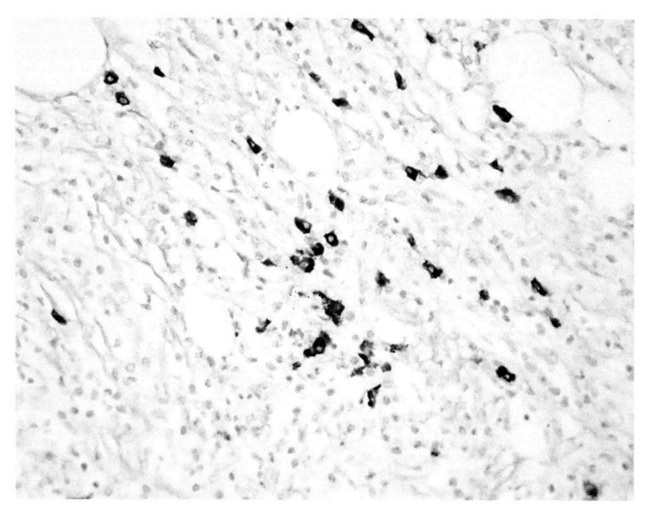

图 3.36.8 硬化性肠系膜炎 部分病例可出现 IgG4 阳性的浆细胞浸润，虽然不等同于 IgG4 相关纤维硬化性疾病

3.37 肠系膜纤维瘤病与钙化性纤维瘤

	肠系膜纤维瘤病	钙化性纤维瘤
年龄/性别	年轻成人（中位年龄约 40 岁，发病年龄范围广泛），总体来说男性多发（而发生于腹壁的韧带样纤维瘤病好发于女性）	成人（中位年龄约 60 岁，发病年龄广泛），无性别差异
部位	小肠肠系膜	小肠肠系膜
症状	消化道梗阻症状	消化道梗阻症状
体征	肿块	肿块，或多发的小肿块
病因学	尚不清楚，与家族性腺瘤性息肉病 /Gardner 综合征、*APC* 基因突变、*CTNNB1* 基因（编码 β-catenin）突变有关	尚不清楚
组织学	1. 肿瘤发生于肠系膜，部分病例可侵犯小肠壁，累及固有肌层*（图 3.37.1）* 2. 通常富于血管，肿瘤细胞核形态温和*（图 3.37.2）* 3. 炎症很轻*（图 3.37.3）*	1. 病变发生于肠系膜根部，通常不累及小肠壁固有肌层，细胞丰富程度较纤维瘤病低*（图 3.37.4）* 2. 肿瘤内细胞稀少，背景中可见浆细胞浸润*（图 3.37.5）* 3. 出现钙化*（图 3.37.6）*
特殊检查	• 部分病例可表达 CD117（但不表达 DOG1），会给诊断带来陷阱，通常缺乏 CD34 表达。肿瘤起源于肌纤维母细胞，所以可以表达 actin。多数病例可显示 β-catenin 细胞核阳性	• 肿瘤细胞核不表达 β-catenin，部分病例可出现 IgG4 阳性的浆细胞，但不出现席纹状的纤维化，并且肿瘤内细胞稀少。该肿瘤亦不表达 ALK，故不是终末期的炎性肌纤维母细胞肿瘤
治疗	手术切除，有时行小剂量化疗	手术切除
预后	肿瘤复发常见，但多数病人可存活	良性肿瘤，即使是多发病例也是良性

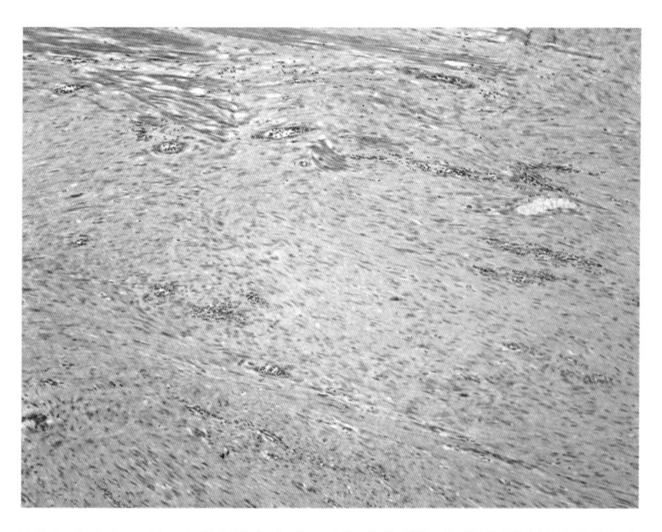

图 3.37.1 肠系膜纤维瘤病 肿瘤起源于肠系膜并累及肠壁固有肌层（左上角为明亮的嗜伊红染色的固有肌层）

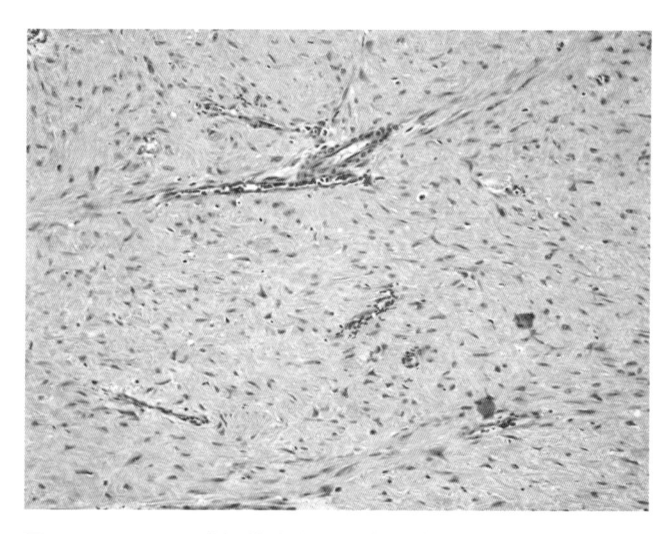

图 3.37.2 肠系膜纤维瘤病 注意肿瘤细胞质的星状轮廓和显著的血管

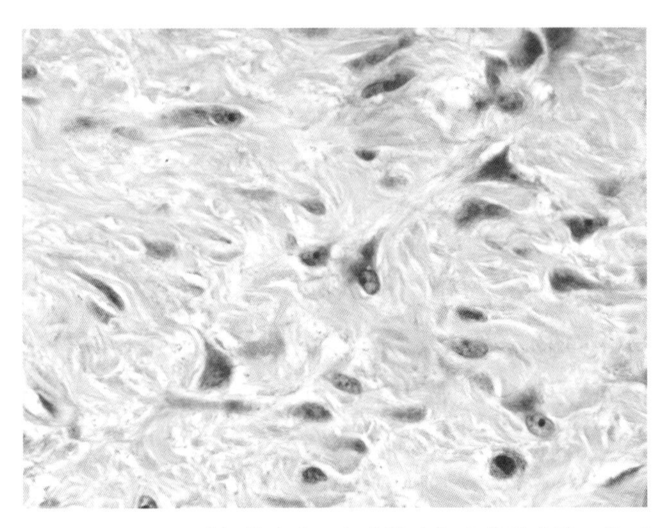

图 3.37.3 肠系膜纤维瘤病 每个肿瘤细胞核膜光滑，均可见一个小核仁

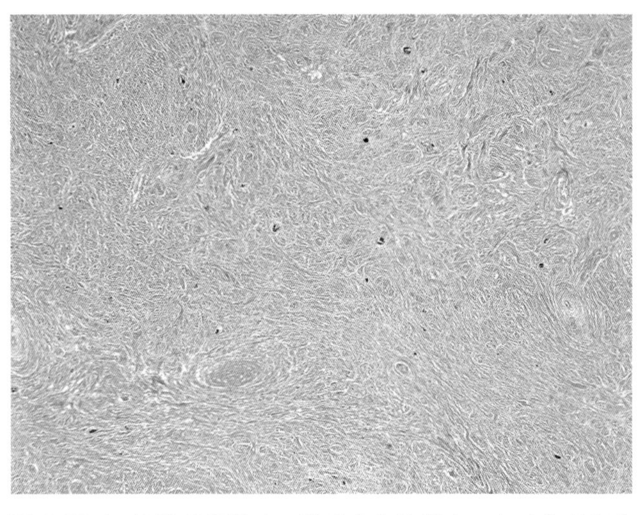

图 3.37.4 钙化性纤维瘤 肿瘤内细胞稀少，有时表现为致密的胶原化伴散在浆细胞浸润和散在钙化

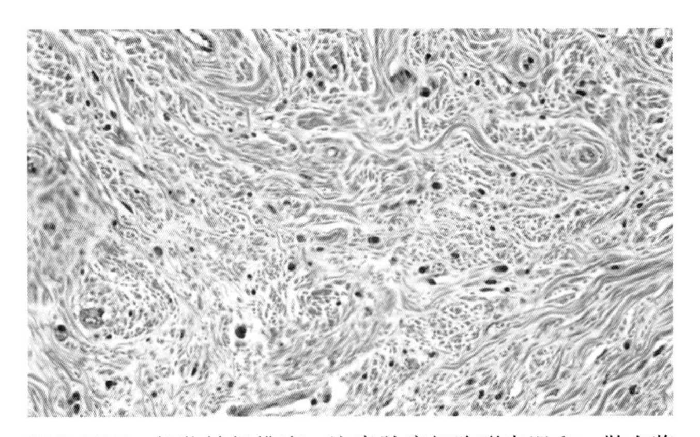

图 3.37.5 钙化性纤维瘤 注意肿瘤细胞形态温和，散在浆细胞浸润

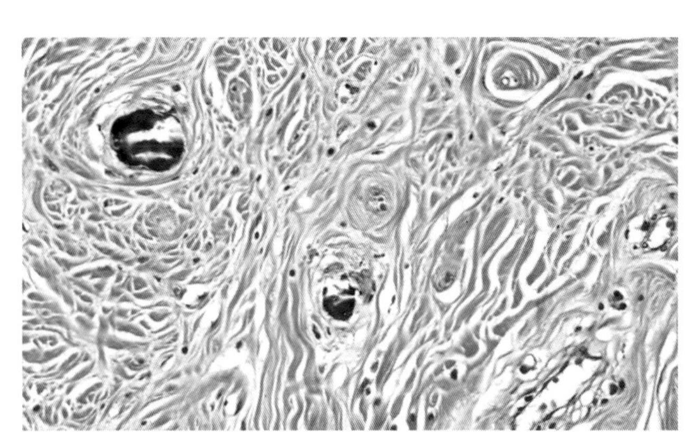

图 3.37.6 钙化性纤维瘤 肿瘤可出现营养不良性或砂粒体样钙化

3.38 十二指肠高分化神经内分泌肿瘤（类癌）与十二指肠炎

	十二指肠高分化神经内分泌肿瘤（类癌）	慢性十二指肠炎
年龄/性别	60岁左右，男性多发。与佐林格–埃利森综合征相关的十二指肠胃泌素瘤病人平均发病年龄约40岁。神经纤维瘤病（NF1）病人均有患壶腹部神经内分泌肿瘤的风险	通常发生于成人
部位	好发于十二指肠球部和降部	十二指肠
症状	大部分病人无症状，佐林格–埃利森综合征病人可出现胃溃疡引起的症状	常无症状，有时出现腹痛
体征	肿块或高胃泌素血症（佐林格–埃利森综合征病人）	十二指肠结节状改变
病因学	尚不完全清楚，与多发性内分泌肿瘤综合征（MEN）相关的家族性病人与*MEN*基因位点变异有关	常与幽门螺杆菌感染相关
组织学	1. 肿瘤通常在十二指肠活检中发现*（图3.38.1）* 2. 肿瘤细胞低倍镜下呈巢排列，但在有十二指肠损伤的病例中可能难以识别为肿瘤*（图3.38.2，3.38.3）*	1. 显著的淋巴细胞为主的炎症反应，常可见生发中心形成*（图3.38.7）* 2. 常伴随胃黏液细胞化生*（图3.38.8）* 3. 显著的浆细胞浸润*（图3.38.9）*
特殊检查	• 肿瘤细胞表达突触素和嗜铬素*（图3.38.4）*，有时表达特异性的激素（如胃泌素、生长抑素等）。有时需与神经节细胞副神经节瘤鉴别，但神经节细胞副神经节瘤包含3种成分（即雪旺细胞、神经节细胞和上皮样细胞）*（图3.38.5，3.38.6）*	• 通常不需要免疫组化染色，偶尔突触素和嗜铬素染色阴性可用于明确诊断，因为一些高分化神经内分泌肿瘤很容易漏诊
治疗	手术切除。有时需要各种方式的化疗	无须特殊治疗，除非病人有幽门螺杆菌感染（根除幽门螺杆菌）
预后	总体预后良好，但取决于分期	不影响预后

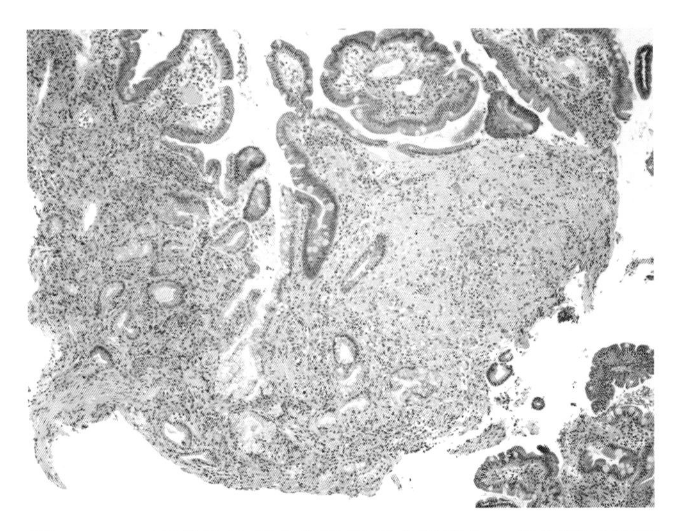

图 3.38.1 高分化神经内分泌肿瘤（类癌） 低倍镜下是否可以辨别肿瘤的部位？其位于图片中下部

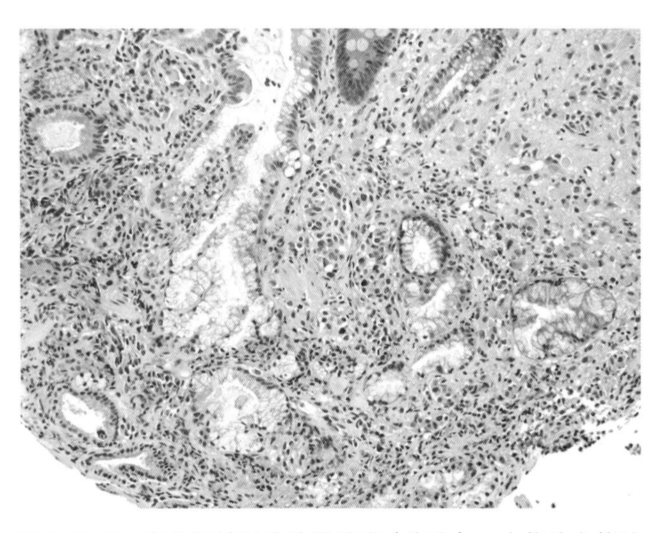

图 3.38.2 高分化神经内分泌肿瘤（类癌） 中倍放大使肿瘤更加明显，与此同时也说明在观察十二指肠炎时应仔细观察，避免漏诊隐匿在炎症背景下的肿瘤

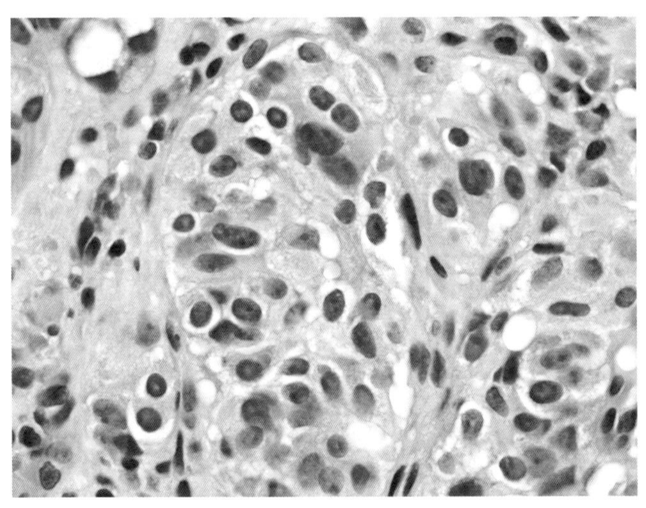

图 3.38.3 高分化神经内分泌肿瘤（类癌） 高倍镜显示图 3.38.1 和 3.38.2 中的肿瘤

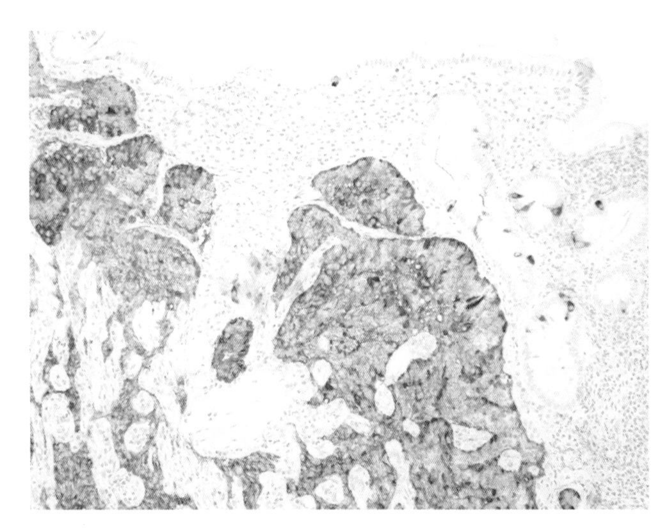

图 3.38.4 高分化神经内分泌肿瘤（类癌） 通过嗜铬素染色显示肿瘤细胞，通常比常规染色观察时预期的肿瘤细胞多

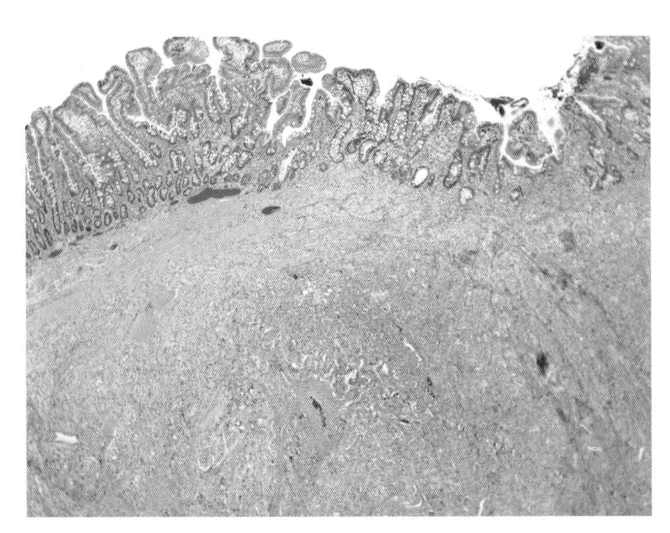

图 3.38.5 神经节细胞副神经节瘤 肿瘤中心位于黏膜下层，并累及黏膜层。肿瘤包含 3 种成分：雪旺细胞、神经节细胞和上皮样细胞

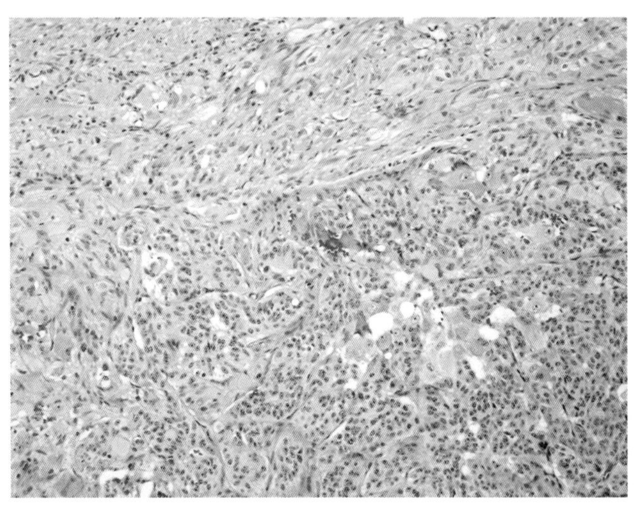

图 3.38.6 神经节细胞副神经节瘤 本图中雪旺细胞（梭形细胞）位于图片上方，神经节细胞位于中部右侧，上皮样细胞位于右下方。该病罕见，实际上都发生于十二指肠

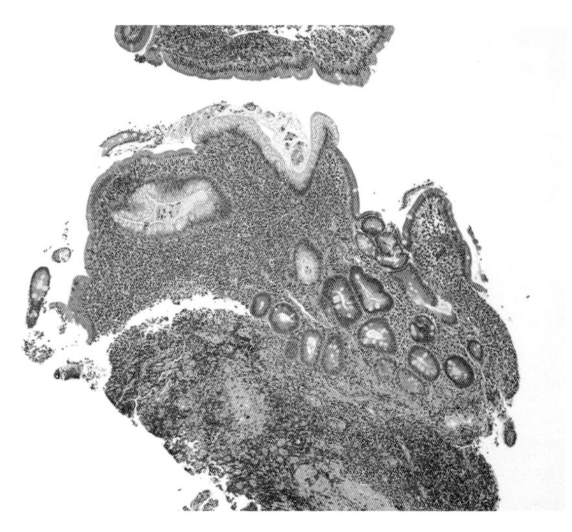

图 3.38.7 慢性十二指肠炎 本例没有类癌隐藏其中，但值得仔细排除。注意表面胃黏液细胞化生

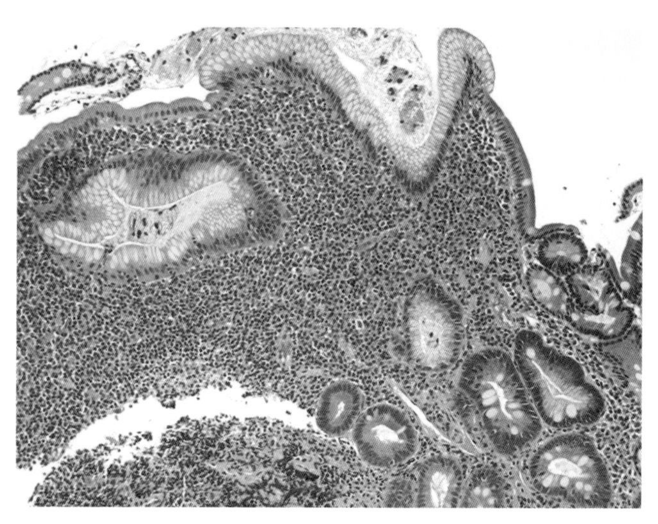

图 3.38.8 慢性十二指肠炎 黏膜固有层增宽，充斥着大量浆细胞浸润，有胃黏液细胞化生

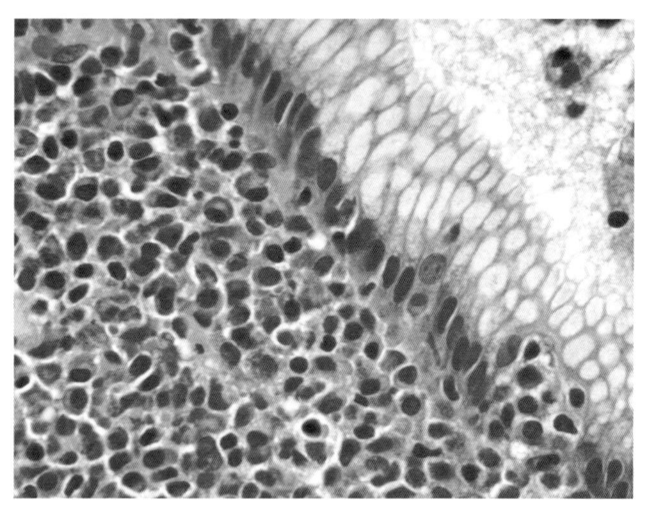

图 3.38.9 慢性十二指肠炎 图 3.38.7 和 3.38.8 的病例的高倍放大图片

（孙 琦 陈振煜 薛丽燕 樊祥山 **翻译** 周晓军 **审校**）

第四章 结 肠

4.1 印戒细胞样改变与印戒细胞癌
4.2 息肉和溃疡中的非典型间质细胞与肉瘤
4.3 克罗恩结肠炎与憩室相关结肠炎
4.4 挤压人工假象与缺血性结肠炎
4.5 正常巨噬细胞和异物肉芽肿与克罗恩病的典型肉芽肿
4.6 结肠黑变病与慢性肉芽肿性疾病
4.7 肥大细胞增多症与胶原性结肠炎
4.8 溃疡性结肠炎与自限性结肠炎
4.9 溃疡性结肠炎与克罗恩结肠炎
4.10 性病相关性结直肠炎与炎症性肠病
4.11 回肠储袋炎与改道性结肠炎
4.12 改道性结肠炎与溃疡性结肠炎
4.13 胶原性结肠炎与基底膜增厚
4.14 胶原性结肠炎与放射性结肠炎
4.15 胶原性结肠炎与克罗恩结肠炎
4.16 胶原性结肠炎与淀粉样变
4.17 淀粉样变与基底膜增厚
4.18 淀粉样变与放射性结肠炎
4.19 嗜酸性结肠炎与肥大细胞增多症
4.20 肥大细胞增多症与朗格汉斯细胞组织细胞增生症
4.21 缺血性结肠炎与假膜性结肠炎
4.22 缺血性结肠炎与基底膜增厚
4.23 自身免疫性结肠病与正常结肠
4.24 常见变异型免疫缺陷病与正常结肠
4.25 聚苯乙烯磺酸钠损伤与考来烯胺及相关胆汁螯合剂
4.26 黏膜脱垂性息肉与 Peutz-Jeghers 息肉
4.27 黏膜脱垂性息肉与无蒂锯齿状腺瘤
4.28 黏膜脱垂性息肉与幼年性息肉
4.29 幼年性息肉与 Peutz-Jeghers 息肉
4.30 幼年性息肉与腺瘤
4.31 幼年性息肉与 Cronkhite-Canada 息肉
4.32 子宫内膜异位症与肉瘤
4.33 腺瘤与修复性改变
4.34 结肠炎相关异型增生与反应性改变
4.35 结肠炎相关异型增生与腺瘤
4.36 腺瘤伴浸润性癌与假浸润样病变
4.37 神经内分泌肿瘤（类癌）与结直肠癌
4.38 无蒂锯齿状腺瘤与增生性息肉
4.39 无蒂锯齿状腺瘤与传统锯齿状腺瘤
4.40 平滑肌瘤与 GISTs
4.41 颗粒细胞瘤与 GISTs
4.42 节细胞神经瘤与施万细胞错构瘤
4.43 神经瘤与施万细胞错构瘤
4.44 外周神经瘤（成纤维细胞性息肉）与施万细胞错构瘤
4.45 良性上皮样神经鞘瘤与黑色素瘤
4.46 卡波西肉瘤与黏膜固有层
4.47 套细胞淋巴瘤与反应性淋巴组织增生
4.48 转移瘤与结直肠癌

4.1 印戒细胞样改变与印戒细胞癌

	印戒细胞样改变	印戒细胞癌
年龄/性别	任何年龄；无性别差异	老年人（平均年龄 70 岁）；无性别差异
部位	任何部位	任何部位
症状	与内在的基础疾病相关；可出现腹泻和腹痛	腹痛，便秘与腹泻交替，体重减轻，胃肠道出血
体征	与内在的基础疾病相关；可出现腹部压痛和发热	腹部压痛，粪便隐血试验阳性
病因学	常与假膜性肠炎相关，黏膜损伤背景下，上皮细胞脱落和扭曲，继而管腔塌陷	黏液腺癌亚型常与 *APC*，*KRAS* 和 p53 基因突变有关；高危因素包括饮食、种族和遗传因素，包括几种遗传综合征，例如遗传性非息肉病性结直肠癌（HNPCC）和家族性腺瘤性息肉病（FAP）
组织学	1. 背景常表现为假膜性结肠炎的特征：由中性粒细胞、黏液和纤维素组成的纤维炎性渗出，炎症从表面上皮向上延伸；局灶上皮坏死（*图 4.1.1*） 2. 脱落的上皮细胞在腔内聚集、扭曲，以致细胞质内黏液空泡挤压胞核呈印戒细胞样外观（*图 4.1.2，4.1.3*） 3. 印戒样细胞被腺体基底膜所包绕，未进入黏膜固有层（*图 4.1.4*） 4. 核异型性不明显（*图 4.1.3*） 5. 少见或无核分裂象和凋亡小体（*图 4.1.3*）	1. 除非伴发溃疡，通常炎症背景轻（*图 4.1.5*） 2. 增生的低黏附性印戒细胞伴增大深染的细胞核，核仁突出（*图 4.1.6*） 3. 恶性细胞突破基底膜进入黏膜固有层，并且常常浸润黏膜下层和更深层组织。黏膜下层和固有肌层内常见漂浮印戒细胞的外溢黏液（*图 4.1.7*） 4. 核异型性明显（*图 4.1.5，4.1.6*） 5. 核分裂象多见（*图 4.1.8*）
特殊检查	• E-cadherin 染色显示完整的细胞膜着色。细胞不表达 p53 和 Ki-67。免疫组化 collagen Ⅳ 和 laminin 可显示完整的基底膜	• 免疫组化染色显示细胞膜失表达 E-cadherin 蛋白。绝大多数肿瘤细胞表达 p53 和 Ki-67，且 Ki-67 指数高达 42%~60%。免疫组化 collagen Ⅳ 和 laminin 显示基底膜破坏
治疗	针对内在的基础疾病治疗	手术切除，晚期病人辅助化疗
预后	多变；与内在的基础疾病相关	一般或差。预后与肿瘤分期、分级有关。绝大多数印戒细胞癌病人发现即为晚期，且多伴有淋巴结转移

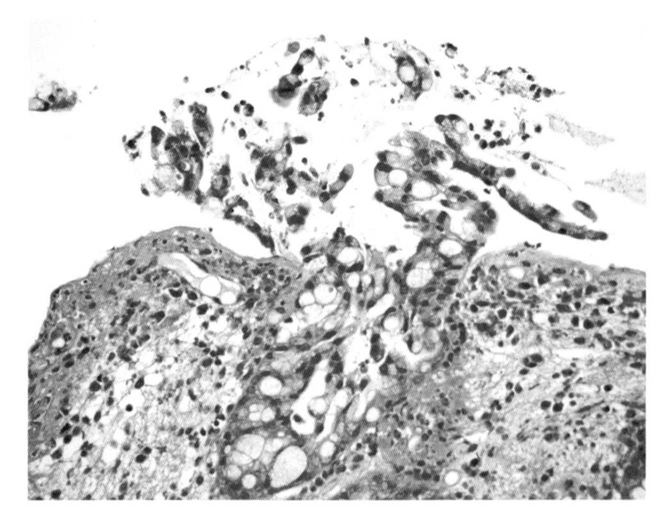

图 4.1.1　印戒细胞样改变　黏膜溃疡伴急性或慢性炎症，残余腺体扭曲变形伴挤压的印戒样细胞

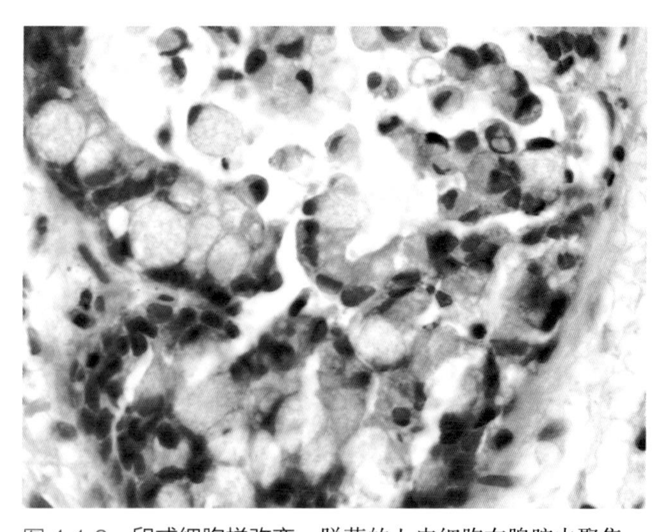

图 4.1.2　印戒细胞样改变　脱落的上皮细胞在腺腔内聚集

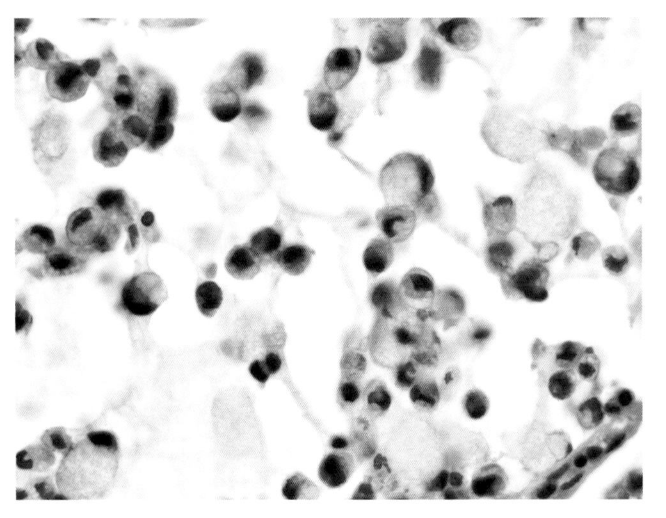

图 4.1.3 印戒细胞样改变 受挤压的印戒样细胞轻度或无核异型性

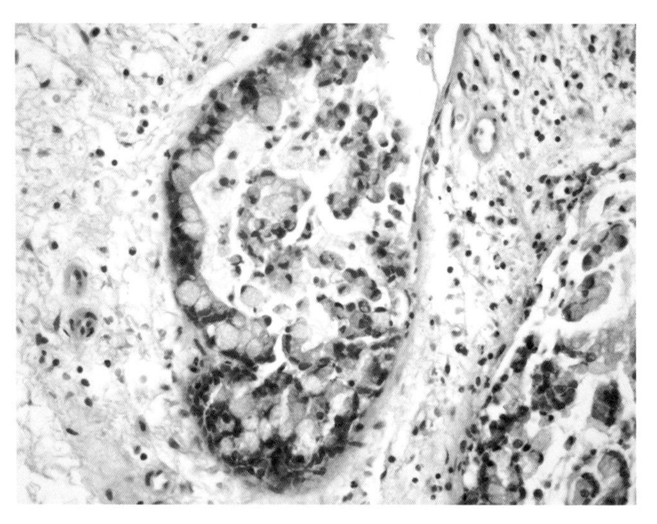

图 4.1.4 印戒细胞样改变 印戒样细胞包含于腺体基底膜内

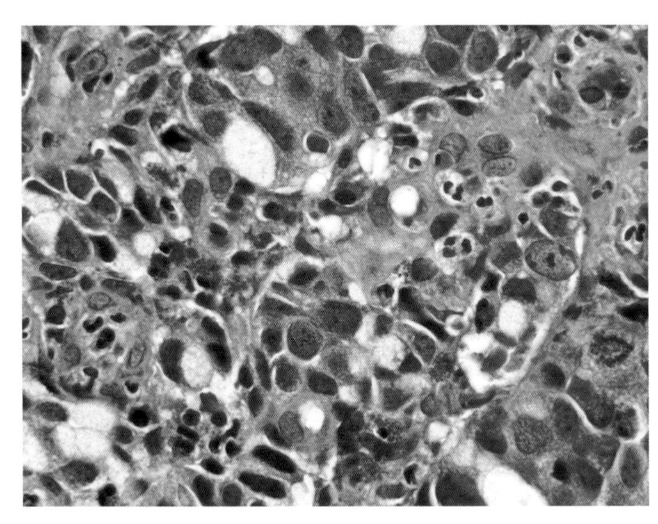

4.1.5 印戒细胞癌 继发于溃疡的急性炎症中可见异型性明显的印戒细胞

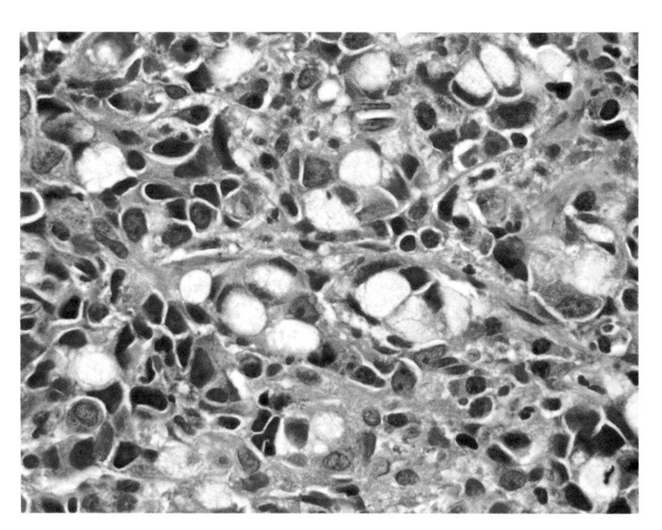

图 4.1.6 印戒细胞癌 低黏附的印戒细胞核多形性、深染，核仁明显

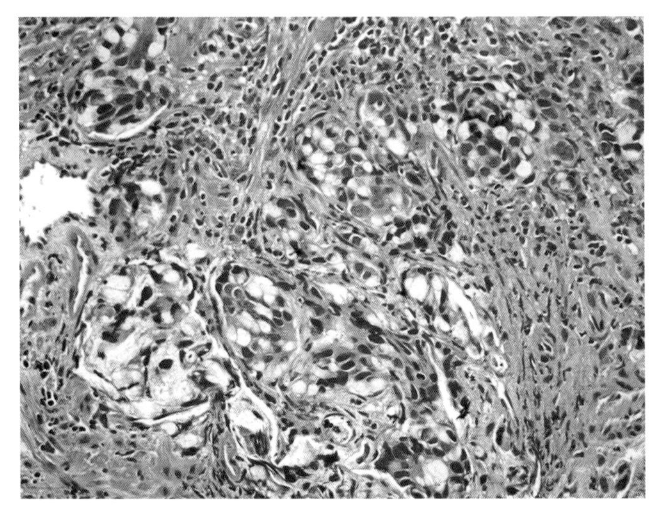

图 4.1.7 印戒细胞癌 浸润固有肌层

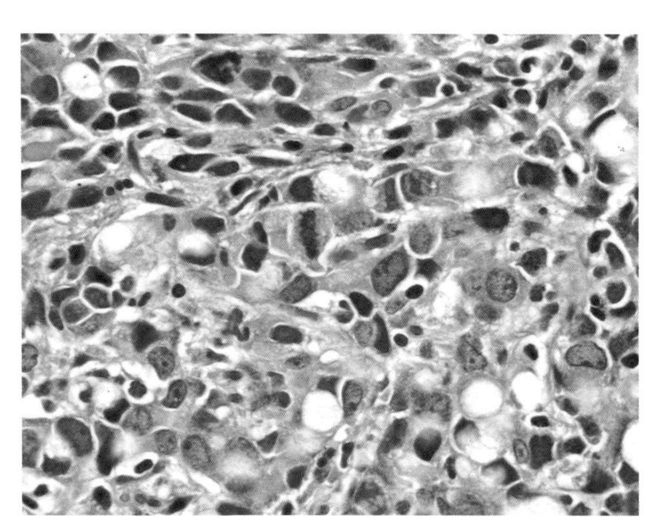

图 4.1.8 印戒细胞癌 具有显著的异型性和明显的核分裂象

4.2 息肉和溃疡中的非典型间质细胞与肉瘤

	息肉和溃疡中的非典型间质细胞	肉瘤（或其他恶性梭形细胞病变）
年龄/性别	任何年龄；无性别差异	任何年龄；无性别差异
部位	任何部位	任何部位
症状	与潜在的病因相关，但常无症状	腹痛，便秘，腹泻，消化道出血
体征	与潜在的病因相关	腹部压痛，影像学检查可能显示肿块
病因学	黏膜损伤后的反应性成纤维细胞增生过程；常伴溃疡或息肉	肠壁间叶成分恶性转化
组织学	1. 奇异的细胞；明显的非典型性细胞特征为核明显增大，多形性或具有多核，常见明显的核仁，污秽的染色质，丰富的嗜酸性胞质（低核质比）*（图 4.2.1，4.2.2）* 2. 溃疡和急性炎症渗出背景中，非典型间质细胞单层排列于炎症碎片与肉芽组织之间，不形成肿块 *（图 4.2.3）* 3. 可见核分裂象，偶尔出现病理性核分裂象	1. 梭形或上皮样细胞增生，核大、多形性，少或中等量细胞质（高核质比），核仁突出 *（图 4.2.4）* 2. 恶性肿瘤细胞呈簇状和片状排列，形成肿块，而非单层 *（图 4.2.5）* 3. 核分裂象多见，病理性核分裂象易见 *（图 4.2.6）*
特殊检查	• 一般不需要。非典型间质细胞阴性表达角蛋白、S100、demin 和 CD117 等大多数免疫标志物；仅 vimentin 可阳性表达	• 细胞起源不同，但是肉瘤表达细胞特异性标志物（例如平滑肌肉瘤，desmin, actin 阳性）
治疗	无	手术切除，如需要行辅助治疗
预后	很好，良性病变，无临床意义	多变，与肉瘤的类型和分期有关

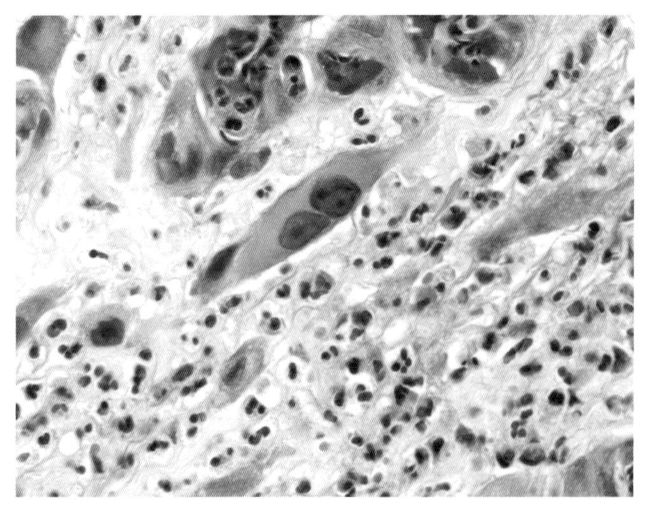

图 4.2.1 非典型间质细胞（反应性） 细胞非典型性明显，核大、多形性，核仁明显，丰富的嗜酸性细胞质

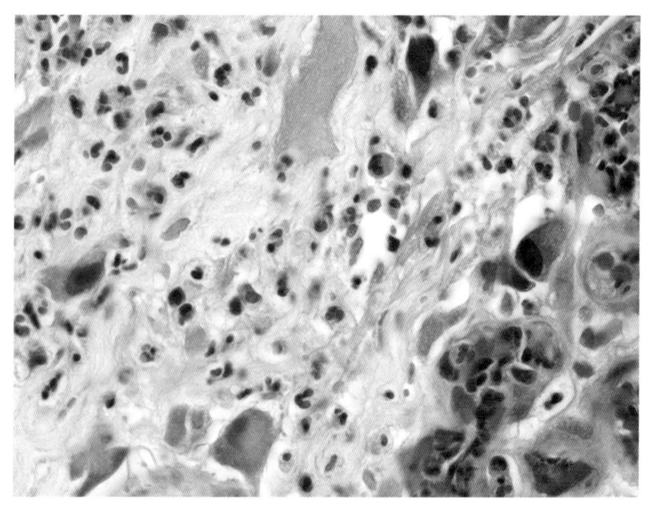

图 4.2.2 非典型间质细胞 非典型性明显的间质细胞伴深染、增大的细胞核，核仁明显，细胞质丰富

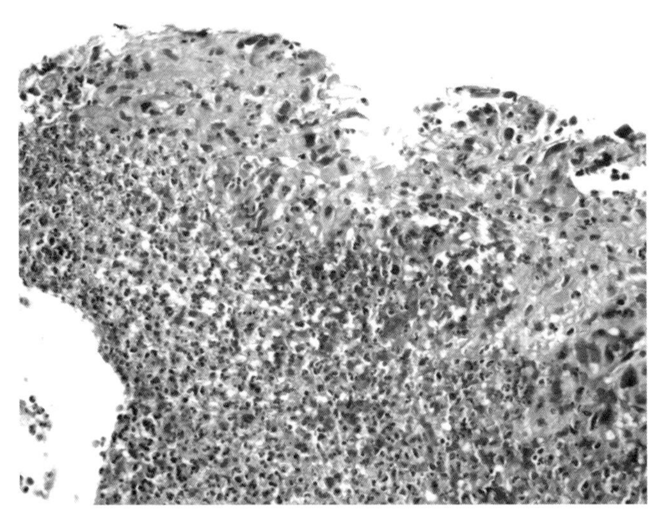

图 4.2.3 溃疡底部的非典型间质细胞

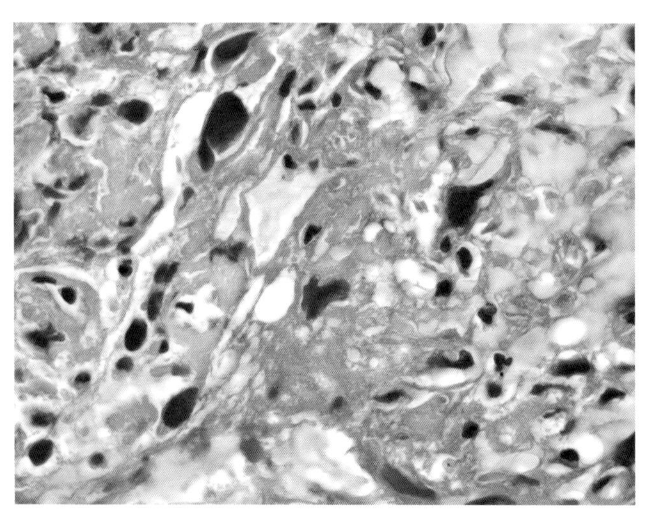

图 4.2.4 浸润性肺肉瘤样癌 细胞异型性明显，核深染、细胞质少

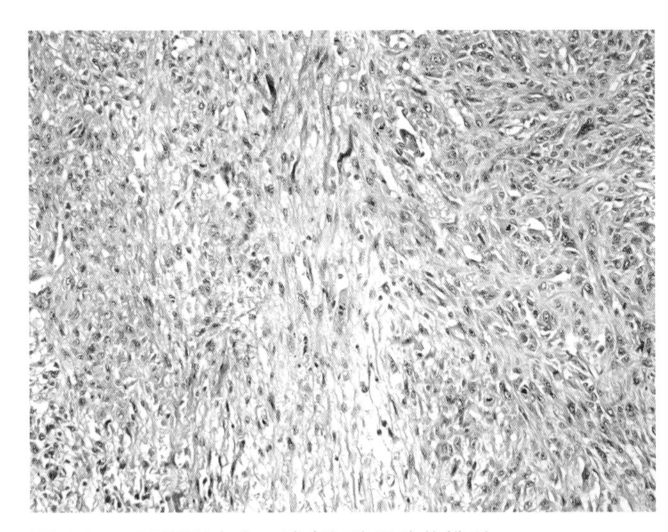

图 4.2.5 平滑肌肉瘤 肿瘤细胞呈片状排列

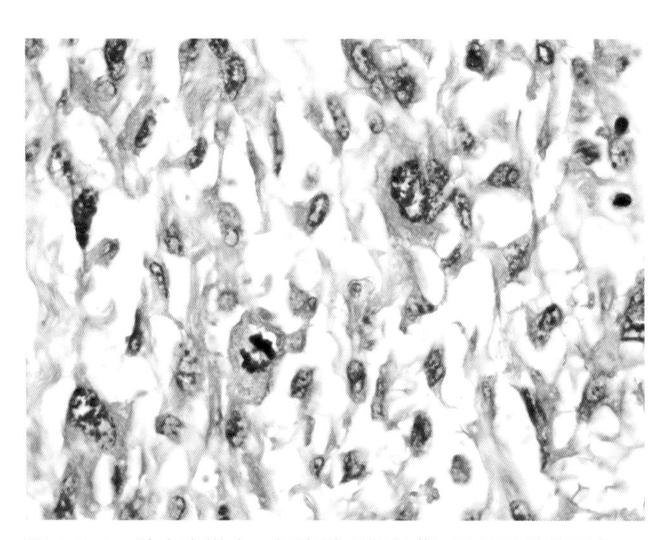

图 4.2.6 肺肉瘤样癌 细胞异型性显著，明显的核分裂象

4.3 克罗恩结肠炎与憩室相关结肠炎

	克罗恩结肠炎	憩室相关结肠炎
年龄/性别	典型为成人（二三十岁和六七十岁）；无性别差异	（老年人）六十多岁；无性别差异
部位	近端结肠多见；直肠通常不累及	局限于乙状结肠
症状	腹绞痛，非血性腹泻，发热，乏力，体重减轻	常见便血
体征	低蛋白血症，缺铁性贫血，肠瘘，肠狭窄；肠外表现可影响肝、眼和关节；内镜特征包括阿弗他样糜烂，纵向溃疡，鹅卵石征，肠狭窄和肠瘘	粪便隐血试验阳性；结肠镜检查显示片状充血
病因学	未知；白种人和德系犹太人发病更为普遍。10% 的病人有家庭成员发病	未知；认为是一种免疫系统疾病，但病变可表现炎症，由憩室内部向邻近褶皱黏膜蔓延
组织学	1. 局灶表面上皮损伤，特征为上皮坏死（*图 4.3.1*），伴混合性慢性炎症细胞浸润，常与淋巴组织聚集相关（阿弗他溃疡），散在灶性隐窝炎（隐窝上皮中性粒细胞浸润）（*图 4.3.2*） 2. 透壁性炎症，黏膜下层常更显著（*图 4.3.3*） 3. 慢性改变包括隐窝变形（*图 4.3.4*）、隐窝基底部浆细胞增多（*图 4.3.5*）、纤维化（可深达黏膜固有层） 4. 间断性病变，可见炎症病变区域与正常区域相邻；炎症与憩室分布无关 5. 肉芽肿罕见，即使有也大多形成不良，常与慢性炎症相关（*图 4.3.6*）	1. 黏膜固有层扩张，炎症细胞浸润，包括浆细胞、淋巴细胞和嗜酸性粒细胞（*图 4.3.7*） 2. 中性粒细胞隐窝炎（*图 4.3.8*）和隐窝脓肿（*图 4.3.9*） 3. 基底部淋巴细胞聚集（*图 4.3.10*）和浆细胞增多（*图 4.3.11*） 4. 隐窝变形（*图 4.3.12*） 5. 常见局灶潘氏细胞化生 6. 有时有肉芽肿性隐窝炎 7. 炎症性改变仅见于憩室相关处；直肠黏膜活检组织学无特殊（*图 4.3.13，4.3.14*）
特殊检查	• 诊断主要依赖病史和病理；70% 的病人抗酿酒酵母抗体阳性（ASCA）	• 一般不需要。憩室疾病的临床病史是诊断关键。疾病进程局限于乙状结肠（不同于克罗恩病）
治疗	主要为对症治疗、抗炎和免疫抑制治疗；一般无须手术切除，除非并发穿孔、肠瘘、肠梗阻	抗生素和纤维饮食，严重病例可行抗炎治疗和（或）手术治疗
预后	一般，慢性不可治愈性疾病，预后与并发症严重程度以及治疗相关不良反应相关。80% 的死亡率与异型增生和腺癌风险增加相关	好；绝大多数病例经抗生素治疗可治愈

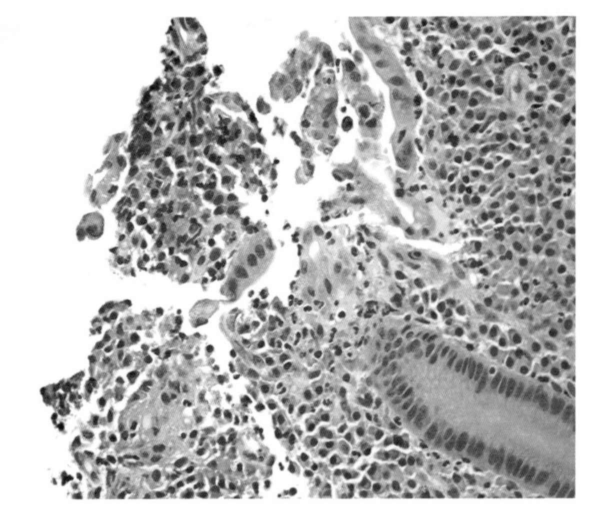

图 4.3.1　克罗恩结肠炎　局灶上皮损伤，糜烂及中性粒细胞浸润

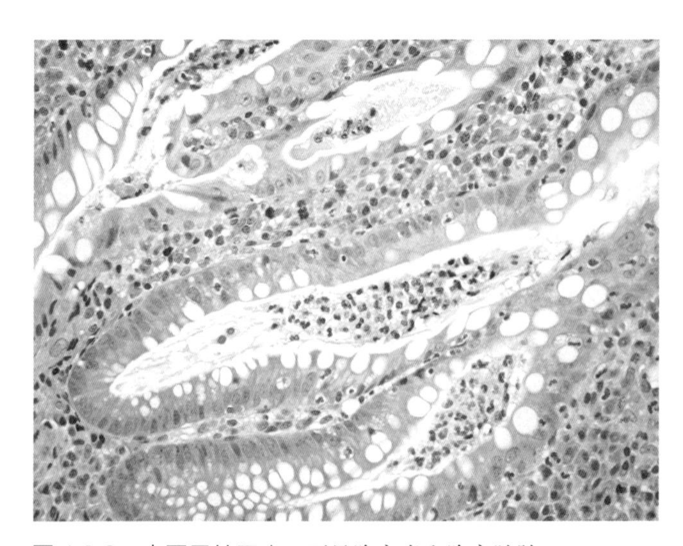

图 4.3.2　克罗恩结肠炎　可见隐窝炎和隐窝脓肿

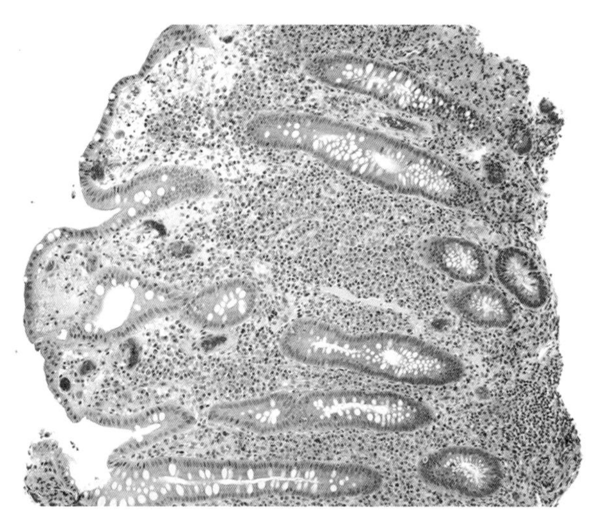

图 4.3.3 克罗恩结肠炎 显著的黏膜炎症

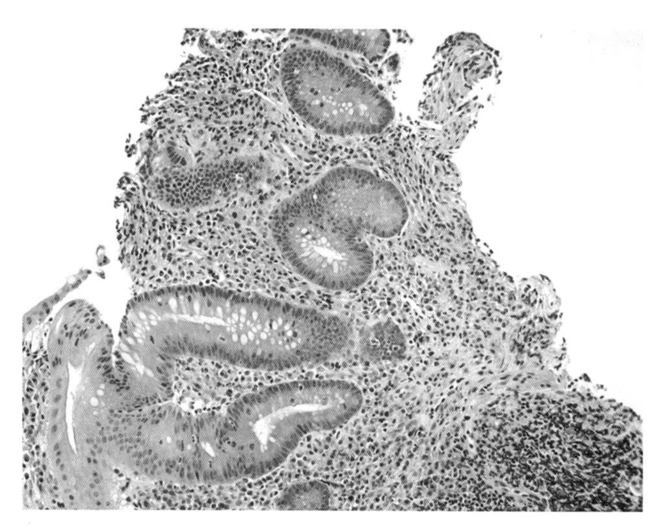

图 4.3.4 克罗恩结肠炎 黏膜固有层显著的慢性炎症伴淋巴组织聚集和隐窝变形

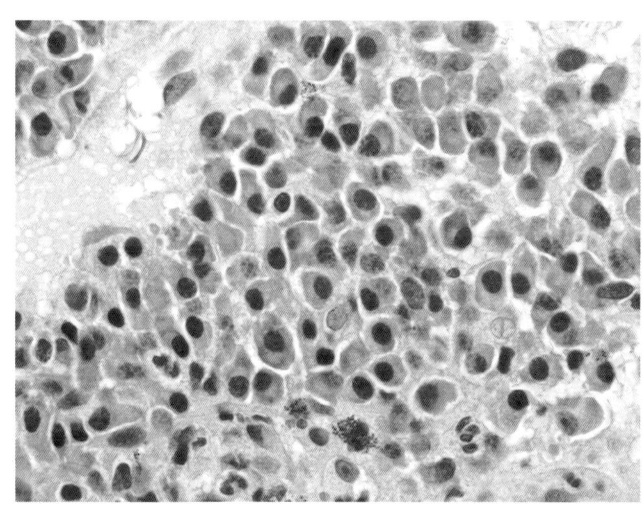

图 4.3.5 克罗恩结肠炎 基底部浆细胞增多，浆细胞位于隐窝基底部与黏膜肌之间

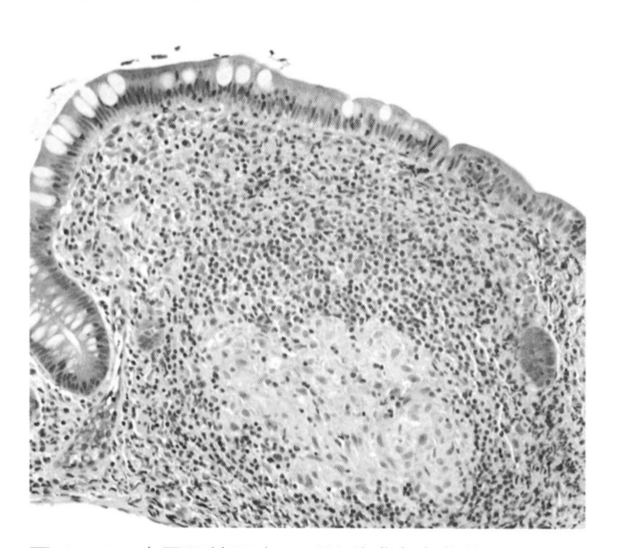

图 4.3.6 克罗恩结肠炎 可见黏膜内肉芽肿

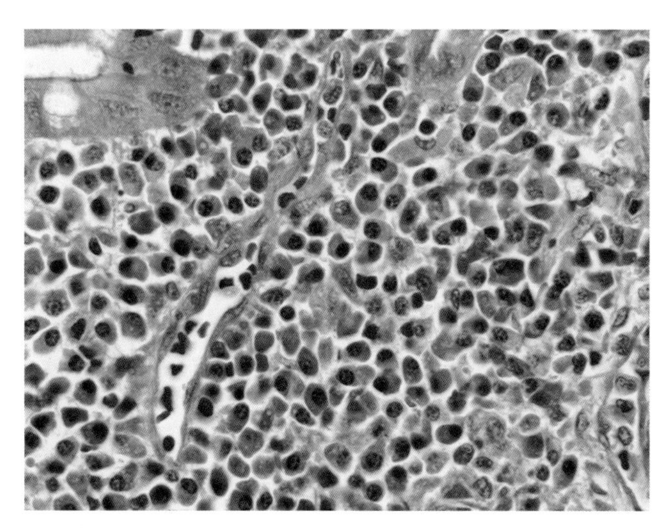

图 4.3.7 憩室相关结肠炎 黏膜固有层内显著慢性炎症，以浆细胞为主

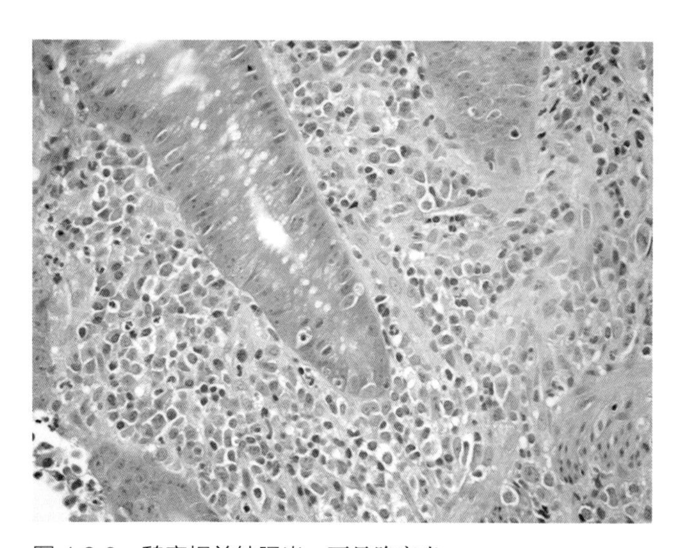

图 4.3.8 憩室相关结肠炎 可见隐窝炎

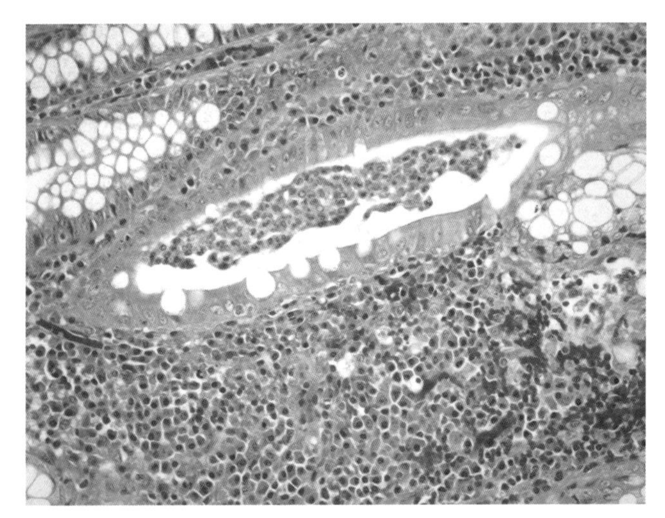
图 4.3.9 憩室相关结肠炎 隐窝脓肿

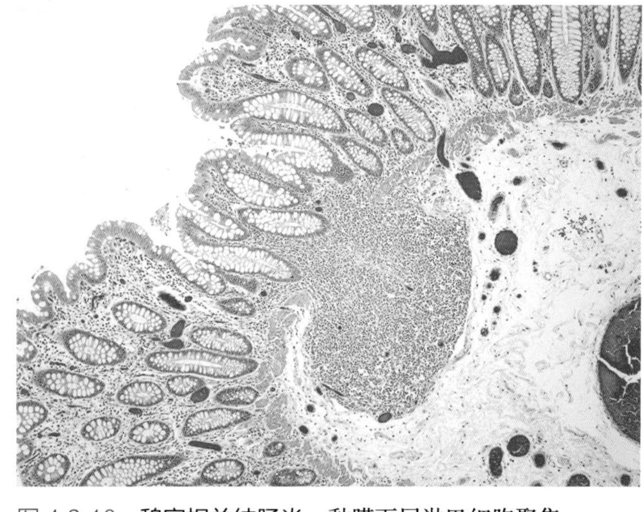
图 4.3.10 憩室相关结肠炎 黏膜下层淋巴细胞聚集

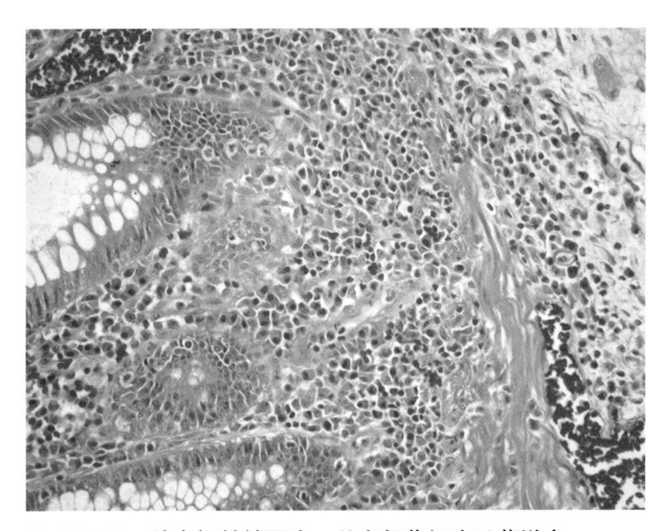
图 4.3.11 憩室相关结肠炎 基底部浆细胞显著增多

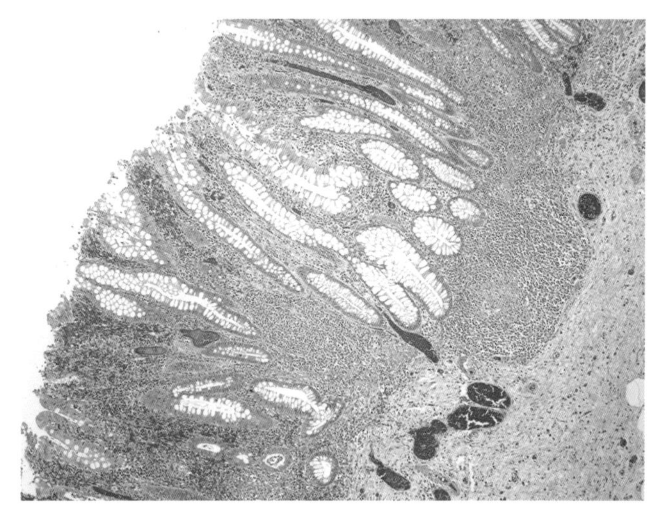
图 4.3.12 憩室相关结肠炎 隐窝扭曲和显著慢性炎症细胞浸润

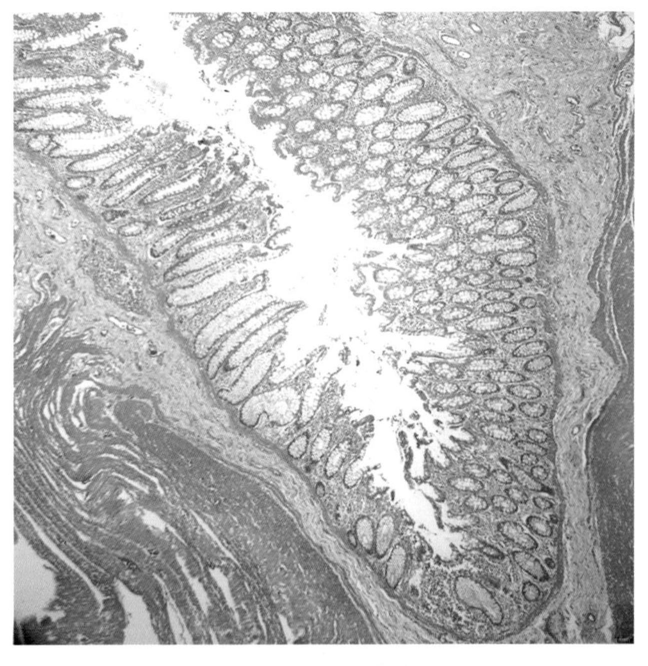
图 4.3.13 憩室相关结肠炎 憩室背景

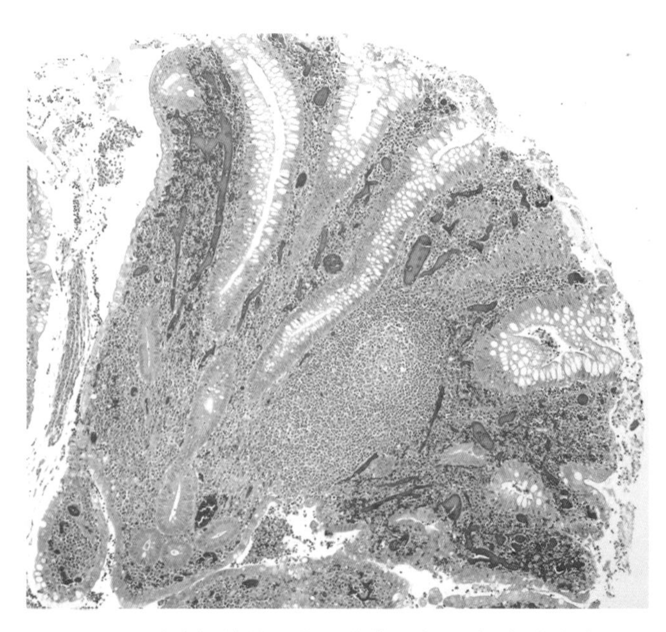
图 4.3.14 憩室相关结肠炎 黏膜固有层明显慢性炎症和显著的淋巴细胞聚集

4.4 挤压人工假象与缺血性结肠炎

	挤压人工假象	缺血性结肠炎
年龄 / 性别	任何年龄；无性别差异	通常为成人（50 多岁或更高年龄），但也可发生在儿童；无性别差异
部位	任何部位；通常见于标本的边缘	绝大多数发生在分水岭区域（如结肠脾曲）、降结肠和乙状结肠，但也可以发生在任何部位；直肠最少累及
症状	无	多变，某些出现腹痛、呕吐、血性腹泻
体征	无	多变，某些可出现腹部压痛、发热和粪便隐血试验阳性；很多病人有心血管疾病病史伴外周血管病变或其他血管疾病；钡灌肠显示“拇指压痕像”特征；CT 扫描显示“靶环样结构”，血管造影可直接用来证实血管阻塞
病因学	活检过程和标本处理过程中，因活检钳将上皮从隐窝挤出，造成物理损伤，从而导致的人工假象	黏膜损害继发于血流减少，血流减少常因血管阻塞（如动脉粥样硬化、血管痉挛和血栓）和灌注不足（如心低输出量）引起。药物和感染也可导致缺血性结肠炎。危险因素包括高血压、糖尿病、慢性阻塞性肺疾病、冠状动脉疾病、腹部手术、使用阿片类药物、降压药、激素替代治疗、兴奋剂以及免疫增强剂
组织学	1. 隐窝变空（*图 4.4.1*），被挤出的腺体与标本贴附相邻，且组织学结构无异常（*图 4.4.2*） 2. 黏膜固有层无改变 3. 其余隐窝不受影响 4. 轻微或无异型性 5. 无核分裂象 6. 无炎症或假膜	1. 表面黏膜坏死伴上皮缺失，深部隐窝存在（*图 4.4.3*） 2. 黏膜固有层透明样变，偶见出血 3. 残余隐窝萎缩，排列更紧密（固有层崩解）（*图 4.4.4*） 4. 隐窝上皮常有明显的非典型性，核大、深染，核多形性，核仁明显，黏液丢失（*图 4.4.5*） 5. 核分裂象常活跃；可见病理性核分裂象（*图 4.4.6*） 6. 可能有假膜性改变（*图 4.4.7*）
特殊检查	• 一般不需要	• 一般不需要
治疗	无	支持治疗，严重或出现并发症的病例可手术治疗
预后	与任何潜在的病理相关	好。绝大多数经支持疗法治愈，一部分病人因肠穿孔、腹膜炎、肠狭窄等并发症需外科手术

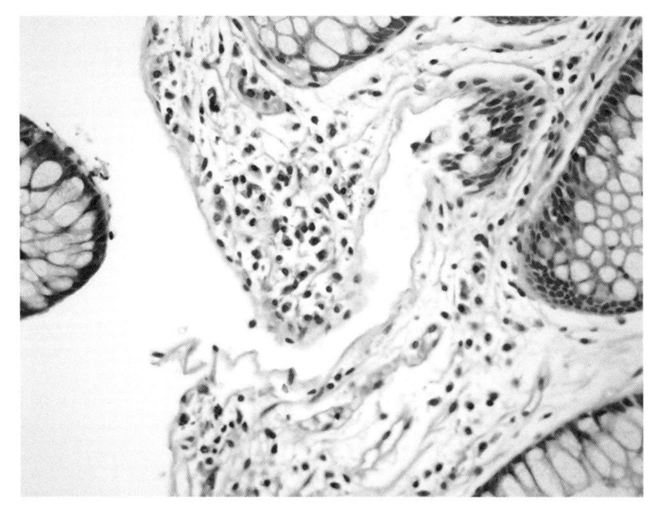

图 4.4.1　挤压人工假象　可见空隐窝

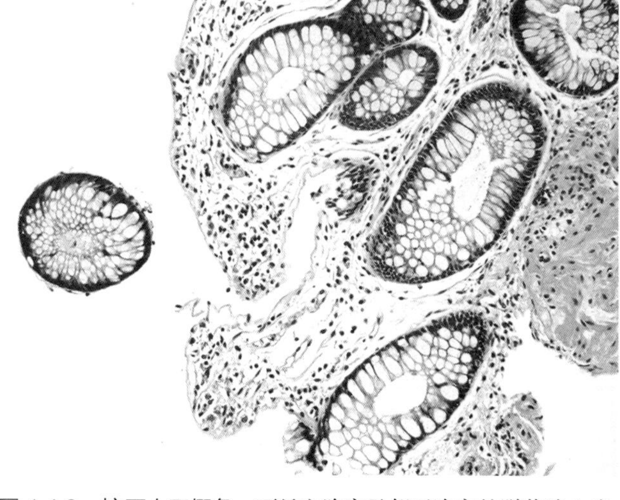

图 4.4.2　挤压人工假象　可见空隐窝及邻近隐窝的脱落腺上皮

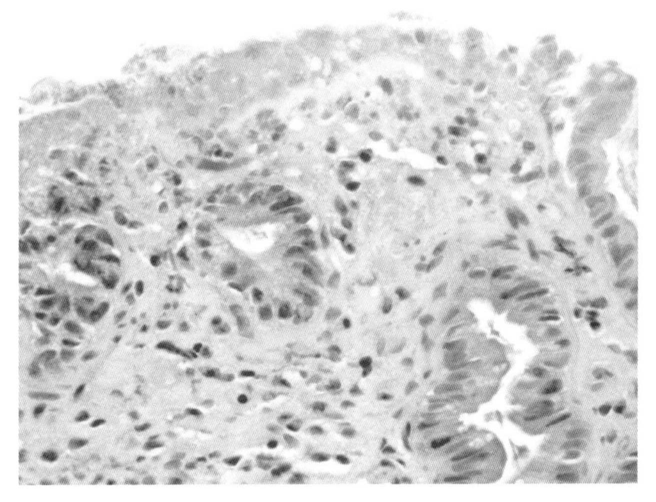

图 4.4.3 缺血性结肠炎 局灶表面黏膜坏死，上皮反应性改变

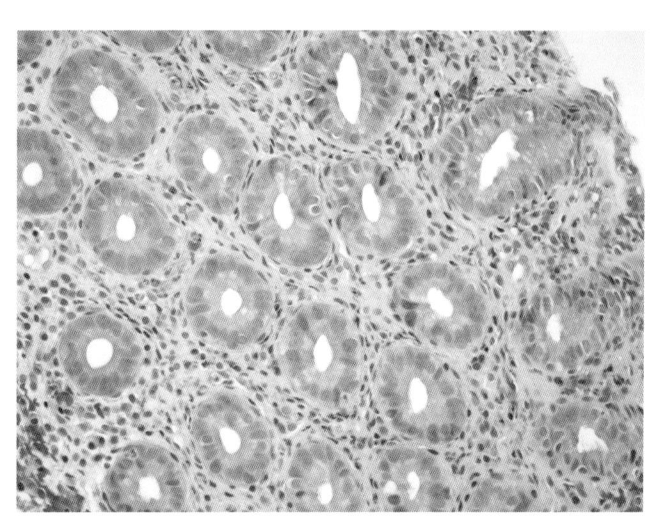

图 4.4.4 缺血性结肠炎 黏膜固有层透明样变，隐窝“背靠背”排列

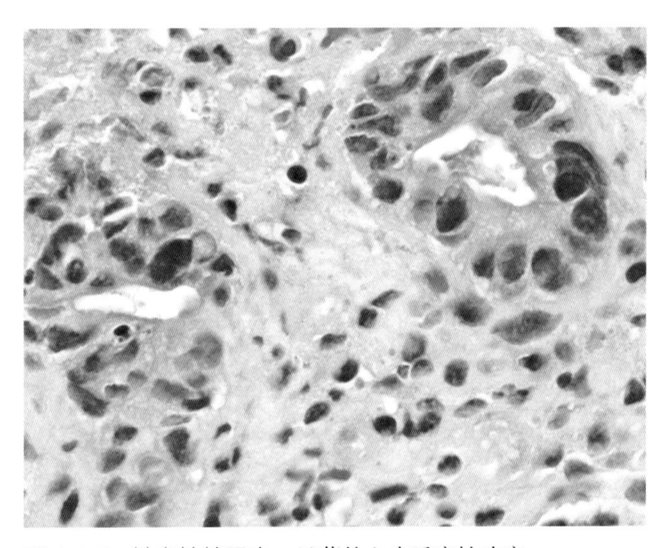

图 4.4.5 缺血性结肠炎 显著的上皮反应性改变

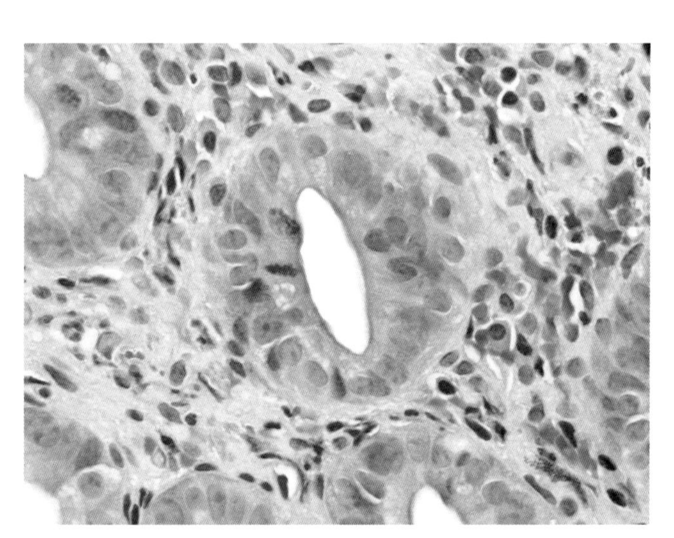

图 4.4.6 缺血性结肠炎 显著的上皮反应性改变和核分裂象

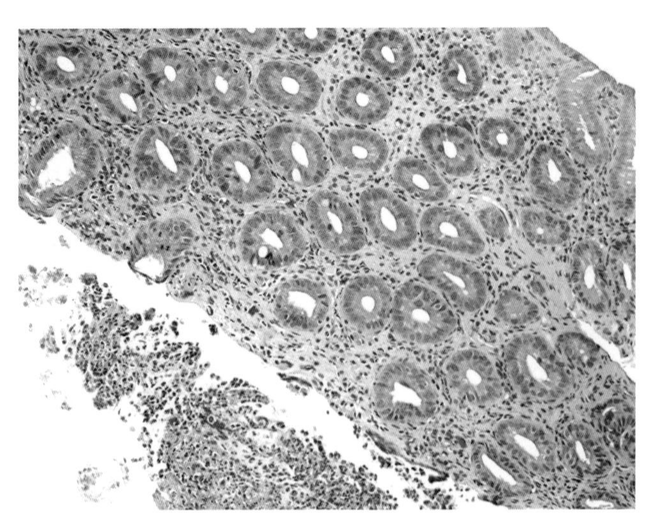

图 4.4.7 缺血性结肠炎 黏膜固有层透明样变伴纤维素性渗出

4.5 正常巨噬细胞和异物肉芽肿与克罗恩病的典型肉芽肿

	正常巨噬细胞和异物肉芽肿	克罗恩病的典型肉芽肿
年龄 / 性别	任何年龄；无性别差异	典型为成人（二三十岁和六七十岁），无性别差异
部位	任何部位	通常近端结肠多见，直肠极少受累
症状	通常无，一些病人可出现腹痛	腹绞痛，非血性腹泻，发热，乏力，体重减轻
体征	通常无，一些病人可有腹部压痛	低蛋白血症，缺铁性贫血，肠瘘和狭窄；肠外表现可影响肝、眼和关节；内镜特征包括阿弗他样糜烂，纵向溃疡，鹅卵石征，肠狭窄和肠瘘
病因学	异物反应	未知；白种人和德系犹太人发病更为普遍。10% 的病人常有亲属发病
组织学	1. 正常巨噬细胞：聚集于黏膜固有层浅层，表面上皮下方*（图 4.5.1，4.5.2）* 2. 上皮样组织细胞混合异物聚集——形成多核巨细胞，20 个以上细胞核随意排列，常有核重叠*（图 4.5.3，4.5.4）* 3. 巨核细胞常见于隐窝破裂，但异物位于聚集的组织细胞内，通过光学显微镜或偏振光显微镜可见 4. 无或极轻度的炎症背景，无慢性病变特征	1. 肉芽肿形成不良，与慢性炎症相关*（图 4.5.5）* 2. 非坏死性 3. 未见异物 a. 以克罗恩病为背景 b. 局灶表面上皮损伤，特征为上皮坏死伴混合性慢性炎症细胞浸润，常与淋巴组织聚集（阿弗他溃疡）和散在灶性隐窝炎相关 c. 肠壁全层炎症，黏膜下层常更明显 d. 慢性改变包括隐窝变形、纤维化（深达固有层） e. 节段性受累——可见炎症改变区域与未受累区域相邻
特殊检查	• 一般不需要。临床病史特别是手术史很重要	• 诊断主要依赖病史和病理；70% 的病人抗酿酒酵母抗体阳性（ASCA）
治疗	如无并发症，则无须手术切除	主要为对症治疗、抗炎和免疫抑制治疗；一般无须手术切除，除非有并发症，如裂隙穿孔、肠瘘、肠梗阻
预后	好。绝大多数为偶然发现，但有某些并发症如持续性腹痛、梗阻、穿孔等需手术介入	慢性不可治愈性疾病，预后与并发症程度、严重性以及治疗相关的不良反应相关。异型增生和腺癌风险增加，相关致死率为 80%

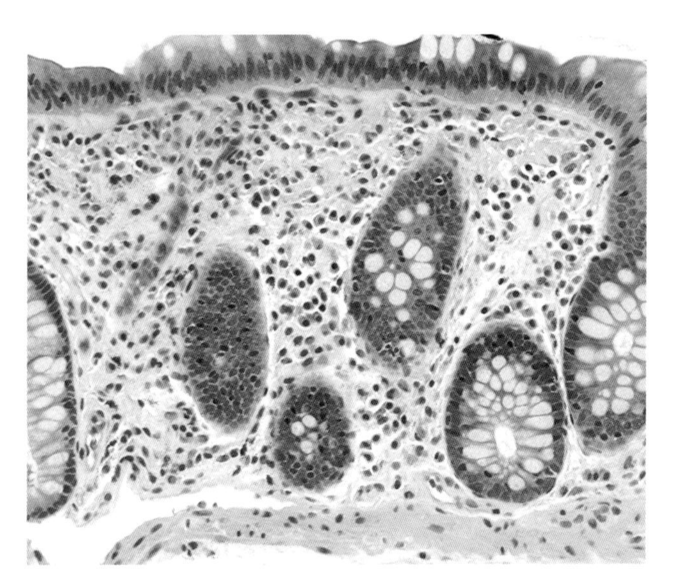

图 4.5.1　正常巨噬细胞　主要分布于上皮下方

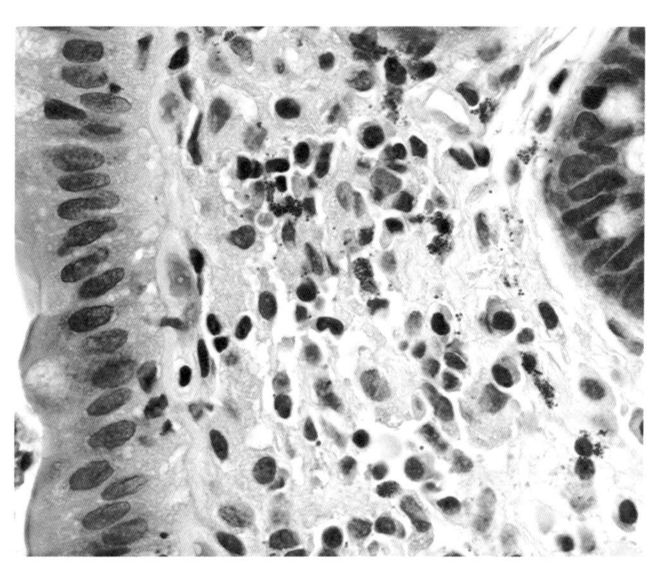

图 4.5.2　巨噬细胞　混合有淋巴细胞、浆细胞，分布于结肠黏膜固有层内

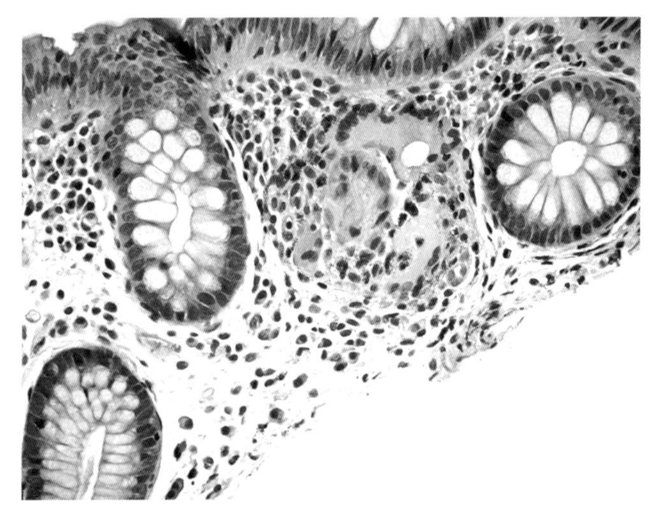

图 4.5.3　反应性组织细胞　围绕破裂的隐窝

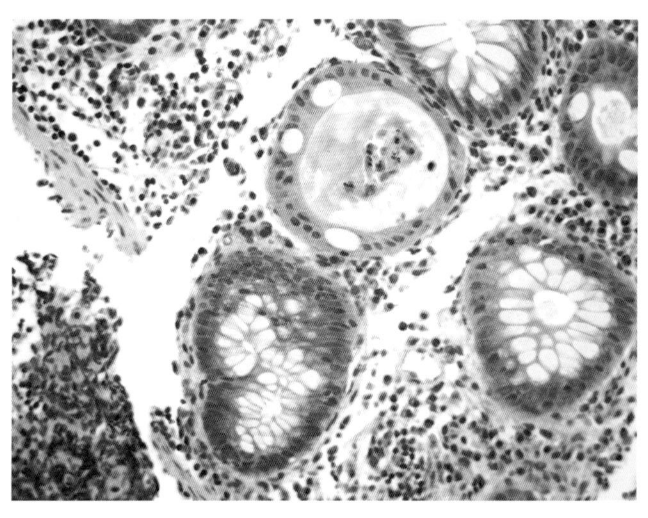

图 4.5.4　破裂的隐窝　伴多量嗜酸性粒细胞和异物巨细胞反应

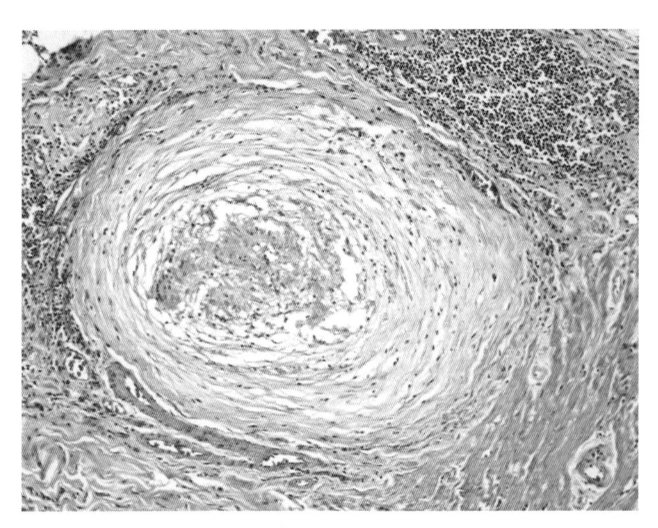

图 4.5.5　克罗恩病　其内形成松散的肉芽肿，特征为组织细胞及其相关的淋巴细胞聚集

4.6 结肠黑变病与慢性肉芽肿性疾病

	结肠黑变病	慢性肉芽肿性疾病
年龄/性别	成人；无性别差异	婴幼儿至幼儿；男性多于女性（男：女 =10：1）
部位	绝大多数见于盲肠、直肠；可发生在任何部位	结直肠的任何部位；经典型的病例常位于肺内
症状	无	反复的细菌和真菌感染
体征	无	发热
病因学	巨噬细胞内脂褐素沉积，多见于使用通便药物，特别是与使用蒽醌类或其他通便药物诱导细胞凋亡相关；也与非甾体抗炎药的使用及炎性肠病相关	超氧化物生成巨噬细胞 NADPH 氧化酶系统参与通过中性粒细胞吞噬微生物的杀伤过程。编码该系统蛋白的任何基因突变都可导致遗传性免疫缺陷疾病
组织学	1. 吞噬色素的巨噬细胞主要位于黏膜固有层（*图 4.6.1，4.6.2*） 2. 嗜酸性粒细胞不明显 3. 无脓肿形成	1. 黏膜固有层被形成不良的肉芽肿（*图 4.6.3*）或疏松成簇的巨噬细胞取代 2. 显著的嗜酸性粒细胞（*图 4.6.4*） 3. 巨噬细胞常吞噬色素（*图 4.6.5*） 4. 极少形成脓肿
特殊检查	• 一般不需要。色素可行 PAS 染色	• 一般不需要。临床病史很重要（多重感染）
治疗	无	预防性和治疗性抗生素、干扰素、骨髓移植和基因治疗
预后	很好，偶发性良性病变	差；有反复感染以及与发病率和死亡率相关的并发症的病人，平均预期寿命减少 25-30 年

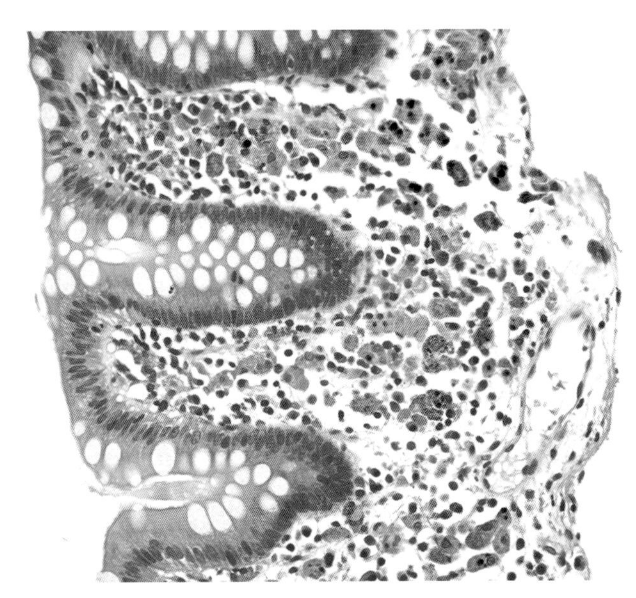

图 4.6.1　结肠黑变病　吞噬脂褐素的巨噬细胞浸润黏膜固有层，周围背景黏膜无改变

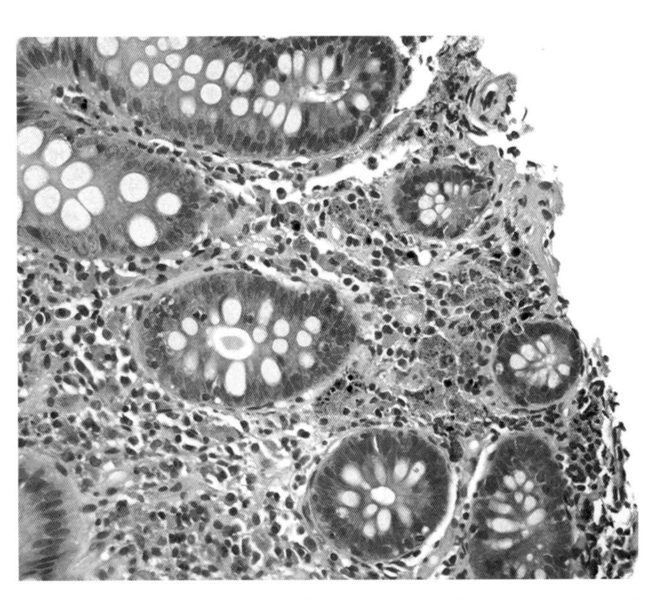

图 4.6.2　结肠黑变病　黏膜固有层内巨噬细胞呈深棕色至黑色

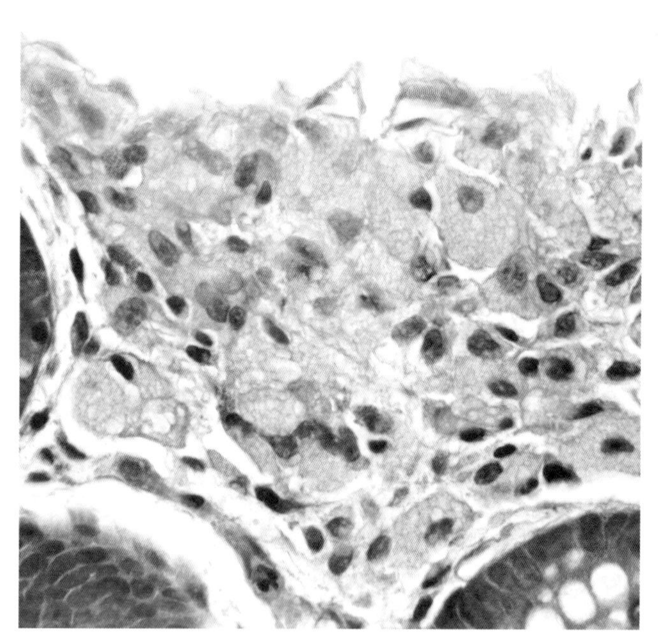

图 4.6.3　慢性肉芽肿性疾病　含色素的组织细胞形成不良的肉芽肿

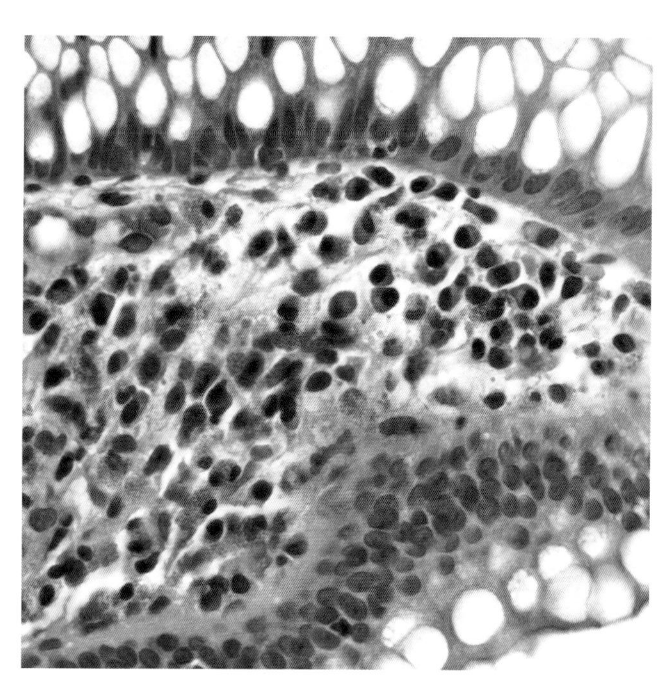

图 4.6.4　慢性肉芽肿性疾病　黏膜固有层内显著的嗜酸性细胞浸润

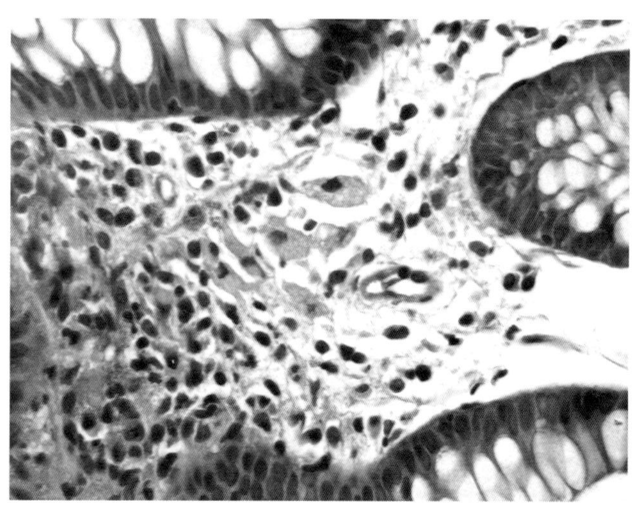

图 4.6.5　慢性肉芽肿性疾病　黏膜固有层内散在分布的淡染组织细胞

4.7 肥大细胞增多症与胶原性结肠炎

	肥大细胞增多症	胶原性结肠炎
年龄/性别	任何年龄；无性别差异	典型为成人（平均年龄55岁）；主要为女性［女：男=（6~8）：1］
部位	任何部位	主要发生在近端结肠；较少发生在直肠、乙状结肠
症状	非特异性；系统性肥大细胞增多症病人可出现组胺分泌增加相关的症状，而局灶肥大细胞增多症病人常有慢性腹泻；病人可出现组胺分泌增加相关症状	慢性水样腹泻，腹痛，乏力，体重减轻；某些可能有便秘
体征	无	鲜有；大多数内镜下黏膜表现正常；极少数示线性溃疡或假膜性肠炎改变
病因学	未知；某些病例与感染性疾病相关，包括过敏性疾病、寄生虫感染和嗜酸性粒细胞结肠炎。其他病例则有系统性肥大细胞增多症的表现。所谓的"肥大细胞回结肠炎"可能并不是一个具体的疾病，而是对腹泻型肠易激综合征病人症状的描述	未知；被认为与肠道抗原免疫反应相关；超过40%的病人伴发相关疾病，最常见的是类风湿关节炎、甲状腺疾病、乳糜泻。某些病例与药物使用相关，包括兰索拉唑（一种质子泵抑制剂）和非甾体抗炎药；极少数病例与肠穿孔过程相关
组织学	1. 表面上皮改变缺乏或轻微（*图4.7.1*） 2. 固有层内肥大细胞增生，圆形，核嗜碱性，细胞质丰富（*图4.7.2*） 3. 固有层内嗜酸性粒细胞增生；未浸润表面上皮或隐窝上皮（*图4.7.3*） 4. 上皮下胶原未增加（*图4.7.1*）	1. 表面上皮损伤，特征为上皮内淋巴细胞浸润；伴细胞退变（细胞质空泡、黏液减少、核不规则、核固缩）（*图4.7.6，4.7.7*） 2. 肥大细胞无增生 3. 黏膜固有层肿胀伴浆细胞、淋巴细胞浸润，并常见中性粒细胞（淋巴细胞结肠炎时）；黏膜固有层、表面和隐窝上皮内嗜酸性粒细胞增多（*图4.7.8*） 4. 表面上皮下有胶原沉积带，通常为10~30μm，胶原带下方边界不规则，胶原束可以延伸至下方的黏膜固有层，同时见毛细血管扩张和成纤维细胞（*图4.7.7，4.7.9*）；表面上皮断续性与基底膜分离（胶原性结肠炎）（*图4.7.9*）
特殊检查	• 免疫组化CD117阳性（*图4.7.4*），增生的肥大细胞强表达肥大细胞类胰蛋白酶；系统性肥大细胞增生症中，肥大细胞表达CD25（*图4.7.5*），分子分析显示D816V *KIT*突变阳性。三色染色显示基底膜无增厚	• 散在的肥大细胞示CD117阳性、CD25阴性。三色染色示异常的胶原沉积（胶原性结肠炎）（*图4.7.10*）
治疗	治疗主要使用组胺受体拮抗剂和色甘酸钠，后者为一种肥大细胞介质释放抑制剂	多样，无症状者无须治疗，有症状者对症、抗炎治疗，难治病例可行改道回肠造口术
预后	总体不错；系统性疾病的预后则与其他器官的累及情况相关	总体不错；系统性疾病的预后则与其他器官的累及情况相关

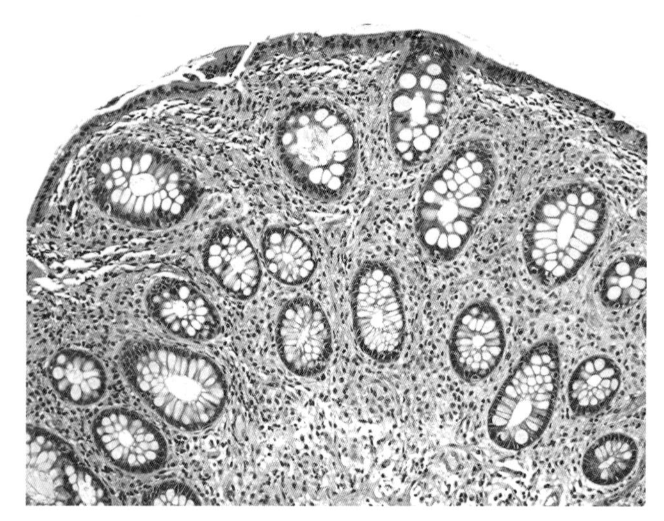

图 4.7.1　系统性肥大细胞增多症　黏膜固有层病变，表面上皮改变少见，无基底膜增厚

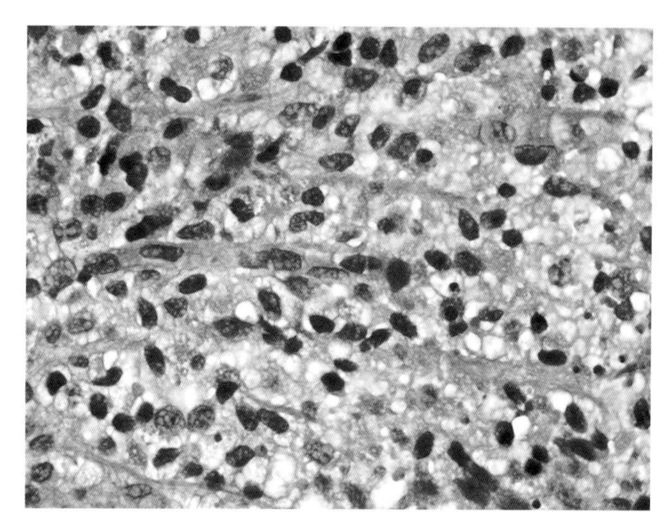

图 4.7.2　系统性肥大细胞增多症　黏膜固有层内增生的肥大细胞

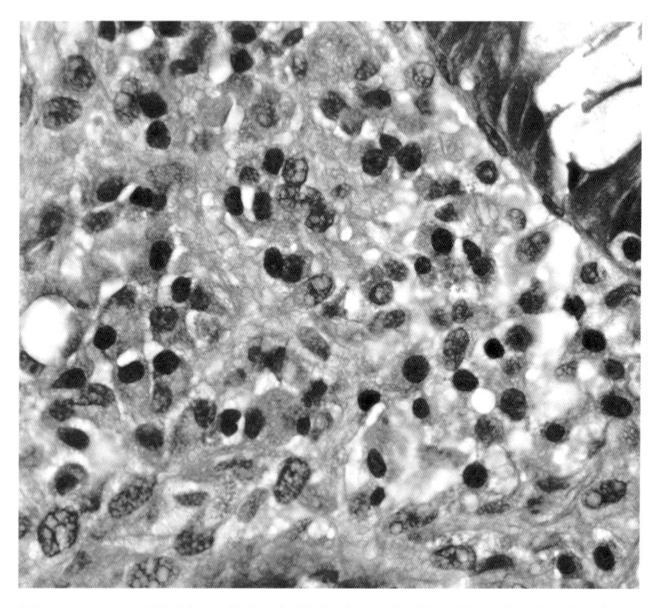

图 4.7.3　系统性肥大细胞增多症　黏膜固有层内增生的嗜酸性粒细胞

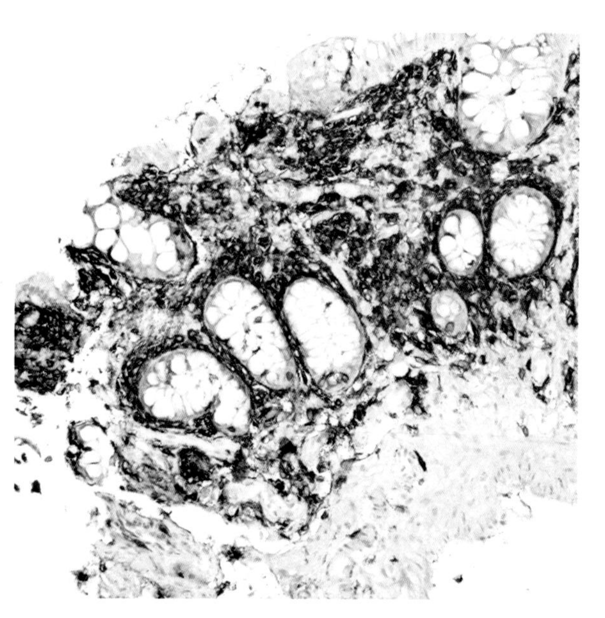

图 4.7.4　系统性肥大细胞增多症　黏膜固有层内增生的肥大细胞 *C-KIT* 染色强阳性

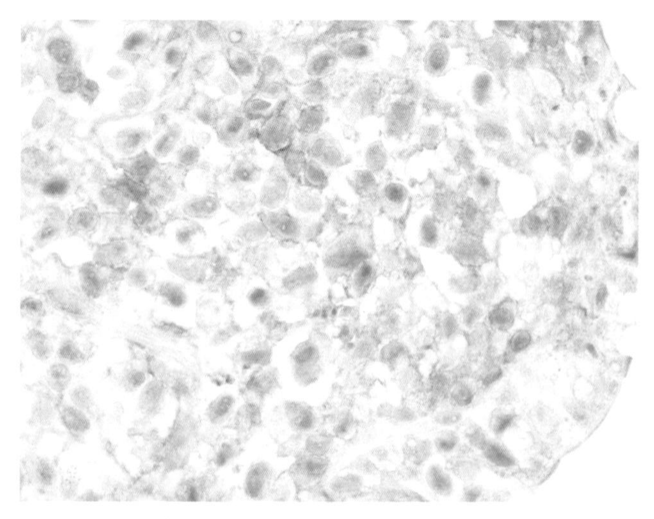

图 4.7.5　系统性肥大细胞增多症　黏膜固有层异常的肥大细胞异常表达 CD25

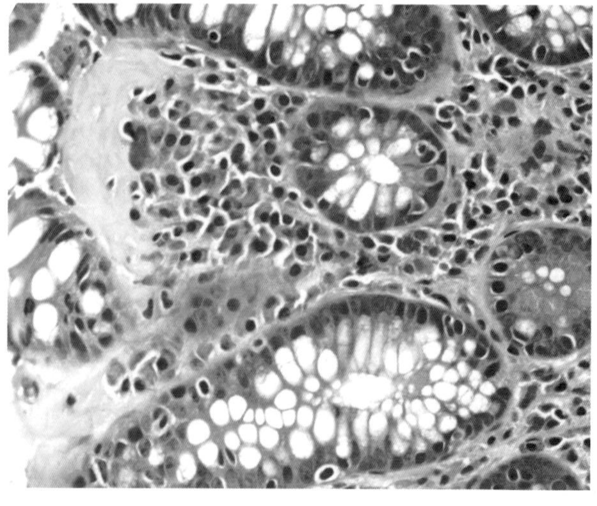

图 4.7.6　胶原性结肠炎　邻近增厚基底膜，表面上皮损伤伴上皮内淋巴细胞

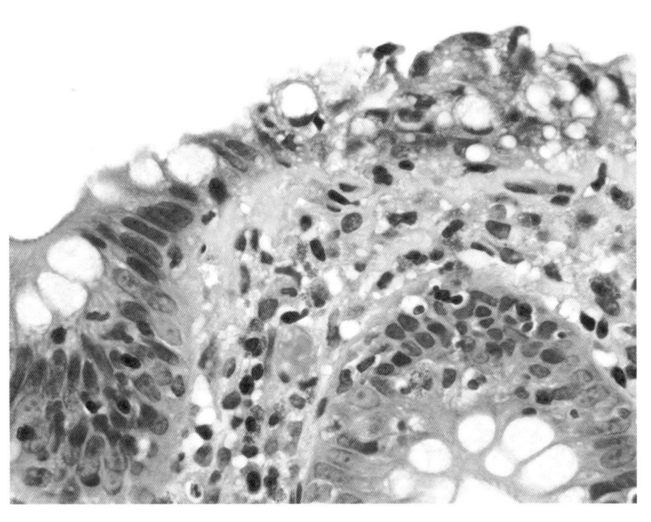

图 4.7.7 胶原性结肠炎 上皮损伤伴明显的上皮内淋巴细胞，上皮细胞质空泡状，毛细血管和炎症细胞陷入增厚的基底膜内

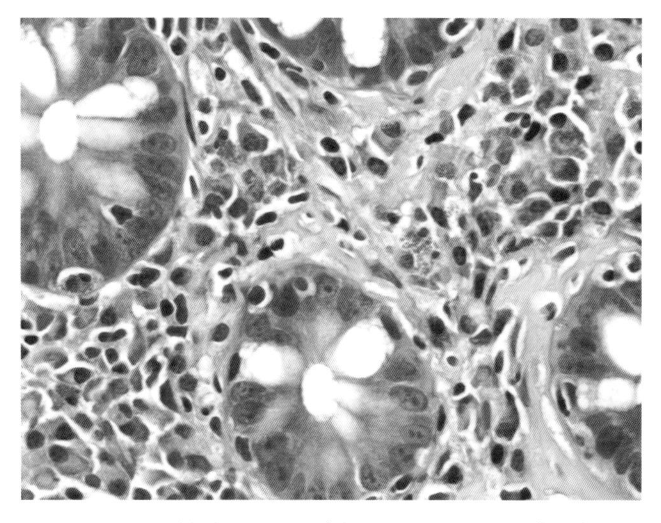

图 4.7.8 胶原性结肠炎 混合性炎症细胞浸润黏膜固有层，包括浆细胞和明显的嗜酸性粒细胞

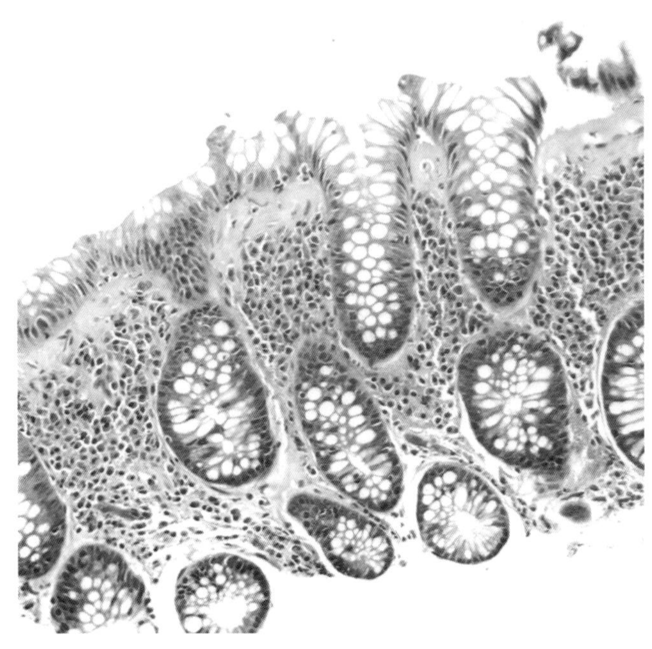

图 4.7.9 胶原性结肠炎 增厚的基底膜伴局灶上皮脱落

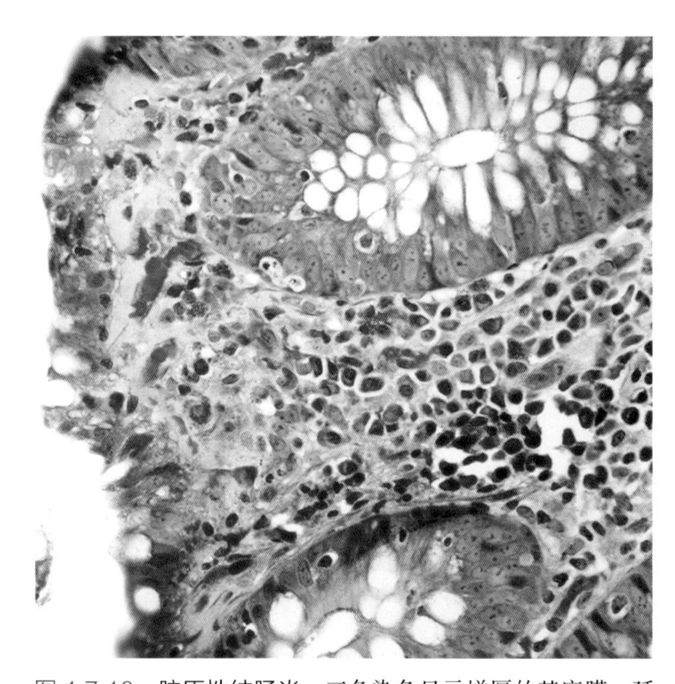

图 4.7.10 胶原性结肠炎 三色染色显示增厚的基底膜，延伸至下方黏膜固有层，同时见毛细血管网和淋巴细胞

4.8 溃疡性结肠炎与自限性结肠炎

	溃疡性结肠炎	自限性结肠炎
年龄/性别	典型为成人（15~25 岁和 60~70 岁）；无性别差异	任何年龄；无性别差异
部位	主要累及直肠，并向近端延伸	任何部位
症状	反复血性腹泻，腹痛，乏力，体重减轻	腹泻，某些微生物感染时有出血
体征	多变，从无到发热、心动过速，与中毒性巨结肠相关；内镜下表现不一，活动期为黏膜红斑、质脆、颗粒状，静止期为黏膜颗粒状伴点状红斑、黏膜皱襞消失；息肉	粪便培养阳性
病因学	未知；白种人和德系犹太人发病更为普遍。25% 的病人有家族相关性	炎症继发于细菌感染，最常见于弯曲菌和产气单胞菌（肠出血性大肠杆菌 *E. coli* 除外）
组织学	1. 活动期病变特征为隐窝炎（*图 4.8.1*）、隐窝脓肿（*图 4.8.2*）；常伴假息肉形成，相对隆起的残余黏膜被多量溃疡包绕（*图 4.8.3*），中性粒细胞多位于隐窝内而非固有层 2. 黏膜内慢性炎症加重，淋巴组织常在黏膜和黏膜下层交界处聚集（*图 4.8.4*），基底部浆细胞增多（*图 4.8.5*） 3. 慢性改变包括隐窝变形（*图 4.8.6*）、背景反应性和再生性上皮改变（*图 4.8.7*）；黏膜下轻微或无纤维化 4. 可见异型增生	1. 明显的中性粒细胞浸润，绝大多数位于黏膜固有层上半层和隐窝内（*图 4.8.8~4.8.10*） 2. 慢性炎症细胞或黏膜基底部浆细胞无明显增多 3. 腺体结构保存，隐窝没有显著变形（*图 4.8.11*） 4. 反应性上皮改变包括核增大、核仁明显和黏液丢失，但无异型增生（*图 4.8.12*）
特殊检查	• 诊断主要依赖病史和病理；病人常有核周型抗中性粒细胞细胞质抗体（p-ANCA 抗体）阳性	• 一般不需要。粪便培养阳性，但在病毒性感染时可能阴性
治疗	主要为对症治疗和使用抗炎药物，包括 5-ASA 复合物和类固醇。对于疾病迁延超过 8 年的病人定期行结肠镜检查，监测异型增生和腺癌。对于出现异型增生或腺癌的病例行手术切除	抗生素
预后	一般，慢性不可治愈性疾病，预后与并发症程度、严重性以及治疗相关副作用相关。病人异型增生和腺癌风险增加。有极小但可控的因中毒性结肠炎早期死亡的概率，也可死于其他并发症	非常好，该型结肠炎为自限性疾病

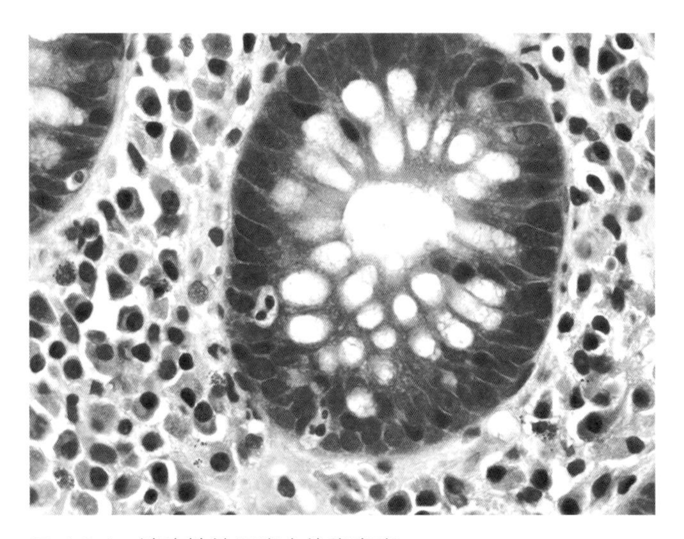

图 4.8.1 溃疡性结肠炎内的隐窝炎

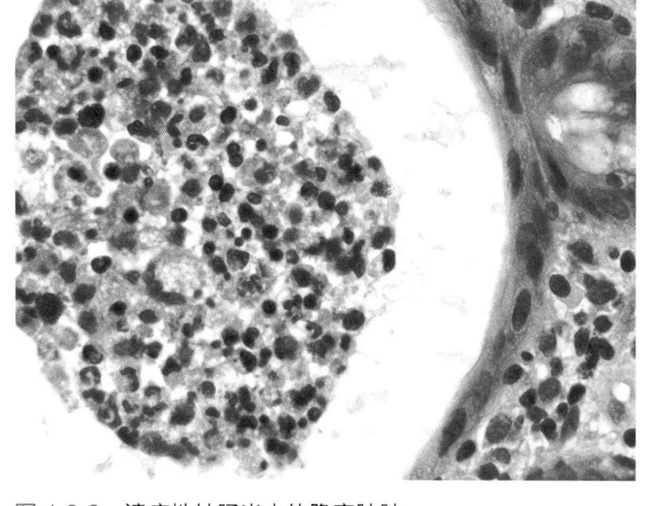

图 4.8.2 溃疡性结肠炎内的隐窝脓肿

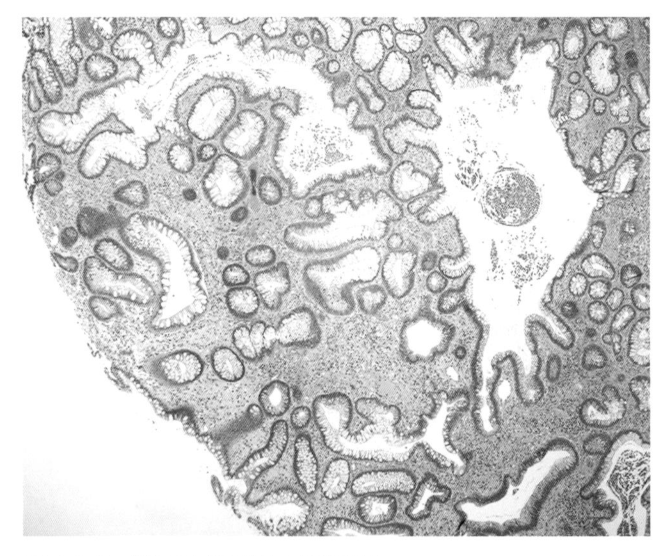

图 4.8.3 溃疡性结肠炎内的假息肉

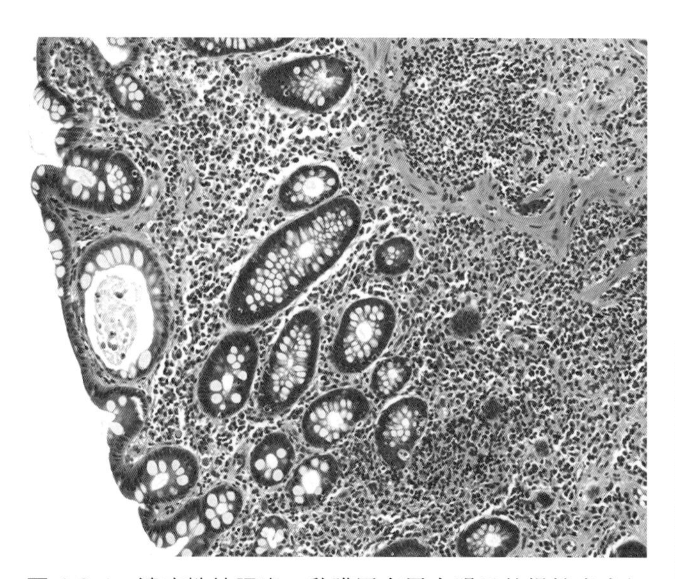

图 4.8.4 溃疡性结肠炎 黏膜固有层内明显的慢性炎症细胞，淋巴组织在黏膜和黏膜下层交界处聚集

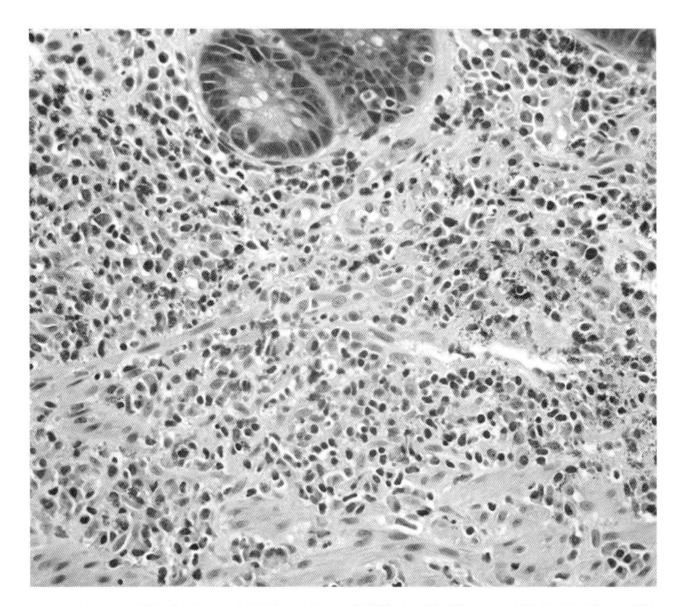

图 4.8.5 溃疡性结肠炎 基底部浆细胞增多。浆细胞位于隐窝基底部与黏膜肌之间

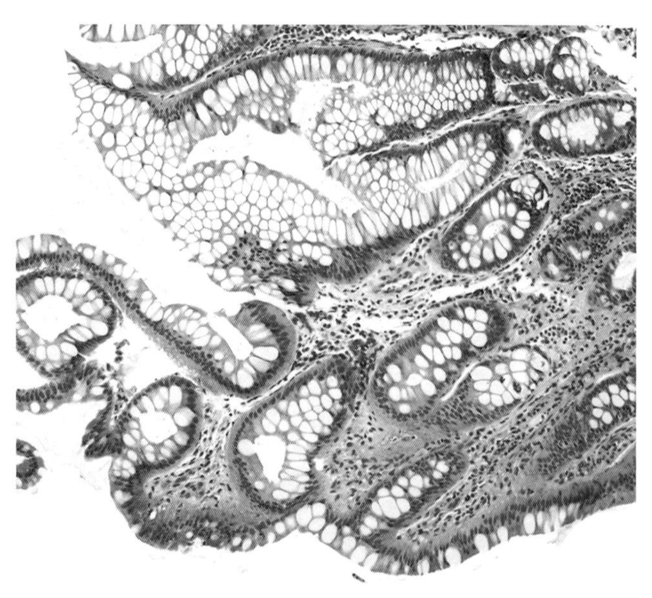

图 4.8.6 溃疡性结肠炎内隐窝变形

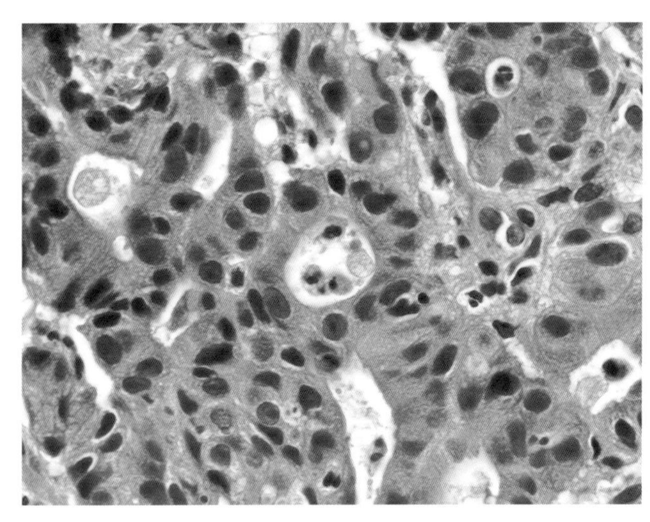

图 4.8.7 溃疡性结肠炎 显著的反应性上皮改变，特征为核大、深染、核仁明显，黏液丢失

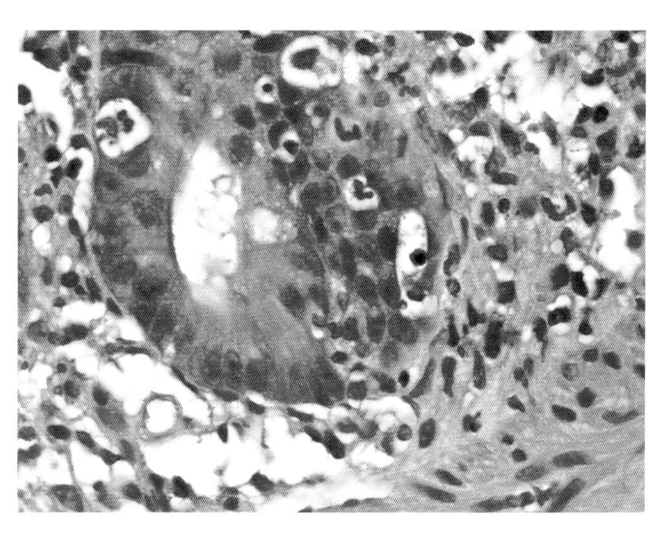

图 4.8.8 自限性结肠炎 上皮内中性粒细胞及显著的隐窝内细胞凋亡

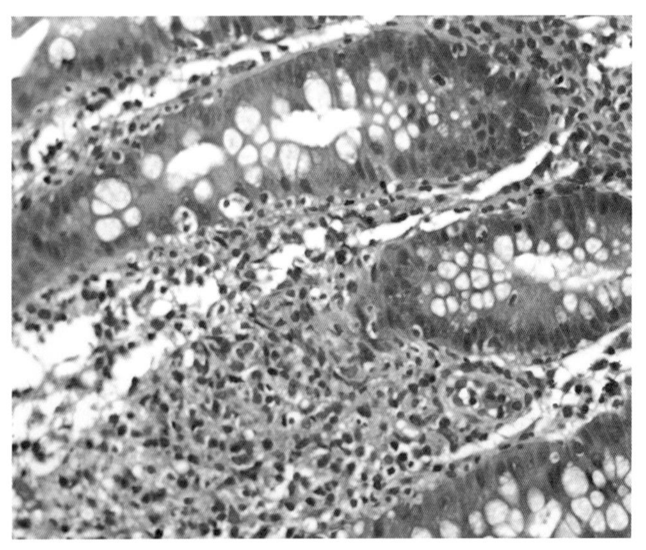

图 4.8.9 自限性结肠炎 显著的炎症细胞浸润，主要为中性粒细胞，分布于黏膜固有层上 1/2、腺腔和隐窝内

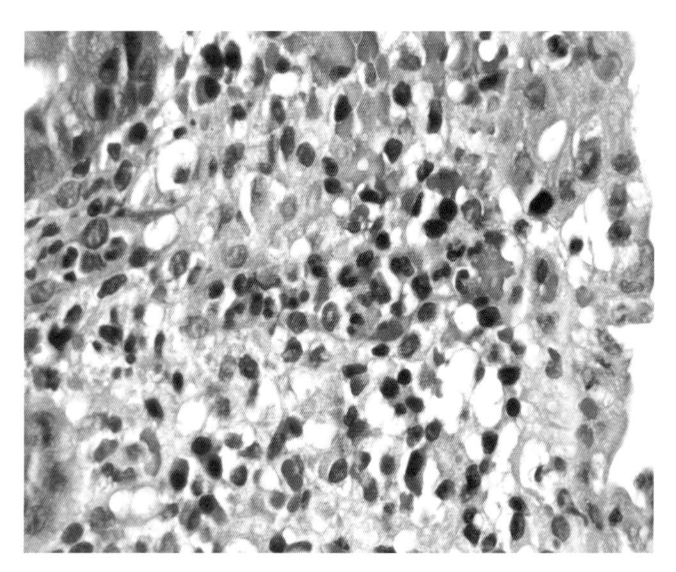

图 4.8.10 自限性结肠炎 中性粒细胞浸润，绝大多数位于上皮下的浅表黏膜固有层。右侧为黏膜表面

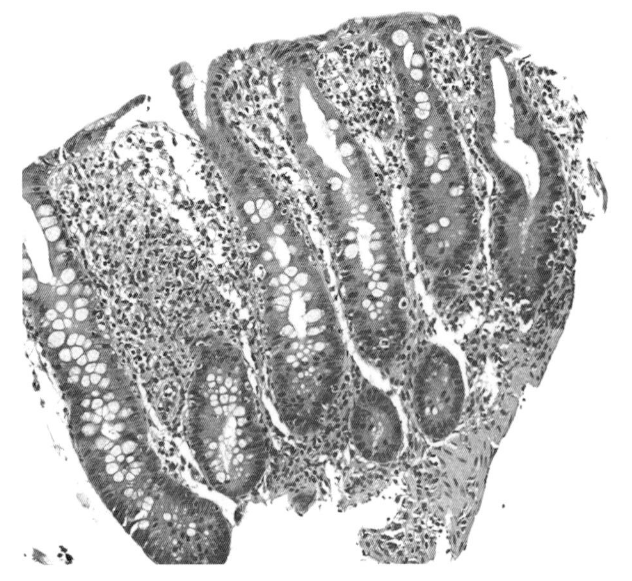

图 4.8.11 自限性结肠炎 其内无隐窝变形

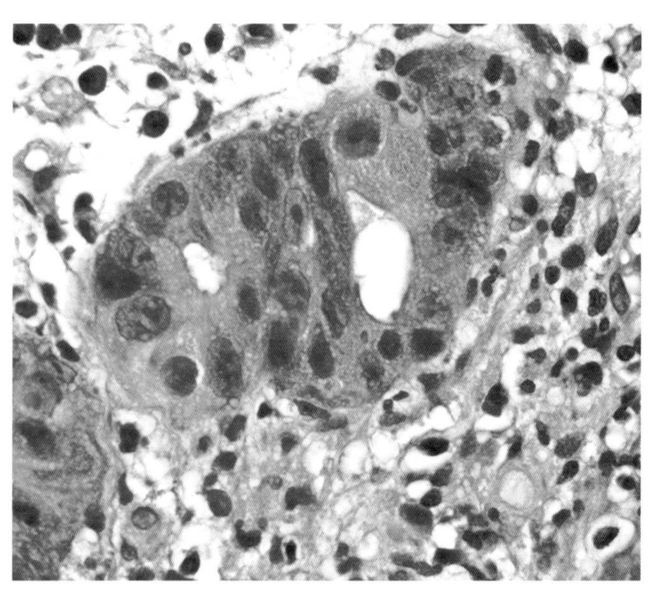

图 4.8.12 自限性结肠炎 其内显著的上皮反应性改变

4.9 溃疡性结肠炎与克罗恩结肠炎

	溃疡性结肠炎	克罗恩结肠炎
年龄 / 性别	典型为成人（15~25 岁和 60~70 岁）；无性别差异	典型为成人（20~30 岁和 60~70 岁）；无性别差异
部位	主要累及直肠，并向近端延伸	近端结肠多见；直肠通常不受累
症状	反复血性腹泻，腹痛，乏力，体重减轻	腹绞痛，非血性腹泻，发热，乏力，体重减轻
体征	多变，从无到发热、心动过速，与中毒性巨结肠相关；内镜下表现不一，活动期为黏膜红斑、质脆、颗粒状，静止期为黏膜颗粒状伴点状红斑、黏膜皱襞消失；息肉	低蛋白血症，缺铁性贫血，肠瘘，肠狭窄；肠外表现可影响肝、眼和关节；内镜特征包括阿弗他样糜烂、纵向溃疡、鹅卵石征、肠狭窄和瘘管
病因学	未知；白种人和德系犹太人发病更为常见。25% 的病人有家族相关性	未知；白种人和德系犹太人发病更为普遍。10% 的病人有家庭成员发病
组织学	1. 活动期病变特征为隐窝炎（*图 4.9.1*）、隐窝脓肿（*图 4.9.2*）；常伴假息肉形成，相对隆起残余黏膜被多量溃疡包绕（*图 4.9.3*） 2. 黏膜内慢性炎症增加，淋巴组织常在黏膜和黏膜下层交界处聚集（*图 4.9.4*），炎症局限于黏膜层，未累及黏膜下层 3. 慢性改变包括隐窝变形（*图 4.9.5*），背景上皮再生性改变（*图 4.9.6*）；黏膜下轻度或无纤维化 4. 病变从直肠连续延伸至近端结肠，远端病变更为严重 5. 回肠末端通常不累及 6. 黏膜下层血管网消失 7. 直肠总是累及 8. 未见肉芽肿	1. 局灶表面上皮损伤（*图 4.9.7*），特征为上皮坏死伴混合性慢性炎症细胞浸润。常与淋巴组织聚集相关（阿弗他溃疡）（*图 4.9.8*）；散在灶性隐窝炎（隐窝内中性粒细胞浸润）（*图 4.9.9*）和隐窝脓肿（*图 4.9.10*） 2. 透壁性炎症，黏膜下层常更显著（*图 4.9.11*） 3. 慢性改变包括隐窝变形（*图 4.9.12*）、基底部浆细胞增多（*图 4.9.13*）、纤维化（深达黏膜固有层） 4. 节段性病变：炎症病变区域与正常区域相邻 5. 回肠末端常受累 6. 黏膜下层血管网消失 7. 直肠通常不受累 8. 肉芽肿不常见，即使有也形成不良，与慢性炎症相关（*图 4.9.14*）
特殊检查	• 诊断主要依赖病史和病理；病人常有核周型抗中性粒细胞细胞质抗体（p-ANCA 抗体）阳性	• 诊断主要依赖病史和病理；70% 的病人抗酿酒酵母抗体（ASCA）阳性
治疗	主要为对症治疗和使用抗炎药物，包括 5-ASA 复合物和类固醇。对于疾病迁延超过 8 年的病人定期行结肠镜检查，监测异型增生和腺癌。对于出现异型增生或腺癌的病例行手术切除	主要为对症治疗、抗炎和免疫抑制治疗；一般无须手术切除，除非并发症治疗需要，如裂隙穿孔、肠瘘、肠梗阻
预后	一般，慢性不可治愈性疾病，预后与并发症程度、严重性以及治疗不良反应相关。病人有异型增生和腺癌风险增加。有很小但可控的因中毒性结肠炎早期死亡的概率，也可能死于其他相关并发症	一般，慢性不可治愈性疾病，预后与并发症程度、严重性以及治疗不良反应相关。伴发异型增生和腺癌的风险增加时死亡率为 80%

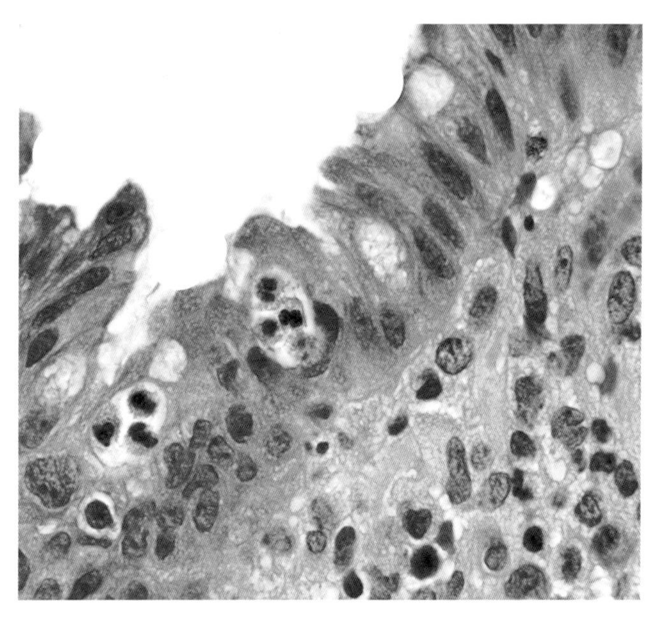

图 4.9.1 溃疡性结肠炎上皮内中性粒细胞浸润（隐窝炎）

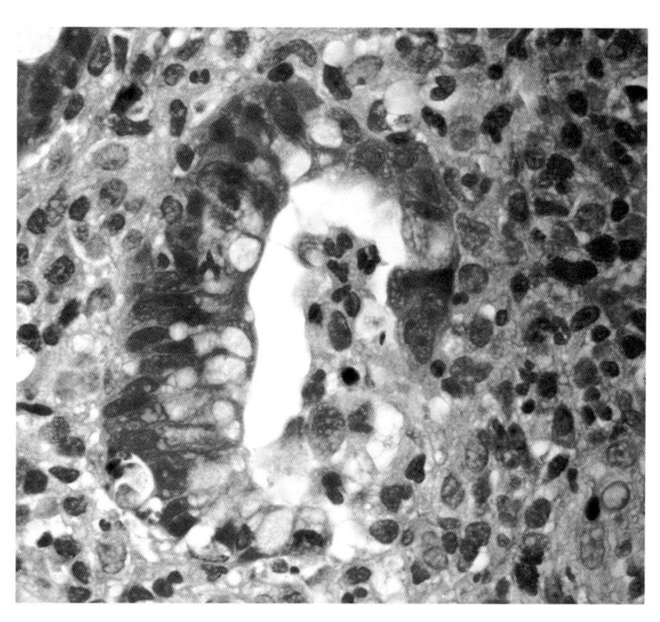

图 4.9.2 溃疡性结肠炎隐窝脓肿

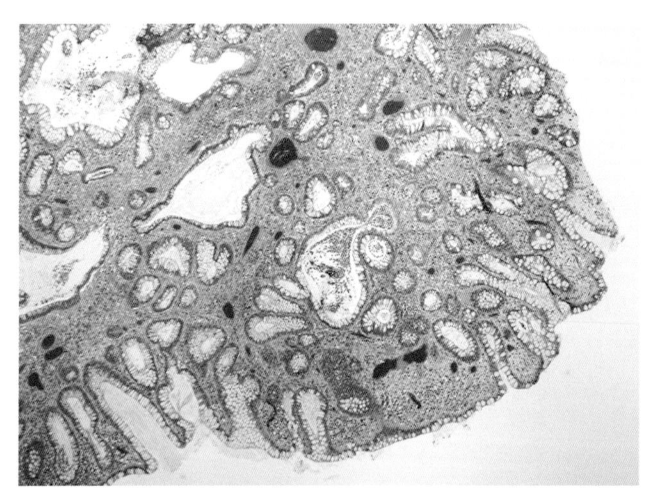

图 4.9.3 溃疡性结肠炎的假息肉

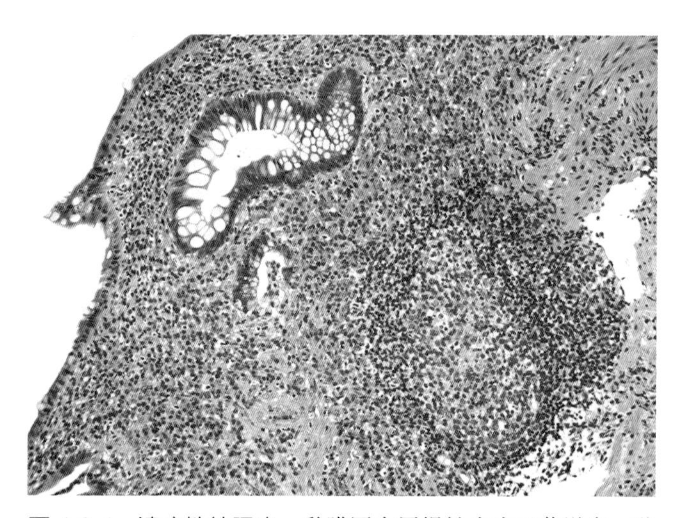

图 4.9.4 溃疡性结肠炎 黏膜固有层慢性炎症显著增多，黏膜层与黏膜下层交界处淋巴滤泡形成，背景隐窝变形

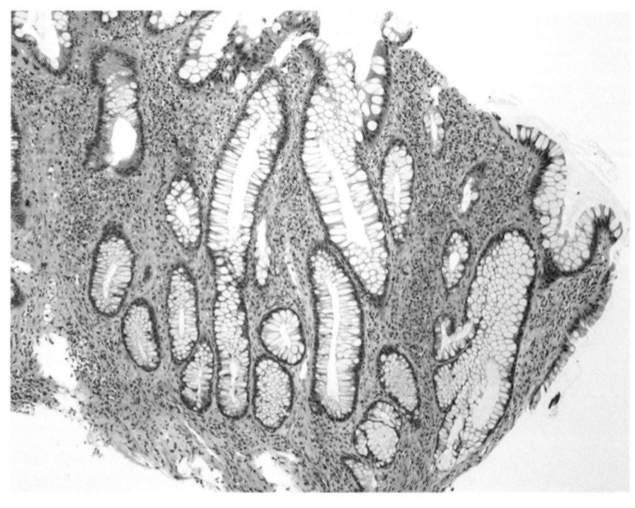

图 4.9.5 溃疡性结肠炎隐窝变形

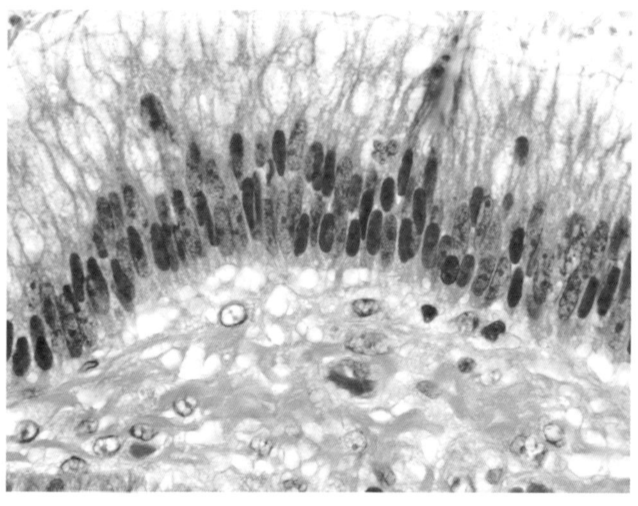

图 4.9.6 溃疡性结肠炎 反应性上皮改变特征为核增大、核仁明显

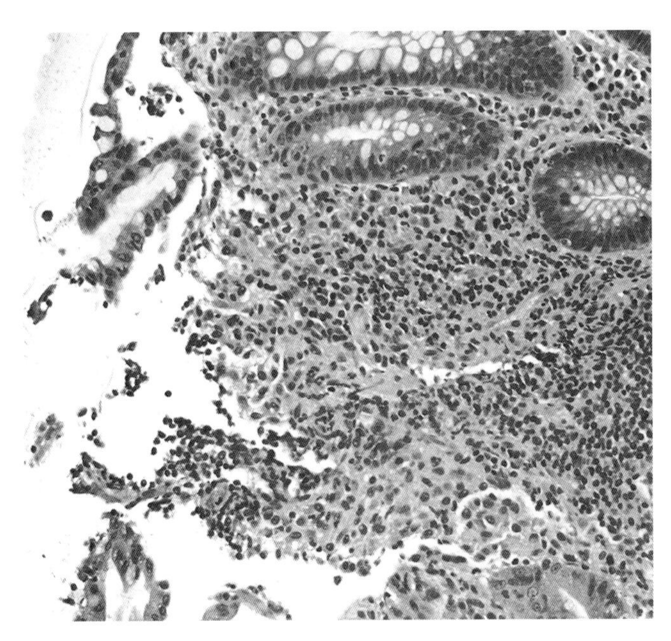

图 4.9.7 克罗恩结肠炎 局灶表面糜烂

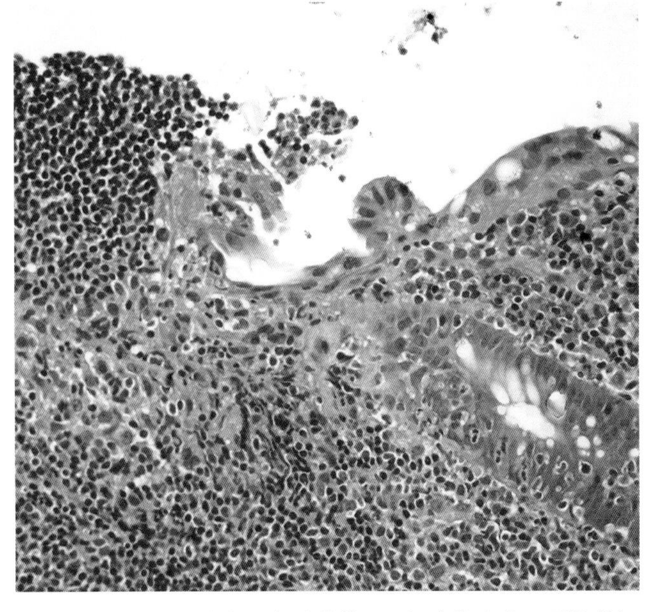

图 4.9.8 阿弗他溃疡 由黏膜淋巴组织聚集和表面覆盖的坏死、糜烂构成

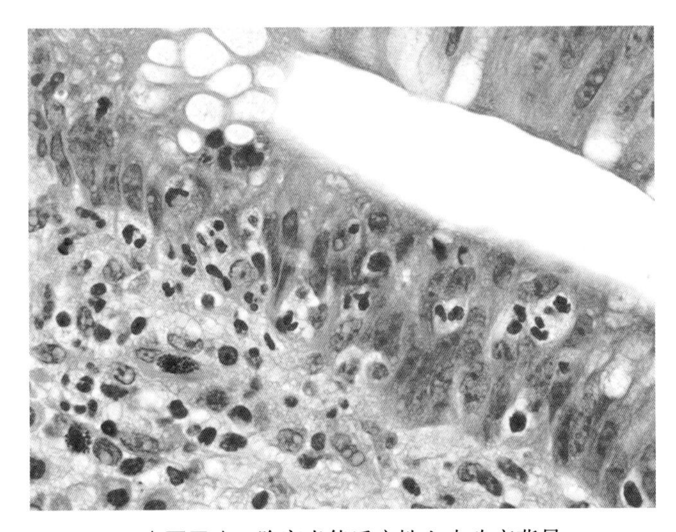

图 4.9.9 克罗恩病 隐窝炎伴反应性上皮改变背景

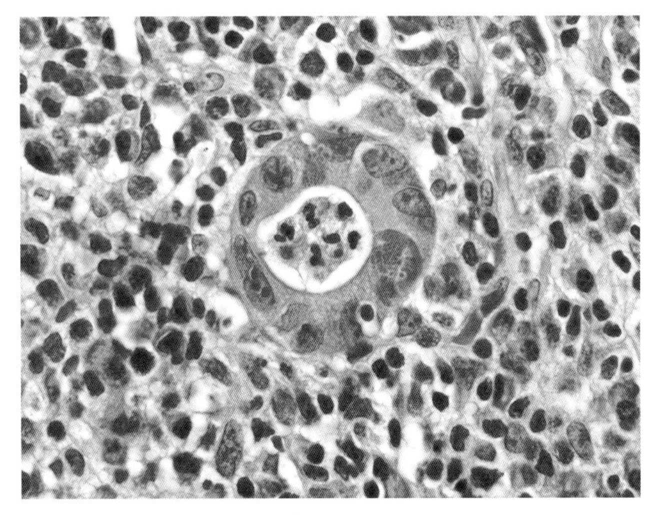

图 4.9.10 克罗恩病 隐窝脓肿

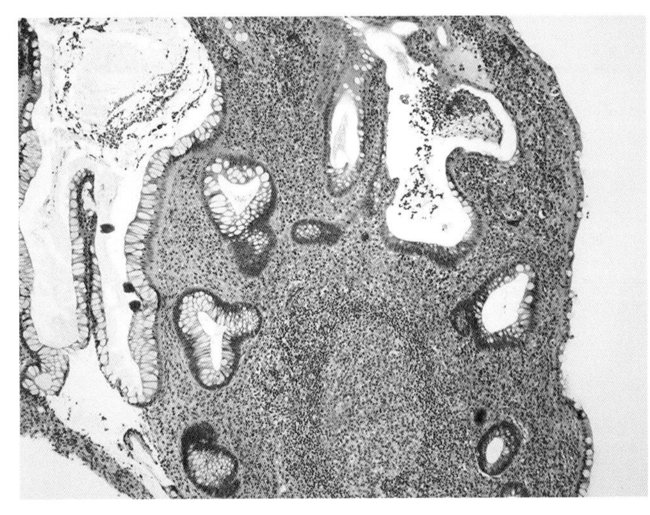

图 4.9.11 克罗恩病 黏膜固有层内显著的慢性炎症浸润

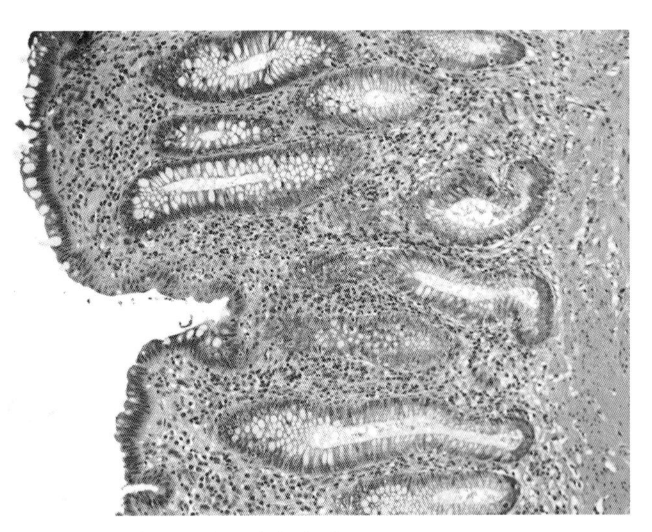

图 4.9.12 克罗恩病 隐窝变形

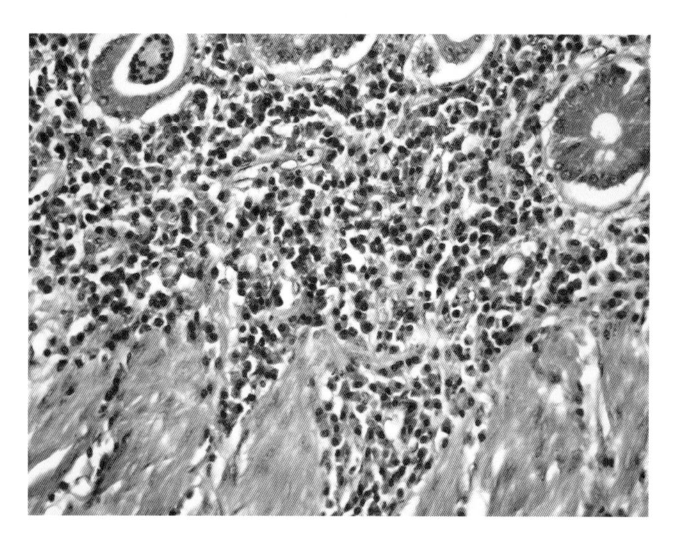

图 4.9.13 克罗恩病 基底部浆细胞增多

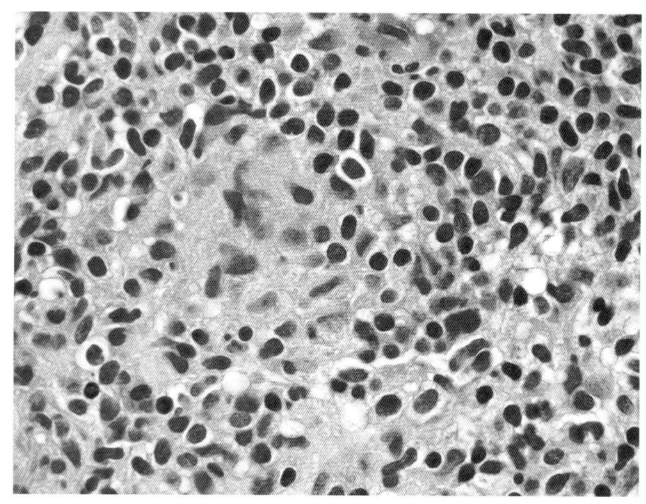

图 4.9.14 克罗恩病 形成不良的黏膜肉芽肿

4.10 性病相关性结直肠炎与炎症性肠病

	性病相关性结直肠炎	炎症性肠病
年龄/性别	典型为成人；男性多于女性	典型为成人（二三十岁和六七十岁）；无性别差异
部位	直肠多见	克罗恩病：近端结肠多见；直肠通常不受累 溃疡性结肠炎：累及直肠，并向近端延伸
症状	肛门直肠疼痛，黏液和（或）血便，里急后重，便感急迫	克罗恩病：腹部绞痛，非血性腹泻，发热，乏力，体重减轻 溃疡性结肠炎：反复血性腹泻，腹痛，乏力，体重减轻
体征	少有；内镜下见肿块，从而导致临床初诊为肿瘤	克罗恩病：低蛋白血症，缺铁性贫血，瘘管，肠狭窄；肠外表现可影响肝、眼和关节；内镜特征包括阿弗他样糜烂、纵向溃疡、鹅卵石征、肠狭窄和瘘管 溃疡性结肠炎：多变，从无到发热，心动过速，与中毒性巨结肠相关；内镜下表现不一，活动期为黏膜红斑、质脆、颗粒状；静止期为黏膜颗粒状伴点状红斑、黏膜皱襞消失；息肉
病因学	该炎症性疾病与多种性传播疾病相关，包括淋病奈瑟菌（30%）、沙眼衣原体（19%）、单纯性疱疹（2%）、梅毒螺旋体（2%）	未知；白种人和德系犹太人发病更为普遍。一部分病人常有亲属受累
组织学	1. 淋病奈瑟菌：绝大多数组织学正常；一些病例示轻度中性粒细胞和淋巴细胞浸润伴局灶隐窝炎 2. 沙眼衣原体：性病性淋巴肉芽肿，黏膜层和黏膜下层显著的淋巴滤泡增生和浆细胞浸润；有时可见肉芽肿；隐窝轻度变形，偶见隐窝脓肿，溃疡形成，裂隙状溃疡，嗜酸性粒细胞少见 3. 梅毒螺旋体：急性隐窝炎（*图 4.10.1*）伴溃疡形成和肉芽组织增生；黏膜层和黏膜下层大量淋巴细胞和浆细胞浸润，浆细胞相对更多，且常伴血管中心性炎（*图 4.10.2*）；有时可见肉芽肿，但嗜酸性粒细胞少见 4. 腺体结构完整，无隐窝变形 5. 上皮可有反应性非典型性，再生的上皮也可有非典型性，但无异型增生	1. 活动期病变特征为隐窝炎（*图 4.10.4*）、隐窝脓肿（*图 4.10.5*）和溃疡形成 2. 黏膜内慢性炎症增加，多量嗜酸性粒细胞浸润，多量淋巴组织聚集，炎症可为透壁性（克罗恩病）或局限于黏膜层（溃疡性结肠炎）（*图 4.10.6*） 3. 慢性改变包括隐窝变形（*图 4.10.7*）和纤维化 4. 肉芽肿罕见，即使有也形成不良，与慢性炎症相关（*图 4.10.8*） 5. 可见异型增生
特殊检查	• 选用微生物特异性免疫荧光和免疫组化染色（*图 4.10.3*）；大便培养和血清培养对诊断重要	• 诊断主要依赖病史和病理；70% 的病人抗酿酒酵母抗体阳性（ASCA）
治疗	微生物特异性抗生素	主要为对症治疗，抗炎和免疫抑制治疗；一般无须手术切除，除非并发症需要，如肠穿孔、肠瘘、肠梗阻
预后	好，大多数感染可行抗生素治疗	一般，慢性不可治愈性疾病，预后与并发症程度、严重性以及治疗相关副作用相关。80% 的死亡率与异型增生和腺癌风险增加相关

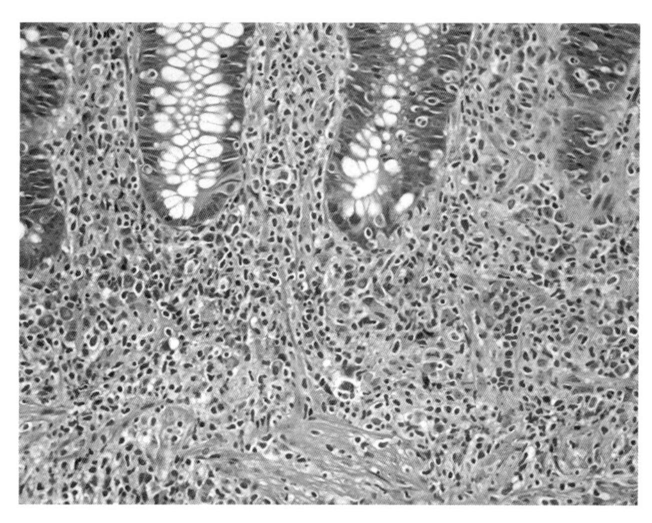

图 4.10.1 梅毒性直肠炎 可见多量淋巴浆细胞和中性粒细胞浸润伴固有层内局灶隐窝炎。注意固有层基底部浆细胞浸润，并非隐窝变形

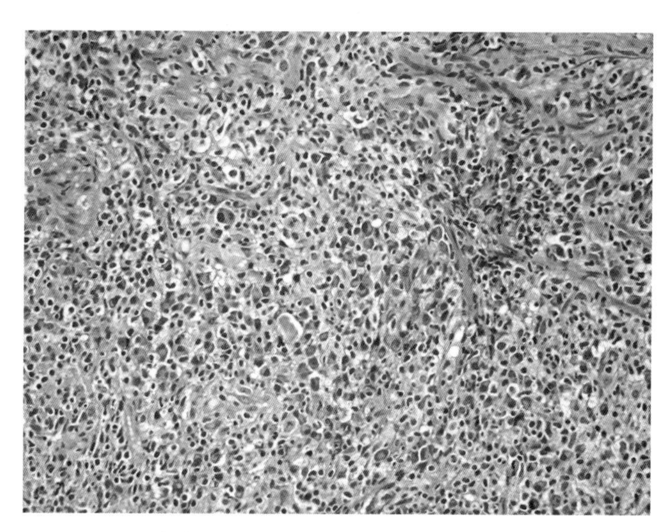

图 4.10.2 梅毒性直肠炎 黏膜固有层内血管中心性淋巴细胞 、浆细胞浸润

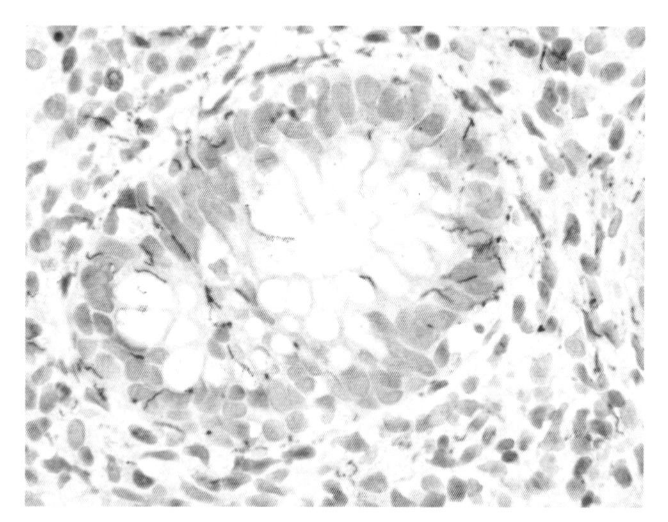

图 4.10.3 梅毒性直肠炎 免疫组化染色示梅毒螺旋体阳性。免疫标记敏感度差，阴性并不能完全除外梅毒性直肠炎

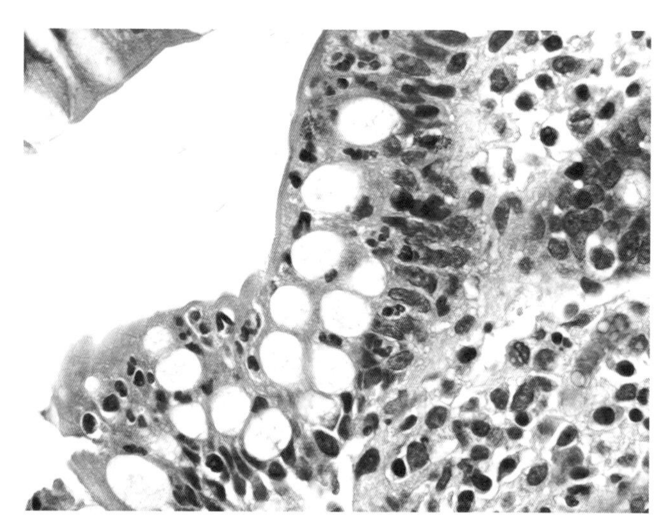

图 4.10.4 克罗恩结肠炎 上皮内中性粒细胞

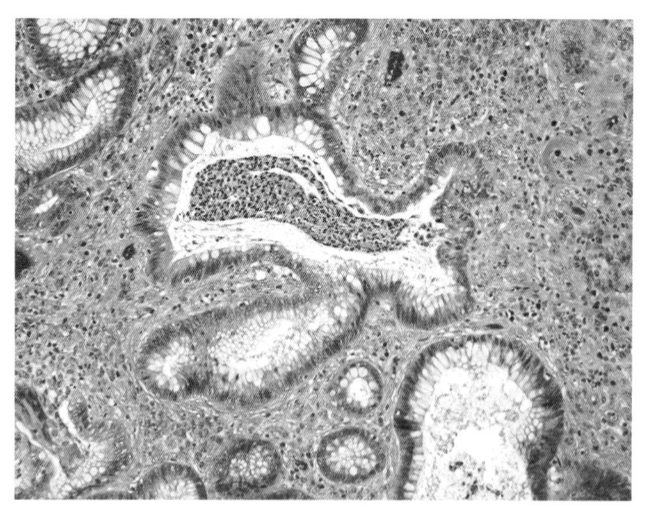

图 4.10.5 溃疡性结肠炎 隐窝脓肿和显著的隐窝变形

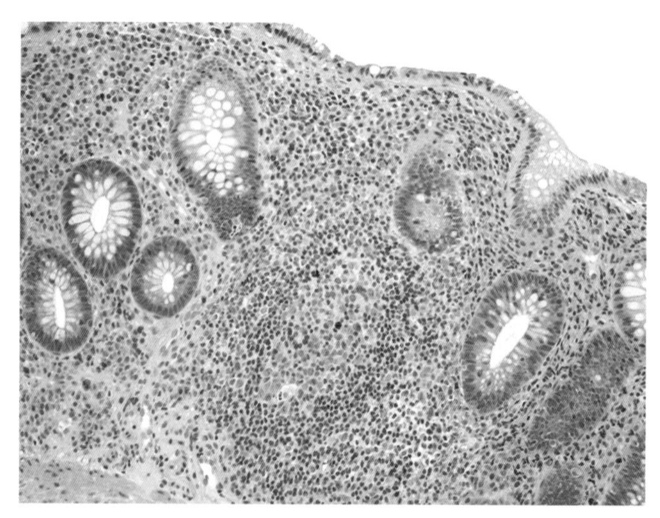

图 4.10.6 溃疡性结肠炎 黏膜固有层内显著的慢性炎症和反应性淋巴组织聚集

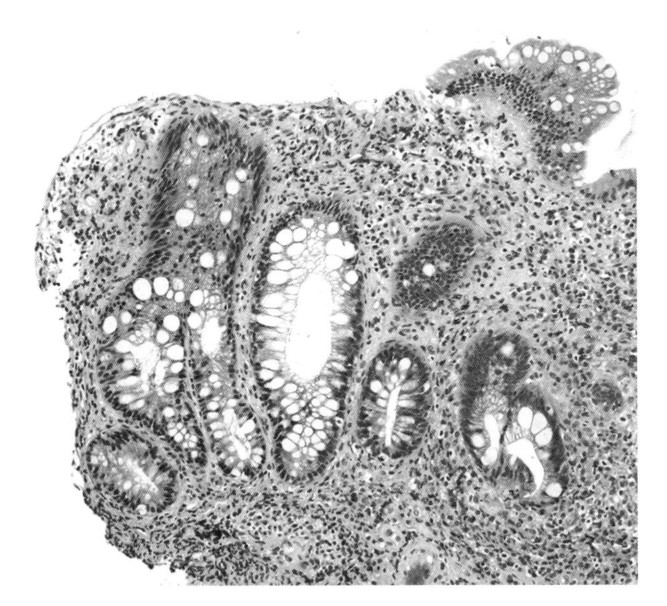

图 4.10.7 溃疡性结肠炎 隐窝变形

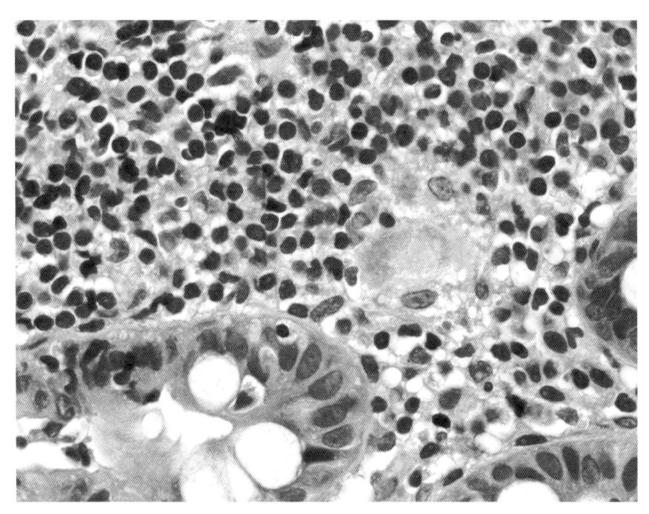

图 4.10.8 克罗恩结肠炎 形成不良的肉芽肿

4.11 回肠储袋炎与改道性结肠炎

	回肠储袋炎	改道性结肠炎
年龄/性别	成人（平均年龄40多岁）；无性别差异	任何年龄；无性别差异
部位	远端的回肠储袋	旁路或旷置的肠管，通常为乙状结肠、直肠
症状	腹泻，恶心，呕吐，腹部不适，腹痛，腹部痉挛，里急后重，直肠出血	绝大多数无症状；也可有腹痛、黏液便或血便
体征	发热，腹部压痛；影像学显示肠周炎症性改变	少有。放射学检查，特别是双重对比钡餐灌肠，可显示与淋巴滤泡增生相一致的特征性变化
病因学	未知，尽管有一些证据提示可能与小肠黏膜丁酸盐氧化损害有关；该炎症性病变大多数发生在因溃疡性结肠炎行回肠-肛门吻合术，且行可控性回肠储袋替代直肠功能的病人，而极少发生在因肿瘤而行同样手术的病人。大约50%可控性回肠储袋病人发生回肠储袋炎；危险因素包括慢性弥漫性十二指肠炎、严重结肠炎累及盲肠、早期裂隙状溃疡、活动性阑尾炎和阑尾溃疡	未知；被认为与管腔消失和短链脂肪酸缺乏相关，改变的肠道菌群微环境导致炎症性改变；该炎症性病变发生在行结肠造口术而非肠管吻合术的病人，这种情况下，盲端肠管没有粪便通过。患有憩室炎的病人一般行结肠造口术，剩余结肠与肛门相连形成一个盲袋（哈特曼囊）。50%~100%的肠管改道病人会发生改道性肠炎
组织学	1. 急性回肠储袋炎特征为显著中性粒细胞浸润、隐窝脓肿（*图4.11.1*）和溃疡 2. 慢性病变：在慢性炎症背景下不同程度的绒毛萎缩（结肠化生）（*图4.11.2*）、浆细胞增多（*图4.11.3*）、反应性改变（*图4.11.4*）和隐窝变形（*图4.11.5*）	1. 明显的淋巴组织聚集（*图4.11.6*） 2. 结肠炎通常轻微，但也有一些病例不仅可类似溃疡性结肠炎，出现隐窝变形、黏膜固有层慢性炎症增多（*图4.11.7*），还可类似克罗恩病出现阿弗他样溃疡和隐窝炎（*图4.11.8*）
特殊检查	• 一般不需要。特殊染色（包括PAS，AB和GMS）对排除微生物感染很重要。临床病史对于鉴别诊断很重要	• 一般不需要。临床病史是诊断关键
治疗	一线治疗为甲硝唑或其他抗生素	肠管重新吻合手术，肠道再通
预后	一般，绝大多数病人出现复发，且有复发-缓解的反复过程。预后与包括脓肿、瘘管、狭窄和腺癌等长期反复的并发症相关	好。肠管重新吻合，3个月内恢复正常通便，绝大多数病人恢复正常

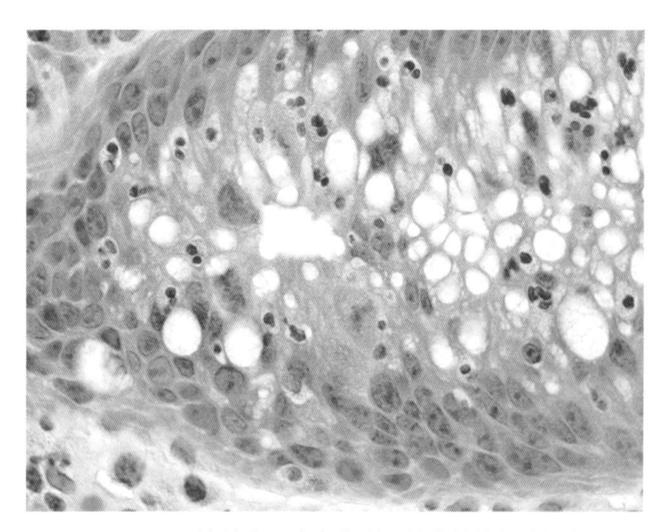

图4.11.1　回肠储袋炎　隐窝内明显的中性粒细胞浸润

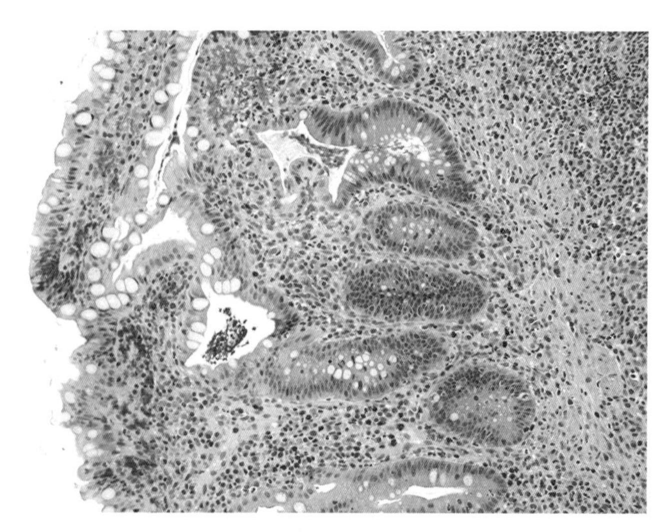

图4.11.2　回肠储袋炎　绒毛萎缩伴结肠化生

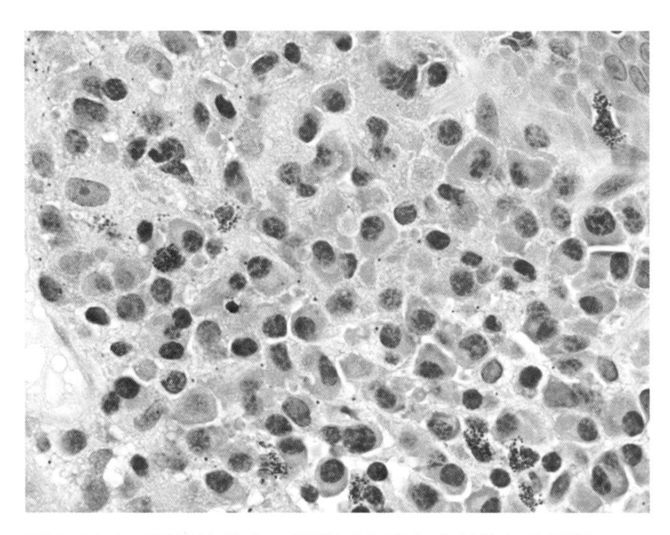

图 4.11.3 回肠储袋炎 黏膜固有层内多量浆细胞浸润

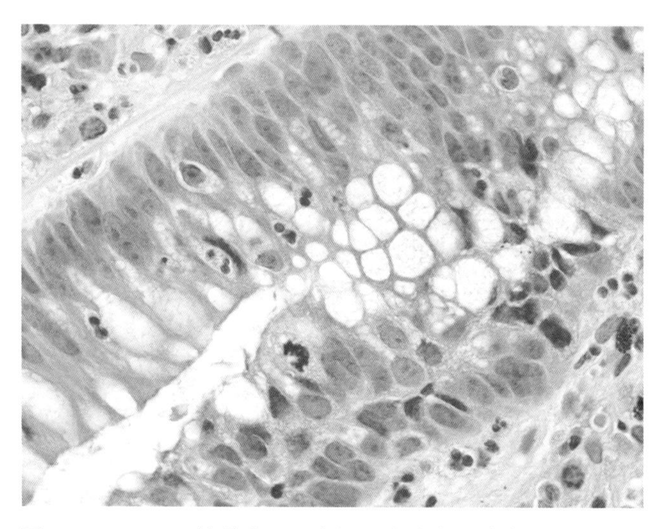

图 4.11.4 回肠储袋炎 反应性上皮改变，隐窝炎背景内上皮细胞核大、深染，核仁明显

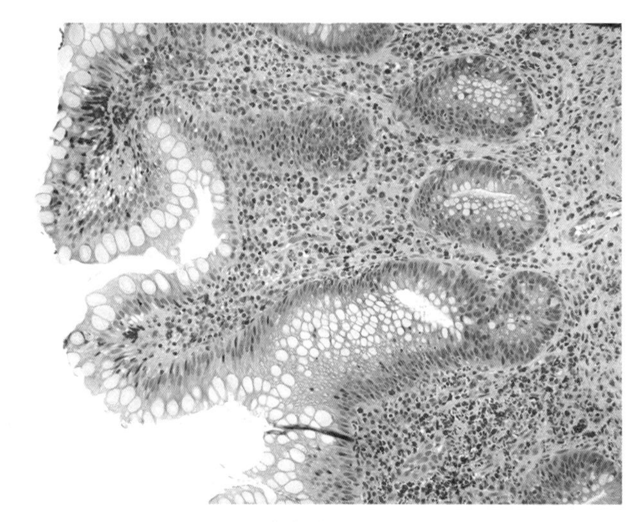

图 4.11.5 回肠储袋炎 隐窝变形

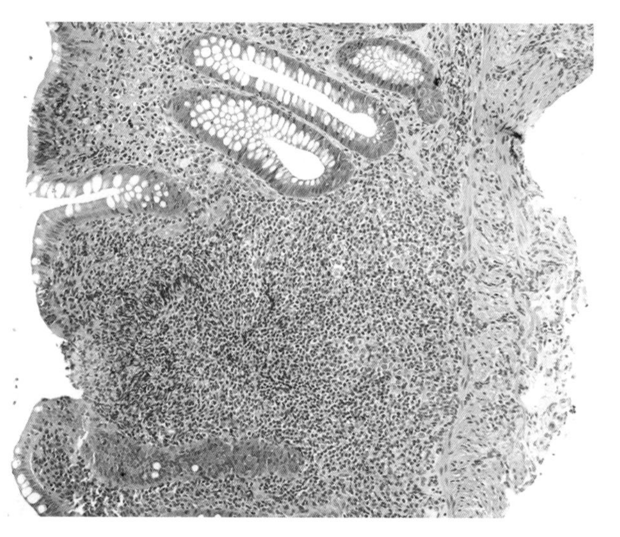

图 4.11.6 改道性结肠炎 黏膜固有层内多量淋巴组织聚集

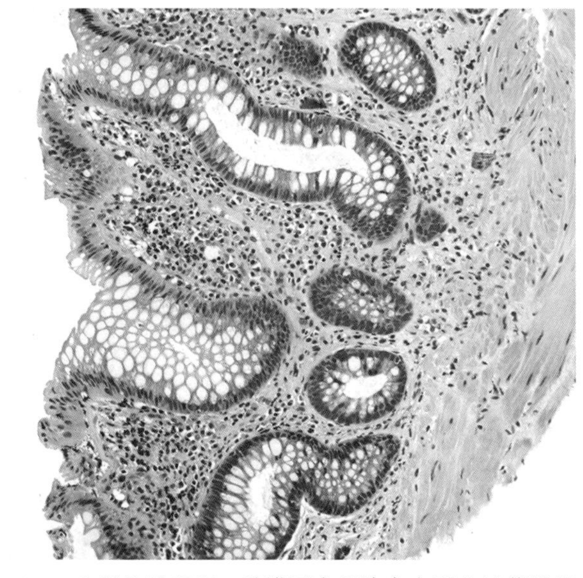

图 4.11.7 改道性结肠炎 黏膜固有层隐窝变形和显著的慢性炎症

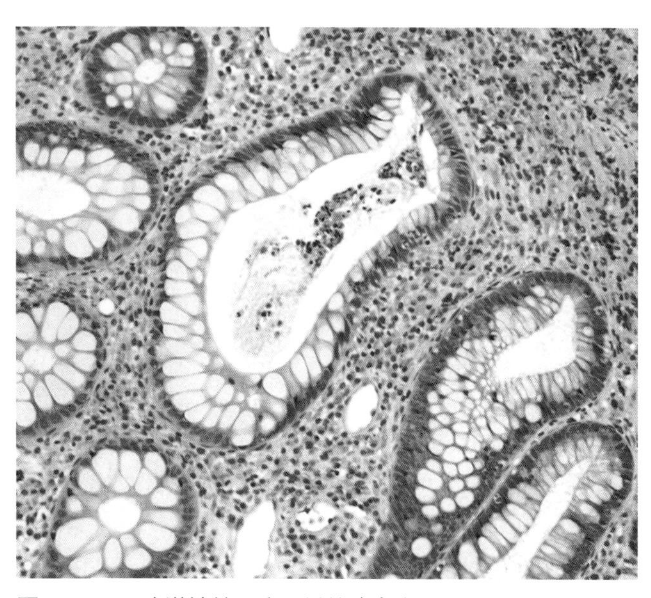

图 4.11.8 改道性结肠炎 局灶隐窝炎

4.12 改道性结肠炎与溃疡性结肠炎

	改道性结肠炎	溃疡性结肠炎
年龄 / 性别	任何年龄；无性别差异	典型为成人（15~25 岁和 60~70 岁）；无性别差异
部位	旁路或旷置的肠管，通常为乙状结肠、直肠	主要累及直肠，并向近端延伸
症状	绝大多数无症状；也可有腹痛、黏液便或血便	反复血性腹泻，腹痛，乏力，体重减轻
体征	少有。放射学检查，特别是双重对比钡餐灌肠，可显示与淋巴滤泡增生相一致的特征性改变	多变，从无到发热、心动过速，与中毒性巨结肠相关；内镜下表现不一，活动期可见黏膜红斑、质脆、颗粒状，静止期可见黏膜颗粒状伴点状红斑、黏膜皱襞消失；息肉
病因学	未知；被认为与管腔消失和短链脂肪酸缺乏相关，这改变了肠道菌群微环境，导致炎症性改变；该炎症性病变发生在行结肠造口术而非肠管吻合术的病人，这种情况下，盲端肠管没有粪便通过。患有憩室炎症的病人一般行结肠造口术，剩余结肠与肛门相连形成一个盲袋（哈特曼囊）。50%~100% 的肠管改道病人会发生改道性肠炎	未知；白种人和德系犹太人发病更为普遍。25% 的病人有亲属发病
组织学	1. 明显慢性炎症背景下特征性的淋巴组织聚集 2. 结肠炎通常轻微，但也出现一些慢性改变，如隐窝变形，黏膜固有层慢性炎症增多 *（图 4.12.1，4.12.2）* 3. 急性炎症可表现为隐窝脓肿 *（图 4.12.3）* 和隐窝炎 *（图 4.12.4）*	1. 活动期病变特征为隐窝炎 *（图 4.12.5）*、隐窝脓肿 *（图 4.12.6）*；常伴假息肉形成，特征为相对隆起的残余黏膜被多量溃疡包绕 *（图 4.12.7）* 2. 黏膜内慢性炎症增加，淋巴组织常在黏膜和黏膜下层交界处聚集 *（图 4.12.8）* 3. 慢性改变包括隐窝变形 *（图 4.12.9）*、固有层基底部浆细胞增多 *（图 4.12.10）*；炎症背景内反应性或再生性上皮改变 *（图 4.12.11）*
特殊检查	• 一般不需要。临床病史是诊断关键	• 诊断主要依赖病史和病理；病人常有核周型抗中性粒细胞细胞质抗体（p-ANCA 抗体）
治疗	肠管重新吻合手术，粪便再通	主要为对症治疗和使用抗炎药物，包括 5-ASA 复合物和类固醇。对于疾病迁延超过 8 年的病人定期行结肠镜检查，监测异型增生腺癌。对于出现异型增生或腺癌的病例行手术切除
预后	好。肠管重新吻合，3 个月内恢复正常通便，绝大多数病人恢复正常	一般，慢性不可治愈性疾病，预后与并发症程度、严重性以及治疗不良反应相关。病人异型增生和腺癌风险增加。有很小但可控的因中毒性结肠炎早期死亡的概率，也可死于其他相关并发症

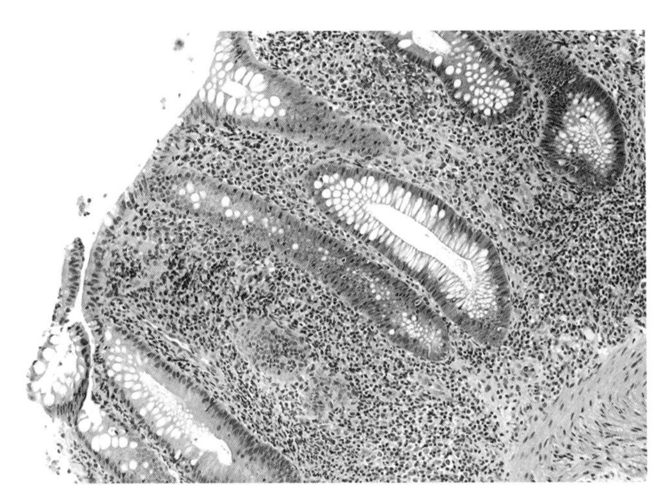

图 4.12.1　改道性结肠炎　黏膜固有层内显著的慢性炎症

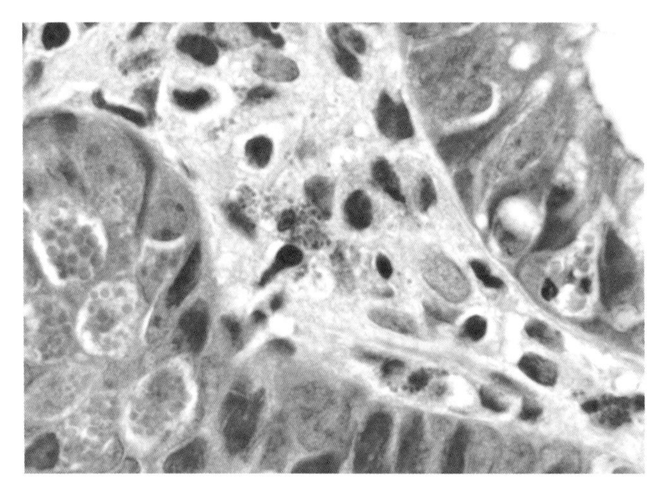

图 4.12.2　改道性结肠炎　潘氏细胞化生

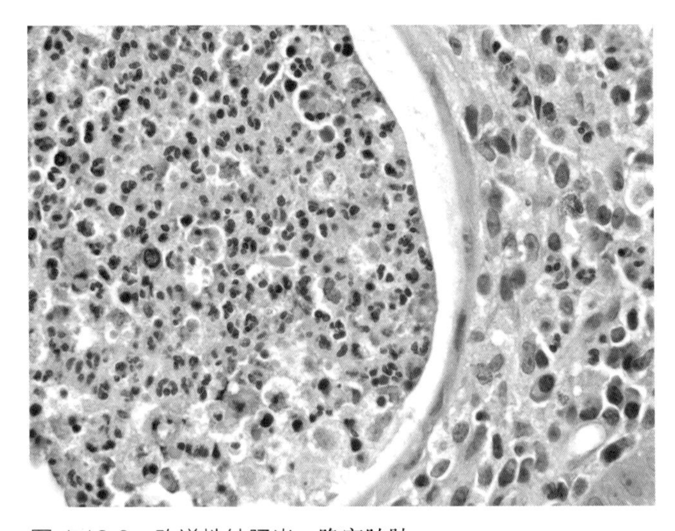

图 4.12.3　改道性结肠炎　隐窝脓肿

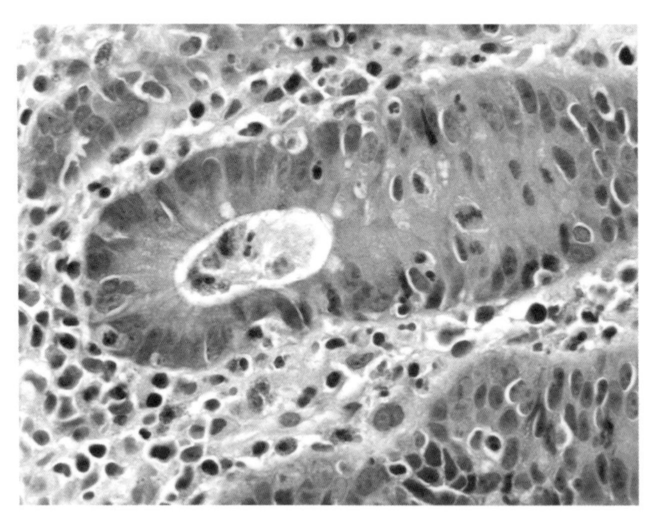

图 4.12.4　改道性结肠炎　隐窝炎

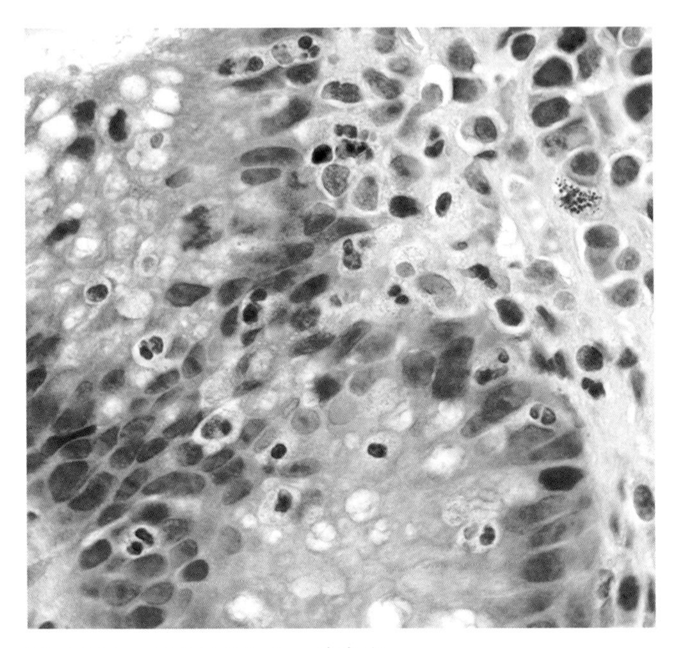

图 4.12.5　溃疡性结肠炎　隐窝炎

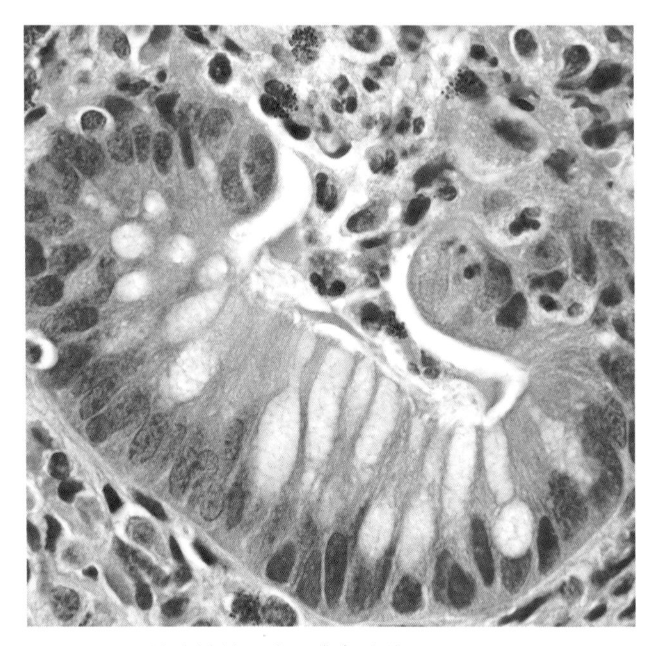

图 4.12.6　溃疡性结肠炎　隐窝脓肿

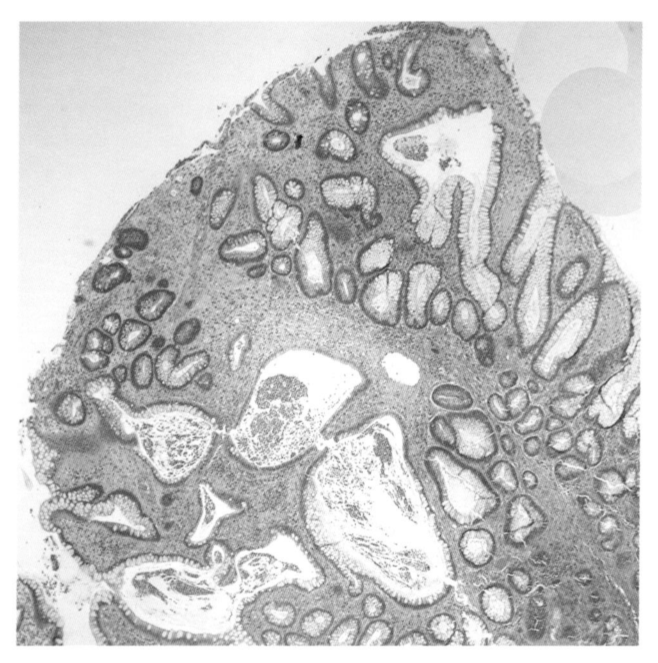

图 4.12.7 溃疡性结肠炎假息肉

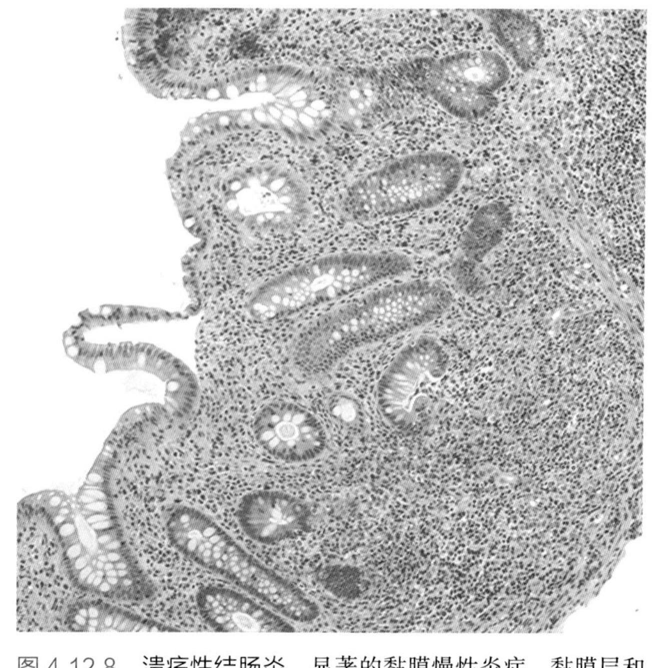

图 4.12.8 溃疡性结肠炎 显著的黏膜慢性炎症，黏膜层和黏膜固有层交界处反应性淋巴聚集

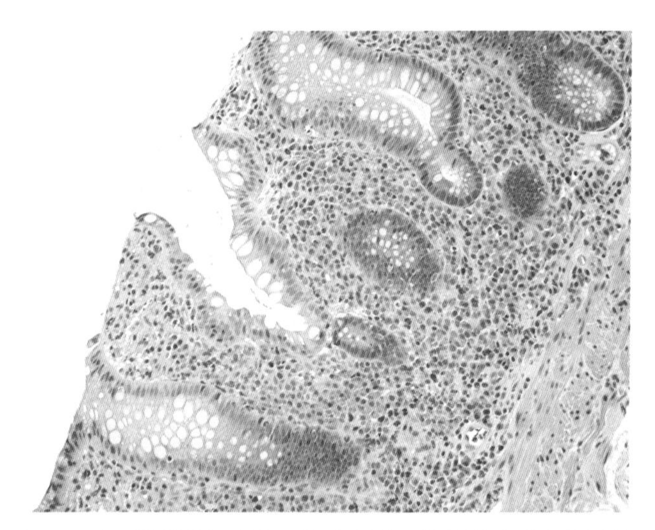

图 4.12.9 溃疡性结肠炎 隐窝变形，黏膜固有层内多量慢性炎症，黏膜层基底部浆细胞增多

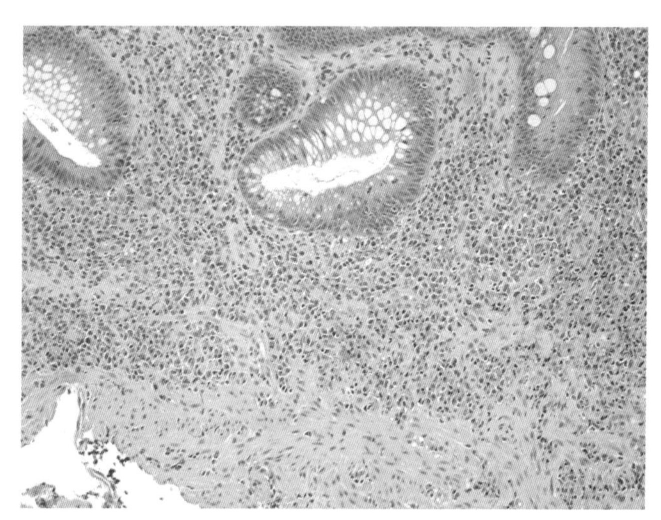

图 4.12.10 溃疡性结肠炎 黏膜层基底部浆细胞增多

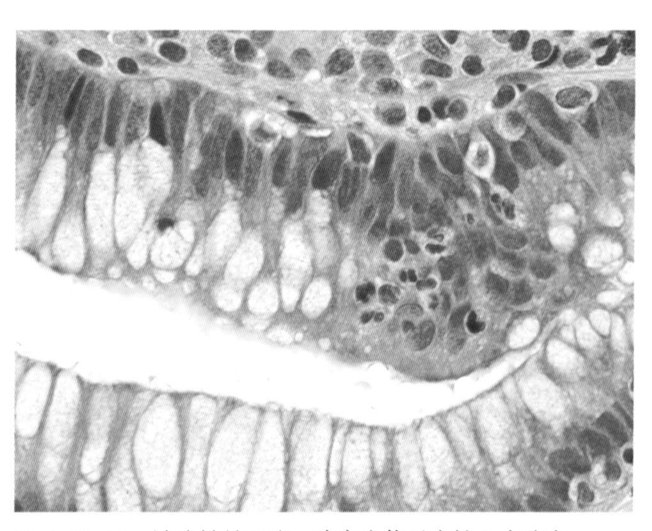

图 4.12.11 溃疡性结肠炎 隐窝炎伴反应性上皮改变

4.13 胶原性结肠炎与基底膜增厚

	胶原性结肠炎	基底膜增厚
年龄/性别	典型为成人（平均年龄 55 岁）；女性为主［女：男 =（6~8）：1］	任何年龄；无性别差异
部位	主要发生在近端结肠；较少发生在直肠、乙状结肠	任何部位
症状	慢性水样腹泻，腹痛，乏力，体重减轻；某些可能有便秘	非特异性
体征	少有；大多数内镜下黏膜表现正常；极少数示线性溃疡或假膜性肠炎改变	非特异性
病因学	未知，被认为与一种肠道抗原免疫反应相关；超过 40% 的病人伴发相关疾病，最常见的是类风湿关节炎、甲状腺疾病、乳糜泻。某些病例与药物使用相关，包括兰索拉唑（一种质子泵抑制剂）和非甾体抗炎药；极少数病例与肠穿孔过程相关	对局部缺血、辐射、溃疡性结肠炎、黏膜脱垂等前期损伤的修复反应
组织学	1. 表面上皮损伤，特征为上皮内淋巴细胞；伴细胞退变（胞质空泡、黏液减少、核不规则、核固缩）*（图 4.13.1）* 2. 黏膜固有层肿胀，浆细胞、嗜酸性粒细胞，淋巴细胞浸润，并常见中性粒细胞 *（图 4.13.2）* 3. 表面上皮下有胶原沉积带，通常为 10~30μm，胶原带下方边界不规则，胶原束可以延伸至下方的黏膜固有层，同时见毛细血管扩张和成纤维细胞 *（图 4.13.3，4.13.4）*；表面上皮间断性与基底膜分离 *（图 4.13.5）*	1. 表面上皮损伤和上皮内淋巴细胞增多并不总是出现 *（图 4.13.7）* 2. 基底膜增厚，10~30μm（正常为 2~5μm），增厚的基底膜下方边界平滑，并未伸入下方黏膜固有层内细胞周围
特殊检查	• 三色染色示异常的胶原沉积 *（图 4.13.6）*	• 三色染色示增厚的基底膜
治疗	多变，无症状者无须治疗，有症状者对症抗炎治疗，难治病例可行改道回肠造口术	多变，取决于潜在基础病变
预后	普遍好，某些病例可自愈，绝大多数治疗反应好。潘氏细胞化生可能提示预后不良	与潜在的基础疾病相关

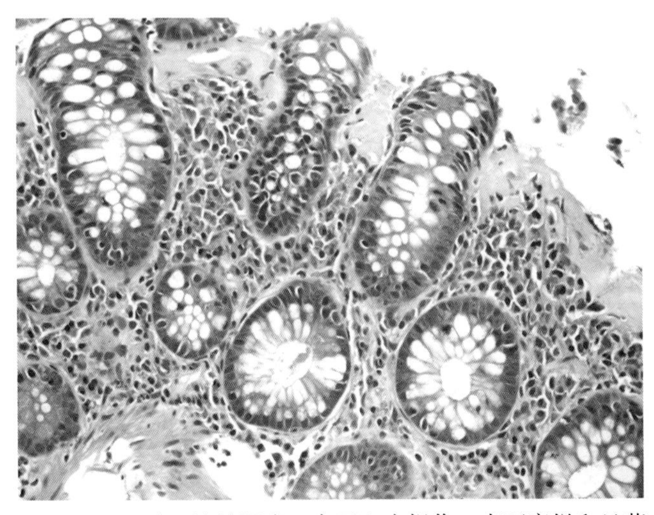

图 4.13.1　胶原性结肠炎　表面上皮损伤，表面糜烂和显著的上皮内淋巴细胞浸润

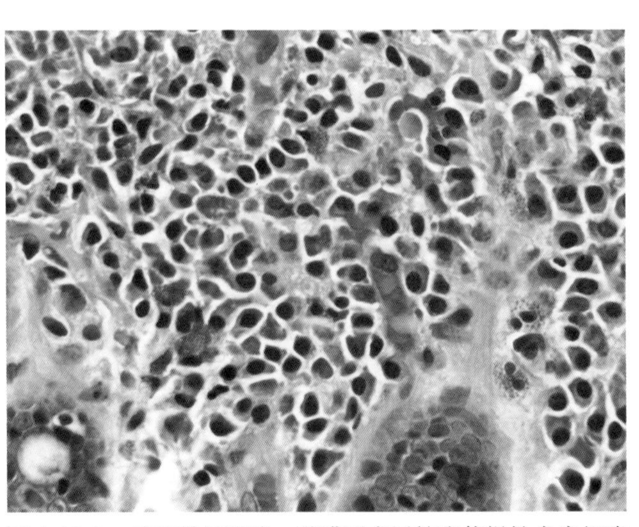

图 4.13.2　胶原性结肠炎　黏膜固有层扩张伴慢性炎症细胞和散在的中性粒细胞、嗜酸性粒细胞浸润

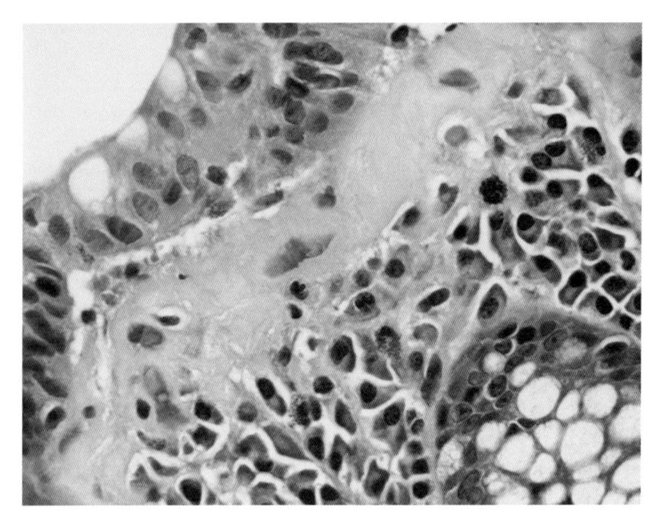
图 4.13.3 胶原性结肠炎 显著增厚的基底膜包绕毛细血管

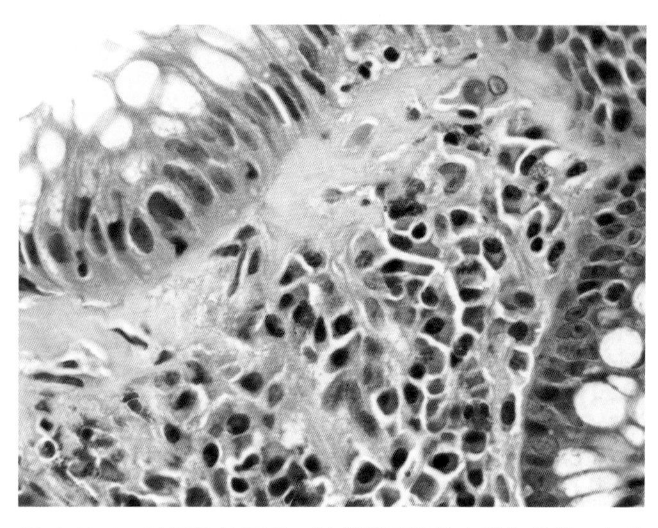
图 4.13.4 胶原性结肠炎 显著增厚的基底膜包绕淋巴细胞和毛细血管

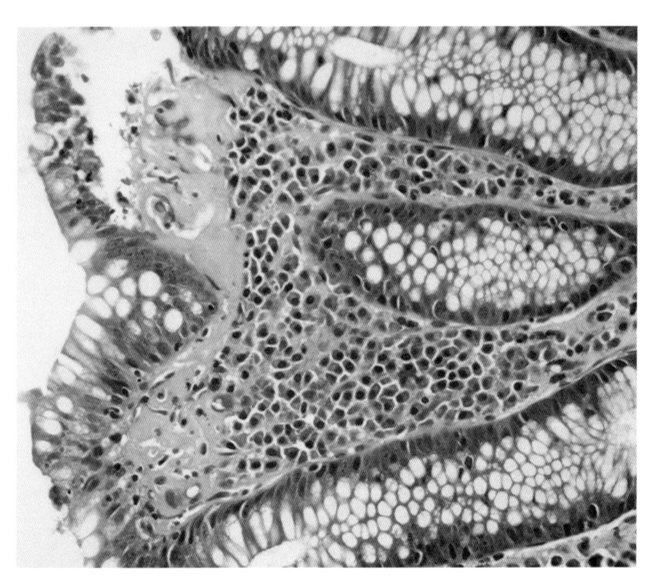
图 4.13.5 胶原性结肠炎 局灶上皮糜烂

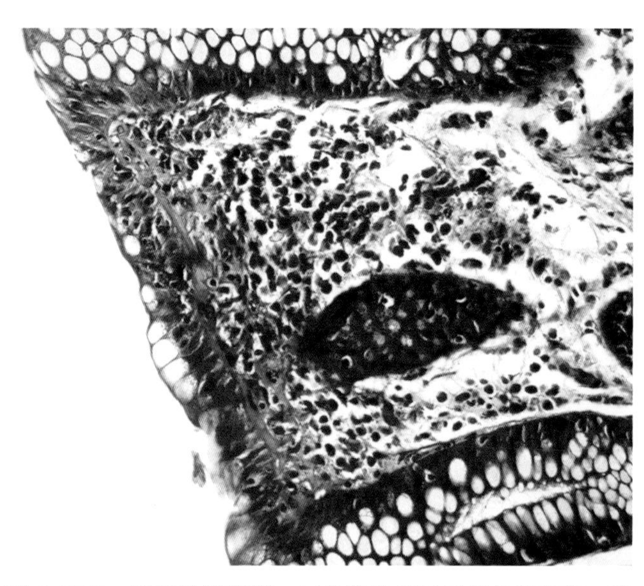
图 4.13.6 胶原性结肠炎 三色染色显示增厚的基底膜，基底膜边缘花边状包绕淋巴细胞和毛细血管

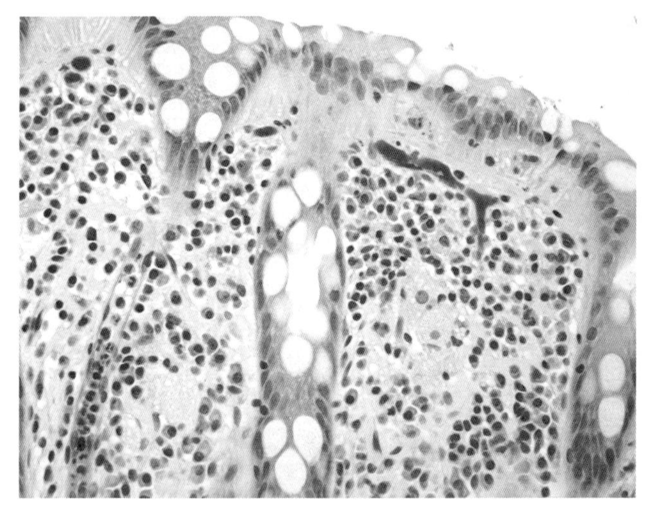
图 4.13.7 先天性巨结肠 基底膜增厚，上皮内炎症，无表面上皮损伤

4.14 胶原性结肠炎与放射性结肠炎

	胶原性结肠炎	放射性结肠炎
年龄/性别	典型为成人（平均年龄 55 岁）；女性为主［女：男 =（6~8）：1］	典型为成人，老年男性和中年女性
部位	主要发生在近端结肠；较少发生在直肠、乙状结肠	绝大多数发生在直肠；通常黏膜下层最显著，但可累及肠壁全层
症状	慢性水样腹泻，腹痛，乏力，体重减轻；某些可能有便秘	急性期：非特异性症状，少见 慢性期：腹泻，腹痛，直肠出血
体征	少有；大多数内镜下黏膜表现正常；极少数示线性溃疡或假膜性肠炎改变	急性期：内镜下显示黏膜水肿，伴正常血管结构消失 慢性期：内镜下显示黏膜红斑，可见溃疡、狭窄、瘘管、粘连
病因学	未知；被认为与一种肠道抗原免疫反应相关；超过 40% 的病人伴发相关疾病，最常见的是类风湿关节炎、甲状腺疾病、乳糜泻。某些病例与药物使用相关，包括兰索拉唑（一种质子泵抑制剂）和非甾体抗炎药；极少数病例与肠穿孔过程相关	由于放射损伤，可以发生在放射治疗数小时后或数年后，通常与宫颈癌或前列腺癌的放射治疗相关
组织学	1. 表面上皮损伤，特征为上皮内淋巴细胞*（图 4.14.1）*；伴细胞退变（细胞质内空泡、黏液减少、核不规则、核固缩） 2. 黏膜固有层肿胀，浆细胞、嗜酸性粒细胞，淋巴细胞浸润，并常见中性粒细胞*（图 4.14.2）* 3. 无隐窝变形或轻度隐窝变形 4. 表面上皮下有胶原沉积带，通常为 10~30μm，胶原带下方边界不规则，胶原束可以延伸至下方的黏膜固有层，同时见毛细血管扩张和成纤维细胞*（图 4.14.3，4.14.4）*；表面上皮间断性与基底膜分离*（图 4.14.5）*	1. 急性期：主要为上皮细胞改变；显著的细胞凋亡伴核固缩*（图 4.14.7）*、核碎裂*（图 4.14.8）*、核大，黏液丢失*（图 4.14.9）* 2. 慢性期：上皮细胞改变和间质细胞改变；黏膜固有层透明样变伴腺体“背靠背”*（图 4.14.10）*，血管透明样变且与表面上皮下基底膜呈平行排列。非典型成纤维细胞，毛细血管扩张*（图 4.14.11）*和静脉硬化。固有肌层萎缩。隐窝变形 3. 黏膜固有层慢性炎症细胞浸润，无肿胀
特殊检查	• 三色染色示异常的胶原沉积*（图 4.14.6）*	• 临床病史是重要的诊断依据。PAS 染色可标记黏膜固有层的胶原，但着色强度弱于胶原性结肠炎
治疗	多变，无症状者无须治疗，有症状者对症抗炎治疗，难治病例可行改道回肠造口术	急性肠炎常自愈；慢性肠炎采用类固醇和激光治疗；严重病例需手术治疗
预后	普遍好，某些病例可自愈，绝大多数治疗反应好；潘氏细胞化生可能提示预后不良	急性放射性结肠炎几个月内可自愈，且是可逆的；慢性放射性结肠炎是不可逆的，若无手术治疗介入，病情可反复

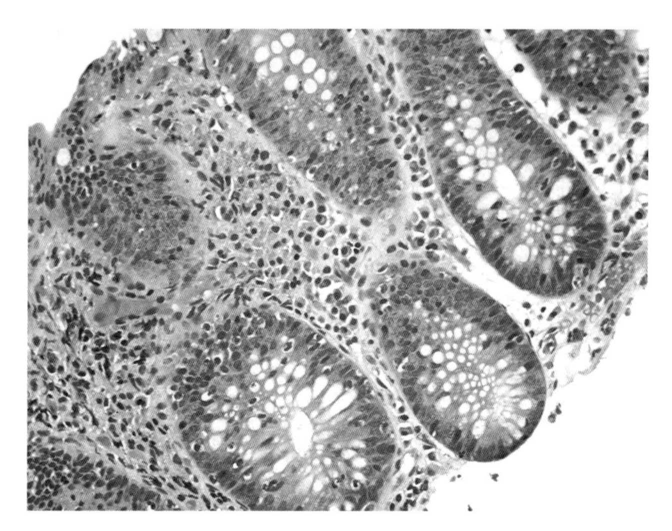

图 4.14.1　胶原性结肠炎　显著的上皮内淋巴细胞

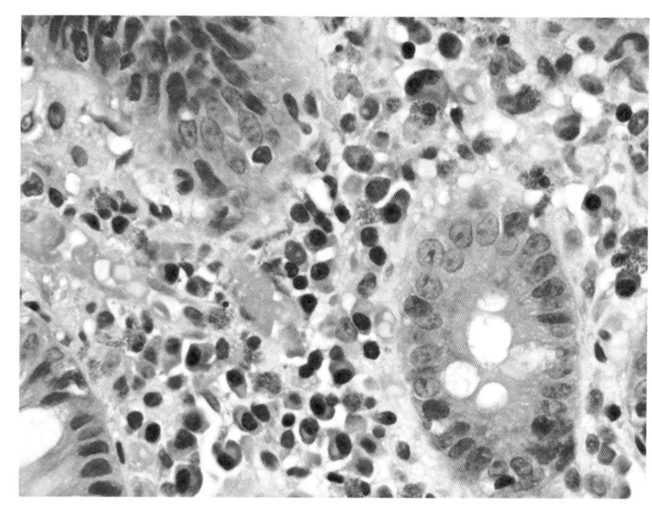

图 4.14.2　胶原性结肠炎　黏膜固有层内多量急性和慢性炎症混合浸润

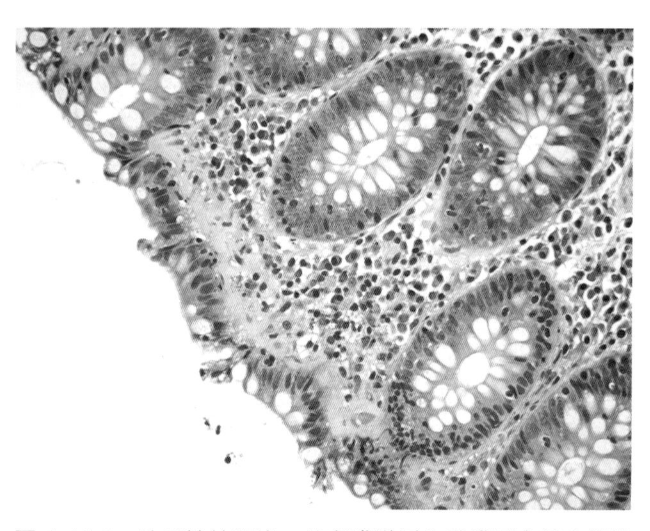

图 4.14.3　胶原性结肠炎　基底膜增厚和黏膜固有层内慢性炎症细胞浸润

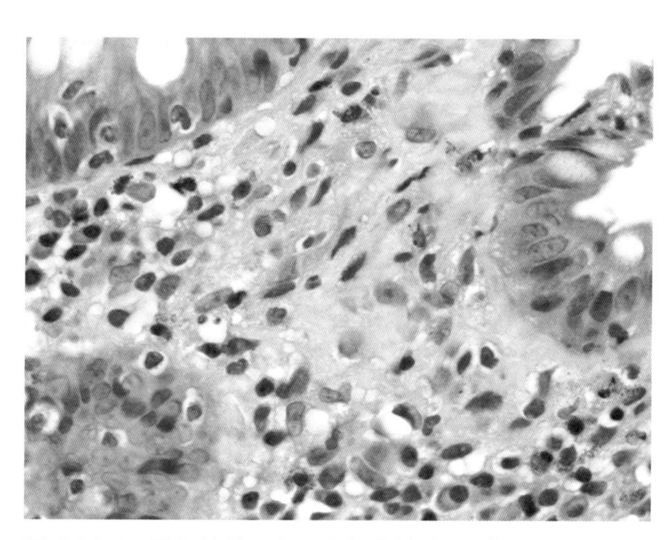

图 4.14.4　胶原性结肠炎　基底膜增厚且包绕毛细血管和炎症细胞

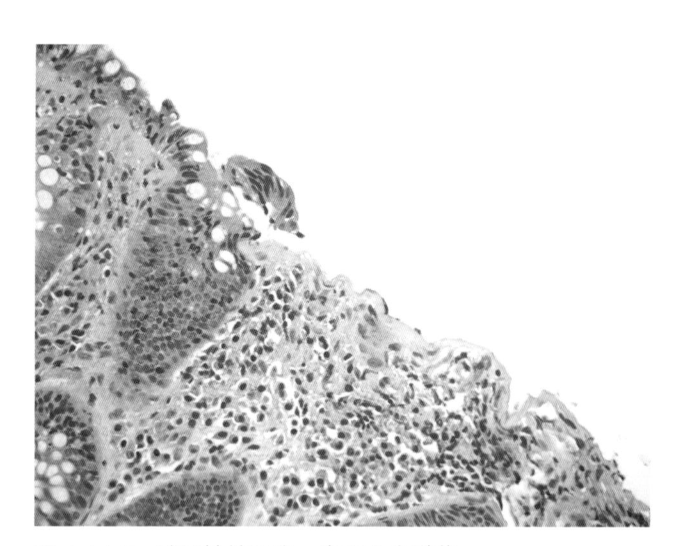

图 4.14.5　胶原性结肠炎　表面上皮脱落

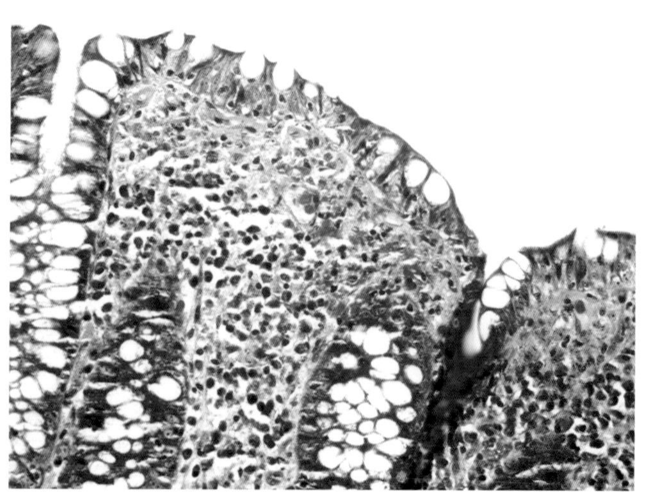

图 4.14.6　胶原性结肠炎　三色染色示增厚的基底膜包绕毛细血管和炎症细胞

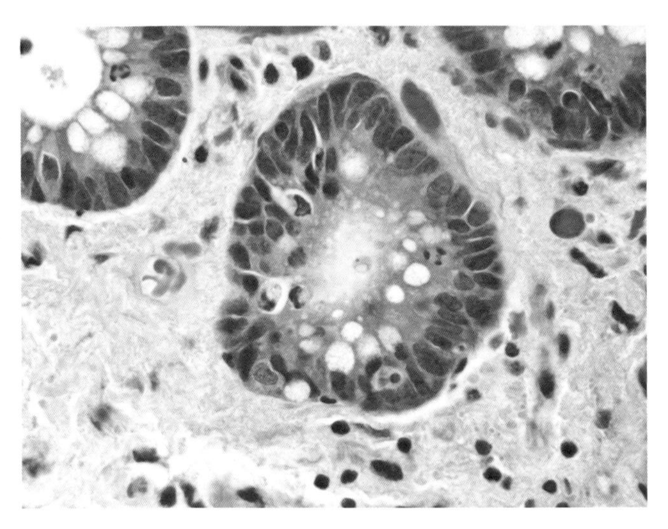

图 4.14.7　**放射性结肠炎**　隐窝内显著的细胞凋亡和核固缩

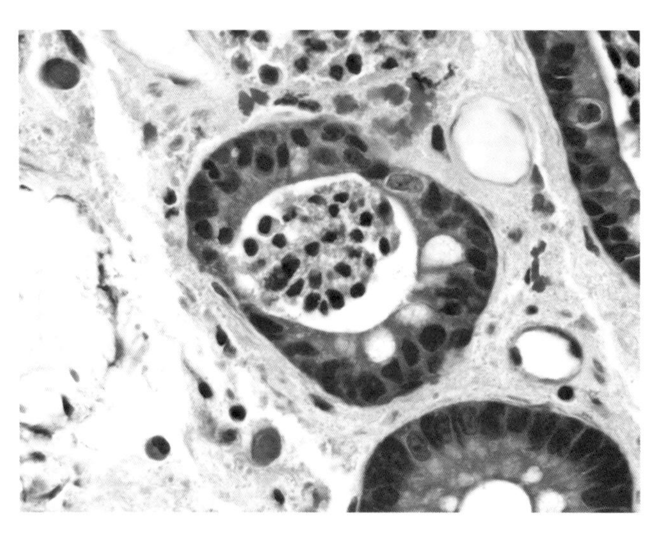

图 4.14.8　**放射性结肠炎**　腺腔内核破裂碎片

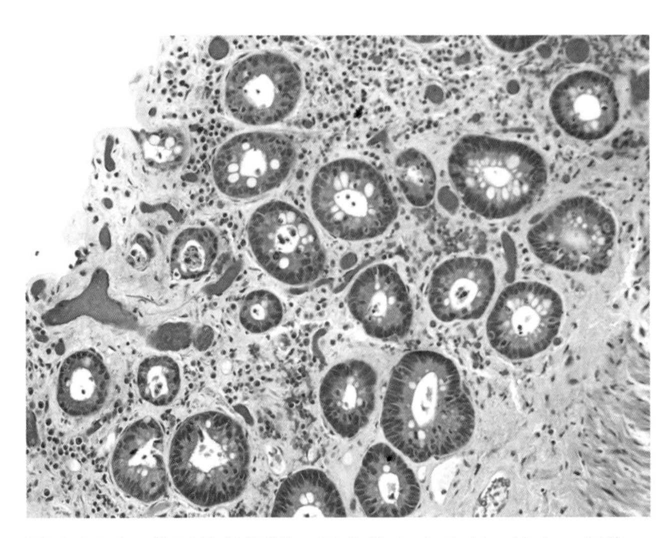

图 4.14.9　**放射性结肠炎**　反应性上皮改变，核大、深染，黏液丢失

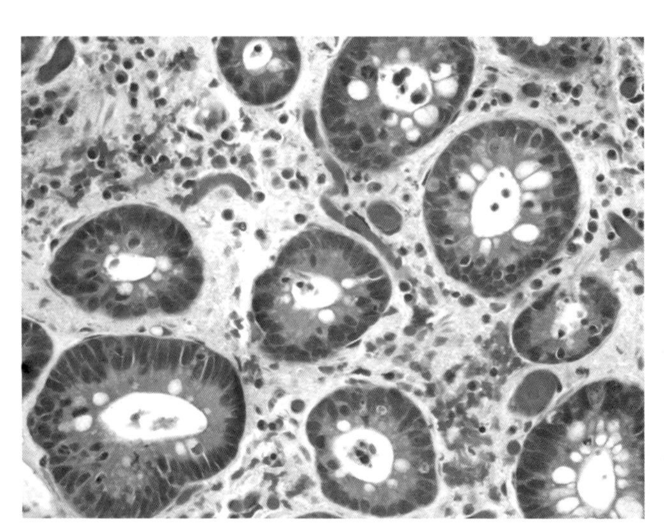

图 4.14.10　**放射性结肠炎**　黏膜固有层透明样变，腺体“背靠背”

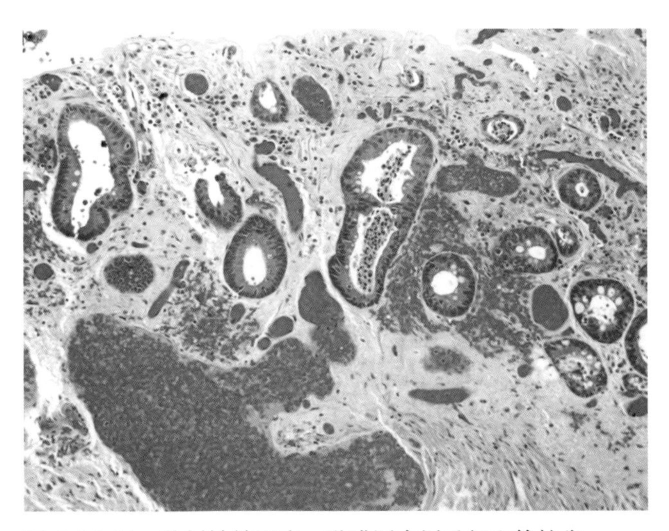

图 4.14.11　**放射性结肠炎**　黏膜固有层毛细血管扩张

4.15 胶原性结肠炎与克罗恩结肠炎

	胶原性结肠炎	克罗恩结肠炎
年龄/性别	典型为成人（平均年龄55岁）；女性为主［女：男 =（6~8）：1］	典型为成人（二三十岁和六七十岁）；无性别差异
部位	主要发生在近端结肠；较少发生在直肠、乙状结肠	可发生在消化道的任何部位；近端结肠多见；直肠通常不受累
症状	慢性水样腹泻，腹痛，乏力，体重减轻；某些可能有便秘	腹部绞痛，非血性腹泻，发热，乏力，体重减轻
体征	少有，大多数内镜下黏膜表现正常；极少数示线性溃疡或假膜性肠炎改变	低蛋白血症，缺铁性贫血，瘘道形成，肠狭窄；肠外表现可影响肝、眼和关节；内镜特征包括阿弗他样糜烂、纵向溃疡、鹅卵石征、肠狭窄和瘘管
病因学	未知，被认为与一种腔面抗原免疫反应相关；超过40%的病人伴发相关疾病，最常见的是类风湿关节炎、甲状腺疾病、乳糜泻。某些病例与药物使用相关，包括兰索拉唑（一种质子泵抑制剂）和非甾体抗炎药；极少数病例与穿孔过程相关	未知；白种人和德系犹太人发病更为普遍。10%的病人常有亲属发病
组织学	1. 表面上皮损伤，特征为上皮内淋巴细胞；伴细胞退变（细胞质空泡、黏液减少、核不规则、核固缩）*（图4.15.1）* 2. 黏膜固有层肿胀，浆细胞、嗜酸性粒细胞，淋巴细胞浸润，并常见中性粒细胞*（图4.15.2）* 3. 无或轻度隐窝变形 4. 上皮下有胶原沉积带，通常为10~30μm，胶原带下方边界不规则，胶原束可以延伸至下方的黏膜固有层，同时可见毛细血管扩张和成纤维细胞*（图4.15.3）*；表面上皮间断性与基底膜分离 5. 末端回肠未累及	1. 局灶表面上皮损伤，特征为上皮坏死伴混合性慢性炎症细胞浸润，常与淋巴组织聚集相关（阿弗他溃疡）；散在灶性隐窝炎*（图4.15.5）*和隐窝脓肿*（图4.15.6）* 2. 透壁性炎症，黏膜下层常更显著*（图4.15.7）* 3. 慢性改变包括隐窝变形*（图4.15.8）*、基底部浆细胞增多*（图4.15.9）*、纤维化延伸至黏膜固有层深处 4. 间断性病变，可见炎症病变区域与正常区域相邻 5. 末端回肠常受累
特殊检查	• 三色染色示异常的胶原沉积*（图4.15.4）*	• 诊断主要依赖病史和病理；70%的病人抗酿酒酵母抗体阳性（ASCA）
治疗	多变，无症状者无须治疗，有症状者对症抗炎治疗，难治病例可行改道回肠造口术	主要为对症治疗，抗炎和免疫抑制治疗；一般无须手术切除，除非并发症需要如裂隙穿孔、肠瘘、肠梗阻
预后	普遍好；某些病例可自愈；绝大多数治疗反应好；潘氏细胞化生可能提示预后不良	一般，慢性不可治愈性疾病，预后与并发症程度、严重性以及治疗相关副作用相关。80%的死亡率与异型增生和腺癌风险增加相关

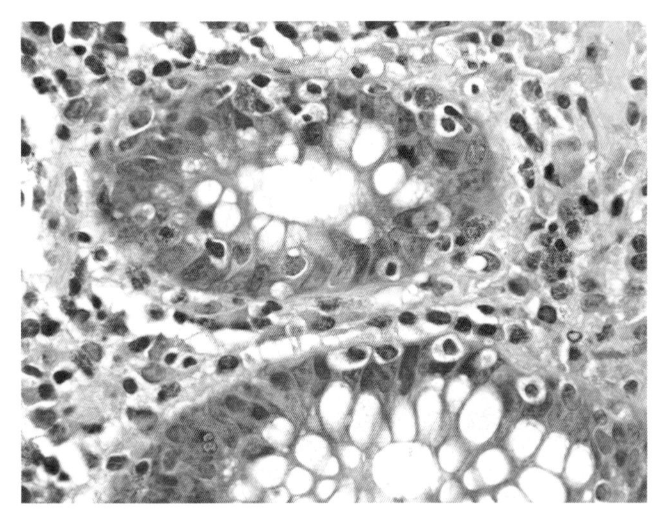

图 4.15.1 胶原性结肠炎 显著的上皮内淋巴细胞和局灶细胞凋亡

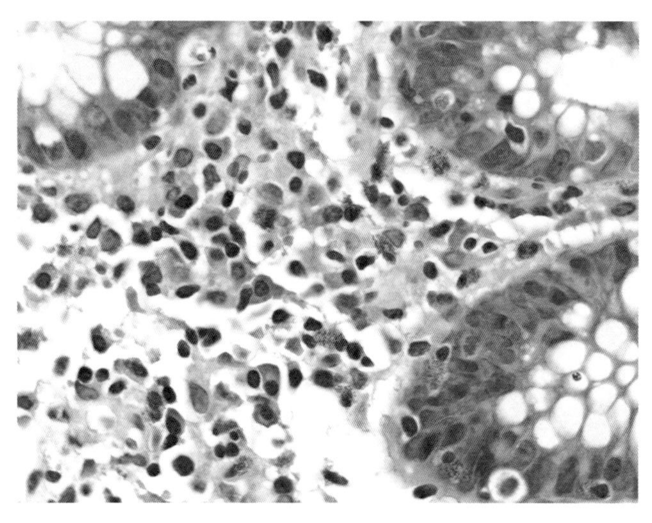

图 4.15.2 胶原性结肠炎 黏膜固有层内混合性急慢性炎症细胞浸润

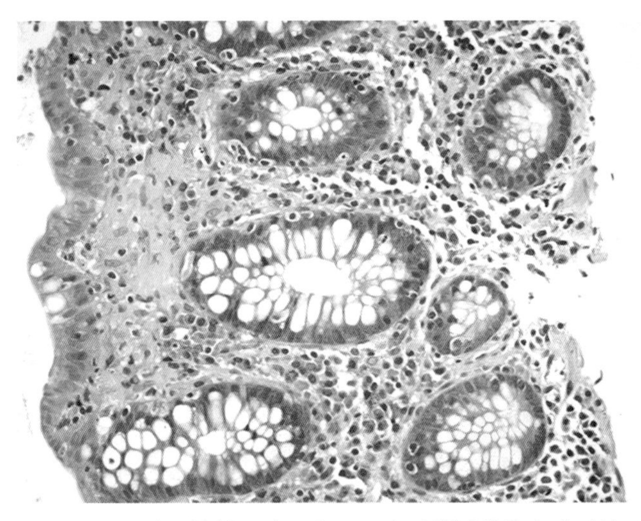

图 4.15.3 胶原性结肠炎 表面上皮下增厚的基底膜延伸至黏膜固有层，固有层显著慢性炎症细胞浸润

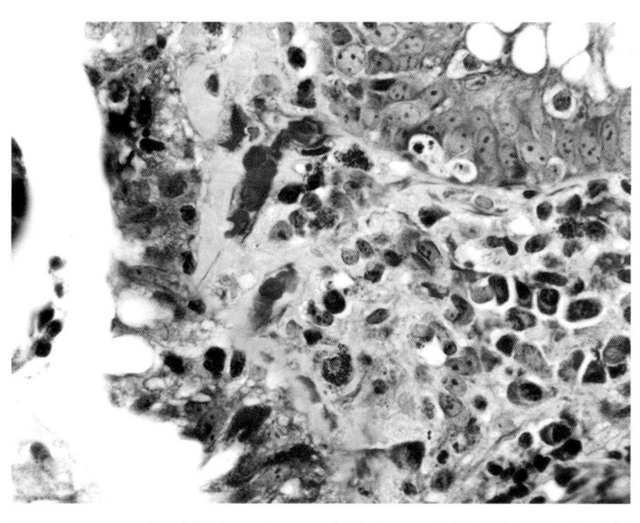

图 4.15.4 胶原性结肠炎 三色染色显示增厚的基底膜延伸至黏膜固有层，包绕毛细血管和炎症细胞

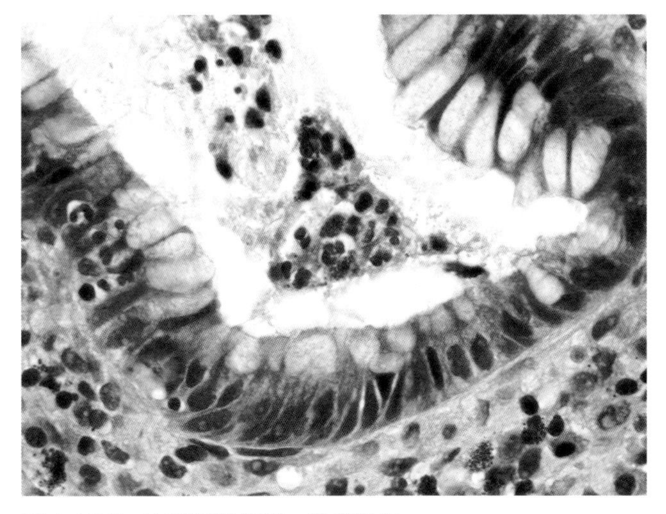

图 4.15.5 克罗恩结肠炎 隐窝脓肿

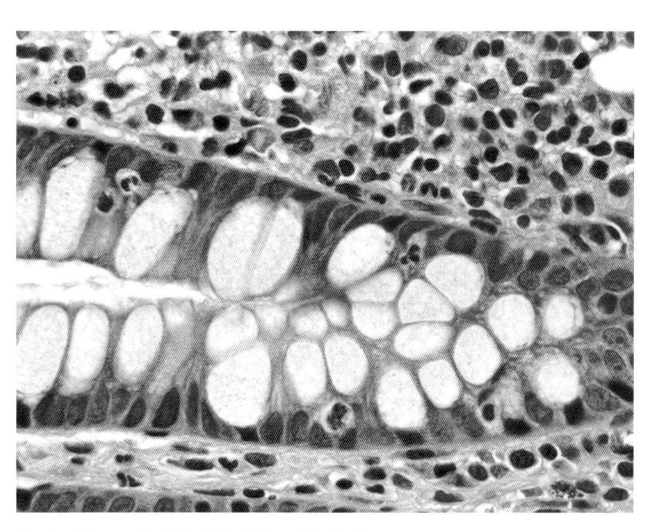

图 4.15.6 克罗恩结肠炎 隐窝炎

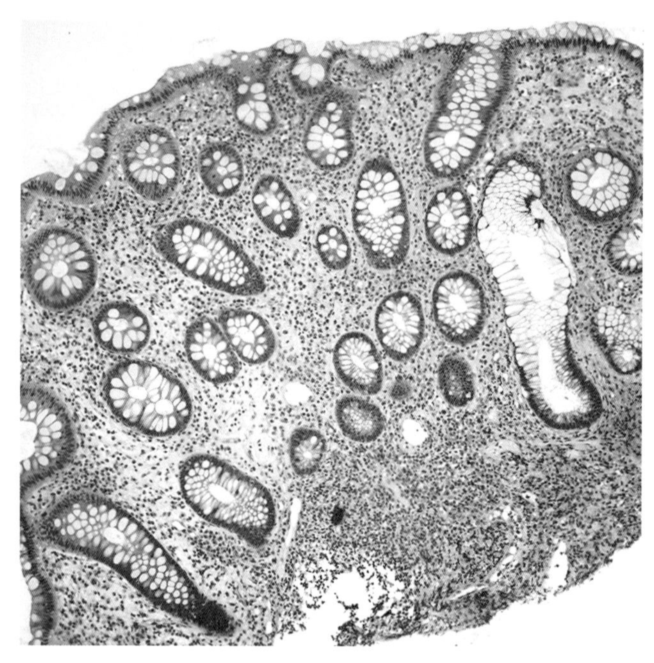

图 4.15.7　**克罗恩结肠炎　黏膜固有层内多量慢性炎症细胞弥漫分布**

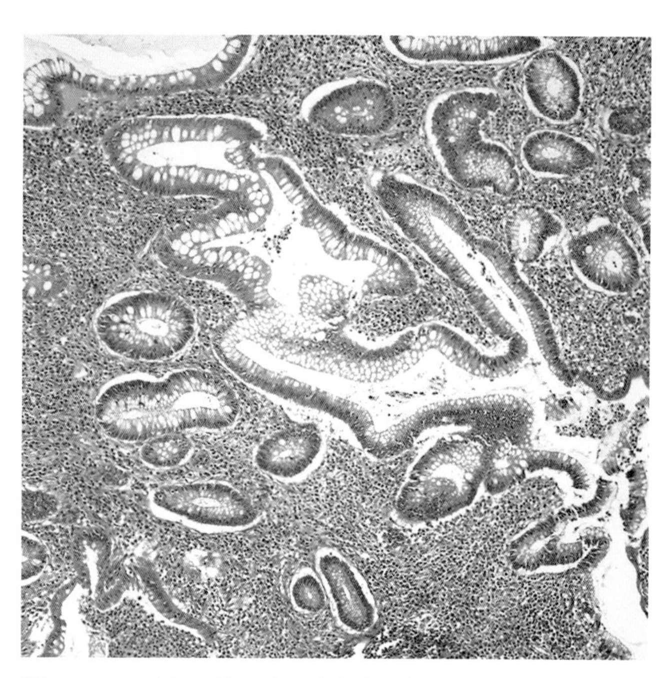

图 4.15.8　**克罗恩结肠炎　隐窝变形似隐窝分支**

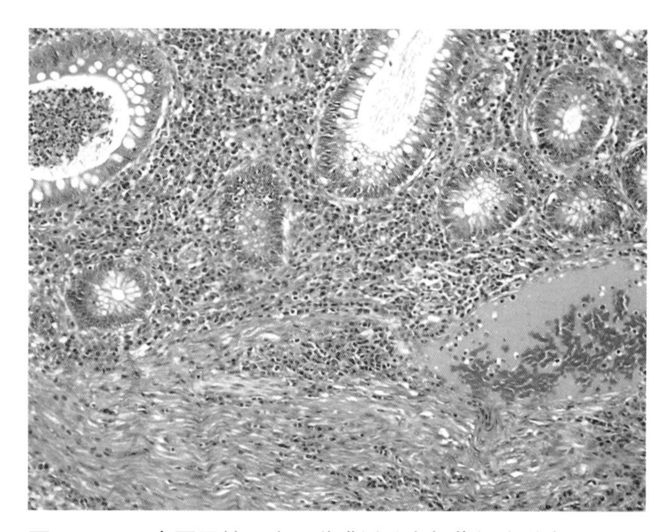

图 4.15.9　**克罗恩结肠炎　黏膜层基底部浆细胞增多**

4.16 胶原性结肠炎与淀粉样变

	胶原性结肠炎	淀粉样变
年龄/性别	典型为成人（平均年龄55岁）；女性为主［女：男=（6~8）：1］	任何年龄
部位	主要发生在近端结肠；较少发生在直肠、乙状结肠	任何部位
症状	慢性水样腹泻，腹痛，乏力，体重减轻；某些可能有便秘	通常无症状，一些病人可能出现腹痛和直肠出血
体征	少有，大多数内镜下黏膜表现正常；极少数示线性溃疡或假膜性肠炎改变	少见，内镜下可能出现斑点、红斑、结节和（或）溃疡
病因学	未知，被认为与一种肠道抗原免疫反应相关；超过40%的病人伴发相关疾病，最常见的是类风湿关节炎、甲状腺疾病、乳糜泻。某些病例与药物使用相关，包括兰索拉唑（一种质子泵抑制剂）和非甾体抗炎药；极少数病例与穿孔相关	包括年龄增大、恶性肿瘤、慢性炎症、透析、浆细胞肿瘤在内的各种原因引起的异常淀粉样蛋白沉积
组织学	1. 表面上皮损伤，特征为上皮内淋巴细胞增多；伴细胞退变（细胞质空泡、黏液减少、核不规则、核固缩）*（图4.16.1）* 2. 黏膜固有层肿胀，浆细胞、嗜酸性粒细胞，淋巴细胞浸润，并常见中性粒细胞*（图4.16.2）* 3. 表面上皮下有胶原沉积带，通常为10~30μm，胶原带下方边界不规则，胶原束可以延伸至下方的黏膜固有层，同时见毛细血管扩张和成纤维细胞*（图4.16.3，4.16.4）*；表面上皮断续性与基底膜分离	1. 上皮细胞改变少见*（图4.16.6）* 2. 轻度或无炎症 3. 肠壁全层包括黏膜固有层、黏膜肌层、黏膜下层和血管壁，见无细胞嗜伊红物质沉积*（图4.16.7，4.16.8）* 4. 不局限于黏膜固有层，可为透壁性 5. 偶见增厚的基底膜，但无内陷的细胞核
特殊检查	• 三色染色示异常的胶原沉积*（图4.16.5）*	• 刚果红染色标记淀粉样物质，偏振光下显示双折光苹果绿色*（图4.16.9）*。三色染色阴性
治疗	多变，无症状者无须治疗，有症状者抗炎治疗，难治病例可行改道回肠造口术	系统性淀粉样变以烷化剂治疗；局限性淀粉样变无须治疗
预后	普遍好；某些病例可自愈；绝大多数治疗反应好；潘氏细胞化生可能提示预后不良	系统性淀粉样变因淀粉样物沉积在心脏、肝和肺引起的并发症而预后差。局限性淀粉样变通常为良性病变，预后好

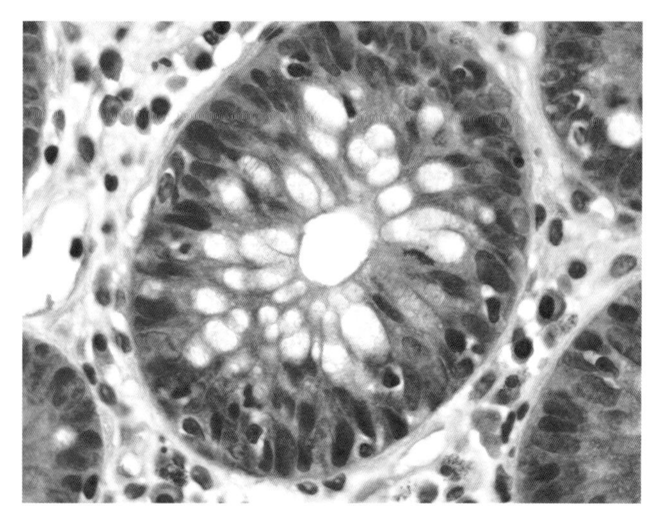

图 4.16.1 胶原性结肠炎 上皮内淋巴细胞增多

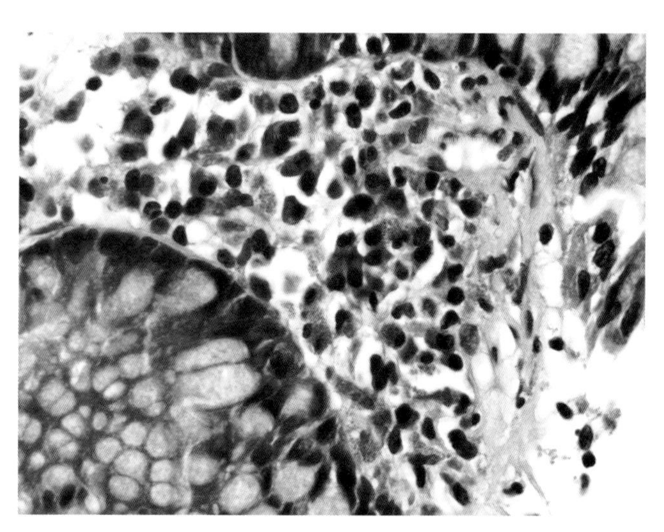

图 4.16.2 胶原性结肠炎 黏膜固有层内混合性急慢性炎症细胞浸润

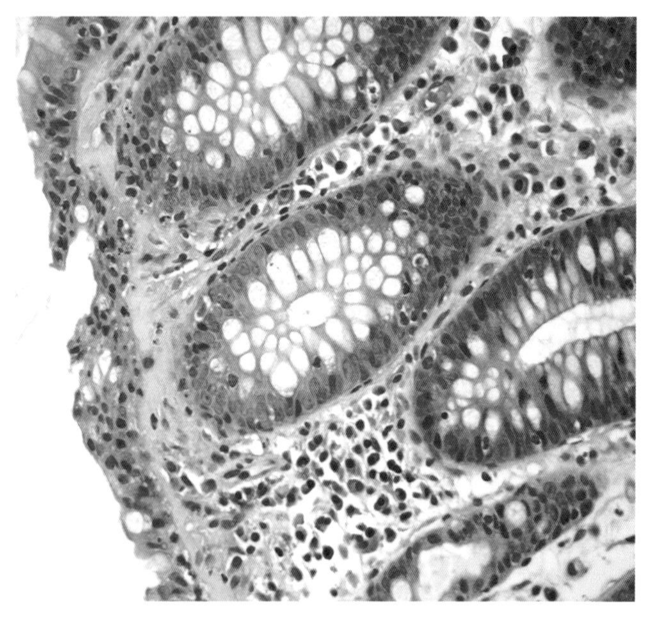

图 4.16.3 胶原性结肠炎 表面上皮下基底膜增厚，固有层显著的慢性炎症细胞浸润

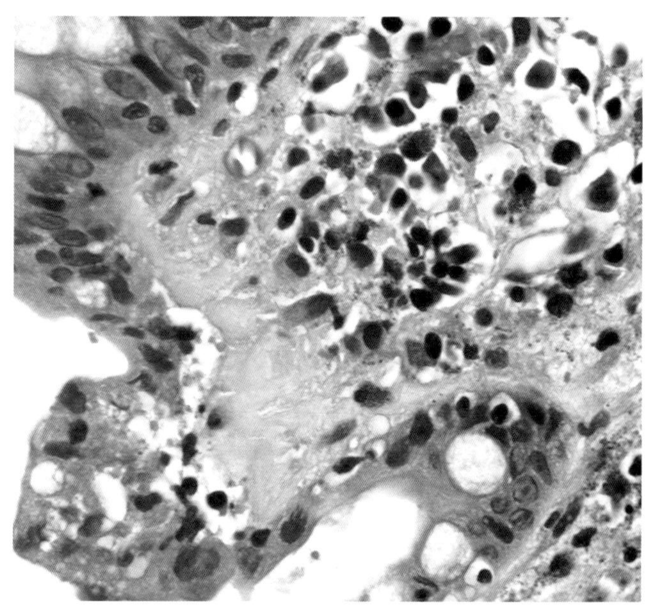

图 4.16.4 胶原性结肠炎 增厚的基底膜延伸至黏膜固有层，毛细血管和淋巴细胞陷入增厚的基底膜内

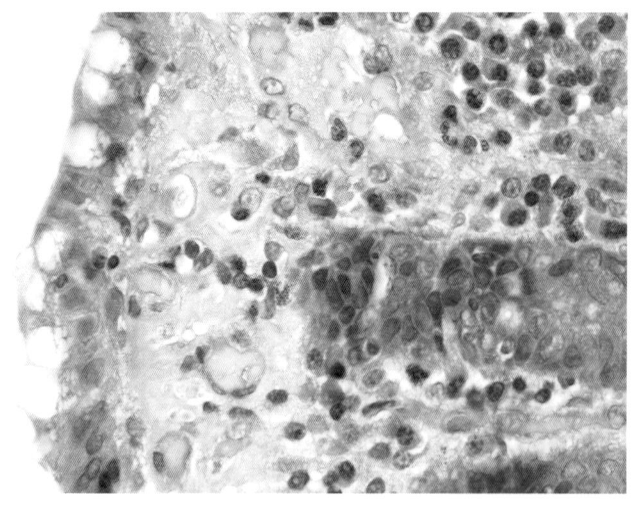

图 4.16.5 胶原性结肠炎 三色染色显示增厚的基底膜延伸至黏膜固有层，包绕毛细血管和炎症细胞

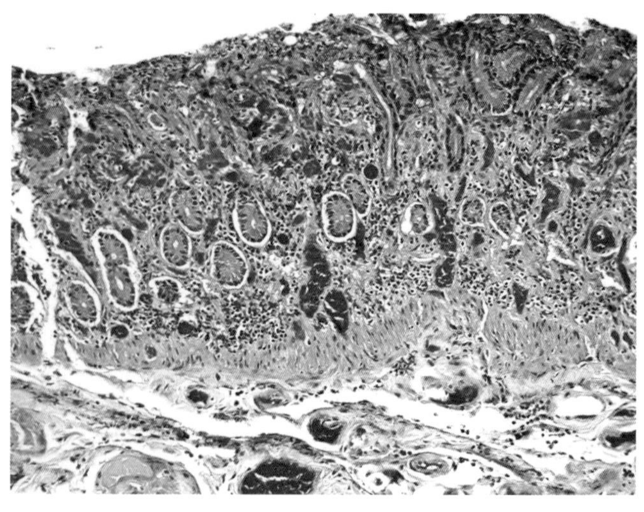

图 4.16.6 淀粉样变 背景黏膜血管充血，但上皮变化轻微

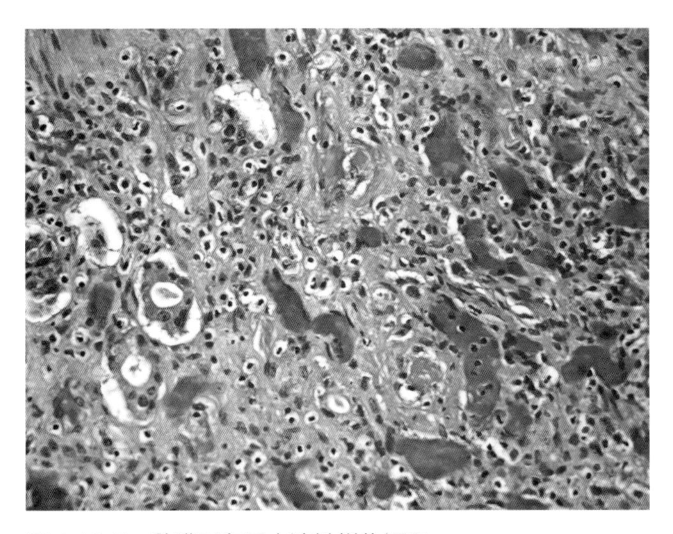

图 4.16.7　黏膜固有层内淀粉样物沉积

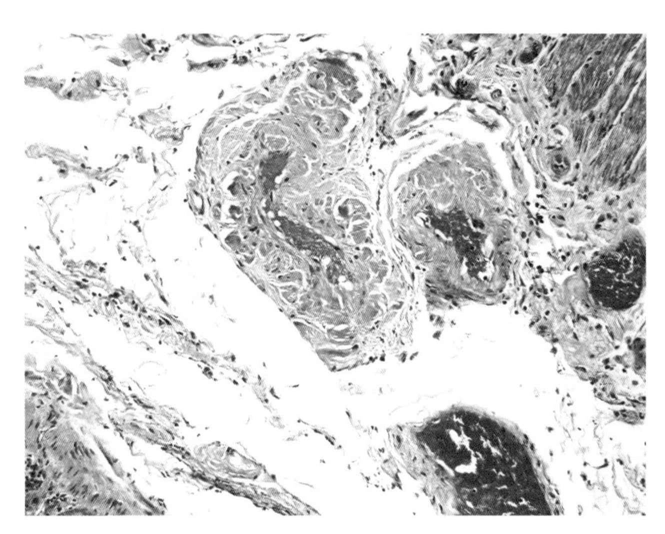

图 4.16.8　黏膜下血管淀粉样物沉积

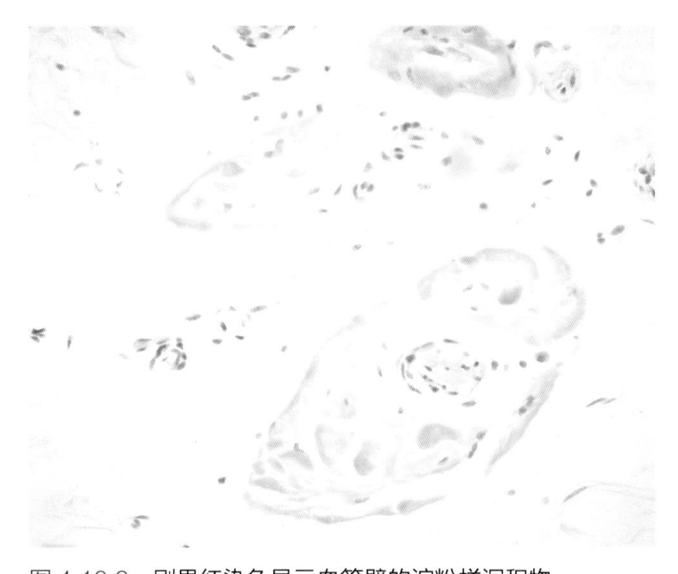

图 4.16.9　刚果红染色显示血管壁的淀粉样沉积物

4.17 淀粉样变与基底膜增厚

	淀粉样变	基底膜增厚
年龄/性别	任何年龄	任何年龄；任何性别
部位	任何部位	任何部位
症状	通常无症状，一些病人可能出现腹痛和直肠出血	非特异性
体征	少见，内镜下可能出现斑点、红斑、结节和（或）溃疡	非特异性
病因学	包括年龄增大、恶性肿瘤、慢性炎症、透析、浆细胞肿瘤在内的各种原因引起的异常淀粉样蛋白沉积	对局部缺血、辐射、溃疡性结肠炎、黏膜脱垂等前期损伤的修复反应
组织学	1. 肠壁各部分包括黏膜固有层、黏膜肌层、黏膜下层和血管壁，见无细胞嗜伊红物质沉积*（图 4.17.1，4.17.2）* 2. 累及黏膜固有层，可为透壁性病变 3. 偶尔会在黏膜固有层形成厚的基底膜，但无内陷的细胞核	1. 基底膜增厚，10~30μm（正常为 2~5μm），增厚的基底膜下方边界平滑*（图 4.17.4）* 2. 基底膜内无内陷的细胞核
特殊检查	• 刚果红染色标记淀粉样物质，偏振光下显示双折光苹果绿色*（图 4.17.3）*。三色染色阴性	• 三色染色示增厚的基底膜。刚果红染色阴性
治疗	系统性淀粉样变以烷化剂治疗；局限性淀粉样变无须治疗	多变，取决于潜在病变
预后	系统性淀粉样变因淀粉样物沉积在心脏、肝和肺引起的并发症而预后差。局限性淀粉样变通常为良性病变，预后好	与潜在的疾病相关

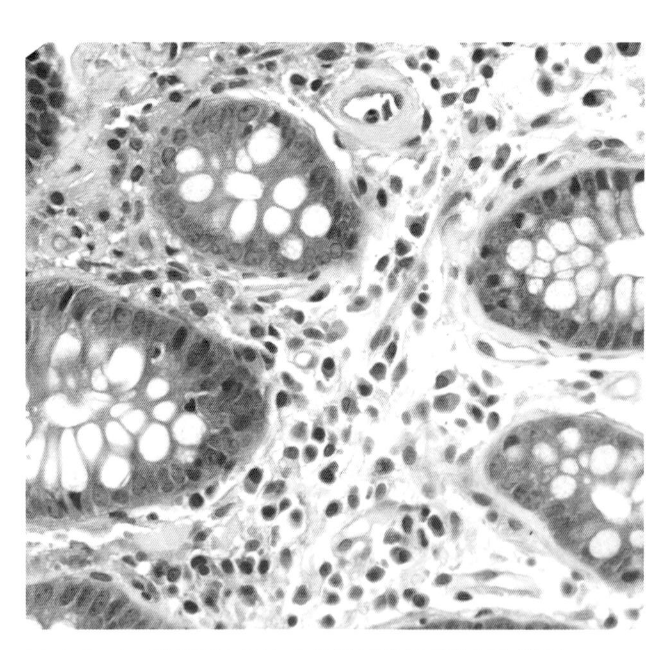

图 4.17.1　黏膜固有层内血管壁因淀粉样物沉积增厚

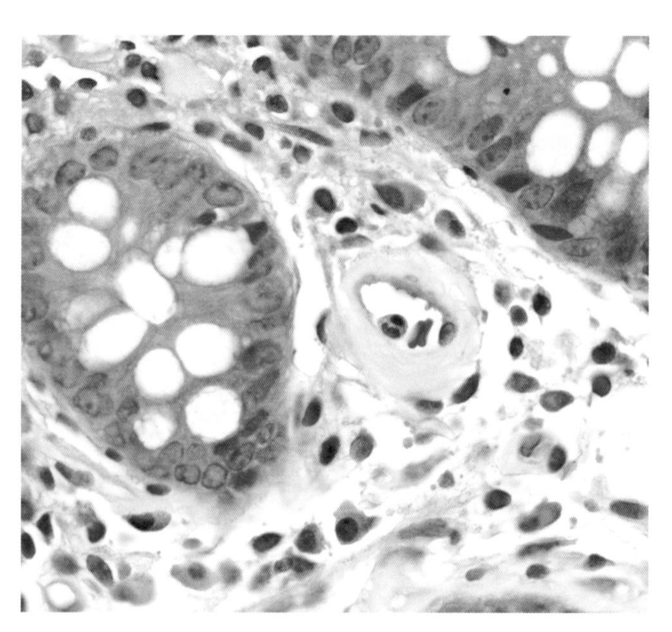

图 4.17.2　淀粉样变的血管壁呈厚玻璃样外观

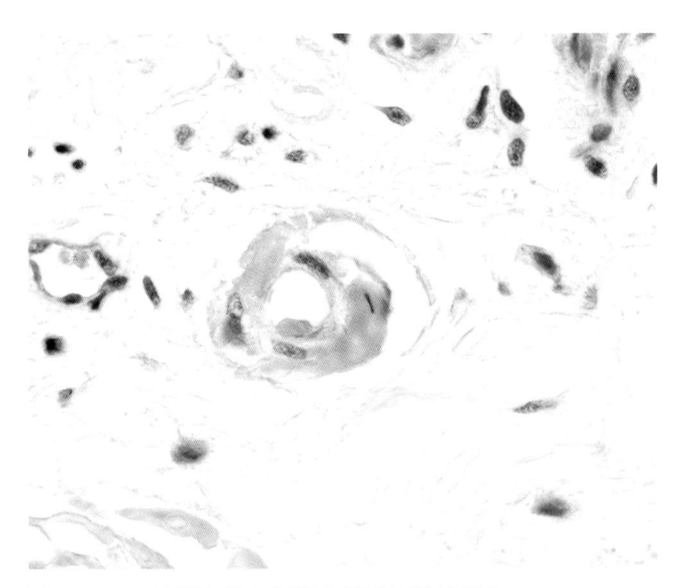

图 4.17.3 刚果红染色标记血管壁的淀粉样物

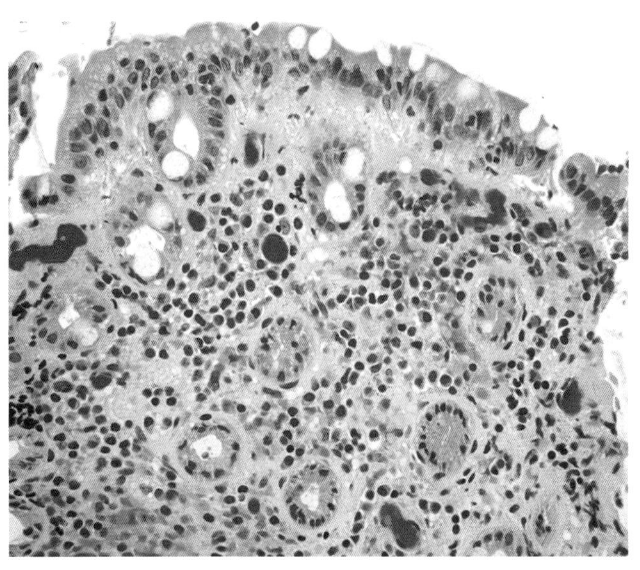

图 4.17.4 先天性巨结肠 增厚的基底膜，上皮内炎症对表面上皮无损伤

4.18 淀粉样变与放射性结肠炎

	淀粉样变	放射性结肠炎
年龄 / 性别	任何年龄	典型为成人，多为老年男性和中年女性
部位	任何部位	绝大多数发生在直肠；通常黏膜下层最显著，但可累及肠壁全层
症状	通常无症状，一些病人可能出现腹痛和直肠出血	急性期：非特异性症状，少见 慢性期：腹泻，腹痛，直肠出血
体征	少见，内镜下可能出现斑点、红斑、结节和（或）溃疡	急性期：内镜下显示黏膜水肿，伴正常血管结构消失 慢性期：内镜下显示黏膜红斑，可见溃疡、狭窄、瘘管、粘连
病因学	包括年龄增大、恶性肿瘤、慢性炎症、透析、浆细胞肿瘤在内的各种原因引起的异常淀粉样蛋白沉积	由于放射损伤，可以发生在放射治疗数小时后或数年后，通常与宫颈癌或前列腺癌的放射治疗相关
组织学	1. 无细胞嗜伊红物质沉积*（图 4.18.1）* 2. 累及黏膜固有层，也累及包括黏膜固有层、黏膜肌层、黏膜下层和血管壁在内的肠壁所有部分*（图 4.18.2）*，可为透壁性病变 3. 无隐窝变形，或隐窝轻度变形 4. 毛细血管无扩张	1. 急性期：主要为上皮细胞改变；显著的细胞凋亡伴核固缩、核碎裂、核大，黏液丢失*（图 4.18.4）* 2. 慢性期：上皮细胞改变和间质细胞改变；黏膜固有层透明样变伴腺体“背靠背”*（图 4.18.4）*，血管透明样变且与表面上皮下基底膜呈平行排列。非典型成纤维细胞，毛细血管扩张*（图 4.18.5）*和静脉硬化。固有肌层萎缩。隐窝变形*（图 4.18.6）*
特殊检查	• 刚果红染色标记淀粉样物质，偏振光下显示双折光苹果绿色*（图 4.18.3）*。三色染色阴性。无放射治疗史	• 放射治疗病史是重要的诊断依据。PAS 染色可标记黏膜固有层的胶原，刚果红染色阴性
治疗	系统性淀粉样变以烷化剂治疗；局限性淀粉样变无须治疗	急性肠炎常自愈；慢性肠炎采用类固醇和激光治疗；严重病例需手术治疗
预后	系统性淀粉样变因淀粉样物沉积在心脏、肝和肺引起的并发症而预后差。局限性淀粉样变通常为良性病变，预后好	急性放射性结肠炎几个月内可自愈，且是可逆的；慢性放射性结肠炎是不可逆的，若无手术治疗介入，病情可反复

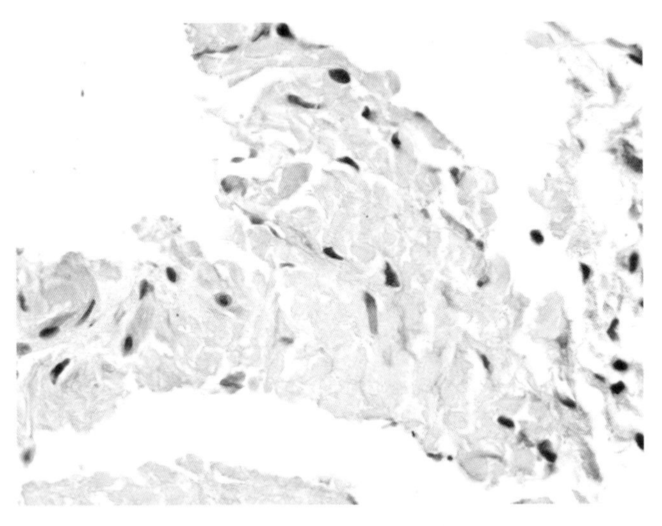

图 4.18.1 淀粉样变 无细胞嗜伊红物质

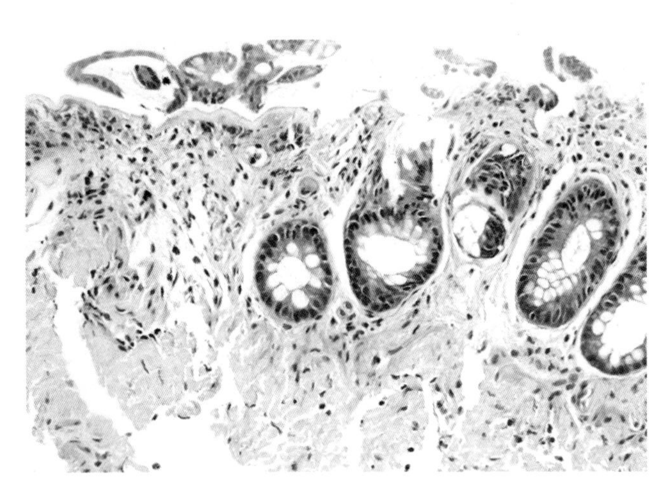

图 4.18.2 黏膜固有层深部和黏膜下层淀粉样物沉积

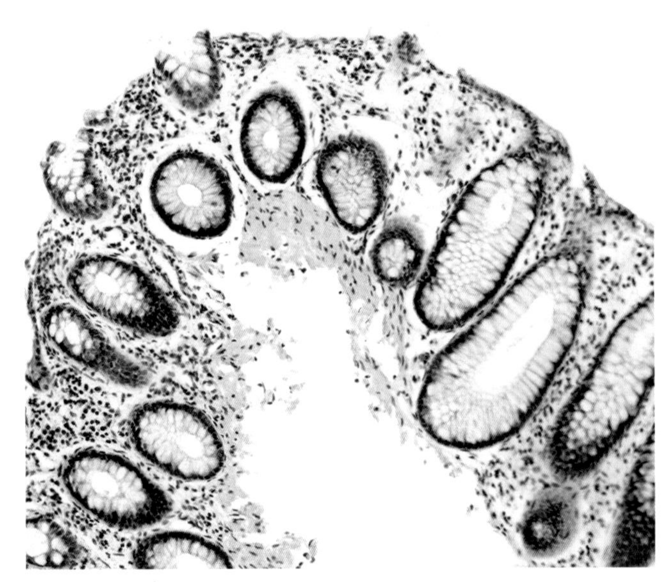

图 4.18.3 刚果红染色显示黏膜下层的淀粉样物

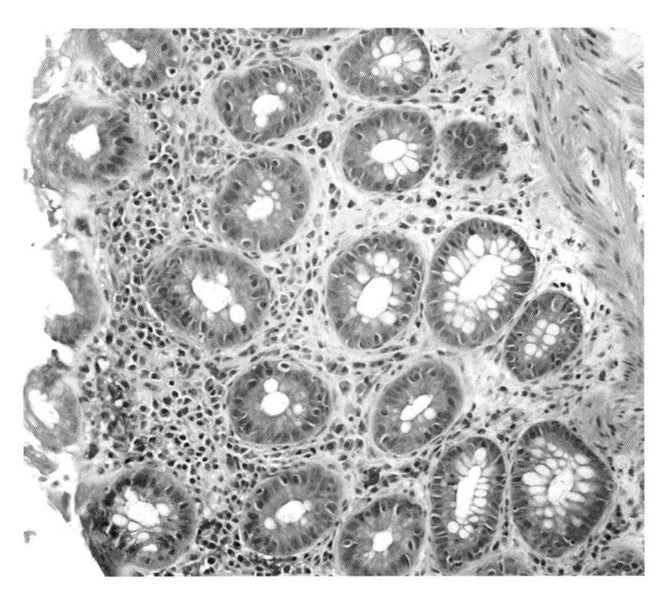

图 4.18.4 放射性结肠炎 黏膜固有层透明样变伴塌陷导致腺体“背靠背”

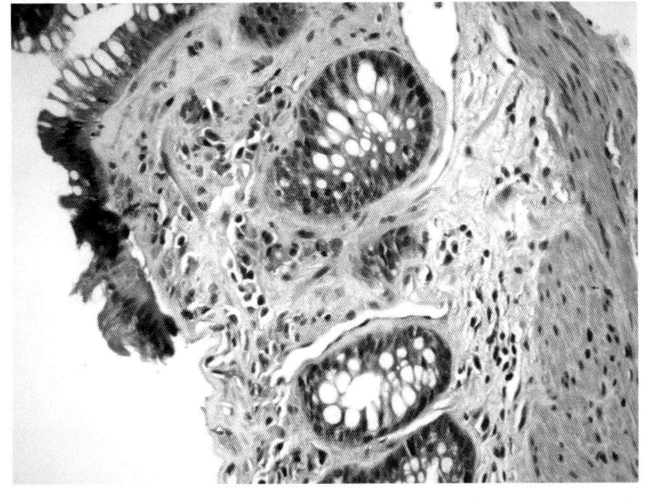

图 4.18.5 放射性结肠炎 黏膜固有层血管扩张，局灶上皮脱落

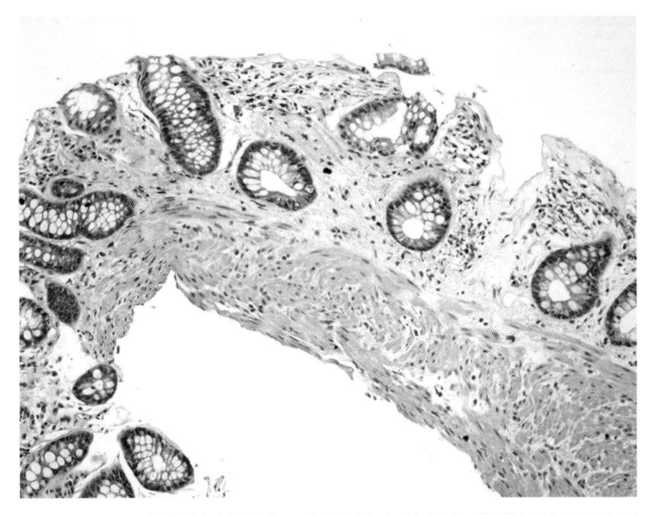

图 4.18.6 放射性结肠炎 局灶隐窝变形和黏膜固有层透明样变

4.19 嗜酸性结肠炎与肥大细胞增多症

	嗜酸性结肠炎	肥大细胞增多症
年龄/性别	任何年龄	任何年龄；无性别差异
部位	任何部位	任何部位；发生在胃肠道时通常累及结肠
症状	无	非特异性。在系统性肥大细胞增多症中，病人可出现组胺分泌增加相关症状，而局灶性肥大细胞增多症中，病人常常有慢性腹泻；病人可出现组胺分泌增加相关症状
体征	无	无
病因学	多样。一些病例与过敏性疾病相关，但嗜酸性粒细胞增多也出现在炎症性肠病（IBD）药物过敏、寄生虫感染、肥大细胞增多症、朗格汉斯细胞组织细胞增生症	未知。某些病例与感染性疾病相关，包括过敏性疾病、寄生虫感染和嗜酸性粒细胞结肠炎。而其他病例则有系统性肥大细胞增多症的临床表现
组织学	1. 上皮内、黏膜固有层或黏膜肌层嗜酸性粒细胞增多（*图 4.19.1，4.19.2*） 2. 肥大细胞无增多（*图 4.19.3*）	1. 固有层内肥大细胞增生，核圆形、嗜碱，细胞质丰富（*图 4.19.4，4.19.5*） 2. 黏膜固有层内嗜酸性粒细胞增多
特殊检查	• CD117 和肥大细胞类胰蛋白酶染色示无肥大细胞增多	• 免疫组化 CD117 阳性（*图 4.19.6*），增生的肥大细胞表达肥大细胞类胰蛋白酶；系统性肥大细胞增生症中，肥大细胞表达 CD25（*图 4.19.7*），分子分析显示 D816V *KIT* 突变
治疗	与潜在的疾病相关	主要使用组胺受体拮抗剂和色甘酸钠，后者为一种肥大细胞介质释放抑制剂
预后	与潜在的疾病相关	与病人出现的其他病症相关

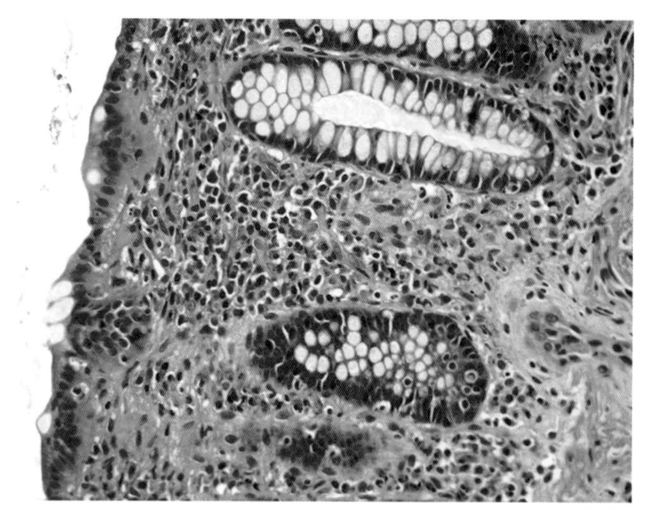
图 4.19.1　嗜酸性结肠炎　黏膜固有层内嗜酸性粒细胞增多

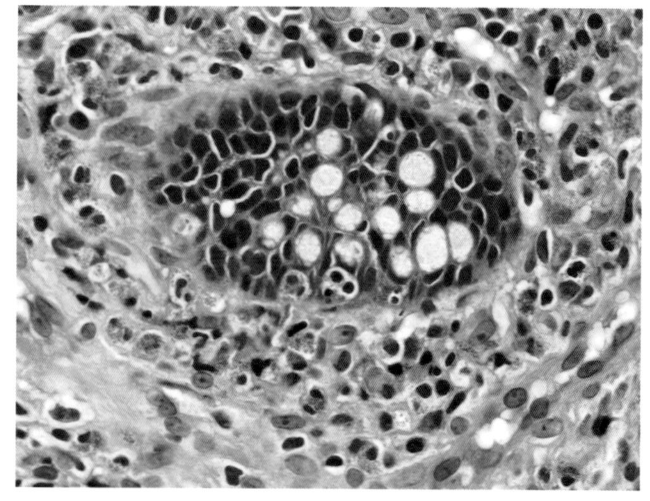
图 4.19.2　嗜酸性结肠炎　黏膜固有层和腺体内显著增多的嗜酸性粒细胞

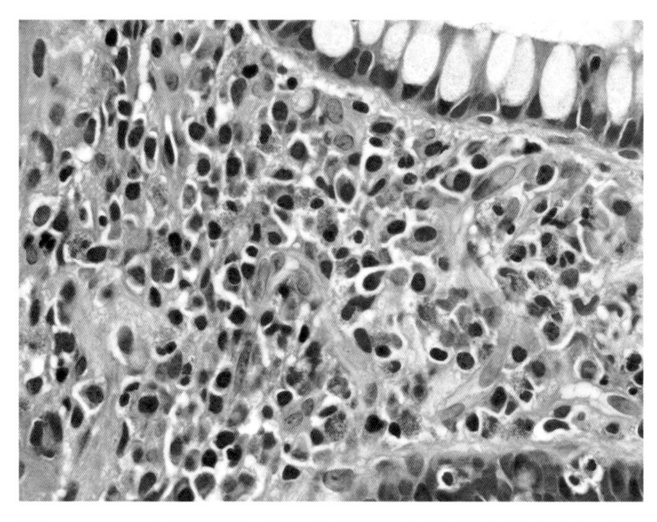

图 4.19.3 嗜酸性结肠炎 黏膜固有层内增多的炎症细胞以嗜酸性粒细胞为主，也包括淋巴细胞和浆细胞，但无肥大细胞的增多

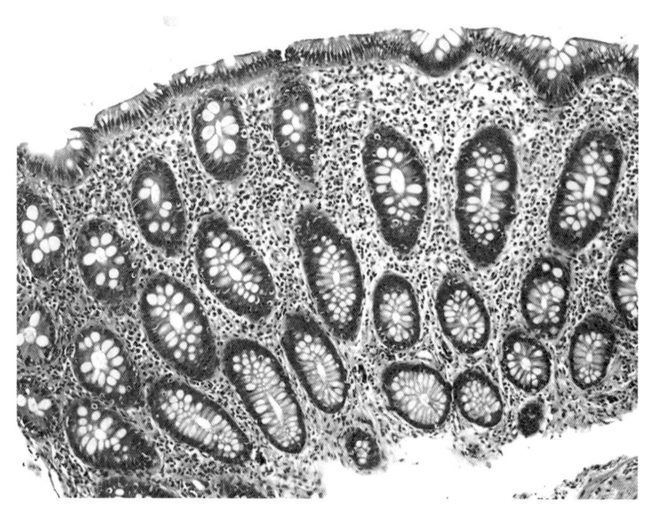

图 4.19.4 系统性肥大细胞增多症 累及黏膜固有层

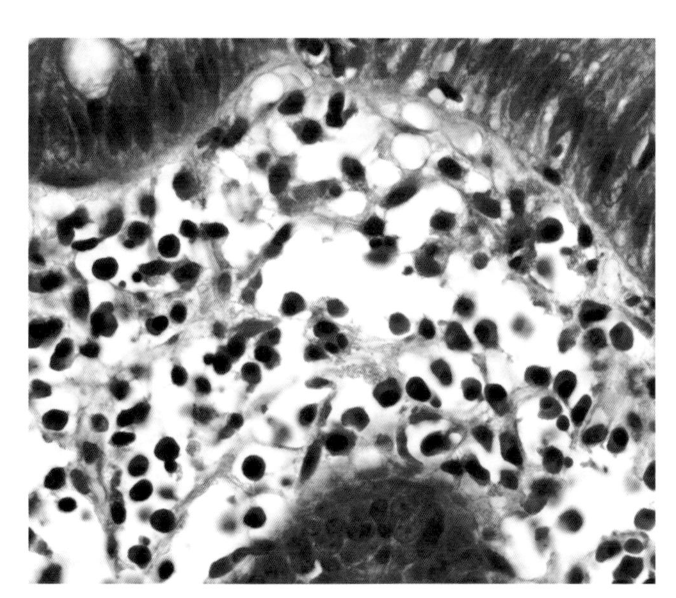

图 4.19.5 黏膜固有层内肥大细胞增多

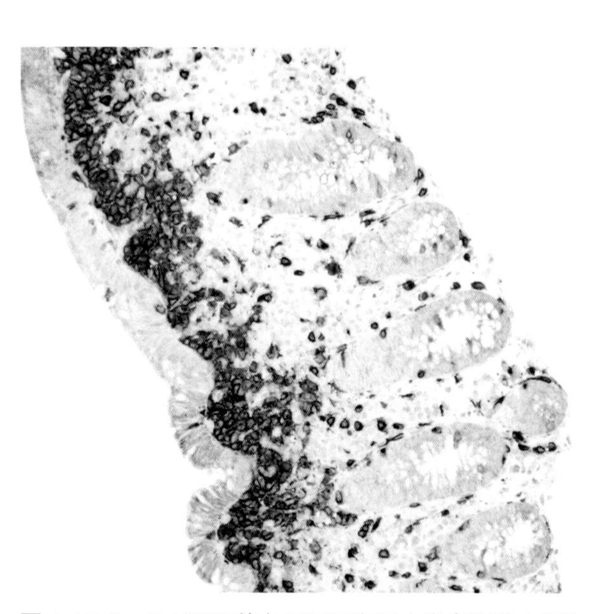

图 4.19.6 *C-KIT* 强染色显示固有层内增多的肥大细胞

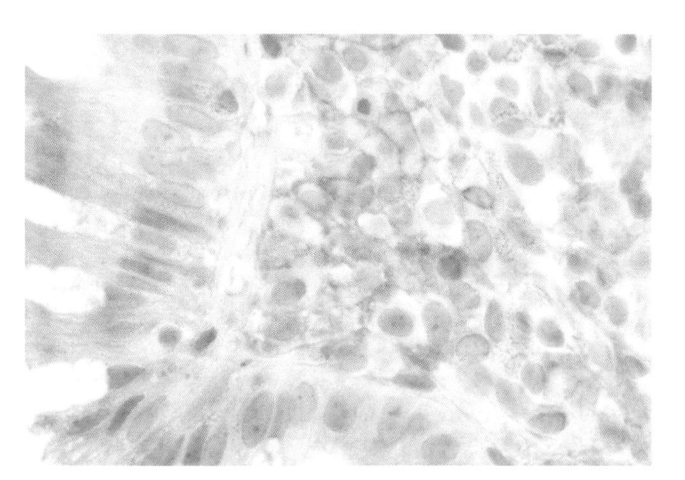

图 4.19.7 CD25 染色示肿瘤性肥大细胞异常表达 CD25

4.20 肥大细胞增多症与朗格汉斯细胞组织细胞增生症

	肥大细胞增多症	朗格汉斯细胞组织细胞增生症
年龄/性别	任何年龄；无性别差异	主要为儿童，但也可发生在成人；无性别差异
部位	任何部位；发生在胃肠道时通常累及结肠	任何部位
症状	非特异性。在系统性肥大细胞增多症中，病人可出现组胺分泌增加相关症状，而局灶性肥大细胞增多症中，病人常常有慢性腹泻；病人可出现组胺分泌增加相关症状。所谓的“肥大细胞回结肠炎”已经被证实是对非特异性症状的描述	非特异性。腹痛，腹泻，消化道出血，体重减轻
体征	无	少有。儿童病人内镜下可能有黏膜水肿，红斑或溃疡。绝大多数成年病人肠镜发现息肉
病因学	未知。某些病例与感染性疾病相关，包括过敏性疾病、寄生虫感染和嗜酸性粒细胞结肠炎。而其他病例则有系统性肥大细胞增多症的临床表现	未知。与巨噬细胞样细胞不受控制的增殖或异常存活相关，这种细胞与抗原递呈细胞相似。超过 57% 的病人有 *BRAF* 基因的突变
组织学	1. 黏膜固有层内肥大细胞增生，核圆形、嗜碱性，细胞质丰富（*图 4.20.1，4.20.2*） 2. 黏膜固有层内嗜酸性粒细胞增多（*图 4.20.3*）	1. 黏膜固有层和黏膜下层见具有“回旋镖”形核的巨噬细胞浸润（*图 4.20.6，4.20.7*） 2. 背景内炎症细胞浸润，以嗜酸性粒细胞为主，也可见 T 淋巴细胞和巨噬细胞（*图 4.20.8*）
特殊检查	• 免疫组化 CD117 阳性（*图 4.20.4*），增生的肥大细胞表达肥大细胞类胰蛋白酶；系统性肥大细胞增生症中，肥大细胞表达 CD25（*图 4.20.5*），分子分析显示 D816V *KIT* 突变阳性。免疫组化 S100 和 CD1a 阴性	• 浸润的巨噬细胞表达 S100（*图 4.20.9*），CD1a（*图 4.20.10*）和 CD68 阳性（*图 4.20.11*）。电子显微镜虽然不常用，但可显示特征性的细胞质内 Birbeck 颗粒。免疫组化 CD117 和肥大细胞类胰蛋白酶阴性
治疗	主要使用组胺受体拮抗剂和色甘酸钠，后者为一种肥大细胞介质释放抑制剂	多变，取决于疾病的范围和全身分布。标准治疗包括类固醇、免疫抑制治疗，以及长春花碱、硫嘌呤在内的化疗药物治疗
预后	与病人出现的其他病症相关	多变。成人朗格汉斯细胞组织细胞增生症常为孤立性病变，临床症状不明显；儿童朗格汉斯细胞组织细胞增生症常为系统性病变，预后取决于肠外器官受累范围。尽管一部分病人可以达到疾病缓解，但绝大多数病人都表现为一个慢性进展过程

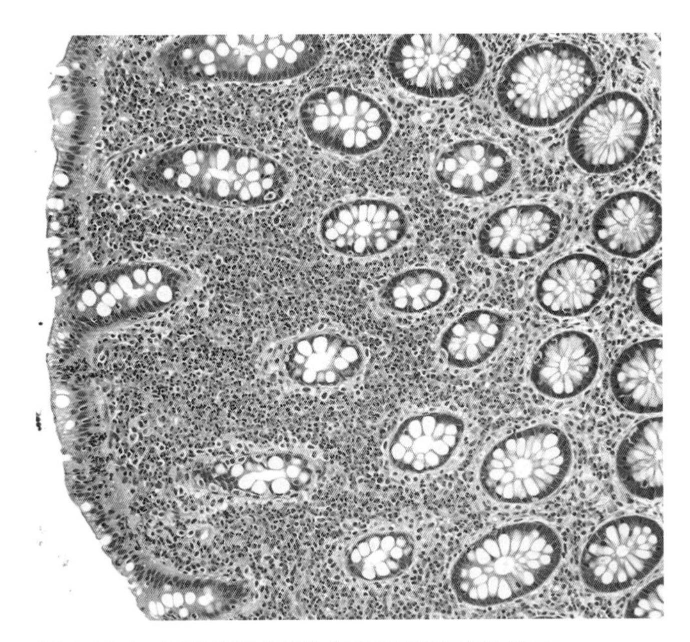

图 4.20.1　系统性肥大细胞增多症累及黏膜固有层

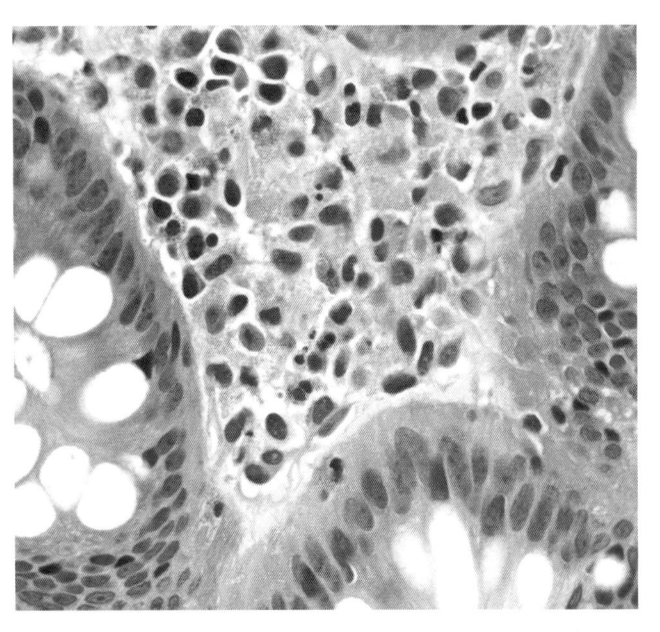

图 4.20.2　系统性肥大细胞增多症　黏膜固有层内肥大细胞增多

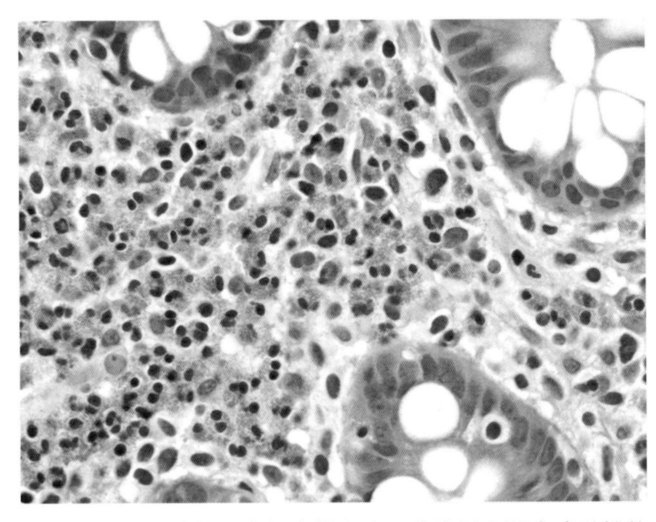

图 4.20.3　系统性肥大细胞增多症　黏膜固有层内嗜酸性粒细胞增多

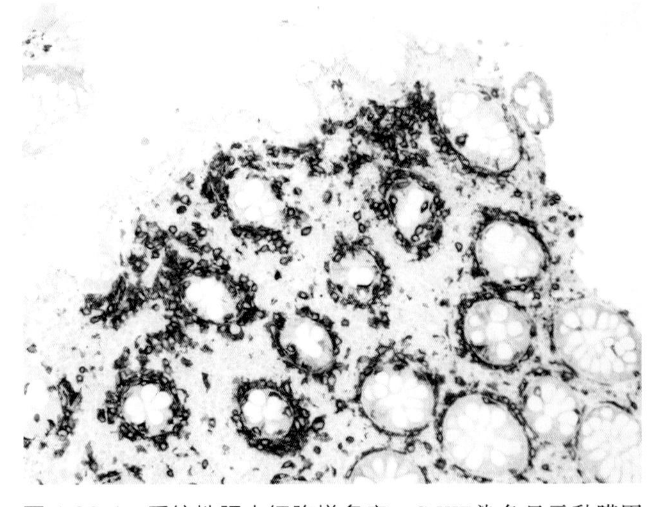

图 4.20.4　系统性肥大细胞增多症　*C-KIT* 染色显示黏膜固有层内增多的肥大细胞

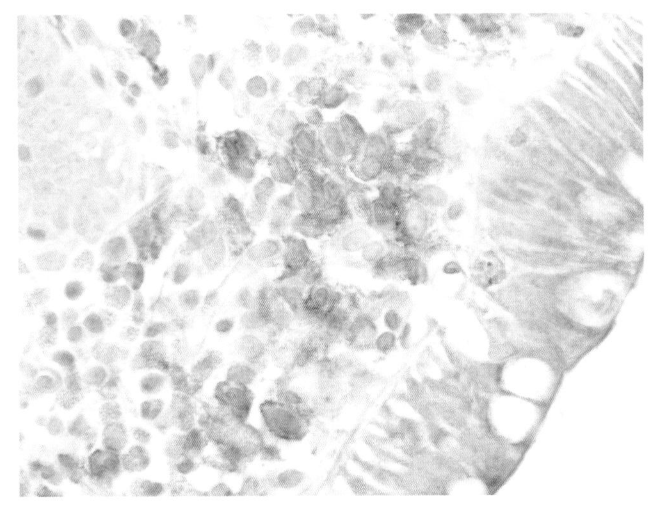

图 4.20.5　系统性肥大细胞增多症　肿瘤性肥大细胞 CD25 异常表达

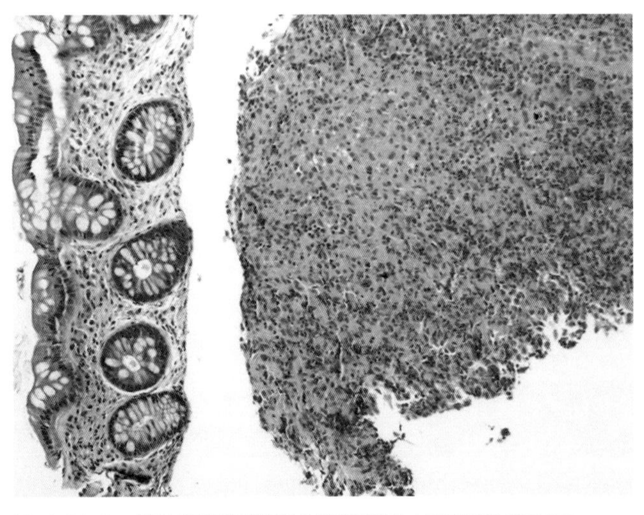

图 4.20.6　朗格汉斯细胞组织细胞增生症累及黏膜下层

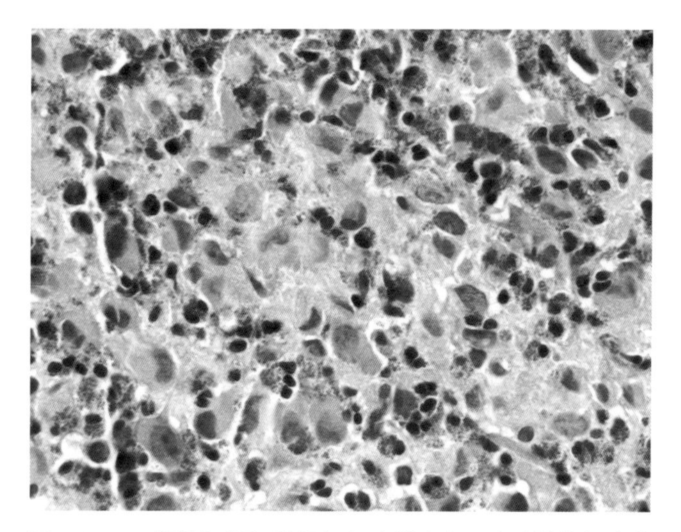

图 4.20.7　朗格汉斯细胞组织细胞增生症　嗜酸性粒细胞背景内增生的具有“回旋镖”形核的巨噬细胞

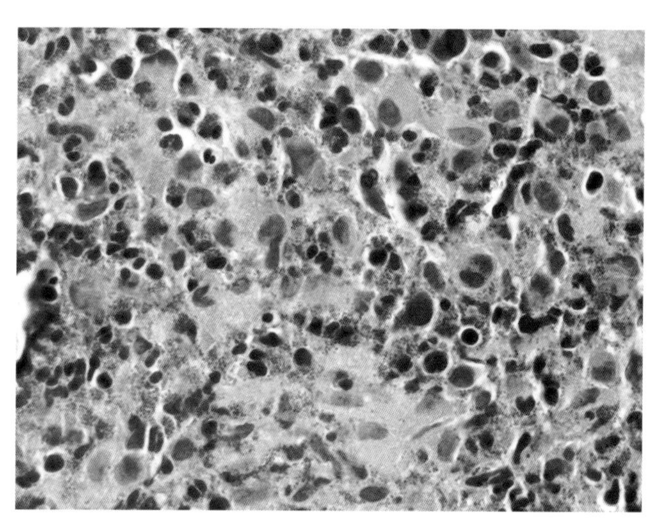

图 4.20.8　朗格汉斯细胞组织细胞增生症　丰富的炎症细胞，背景主要为嗜酸性粒细胞伴散在淋巴细胞

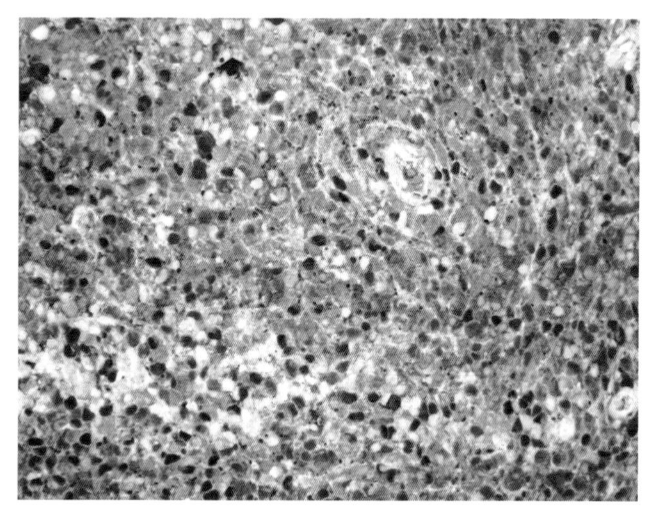

图 4.20.9　朗格汉斯细胞组织细胞增生症　S100 染色显示 LCH 病变细胞

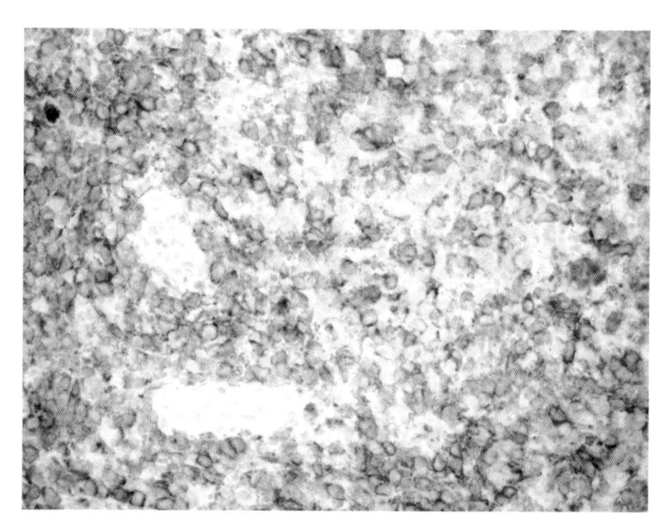

图 4.20.10　朗格汉斯细胞组织细胞增生症　CD1a 染色显示 LCH 病变细胞

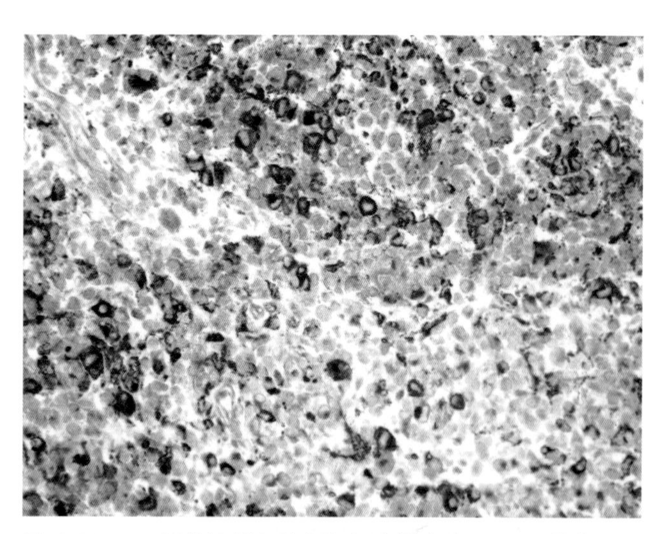

图 4.20.11　朗格汉斯细胞组织细胞增生症　CD68 染色显示 LCH 病变细胞

4.21 缺血性结肠炎与假膜性结肠炎

	缺血性结肠炎	假膜性结肠炎
年龄/性别	典型为老年人，但也可发生于年轻人；无性别差异	典型为老年人；无性别差异
部位	局灶性和节段性分布；通常累及结肠脾曲和回盲肠区域（分水岭区域）；直肠最少累及	任何部位；直肠很少受累
症状	腹痛，便血，呕吐，发热	多量水样腹泻，腹痛，痉挛，发热
体征	绝大多数为影像学表现：钡灌肠显示“拇指压痕像”特征；CT 扫描显示“靶环样”。血管造影是诊断关键	非特异性发热，白细胞增多；严重病例 CT 扫描示中毒性巨结肠。内镜下常见弥漫分布的假膜性肠炎改变
病因学	黏膜损害继发于血流减少，血流减少常因血管阻塞引起，血管阻塞继发于肠系膜血管病变动脉粥样硬化。血流减少也可因心输出量减少和内脏收缩引起。其他病例则与肠出血性大肠杆菌 *E.coli* 和艰难梭菌 *C. difficile* 感染相关。危险因素包括高血压、糖尿病、慢性阻塞性肺疾病、冠状动脉疾病、腹部手术、降压药、激素替代治疗和其他药物	大多数因难辨梭状杆菌过度繁殖导致，与抗生素尤其是克林霉素的使用相关。另一些病例则与其他微生物感染或局部缺血相关
组织学	1. 黏膜坏死，主要为表面黏膜坏死，且与下方的黏膜和黏膜下层分离（*图 4.21.1*） 2. 局灶假膜由纤维素、黏液和中性粒细胞构成（*图 4.21.2*） 3. 黏膜固有层出血伴吞噬含铁血黄素的巨噬细胞 4. 血管内纤维蛋白血栓，高度提示肠出血性大肠杆菌 *E.coli* 感染 5. 隐窝萎缩（*图 4.21.3*） 6. 黏膜固有层透明样变导致腺体变拥挤（*图 4.21.4，4.21.5*） 7. 不同程度的细胞非典型性，特征为核大、深染（*图 4.21.6*） 8. 组织学改变为节段性	1. 隐窝内坏死，隐窝扩张气球变，隐窝内中性粒细胞和黏液聚集，且渗出至肠腔内形成假膜（*图 4.21.7，4.21.8*） 2. 弥漫的假膜由纤维素、黏液和中性粒细胞构成（*图 4.21.9*） 3. 轻微隐窝萎缩（*图 4.21.10*） 4. 黏膜固有层无透明样变（*图 4.21.11*） 5. 组织学改变为弥漫性假膜沿结肠长轴分布（*图 4.21.12*）
特殊检查	• 三色染色显示黏膜固有层胶原沉积	• 通常有明显的抗生素使用病史；大便培养难辨梭状杆菌常为阳性；黏膜固有层内增生的胶原三色染色阴性
治疗	支持治疗，病情严重或复杂病例行手术治疗	口服万古霉素或甲硝唑抗生素治疗，同时停用其他可能导致感染的抗生素，支持治疗
预后	多变，取决于潜在的病因。高达 30% 的病例一段时间后会痊愈。一部分病人出现肠穿孔、腹膜炎、肠狭窄等并发症	多变，取决于潜在的病因。绝大多数难辨梭状杆菌假膜性结肠炎病人抗生素治疗有效，也有一部分病人持续感染，需长期治疗

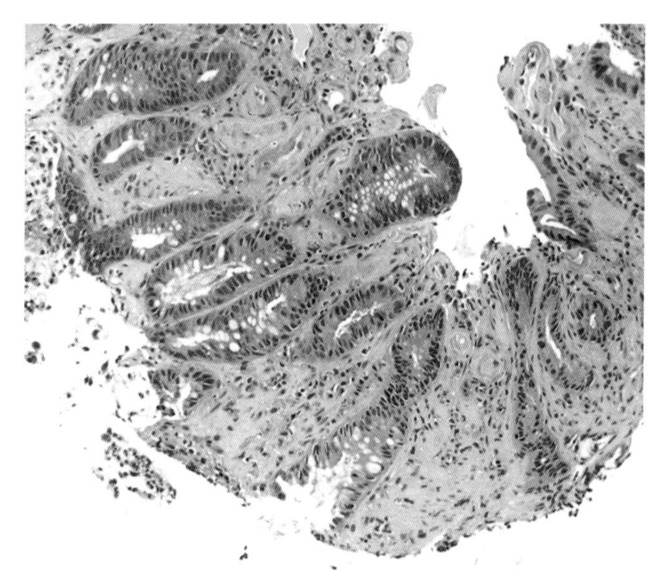

图 4.21.1　缺血性结肠炎　局灶黏膜坏死，伴上皮脱落

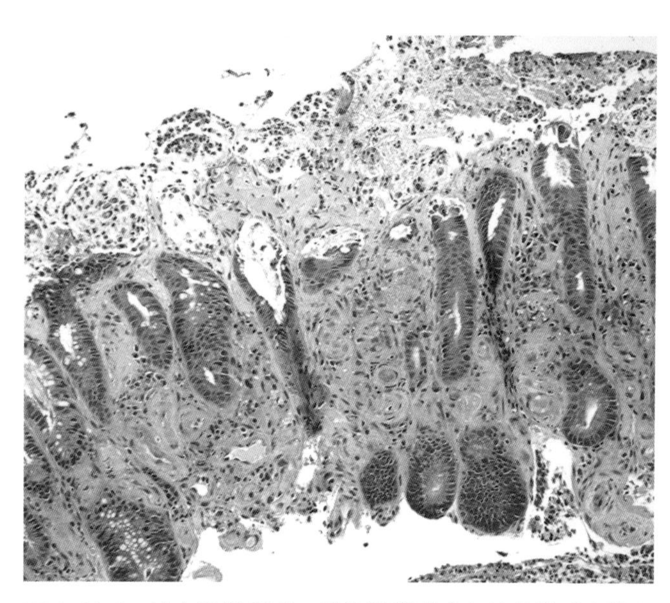

图 4.21.2　缺血性结肠炎　局灶假膜形成和显著的反应性上皮改变，上皮表面假膜由纤维素和中性粒细胞组成

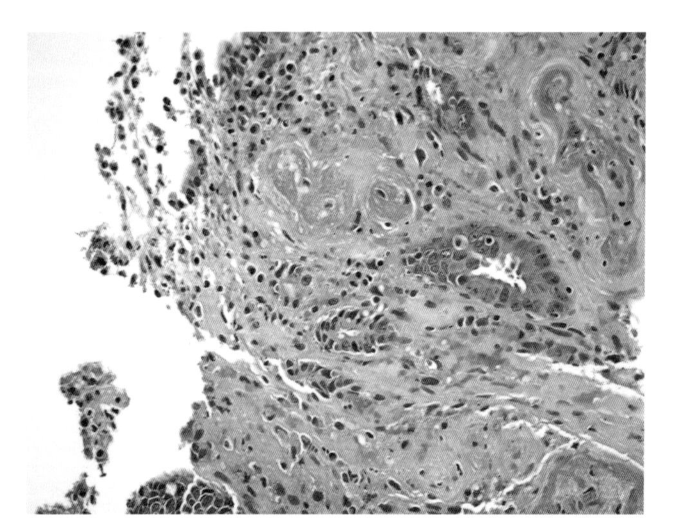

图 4.21.3　缺血性结肠炎　隐窝萎缩

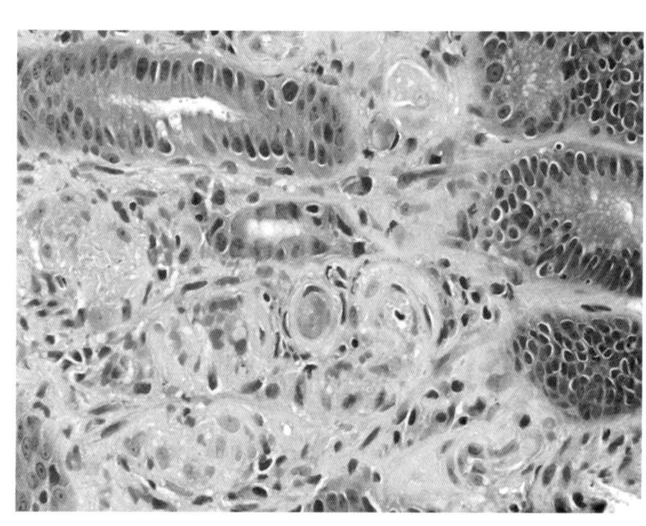

图 4.21.4　缺血性结肠炎　黏膜固有层透明样变和局灶反应性改变

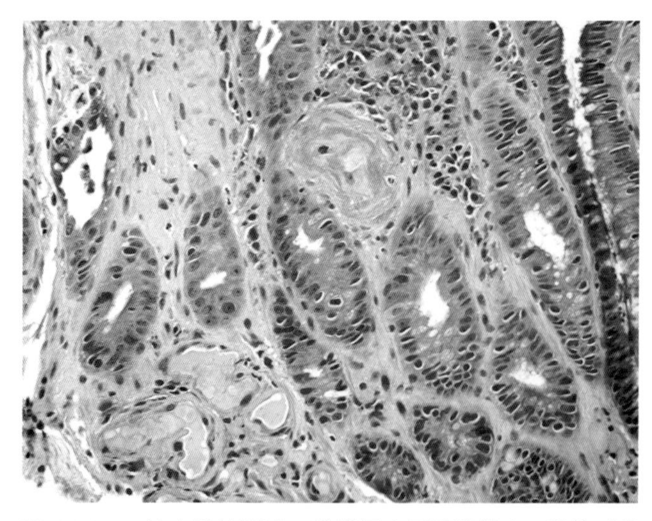

图 4.21.5　缺血性结肠炎　黏膜固有层透明样变，腺体“背靠背”外观

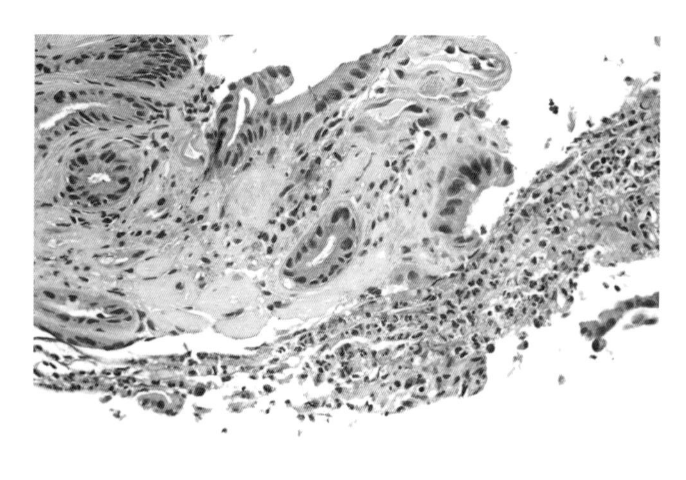

图 4.21.6　缺血性结肠炎　急性炎症背景内可见显著的反应性上皮改变

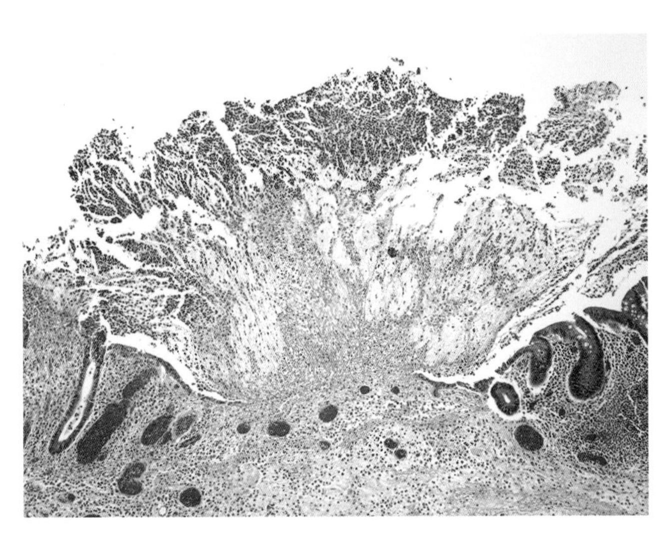

图 4.21.7 假膜性结肠炎 假膜形成

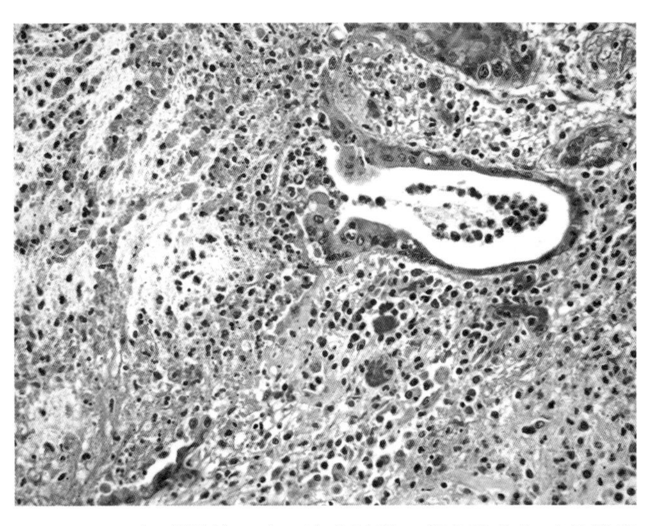

图 4.21.8 假膜性结肠炎 隐窝脓肿，部分隐窝气球状扩张内含中性粒细胞和纤维素聚集

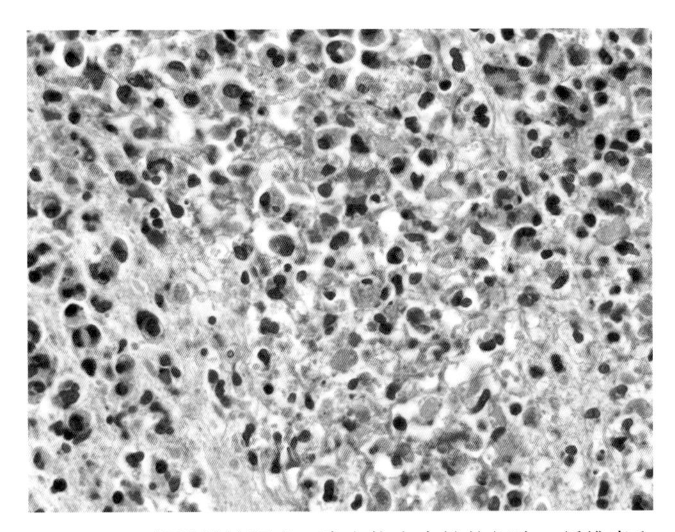

图 4.21.9 假膜性结肠炎 渗出物由中性粒细胞、纤维素和坏死细胞组成

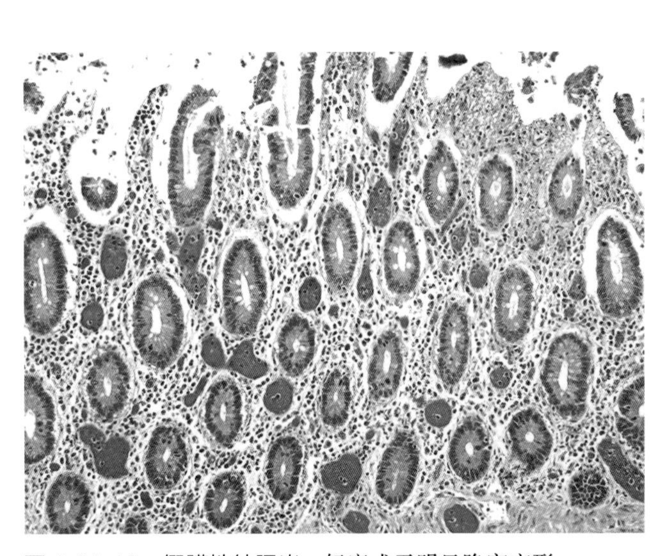

图 4.21.10 假膜性结肠炎 轻度或无明显隐窝变形

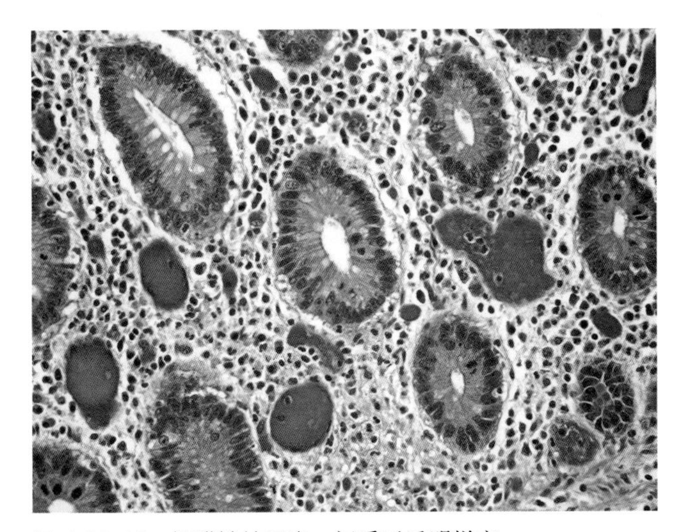

图 4.21.11 假膜性结肠炎 间质无透明样变

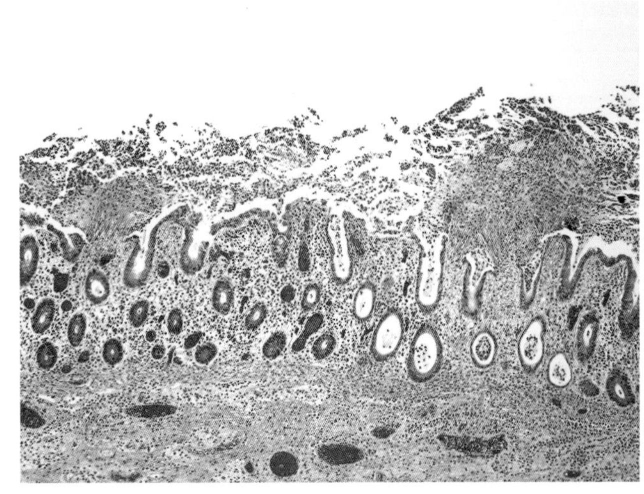

图 4.21.12 假膜沿结肠长轴分布

4.22 缺血性结肠炎与基底膜增厚

	缺血性结肠炎	基底膜增厚
年龄 / 性别	典型为老年人，但也可发生于年轻人；无性别差异	任何年龄；无性别差异
部位	局灶性和节段性分布；通常累及结肠脾曲和回盲肠区域（分水岭区域）；直肠最少累及	任何部位
症状	腹痛，便血，呕吐，发热	非特异性
体征	绝大多数为影像学表现：钡灌肠显示“拇指压痕像”特征；CT 扫描示“靶环样”。血管造影是诊断关键	非特异性
病因学	黏膜损害继发于血流减少，血流减少常因血管阻塞引起，血管阻塞继发于肠系膜血管病变动脉粥样硬化。血流减少也可因低心输出量减少和内脏收缩引起。其他病例则与肠出血性大肠杆菌 *E.coli* 和艰难梭菌 *C. difficile* 感染相关。危险因素包括高血压、糖尿病、慢性阻塞性肺疾病、冠状动脉疾病、腹部手术、降压药、激素替代治疗和其他药物	因之前损伤引起的修复反应，包括局部缺血、辐射、溃疡性结肠炎、黏膜脱垂或单纯由于黏膜浅表埋入的人工假象
组织学	1. 黏膜坏死，主要为表面黏膜坏死，且与下方的黏膜和黏膜下层分离 *（图 4.22.1）* 2. 局灶假膜形成，由纤维素、黏液和中性粒细胞构成 3. 黏膜固有层出血伴吞噬含铁血黄素的巨噬细胞 4. 血管内纤维蛋白血栓，高度提示肠出血性大肠杆菌 *E.coli* 感染 5. 隐窝萎缩 *（图 4.22.2）* 6. 黏膜固有层透明样变导致相互靠近 *（图 4.22.3）* 7. 不同程度的细胞非典型性，特征为核大、深染 *（图 4.22.4）* 8. 组织学改变为节段性	1. 基底膜增厚，10~30μm（正常为 2~5μm），增厚的基底膜下方边界平滑，未伸入黏膜固有层，无细胞内陷 *（图 4.22.5）* 2. 黏膜固有层和深部上皮少或无改变 3. 表面上皮可能有局灶损伤，与炎症反应相关，但不常见
特殊检查	• 三色染色显示黏膜固有层胶原沉积	• 三色染色示增厚基底膜
治疗	支持治疗，病情严重或合并并发症的病例手术治疗	多变，取决于潜在病变
预后	多变，取决于潜在的病因。高达 30% 的病例一段时间后会痊愈。一部分病人进展出现肠穿孔、腹膜炎、肠狭窄等并发症	与潜在疾病相关

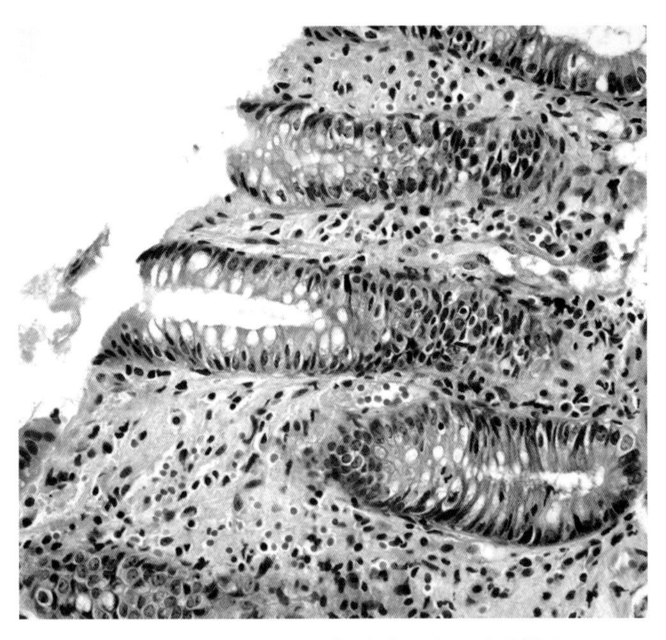

图 4.22.1 缺血性结肠炎 早期黏膜固有层透明样变

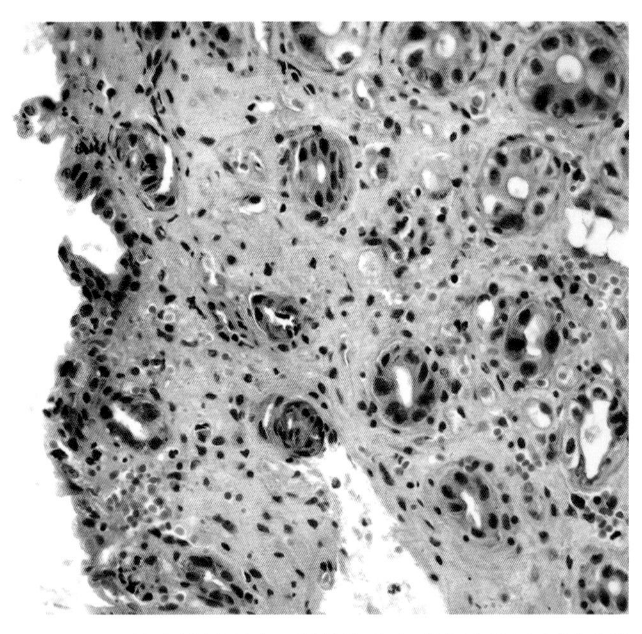

图 4.22.2 缺血性结肠炎 局灶隐窝变形和黏膜固有层透明样变

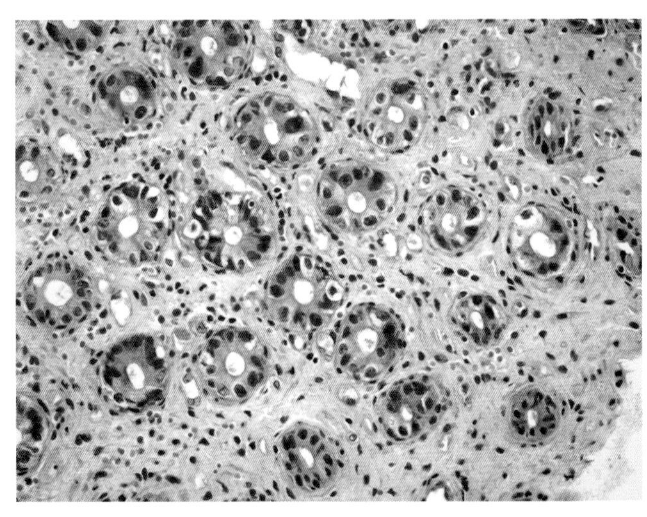

图 4.22.3 缺血性结肠炎 黏膜固有层透明样变伴腺体“背靠背”排列

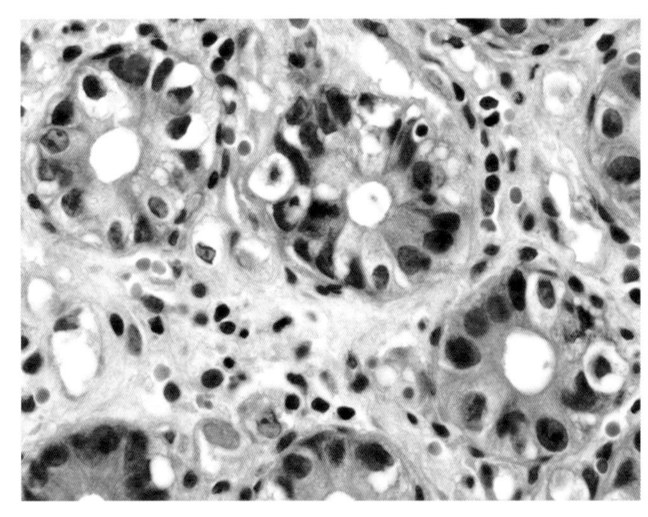

图 4.22.4 缺血性结肠炎 隐窝上皮显著的反应性改变和活跃的核分裂象

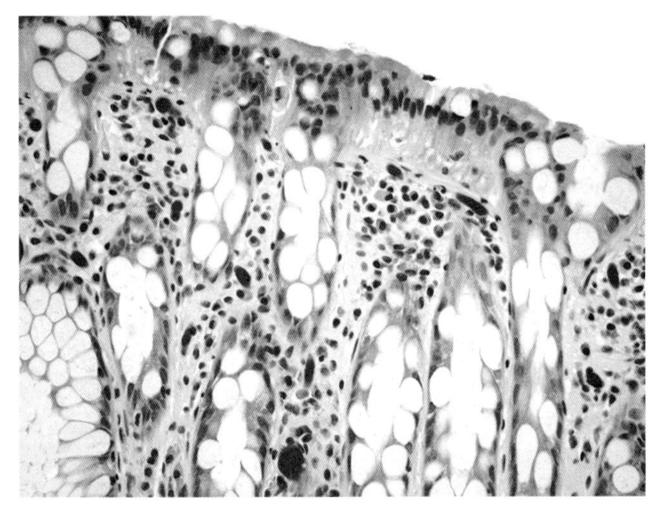

图 4.22.5 先天性巨结肠 基底膜增厚，上皮内可见炎症但表面上皮无损伤

4.23 自身免疫性结肠病与正常结肠

	自身免疫性结肠病	正常结肠
年龄/性别	婴幼儿和儿童及成人；无性别差异（除了IPEX病人，发生在男性婴儿或儿童，因其为X连锁遗传）	任何年龄
部位	任何部位	任何部位
症状	许多病人出现慢性腹泻、腹痛、乏力	无
体征	结肠镜检查可能显示局灶黏膜红斑、质脆	无
病因学	绝大多数病例病因未知；绝大多数病例证实有上皮细胞表面异常表达HLA Ⅱ，提示该病的发病机制与T细胞活化所致的自身免疫耐受相关。大部分病人体内发现有抗杯状细胞和抗肠上皮细胞抗体	无
组织学	1. 轻度改变包括多量中性粒细胞、淋巴细胞、组织细胞和嗜酸性粒细胞浸润黏膜固有层（*图4.23.1*） 2. 更严重的改变包括隐窝变形、杯状细胞和（或）潘氏细胞丢失（*图4.23.2，4.23.3*），隐窝上皮细胞凋亡（*图4.23.4*）	1. 黏膜固有层内混合性炎症细胞浸润，主要为淋巴细胞、浆细胞和散在嗜酸性粒细胞（*图4.23.5，4.23.6*），近端结肠炎症比远端结肠炎症更显著（*图4.23.7，4.23.8*） 2. 少或无中性粒细胞浸润 3. 显著的杯状细胞，远端结肠杯状细胞比近端更明显 4. 无隐窝变形和隐窝脓肿
特殊检查	• 一般不需要。特殊染色PAS/AB可被用来显示杯状细胞缺失	• 一般不需要
治疗	多数病人采用免疫抑制治疗伴营养支持	无
预后	多变。一些病人可能伴发小肠自身免疫性肠病，很多病人伴有其他自身免疫性疾病。预后与其他疾病的严重性相关	无

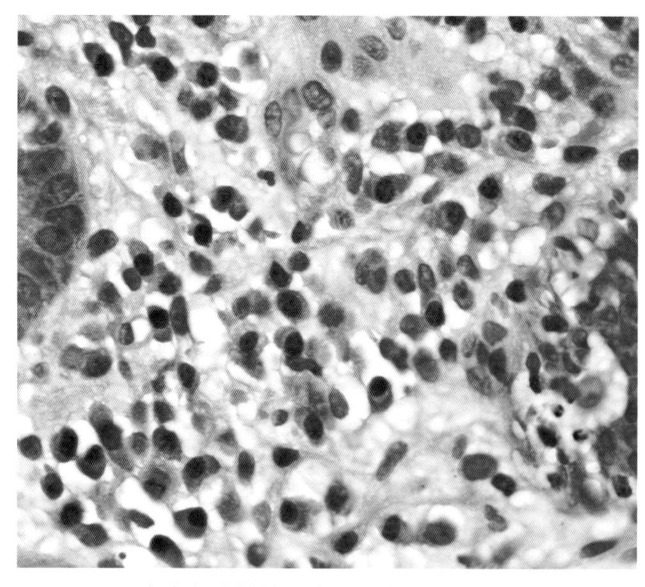

图4.23.1　自身免疫性结肠病　黏膜固有层内混合性急慢性炎症细胞浸润

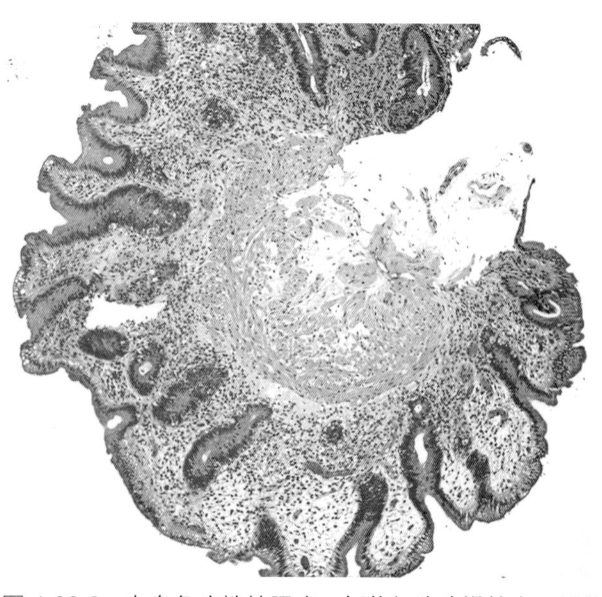

图4.23.2　自身免疫性结肠病　杯状细胞弥漫缺失，局灶隐窝变形

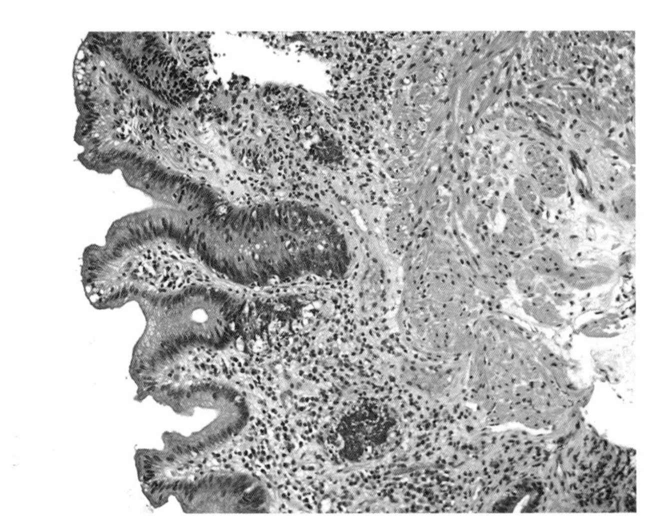

图 4.23.3 隐窝内细胞凋亡和杯状细胞缺失

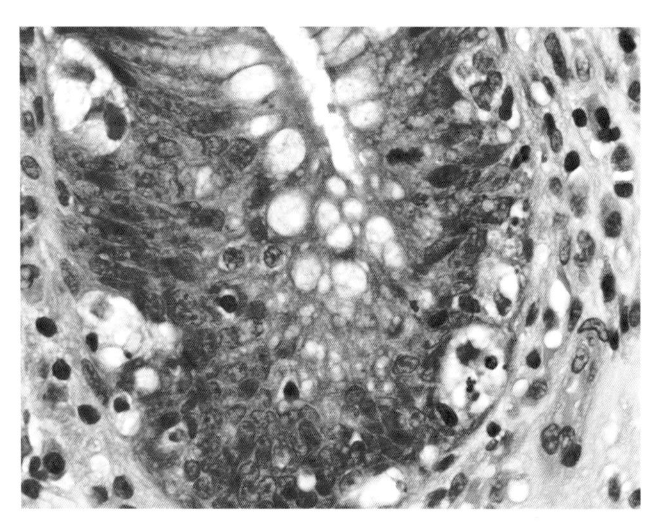

图 4.23.4 自身免疫性结肠病 显著的隐窝内细胞凋亡

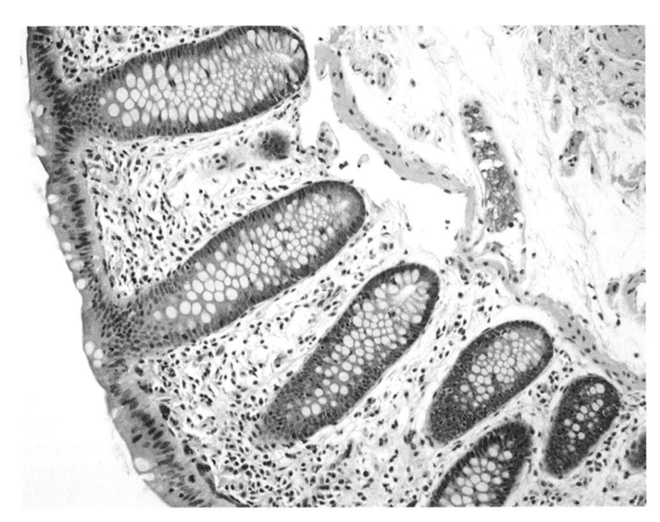

图 4.23.5 正常结肠 右半结肠固有层内显著淋巴细胞浸润

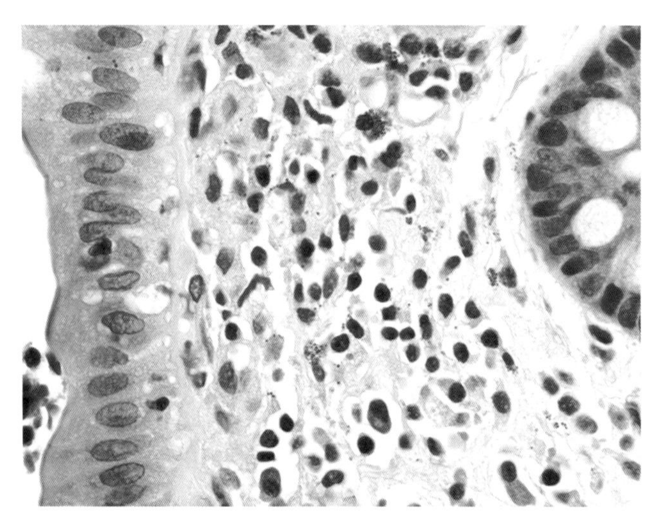

图 4.23.6 正常结肠 右半结肠黏膜固有层内淋巴细胞浸润和 3 个散在嗜酸性粒细胞

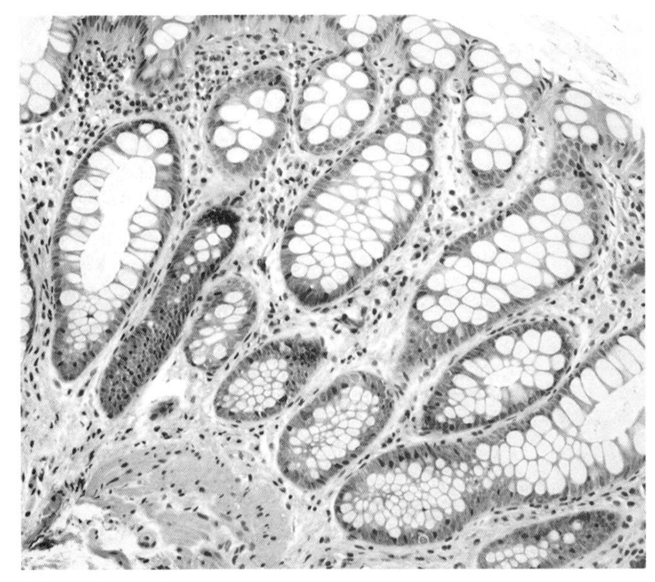

图 4.23.7 正常结肠 左半结肠黏膜固有层内散在淋巴细胞和显著杯状细胞

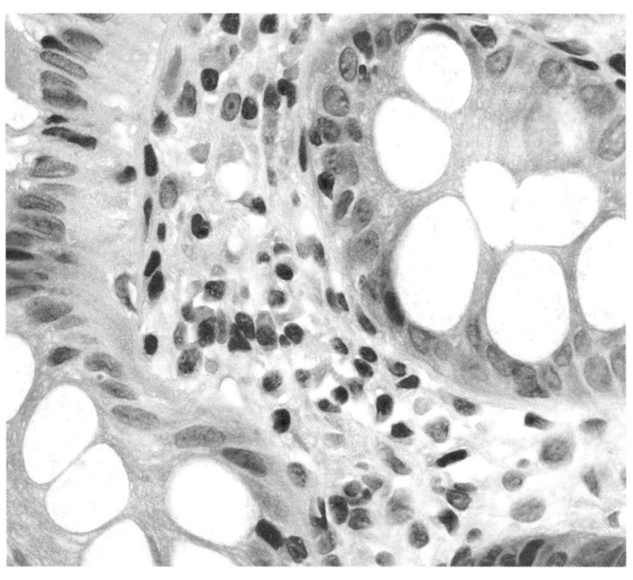

图 4.23.8 正常结肠 左半结肠黏膜固有层内散在淋巴细胞和浆细胞，少见嗜酸性粒细胞

4.24 常见变异型免疫缺陷病与正常结肠

	常见变异型免疫缺陷病	正常结肠
年龄/性别	任何年龄（平均年龄二三十岁）；无性别差异	任何年龄
部位	任何部位	任何部位
症状	大多数病人出现反复性、慢性鼻腔及鼻窦感染；一些病人有腹痛和腹泻	无
体征	血清学检查示低丙球蛋白血症（3 个免疫球蛋白分类中至少 2 个，减少至少 2 个标准差）	无
病因学	散发性和遗传性病例主要为免疫缺陷疾病，特征为 B 细胞成熟功能障碍导致血 γ 球蛋白低。一些病人与 *TACI* 和 *TNFRSF13B* 等单个基因突变相关	无
组织学	1. 2/3 的病例黏膜固有层内少或无浆细胞浸润*（图 4.24.1，4.24.2）* 2. 淋巴组织聚集，通常伴上皮内淋巴细胞增多*（图 4.24.3，4.24.4）* 3. 不同程度的隐窝变形 4. 细胞凋亡增多 5. 有时可见与胶原性结肠炎或淋巴细胞结肠炎相关病变 6. 偶尔上皮内见中性粒细胞，通常与感染相关*（图 4.24.5）*	1. 黏膜固有层内混合性炎症细胞浸润，主要为淋巴细胞、浆细胞和散在嗜酸细胞*（图 4.24.6，4.24.7）*，近端结肠炎症比远端更显著*（图 4.24.8，4.24.9）* 2. 仅见散在淋巴细胞浸润 3. 无隐窝变形 4. 轻度或无细胞凋亡 5. 无胶原性结肠炎和淋巴细胞结肠炎的特点
特殊检查	• 一般不需要。免疫组化染色 CD138，κ 和 λ 可被用来显示浆细胞的缺失。临床病史是诊断关键	• 一般不需要
治疗	标准疗法为富集人源性 IVIG 行免疫球蛋白置换	无
预后	多变；慢性疾病，病人有反复感染，患小肠淋巴瘤和胃癌的风险高，平均死亡率 25%	无

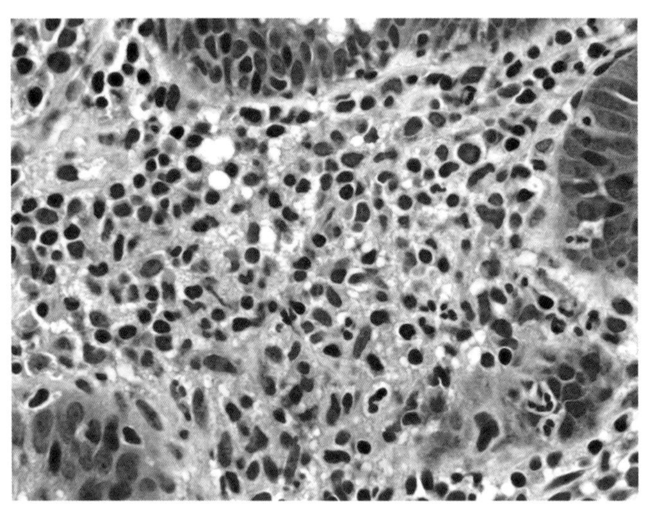

图 4.24.1 常见变异型免疫缺陷病 黏膜固有层内散在炎症细胞，少或无浆细胞

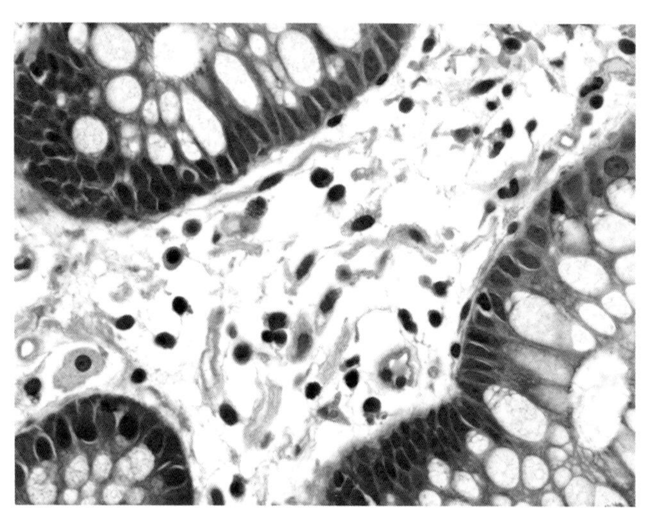

图 4.24.2 常见变异型免疫缺陷病 黏膜固有层内炎症细胞增多，主要为淋巴细胞，少量或无浆细胞

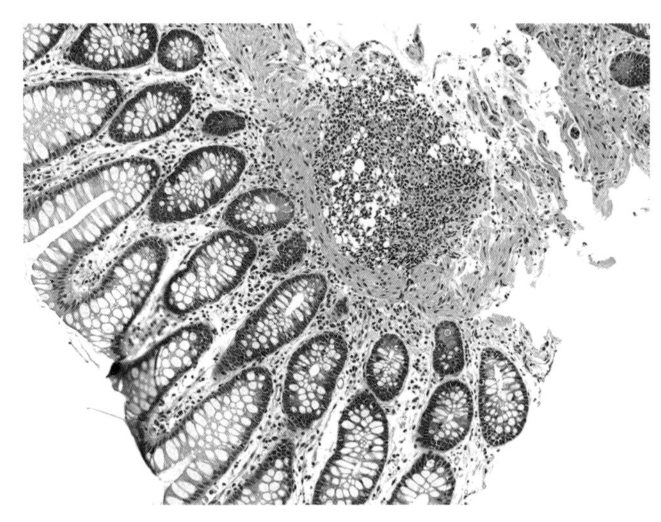

图 4.24.3 常见变异型免疫缺陷病 黏膜下层淋巴细胞聚集

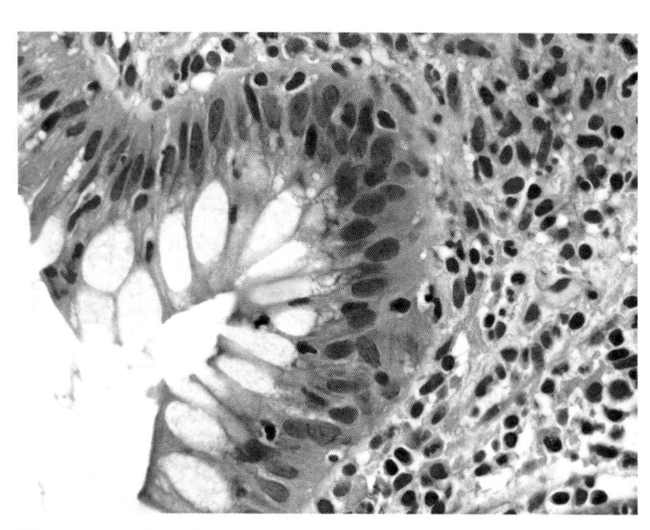

图 4.24.4 常见变异型免疫缺陷病 上皮内淋巴细胞增多

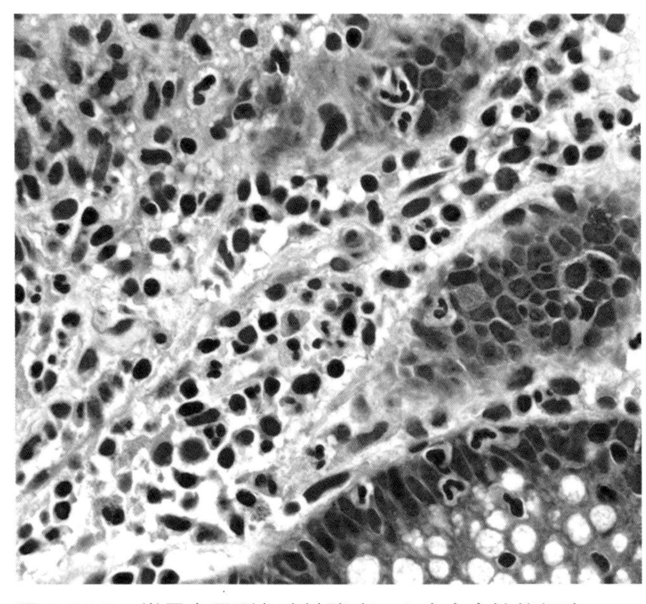

图 4.24.5 常见变异型免疫缺陷病 上皮内中性粒细胞

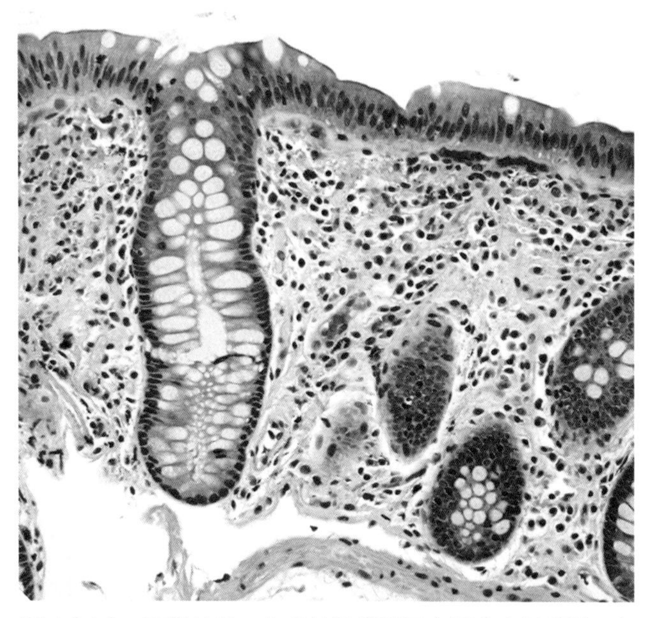

图 4.24.6 正常结肠 右半结肠黏膜固有层内有显著淋巴细胞浸润

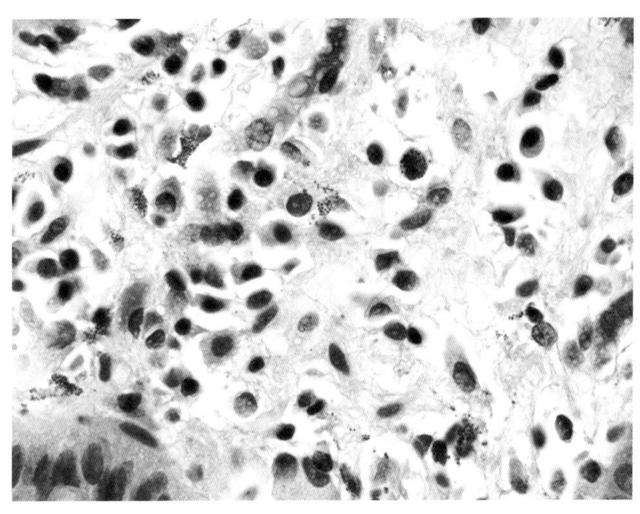

图 4.24.7　**正常结肠**　右半结肠黏膜固有层内显著淋巴细胞浸润和散在嗜酸性粒细胞

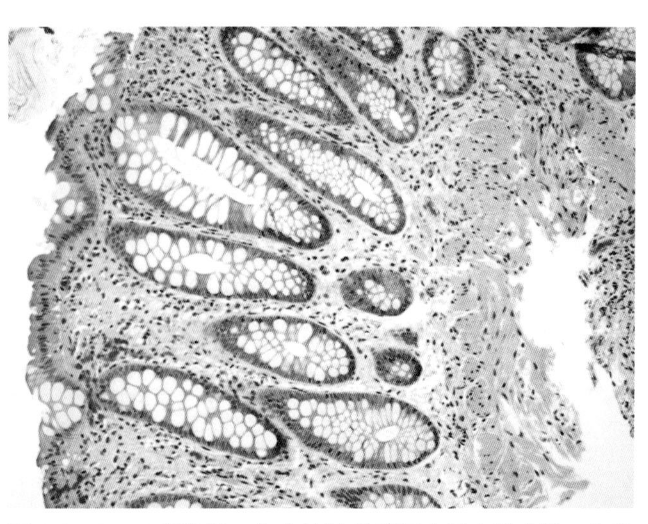

图 4.24.8　**正常结肠**　左半结肠黏膜固有层内散在淋巴细胞浸润和显著的杯状细胞

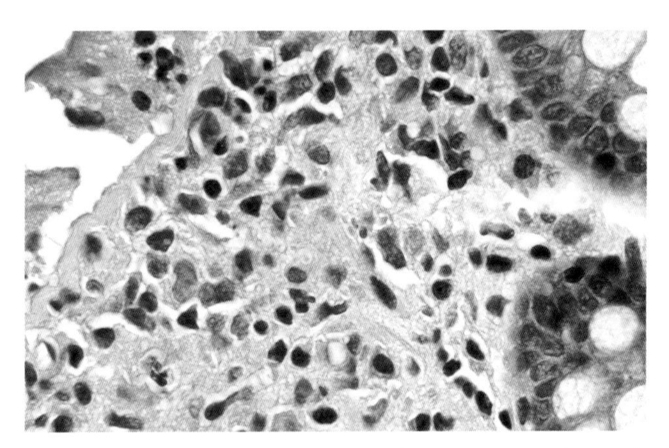

图 4.24.9　**正常结肠**　左半结肠黏膜固有层内散在淋巴细胞浸润和浆细胞浸润，嗜酸性粒细胞少见

4.25 聚苯乙烯磺酸钠损伤与考来烯胺及相关胆汁螯合剂

	聚苯乙烯磺酸钠损伤	考来烯胺及相关胆汁螯合剂
年龄/性别	通常是老年人；无性别差异	通常是老年人；无性别差异
部位	任何部位	任何部位
症状	腹痛，腹胀，恶心，呕吐，腹泻，胃肠道出血	少有，有肝衰竭相关病史的病人可有腹泻和瘙痒
体征	黑便、血性胆汁、腹痛；由于出血，一些病人可存在休克的生命体征。大多数病人有慢性肾疾病	少有，血清检查可能显示肝衰竭或高胆固醇血症
病因学	聚苯乙烯磺酸钠是一种阳离子交换树脂，其通过氢离子交换，有助于降低血清钾。肠损伤是由于服用聚苯乙烯磺酸钠作为高渗悬浮液山梨醇，高渗透作用导致肠血管痉挛。尿毒症和移植后病人损伤发生率较高	考来烯胺是用于治疗高胆固醇血症的离子交换剂树脂，氯离子与胆汁酸离子交换有利于排泄胆汁酸，增加胆固醇向胆汁酸的转化
组织学	1. 聚苯乙烯磺酸钠晶体，外观呈多边形，轻微嗜碱性晶体类似鱼鳞，表面略破裂，其可收缩但无极性（*图 4.25.1*）；当胆汁染色时，晶体可呈绿棕色，但仍有裂纹（*图 4.25.2*） 2. 黏膜损伤表现为缺血性肠病，其特征是上皮表面的损伤，杯状细胞减少，微囊形成，固有膜玻璃样变，腺体排列距离更近（*图 4.25.3*） 3. 有的病例表现为黏膜坏死（*图 4.25.3*） 4. 分散的块状深染色质、反应性核增大（*图 4.25.4*）	1. 考来烯胺晶体是红色的，没有裂纹（*图 4.25.5*） 2. 无黏膜损伤背景
特殊检查	• 一般不需要。PAS / AB 和 AFB 染色晶体显示红色，Diff-Quik 染色显示蓝色。临床病史很重要	• 一般不需要。晶体 AFB 染色显示粉红色
治疗	停止使用聚苯乙烯磺酸钠，必要时选用另外的药物降低钾浓度	无
预后	一般良好，支持治疗后损伤常可自我修复。当有潜在肾疾病时预后较差	极好，非病理性改变

图 4.25.1　聚苯乙烯磺酸钠晶体

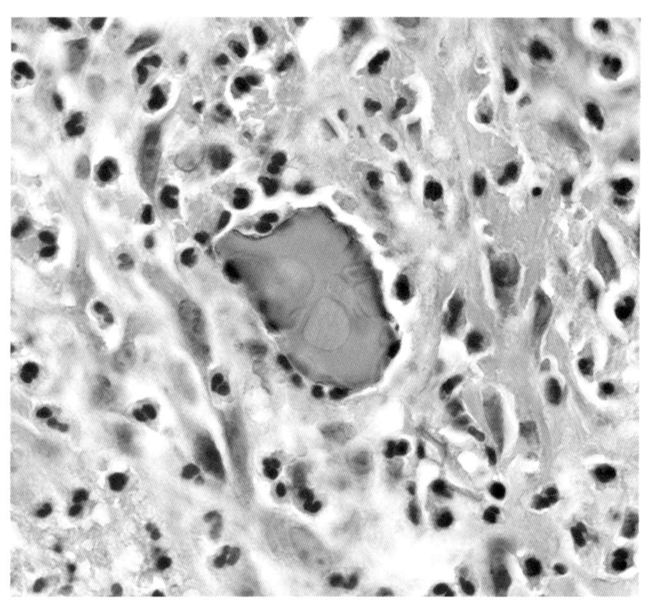

图 4.25.2　胆汁染色的晶体　特殊的晶体没有开裂，可能是胆汁螯合剂晶体

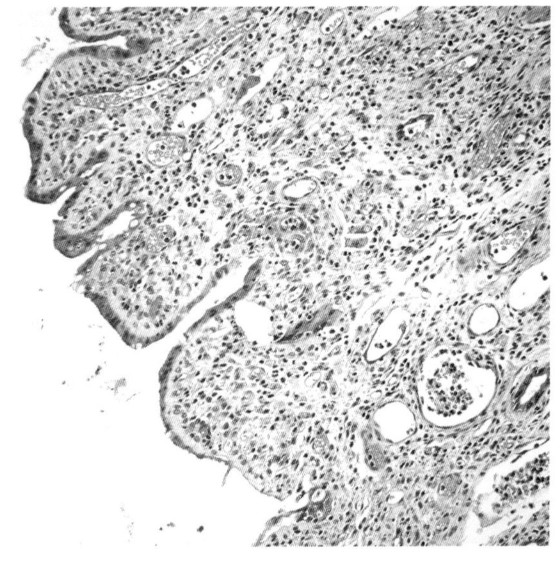

图 4.25.3　聚苯乙烯磺酸钠相关损伤　黏膜缺血性损伤与局灶性坏死

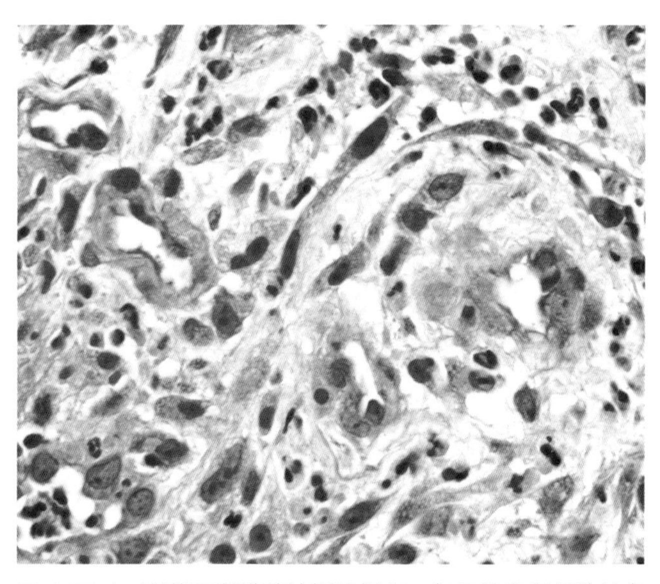

图 4.25.4　聚苯乙烯磺酸钠相关损伤　与急性炎症相关的肉芽组织

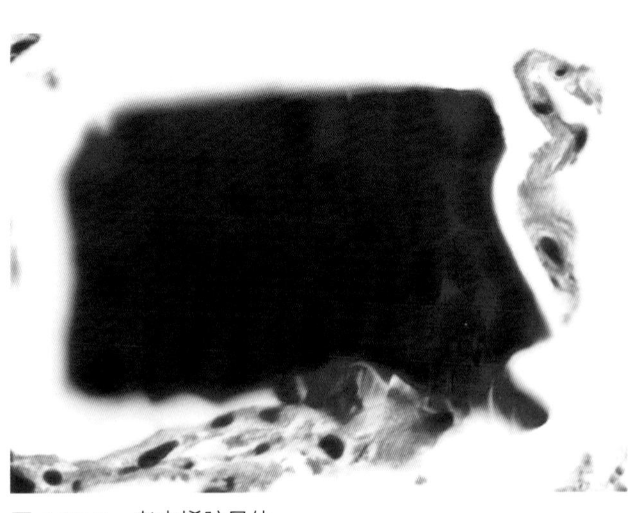

图 4.25.5　考来烯胺晶体

4.26 黏膜脱垂性息肉与 Peutz-Jeghers 息肉

	黏膜脱垂性息肉	Peutz-Jeghers 息肉
年龄/性别	通常为成人（平均年龄 50 多岁），女性略多见	儿童至青年（平均诊断年龄为 20 多岁），无性别差异
部位	主要发生在远端结肠	大肠任何部位均可，但更多见于小肠
症状	无特异性症状，腹痛、便秘、腹泻、胃肠道出血；通常有压力性脱肛病史	无特异性症状，腹痛、消化不良、呕吐
体征	很少，常为非特异性。内镜检查显示溃疡通常位于直肠前壁和前外侧壁	如果有的话也很少；有些情况可表现为肠套叠、梗阻或消化道出血。病人经常伴有皮肤及黏膜的色素沉着和斑点
病因学	未知，认为与盆底相关功能异常有关，排便引起黏膜脱垂，常导致继发于血管栓塞的黏膜缺血性损伤	具有完全外显性的常染色体显性遗传性疾病，引起消化道错构瘤性息肉以及皮肤和黏膜色素斑。高达 80%~90% 的家族存在 *STK11/LKB1* 基因突变
组织学	1. 上皮表面糜烂伴反应性改变（*图 4.26.1，4.26.2*） 2. 固有层充血，血管扩张（*图 4.26.3*）和纤维化（*图 4.26.4*），纤细平滑肌束交叉排列（*图 4.26.5*），从增厚的黏膜肌层（*图 4.26.6*）向上延伸 3. 隐窝变形，以伸长和增生为特征（“菱形”）（*图 4.26.7*）；隐窝周围包绕薄层平滑肌束	1. 增生的成熟上皮主要由杯状细胞组成（*图 4.26.8*）分支绒毛状，绒毛间插入成熟放射状粗大平滑肌束（*图 4.26.9，4.26.10*）；有时可能缺乏树枝状的平滑肌束 2. 较大息肉经常表现为表面上皮糜烂及相关的反应性改变，核分裂象增加 3. 正常固有层（*图 4.26.11*） 4. 罕见情况下可见上皮异常增生
特殊检查	• 一般不需要	• 一般不需要，临床和家族史对诊断很重要
治疗	手术切除。内科治疗包括饮食调节（如摄入纤维）、心理咨询和生物反馈治疗	完全切除和随访。这些病人有极高的患癌风险
预后	好。常见复发，但再次治疗往往有效	一般较好。息肉常为良性，但病人终生有高达 90% 的生殖道、乳腺和胃肠道恶性肿瘤罹患风险

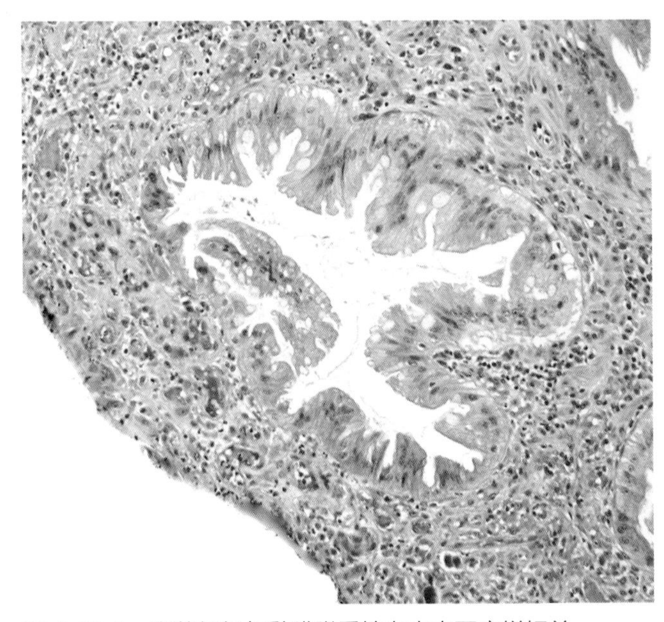

图 4.26.1　肉芽组织与黏膜脱垂性息肉表面糜烂相关

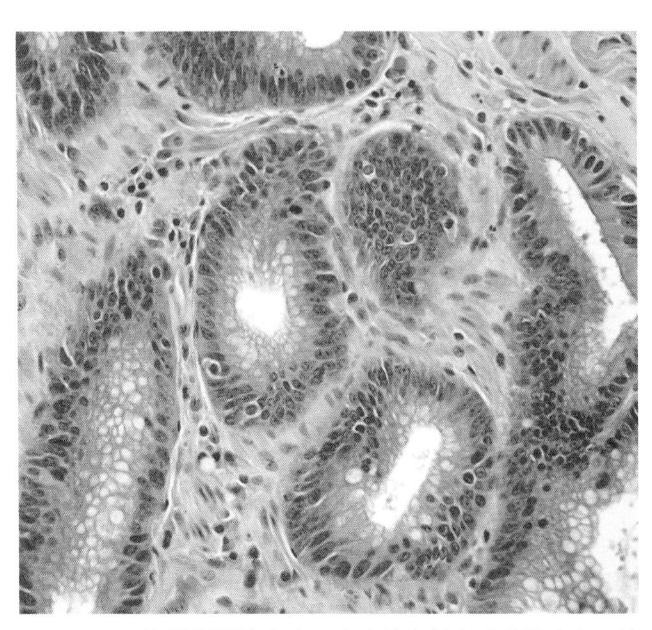

图 4.26.2　黏膜脱垂性息肉　上皮具有轻度反应性改变，核轻度增大，核稍深染，可见核分裂象

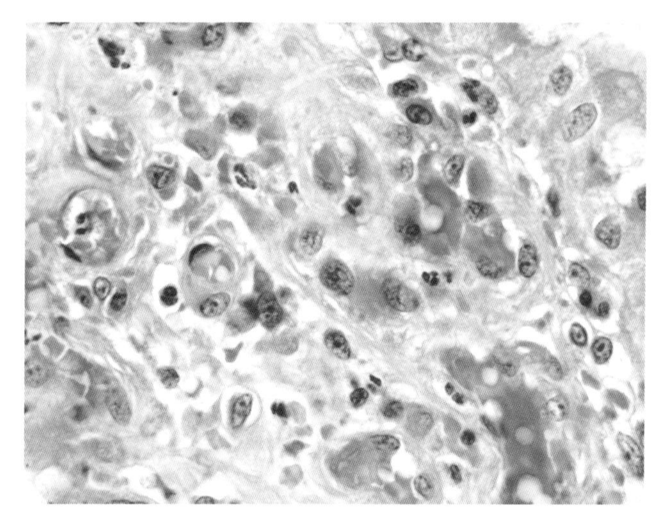

图 4.26.3 黏膜脱垂性息肉 固有层血管扩张

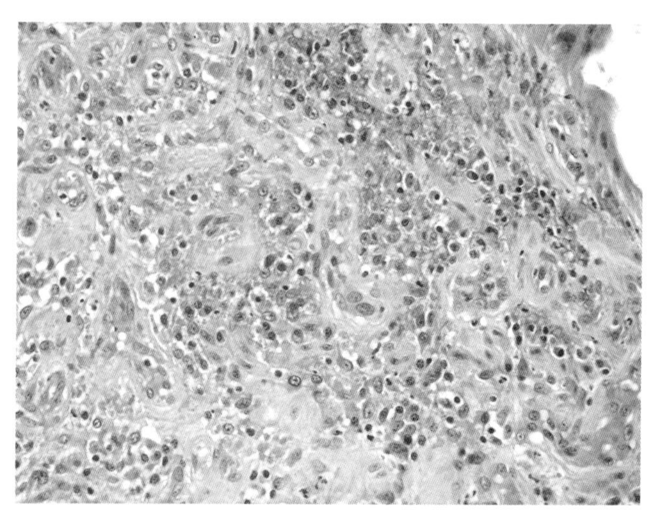

图 4.26.4 黏膜脱垂性息肉 固有层纤维化、炎症细胞增加

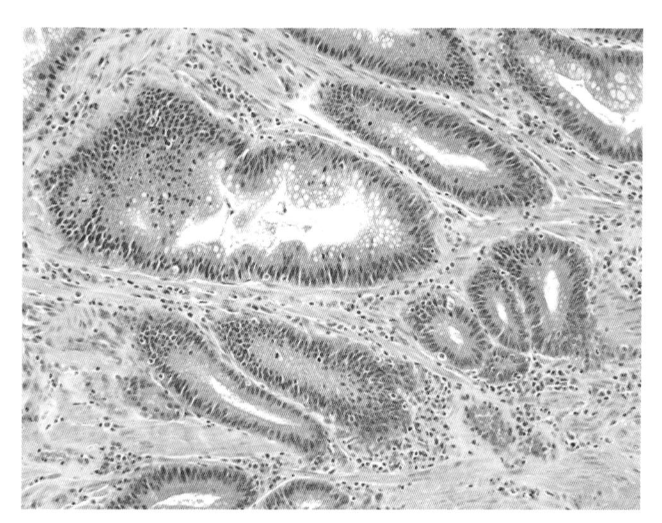

图 4.26.5 黏膜脱垂性息肉 腺体间平滑肌束相互交叉

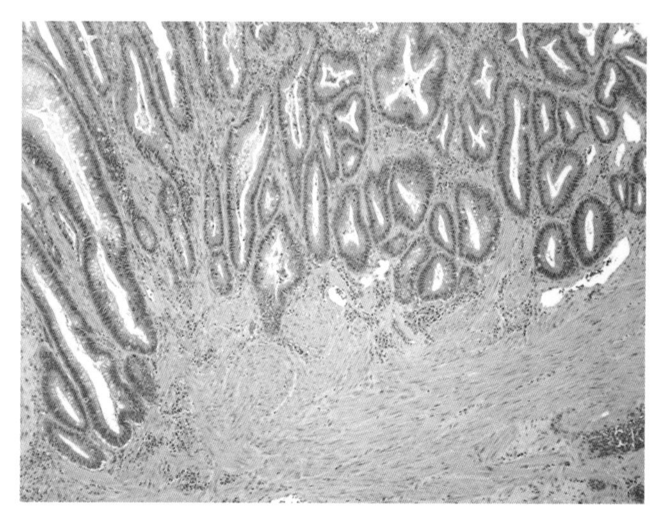

图 4.26.6 黏膜脱垂性息肉 黏膜肌层增厚，可见放射状平滑肌束

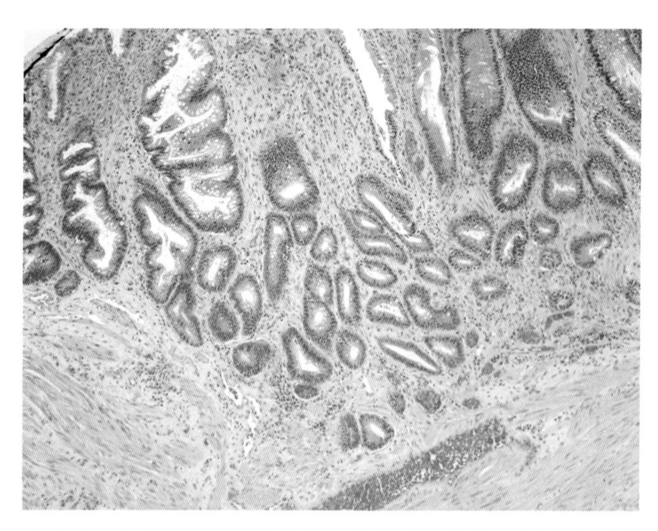

图 4.26.7 黏膜脱垂性息肉 基底可见拉长、增生的“钻石形”隐窝

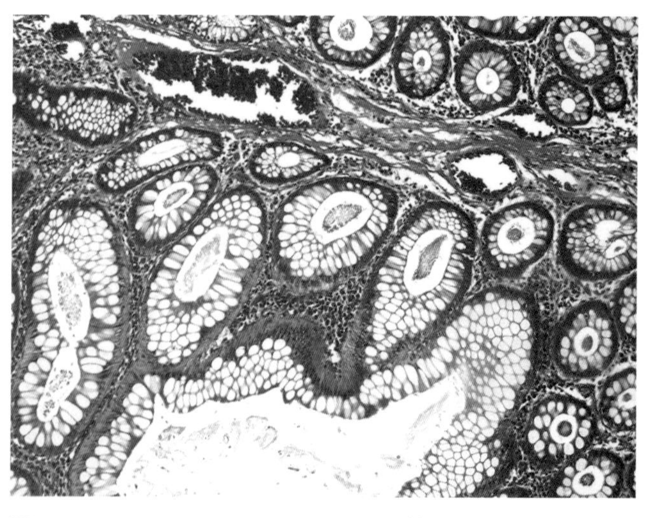

图 4.26.8 Peutz-Jeghers 息肉 腺体为成熟结肠腺上皮

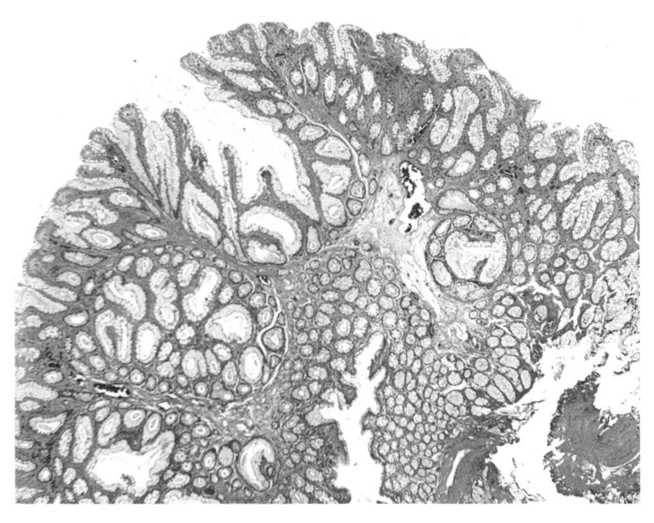
图 4.26.9 Peutz-Jeghers 息肉 表面光滑、圆形，可见拉长的隐窝被放射状排列的平滑肌分开

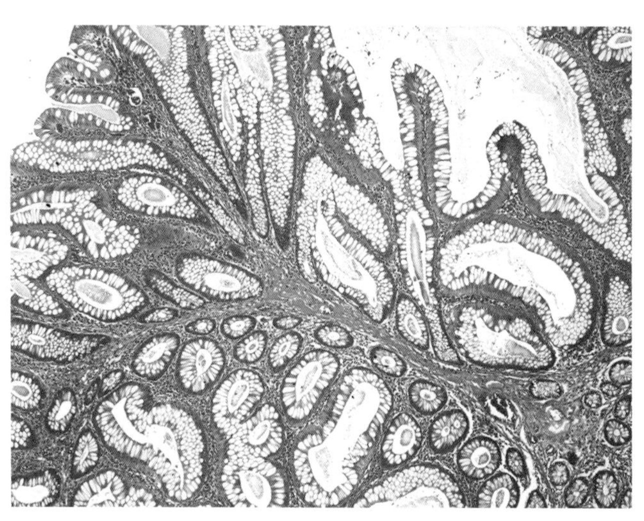
图 4.26.10 Peutz-Jeghers 息肉 特征性分枝状平滑肌束

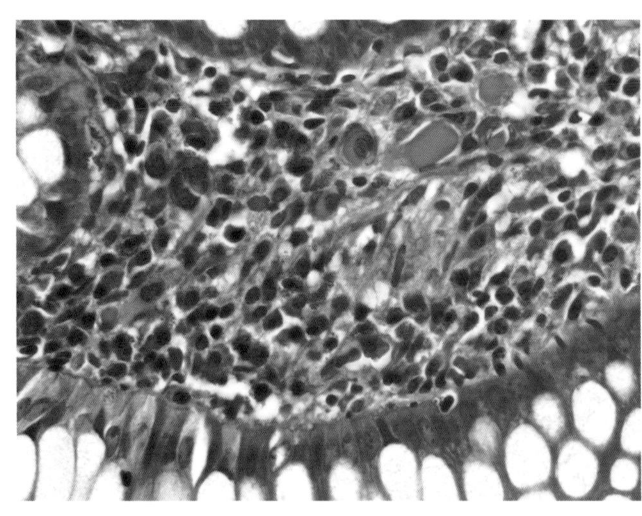
图 4.26.11 Peutz-Jeghers 息肉 固有层混合性淋巴浆细胞浸润，未见其他改变

4.27 黏膜脱垂性息肉与无蒂锯齿状腺瘤

	黏膜脱垂性息肉	无蒂锯齿状腺瘤
年龄/性别	通常为成人（平均年龄 50 多岁），女性略多见	通常为老年人（平均年龄 70 岁）；女性多于男性
部位	主要发生在远端结肠	主要位于近端结肠，但全结肠均可发生
症状	无特异性症状，腹痛、便秘、腹泻、胃肠道出血；通常有压力性脱肛病史	很少，常常无症状
体征	很少，如果有，常为非特异性。内镜检查显示溃疡通常位于直肠前壁和前外侧壁	很少；结肠镜检查显示为无蒂息肉
病因学	未知，认为与盆底功能异常有关，排便引起黏膜脱垂，常导致继发于血管栓塞的黏膜缺血性损伤	未知。虽然已被证实与散发性微卫星不稳定性相关，其通常显示 *BRAF* 突变
组织学	1. 通常无蒂，常有溃疡 2. 隐窝变形，以隐窝拉长和增生为特征（“钻石形状”）*（图 4.27.1，4.27.2）*；隐窝包绕细束平滑肌 *（图 4.27.3）* 3. 固有层充血、血管扩张，固有层纤维化，可见增厚的黏膜肌层有平滑肌束向上延伸 *（图 4.27.4）* 4. 上皮表面糜烂伴反应性改变 *（图 4.27.5）*	1. 无蒂 2. 微乳头状生长的拉长隐窝、上皮具有锯齿状外观 *（图 4.27.6，4.27.7）* 3. 隐窝基底扩张类似于“鸭蹼”状 *（图 4.27.8，4.27.9）* 4. 无平滑肌增生 *（图 4.27.10）* 5. 有核非典型特征；核增大且核仁显著，从基底到中上层隐窝不对称增生 *（图 4.27.11，4.27.12）*
特殊检查	• 一般不需要	• 一般不需要；并发高级别异型增生 / 癌的病例可有 MLH1 免疫表达缺失
治疗	手术切除。内科治疗包括饮食调节（如摄入纤维）、心理咨询和生物反馈治疗	手术切除，常规结肠镜检随访
预后	好。常见复发，但再次治疗往往有效	一般较好，具有癌前病变（微卫星不稳定性）的病人患结直肠癌风险增加

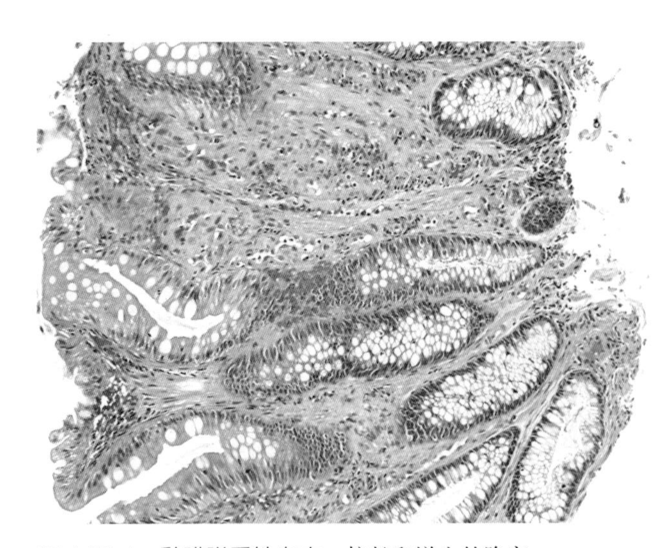

图 4.27.1　黏膜脱垂性息肉　拉长和增生的隐窝

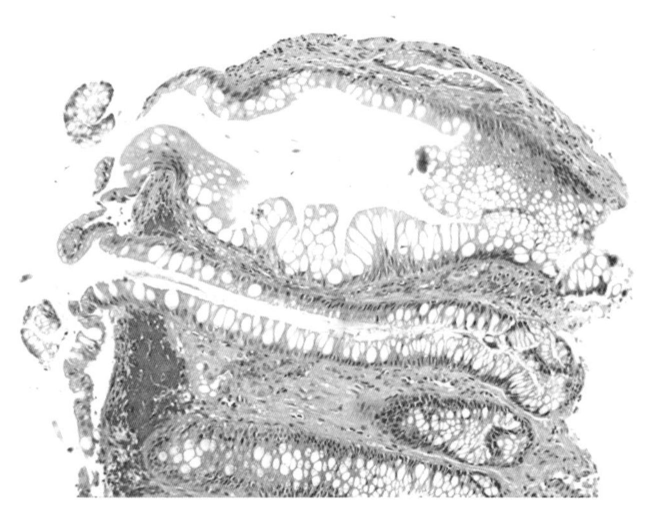

图 4.27.2　黏膜脱垂性息肉　隐窝明显增生

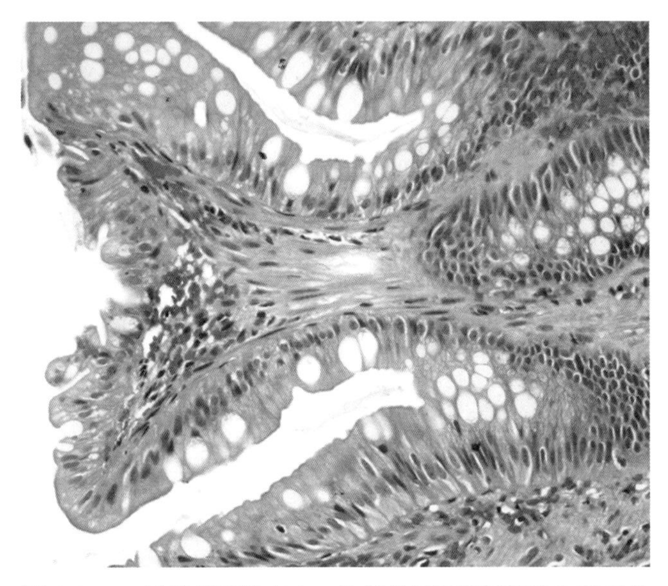

图 4.27.3　黏膜脱垂性息肉　放射状平滑肌围绕隐窝并延伸至上皮表层

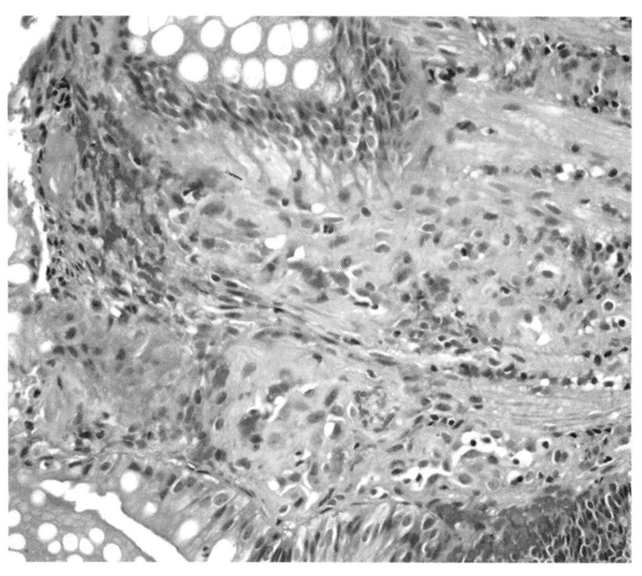

图 4.27.4　黏膜脱垂性息肉　黏膜固有层纤维化、毛细血管扩张及纤细的平滑肌束

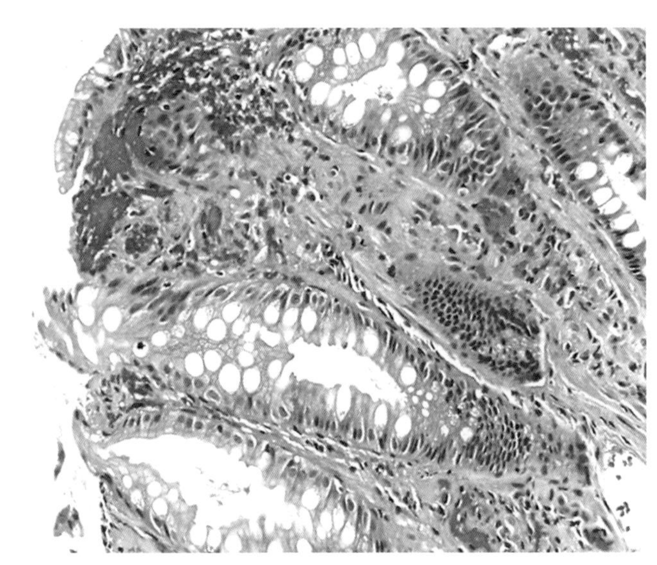

图 4.27.5　黏膜脱垂性息肉　局灶性表面糜烂

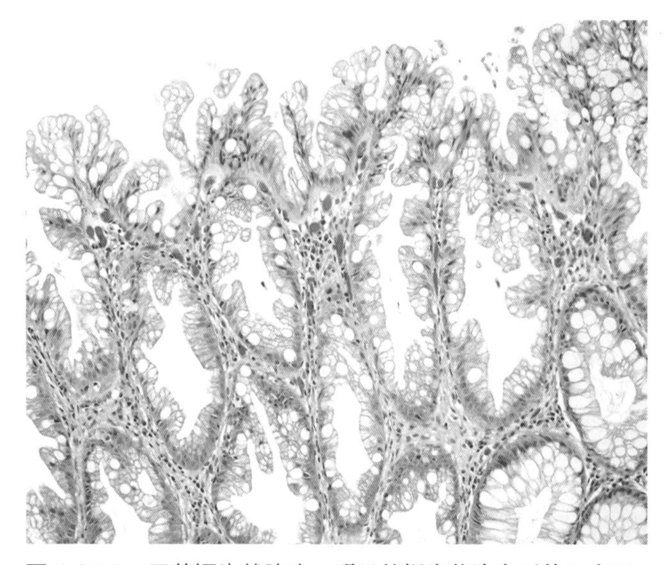

图 4.27.6　无蒂锯齿状腺瘤　明显的锯齿状隐窝延伸至表面

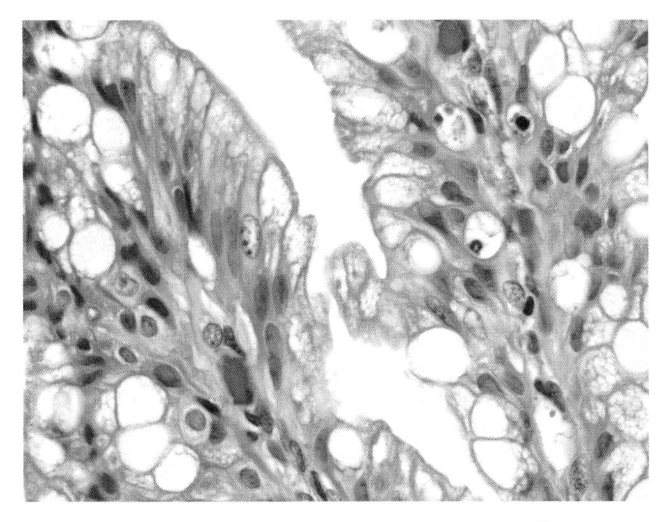

图 4.27.7　无蒂锯齿状腺瘤　上皮细胞凋亡和显著的顶端黏蛋白

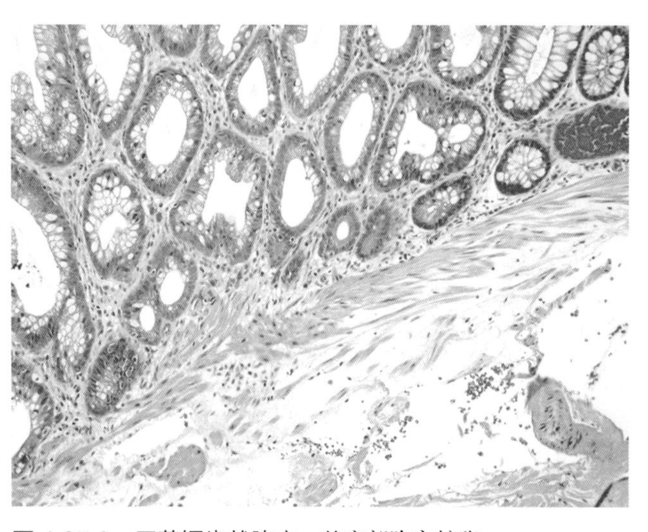

图 4.27.8　无蒂锯齿状腺瘤　基底部隐窝扩张

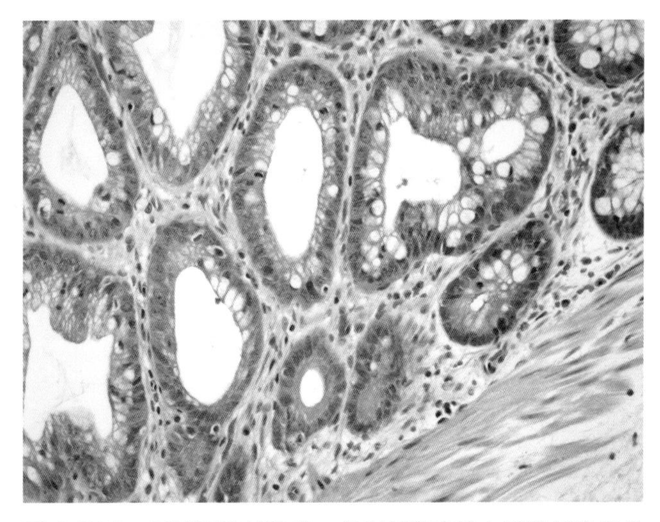

图 4.27.9 无蒂锯齿状腺瘤 基底部增宽的水平扩展隐窝类似“鸭脚”

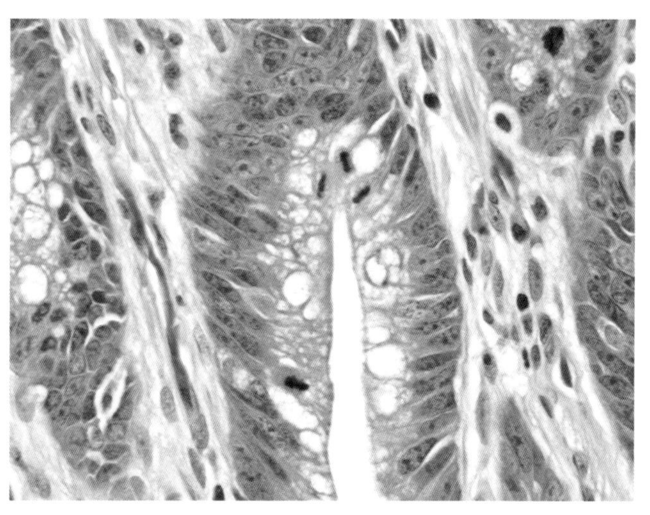

图 4.27.10 无蒂锯齿状腺瘤 具有显著核分裂，固有层几乎无明显变化

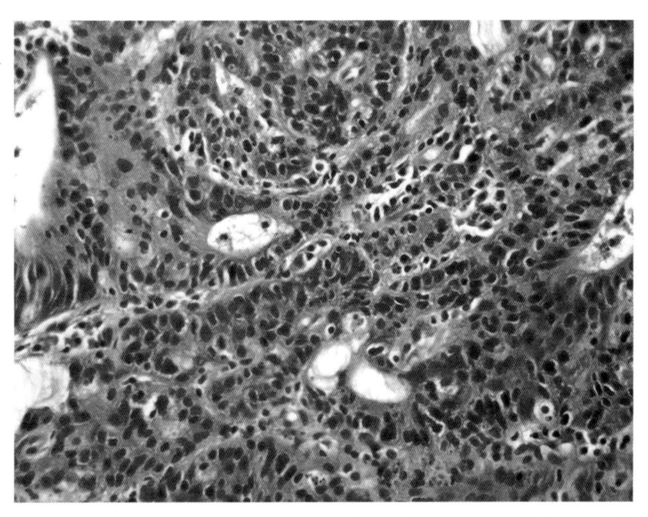

图 4.27.11 无蒂锯齿状腺瘤 高级别异型增生核的特征为浓缩、多形性，大核仁，核极性消失及杯状细胞减少

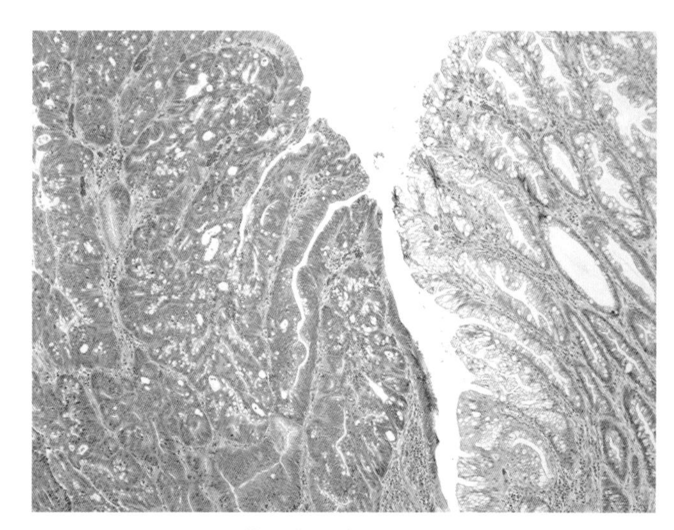

图 4.27.12 源于无蒂锯齿状腺瘤的浸润性癌

4.28 黏膜脱垂性息肉与幼年性息肉

	黏膜脱垂性息肉	幼年性息肉
年龄 / 性别	通常为成人（平均年龄 50 多岁），女性略多见	儿童（平均年龄 10 岁）；男性多于女性
部位	主要发生在远端结肠	多数位于左半结肠、乙状结肠和直肠
症状	无特异性症状，腹痛、便秘、腹泻、胃肠道出血；通常有压力性脱肛病史	常见无痛性直肠出血，其他症状包括腹痛、直肠脱垂、便秘、腹泻
体征	很少，如果有，常为非特异性。内镜检查显示溃疡通常位于直肠前壁和前外侧壁	罕见的病例出现肠套叠和肠吸收不良；非家族性病人常存在先天性异常，包括先天性心脏病、杵状指、肠旋转不良及脑积水等改变
病因学	未知，认为与盆底相关功能异常有关，排便引起黏膜脱垂，常导致继发于血管栓塞的黏膜缺血性损伤	散发性和遗传性均可见。高达 50% 的病例为遗传性，常染色体显性家族性遗传，具有 *SMAD4* 和 *BMPR1A* 基因的相关突变
组织学	1. 通常无蒂，常有溃疡（*图 4.28.1*） 2. 上皮表面糜烂伴反应性改变 3. 隐窝扭曲的特点是拉长和增生（“钻石”形状）（*图 4.28.2，4.28.3*）；隐窝周围包绕细束平滑肌（*图 4.28.4*） 4. 固有层充血，血管扩张和纤维化，可见增厚的黏膜肌层有平滑肌束向上交叉延伸（*图 4.28.5，4.28.6*） 5. 固有层内炎症轻微 6. 罕见细胞学非典型性，常为再生性改变	1. 大多数是有蒂的（*图 4.28.7*） 2. 表面黏膜糜烂伴急性炎症、肉芽组织增生和反应性变化 3. 表面圆形，在表面上皮下可见伴有囊性扩张的腺体，含有无细胞性碎片（*图 4.28.8*） 4. 固有层扩张，伴有密集的急慢性混合炎症细胞浸润（*图 4.28.9*）、血管扩张（*图 4.28.10*）和肉芽组织增生（*图 4.28.11*） 5. 固有层内无平滑肌增生或显著的纤维化（*图 4.28.12*） 6. 可见轻至重度细胞非典型性，更常见于某些综合征病例（*图 4.28.13*）
特殊检查	• 一般不需要	• 一般不需要。家族史很重要，仅有 50% 的遗传病例确认有基因突变
治疗	手术切除。内科治疗包括饮食调节（例如摄入纤维）、心理咨询和生物反馈治疗	息肉切除术与常规监测。肠管广泛累及的病例推荐结肠切除术
预后	好。常见复发，但再次治疗往往有效	好到中等。息肉为良性病变，但病人患胃肠道恶性肿瘤的风险较高

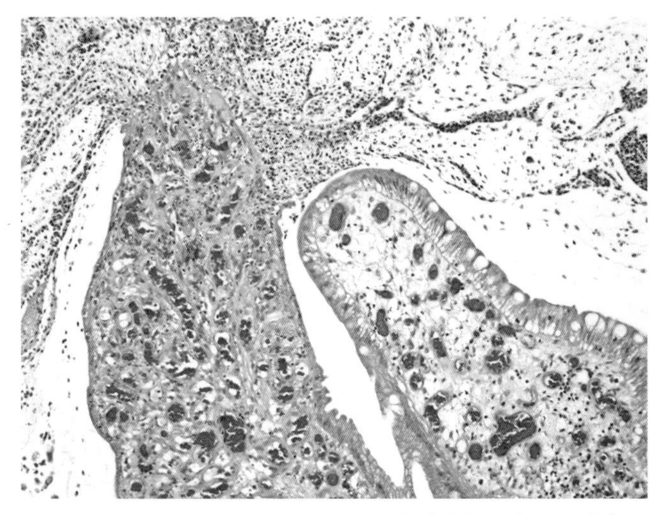

图 4.28.1　黏膜脱垂性息肉　纤维蛋白渗出物及广泛黏膜糜烂

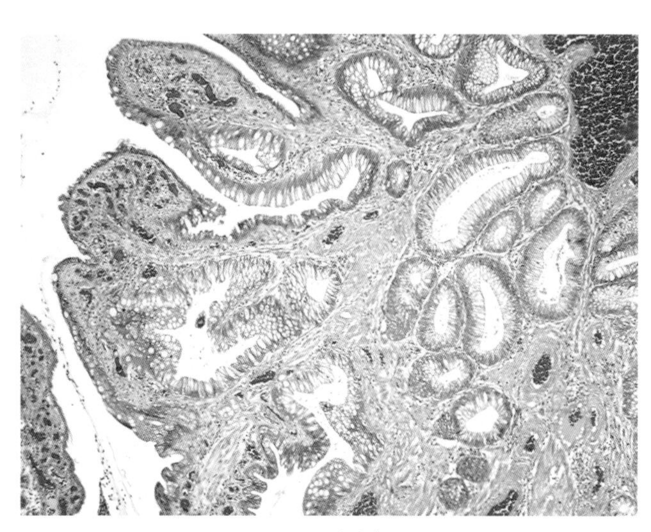

图 4.28.2　黏膜脱垂性息肉　隐窝拉长及增生

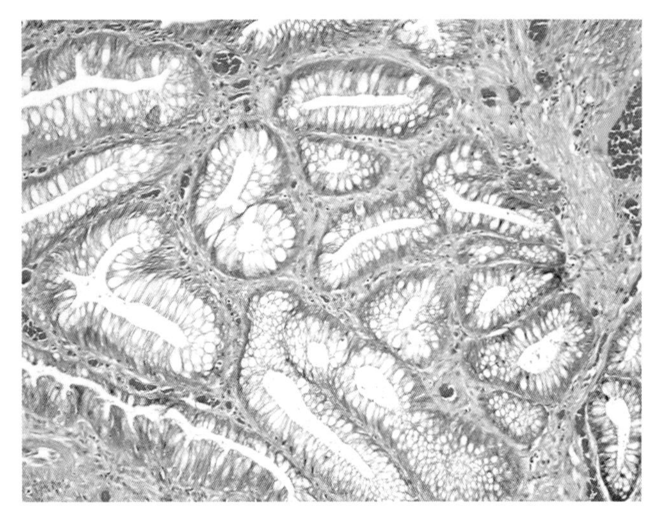

图 4.28.3 黏膜脱垂性息肉 黏膜深部呈菱形扭曲的腺体

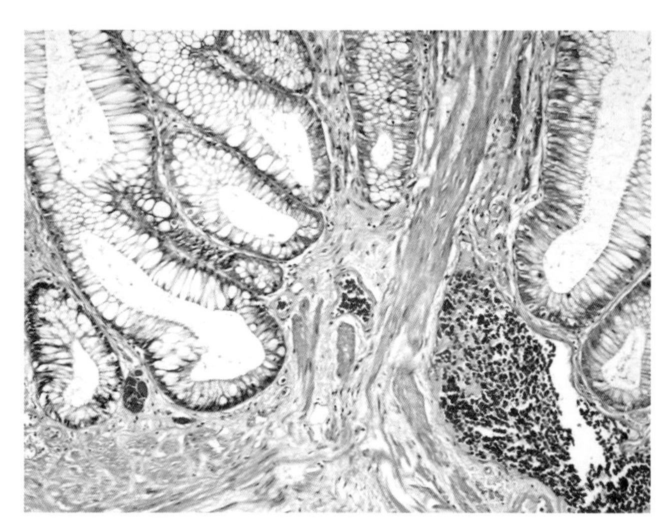

图 4.28.4 黏膜脱垂性息肉 放射状平滑肌束从黏膜肌层交织延伸至腺体之间

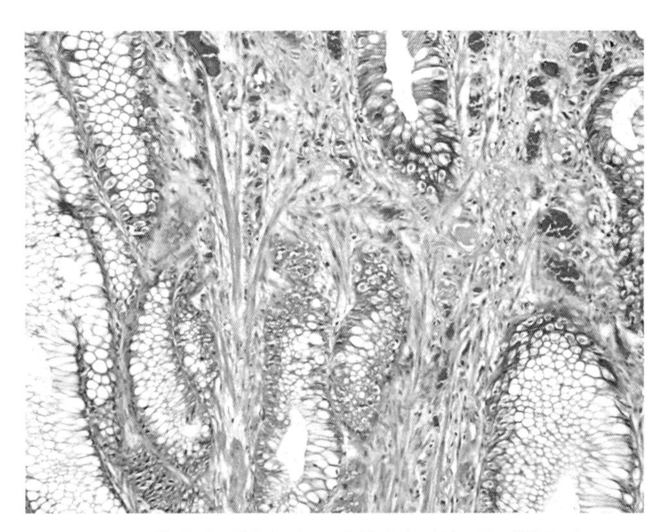

图 4.28.5 黏膜脱垂性息肉 腺体之间纤细的平滑肌束

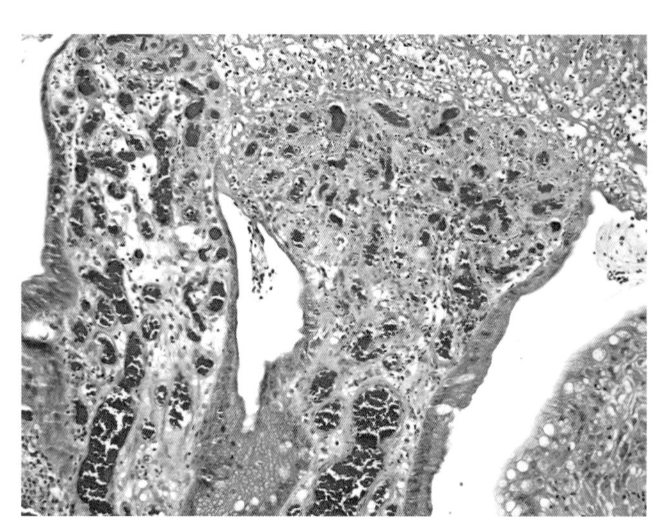

图 4.28.6 黏膜脱垂性息肉 固有层血管显著扩张，似与纤维蛋白渗出物相关

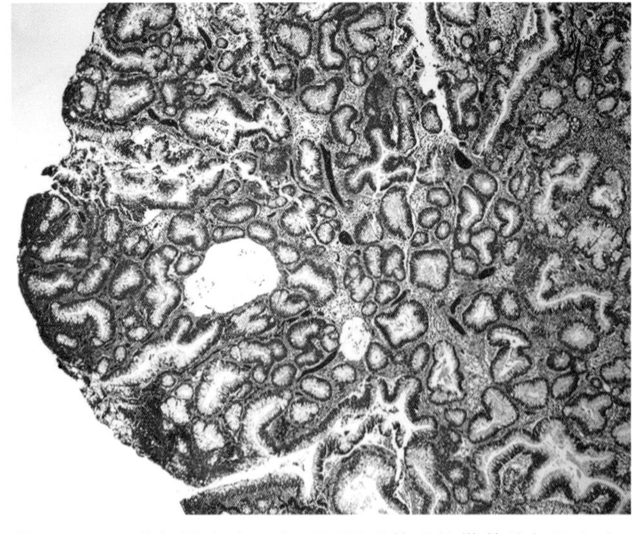

图 4.28.7 幼年性息肉 表面呈圆形外观的带蒂幼年性息肉，该例上皮呈广泛低级别异型增生

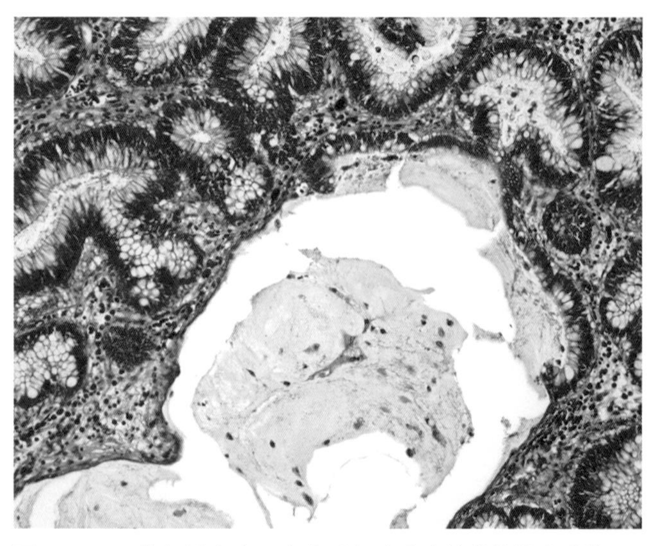

图 4.28.8 幼年性息肉 含有无细胞碎片的囊状扩张腺体

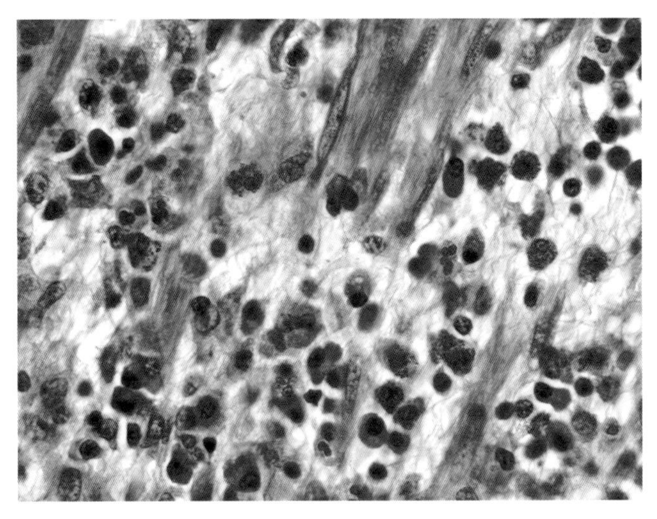

图 4.28.9　**幼年性息肉**　黏膜固有层内混合性急慢性炎症细胞浸润

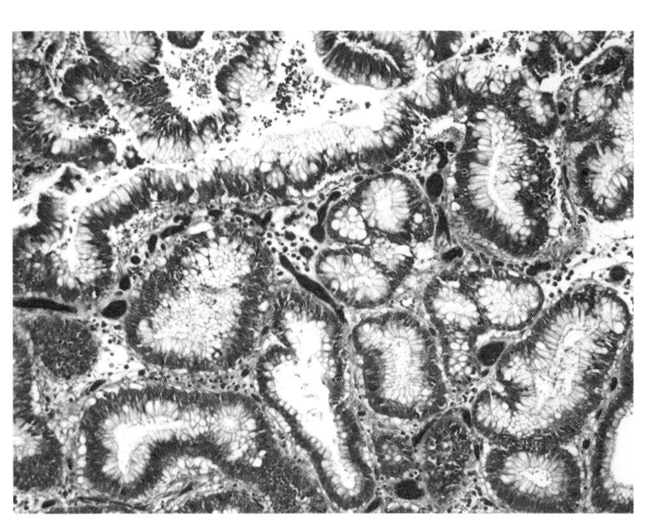

图 4.28.10　**幼年性息肉**　固有层内血管扩张

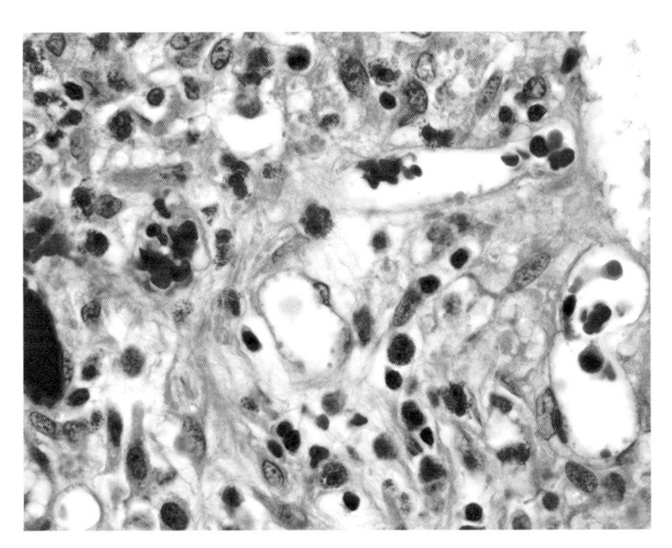

图 4.28.11　**幼年性息肉**　溃疡相关肉芽组织增生

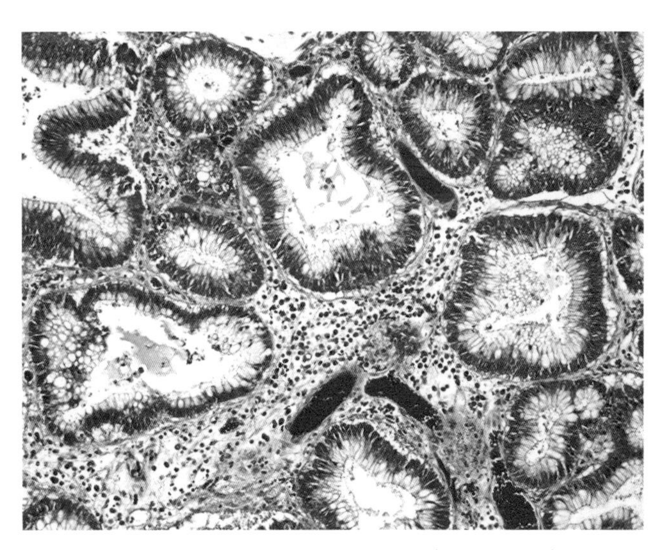

图 4.28.12　**幼年性息肉**　固有层示混合性炎症，但没有纤维化或平滑肌增生

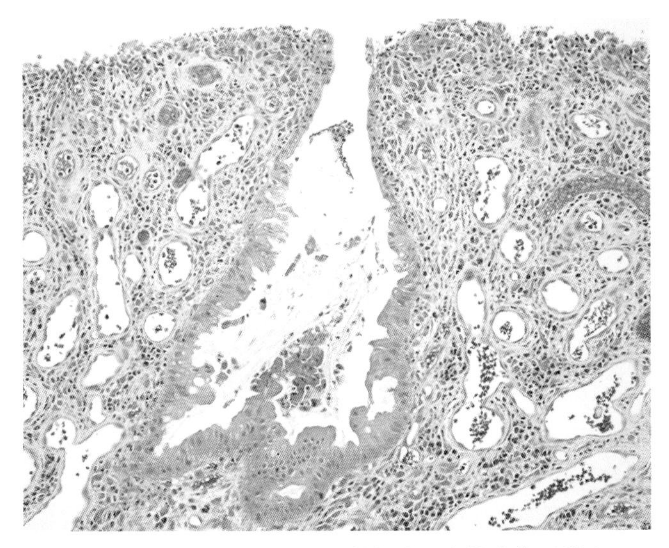

图 4.28.13　**幼年性息肉**　局灶性细胞反应性非典型增生

4.29 幼年性息肉与 Peutz-Jeghers 息肉

	幼年性息肉	Peutz-Jeghers 息肉
年龄 / 性别	儿童（平均年龄 10 岁）；男性多于女性	儿童至青年（平均诊断年龄为 20 多岁），无性别差异
部位	主要是左半结肠、乙状结肠和直肠	大肠任何部位
症状	无痛性直肠出血常见；其他症状包括腹痛、直肠脱垂、便秘、腹泻	无特异性；腹痛、消化不良、呕吐
体征	罕见的病例出现肠套叠和肠吸收不良；非家族性病人常存在先天性异常，包括先天性心脏病、杵状指、肠旋转不良及脑积水等改变	如果有的话也很少；有些情况可表现为肠套叠、梗阻或消化道出血。病人常伴有皮肤及黏膜的色素沉着斑
病因学	散发和遗传均可见。高达 50% 的病例表现为遗传性形式，常染色体显性家族聚集，具有 *SMAD4* 和 *BMPR1A* 基因突变	常染色体显性遗传性疾病，具有完全外显性，引起消化道错构瘤性息肉和皮肤、黏膜色素斑。高达 80%~90% 的家族有 *STK11/LKB1* 基因突变
组织学	1. 表面黏膜上皮糜烂伴急性炎症、肉芽组织增生和反应性改变 *（图 4.29.1）* 2. 表面圆形下方腺体囊性扩张，腔内含有无细胞性碎片 *（图 4.29.2~4.29.4）* 3. 固有层扩张，间质见密集混合性急慢性炎症细胞浸润 *（图 4.29.5）*、血管扩张 *（图 4.29.6）* 和肉芽组织增生 *（图 4.29.1）* 4. 固有层没有宽的平滑肌层	1. 增生的分化成熟上皮主要由杯状细胞组成 *（图 4.29.7）*，排列为细长分支绒毛样，由分化成熟的辐射状平滑肌束分开 *（图 4.29.8，4.29.9）*；有时可能缺乏成束的平滑肌束 2. 大息肉经常出现糜烂及相应的反应性变化 3. 肉芽组织可以存在，但是局限于息肉的表面；固有层无炎症或肉芽组织
特殊检查	• 一般不需要。家族史很重要，只有 50% 的遗传病例确认有突变	• 一般不需要。临床和家族史对诊断很重要
治疗	外科息肉切除术后常规监测。肠管广泛受累的病例推荐结肠切除术	完全切除，常规随访
预后	好到中等。息肉是良性的，但病人患胃肠道恶性肿瘤的风险较高	通常不是太差。息肉是良性的，但高达 90% 的病人终生有发生生殖道、乳腺和胃肠道恶性肿瘤的风险

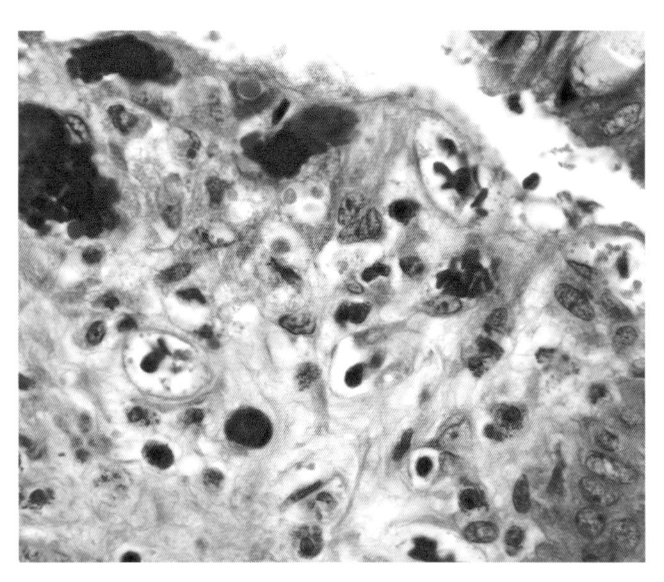

图 4.29.1　幼年性息肉　其中有与溃疡相关的继发性肉芽组织增生

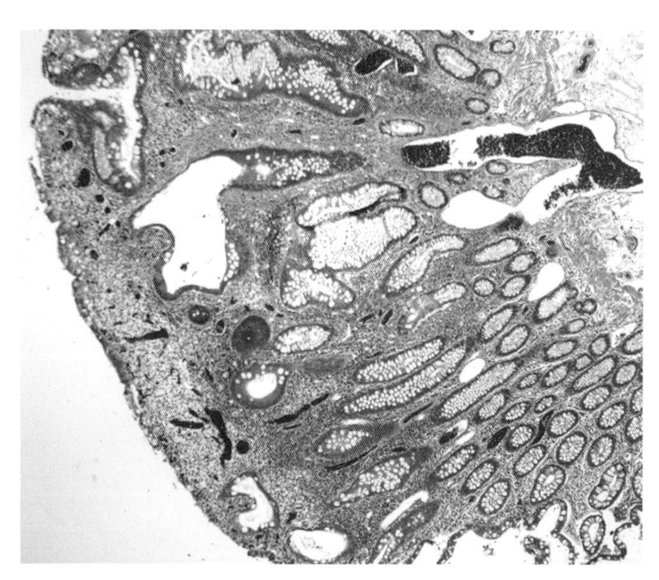

图 4.29.2　幼年性息肉　表面呈圆形，下方显著囊状扩张的腺体

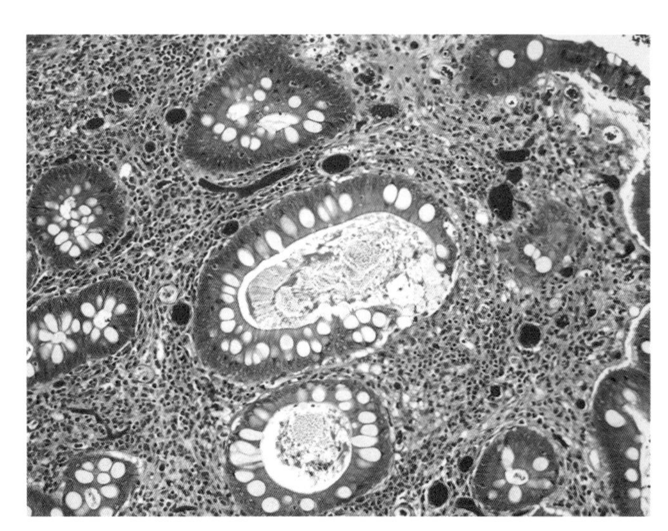

图 4.29.3　幼年性息肉　扩张腺体管腔内见寡细胞性碎片

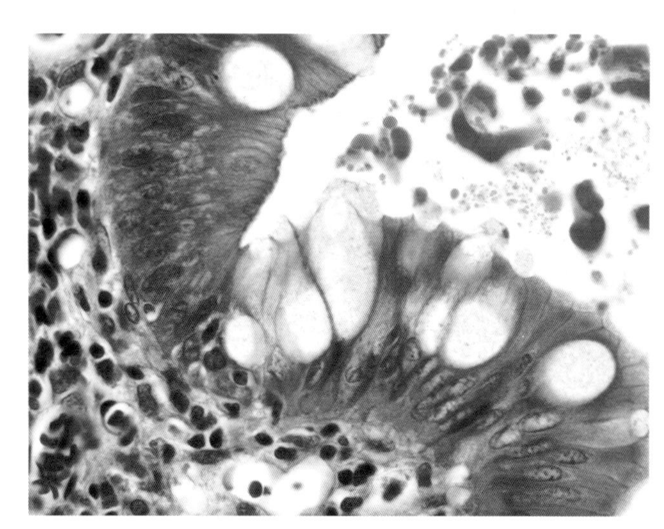

图 4.29.4　幼年性息肉　表面被覆成熟结肠上皮

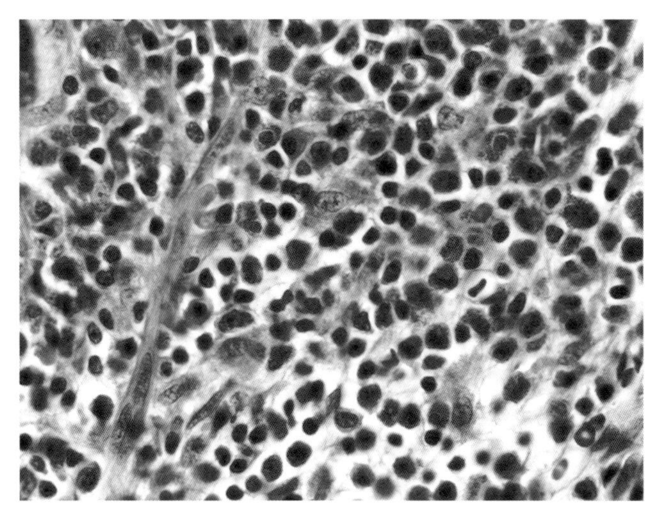

图 4.29.5　幼年性息肉　固有层内见混合性慢性炎症反应

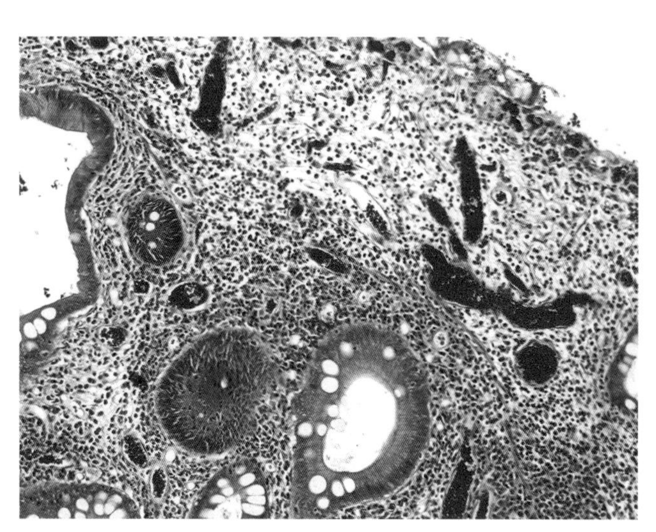

图 4.29.6　幼年性息肉　固有层血管扩张

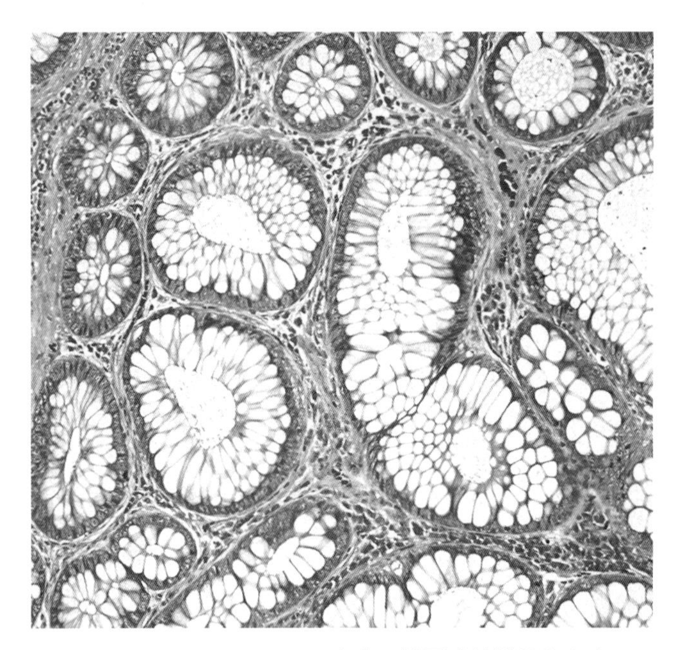

图 4.29.7　Peutz-Jeghers 息肉　被覆成熟结肠腺上皮

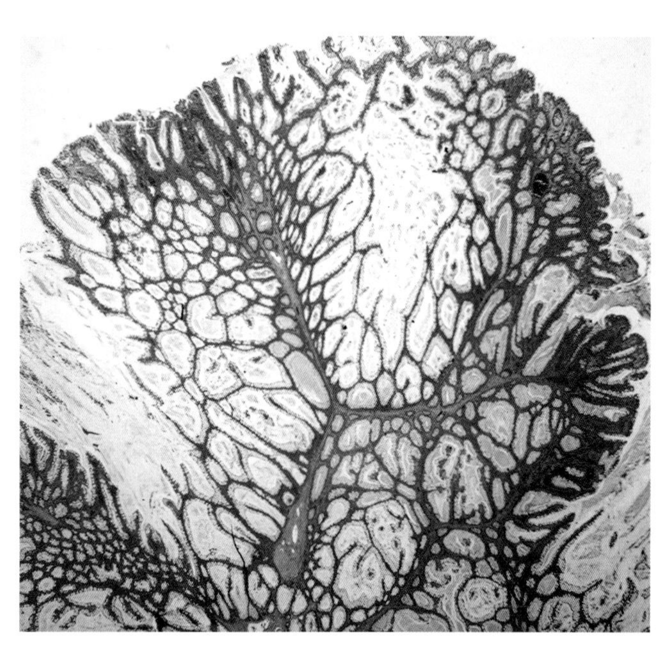

图 4.29.8　Peutz-Jeghers 息肉　其增生的腺上皮被树枝状平滑肌分隔

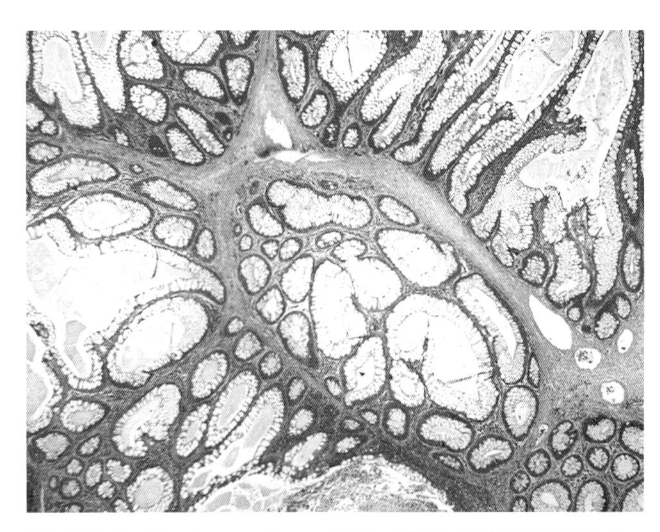

图 4.29.9　Peutz-Jeghers 息肉　其中可见树枝状平滑肌

4.30 幼年性息肉与腺瘤

	幼年性息肉	腺瘤
年龄/性别	儿童（平均年龄 10 岁）；男性多于女性	通常老年人（60 多岁）；男性多于女性
部位	主要发生于左半结肠、乙状结肠和直肠	任何部位，较大的腺瘤通常位于左半结肠
症状	常见无痛性直肠出血，其他症状包括腹痛、直肠脱垂、便秘、腹泻	即使有也很少，如腹痛、乏力、黑便
体征	极少数病例存在肠套叠和吸收不良；非家族性病人常存在先天性异常，包括先天性心脏病、杵状指、肠旋转不良及脑积水	如果有的话也很少，一些病人存在与慢性出血相关的缺铁性贫血。结肠镜检查对诊断是决定性的
病因学	散发和遗传均可见。高达 50% 的病例表现为遗传性形式，常染色体显性家族聚集，具有 *SMAD4* 和 *BMPR1A* 基因突变	散发和遗传均可见。几个风险因素与散发病例有关，包括饮食（如高脂、低纤维、饮酒）。许多肿瘤具有 *APC*，*KRAS* 和 *p53* 突变。多个遗传综合征可增加腺瘤的风险，包括有 *APC* 无义突变的家族性腺瘤性息肉病、伴 *hMLH1* 和 *hMSH2* 无义突变的遗传性非息肉病性结直肠癌病人
组织学	1. 表面上皮糜烂常伴有急性炎症浸润、肉芽组织增生和反应性改变（*图 4.30.1*） 2. 表面呈圆形，其下方具有囊性扩张腺体，内见无细胞性碎片（*图 4.30.2，4.30.3*） 3. 成熟结肠上皮（*图 4.30.4*），局灶性轻至重度细胞学非典型性，特征为核深染、伸长、假复层排列（更常见于综合征病例），组织学上异型性与腺瘤异型相同 4. 固有层扩大，其内见密集的混合性急慢性炎症细胞炎症浸润（*图 4.30.5*），可见血管扩张（*图 4.30.6*）和肉芽组织增生（*图 4.30.7*）	1. 大多数表现为低级别异型增生，其特征为细胞核拉长、深染，呈假复层核排列，垂直于基底膜；核仁明显；黏液减少（*图 4.30.8*） 2. 细胞排列为管状和（或）绒毛状（*图 4.30.9*） 3. 高级别异型增生的特征是腺体呈筛状结构，腺体拥挤，核极性消失 4. 组织学固有层改变不明显（*图 4.30.10*） 5. 隐窝基底部凋亡小体明显
特殊检查	• 一般不需要。家族史很重要，只有 50% 的遗传性病例证实有突变	• 一般不需要
治疗	外科息肉切除术后常规监测。广泛累及肠管的病例推荐结肠切除术	完整切除后内镜随访筛查
预后	好到中等。息肉是良性的，但是病人患胃肠道恶性肿瘤的风险较高	通常较好，约 10% 可进展为浸润性癌。预后差的相关风险因素包括肿瘤大小、绒毛状特征及位于左半结肠

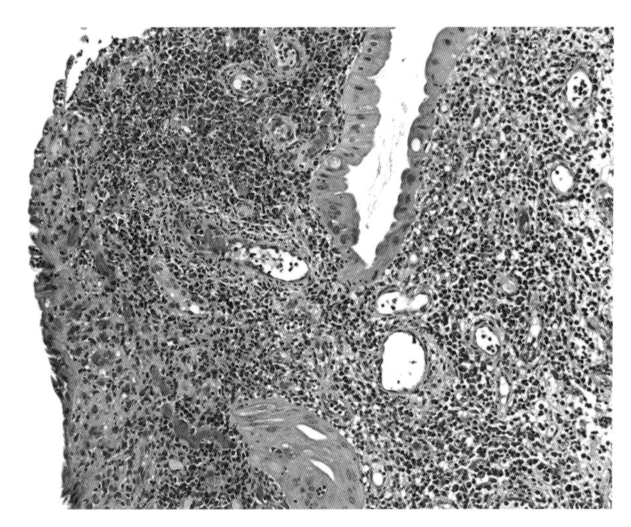

图 4.30.1 **幼年性息肉** 表面溃疡伴显著的急性炎症细胞浸润

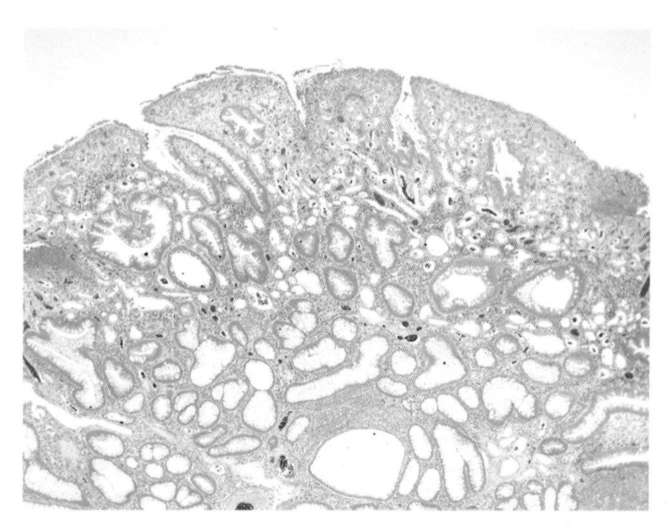

图 4.30.2 **幼年性息肉** 表面可见显著扩张的圆形腺体

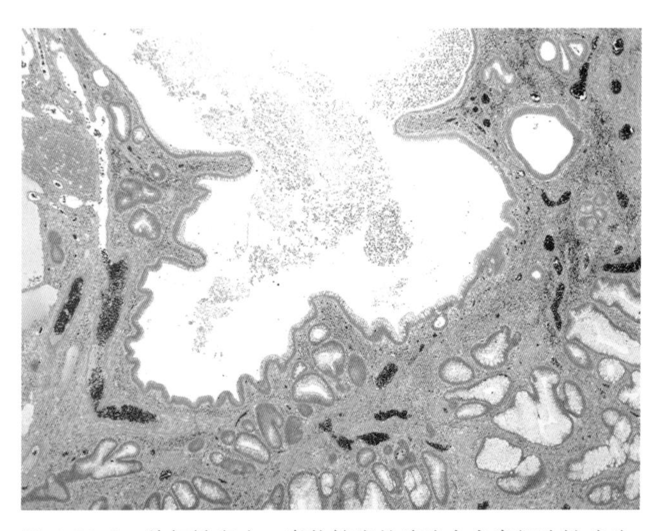

图 4.30.3 **幼年性息肉** 囊状扩张的腺腔内有寡细胞性碎片

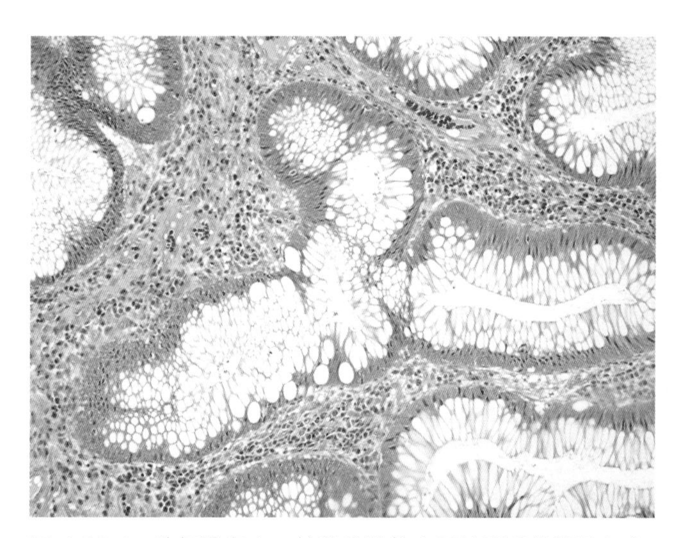

图 4.30.4 **幼年性息肉** 扩张的腺体表面被覆成熟结肠上皮

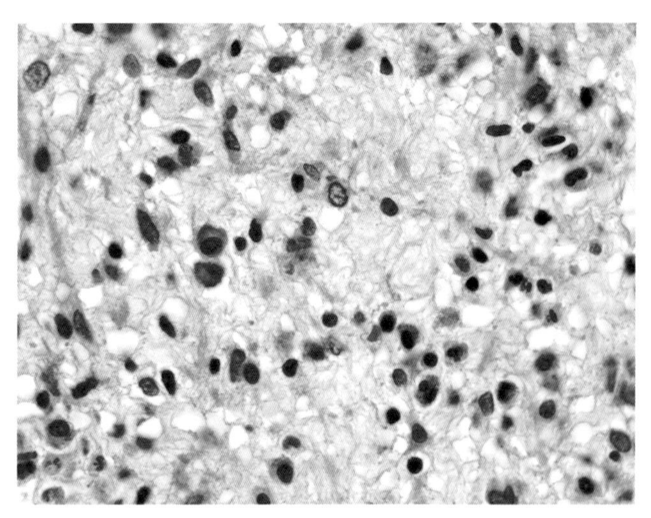

图 4.30.5 **幼年性息肉** 固有层内可见混合性急慢性炎症细胞浸润

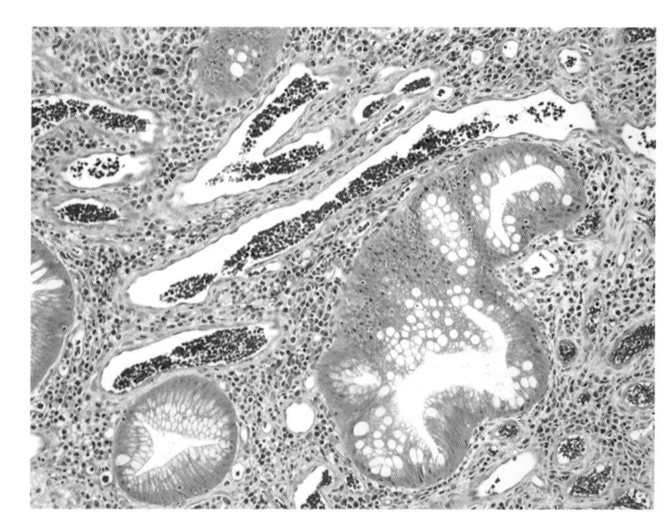

图 4.30.6 **幼年性息肉** 固有层中有血管扩张

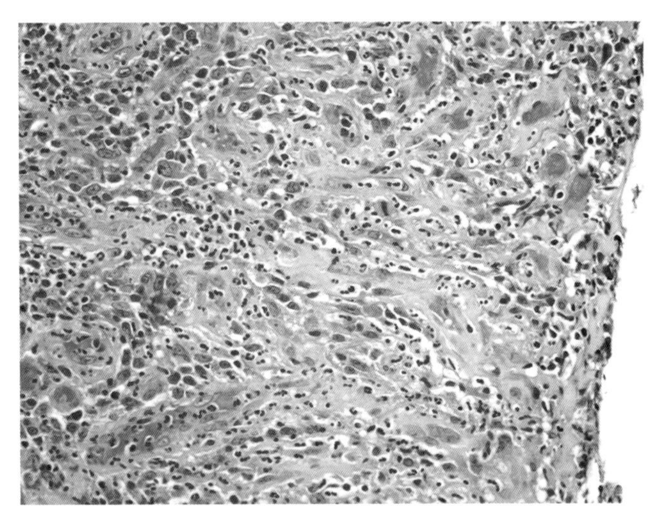

图 4.30.7 **幼年性息肉** 表层的肉芽组织增生

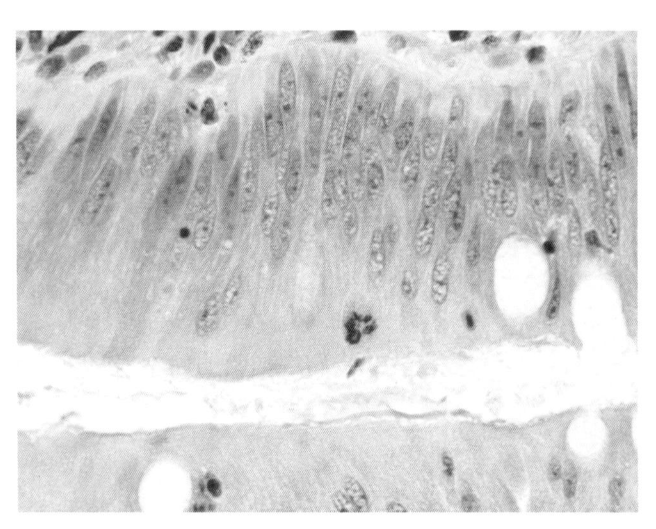

图 4.30.8 **腺瘤** 伴有低级别异型增生，细胞核拉长、染色质深染、假复层排列，核分裂及凋亡小体易见

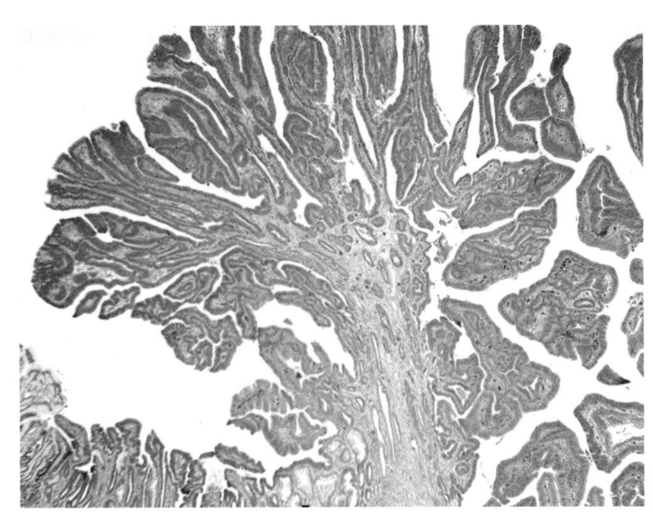

图 4.30.9 **绒毛状腺瘤** 具有明显的指状突起

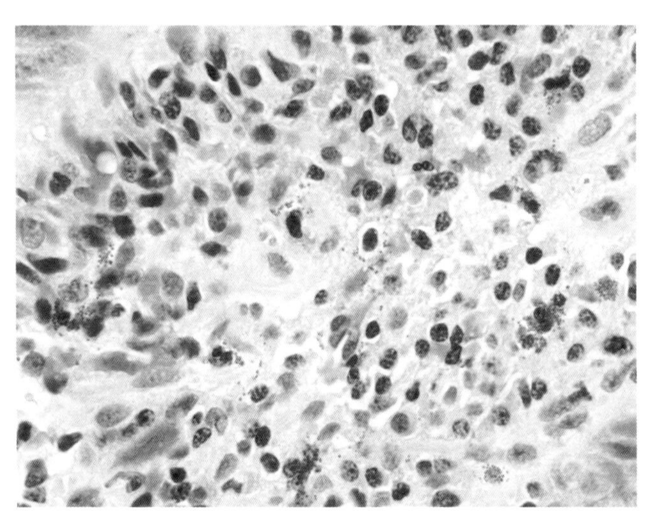

图 4.30.10 **腺瘤** 固有层变化不明显，可见混合性炎症细胞浸润

4.31 幼年性息肉与 Cronkhite-Canada 息肉

	幼年性息肉	Cronkhite-Canada 息肉
年龄/性别	儿童（平均年龄 10 岁）；男性多于女性	老年人（平均诊断年龄 59 岁）；男性多于女性（男：女 = 3：2）
部位	主要位于左半结肠、乙状结肠和直肠	任何部位
症状	常见无痛性直肠出血，其他症状包括腹痛、直肠脱垂、便秘、腹泻	大多数有症状，表现为腹泻、恶心、呕吐和体重减轻；严重的病例可表现为癫痫发作、心律失常和感觉异常
体征	罕见情况下，存在肠套叠和吸收不良；非家族性病人常存在先天性异常，包括先天性心脏病、杵状指、肠旋转不良及脑积水	大多数病人有多种外胚层异常，包括脱发、癌症、角化不全，和（或）四肢、面部、手掌/跖和颈部皮肤色素过度沉着；实验室检查显示低蛋白血症、低钙血症、低镁血症、贫血和钠/钾离子异常；内镜检查整个胃肠道弥漫性息肉病，但不累及食管
病因学	散发和遗传均见。高达 50% 的病例为遗传性，常染色体显性家族，与 *SMAD4* 和 *BMPR1A* 基因突变相关	未知，认为是自身免疫相关疾病
组织学	1. 大多数是有蒂的 *（图 4.31.1）* 2. 表面圆形、下方囊性扩张腺体被覆成熟上皮 *（图 4.31.1~4.31.3）* 3. 固有层扩张，内见密集混合性急慢性炎症细胞浸润 *（图 4.31.4）*、血管扩张 *（图 4.31.5）* 和肉芽组织增生 *（图 4.31.6）* 4. 病变之间的黏膜无显著改变 5. 可见轻到中度异型增生	1. 大多数是无蒂、广基的 *（图 4.31.7）* 2. 表面圆形 *（图 4.31.7）*，扩张腺体由成熟上皮内衬 *（图 4.31.8，4.31.9）* 3. 固有层水肿扩大，见混合性急慢性炎症细胞浸润 *（图 4.31.10）* 4. 病变之间的黏膜与息肉组织学相似 *（图 4.31.11，4.31.12）* 5. 无异型增生 *（图 4.31.9）*
特殊检查	• 一般不需要。家族史很重要，只有 50% 的遗传病例确认有基因突变	• 一般不需要。临床病史很重要，因为大多数病人有皮肤病变，可以帮助确诊
治疗	息肉切除术与常规监测。肠管广泛累及的病例推荐结肠切除术	以营养支持为主的支持治疗，补充电解质、维生素，联合抗生素和类固醇
预后	好到中等。息肉是良性病变，但病人患胃肠道恶性肿瘤的风险高	一般较差。常见的并发症包括由于蛋白质和电解质丢失引起严重的营养不良、消化道出血和感染。5 年死亡率约为 60%。然而，高达 5%~10% 的病人有自发消退现象

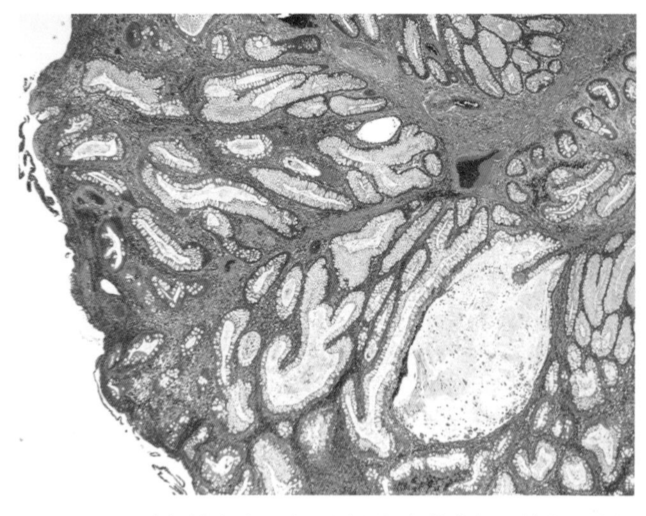

图 4.31.1　幼年性息肉　表面圆形的有蒂隆起，其内见囊性扩张的腺体

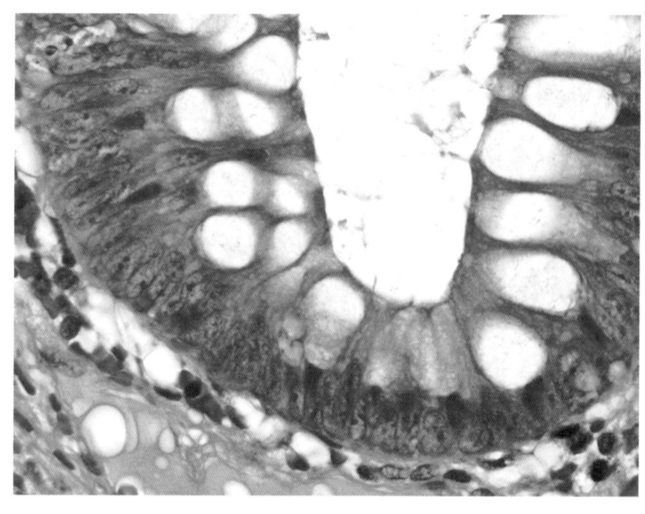

图 4.31.2　幼年性息肉　被覆成熟结肠腺上皮

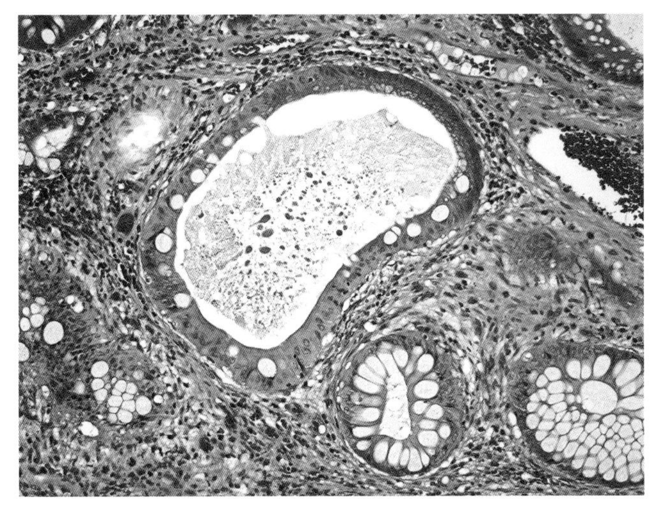

图 4.31.3　幼年性息肉　可见囊状扩张腺体及管腔内寡细胞性碎片

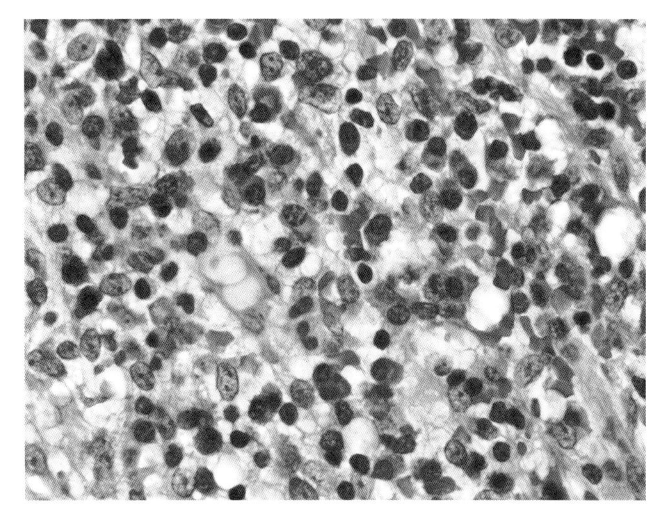

图 4.31.4　幼年性息肉　固有层内见混合性炎症细胞浸润

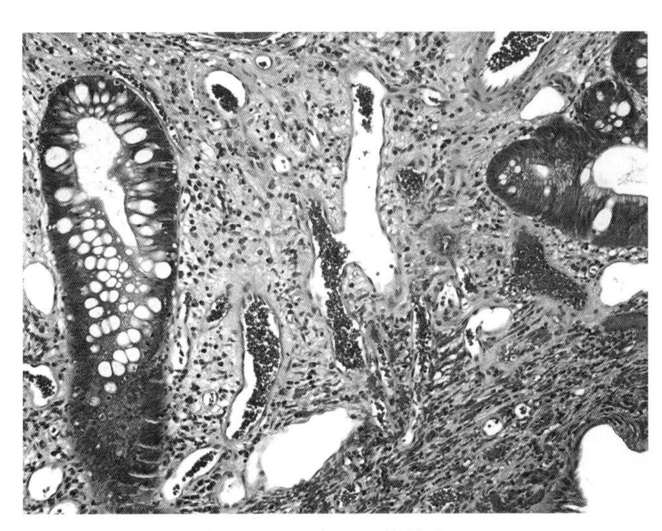

图 4.31.5　幼年性息肉　固有层血管扩张

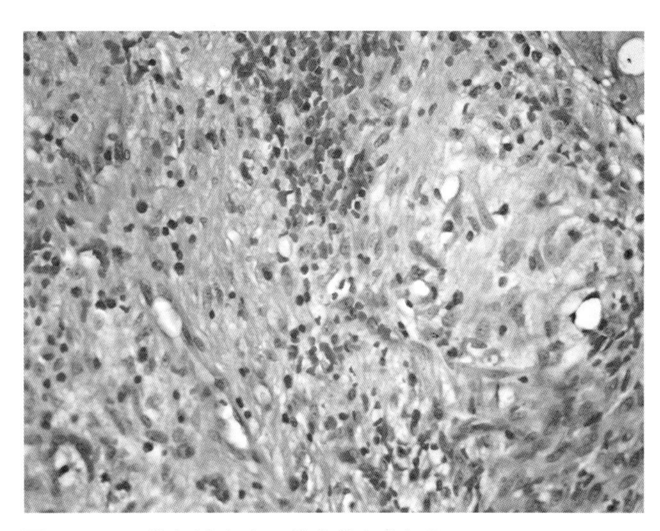

图 4.31.6　幼年性息肉　其中的肉芽组织

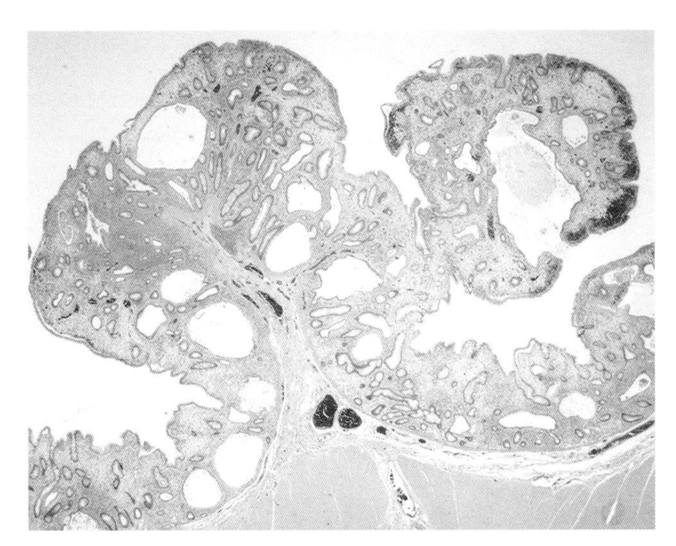

图 4.31.7　宽基 Cronkhite-Canada 息肉

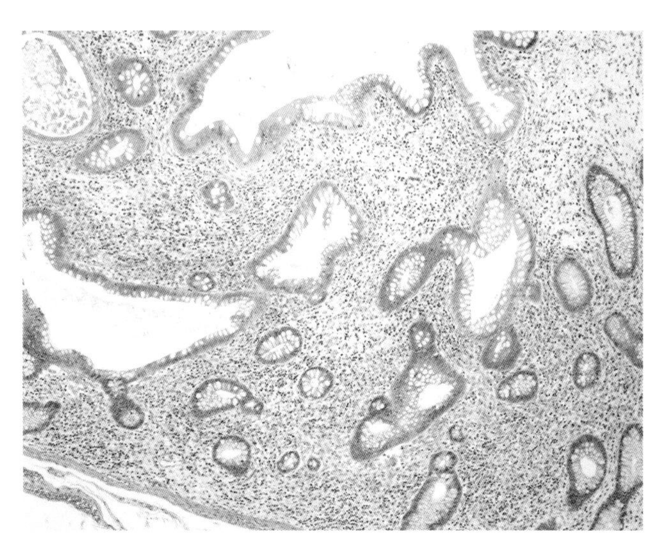

图 4.31.8　Cronkhite-Canada 息肉周围平坦型黏膜　可见囊状扩张的腺体，形态学类似息肉

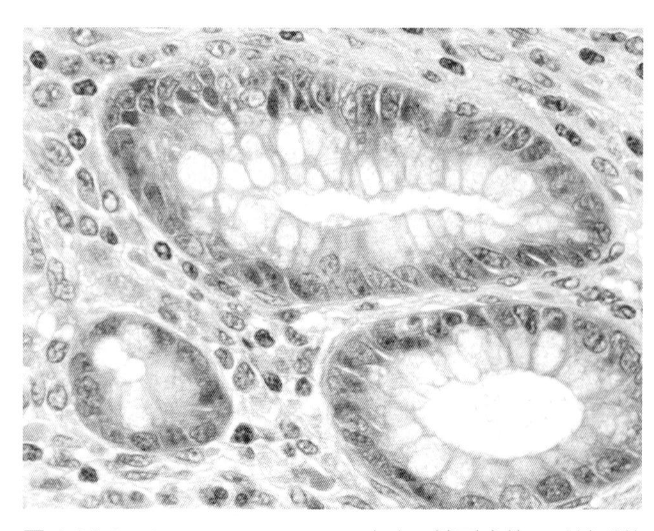

图 4.31.9 Cronkhite-Canada 息肉 被覆成熟、无异型的结肠腺上皮

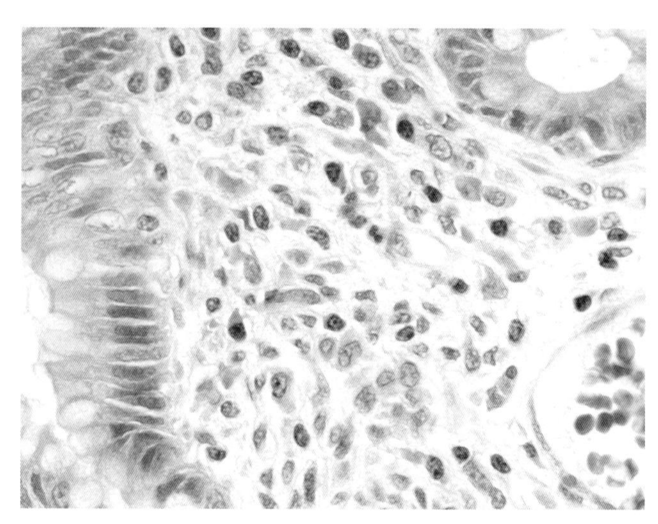

图 4.31.10 Cronkhite-Canada 息肉 黏膜固有层内见混合性急慢性炎症浸润

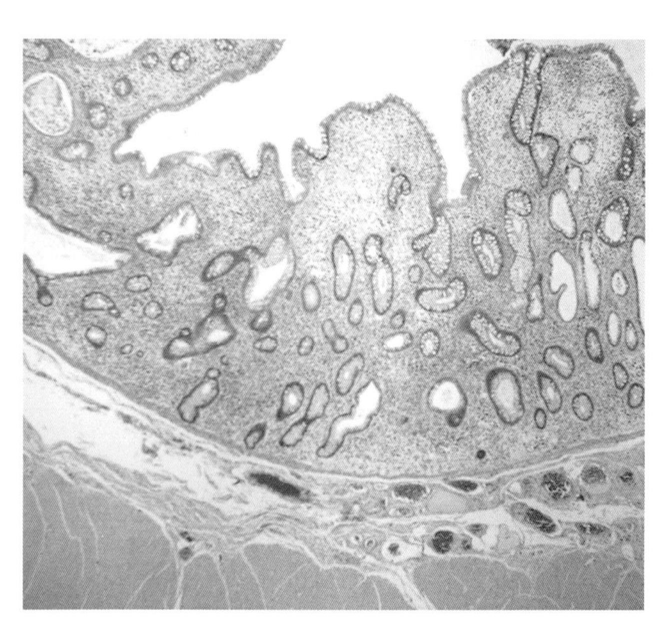

图 4.31.11 Cronkhite-Canada 息肉周围平坦黏膜 特征与息肉类似，包括腺体呈囊性扩张和固有层炎症细胞增加

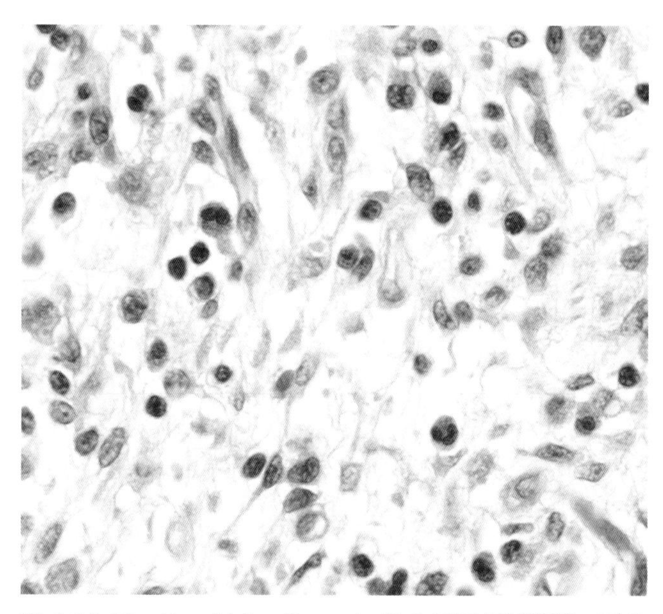

图 4.31.12 Cronkhite-Canada 息肉周围邻近黏膜 可见混合性急慢性炎症细胞浸润

4.32 子宫内膜异位症与肉瘤

	子宫内膜异位症	肉瘤
年龄/性别	通常年轻到中年的成人；女性多于男性	任何年龄
部位	最常见于乙状结肠	任何部位
症状	即使有也很少。一些病人存在周期性腹痛、腹泻、恶心、呕吐	腹痛、便秘、腹泻，胃肠道出血
体征	即使有也很少，一些病人表现为腹部压痛、肠梗阻	腹部压痛；影像学可能显示为肿块
病因学	未知，逆行月经导致子宫内膜细胞异位到腹膜腔中被认为是关键的起始因子，虽然干细胞也一直被认为是诱发因素。其他涉及复杂发病机制的因素包括腹膜化生、激素相互作用、氧化应激和炎症、免疫失调、抑制凋亡和遗传因素	肠壁间质成分恶性转化
组织学	1. 子宫内膜型腺体沉积，上皮细胞核温和、拉长，细胞顶端有纤毛，细胞核长轴与上皮表面垂直且相互平行排列，周围包绕由温和的梭形细胞构成的子宫内膜间质，其内见薄壁毛细血管*（图 4.32.1）* 2. 通常位于浆膜层和（或）固有肌层，但可能累及黏膜下层*（图 4.32.2）* 3. 周围肠黏膜不受影响 4. 子宫内膜相关性出血，含铁血黄素沉积，以显著纤维化和粘连为特征的广泛的成纤维细胞反应；无透明小体形成*（图 4.32.3）*	1. 梭形或上皮样细胞增生，核大、多形性；少或中等量细胞质（高核质比）；核仁显著*（图 4.32.4）* 2. 恶性细胞排列成簇状和片状，形成肿块，而不是单层排列*（图 4.32.5）* 3. 核分裂象多见；病理性核分裂易见*（图 4.32.6）*
特殊检查	• 上皮细胞 ER 和 PR 阳性，间质 CD10 阳性。PAS 染色阴性	• 细胞起源不同，但是肉瘤表达细胞类型特异性标志物（如平滑肌肉瘤细胞示肌动蛋白、结蛋白阳性）
治疗	主要对症治疗包括止痛及激素治疗。严重的情况下，如广泛粘连、梗阻或顽固性疼痛时手术治疗	手术切除，必要时辅助治疗
预后	好。病变良性，但病人可以发展为腹腔粘连，这可以是发病的原因	多变，与肉瘤类型和分期有关

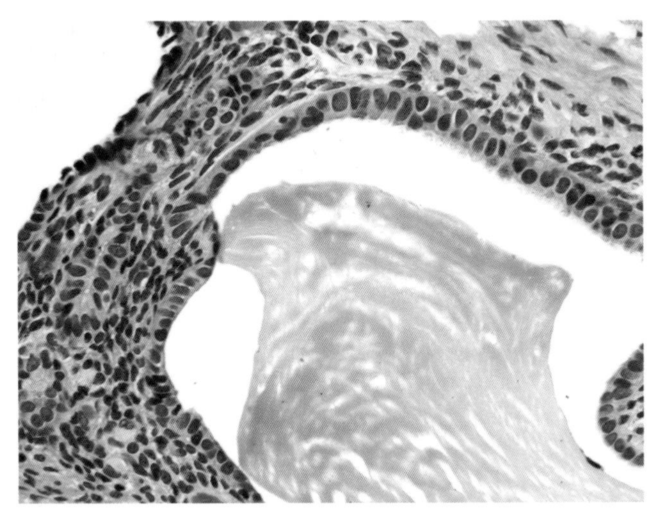

图 4.32.1　子宫内膜异位症　固有肌层内见子宫内膜型腺体，周围围绕内膜间质

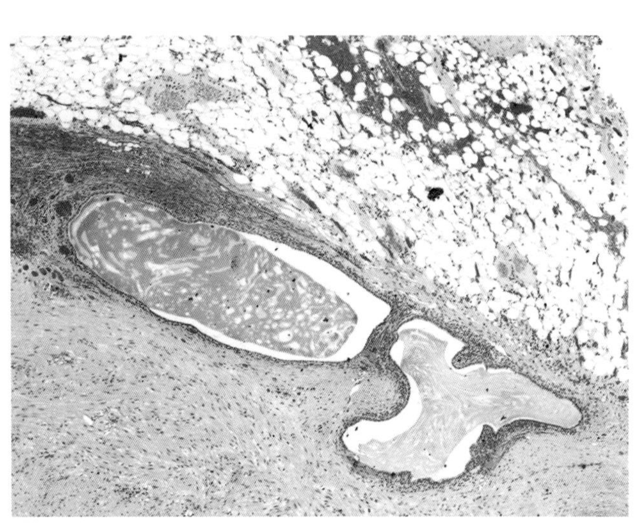

图 4.32.2　子宫内膜异位症　病变位于固有肌层深层和浆膜内

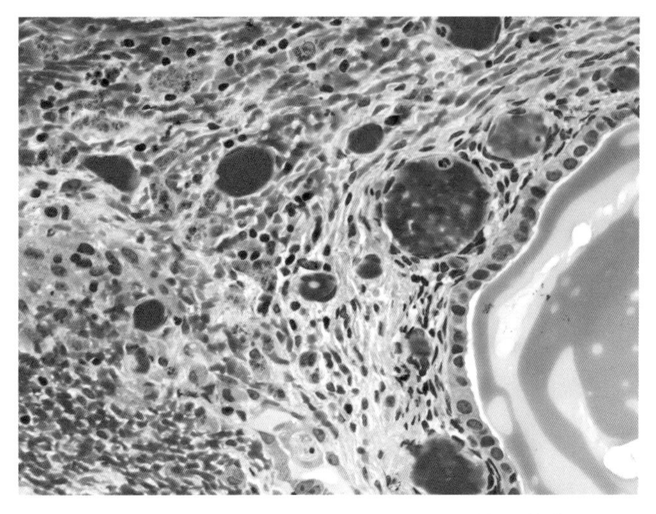

图 4.32.3　子宫内膜异位症　可见出血和含铁血黄素巨噬细胞沉积

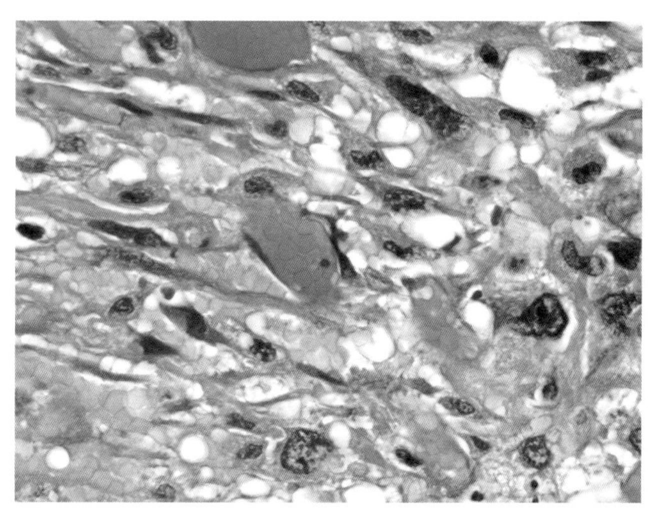

图 4.32.4　浸润性平滑肌肉瘤　细胞明显异型性，核深染，细胞质少

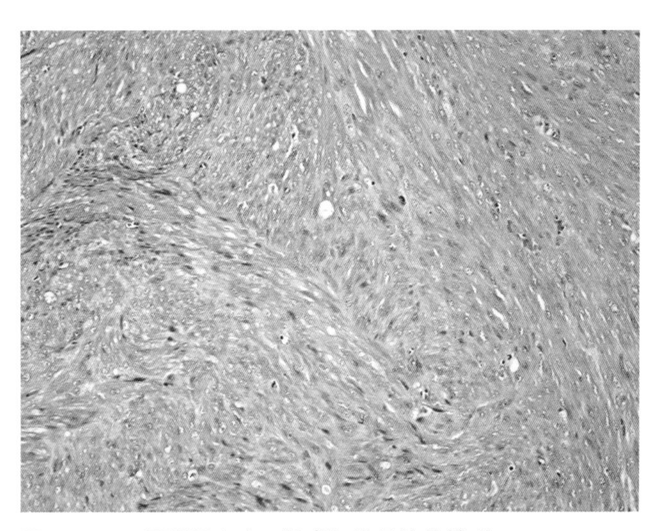

图 4.32.5　平滑肌肉瘤　肿瘤细胞呈片状排列

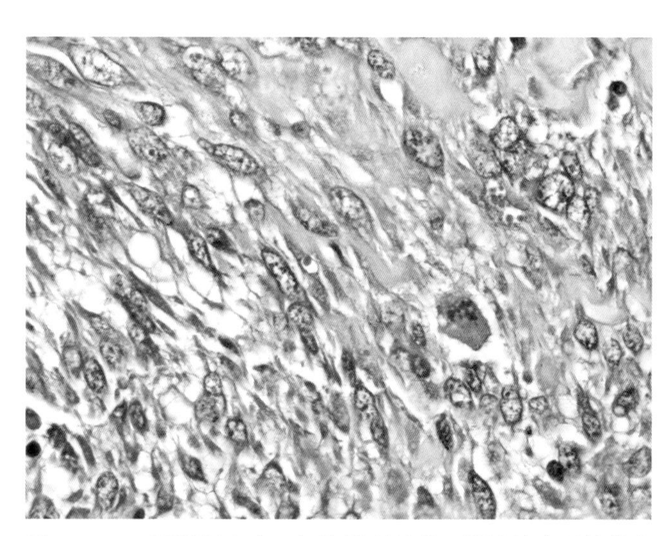

图 4.32.6　平滑肌肉瘤　细胞异型显著，明显的病理性核分裂象

4.33 腺瘤与修复性改变

	腺瘤	修复性改变
年龄/性别	通常为老年人（60多岁）；男性多于女性	任何年龄；无性别差异
部位	肿瘤通常位于左半结肠，但可以发生在任何部位	任何部位
症状	即使有也很少，通常结肠镜检查偶然发现；有些病人可能会出现腹泻、便秘或胃肠道出血	多变，与潜在的病因有关
体征	即使有也很少，结肠镜检查可发现	多变，与潜在的病因有关
病因学	继发于涉及*KRAS*，*APC*和*p53*等多基因的复杂性遗传改变的肠上皮异型增生。危险因素包括环境因素（因为腺瘤在工业化国家更常见）、肥胖、吸烟，饮食因素包括高脂肪和低纤维饮食，以及遗传性综合征，如由于*APC*基因突变引起的家族性腺瘤性息肉病和遗传性非息肉性结直肠癌	对急性和（或）慢性损伤的反应
组织学	1. 低级别异型增生表现为细胞呈假复层增生，核增大、伸长，呈杆状；核仁显著；杯状细胞减少；凋亡小体显著；散在核分裂象（*图4.33.1，4.33.2*） 2. 异型增生以“自上而下”的方式发展，在早期病变中，其在黏膜表面更突出（*图4.33.3*） 3. 高级别病变表现为核多形性更显著，并出现腺体拥挤、筛孔状腺体以及细胞核极性消失等结构变化 4. 增生腺体结构多变，从由复杂的网状分支异常腺体构成的管状结构到由拉长的指状突起构成的绒毛状结构（*图4.33.4*）	1. 细胞核增大，染色质泡状，核仁显著，细胞黏液减少，细胞核质比增加（*图4.33.5，4.33.6*） 2. 核分裂常常明显，但是凋亡小体罕见（*图4.33.5，4.33.6*） 3. 反应性改变是“自下而上”的，并且在隐窝基底部最明显（*图4.33.7，4.33.8*） 4. 正常腺体结构（*图4.33.7*）
特殊检查	• 一般不需要	• 一般不需要
治疗	高危病人内镜息肉切除后进一步行结肠镜检查随访筛查	根据原发病因不同而选择不同治疗方法
预后	好到一般。癌前病变，但只有一部分病人出现复发或发展为浸润性癌的风险较高。风险因素包括大于3个或更多个腺瘤、高级别异型增生、绒毛状或直径超过1cm的腺瘤	不定，取决于潜在的病因，但大多数病变可以治愈

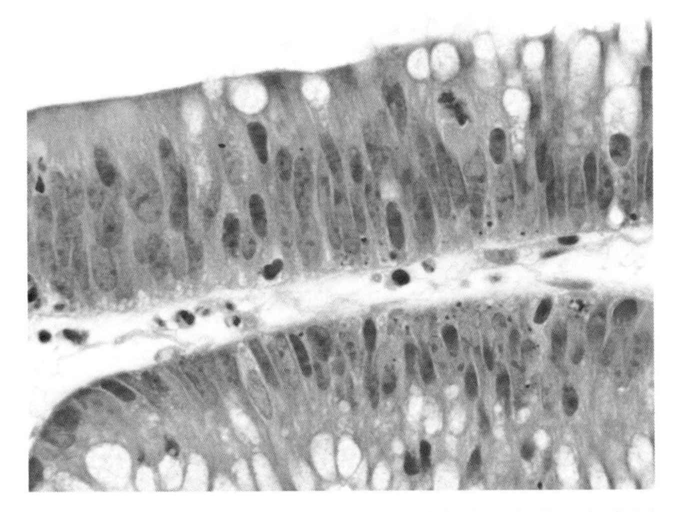

图4.33.1　腺瘤内低级别异型增生　核拉长、深染、假复层杆状核，核分裂及凋亡小体显著

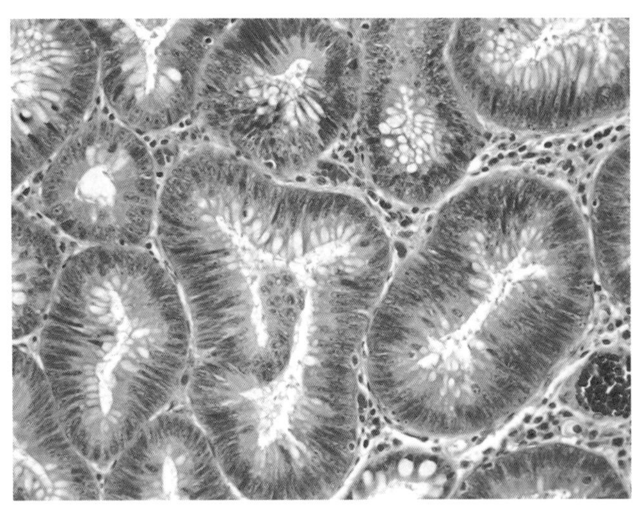

图4.33.2　腺瘤内低级别异型增生　累及深部隐窝

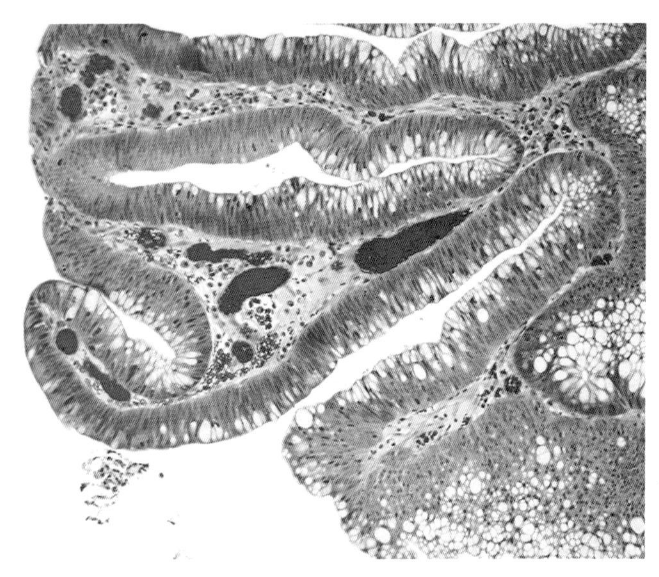

图 4.33.3 腺瘤内低级别异型增生 异型增生从隐窝表面延伸至基底

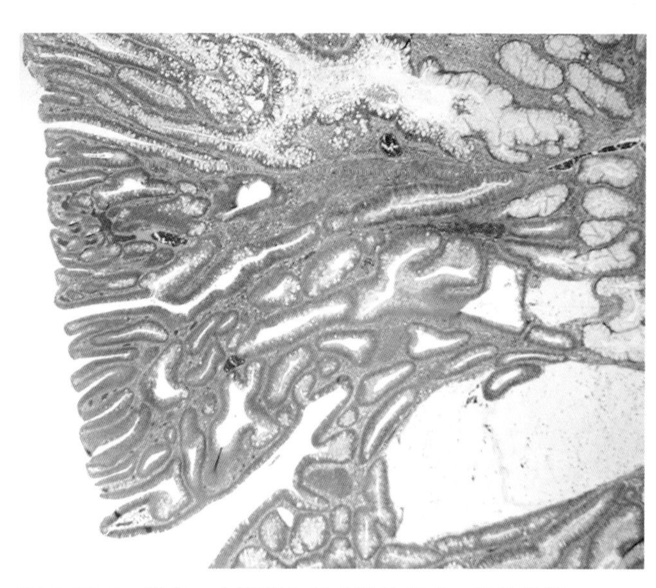

图 4.33.4 腺瘤 由管状和绒毛结构组成，结构多样

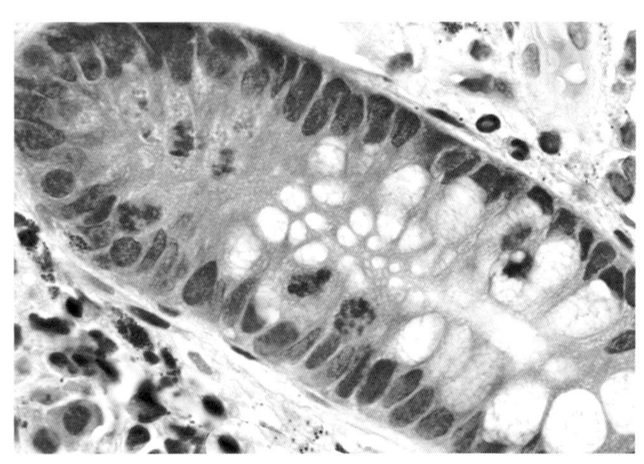

图 4.33.5 修复性改变 核增大、深染，核仁大小不一，核分裂象显著

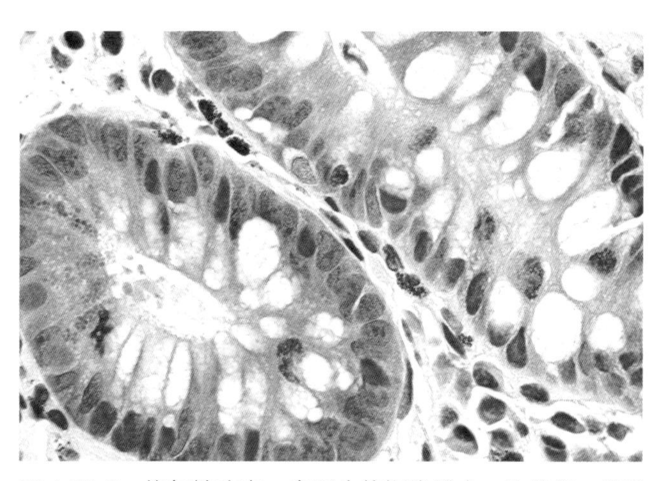

图 4.33.6 修复性改变 表现为核深染增大，泡状核，核质比增加，核分裂象明显

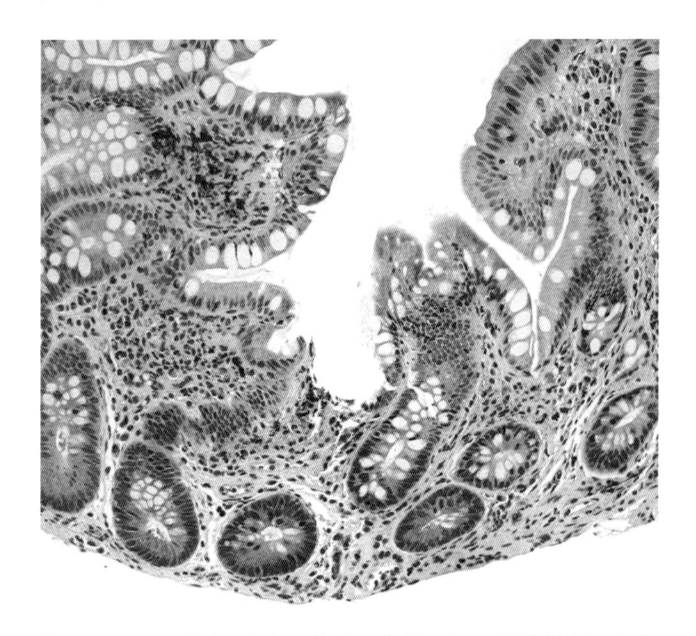

图 4.33.7 修复性改变 具有正常的隐窝表面成熟现象和腺体结构

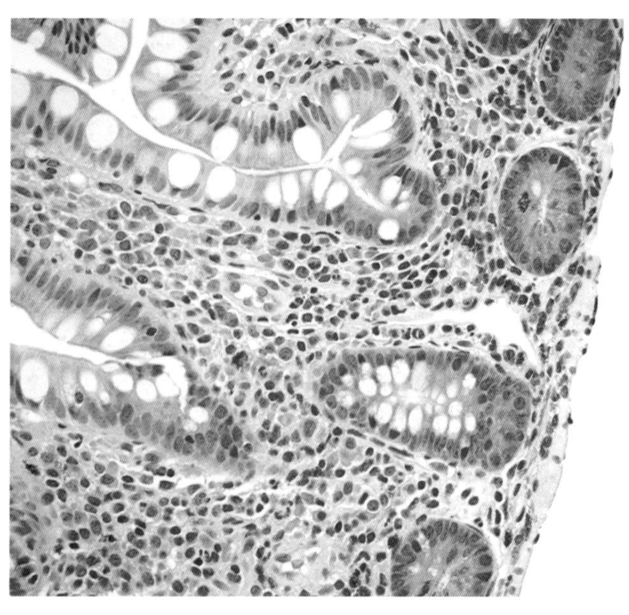

图 4.33.8 修复性改变 最突出的表现为隐窝没有“自下而上”的变化，表面上皮几乎无明显改变

4.34 结肠炎相关异型增生与反应性改变

	结肠炎相关异型增生	反应性改变
年龄/性别	通常为成人（二三十岁和六七十岁）；无性别差异	任何年龄；无性别差异
部位	克罗恩病：通常以近端结肠为主；直肠常不累及 溃疡性结肠炎：总是累及直肠并向近端延伸	任何部位
症状	克罗恩病：腹绞痛，非血性腹泻，发热，乏力，体重减轻 溃疡性结肠炎：反复性血性腹泻，腹痛，乏力，体重减轻	多变，与潜在的病因有关
体征	克罗恩病：低蛋白血症，缺铁性贫血，肠瘘和狭窄；肠外表现可影响肝、眼和关节；内镜特征包括阿弗他样糜烂、纵向溃疡、鹅卵石征、肠狭窄和瘘 溃疡性结肠炎：体征多样，发热、心动过速，与中毒性巨结肠有关；内镜表现多样，活动期为红斑、黏膜质脆、颗粒状，静止期为颗粒状黏膜伴点状红斑和袋状折叠、息肉	多变，与潜在的病因有关
病因学	未知，白种人和德系犹太人发病更为普遍。一部分病人常有亲属发病	对急性和（或）慢性损伤的非特异性反应
组织学	1. 低级别异型增生：复层细胞增生，核增大、拉长呈雪茄样；核仁突出；顶端黏液分泌减少；散在核分裂；核层次不齐（*图 4.34.1，4.34.2*） 2. 高级别异型增生：中等至明显核多形性，结构变化包括腺体拥挤、筛状腺体和核极性消失（*图 4.34.3*） 3. 异型增生：可出现于隐窝内任何部位；表面腺上皮为非肿瘤性和肿瘤性腺体混合（*图 4.34.4*） 4. 常见杯状细胞萎缩改变，黏液不规则分布（黏液空泡位于基底部） 5. 背景黏膜通常表现活动性炎症性肠病，有隐窝炎（*图 4.34.5*）和隐窝脓肿（*图 4.34.6*）及慢性改变，包括明显的结构变化（*图 4.34.7*）和基底部浆细胞增多（*图 4.34.8*）	1. 增生细胞的核增大、泡状，开放染色质，核仁突出（*图 4.34.10*） 2. 核极性存在（*图 4.34.11*） 3. 表面上皮完全成熟或仅有轻微非典型，隐窝基底部非典型性最显著（*图 4.34.12*） 4. 黏蛋白局部丢失，但没有杯状细胞减少（*图 4.34.11*） 5. 通常与背景急性炎症相关（*图 4.34.13*）
特殊检查	• 一般不需要。异型增生的细胞核 p53 染色（*图 4.34.9*）	• 一般不需要
治疗	手术切除。溃疡性结肠炎病人定期结肠镜检查监测筛查	无
预后	一般。慢性不可治愈性疾病；预后与并发症程度、严重性以及治疗相关的副作用相关。80% 的死亡病人与腺癌和异型增生相关	不定，取决于潜在的病因，但大多数病变可以治愈

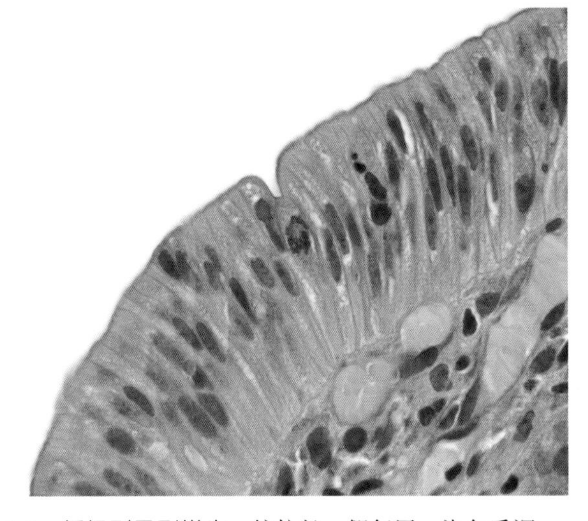

图 4.34.1　低级别异型增生　核拉长，假复层，染色质深

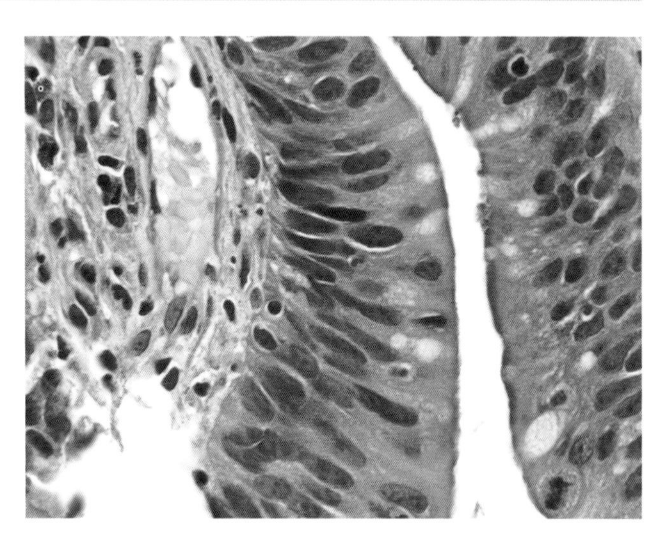

图 4.34.2　低级别异型增生　核分裂位于腺体表层

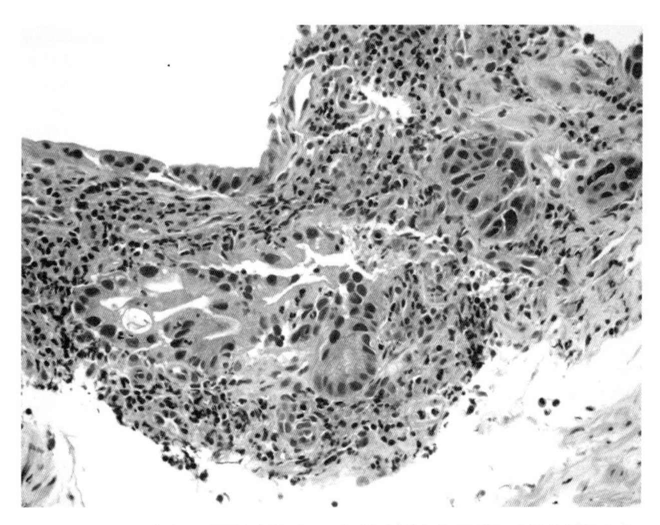

图 4.34.3 高级别异型增生 急性结肠炎背景下的局部高级别异型增生

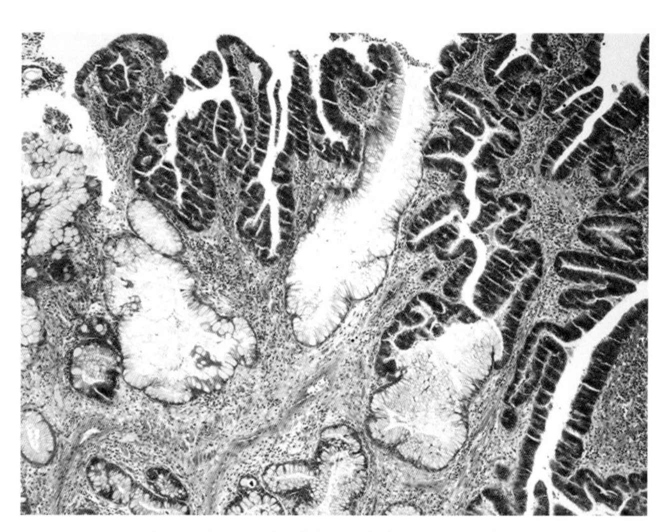

图 4.34.4 异型增生 急性结肠炎背景下混合性异型腺体和正常腺体

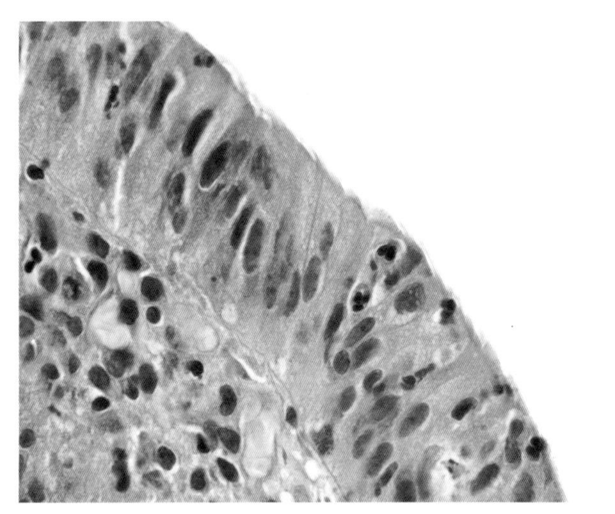

图 4.34.5 低级别异型增生 急性结肠炎背景上皮内中性粒细胞浸润相关的低级别异型增生

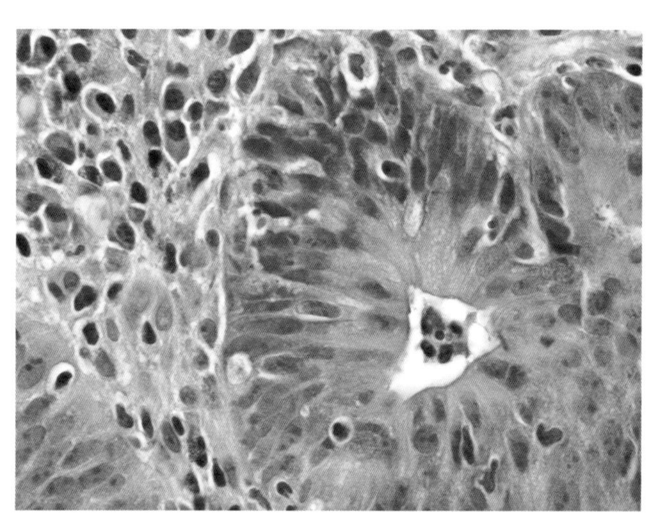

图 4.34.6 低级别异型增生 急性结肠炎背景隐窝炎相关的低级别异型增生

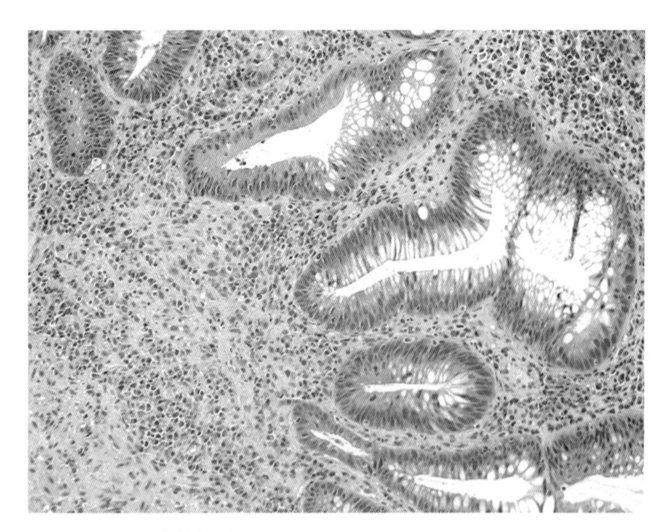

图 4.34.7 腺体扭曲

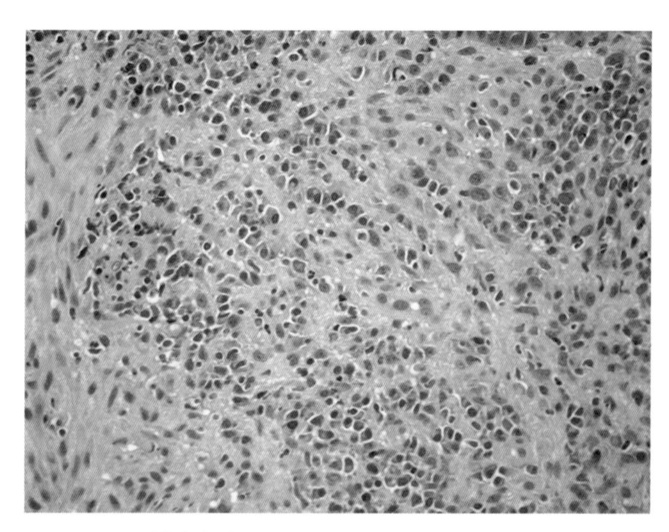

图 4.34.8 基底部多量浆细胞浸润

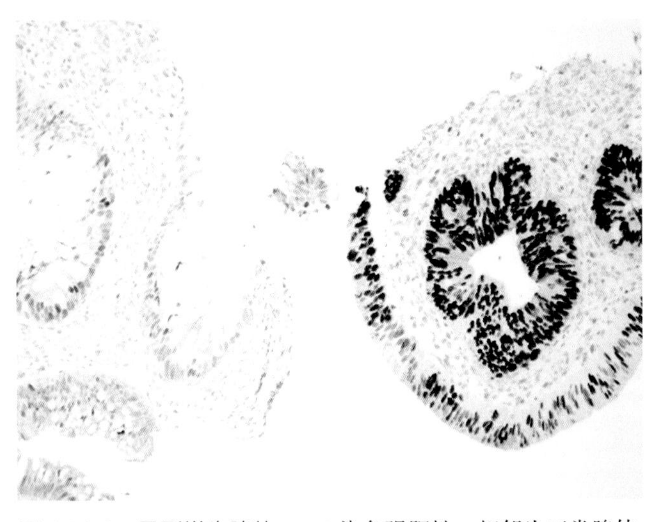

图 4.34.9　异型增生腺体　p53 染色强阳性，相邻为正常腺体

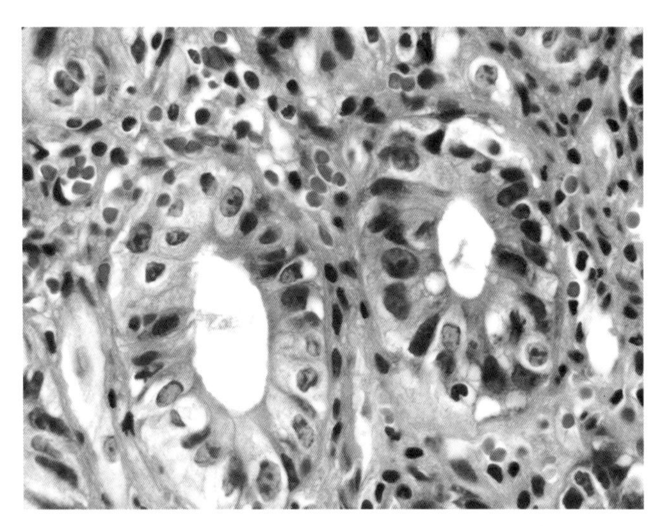

图 4.34.10　缺血性结肠炎　上皮反应性改变，其特征是细胞核卵圆形，核大深染，开放的染色质，核仁明显

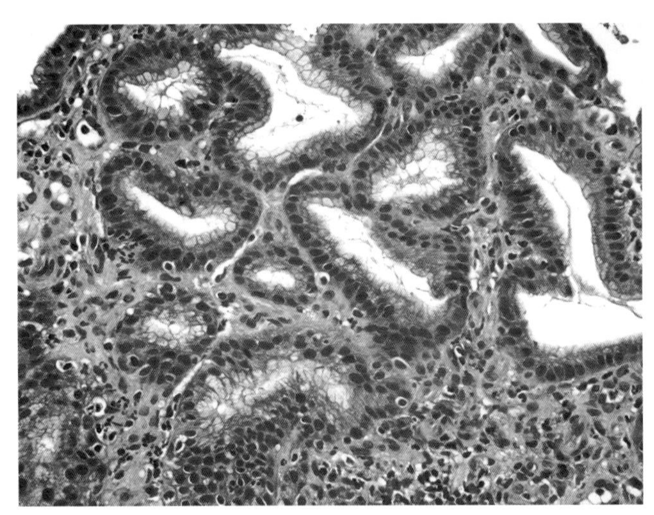

图 4.34.11　上皮反应性改变　反应性上皮具有增大深染的核，但其保持核极性，仅有局灶性黏蛋白消失

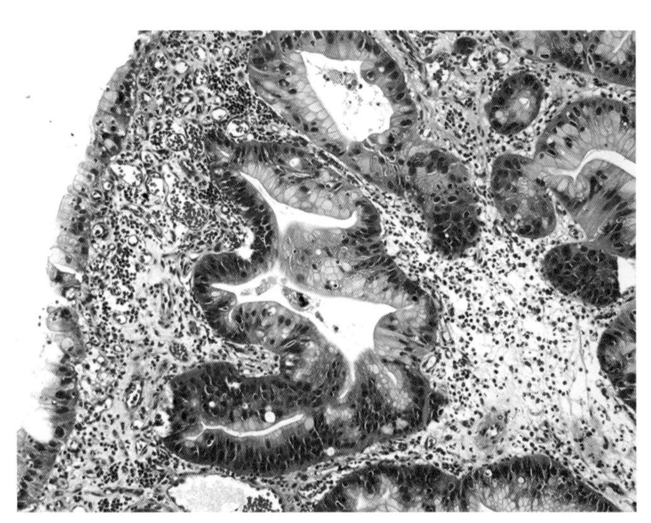

图 4.34.12　与肉芽组织相关的显著上皮反应性改变　这种改变在表面正常分化成熟的隐窝中表现最突出

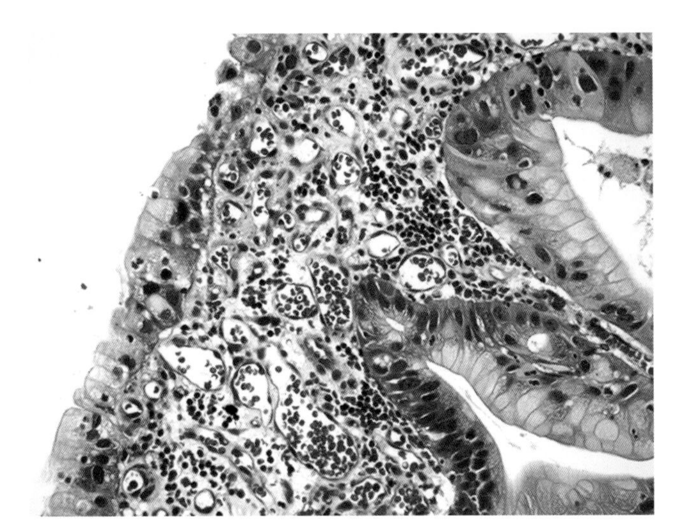

图 4.34.13　与急性炎症和肉芽组织相关的显著反应性改变

4.35 结肠炎相关异型增生与腺瘤

	结肠炎相关异型增生	腺瘤
年龄/性别	通常为成人（二三十岁和六七十岁）；无性别差异	通常为老年人（60多岁）；男性多于女性
部位	克罗恩病：通常以近端结肠为主；常不累及直肠 溃疡性结肠炎：总是累及直肠并向近端延伸	肿瘤通常位于左半结肠，但可以发生在任何部位
症状	克罗恩病：腹绞痛，非血性腹泻，发热，乏力，体重减轻 溃疡性结肠炎：反复血性腹泻，腹痛，乏力，体重减轻	即使有也很少，通常结肠镜检查偶然发现。有些病人可能会出现腹泻、便秘或胃肠道出血
体征	克罗恩病：低蛋白血症，缺铁性贫血，肠瘘和狭窄；肠外表现可影响肝、眼和关节；内镜特征包括阿弗他样糜烂、纵向溃疡、鹅卵石征、肠狭窄和瘘 溃疡性结肠炎：体征多样，发热、心动过速，与毒性巨结肠有关；内镜表现多样，活动期为红斑、黏膜质脆和颗粒状，静止期为颗粒状黏膜伴点状红斑和袋状折叠、息肉	即使有也很少，结肠镜检查可发现
病因学	未知，白种人和德系犹太人发病更为普遍。一部分病人常有亲属发病	继发于涉及*KRAS*，*APC*和*p53*多基因复杂遗传改变的肠上皮异型增生。危险因素包括环境因素（因为腺瘤在工业化国家更常见）、肥胖、吸烟，饮食因素包括高脂肪和低纤维饮食，以及遗传性综合征，如由于*APC*基因突变引起的家族性腺瘤性息肉病和遗传性非息肉病性结直肠癌
组织学	1. 低级别异型增生：复层增生的细胞核大、拉长呈雪茄样杆状核；核仁突出；顶端黏液分泌丢失；核分裂显著；散在核分裂；在隐窝不同水平细胞核层次不等（*图4.35.1*） 2. 高级别异型增生：中等至明显核多形性，结构变化包括腺体拥挤、筛状腺体和核极性消失等（*图4.35.2*） 3. 异型增生可出现于隐窝内任何部位；表面腺上皮为非肿瘤性和肿瘤性腺体混合（*图4.35.3*） 4. 异型增生的腺体与周围正常黏膜有移行 5. 腺体形态不规则（*图4.35.4*） 6. 常见杯状细胞萎缩改变，黏液不规则分布（黏液空泡位于基底部） 7. 间质改变多样，固有层内单核细胞和中性粒细胞明显增加（*图4.35.5*） 8. 背景黏膜通常表现为活动性肠炎与隐窝炎（*图4.35.6*）和隐窝脓肿；慢性变化包括显著的隐窝结构扭曲（*图4.35.4*）、基底部浆细胞增多（*图4.35.5*）和潘氏细胞化生（*图4.35.7*）	1. 低级别异型增生：复层增生细胞表现为细胞核增大、拉长呈雪茄样；核仁显著；顶端黏液分泌丢失；核分裂象显著；散在核分裂，核基本排列于同一水平（*图4.35.8*） 2. 高级别异型增生：表现为中等至明显核多形性，结构变化包括腺体拥挤、筛孔状腺体和细胞核极性消失等 3. 异型增生以“自上而下”的方式发展：大部分病例表面异型增生更明显，并向隐窝底部蔓延；有时肿瘤性腺体仅出现于隐窝表面（*图4.35.9*） 4. 异型上皮与周围黏膜界限明显 5. 腺体排列规则（*图4.35.10*） 6. 黏液主要位于近表面黏膜处伴罕见杯状细胞萎缩 7. 间质炎症细胞稀疏，固有层内单核细胞不增加，伴有数量不等的中性粒细胞（*图4.35.11*） 8. 周围背景黏膜可表现为活动性或非活动性病变，伴轻微隐窝结构改变
特殊检查	• 一般不需要。细胞p53弥漫阳性（*图4.35.8*），β-catenin阴性	• 一般不需要。肿瘤细胞一般p53阴性，但β-catenin核阳性
治疗	手术切除。溃疡性结肠炎病人定期结肠镜检查、监测筛查	内镜息肉切除术后行结肠镜检查，随访筛查高危病人
预后	一般，慢性不可治愈性疾病，预后与并发症程度、严重性以及治疗相关的副作用相关。80%的病人死亡率与伴发异型增生和腺癌相关	好或一般，该病变是癌前病变，但只有一部分病人具有复发或进展为浸润性癌的风险。风险因素包括大于3个或更多个腺瘤、高级别异型增生、绒毛状特征，或直径超过1cm的腺瘤

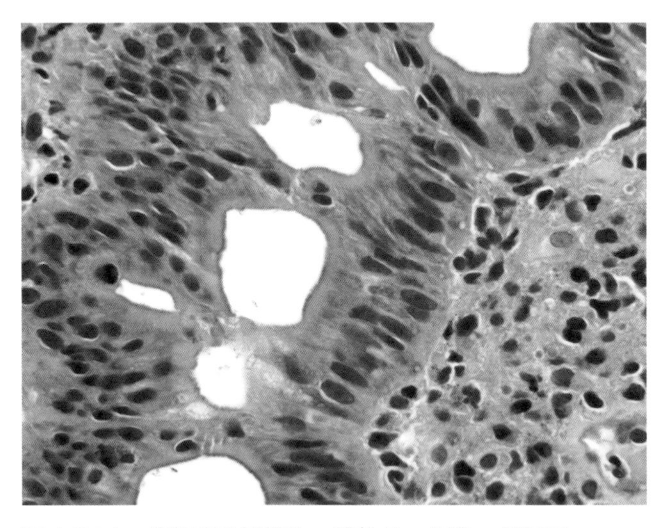

图 4.35.1 低级别异型增生 核拉长、深染，假复层

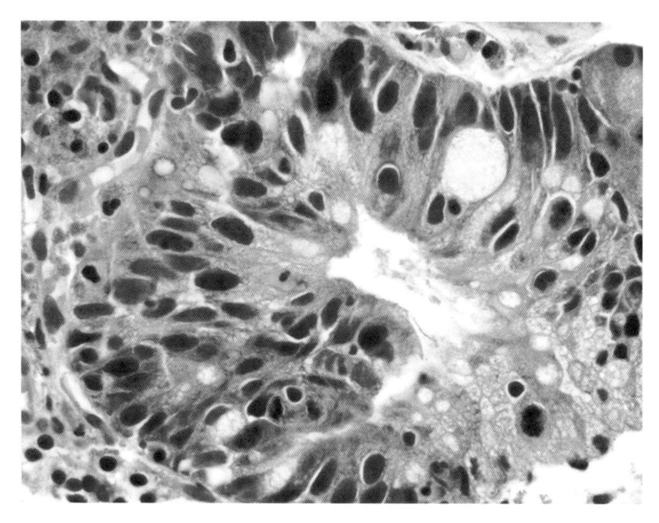

图 4.35.2 高级别异型增生 明显的多形性、深染，核极性消失和黏液丢失

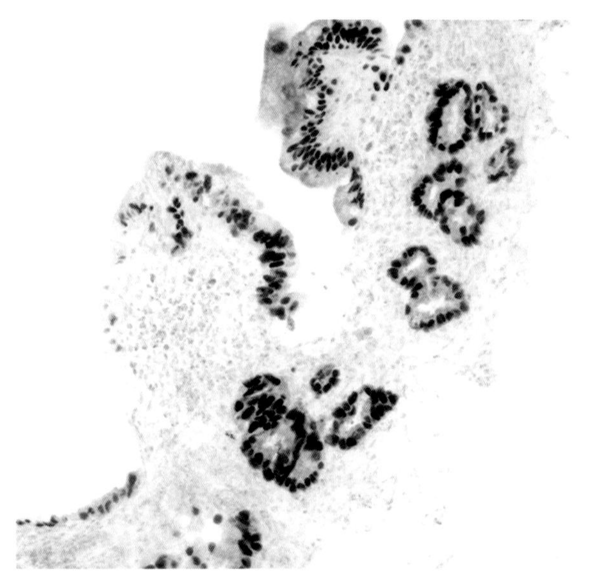

图 4.35.3 结肠炎相关异型增生 p53 染色显示异型细胞阳性

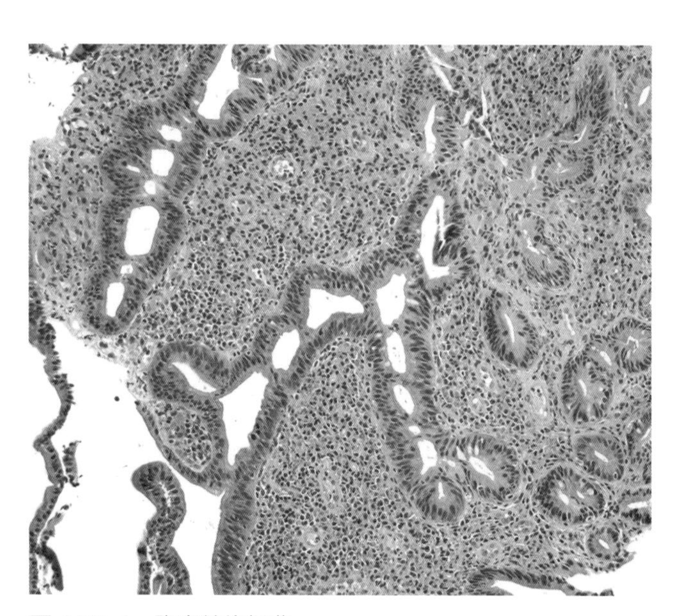

图 4.35.4 隐窝结构扭曲

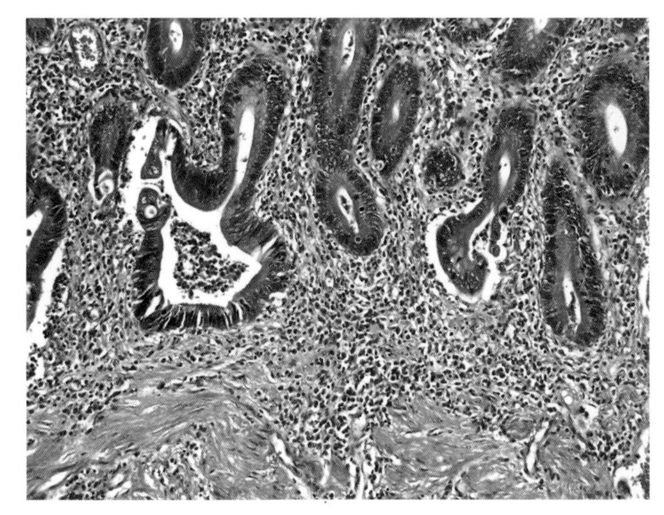

图 4.35.5 基底部多量浆细胞浸润

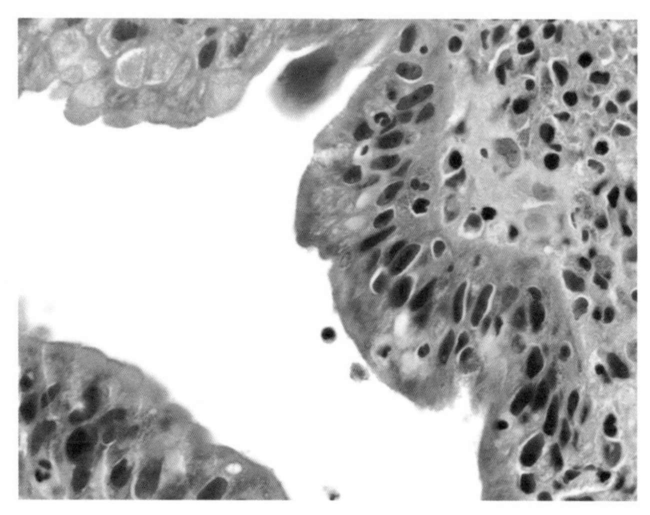

图 4.35.6 急性结肠炎 与上皮内中性粒细胞浸润相关的隐窝上皮低级别异型增生

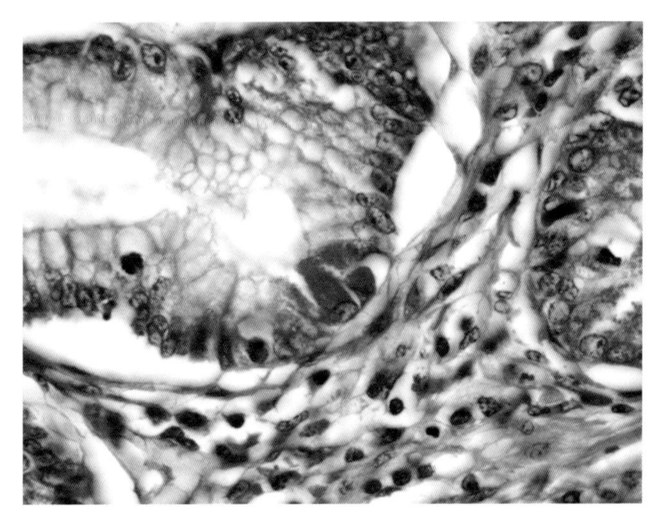

图 4.35.7　慢性结肠炎　潘氏细胞化生

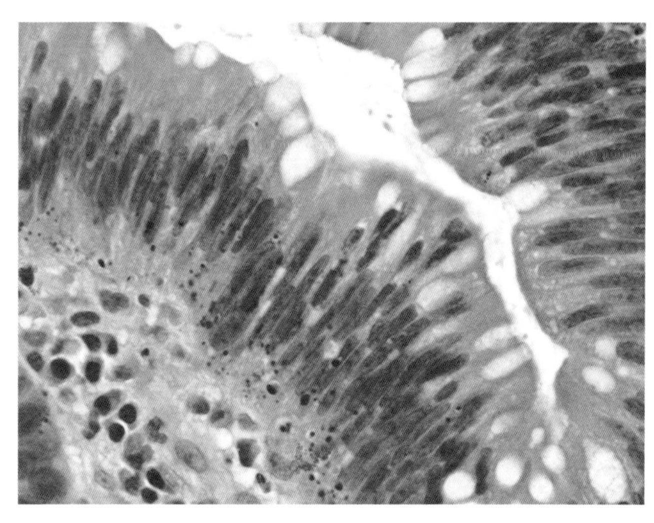

图 4.35.8　腺瘤内低级别异型增生　核拉长、深染，假复层及明显的凋亡碎片

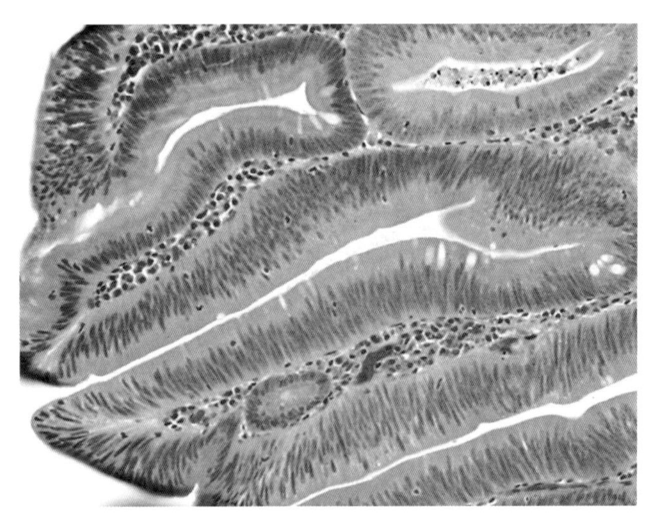

图 4.35.9　腺瘤内低级别异型增生　以“自上而下”的方式从表面上皮延伸至基底

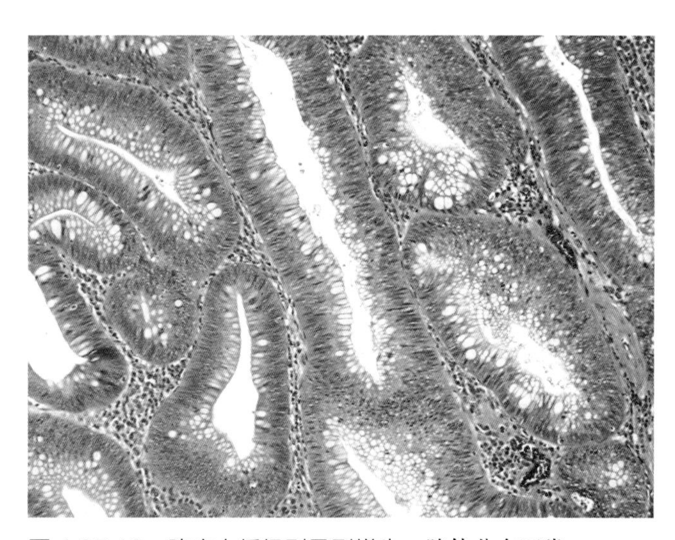

图 4.35.10　腺瘤内低级别异型增生　腺体分布正常

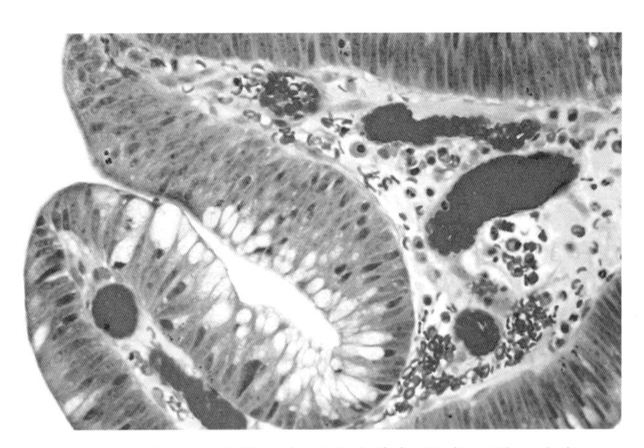

图 4.35.11　腺瘤　黏膜固有层改变常轻微或无明显改变

4.36 腺瘤伴浸润性癌与假浸润样病变

	腺瘤伴浸润性癌	假浸润样病变
年龄/性别	老年人（60 多岁）；男性多于女性	老年人（60 岁多），男性多于女性
部位	通常在左侧结肠，但可以发生在任何部位	最常见的是直肠、乙状结肠，但可以发生在任何部位
症状	如果有也很少，通常结肠镜检查偶然发现。有些病人可能会出现腹泻、便秘或胃肠道出血	如果有也很少，大多数病变是偶然发现
体征	如果有也很少，大多数通过结肠镜检查发现	如果有也很少，大多数病变通过结肠镜检查偶然发现
病因学	继发于涉及 *KRAS*，*APC* 和 *p53* 多基因复杂遗传改变的肠上皮异型增生。危险因素包括环境因素（因为腺瘤在工业化国家更常见）、肥胖，吸烟，饮食因素包括高脂肪和低纤维饮食，以及遗传性综合征，如由于 *APC* 基因突变引起的家族性腺瘤性息肉病和遗传性非息肉病性结直肠癌	异型上皮错位到黏膜下组织
组织学	1. 更常见于体积较大的（>2cm）、具有绒毛形态和左半结肠息肉中 2. 低级别异型增生表现为核增大、伸长及杆状核为特征的假复层细胞增生；核仁显著；杯状细胞减少；凋亡小体显著；散在的核分裂（*图 4.36.1*） 3. 高级别病变表现为核多形性更显著，并出现腺体拥挤、筛孔状腺体和细胞核极性消失等结构变化 4. 肿瘤腺体浸润穿过黏膜肌层进入黏膜下层，伴促纤维结缔反应（*图 4.36.2，4.36.3*） 5. 主要是成角浸润的腺体（*图 4.36.4*） 6. 一些病例具有含铁血黄素或吞噬含铁血黄素的巨噬细胞	1. 任何大小息肉；通常为长蒂息肉（*图 4.36.5*） 2. 低级别异型增生表现为核增大、伸长及杆状核为特征的假复层细胞增生；核仁显著；杯状细胞减少；凋亡小体显著；散在的核分裂（*图 4.36.6*） 3. 高级别病变表现为核多形性更显著，并出现腺体拥挤、筛孔状腺体和细胞核极性消失等结构变化 4. 肿瘤性腺体错位到黏膜下层，周围由固有层包围（*图 4.36.7，4.36.8*） 5. 肿瘤性腺体通常具有圆形轮廓，细胞形态类似于正常结构腺体（*图 4.36.9*） 6. 含铁血黄素和（或）吞噬含铁血黄素的巨噬细胞背景（*图 4.36.10*）
特殊检查	• 一般不需要	• 一般不需要
治疗	内镜切除术；高危肿瘤手术切除	单纯息肉切除术后常规筛查监测
预后	一般，淋巴结转移者复发风险不定。预后不良因素有高级别癌，包括低分化腺癌、印戒细胞癌、小细胞癌和未分化癌，肿瘤距离切缘小于 1mm 和累及小血管。这些病人中具有一种或多种上述因素，则复发风险增加 10%~25%。无上述因素的病人不良结局危险性为最小到无风险	好，息肉切除术通常是治愈性的

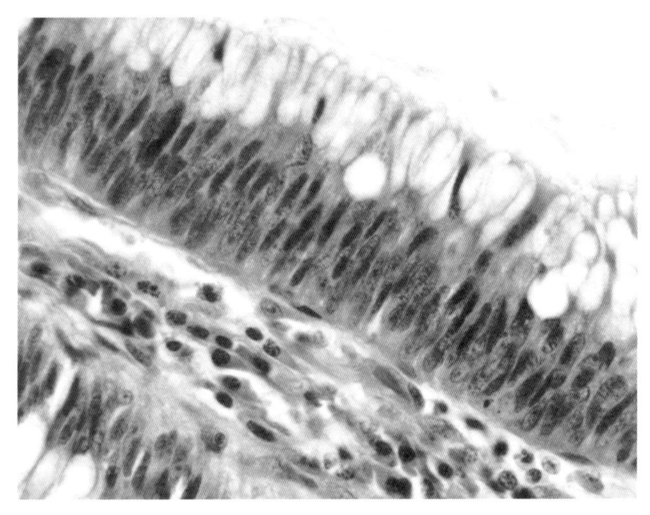

图 4.36.1　伴低级别异型增生的腺瘤　核拉长、深染，假复层的杆状核

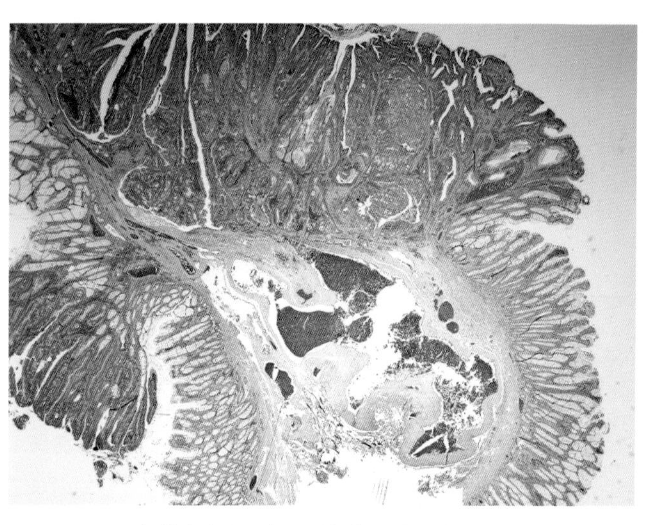

图 4.36.2　由伴有低级别异型增生的腺瘤起源的浸润性癌

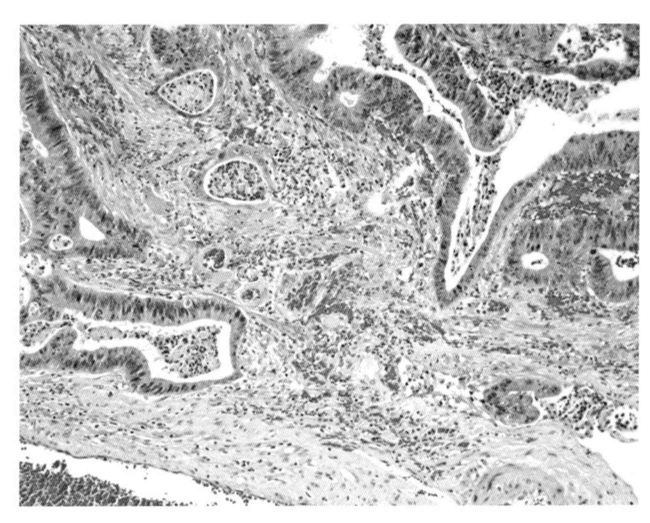

图 4.36.3　浸润性腺体周围促结缔组织增生性反应

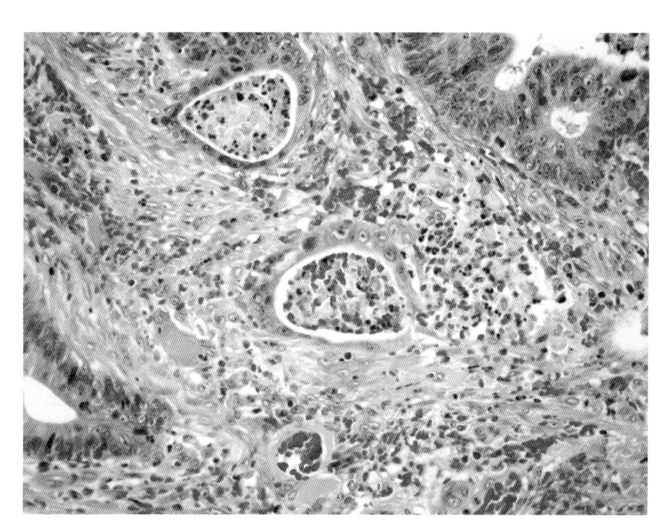

图 4.36.4　浸润性癌　成角异型腺体被结缔组织间质包绕

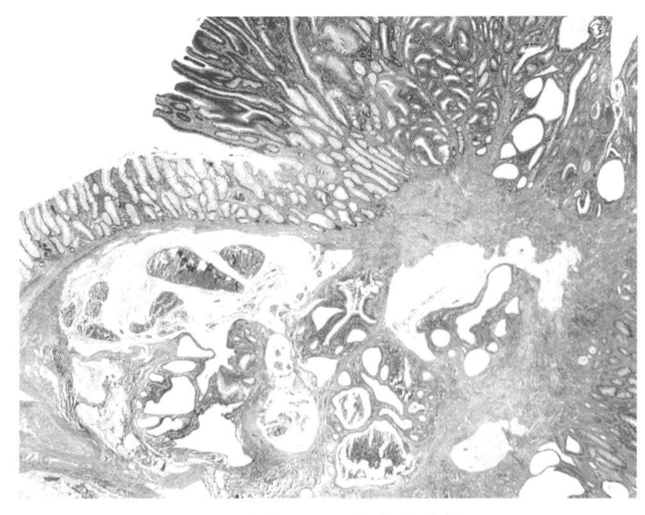

图 4.36.5　大息肉　黏膜下层见错位的腺体

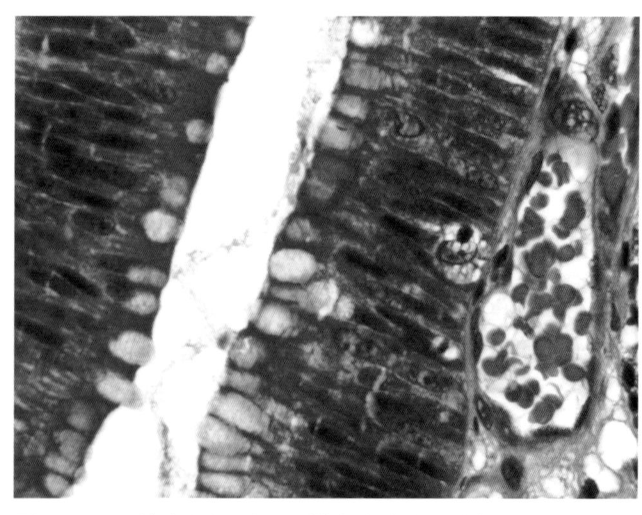

图 4.36.6　伴有低级别异型增生的腺瘤　核拉长、深染、假复层纤毛细胞，有明显的凋亡小体

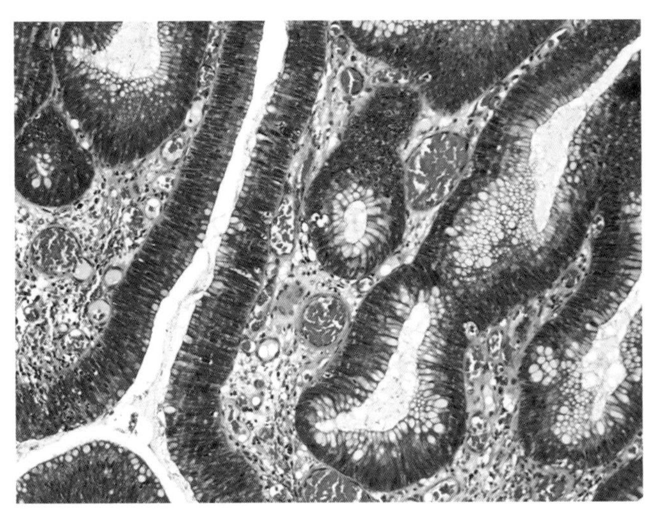

图 4.36.7 腺瘤内错位腺体 呈假性浸润，腺体周围黏膜固有层血管充血、出血

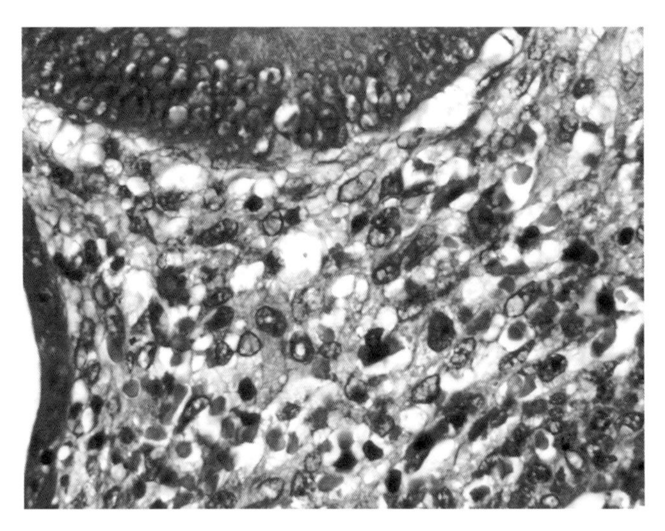

图 4.36.8 固有层错位腺体 周围见混合性淋巴细胞、浆细胞及红细胞外渗

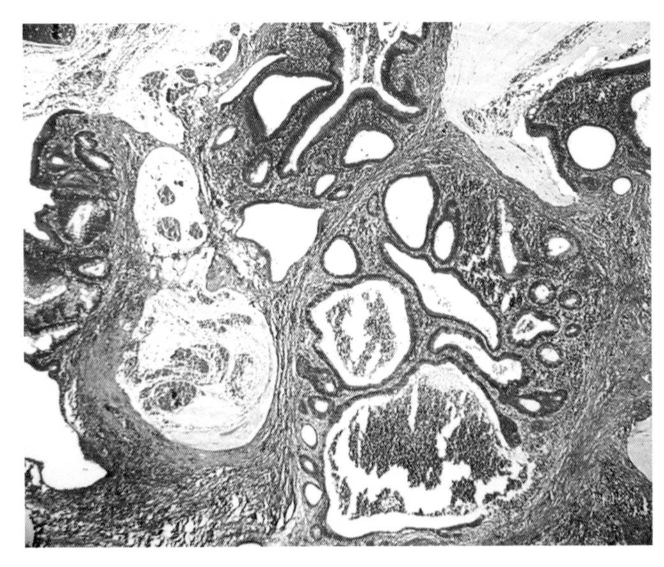

图 4.36.9 腺瘤内错位腺体 呈假性浸润腺，明显的圆形轮廓

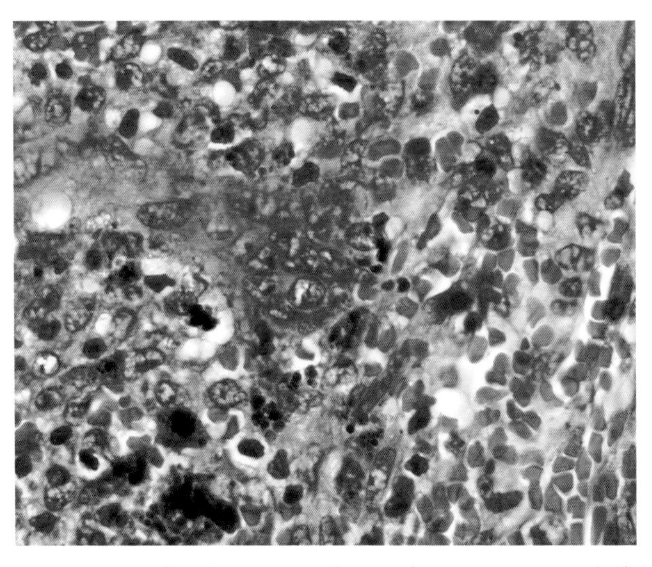

图 4.36.10 腺瘤内假性浸润腺体 周围见出血及吞噬含铁血黄素的巨噬细胞

4.37 神经内分泌肿瘤（类癌）与结直肠癌

	神经内分泌肿瘤（类癌）	结直肠癌
年龄/性别	老年人（六七十岁）；男性多于女性	通常为老年人（70多岁）；男性多于女性
部位	主要在直肠，少部分出现在右半结肠（12%）	更常见于左半结肠，但可发生在任何部位。近端病变与年轻人、女性和微卫星不稳定性有关
症状	通常无症状，偶发性。某些病人有非特异性腹痛、体重减轻、胃肠道出血、直肠痛、腹泻	很少或有一些模糊和非特异性的症状，腹痛、腹泻、便秘、里急后重、直肠出血
体征	很少；粪便隐血试验阳性；类癌综合征罕见	粪便隐血检查阳性，缺铁性贫血
病因学	源自弥漫性神经内分泌系统细胞的肿瘤，常与多发性内分泌腺瘤致病因子1（MEN1）相关	散发性结直肠癌与*APC*，*KRAS*，*p53*和微卫星稳定性基因突变相关；遗传性非息肉病性结肠癌病例与遗传性综合征相关，其高达10%。炎症性肠病的风险增加
组织学	1. 细胞大小一致，小而均匀、圆形核，显著的核仁；细颗粒状染色质（“椒盐样”）；嗜酸性细胞质*（图4.37.1）* 2. 无坏死 3. 细胞呈多种结构排列，包括管状、实性、腺泡样和巢状*（图4.37.2）* 4. 纤细的毛细血管网*（图4.37.3）* 5. 核分裂象不等：低级别（<2/10HPF）和中级别[（2~20）/10HPF]。 6. 高级别癌为大或小的多形性细胞，具有显著核仁和细颗粒状染色质（“椒盐样”）和嗜酸性细胞质 7. 广泛的坏死和凋亡 8. 细胞实性片状排列 9. 纤细的毛细血管网 10. 核分裂象活跃（>20/HPF） 11. 通常有广泛的淋巴管、血管浸润 12. 常与腺瘤或腺癌相关 13. 无促结缔组织间质相关反应	1. 大多数肿瘤高至中分化，腺体成角*（图4.37.6）*，细胞具有中至重度多形性，细胞核深染，核极性不同程度消失*（图4.37.7）* 2. 低分化癌组织内腺体形成不良，由片状及簇状显著异型细胞组成，核极性消失 3. 黏液癌占10%，特征为丰富的细胞外黏液和黏液湖形成，细胞可呈印戒细胞改变 4. 常看到原位腺癌组分*（图4.37.8）* 5. 常见管腔内大量明显嗜酸性无细胞的坏死碎片*（图4.37.9）* 6. 肿瘤细胞穿过黏膜肌层进入黏膜下层，周围见致密促结缔组织反应*（图4.37.10）* 7. 散在神经内分泌细胞
特殊检查	• 免疫标记突触素*（图4.37.4）*和NSE阳性，并且表达EMA和（或）其他内分泌标志物，如嗜铬素*（图4.37.5）*、5-羟色胺、胰高血糖素、胃泌素和生长抑素。使用Ki-67增殖指数分级：1级<2%，2级3%~20%，3级>20%。远端直肠肿瘤通常PSAP阳性	• 一般不需要。细胞显示免疫标记CK20、AE1/AE3、CDX2和CEA阳性，CK7呈阴性。神经内分泌标记显示散在的神经内分泌细胞阳性。Ki-67增殖指数不定，多数高分化肿瘤核增殖指数较低
治疗	对于局限于黏膜和黏膜下层的小肿瘤（1~2cm），建议内窥镜对肿瘤进行息肉切除术；侵袭固有肌层，则经肛门切除肿瘤	进展期病变手术切除术加化疗
预后	不确定，高分化肿瘤预后良好，5年生存率90%。最重要的预后因子包括肿瘤大小、侵及固有肌层和肿瘤部位，通常右半结肠的肿瘤在诊断时常发现转移，高达1/3的病人为转移性。分化差的癌进展很快，中位数生存时间16个月，总生存率为42%~72%	好到一般；5年生存率为55%~60%；黏液性癌预后较差

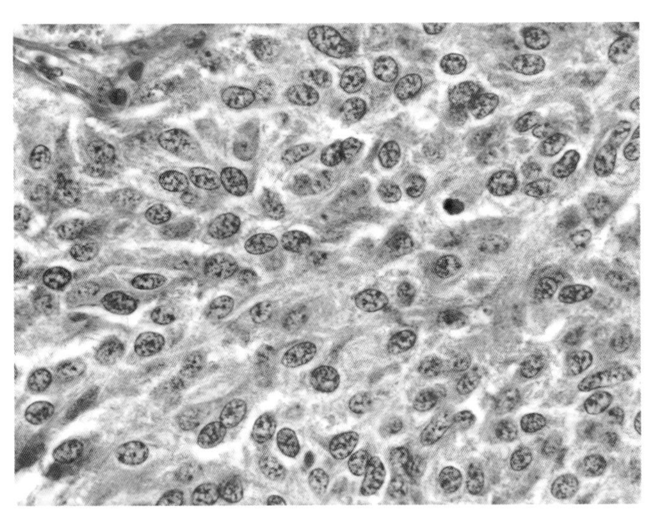

图 4.37.1 高分化神经内分泌肿瘤（类癌） 肿瘤细胞大小一致、体积小、圆形，具有“椒盐样”染色质和嗜酸性不等的细胞质

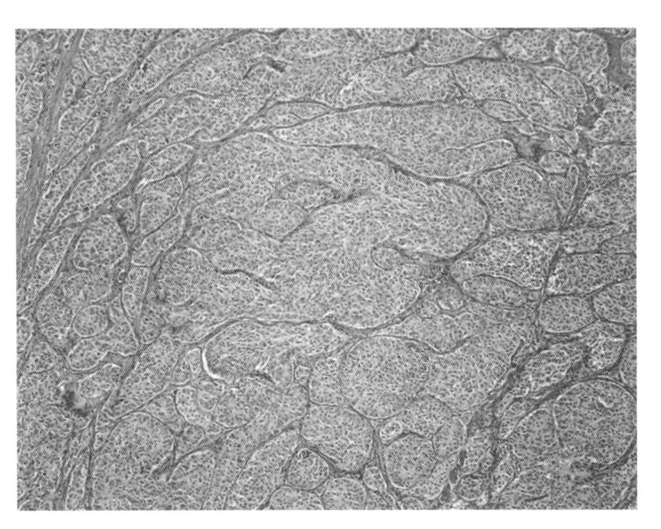

图 4.37.2 高分化神经内分泌肿瘤（类癌） 巢状肿瘤细胞呈器官样排列，富含毛细血管网

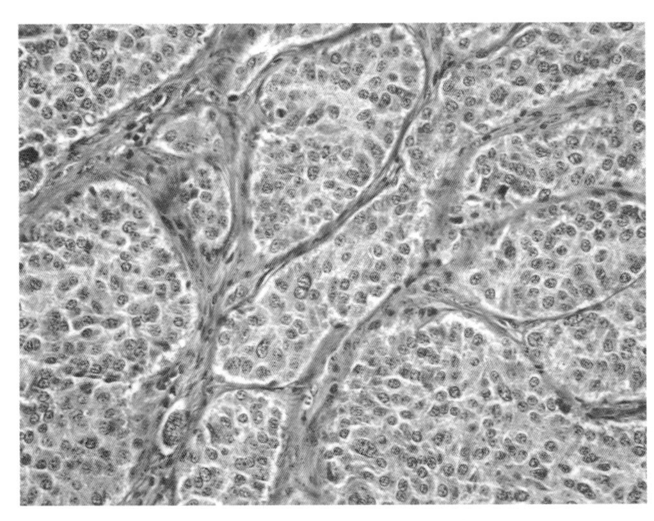

图 4.37.3 高分化神经内分泌肿瘤（类癌） 纤细的毛细血管网分隔巢状细胞团

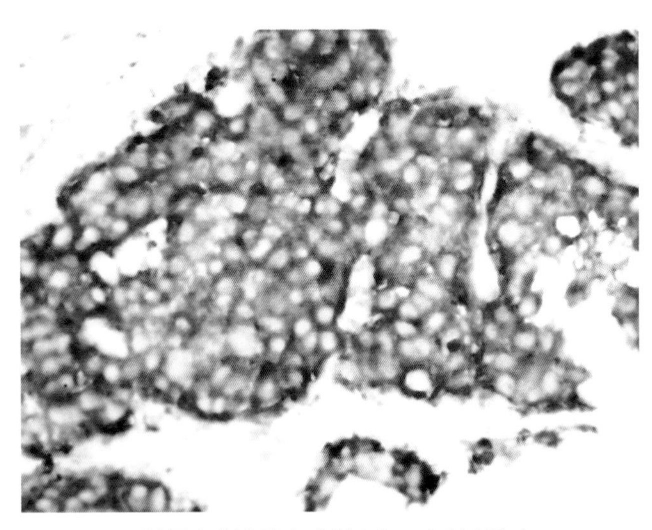

图 4.37.4 神经内分泌肿瘤（类癌） 突触素染色

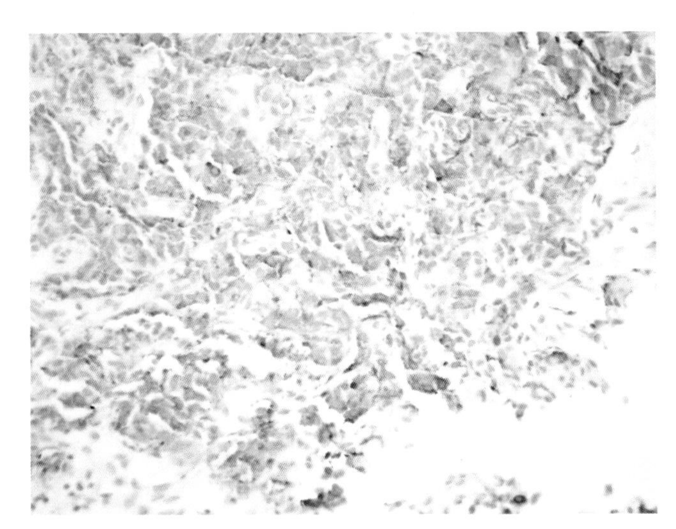

图 4.37.5 神经内分泌肿瘤（类癌） 嗜铬素染色

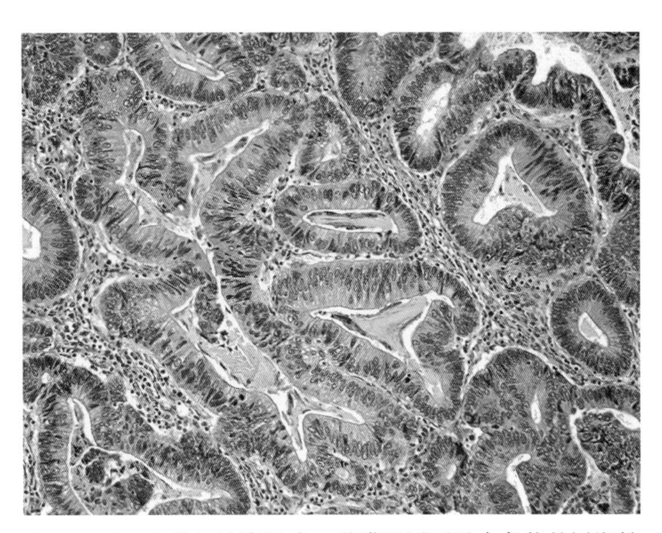

图 4.37.6 中分化结直肠癌 黏膜下层可见尖角状的浸润性腺体

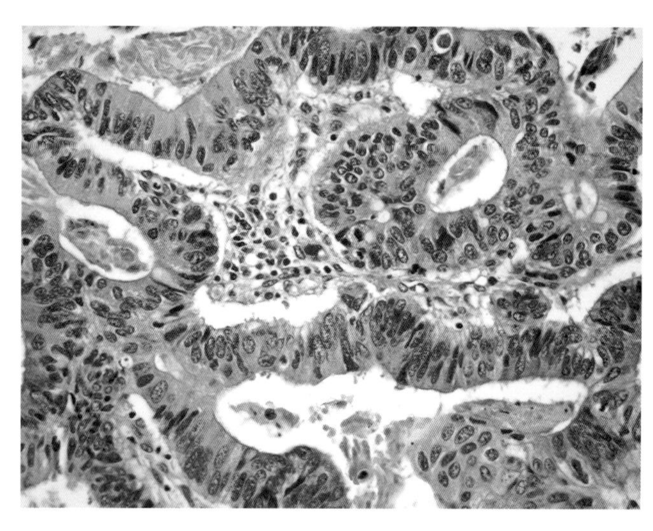

图 4.37.7　中分化结直肠癌　腺上皮核大、深染、细胞极性消失，核分裂活跃，腺体结构复杂

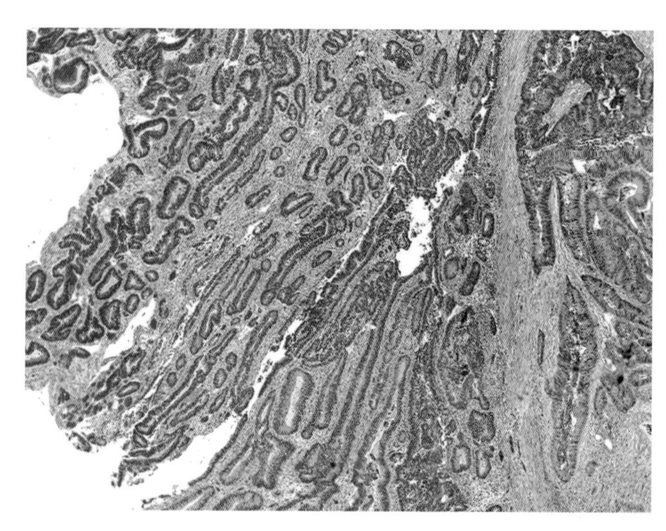

图 4.37.8　浸润性癌　周围见腺瘤背景伴高级别异型增生，可见异型腺体浸润至黏膜肌层下方

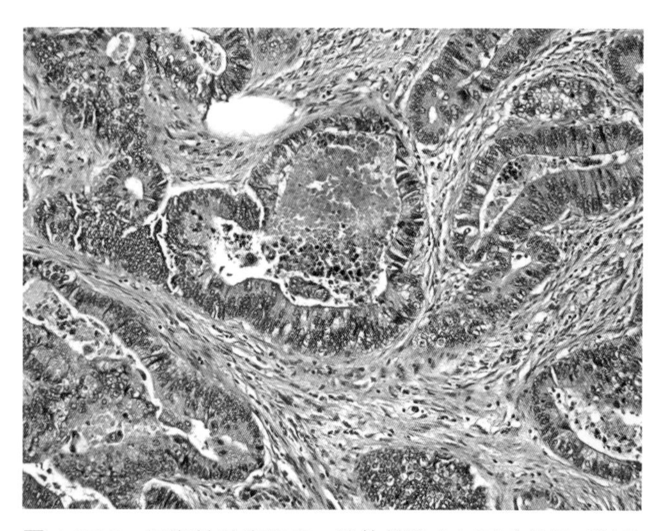

图 4.37.9　浸润性结直肠癌　腺体管腔内坏死碎片呈“污秽样坏死”

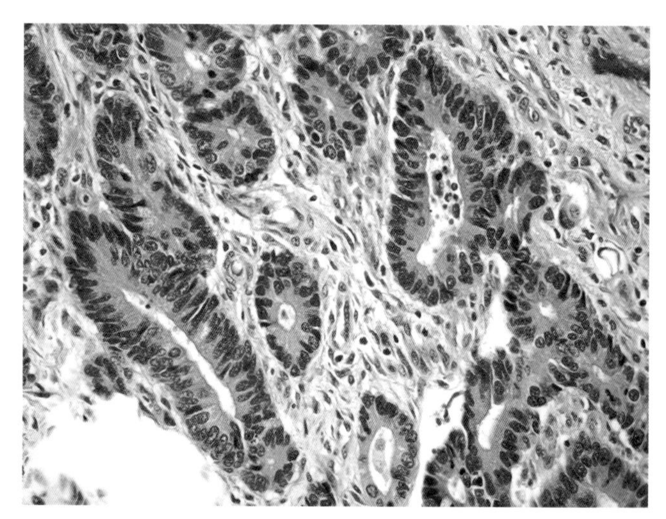

图 4.37.10　结直肠癌　浸润性腺体位于纤维性间质中

4.38 无蒂锯齿状腺瘤与增生性息肉

	无蒂锯齿状腺瘤	增生性息肉
年龄/性别	通常为老年人（平均年龄 70 多岁）；女性多于男性	老年人；男性多于女性
部位	主要是近端结肠，但全结肠均可发生	通常在直肠、乙状结肠，但可以发生在任何部位
症状	很少，常常无症状	通常无，常是偶然发现
体征	很少，结肠镜检查显示为无蒂息肉	通常无，常规结肠镜筛查时偶然发现
病因学	未知；虽然已被证实散发性腺瘤与微卫星不稳定性相关，其通常显示 *BRAF* 突变	被认为是正常结肠上皮的化生性改变。然而，大多数微囊型息肉具有 *BRAF* 突变，*KRAS* 突变通常见于富于杯状细胞型息肉中
组织学	1. 锯齿状结构（*图 4.38.1*），锯齿从隐窝表面延伸到基底（*图 4.38.2*），隐窝基底增宽类似“鸭蹼”（*图 4.38.3*） 2. 神经内分泌细胞缺失 3. 核非典型性特征，包括核增大、核仁明显、不对称性增生，其从基底到隐窝中上部；可见异型增生和癌（*图 4.38.4*） 4. 基底膜薄	1. 锯齿状结构，锯齿状结构局限于隐窝上部，在基底部缩窄（*图 4.38.5*） a. 微囊型：显著的锯齿结构由小、圆形、核位于基底部的细胞组成，顶端具有丰富的泡状细胞质，呈泡沫样（*图 4.38.6*） b. 富于杯状细胞型：轻微锯齿状结构，主要位于杯状细胞为主的腺体表面 c. 黏液缺失型：锯齿状结构由小细胞构成，缺乏细胞质内黏蛋白 2. 显著的神经内分泌细胞（*图 4.38.7*） 3. 罕见多形性和非典型细胞限于隐窝的基底部 4. 通常伴基底膜增厚
特殊检查	• 一般不需要。细胞 CDX2 中度染色，主要位于隐窝基底。一些异型增生区域免疫标记缺失 MLH1。大多数病例（67%）异常核表达 β-catenin。Ki-67 染色显示不对称和不规则沿隐窝的长轴表达，阳性指数不定	• 一般不需要。细胞弥漫性 CDX2 表达、β-catenin 阴性。Ki-67 染色显示规则和对称性增加
治疗	手术切除，常规结肠镜检随访	单纯息肉切除术后常规随访筛查结肠镜检查
预后	一般较好，虽然具有癌前病变（微卫星不稳定性）的病人结直肠癌风险增加	一般较好。大多数病变是良性的，但是部分病变，特别是大于 1cm 的息肉，与癌风险增加相关

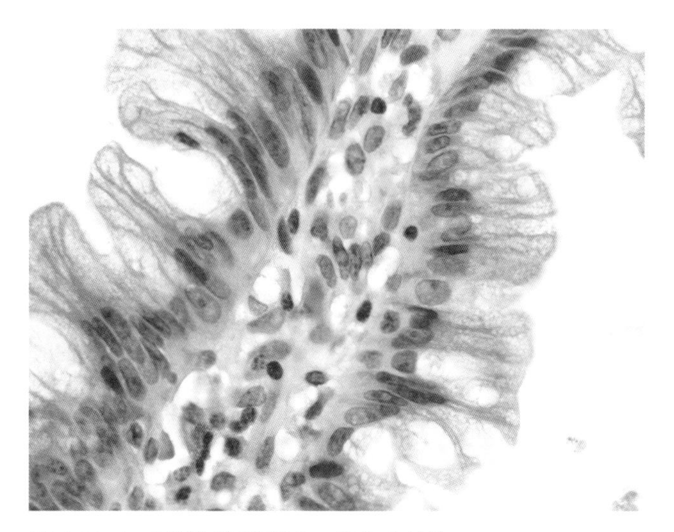

图 4.38.1　无蒂锯齿状腺瘤　锯齿状结构

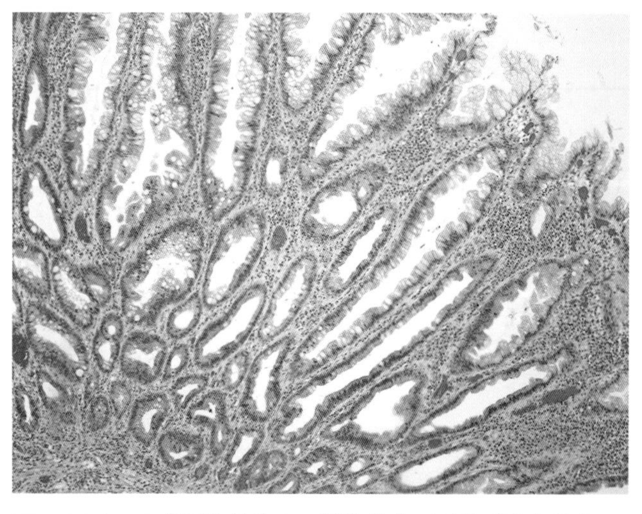

图 4.38.2　无蒂锯齿状腺瘤　锯齿从表面延伸到隐窝基底

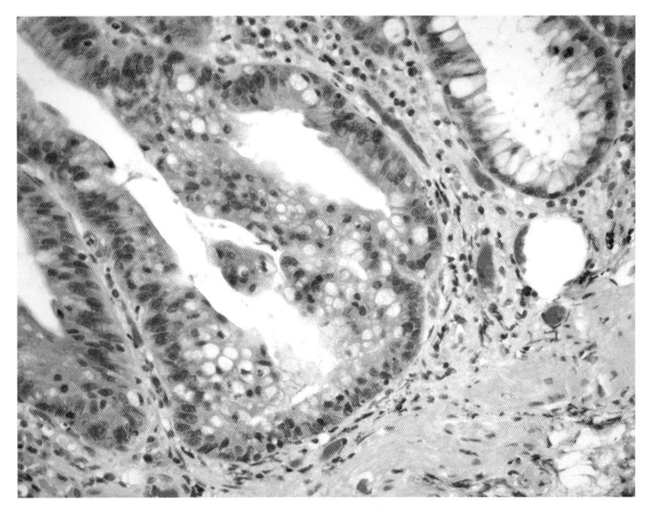

图 4.38.3 无蒂锯齿状腺瘤 基底部膨胀和横向排列隐窝类似“鸭蹼”

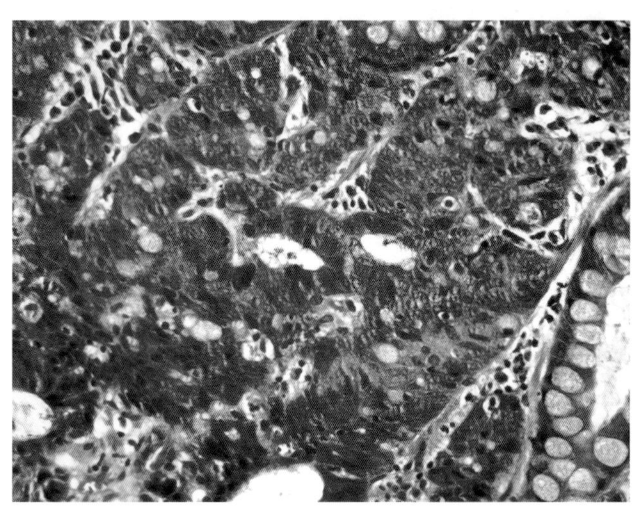

图 4.38.4 无蒂锯齿状腺瘤伴高级别异型增生

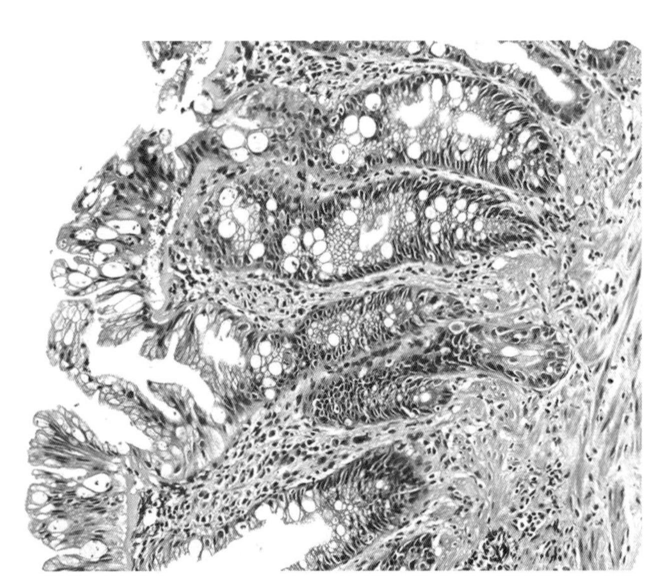

图 4.38.5 增生性息肉 锯齿状上皮结构局限于黏膜上皮表面

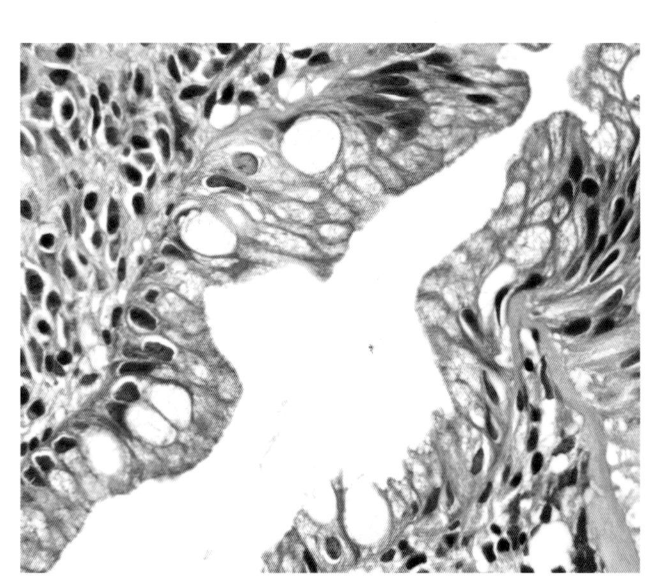

图 4.38.6 增生性息肉 具有显著的锯齿状结构和丰富的黏液样细胞质

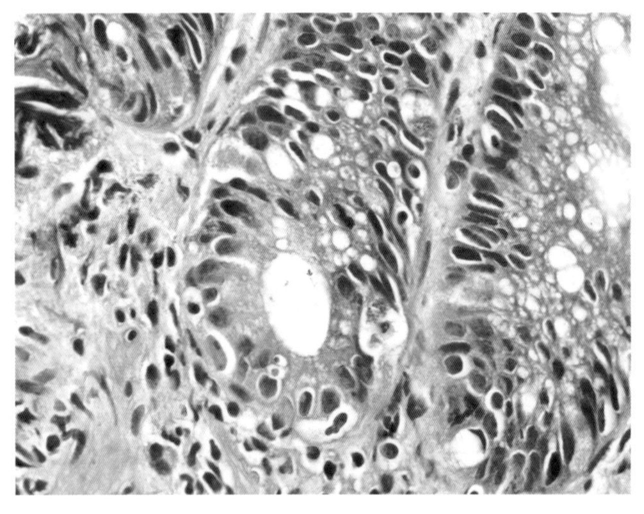

图 4.38.7 增生性息肉 可见其中散在的神经内分泌细胞

4.39 无蒂锯齿状腺瘤与传统锯齿状腺瘤

	无蒂锯齿状腺瘤	传统锯齿状腺瘤
年龄 / 性别	通常为老年人（平均年龄 70 多岁）；女性多于男性	成人（平均年龄 65 岁）；无性别差异
部位	主要位于近端右半结肠	主要位于远端左半结肠
症状	很少，常常无症状	没有，通常是偶然发现
体征	很少，结肠镜检查显示为无蒂息肉	没有，通常是结肠镜筛查偶然发现
病因学	未知；虽然已被证实散发性腺瘤与微卫星不稳定性相关，其通常显示 *BRAF* 突变	未知；几乎所有病例 CpG 岛突变，大多数 *KRAS* 突变（80%），并且部分病例（20%）*BRAF* 突变
组织学	1. 无蒂 2. 增生的细胞体积小，核圆形、顶部黏液丰富，局灶性或缺乏细胞质嗜酸性变（*图 4.39.1*）。 3. 锯齿状隐窝结构（*图 4.39.2*），从顶端延伸到隐窝基底（*图 4.39.3*），基底部具有平行于黏膜肌层的扩张隐窝，类似“鸭蹼”（*图 4.39.4*）；没有绒毛结构或异位隐窝 4. 局灶性核非典型、异型增生和黏膜内癌，表现为核大、核仁显著及不对称增生，其从隐窝基底部延伸至中上部（*图 4.39.5，4.39.6*）	1. 通常有蒂（*图 4.39.7*） 2. 上皮细胞增生，细胞核拉长，细胞质丰富嗜酸，极少或无黏液（*图 4.39.8*） 3. 复杂的绒毛结构（*图 4.39.9*）伴随机排列的隐窝，不累及黏膜肌层（“异位隐窝形成”）（*图 4.39.10*）。丝状锯齿状腺瘤是一种特殊亚型，具有明显伸长、复杂的绒毛状突起和水肿的间质 4. 整个病变均示异型增生（*图 4.39.11*）
特殊检查	• 一般不需要。细胞 CDX2 中度染色，主要位于隐窝基底。一些异型增生区域免疫标记缺失 MLH1。大多数病例（67%）异常核表达 β-catenin。Ki-67 染色显示不对称和不规则沿隐窝的长轴表达，阳性指数不定	• 一般不需要。存在微卫星标志物阳性着色，包括 MLH1 染色。Ki-67 染色主要部位于异位的隐窝
治疗	手术切除，常规结肠镜检随访	单纯息肉切除术后常规结肠镜检筛查
预后	虽然具有癌前病变（微卫星不稳定性）的病人患结直肠癌风险增加，但预后一般较好	虽然病变被认为是癌前病变，但一般预后良好

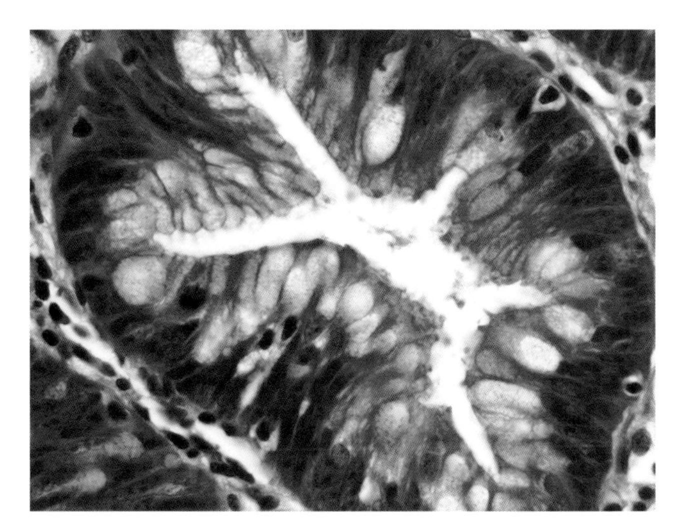

图 4.39.1　无蒂锯齿状腺瘤　上皮增生

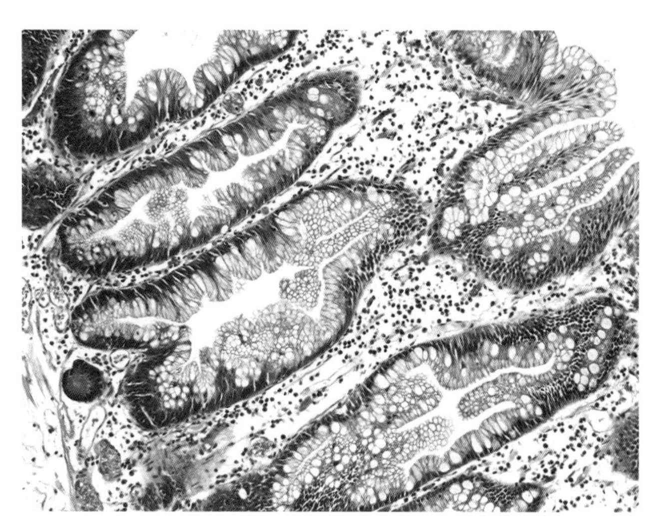

图 4.39.2　无蒂锯齿状腺瘤　锯齿状隐窝结构

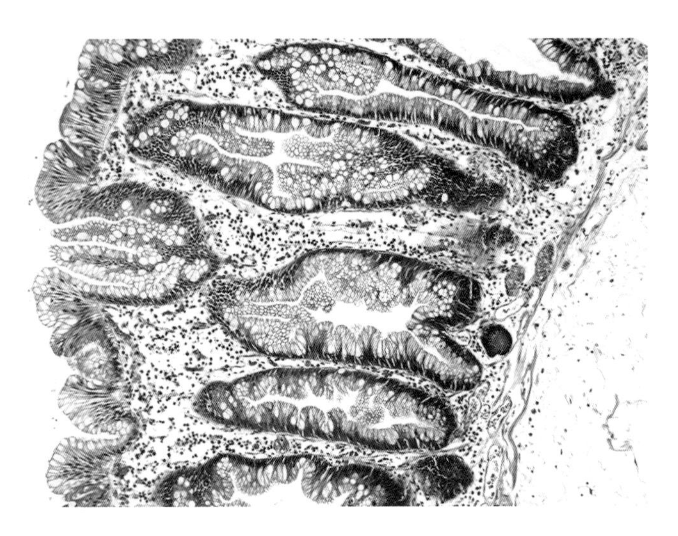

图 4.39.3　无蒂锯齿状腺瘤　锯齿结构从表面延伸到隐窝基底

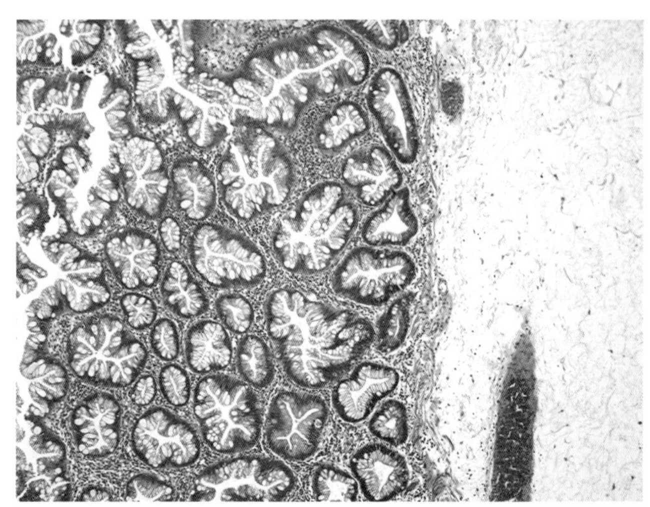

图 4.39.4　无蒂锯齿状腺瘤　基底部扩张及横向排列隐窝类似“鸭蹼”

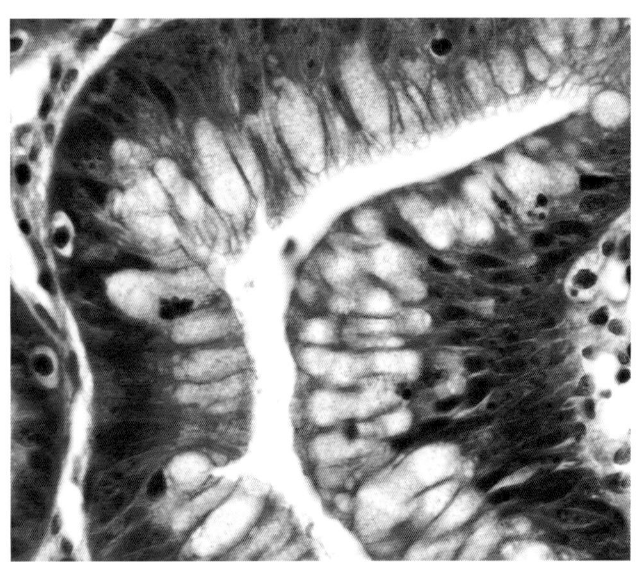

图 4.39.5　无蒂锯齿状腺瘤　局灶性核非典型性和明显核分裂象

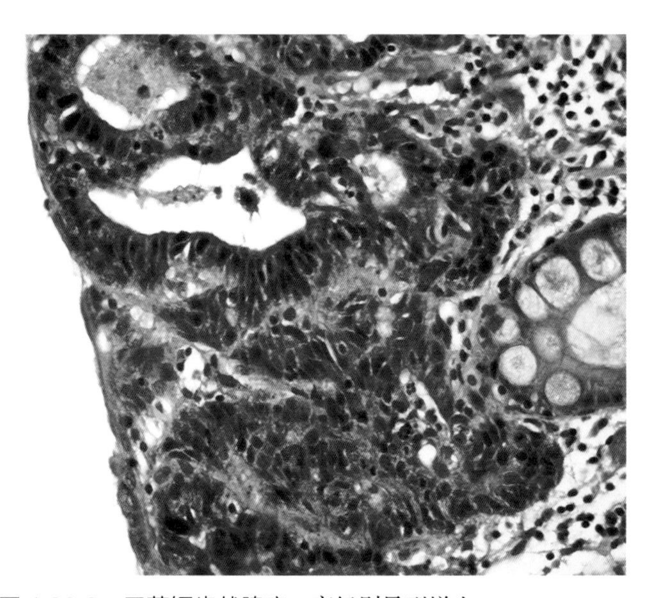

图 4.39.6　无蒂锯齿状腺瘤　高级别异型增生

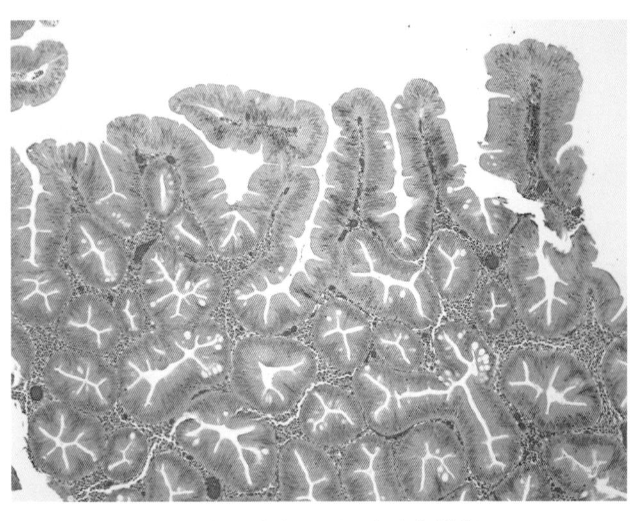

图 4.39.7　传统锯齿状腺瘤　所示为隐窝横断面

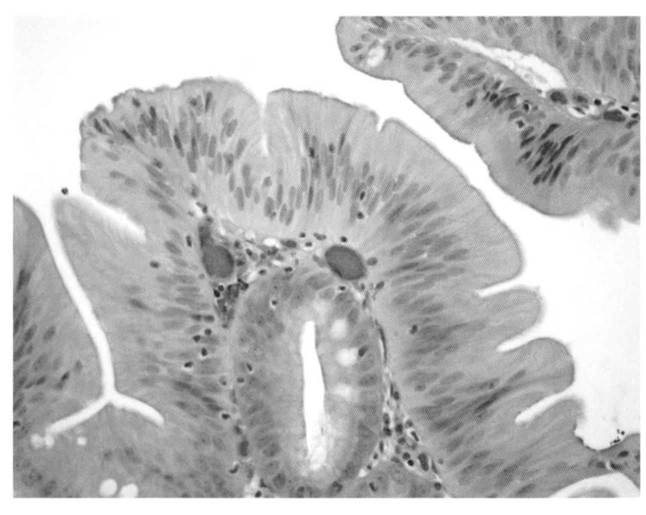

图 4.39.8　传统锯齿状腺瘤　低级别异型增生

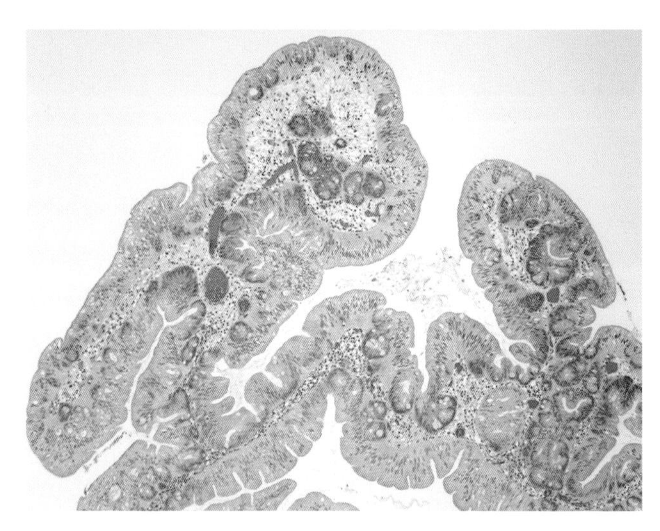

图 4.39.9 **传统锯齿状腺瘤** 可见复杂的绒毛结构

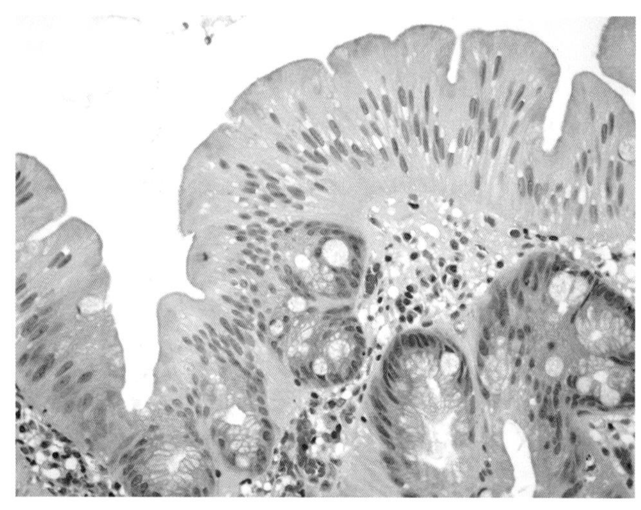

图 4.39.10 **传统锯齿状腺瘤** 异位隐窝形成，隐窝排列紊乱

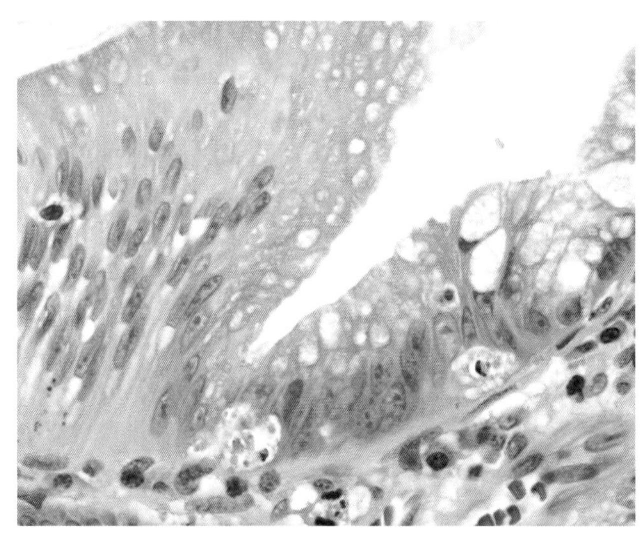

图 4.39.11 **传统锯齿状腺瘤** 整个病变内可见低级别异型增生。注意细胞凋亡明显

4.40 平滑肌瘤与 GISTs

	平滑肌瘤	GISTs
年龄 / 性别	成人（中位年龄 62 岁）；男性多于女性（男：女 = 2.4：1）	老年人（平均年龄 60 多岁）；无性别差异
部位	主要位于直肠、乙状结肠	主要位于直肠、乙状结肠
症状	没有，通常是偶然发现	非特异性腹痛、腹胀
体征	没有，通常结肠镜下偶然发现小息肉样结构	可触及腹部肿块，腹部压痛
病因学	源自肠壁内的平滑肌细胞	源自调节运动性的 Cajal 间质细胞。大多数病例 *C-KIT*（70%）或 *PDGFRA*（20%）基因突变，并且部分与 NF1、Carney 三联体综合征相关
组织学	1. 垂直交叉束状排列 *（图 4.40.1）*，细胞温和一致，细胞核伸长，两端钝圆（雪茄形），细胞质丰富、明亮、嗜酸性 *（图 4.40.2）* 2. 与黏膜肌层密切相关 3. 细胞偶尔有核旁空泡 4. 一些病例有胞内和间质间嗜酸性小体 5. 大多数无核分裂；罕见情况下呈平滑肌肉瘤，其恶性特征表现为核多形性和核分裂增加 *（图 4.40.3）*	1. 增生的梭形细胞细胞质淡染、嗜酸性不明显 *（图 4.40.7）*，大小一致，肿瘤细胞排列呈多少不一的束状至编织状结构，间质呈不同程度透明样变和水肿 *（图 4.40.8）*；一些病例呈上皮样形态 *（图 4.40.9）* 2. 极少局限于肌层，几乎总是累及肠壁全层 3. 细胞偶尔有核旁空泡 4. 细胞外胶原小球（丝团状纤维）多少不等 5. 核分裂不定
特殊检查	• SMA *（图 4.40.4）* 和 DESMIN 普遍阳性，CD117 *（图 4.40.5）*、CD34 *（图 4.40.6）* 和 DOG-1 阴性	• 大多数病例 CD117（80%，*图 4.40.10*）和 DOG-1（90%）免疫标记阳性，CD34 也是阳性（60%）。结蛋白可局灶阳性。分子检测多数病例可见 *C-KIT* 基因突变
治疗	单纯切除	主要是手术切除。具有 *C-KIT* 基因突变的病人用格列卫 / 伊马替尼（一种酪氨酸激酶抑制剂）治疗
预后	相当好；平滑肌瘤是良性肿瘤，无复发风险；罕见的平滑肌肉瘤病例预后差	一般。转移或死亡的风险与肿瘤大小和核分裂相关：小于 5cm、核分裂少于 5/50HPF 的肿瘤为低风险，而超过 10cm 且具有核分裂大于 5/50HPF 的肿瘤具有高风险。高风险肿瘤中，高达 60% 的病例发生转移。5 年生存率为 50%，10 年生存率为 20%

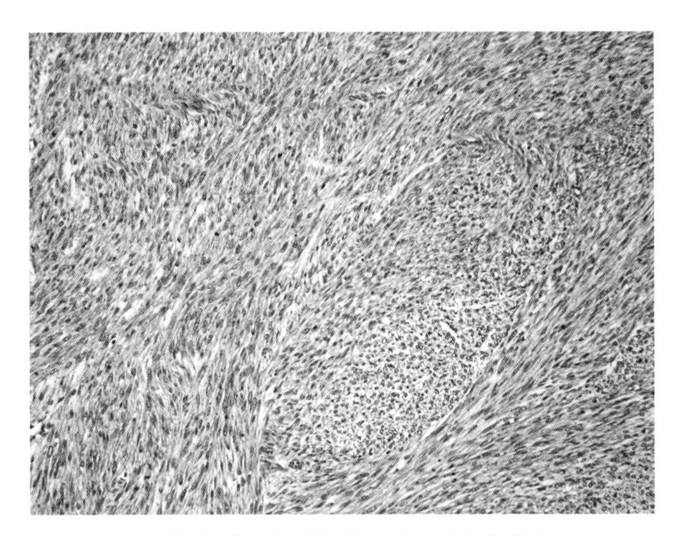

图 4.40.1 平滑肌瘤 梭形细胞垂直交叉束状排列

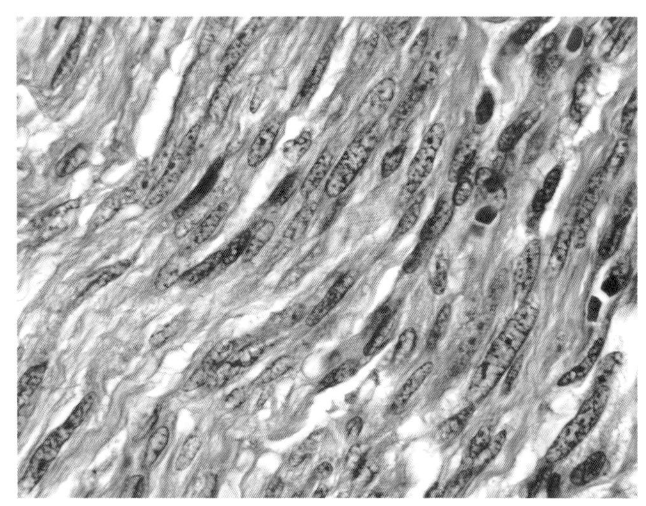

图 4.40.2 平滑肌瘤 大小一致的“雪茄形”梭形细胞有丰富的嗜酸性细胞质

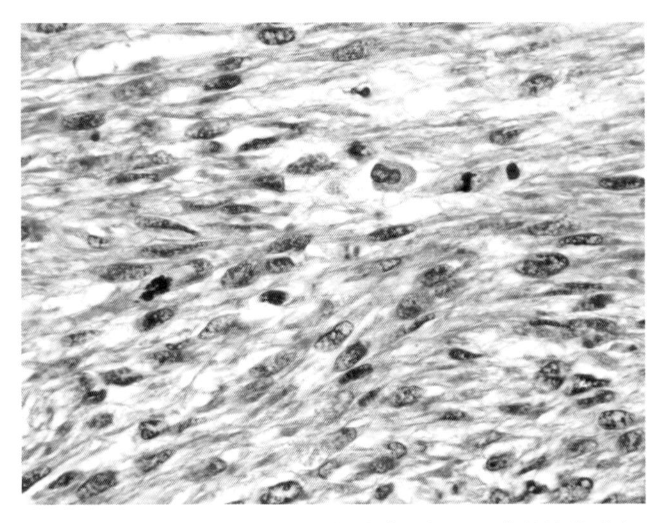

图 4.40.3 平滑肌肉瘤 局灶性非典型性和显著的核分裂象

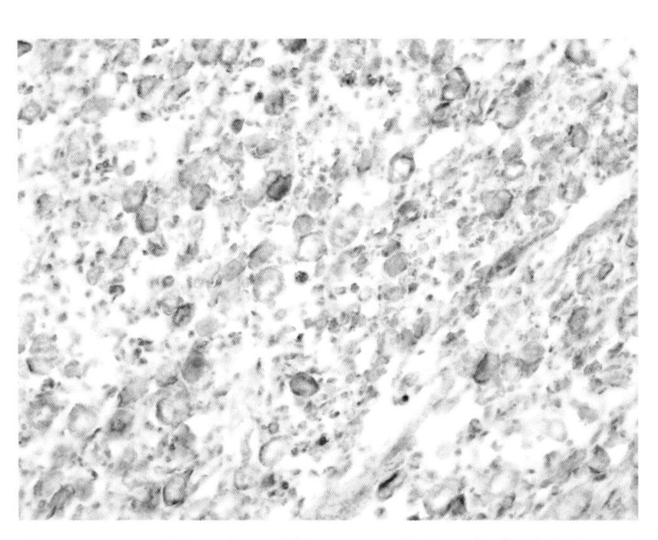

图 4.40.4 平滑肌瘤 平滑肌 SMA 免疫组织化学染色显示平滑肌瘤阳性

图 4.40.5 平滑肌瘤 CD117 染色阴性

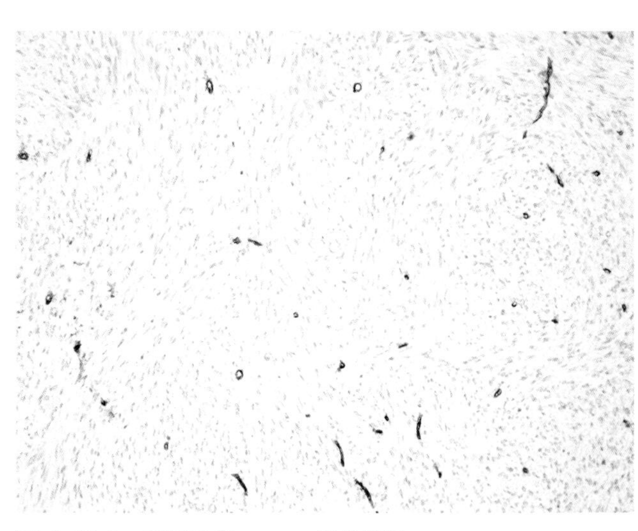

图 4.40.6 平滑肌瘤 CD34 染色阴性

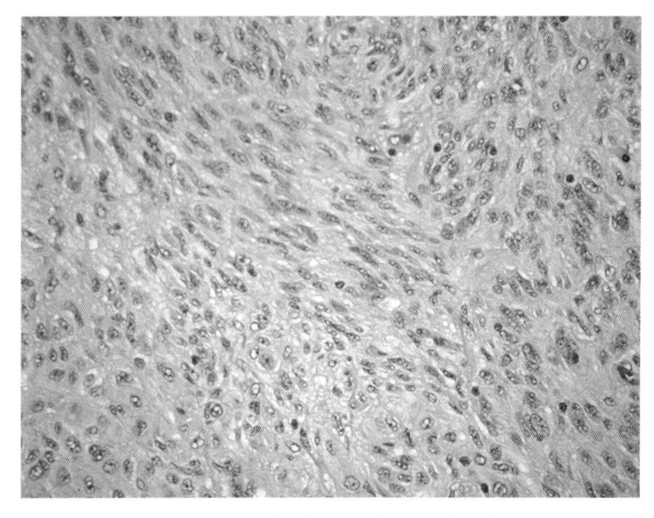

图 4.40.7 GIST 增生的梭形细胞细胞质淡染，边界不清楚

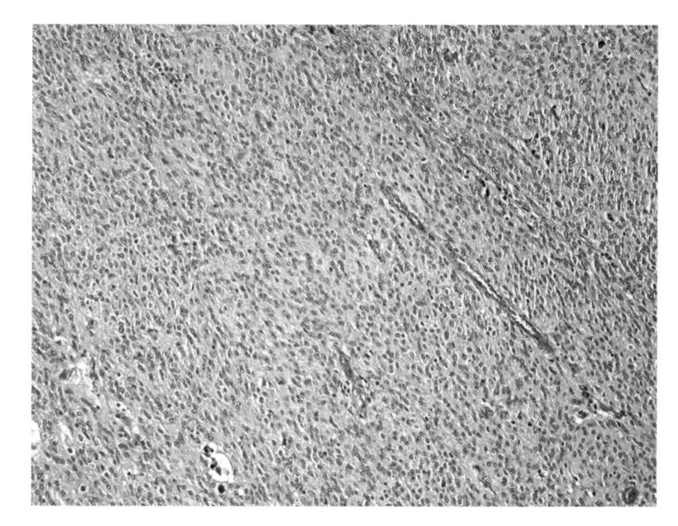

图 4.40.8 GIST 松散束状排列的梭形及上皮样肿瘤细胞

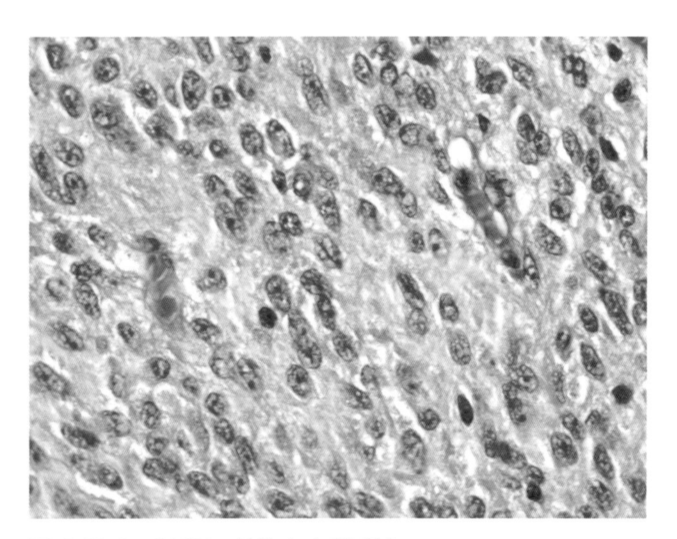

图 4.40.9 GIST 灶性上皮样区域

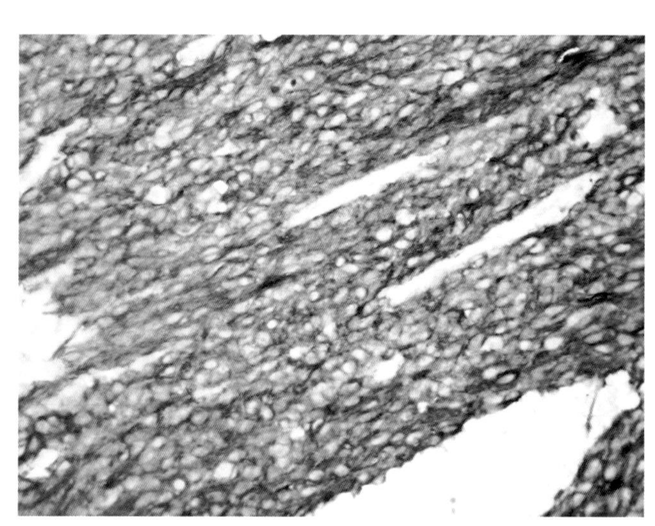

图 4.40.10 GIST *C-KIT* 染色

4.41 颗粒细胞瘤与 GISTs

	颗粒细胞瘤	GISTs
年龄 / 性别	成人（平均年龄 50 岁）；无性别差异	老年人（平均年龄 60 多岁）；无性别差异
部位	主要位于右半结肠，但可以发生在任何部位	主要位于直肠、乙状结肠
症状	无，偶然发现	非特异性腹痛、腹胀
体征	没有，大多数是偶然通过结肠镜检查发现	可触及腹部肿块，腹部压痛
病因学	源自外周神经的施万细胞	源自调节运动性的 Cajal 间质细胞。大多数病例 *C-KIT*（70%）或 *PDGFRA*（20%）基因突变，并且部分与 NF1、Carney 三联体综合征相关
组织学	1. 体积较大的圆形或卵圆形肿瘤细胞增生，细胞核居中，核仁不明显，丰富的颗粒状嗜酸性细胞质，细胞边界清楚*（图 4.41.1）* 2. 肿瘤位于黏膜和（或）黏膜下层，并且经常围绕神经*（图 4.41.2）* 3. 偶有淋巴套*（图 4.41.2）* 4. 无核分裂或肿瘤性坏死	1. 增生的肿瘤细胞多呈梭形，也有上皮样改变。细胞质淡嗜酸性*（图 4.41.4）*。肿瘤细胞排列束状或编织状不等*（图 4.41.5）*，间质呈不同程度透明样变和水肿 2. 几乎所有病例均为透壁性；小肿瘤可能被局限在浆膜内 3. 偶有核周空泡 4. 细胞外胶原小球不定（类星状纤维） 5. 核分裂不定
特殊检查	• 肿瘤细胞呈 S100 阳性*（图 4.41.3）*，细胞质颗粒 PAS-D 染色阳性。CD117，DOG-1 和 CD34 阴性。电子显微镜显示丰富的细胞质溶酶体，但通常不需要做此检查	• 大多数病例 CD117*（图 4.41.6）*和 DOG-1 免疫组化染色阳性，CD34 阳性（60%）。S100 阴性。分子检测分析显示 *C-KIT* 基因突变
治疗	单纯手术切除	主要是手术切除。具有 *C-KIT* 基因突变的病人用格列卫（一种酪氨酸激酶抑制剂）治疗
预后	好。一些病例切除后复发，但通常被认为是良性的	一般。转移或死亡的风险与肿瘤大小和核分裂相关：小于 5cm、核分裂少于 5/50HPF 的肿瘤为低风险，而超过 10cm 且核分裂大于 5/50HPF 的肿瘤具有高风险。高风险肿瘤中，高达 60% 的病例发生转移。5 年存活率为 50%，10 年存活率为 20%

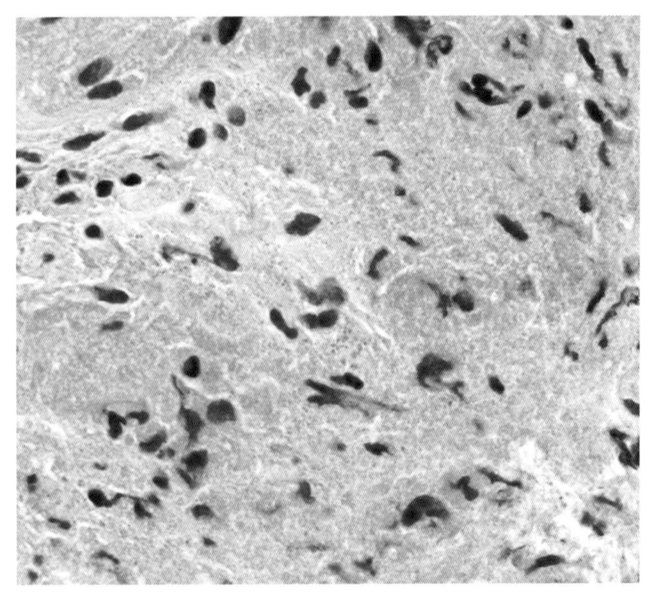

图 4.41.1 颗粒细胞瘤 细胞体积较大，具有丰富的颗粒状嗜酸性细胞质，细胞边界不清

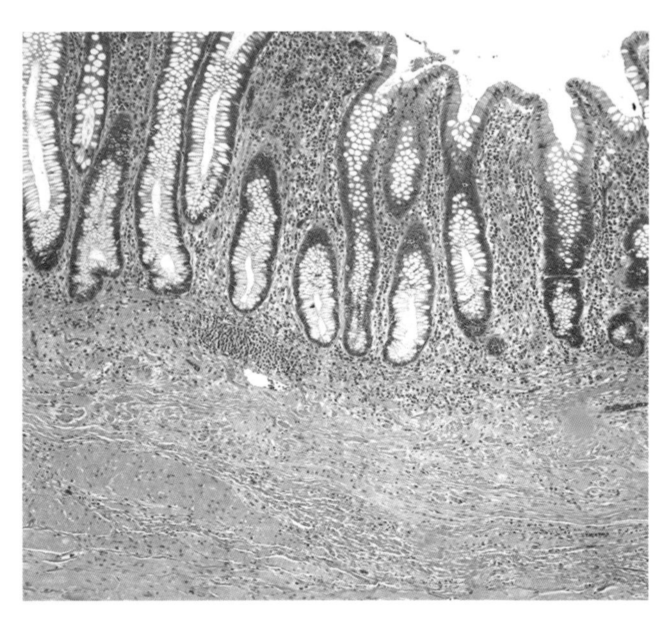

图 4.41.2 颗粒细胞瘤 肿瘤境界清楚，周围可见淋巴组织聚集

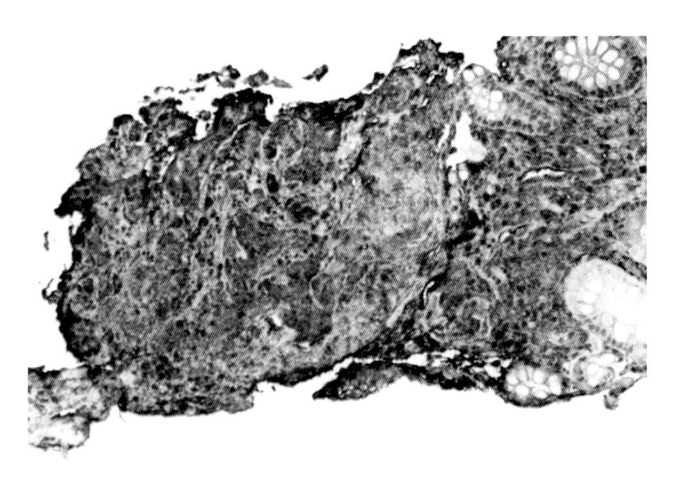

图 4.41.3 颗粒细胞肿瘤 S100 染色

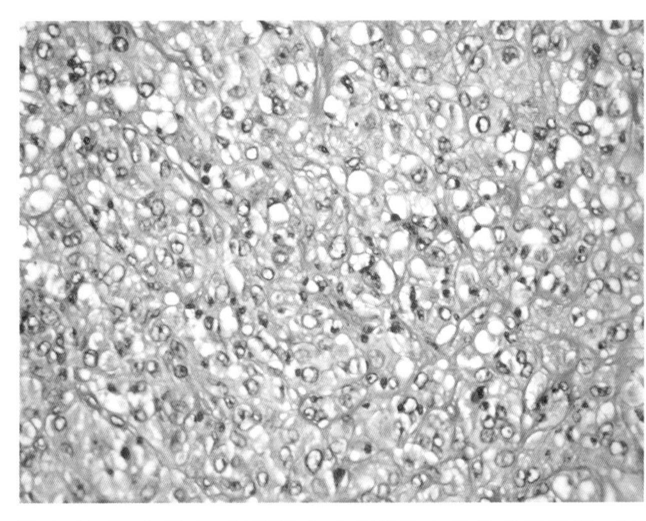

图 4.41.4 GIST 显著的上皮样细胞与灶性梭形细胞有淡嗜酸性细胞质

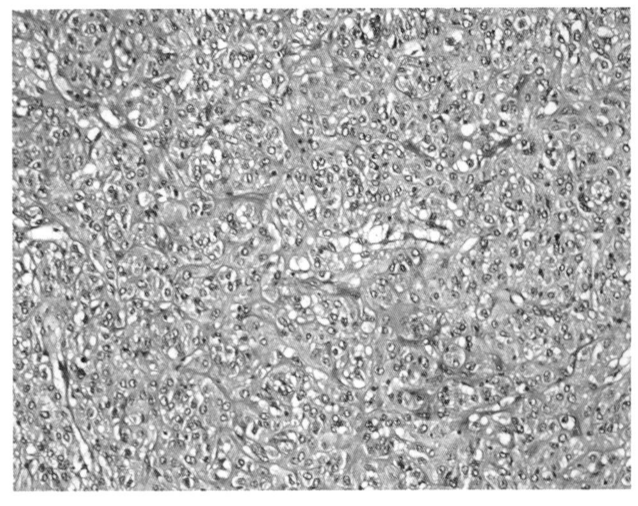

图 4.41.5 GIST 梭形及上皮样肿瘤细胞疏松束状排列

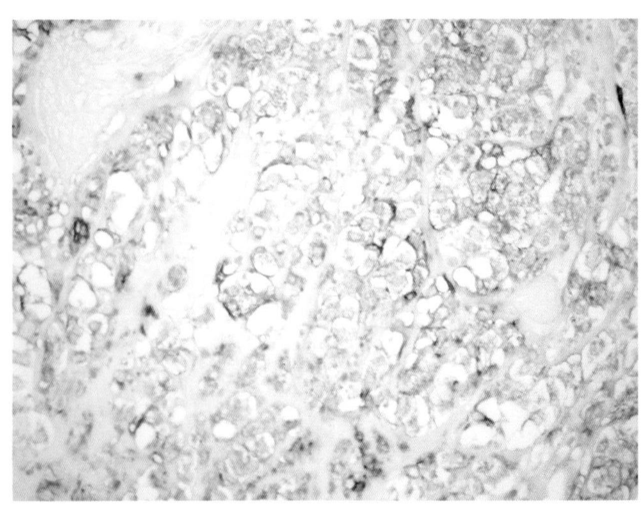

图 4.41.6 GIST *C-KIT* 染色

4.42 节细胞神经瘤与施万细胞错构瘤

	节细胞神经瘤	施万细胞错构瘤
年龄/性别	散发性：中年人（平均年龄 48 岁）；无性别差异 综合征相关：年轻人（平均年龄 35 岁），男性 = 女性	通常为成人；无性别差异
部位	通常左半结肠	直肠、乙状结肠最常见，但可发生在任何部位
症状	散发性：大多数无症状，偶然发现 综合征相关：大多数有症状；存在便秘、腹泻、呕吐、腹痛	没有，通常是偶然发现
体征	大多数病变通过结肠镜检查发现	很少，结肠镜检查显示小息肉
病因学	散发性和综合征相关疾病包括错构性节细胞神经瘤息肉病与家族性腺瘤性息肉病（FAP）、Cowden 病、结节性硬化和幼年相关息肉病有关，节细胞神经瘤病与 MEN2B 和 NF1 相关	未知。均为散发性病变，与综合征状态无关
组织学	1. 散发性病变 a. 通常单个 b. 黏膜固有层增宽，梭形施万细胞嵌在纤维基质中（*图 4.42.1，4.42.2*）。邻近可见不规则神经节细胞簇（*图 4.42.3*） 2. 综合征相关病变 a. 一般多发 b. 节细胞神经瘤性息肉病表现为多发性外生性息肉，黏膜固有层增宽，其内见增生的梭形细胞位于纤维基质中，周围见多量神经节细胞簇排列成丝状结构 c. 节细胞神经瘤病为边界不清的透壁病变，以肌间神经丛为中心的神经节细胞增生、融合成片（*图 4.42.4*） 3. 轴突存在	1. 常为单个病灶 2. 梭形细胞增生，细胞核呈波浪状（*图 4.42.5*），丰富的嗜酸性胞质，以黏膜固有层为中心，细胞边界不清（*图 4.42.6*），其中包裹残余隐窝 3. 无神经节细胞 4. 轴突少见或缺失
特殊检查	• 一般不需要。梭形细胞显示 S100 免疫染色阳性；神经节细胞免疫标记 NSE、突触素和神经丝蛋白阳性。临床病史可能很重要	• 肿瘤细胞 S100 弥漫阳性（*图 4.42.7*），而 NSE、突触素和神经丝蛋白阴性
治疗	散发性：肿块切除即可治愈，不推荐进行随访筛查 综合征相关：建议进行常规随访筛查监测	息肉切除术通常是治愈性的，无须后续监测筛查
预后	一般良好，病灶本身是良性的，且很少病例复发。然而，综合征相关病例向恶性肿瘤转化的风险增加，其中包括内分泌肿瘤和恶性外周神经鞘膜瘤	很好，病变被认为是良性的，罕见复发

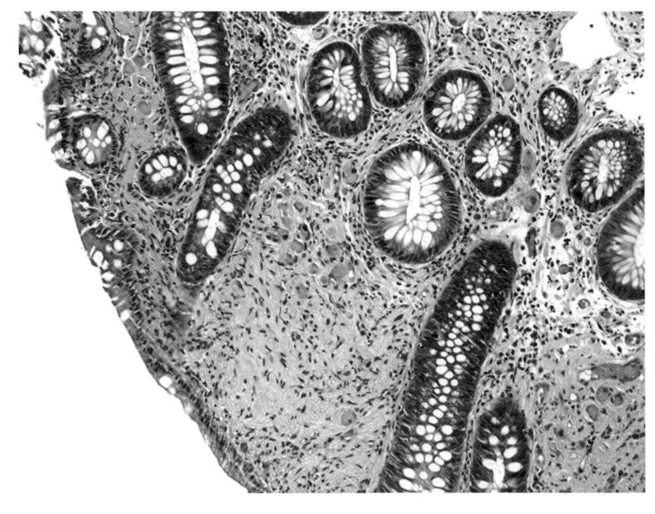

图 4.42.1　节细胞神经瘤　中心位于黏膜固有层内

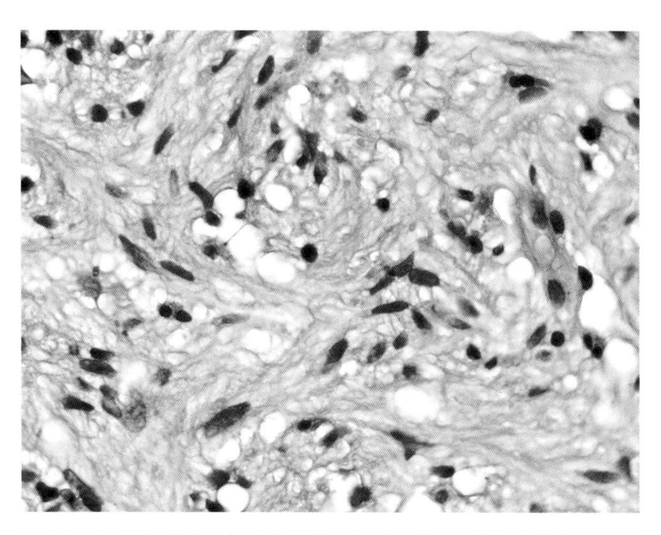

图 4.42.2　节细胞神经瘤　增生的施万细胞位于纤维样嗜酸性基质中

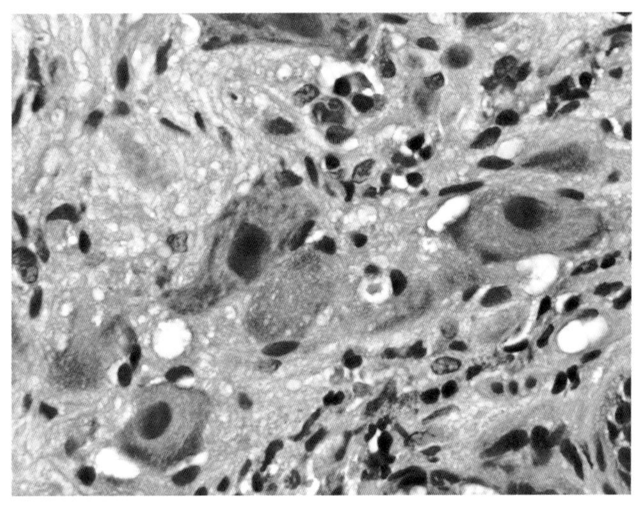

图 4.42.3　节细胞神经瘤　与梭形肿瘤细胞相邻的不规则簇状神经节细胞

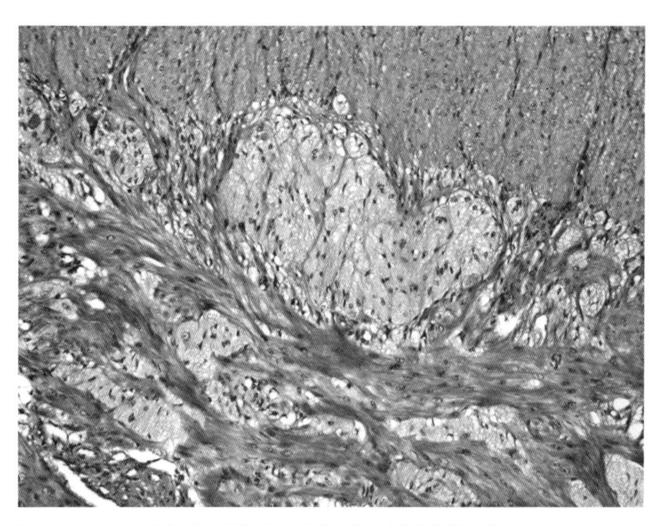

图 4.42.4　节细胞神经瘤　累及肠壁固有肌层

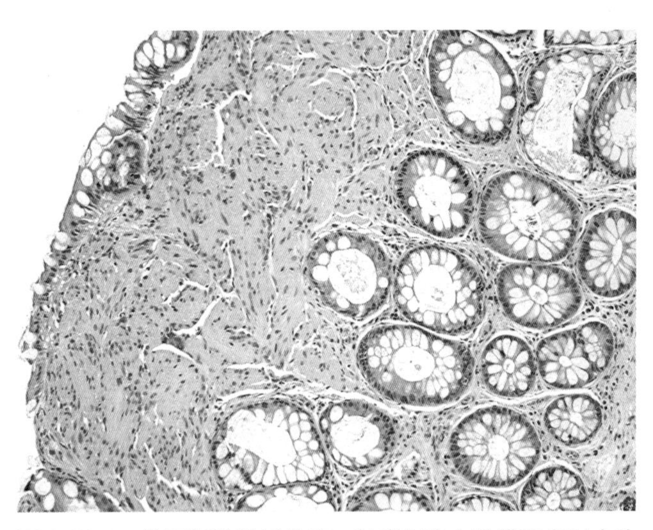

图 4.42.5　施万细胞性错构瘤　肿瘤细胞在黏膜固有层内弥漫增生

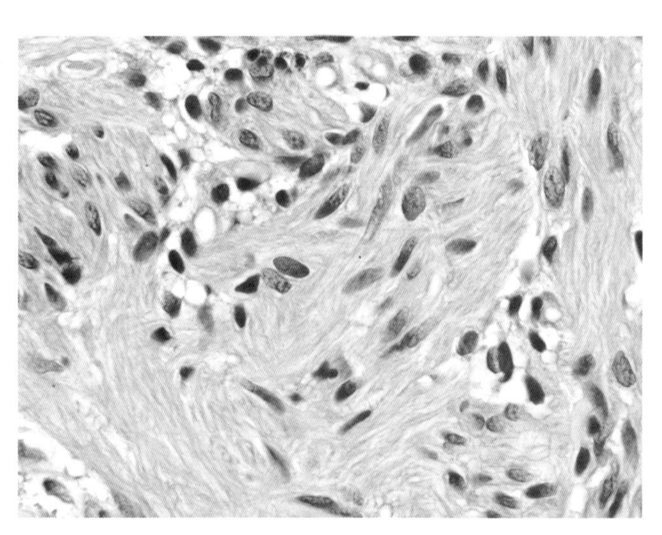

图 4.42.6　施万细胞性错构瘤　细胞核呈波浪状，嗜酸性纤维性细胞质，梭形肿瘤细胞边界不清

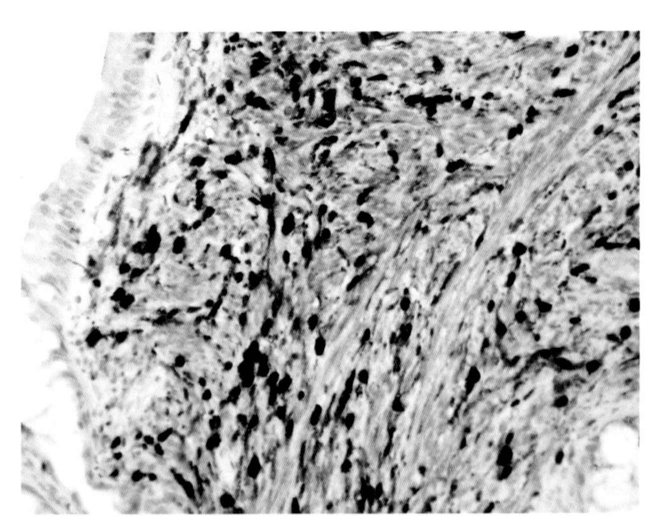

图 4.42.7　施万细胞性错构瘤　S100 染色

4.43 神经瘤与施万细胞错构瘤

	神经瘤	施万细胞错构瘤
年龄/性别	儿童到年轻成人；无性别差异	通常为成人；无性别差异
部位	任何部位	直肠、乙状结肠最常见，但可发生在任何部位
症状	非特异性腹痛、腹胀、便秘、腹泻、呕吐、吞咽困难	没有，通常是偶然发现
体征	腹部压痛；放射学常显示肠道扩张和巨结肠；大多数病人存在口腔黏膜神经瘤且具有骨骼异常	很少，除了结肠镜检查显示小息肉
病因学	肌间神经丛病变，与 MEN2B 相关联。由于 *RET* 原癌基因在染色体 10q11.2 上的突变而导致的遗传性疾病，其常发展为弥漫性消化道节细胞神经瘤病	未知；均为散发性病变，与综合征状态无关
组织学	1. 通常多发 2. 排列紊乱、卷曲和扭曲的神经束呈膨胀性增生，周围包绕神经束膜（*图 4.43.1，4.43.2*） 3. 多量轴突	1. 常为单个病灶 2. 梭形细胞增生，细胞核呈波浪状，丰富的嗜酸性细胞质，细胞边界不清（*图 4.43.4*），肿瘤位于黏膜固有层，其中可见残留的隐窝（*图 4.43.5*） 3. 轴突少见或缺失
特殊检查	• 肿瘤细胞仅局灶性表达 S100（*图 4.43.3*）。神经丝蛋白显示轴突	• 肿瘤细胞 S100 弥漫阳性（*图 4.43.6*）。然而 NSE、突触素和神经丝蛋白阴性
治疗	单纯息肉切除术或广泛切除取决于病变累及的程度	息肉切除术通常是治愈性的，无须后续监测筛查
预后	好，病变被认为是良性的。然而，通常具有弥漫性疾病的病人需要多次切除。总体预后与内在综合征发病的严重性相关	很好，病变被认为是良性的，罕见复发

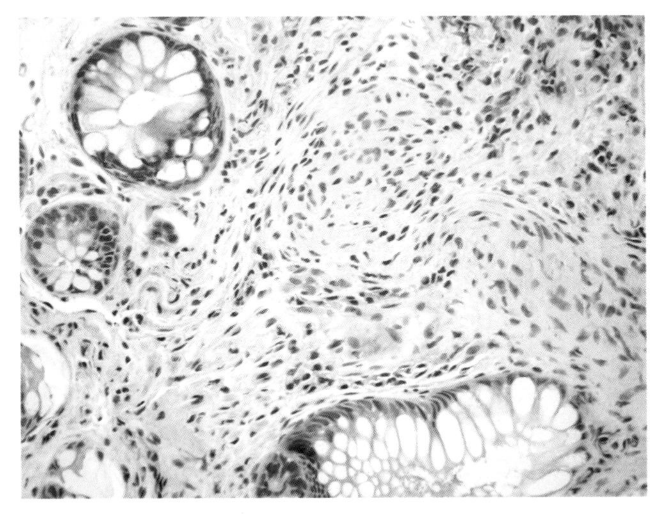

图 4.43.1　神经纤维瘤　神经束膨胀性增生，围绕隐窝

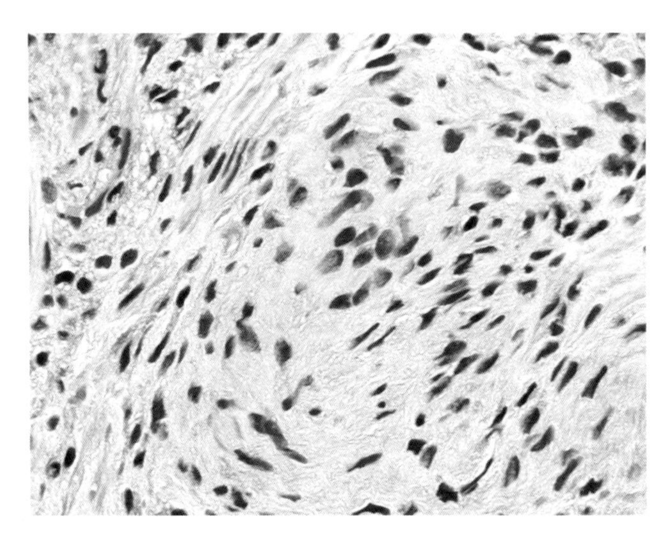

图 4.43.2　神经纤维瘤　梭形肿瘤细胞增生，核呈波浪状，嗜双色性细胞质，细胞界限不明显

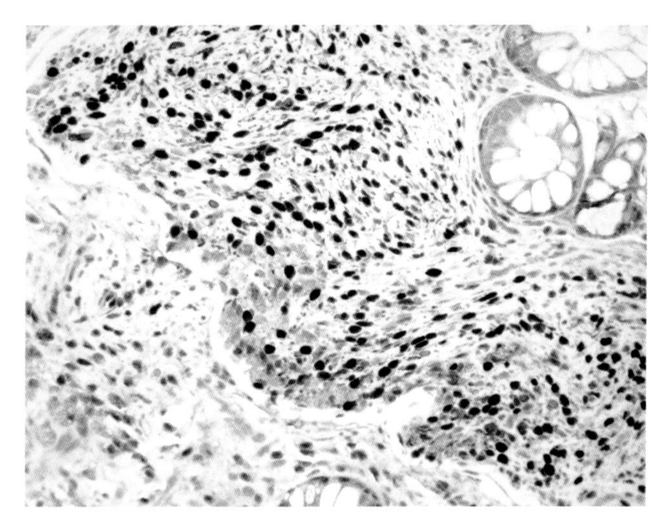

图 4.43.3　神经纤维瘤　S100 染色

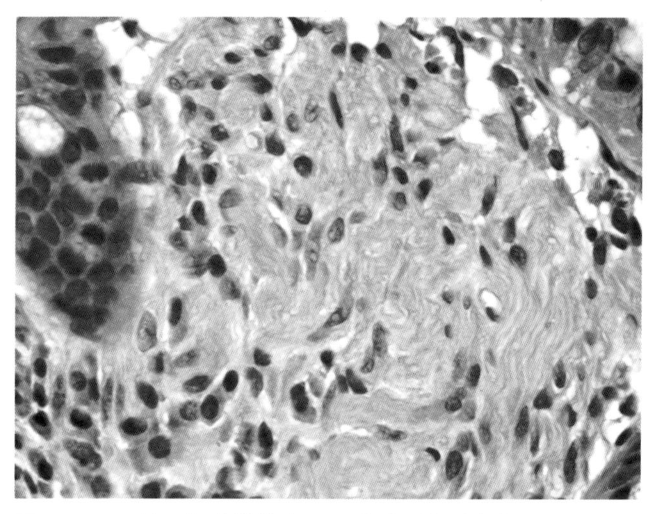

图 4.43.4　施万细胞错构瘤　以黏膜固有层为中心

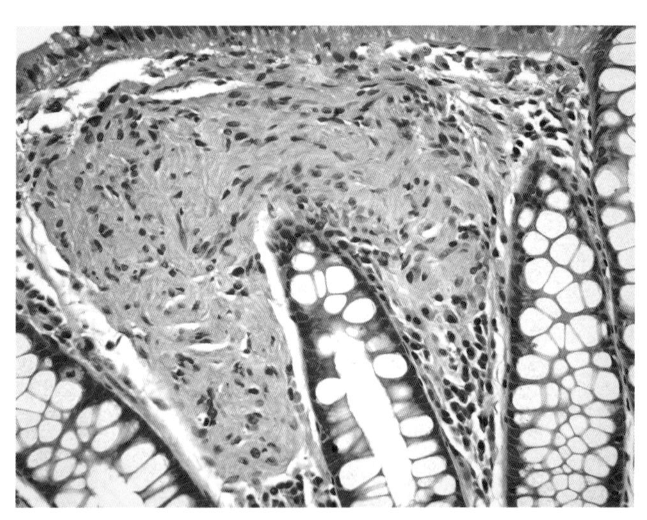

图 4.43.5　施万细胞错构瘤　增生的细胞具有波浪状核、嗜酸性细胞质，细胞边界不明显

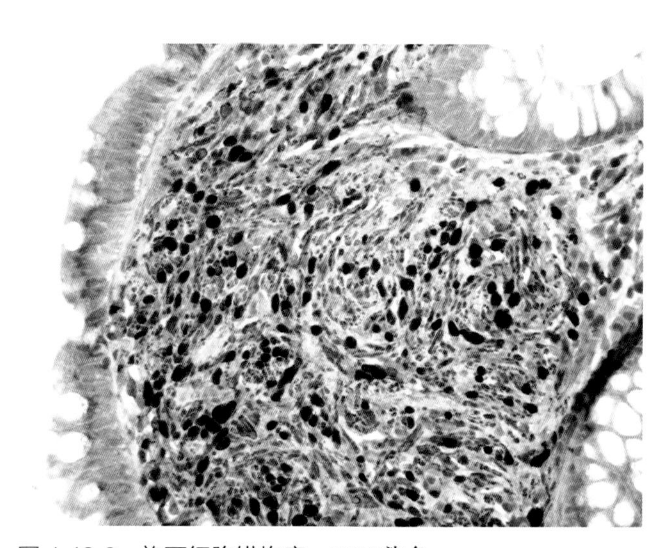

图 4.43.6　施万细胞错构瘤　S100 染色

4.44 外周神经瘤（成纤维细胞性息肉）与施万细胞错构瘤

	外周神经瘤（成纤维细胞性息肉）	施万细胞错构瘤
年龄 / 性别	老年人（平均年龄 50~60 岁）；无性别差异	通常为成人；无性别差异
部位	通常为直肠、乙状结肠	直肠、乙状结肠最常见，但可发生在任何部位
症状	无，通常是偶然发现	无，通常是偶然发现
体征	无，结肠镜检查显示小的单个息肉	很少，结肠镜检查显示小息肉
病因学	未知。大多数与锯齿状息肉相关的病例显示类似于增生性息肉中发现的 *BRAF* 和 *KRAS* 突变，但是梭形细胞成分缺乏突变	未知；均为散发性病变，与综合征状态无关
组织学	1. 通常单发 2. 固有层内境界清楚的膨胀性病变，单向型梭形细胞增生，嗜酸性细胞质稀少（*图 4.44.1*），肿瘤细胞以同心圆方式包绕血管和隐窝（*图 4.44.2*） 3. 高达 50%~70% 的病例伴随出现无蒂锯齿状腺瘤或增生性息肉（*图 4.44.3*）	1. 常为单个病灶 2. 弥漫增生细胞有波浪状核，丰富的嗜酸性细胞质，细胞边界不清楚（*图 4.44.6*）。温和的梭形细胞增生，边界不清（*图 4.44.7*），位于固有层内，内有残留隐窝 3. 无上皮增生
特殊检查	• 肿瘤细胞少数免疫组织化学标志物呈阳性，但阳性标记包括 GLUT-1（*图 4.44.4*）、EMA（通常，局灶性弱染色*图 4.44.5*）、Ⅳ型胶原和 claudin。S100 和神经内分泌标志物（包括突触素和神经内分泌）是阴性的	• 肿瘤细胞 S100 是弥漫阳性（*图 4.44.8*）。NSE、突触素、神经丝蛋白和 GLUT-1（*图 4.44.9*）阴性
治疗	息肉切除术是治愈性的，没有后续监测筛查的必要	息肉切除术通常是治愈性的，没有后续监测筛查的必要
预后	非常好，良性病变单纯切除可治愈	非常好，病变被认为是良性的，罕见复发

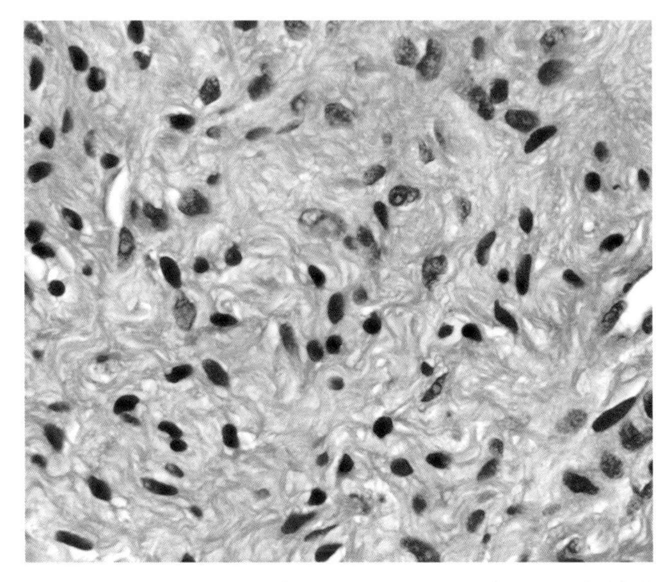

图 4.44.1　外周神经瘤（成纤维细胞性息肉）　温和的梭形细胞增生，有少量嗜酸性细胞质

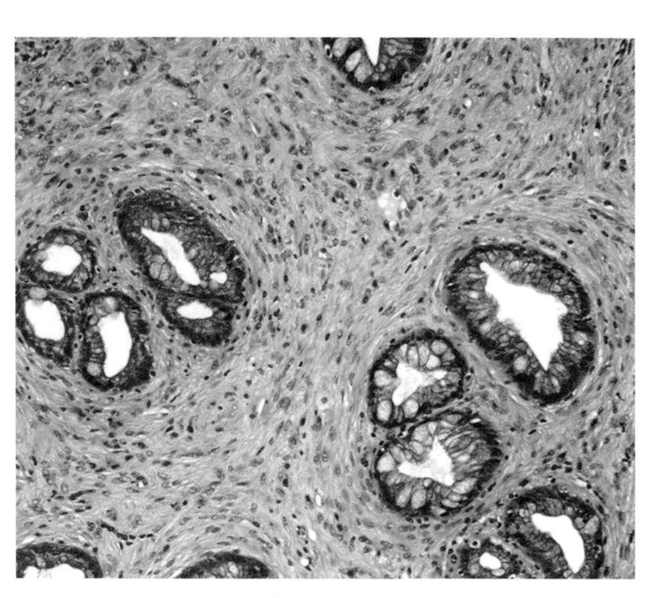

图 4.44.2　外周神经瘤（成纤维细胞性息肉）　该例与锯齿状息肉有关，梭形细胞以同心圆方式围绕隐窝排列

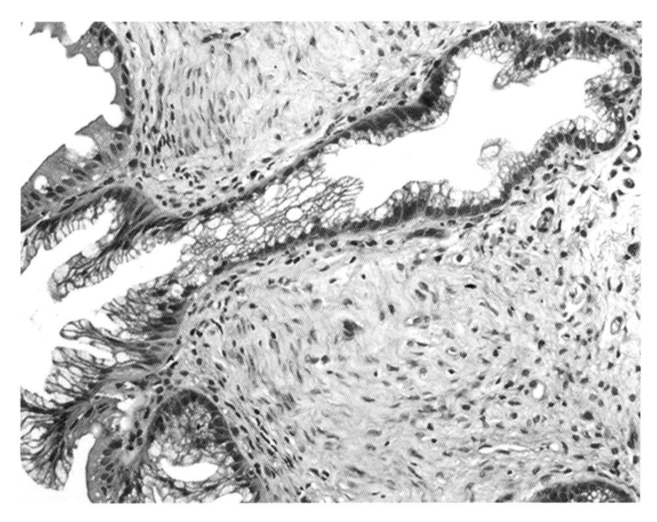

图 4.44.3 外周神经瘤（成纤维细胞性息肉） 与无蒂锯齿状腺瘤有关

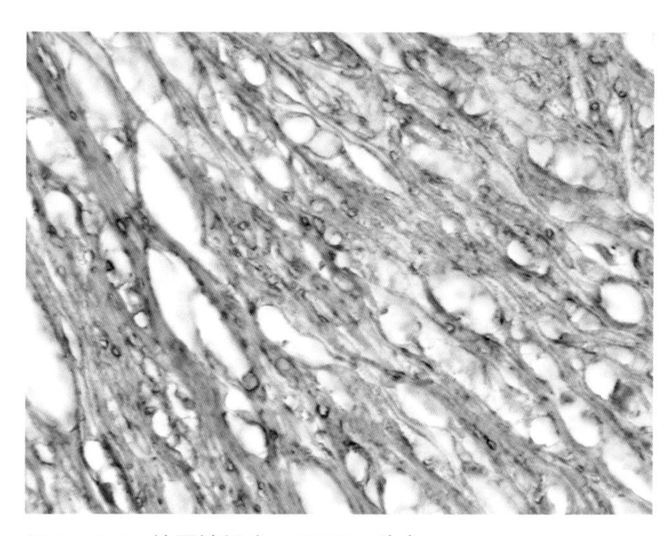

图 4.44.4 外周神经瘤 GLUT-1 染色

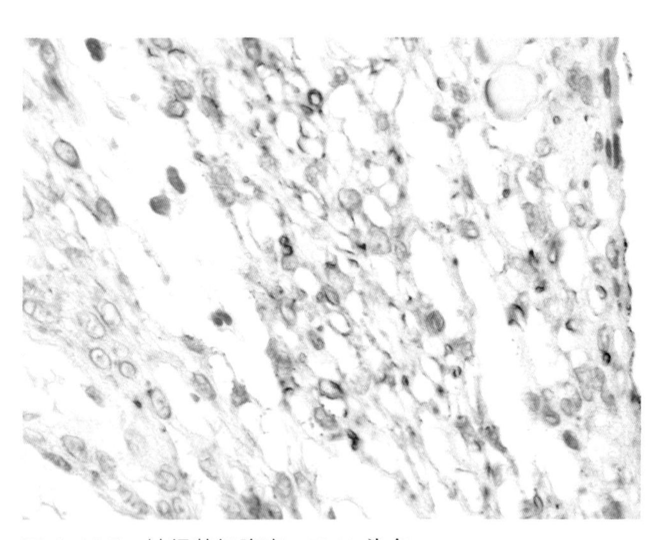

图 4.44.5 神经节细胞瘤 EMA 染色

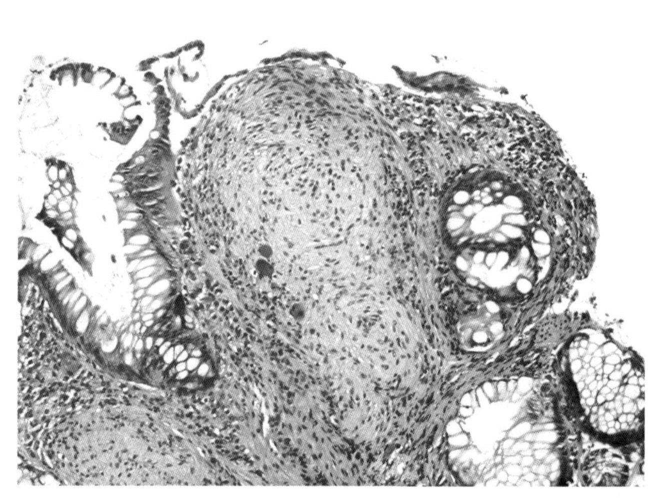

图 4.44.6 施万细胞错构瘤 肿瘤在固有层内弥漫增生，边界不清

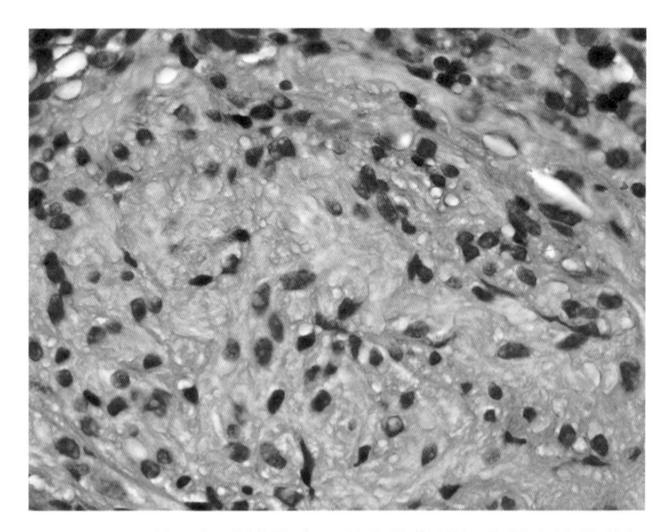

图 4.44.7 施万细胞错构瘤 温和的梭形细胞具有波浪状细胞核和丰富的嗜酸性纤丝样细胞质

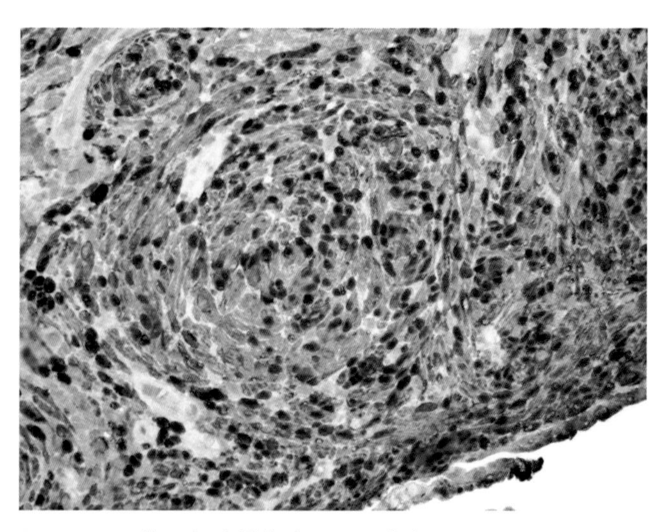

图 4.44.8 施万细胞错构瘤 S100 染色

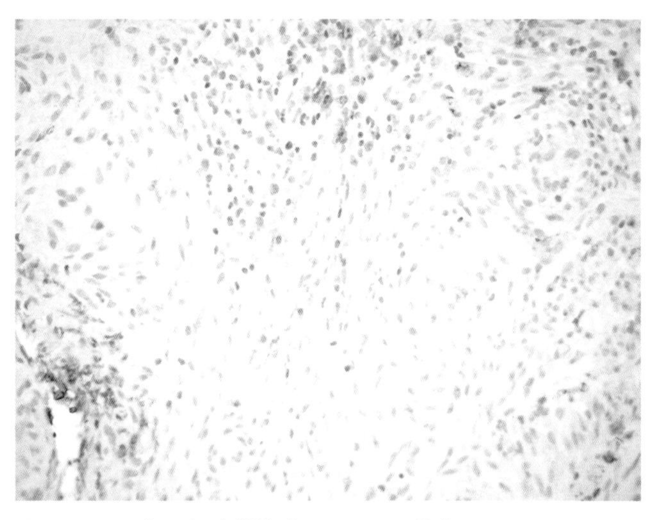

图 4.44.9 施万细胞错构瘤 GLUT-1 染色

4.45 良性上皮样神经鞘瘤与黑色素瘤

	良性上皮样神经鞘瘤	黑色素瘤
年龄/性别	成人（平均年龄 59 岁）；无性别差异	成人（平均年龄 60 岁）；女性多于男性
部位	大多数发生在左半结肠	通常在右半结肠，但可以发生在任何部位
症状	无，偶然发现	大多数存在消化道出血，其他症状包括腹痛、便秘、腹泻、体重减轻
体征	无，虽然结肠镜检查显示息肉中等大小，通常直径达 1cm	如果有也很少，通过结肠镜检查能发现多数病变
病因学	未知；散发性病例无相关综合症	大多数是转移性的，罕见病例为原发性。原发性疾病由位于肠壁内的神经嵴细胞发育而来。许多肿瘤 *BRAF* 基因突变
组织学	1. 增生肿瘤细胞主要为上皮样细胞，一致的圆形至椭圆形核，丝状的嗜酸性细胞质（*图 4.45.1*），呈巢状或螺旋状排列（*图 4.45.2*）；一些病例有梭形成分（*图 4.45.3*） 2. 假包涵体：核内细胞质内陷（*图 4.45.4*） 3. 几乎没有核分裂 4. 极小或无异型性或多形性 5. 肿瘤中心通常在固有层，但可以延伸到黏膜下层，很少进入固有肌层（*图 4.45.5*） 6. 浸润性生长模式，其内包含隐窝（*图 4.45.1*） 7. 被覆黏膜组织学无特殊（*图 4.45.6*）	1. 肿瘤细胞上皮样或梭形片状增生，核大、多形性，核仁通常为显著的樱桃红色，丰富的嗜酸性细胞质（*图 4.45.10，4.45.11*） 2. 假包涵体：核内细胞质内陷（*图 4.45.11*） 3. 核分裂通常显著（*图 4.45.10*） 4. 中至重度多形性（*图 4.45.10 和 4.45.11*） 5. 肿瘤中心通常在固有层，但常延伸到黏膜下层和固有肌层（*图 4.45.12*） 6. 常见 Paget 样播散，原发部位通常可看到原位病变 7. 浸润性生长模式伴周围黏膜破坏 8. 通常有色素（50%），其特征为在细胞质内见粉尘样棕色色素或组织细胞内色素折射球（*图 4.45.13*）
特殊检查	• S100 弥漫阳性（*图 4.45.7*），CD34 表达不定，但是黑色素瘤标记是阴性的，包括 Melan-A（*图 4.45.8*）、MITF 和 HMB45。Ki-67 增殖指数普遍偏低（*图 4.45.9*）	• S100 弥漫阳性（*图 4.45.14*），并且黑色素细胞标志物包括 Melan-A（MART1）（*图 4.45.15*）、HMB45（*图 4.45.16*）、SOX10 和 MITF（*图 4.45.17*）阳性，虽然梭形细胞黑色素瘤可能是阴性的。Ki-67 增殖指数一般为中至高。通常不进行电子显微镜检查，显示特征性前黑色素颗粒。临床病史对于鉴别原发性和转移性疾病很重要
治疗	单纯切除可治愈	宽切缘广泛切除，转移性疾病继续化疗和（或）放射治疗
预后	非常好，良性病变无复发风险	较差，大多数病人存在转移性疾病并进展为全身复发性疾病。5 年生存率 5%~25%

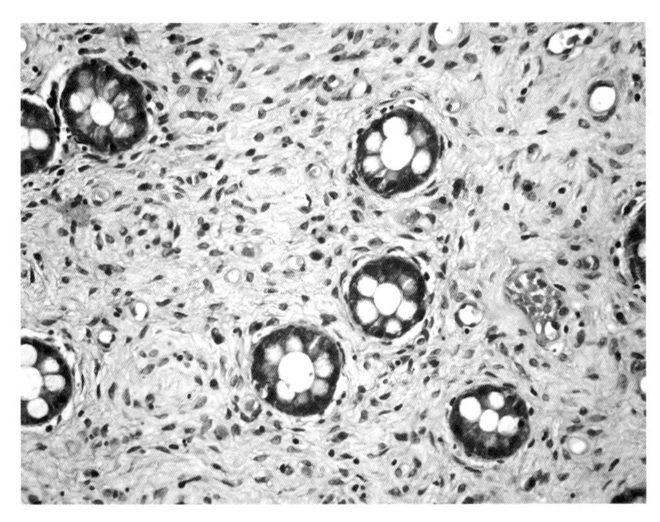

图 4.45.1 上皮样神经鞘瘤 上皮样细胞核呈圆形，丰富的嗜酸性细胞质，环绕和包裹无异常的隐窝结构

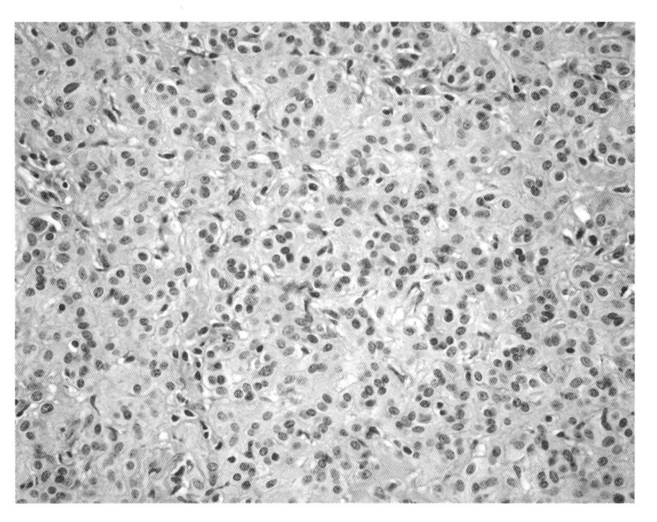

图 4.45.2 上皮样神经鞘瘤 上皮样细胞呈松散的巢状和螺旋状排列

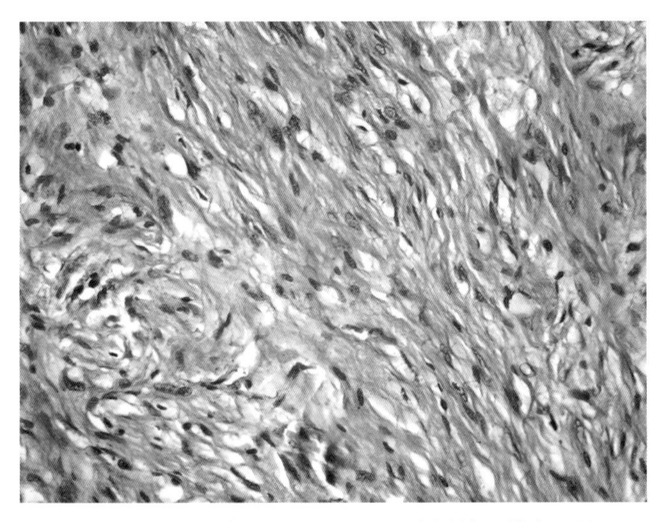

图 4.45.3 上皮样神经鞘瘤 良性上皮样神经鞘瘤局灶区见梭形细胞成分

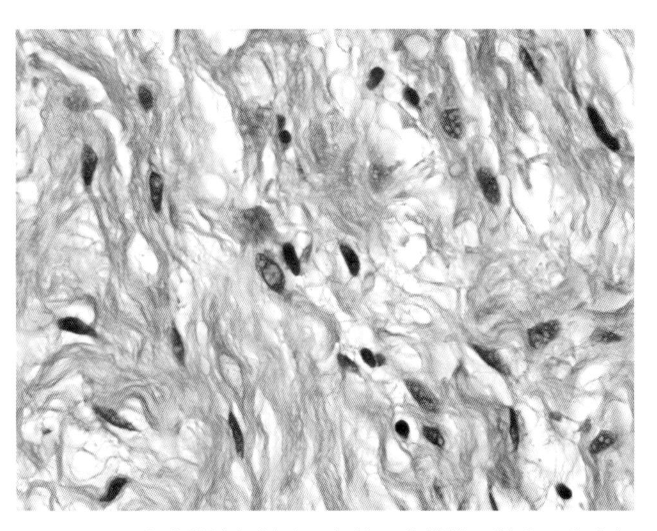

图 4.45.4 上皮样神经鞘瘤 良性上皮样神经鞘瘤见核内假包涵体

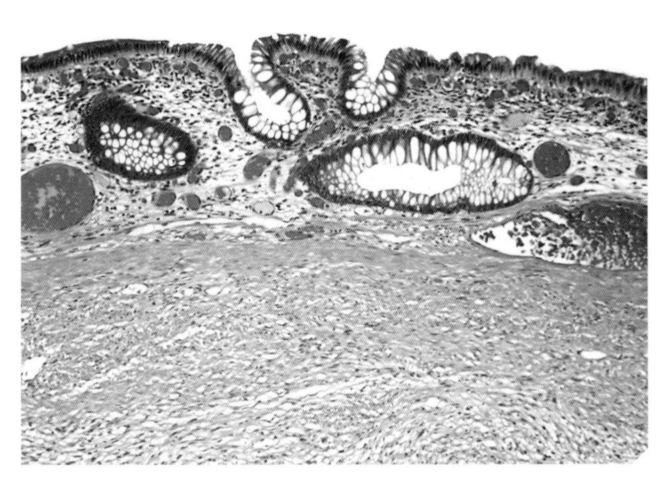

图 4.45.5 良性上皮样神经鞘瘤 中心位于固有层中

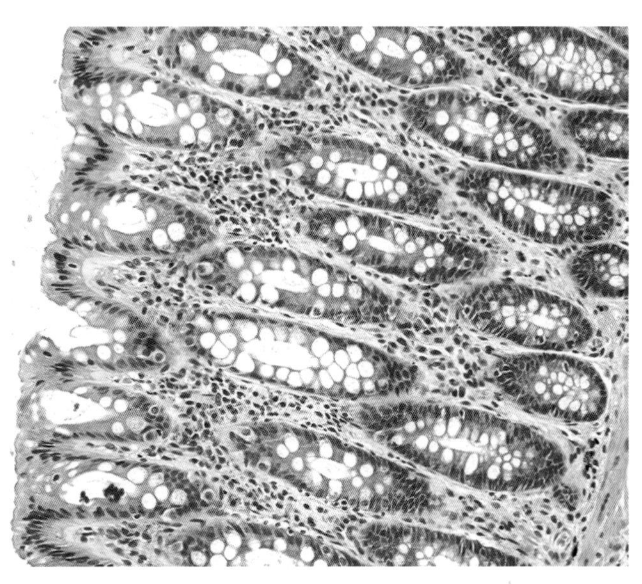

图 4.45.6 良性上皮样神经鞘瘤 肿瘤表面黏膜组织学未见异常

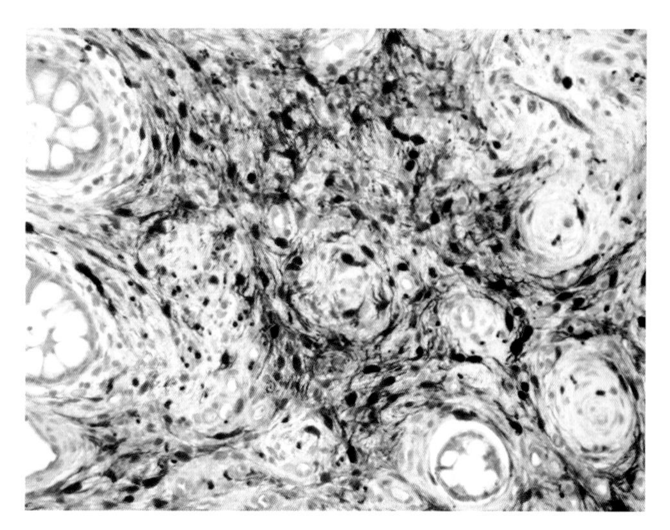

图 4.45.7　良性上皮样神经鞘瘤　S100 染色阳性

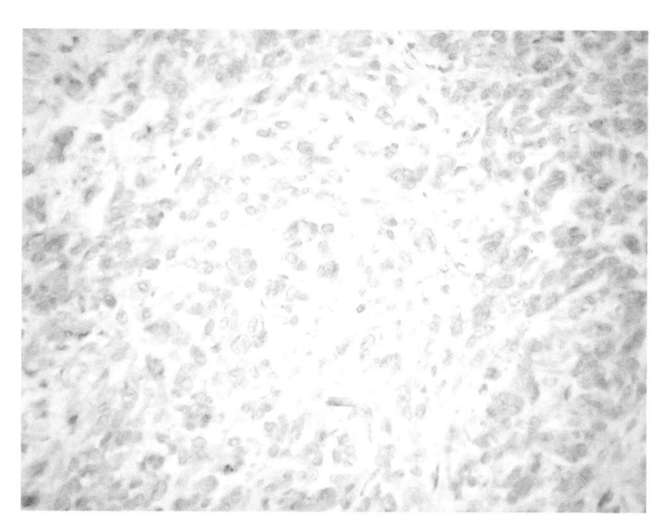

图 4.45.8　良性上皮样神经鞘瘤　Melan-A 染色阴性

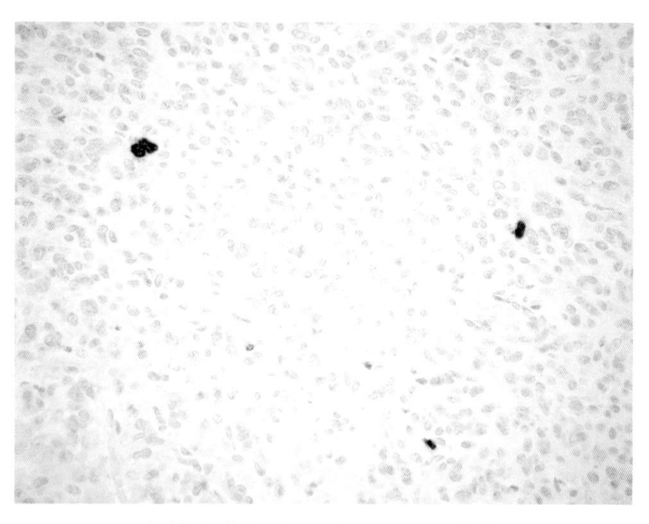

图 4.45.9　良性上皮样神经鞘瘤　Ki-67 染色增殖指数非常低

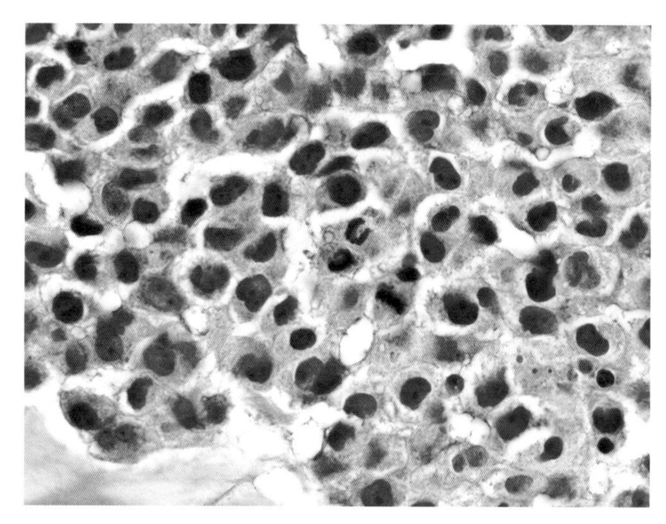

图 4.45.10　黑色素瘤　异型的梭形及上皮样细胞核仁显著，细胞质丰富，核分裂象密集

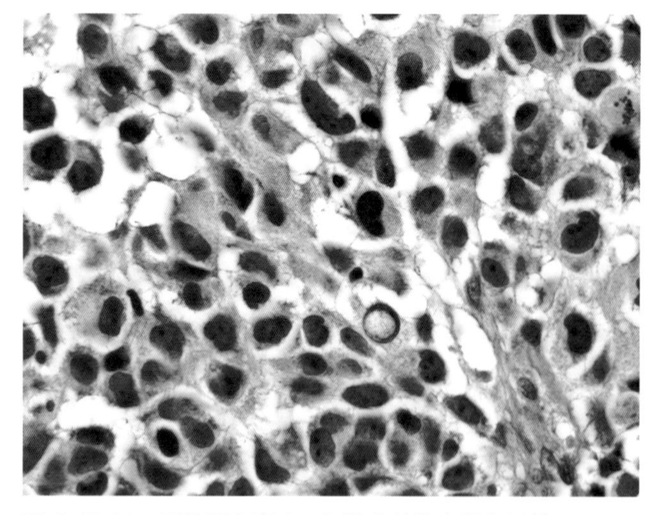

图 4.45.11　恶性黑色素瘤　细胞中的核内假包涵体

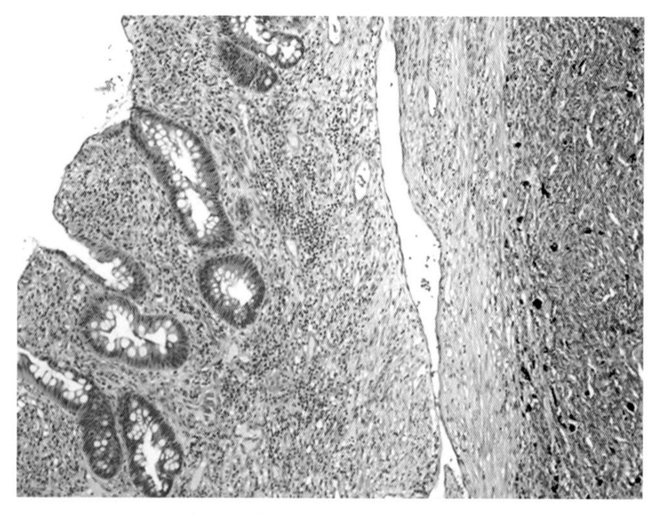

图 4.45.12　恶性黑色素瘤　以黏膜下层为中心

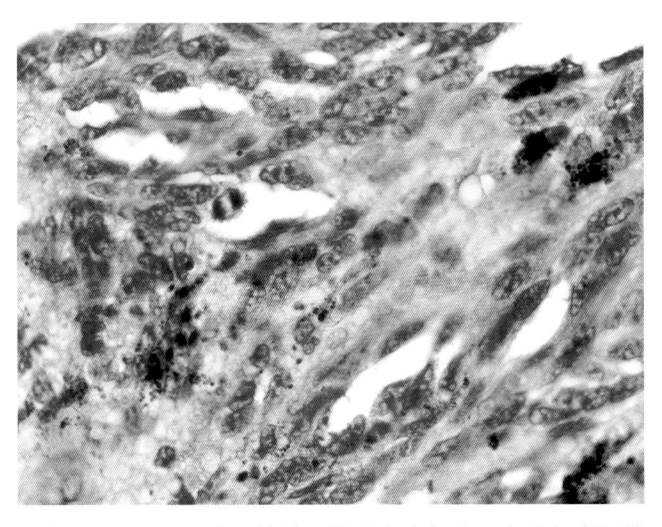

图 4.45.13 明显多形性的恶性黑素瘤细胞 内见色素沉着巨噬细胞，含有棕色粉尘样色素

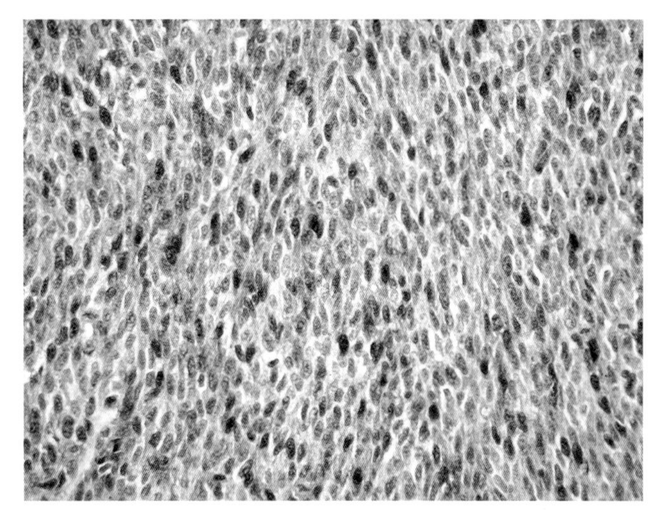

图 4.45.14 黑色素瘤 S100 染色阳性

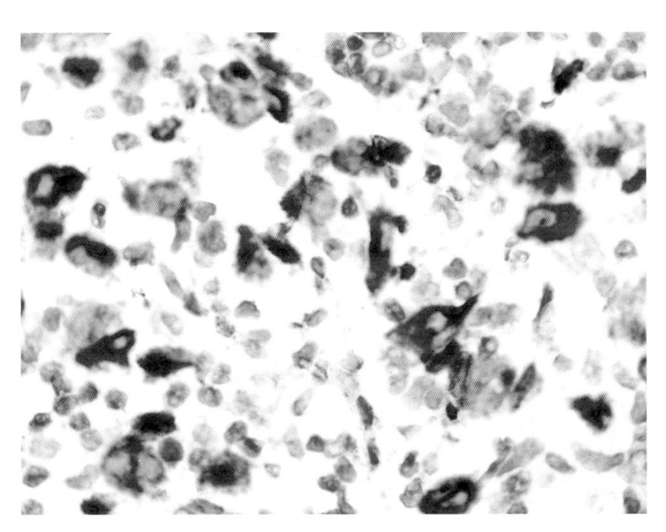

图 4.45.15 黑色素瘤 MART1 染色（红色）阳性

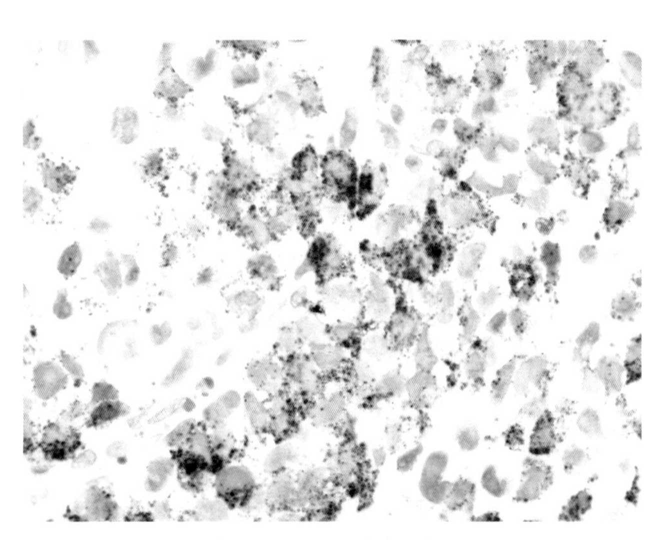

图 4.45.16 黑色素瘤 HMB45 染色阳性

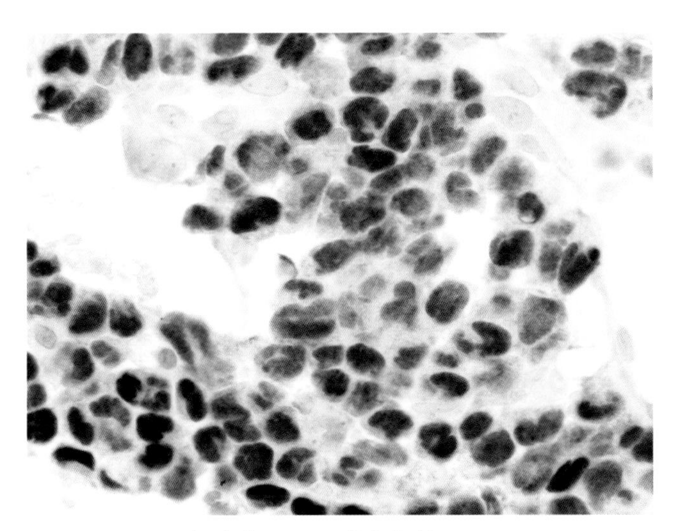

图 4.45.17 黑色素瘤 MITF 染色阳性

4.46 卡波西肉瘤与黏膜固有层

	卡波西肉瘤	黏膜固有层
年龄 / 性别	任何年龄；无性别差异	任何年龄；无性别差异
部位	任何部位	任何部位
症状	通常无症状，一些病人出现胃肠道出血、腹痛、恶心、呕吐、腹泻	无
体征	如果有也很少	无
病因学	未知，认为恶性细胞源自淋巴管内皮，且 4 种亚型均与 HHV-8 感染相关，HHV-8 感染目前被认为是疾病病因。在美国最常见的是艾滋病流行相关亚型。经典亚型通常发生于东欧老年男性。地方性亚型（也称为淋巴结病相关型）发生于南非幼儿。移植或免疫抑制相关亚型发生在移植后免疫抑制治疗中	无
组织学	1. 固有层扩张（*图 4.46.1*），增生梭形细胞形成裂隙样腔隙（*图 4.46.2*），填充外渗红细胞和浆细胞（*图 4.46.3*） 2. 浸润性病变，背景正常腺体破坏 3. 含铁血黄素巨噬细胞和透明小体（*图 4.46.4*）形成 4. 明显的核分裂（*图 4.46.5*）	1. 细胞多样，近端结肠固有层细胞更丰富 2. 浆细胞、淋巴细胞和嗜酸性粒细胞混杂；远端结肠浆细胞局限于浅表黏膜（*图 4.46.6*） 3. 散在巨噬细胞；偶尔可见含铁血黄素的巨噬细胞或其他色素沉着的巨噬细胞 4. 没有透明小体或红细胞外渗（*图 4.46.6*） 5. 几乎没有核分裂
特殊检查	• 肿瘤细胞免疫表达 CD31、CD34、Ⅷ因子和 HHV-8；但 CD10、ER 和 PR 阴性。PAS 染色显示透明小球。临床病史很重要	• HHV-8 免疫组化染色阴性
治疗	支持和对症治疗，根据疾病形式选择化疗和（或）放射治疗。艾滋病病人抗逆转录病毒治疗	无
预后	一般较差	无

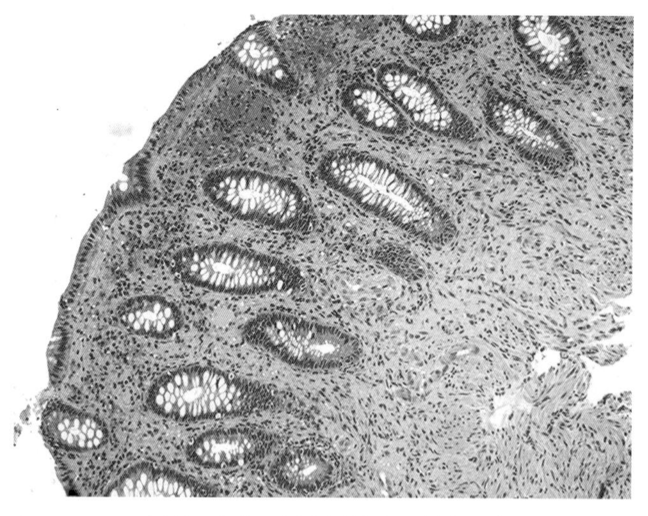

图 4.46.1　卡波西肉瘤　固有层扩张，其内见与出血相关的梭形细胞增生

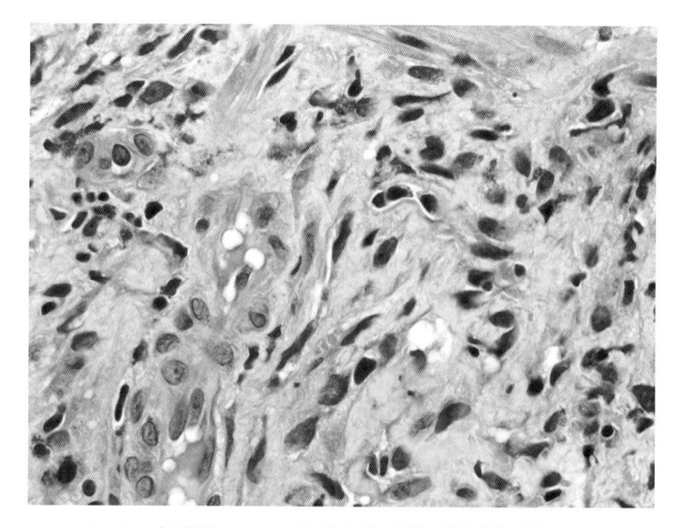

图 4.46.2　卡波西肉瘤　梭形细胞围绕裂隙周围增生

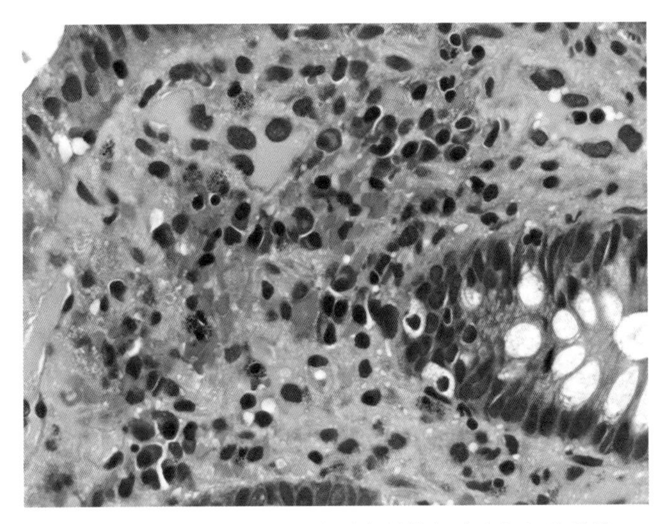

图 4.46.3　卡波西肉瘤　固有层多量浆细胞和红细胞外渗

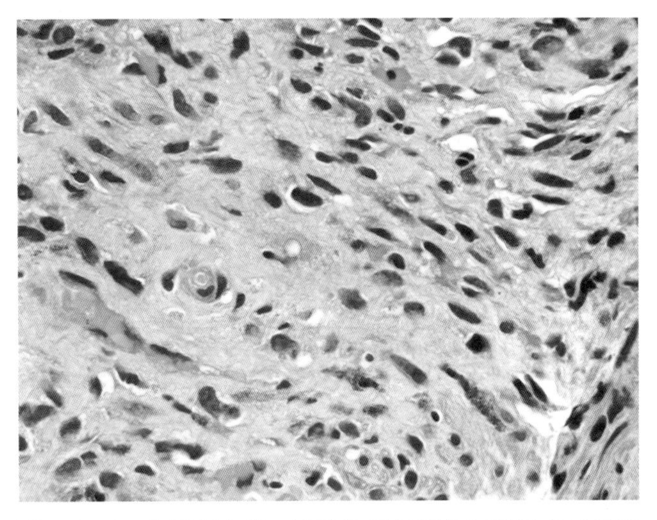

图 4.46.4　卡波西肉瘤　梭形肿瘤细胞的细胞质内见透明小体

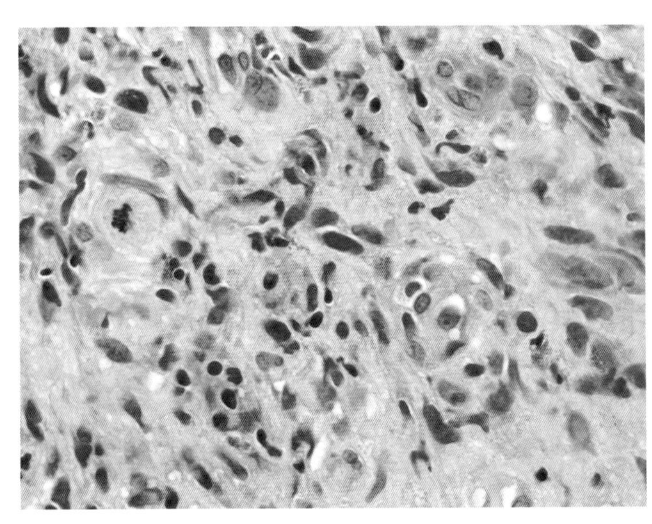

图 4.46.5　卡波西肉瘤　核分裂显著

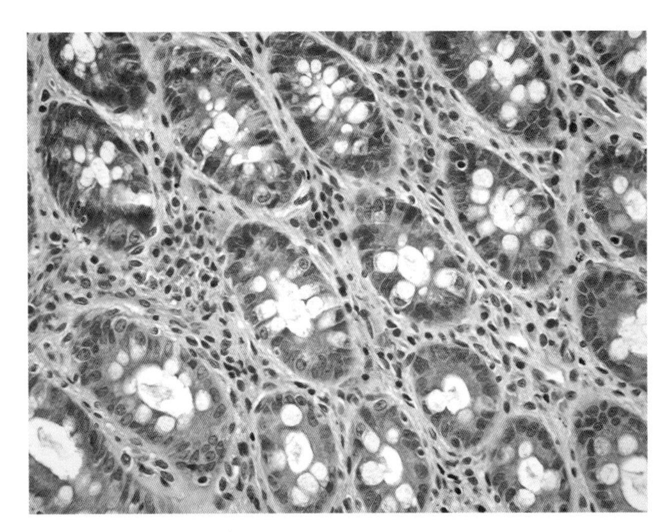

图 4.46.6　正常固有层

4.47 套细胞淋巴瘤与反应性淋巴组织增生

	套细胞淋巴瘤	反应性淋巴组织增生
年龄/性别	老年人（平均年龄55岁）；男性多于女性（男：女=2：1）	儿童到年轻人；无性别差异
部位	通常在肠管一侧	更常见于右半结肠，但可发生在任何部位
症状	腹部疼痛，腹泻，胃肠道出血，体重减轻，疲劳	通常没有，然而一些病人并存消化道感染，可能引起腹泻
体征	腹部压痛；放射学可能显示肠壁增厚或占位性病变；结肠镜检查常常显示孤立或多个小肿块（淋巴瘤性息肉病，2mm~2cm），但也可以阴性	无，结肠镜检查可能显示“息肉”
病因学	成熟B细胞转化涉及Ig重链基因和*BCL-1*基因的t（11；14）（q13；132）易位	未知。常见于与感染性疾病相关，包括贾第鞭毛虫和病毒感染以及免疫缺陷病症，如普通变异性免疫缺陷病和IgA缺乏
组织学	1. 小到中等大小单一细胞增生，具有不规则核，细胞质稀少*（图4.47.1）* 2. 大多数病例为弥漫性浸润，但肿瘤细胞可在生发中心的套区形成结节性结构*（图4.47.2）* 3. 可能存在残留的背景生发中心，但结构常由于恶性细胞增殖的压迫而扭曲 4. 核分裂象显著*（图4.47.3）* 5. 可能存在腺体的错位和闭塞	1. 生发中心形成良好*（图4.47.7）*，其包括：由多克隆B和T细胞组成的生发中心区，其间插入较大的滤泡树突细胞和星空巨噬细胞*（图4.47.8）*；套区由小B淋巴细胞组成，细胞质稀少；边缘区由具有中等量细胞质的松散B细胞组成*（图4.47.9）* 2. 生发中心大小和形状多变，并且通常是有极性的*（图4.47.9）* 3. 核分裂象可能存在，但不多*（图4.47.10）* 4. 背景腺体完整*（图4.47.7）*
特殊检查	• 恶性细胞是B细胞，显示CD19和CD20免疫标记*（图4.47.4）*，以及CD5*（图4.47.5）*和CD43异常表达。细胞周期蛋白D1*（图4.47.6）*普遍阳性，CD10和CD23阴性。κ和λ轻链免疫染色通常显示λ轻链限制。细胞遗传学分析显示t（11；14）易位	• B细胞混合性增生，显示CD19和CD20免疫标记*（图4.47.11）*，但CD5和CD43阴性。细胞周期蛋白D1普遍阴性*（图4.47.12）*。CD10染色生发中心内细胞，CD23染色滤泡树突细胞。CD3和CD5染色*（图4.47.13）*显示背景T细胞。κ和λ轻链染色显示没有轻链限制。细胞遗传学无重排
治疗	系统化疗；由于肠梗阻或穿孔引起并发症的可选择手术	无
预后	较差。大多数病人在诊断时为晚期疾病，并且对化疗没有反应。中位生存期为3~5年	与病人存在的任何其他病理因素相关

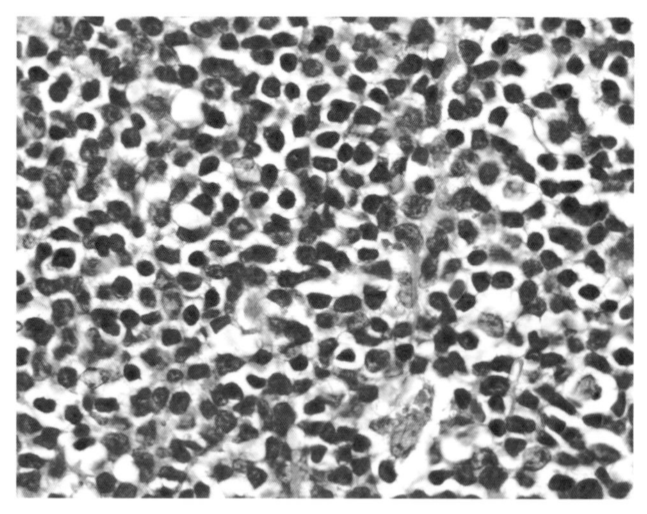

图4.47.1　套细胞淋巴瘤　由不规则细胞核和细胞质稀少的单核样细胞组成

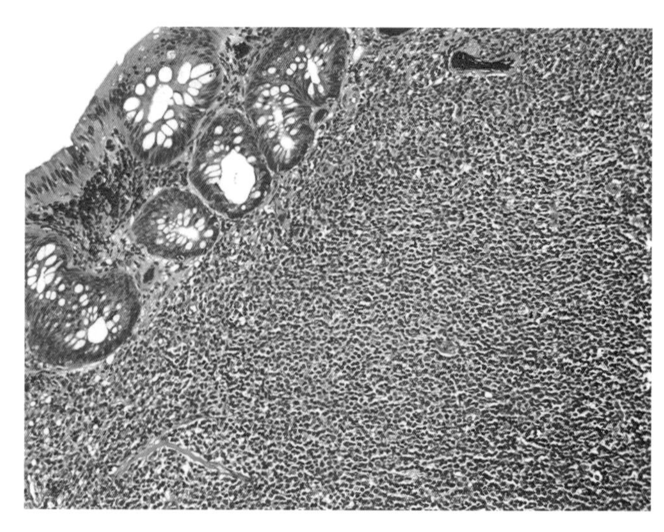

图4.47.2　套细胞淋巴瘤　浸润黏膜下层

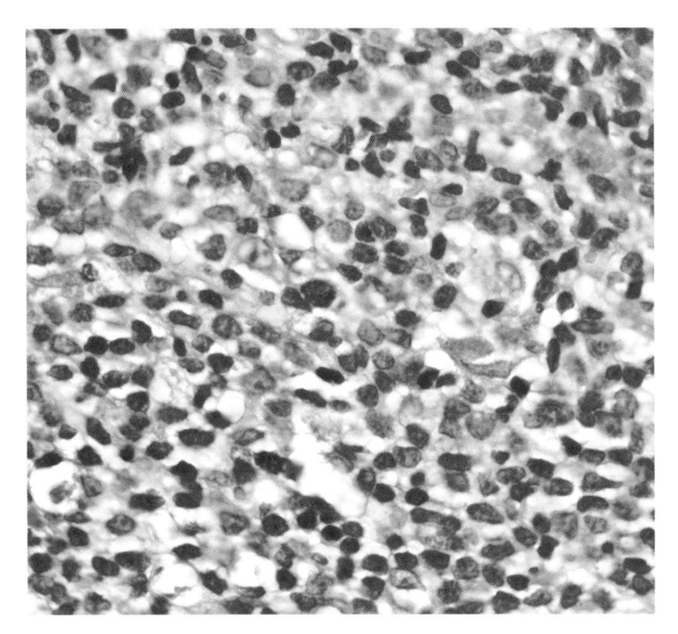

图 4.47.3　套细胞淋巴瘤　显著的核分裂

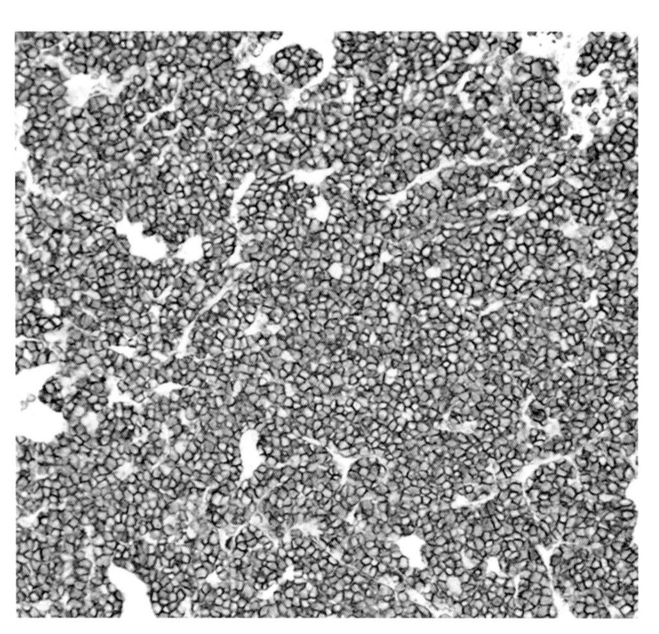

图 4.47.4　套细胞淋巴瘤　肿瘤性 B 细胞 CD20 染色强阳性

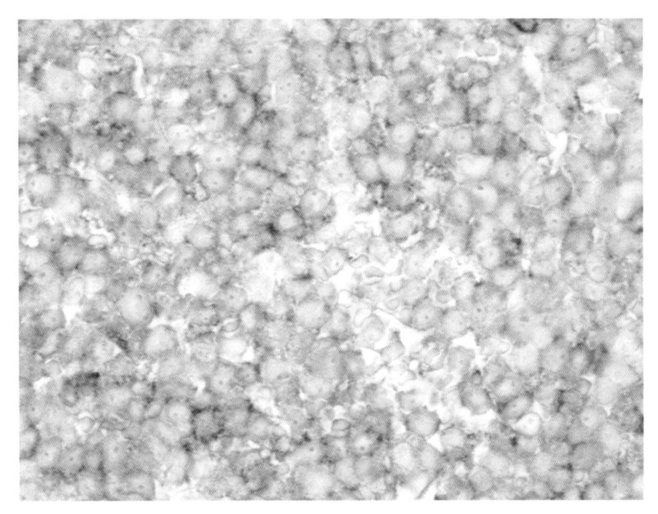

图 4.47.5　套细胞淋巴瘤　恶性 B 细胞 CD5 染色异常

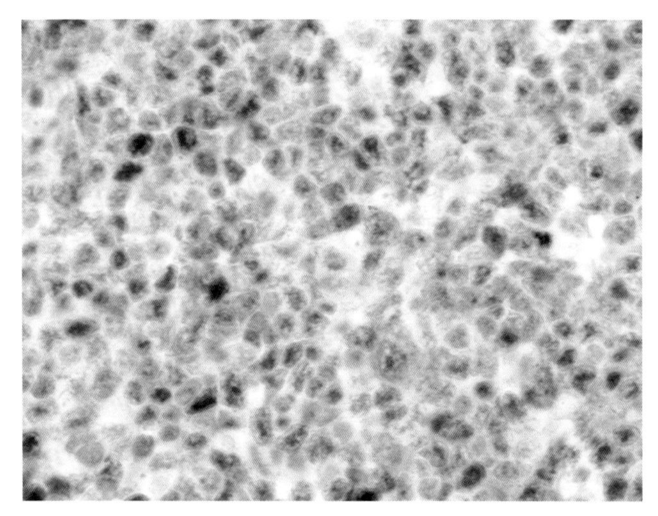

图 4.47.6　套细胞淋巴瘤　恶性 B 细胞显示细胞周期蛋白 D1 核染色

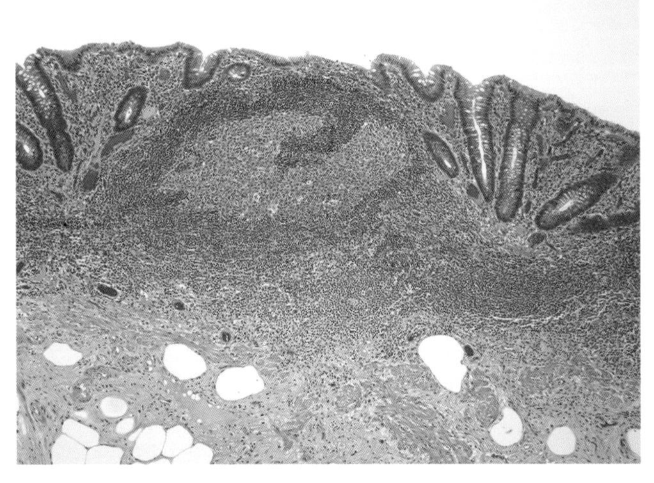

图 4.47.7　反应性淋巴组织增生　形成良好的反应性滤泡位于黏膜中央

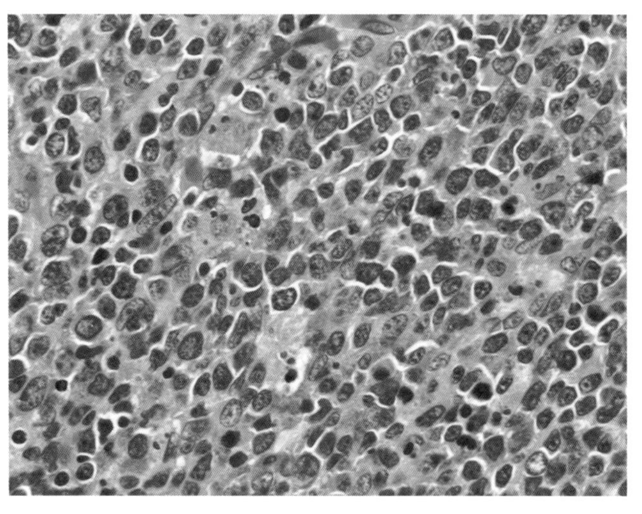

图 4.47.8　反应性淋巴组织增生　生发中心由各种大小的 B 细胞、散在的 T 细胞和包含吞噬小体的巨噬细胞组成

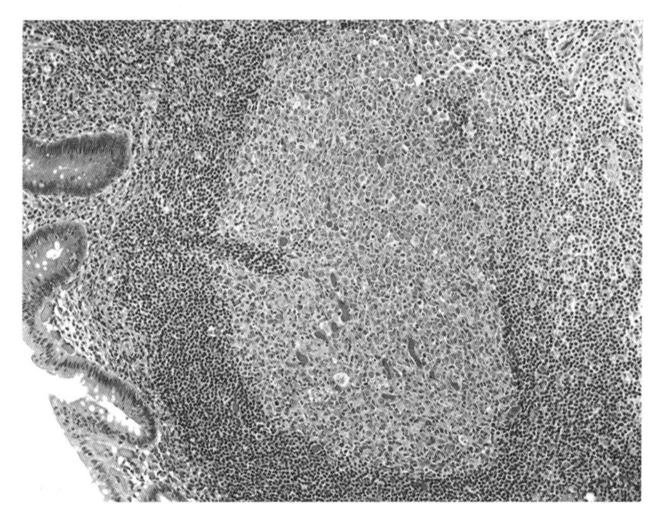

图 4.47.9　反应性淋巴组织增生　生发中心形成良好、具有极性

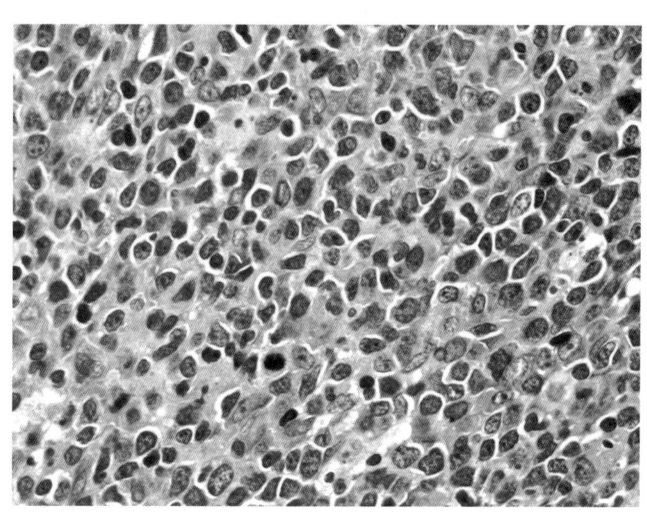

图 4.47.10　反应性淋巴组织增生　反应性滤泡的生发中心内存在散在的核分裂

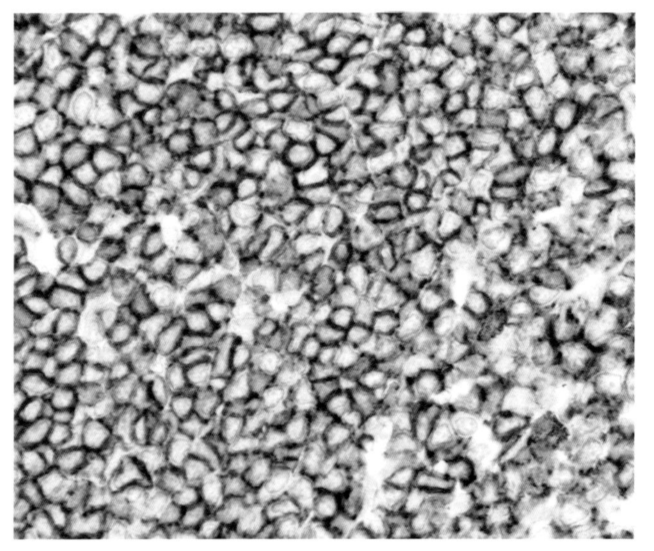

图 4.47.11　反应性淋巴组织增生　生发中心内 B 细胞 CD20 染色阳性

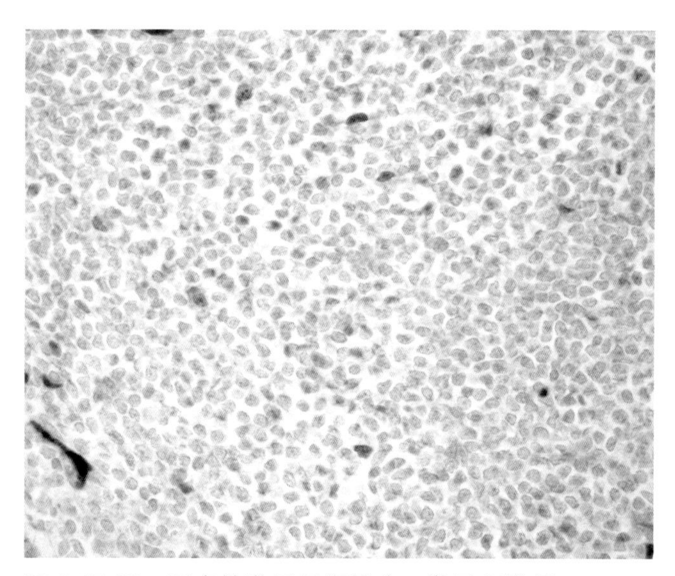

图 4.47.12　反应性淋巴组织增生　淋巴细胞呈 CyclinD1 阴性

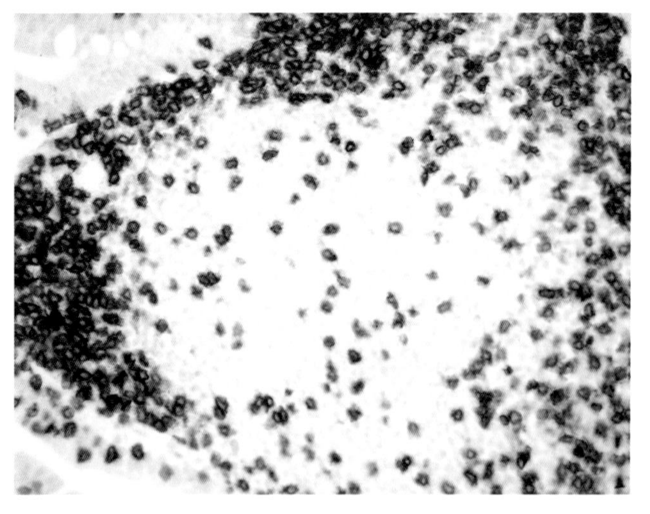

图 4.47.13　反应性淋巴组织增生　CD3 染色显示背景 T 细胞阳性

4.48 转移癌与结直肠癌

	转移癌	结直肠癌
年龄/性别	老年人（50~80 岁）；无性别差异	通常为老年人（70 岁）；男性多于女性
部位	任何部位	更常见于左半结肠，但可发生在任何部位。近端病变与年轻人、女性和微卫星不稳定性有关
症状	非特异性腹痛，疲乏，体重减轻，胃肠道出血	很少或仅有一些模糊的非特异性症状，腹痛、腹泻、便秘、里急后重、直肠出血
体征	非特异性腹部紧张，缺铁性贫血	粪便隐血阳性，缺铁性贫血
病因学	从结肠外原发灶由淋巴血管扩散到结肠。最常见的转移部位包括乳腺、胃、卵巢、前列腺和恶性黑色素瘤	散发性结直肠癌与 APC，KRAS，p53 和微卫星稳定性基因突变相关；遗传性非息肉病性结肠癌病例与遗传性综合征相关，高达 10%。炎症性肠病患者癌发生风险增加
组织学	1. 各种组织学模式，多为低分化*（图 4.48.1，4.48.2）* 2. 病变腺体没有原位癌背景，尽管经常存在自下而上的黏膜下层和黏膜的浸润*（图 4.48.3，4.48.4）* 3. 通常以固有肌层和浆膜为中心*（图 4.48.5，4.48.6）* 4. 促结缔组织反应不显著	1. 大多数肿瘤高至中分化，腺管状*（图 4.48.7）*，腺体由核深染、中至重度多形性细胞组成，核极性不同程度消失*（图 4.48.8）* 2. 低分化癌腺体形成很差，由片状簇状显著异型细胞组成，核极性消失 3. 黏液癌占 10%，特征为丰富的细胞外黏液和黏液湖形成，细胞可呈印戒细胞形态 4. 常看到原位腺癌组分*（图 4.48.9）* 5. 常见丰富的管腔内显著嗜酸性无细胞坏死碎片*（图 4.48.10）* 6. 肿瘤细胞穿过黏膜肌层进入黏膜下层，周围见致密促结缔组织反应*（图 4.48.11）*
特殊检查	• 器官特异性免疫组织化学标记包括乳腺 ER、PR、乳腺球蛋白、GCDFP-15、CK7，前列腺 PSAP 和 NKX-3.1，黑色素瘤 HMB45、Melan-A、SOX10、S100，卵巢癌 CK7、ER、PR、WT1、PAX8，胃 CK7 阳性。转移癌细胞 CK20 和 CDX2 阴性。临床病史很重要	• 一般不需要。细胞显示 CK20，AE1 / AE3，CDX2 和 CEA 免疫阳性，CK7 阴性
治疗	化疗，有梗阻、狭窄、穿孔并发症的选择外科手术	手术切除，进展期疾病辅助化疗
预后	较差；结肠转移性肿瘤与全身传播相关，常对化疗不敏感	好至差不定；5 年生存率为 55%~60%；黏液性癌预后较差

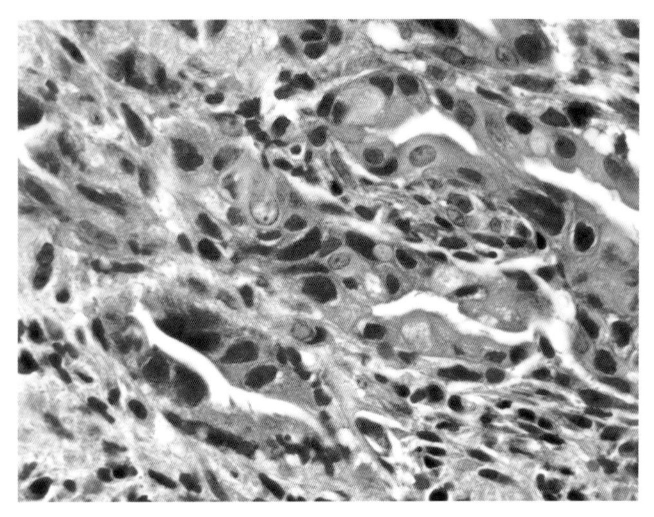

图 4.48.1 转移性中至低分化胰腺癌

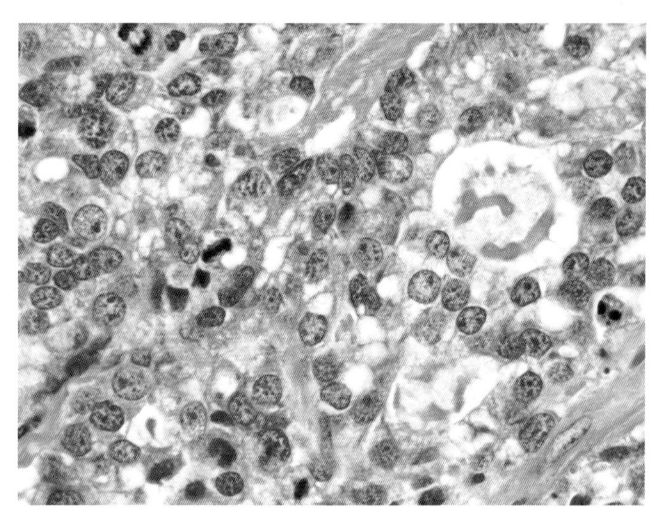

图 4.48.2 肺转移性肉瘤样癌

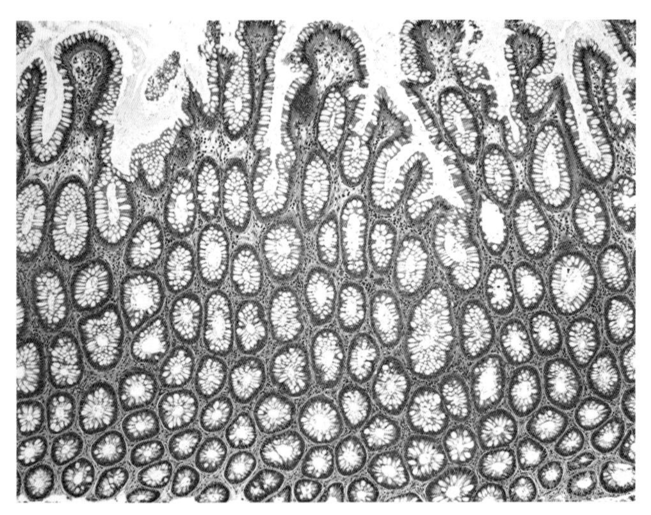

图 4.48.3 转移性癌 周围肠黏膜组织学无明显异型性

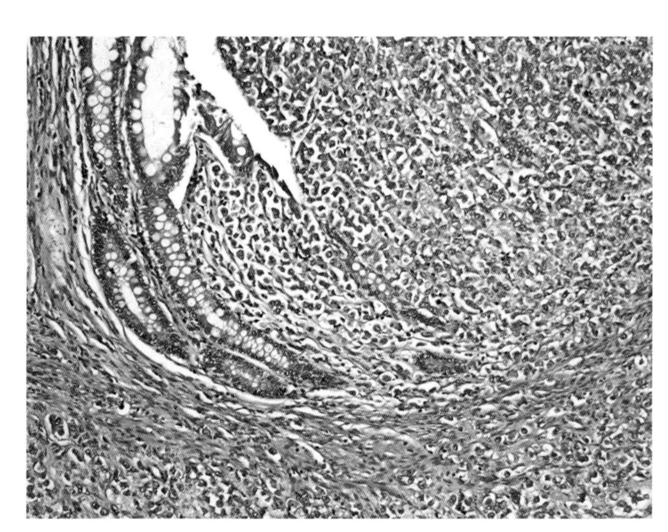

图 4.48.4 转移性乳腺小叶癌 以自下而上的方式浸润黏膜

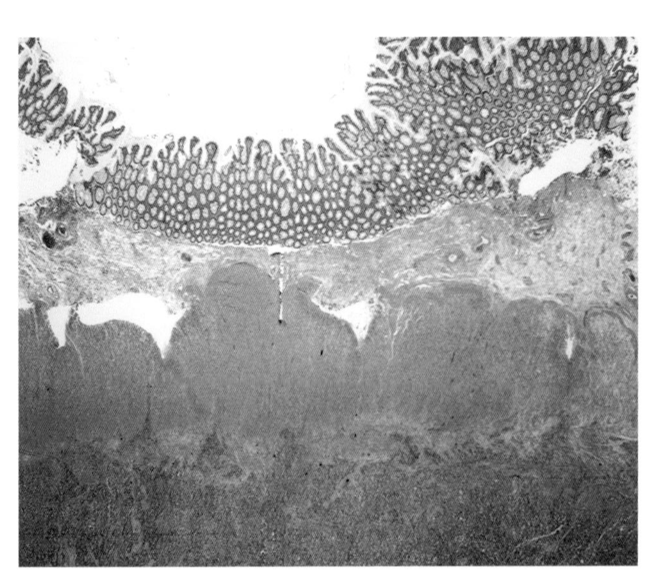

图 4.48.5 位于固有肌层中部的肺转移性肉瘤样癌

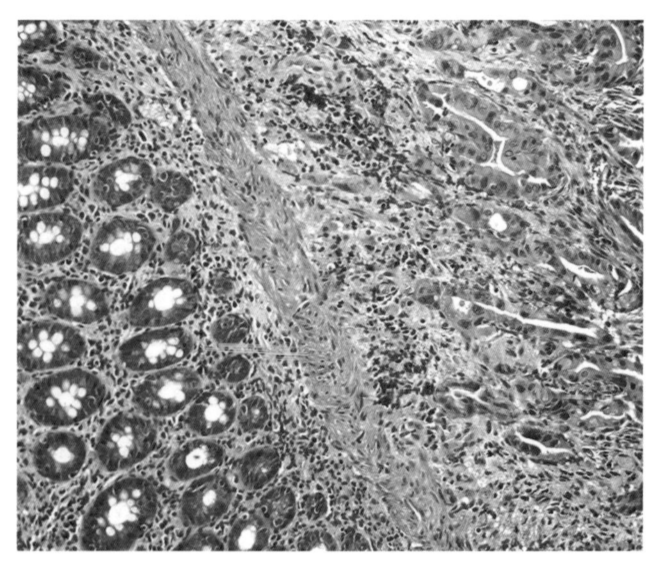

图 4.48.6 转移性胰腺癌 以黏膜下层为中心

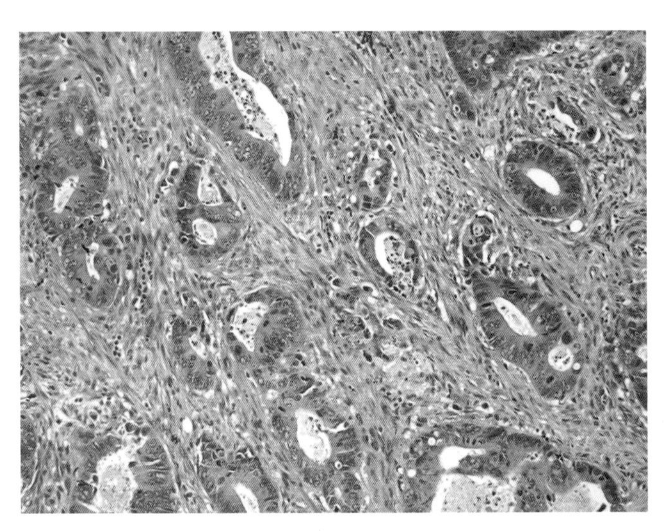

图 4.48.7 浸润性中分化结直肠腺癌 异型腺体位于促结缔组织生成的间质中

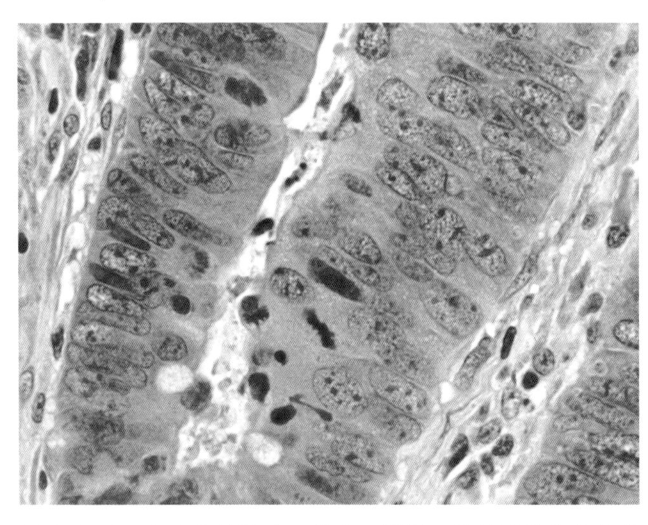

图 4.48.8 中度分化腺癌 核大、深染，核极性消失和核分裂显著

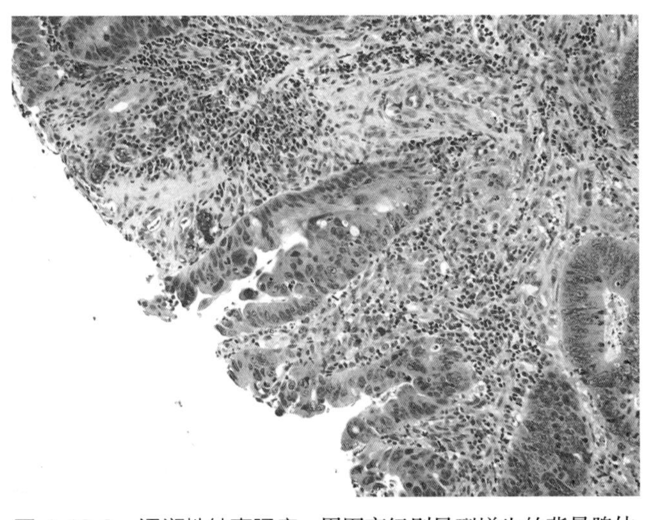

图 4.48.9 浸润性结直肠癌 周围高级别异型增生的背景腺体

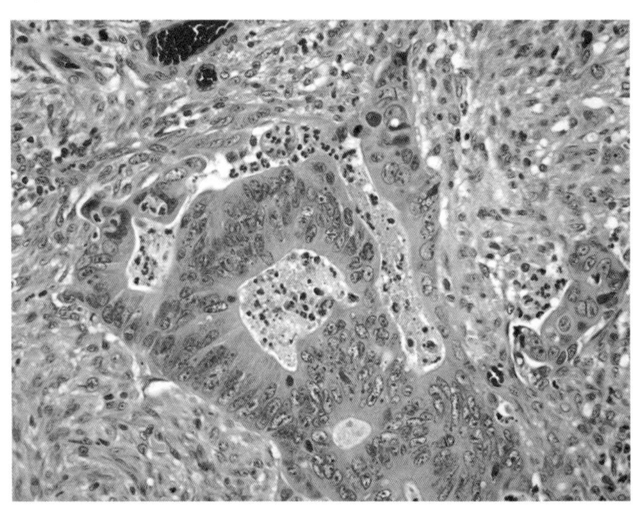

图 4.48.10 浸润性结直肠癌 恶性腺体管腔内坏死碎片

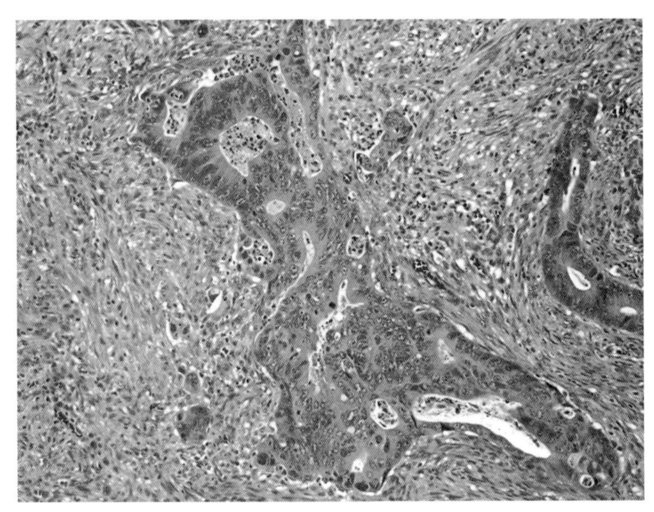

图 4.48.11 中分化结直肠癌 异型腺体位于显著促结缔组织反应性间质中

（陈 玲 史 炯 樊祥山 **翻译** 盛伟琪 **审校**）

第五章 阑尾

5.1 肉芽肿性阑尾炎与阑尾克罗恩病

	肉芽肿性阑尾炎	阑尾克罗恩病
年龄/性别	年轻成人为主，男性多见	常为年轻成人（20多岁至30多岁）；无性别差异
部位	任何部位	任何部位
症状	右下腹痛、恶心、呕吐、食欲减退	取决于受累部位，通常表现为腹痛、腹泻、发热、消化不良、体重减轻
体征	腹部压痛、白细胞计数升高、发热	取决于克罗恩病的严重程度，包括贫血和发育停滞。CT检查示阑尾壁增厚且延伸至回肠和/或盲肠
病因学	不明，部分病人与耶尔森菌感染有关；其他可能原因包括异物反应、间歇性阑尾炎、结核分枝杆菌感染、蛲虫感染、结节病	不明；复发与缓解交替出现的慢性炎性疾病，可累及胃肠道任一段，最常累及末端回肠和近端结肠
组织学	1. 以中性粒细胞出现在上皮（隐窝炎）和隐窝（隐窝脓肿）为特点的炎症灶（*图5.1.1*） 2. 透壁的淋巴组织聚集（*图5.1.2*） 3. 大量结构良好的肉芽肿（*图5.1.3*），每张组织切片中有20个肉芽肿 4. 几乎无慢性改变 5. 偶尔有裂隙和瘘管形成	1. 以中性粒细胞出现在上皮（隐窝炎）（*图5.1.4*）和隐窝（隐窝脓肿）（*图5.1.5*）为特点的不连续的炎症灶，毗邻正常上皮（呈“跳跃征”一周肠道不同节段炎症严重程度不一） 2. 口疮性溃疡，局灶上皮坏死伴急慢性炎症细胞浸润以及深部淋巴组织聚集（*图5.1.6*） 3. 黏膜下组织示显著的慢性炎性改变 4. 透壁淋巴样组织聚集，呈“串珠样”排列（*图5.1.7*） 5. 偶见结构不良的肉芽肿一平均每10张组织切片可见3个肉芽肿 6. 慢性改变包括幽门腺化生（*图5.1.9*）和隐窝扭曲（*图5.1.10*） 7. 常见裂隙、瘘管和纵行溃疡
特殊检查	• 一般不做。临床病史对诊断很关键	• 一般不做。临床克罗恩病既往史对诊断最重要
治疗	阑尾切除术通常是根治性治疗	首选免疫调节药物，包括类固醇激素、TNF-α抑制剂。手术切除治疗适用于合并严重并发症的病人，如完全性肠梗阻或不能控制的大出血
预后	非常好，几乎无复发，虽然部分病人后来被诊断为克罗恩病	预后不一，与潜在的克罗恩病累及范围和严重程度有关。阑尾累及通常提示广泛的回结肠疾病，因而提示病情更严重，预后也更差

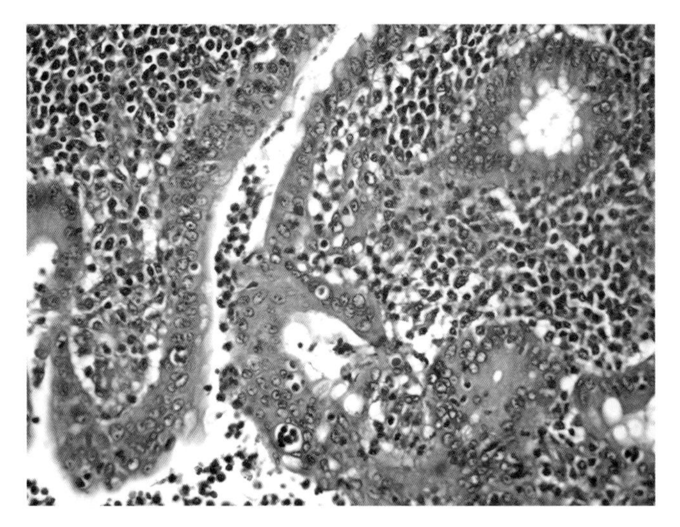

图 5.1.1　肉芽肿性阑尾炎　局灶隐窝炎，可见中性粒细胞浸润

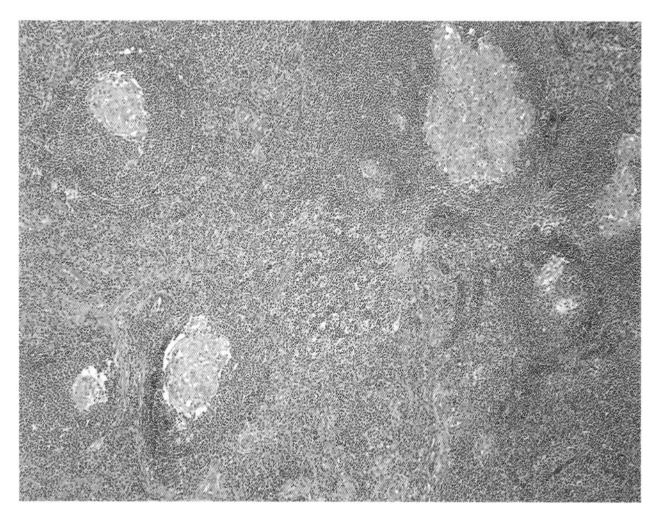

图 5.1.2　肉芽肿性阑尾炎　透壁的肉芽肿性炎

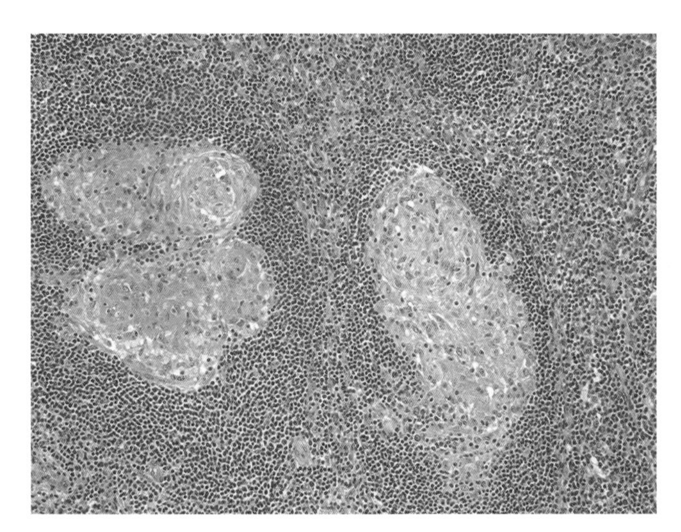

图 5.1.3　肉芽肿性阑尾炎　结构良好的非干酪性肉芽肿

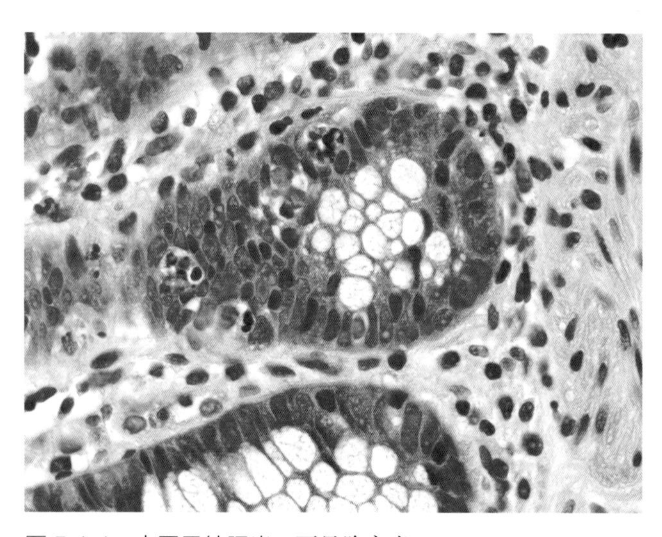

图 5.1.4　克罗恩结肠炎　可见隐窝炎

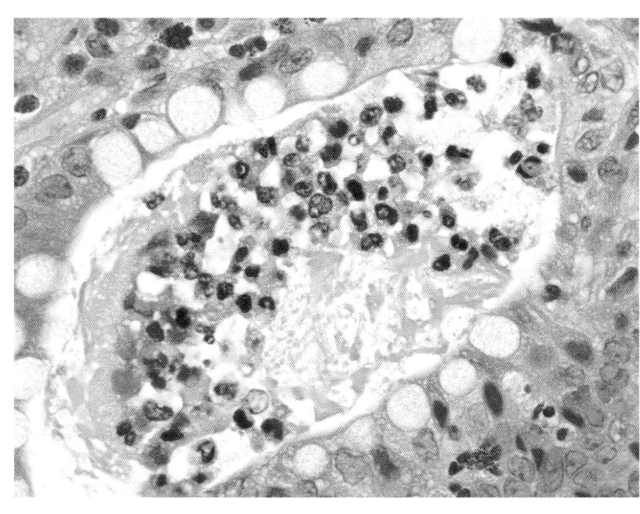

图 5.1.5　克罗恩结肠炎　可见隐窝脓肿

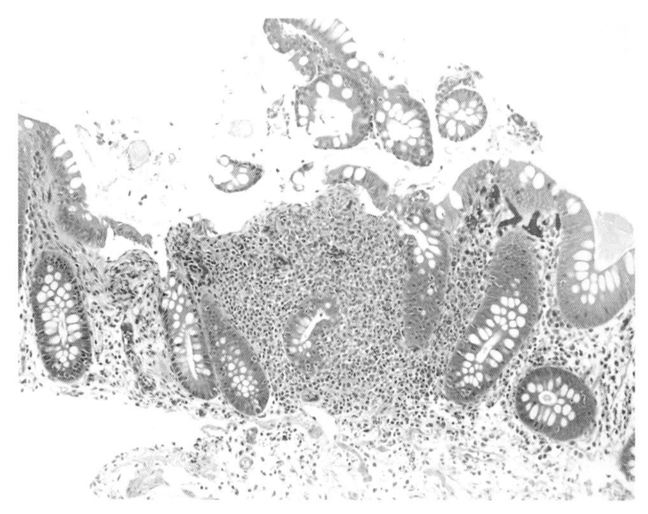

图 5.1.6　口疮性溃疡　可见黏膜淋巴组织聚集，表面糜烂

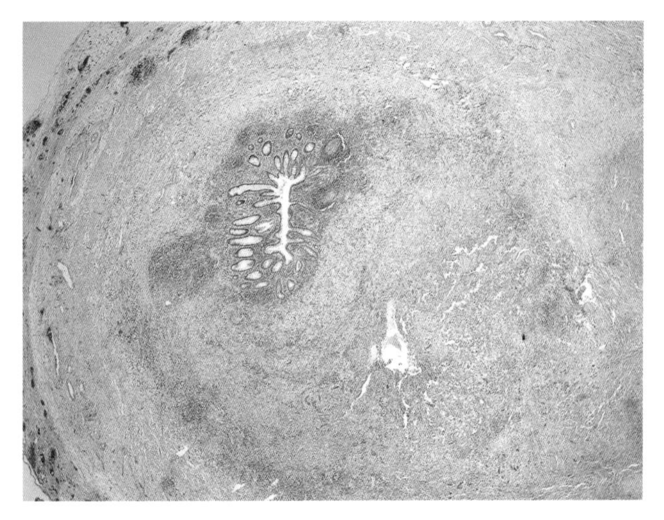

图 5.1.7　克罗恩结肠炎　可见透壁的淋巴样组织聚集

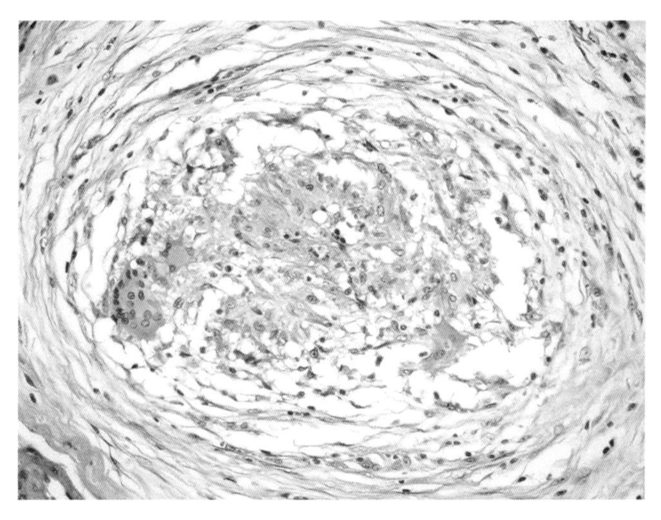

图 5.1.8　阑尾克罗恩病　仅偶尔可见形成不好的肉芽肿

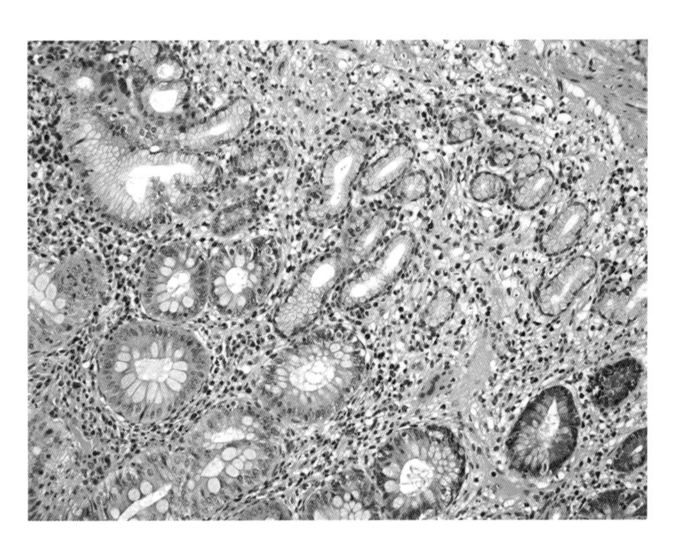

图 5.1.9　阑尾克罗恩病　可见幽门腺化生

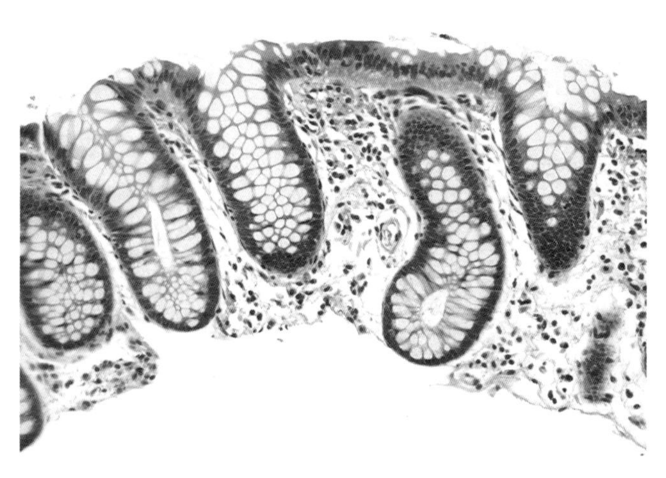

图 5.1.10　阑尾克罗恩病　可见隐窝扭曲

5.2 间歇性阑尾炎与阑尾克罗恩病

	间歇性阑尾炎	阑尾克罗恩病
年龄/性别	儿童和年轻成人（5~20 岁），男性为主	常为年轻成人（20 多岁至 30 多岁）为主；无性别差异
部位	任何部位	任何部位
症状	急性右下腹痛、恶心、呕吐	取决于受累部位，通常表现为腹痛、腹泻、发热、消化不良、体重减轻
体征	发热、白细胞计数升高、腹部压痛、反跳痛	取决于克罗恩病的严重程度，包括贫血和发育停滞。CT 检查示阑尾壁增厚且延伸至回肠和（或）盲肠
病因学	破裂性急性阑尾炎的慢性修复反应，通常在阑尾切除术前接受抗生素治疗几周后	不明；复发与缓解交替出现的慢性炎性疾病，可累及胃肠道任一段，最常累及末端回肠和近端结肠
组织学	1. 普通型 a. 透壁的急、慢性炎症 *（图 5.2.1，5.2.2）* b. 异物巨细胞 c. 肉芽组织，含铁血黄素沉积 *（图 5.2.3）* d. 中度浆膜纤维化和浆膜炎 e. 透壁的黏蛋白渗出 2. 黄色肉芽肿型 a. 泡沫细胞 b. 散在的多核组织细胞 c. 含铁血黄素沉积 d. 管腔闭塞，淋巴滤泡仍保存 *（图 5.2.1，5.2.4）* 3. 多达 2/3 病例有明显的肉芽肿 *（图 5.2.5）* 4. 无裂隙	1. 呈“串珠样”排列的透壁淋巴组织聚集 *（图 5.2.6）* 2. 以中性粒细胞出现在上皮（隐窝炎）*（图 5.2.7）* 和隐窝（隐窝脓肿）*（图 5.2.8）* 为特点的不连续的炎症灶，毗邻正常上皮（呈“跳跃征”——胃肠道不同节段炎症严重程度不一） 3. 偶尔见结构不良的肉芽肿—平均每 10 张组织切片可见 3 个肉芽肿 4. 常见裂隙状、瘘管形成和纵行溃疡形成 5. 浆膜下致密的同心圆形纤维化
特殊检查	• 一般不做。AFB 和 GMS 特殊染色有助于排除肉芽肿性感染。急性阑尾炎的临床病史及随后的治疗亦有助于诊断	• 一般不做。临床病史对诊断克罗恩病最重要
治疗	手术切除 + 支持治疗和抗生素治疗	首选免疫调节药物，包括类固醇激素、TNF-α 抑制剂。手术切除治疗适用于合并严重并发症的病人，如完全性肠梗阻或不能控制的大出血
预后	非常好，并发症罕见，且大多数与破裂相关	预后不一，与克罗恩病累及范围和严重程度有关。阑尾累及通常提示广泛的回结肠疾病，因而提示病情更严重，预后也更差

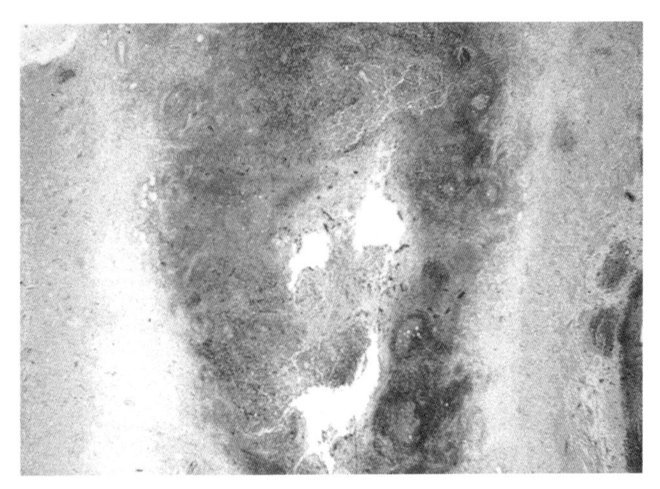

图 5.2.1 间歇性阑尾炎 可见透壁的急慢性炎症细胞浸润，管腔闭塞，淋巴滤泡仍保存。此视野右方可见浆膜淋巴组织呈线性聚集

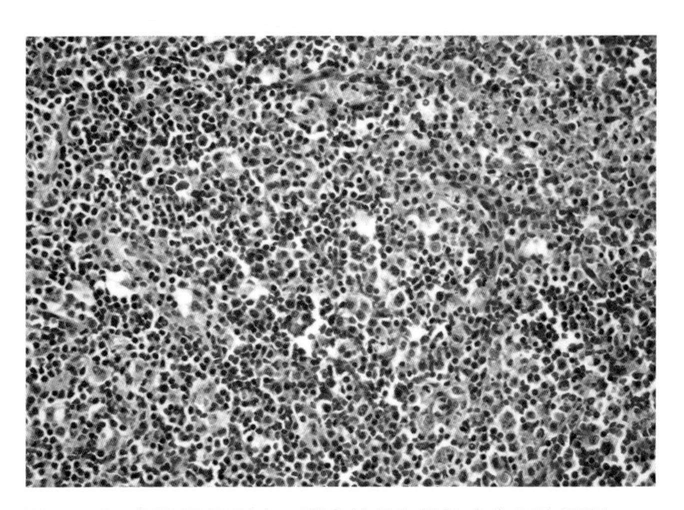

图 5.2.2 间歇性阑尾炎 混合性的急慢性炎症细胞浸润

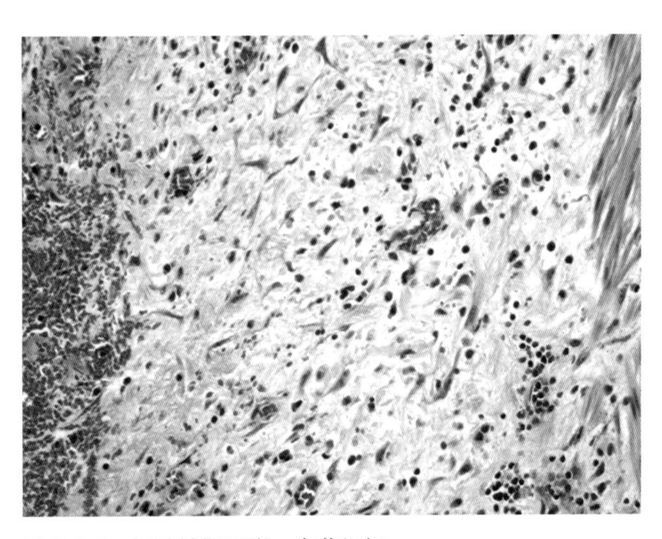

图 5.2.3 间歇性阑尾炎 肉芽组织

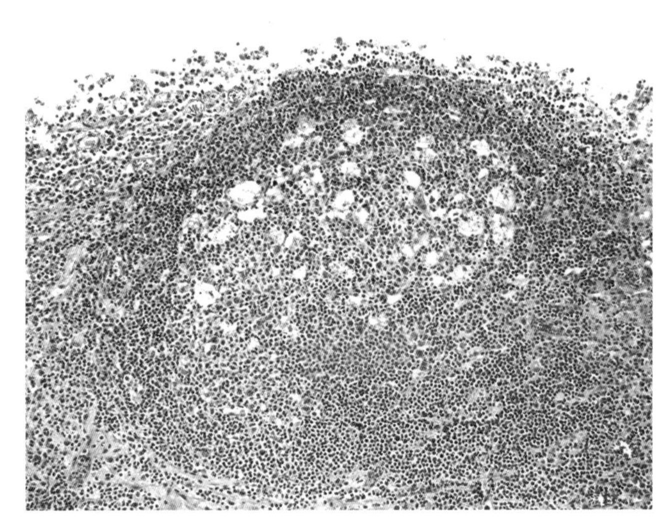

图 5.2.4 间歇性阑尾炎 反应性的淋巴滤泡结构，生发中心明显

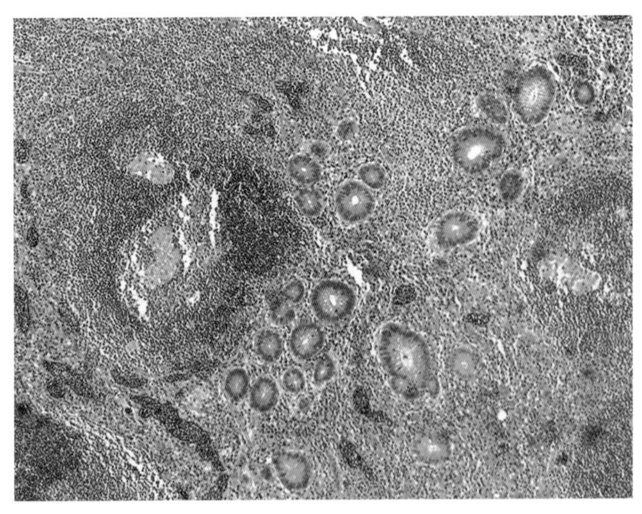

图 5.2.5 间歇性阑尾炎 明显的透壁性肉芽肿性炎症

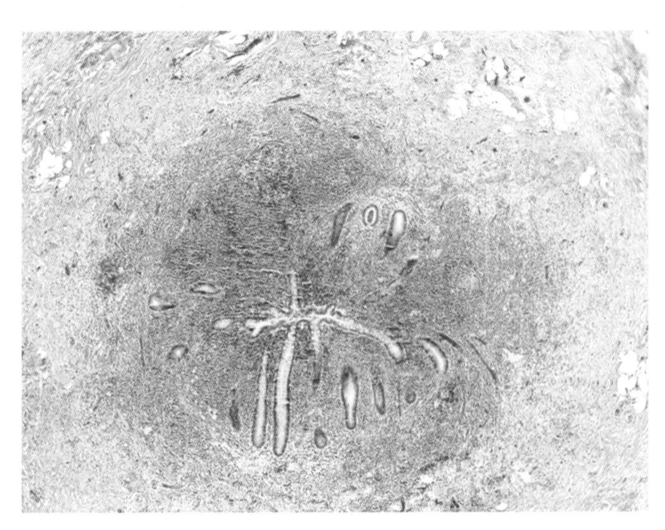

图 5.2.6 阑尾克罗恩病 透壁的慢性炎症细胞和淋巴组织聚集

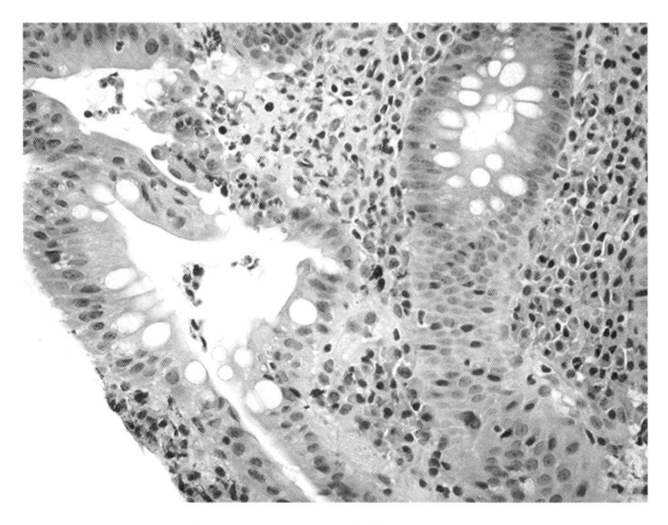

图 5.2.7 阑尾克罗恩病 局灶隐窝炎

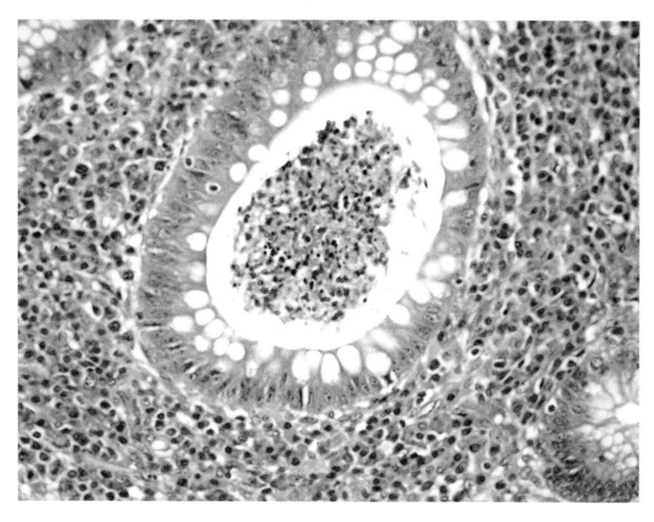

图 5.2.8 阑尾克罗恩病 隐窝脓肿

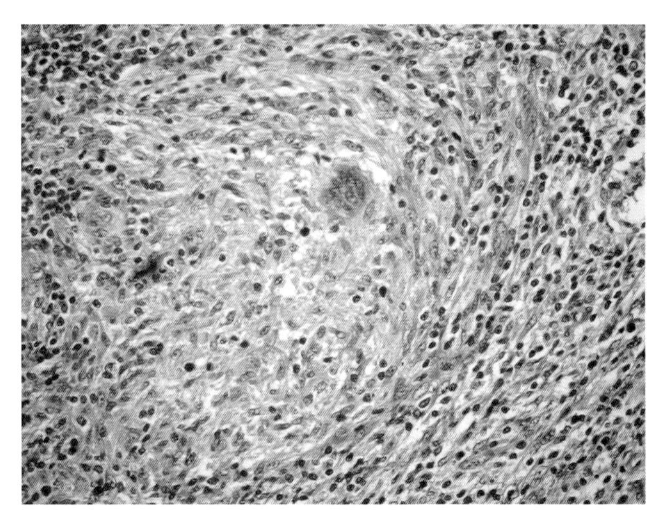

图 5.2.9 阑尾克罗恩病 仅偶尔可见形成不好的肉芽肿

5.3 感染性阑尾炎伴肉芽肿与阑尾克罗恩病

	感染性阑尾炎伴肉芽肿	阑尾克罗恩病
年龄/性别	任何年龄；无性别差异	常为年轻成人（20 多岁至 30 多岁）为主；无性别差异
部位	任何部位	任何部位
症状	非特异性腹痛、腹泻、呕吐、乏力、体重减轻、胃肠道出血	取决于受累部位，通常表现为腹痛、腹泻、发热、消化不良、体重减轻
体征	腹部压痛、发热	取决于克罗恩病的严重程度，包括贫血和发育停滞。CT 检查示阑尾壁增厚且延伸至回肠和（或）盲肠
病因学	与某些特定微生物感染相关的肉芽肿反应，包括分枝杆菌、耶尔森菌、真菌感染（如荚膜组织胞浆菌）	不明；复发与缓解交替出现的慢性炎性疾病，可累及胃肠道任一段，最常累及末端回肠和近端结肠
组织学	1. 常有显著的急慢性炎症背景，主要累及黏膜固有层，局灶糜烂和（或）溃疡 *（图 5.3.1）* 2. 大量较大的、形成良好的肉芽肿，常为坏死性肉芽肿 *（图 5.3.2）* 3. 肉芽肿常位于淋巴滤泡中心 *（图 5.3.3）* 4. 偶尔可见多核朗汉斯巨细胞 *（图 5.3.4）* 5. 特别是耶尔森菌感染时可见肠壁增厚和溃疡 6. 无明显的隐窝扭曲；浆细胞不增多	1. 以中性粒细胞出现在上皮（隐窝炎）*（图 5.3.5）*和隐窝（隐窝脓肿）*（图 5.3.6）*为特点的不连续的炎症灶，毗邻正常上皮（呈“跳跃征”—胃肠道不同节段炎症严重程度不一） 2. 仅在极个别情况下偶尔可见，形成不好的非坏死性肉芽肿 *（图 5.3.7）* 3. 肉芽肿随机分布，与淋巴滤泡无相关性 *（图 5.3.7）* 4. 无多核巨细胞 5. 浆膜下组织见同心圆形式的致密纤维化 6. 背景示慢性炎症改变，包括基底部浆细胞增多 *（图 5.3.8）*和隐窝扭曲 *（图 5.3.9）*
特殊检查	• 一般采用 AFB 和 GMS 特殊染色。感染菌培养和临床病史对诊断很重要	• 一般不做。临床克罗恩病病史对诊断最重要
治疗	支持治疗和（或）抗生素治疗。出现穿孔和梗阻的并发症时采取手术治疗	首选免疫调节药物，包括类固醇激素、TNF-α 抑制剂。手术切除治疗适用于合并严重并发症的病人，如完全性肠梗阻或不能控制的大出血
预后	通常预后好，大多数感染可自愈或经抗生素治愈	预后不一，与克罗恩病累及范围和严重程度有关。阑尾累及通常提示广泛的回结肠疾病，因而提示病情更严重，预后也更差

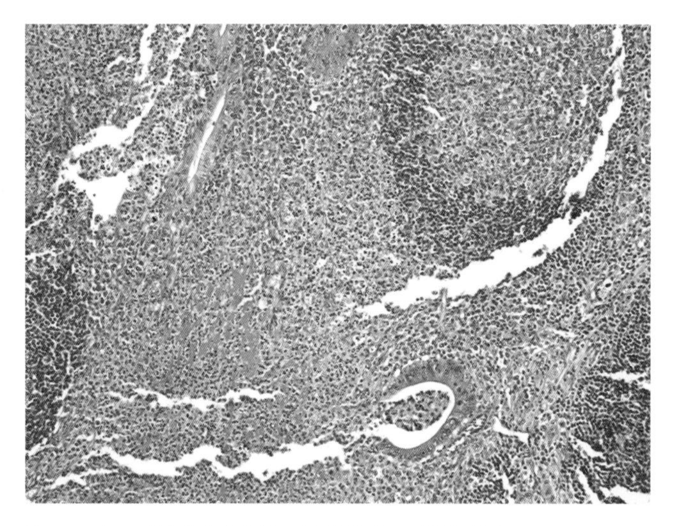

图 5.3.1 感染性阑尾炎 显著的急、慢性炎症

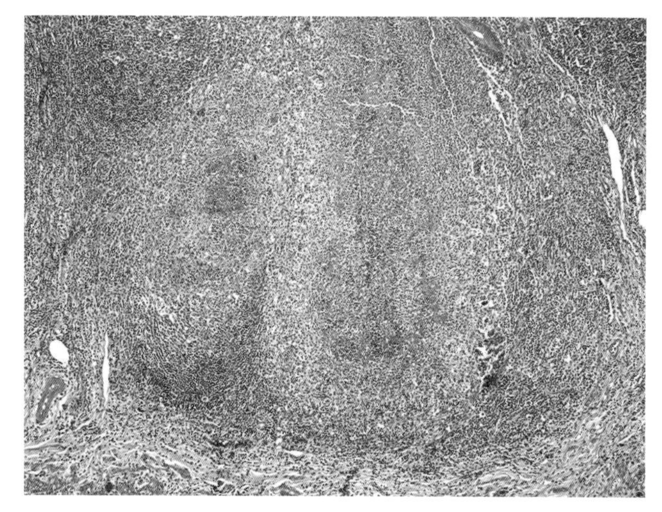

图 5.3.2 耶尔森菌感染性阑尾炎 多量、大的坏死性肉芽肿

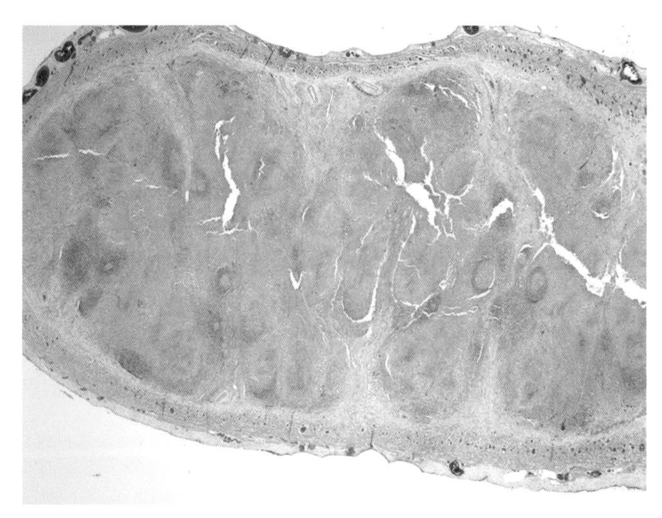

图 5.3.3 耶尔森菌感染性阑尾炎 大的、融合的坏死性肉芽肿位于淋巴滤泡中心，闭塞阑尾黏膜和管腔

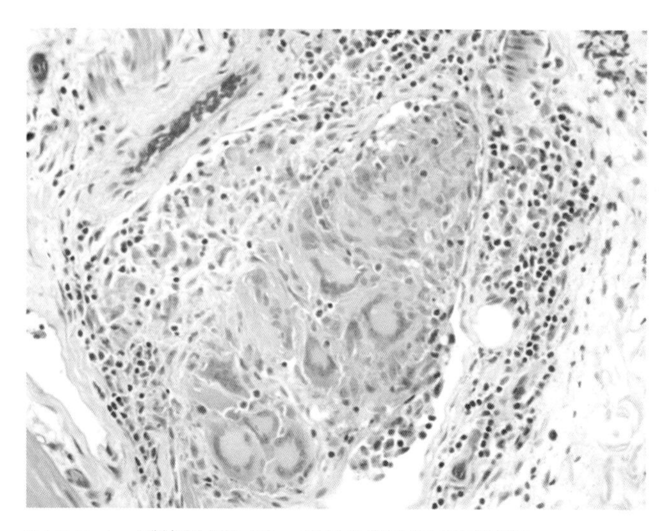

图 5.3.4 感染性阑尾炎 明显的朗格汉斯巨细胞

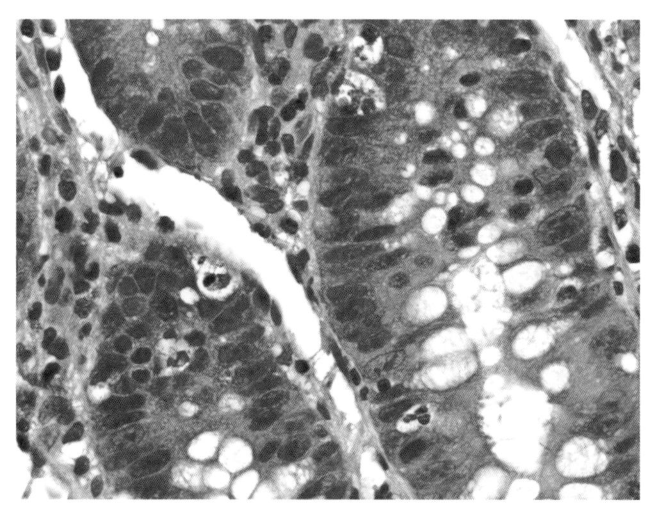

图 5.3.5 阑尾克罗恩病 局灶隐窝炎

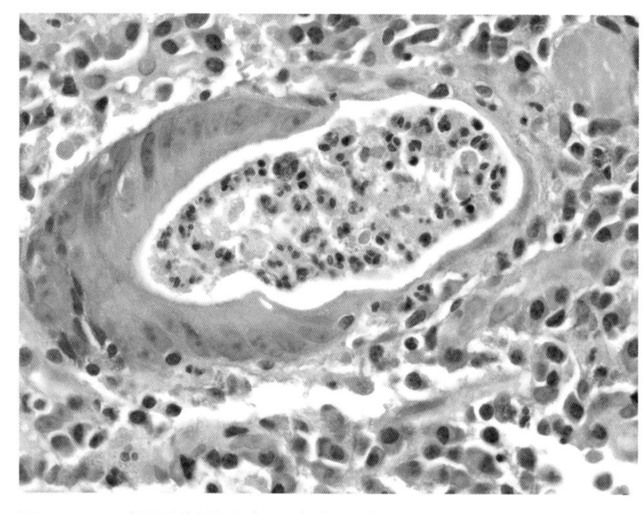

图 5.3.6 阑尾克罗恩病 隐窝脓肿

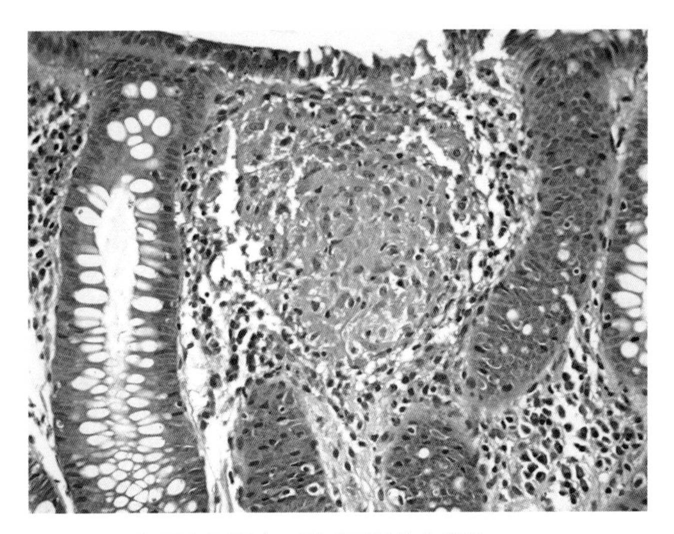

图 5.3.7　阑尾克罗恩病　形成不好的肉芽肿

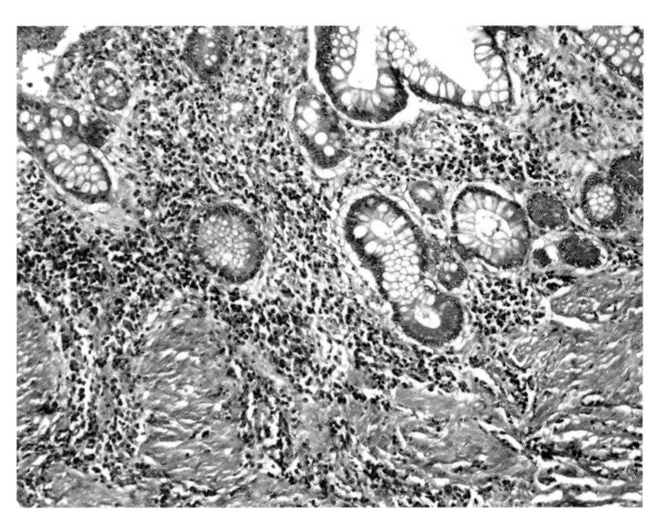

图 5.3.8　阑尾克罗恩病　基底部浆细胞增多

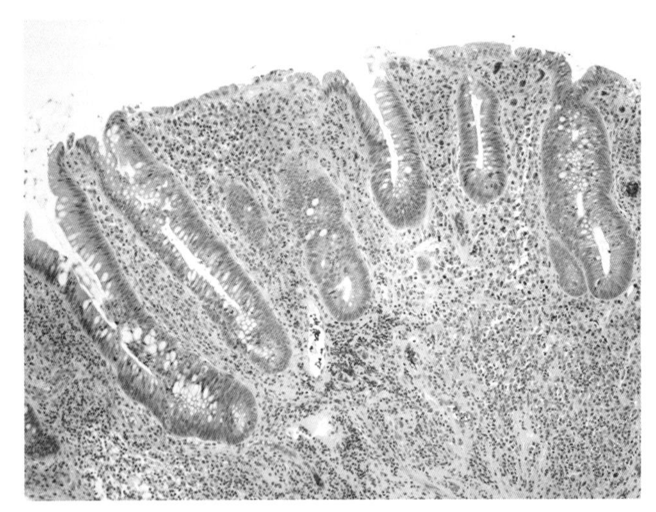

图 5.3.9　阑尾克罗恩病　隐窝扭曲，黏膜组织示显著慢性炎症伴淋巴组织聚集

5.4 阑尾低级别黏液性肿瘤与阑尾憩室

	阑尾低级别黏液性肿瘤	阑尾憩室
年龄/性别	通常为成人（60 多岁）；女性为主	通常为成人（50 多岁至 60 多岁）；无性别差异
部位	阑尾的任何部位	阑尾的任何部位
症状	大多数病人有症状，表现为右下腹痛。偶见病人由于阑尾破裂致黏液外溢入腹腔而引起腹胀（腹膜假黏液瘤）	大多数病人无症状，常为偶然发现或罹患急性阑尾炎时发现
体征	腹部压痛，腹部叩诊浊音	非特异性体征，腹部隐痛；恶心
病因学	不明，是最常见的阑尾黏液性肿瘤类型。某些病例与结肠腺瘤有关	不明；通常认为是阑尾壁薄弱和管腔内压力增高所形成的获得性缺陷；与囊性纤维化有关；多达 14% 的病人发展成多发憩室，可能提示出现局部或区域性肿瘤，包括阑尾低级别上皮性肿瘤
组织学	1. 扁平至绒毛状肠型上皮，有沿基底侧排列的、深染拉长的假复层的核，有明显的细胞顶端黏液 *（图 5.4.1）* 2. 高达 42% 的病例与阑尾憩室的阑尾周围浆膜黏液沉积有关 3. 隐窝背对背，黏膜固有层较薄或缺如 *（图 5.4.2）* 4. 与神经瘤无关；除了挤压出去的黏液相关的改变外，几乎无其他再生性改变	1. 通常多个憩室，小于 5mm 2. 黏膜和黏膜肌层疝出，穿过黏膜下层和固有肌层，与血管纵向平行 *（图 5.4.3，5.4.4）* 3. 漂浮的阑尾周围黏液可能与憩室上皮外翻至浆膜表面有关，情形与肿瘤侵犯浆膜类似 *（图 5.4.5，5.4.6）* 4. 结构保留：背景黏膜增生，局部为绒毛状结构，具有轻度非典型性，系反应性变化 *（图 5.4.7）*，隐窝扭曲轻微，表面黏膜变化更明显 5. 常与黏膜神经瘤和其他修复性改变有关
特殊检查	• 不常规开展。某些病例，免疫组化标记有助于鉴别原发阑尾低级别黏液性肿瘤和转移或卵巢肿瘤累及。免疫组化示肿瘤细胞表达 CK20 和 CDX2 阳性，通常 CK7、ER、PR、WT1 和 PAX8 阴性	• 一般不做
治疗	主要治疗方式是手术切除	阑尾切除术是治愈性的标准疗法或发现任何潜在的肿瘤的方法
预后	通常预后好，局限性病灶被认为具有良性临床行为。有腹膜假黏液瘤的病史提示预后差。肿瘤扩散至阑尾以外部位者的 5 年生存率为 86%	预后极好，几乎均为良性。与囊性纤维化或肿瘤相关的病例预后情况不同，取决于囊性纤维化或肿瘤的严重程度

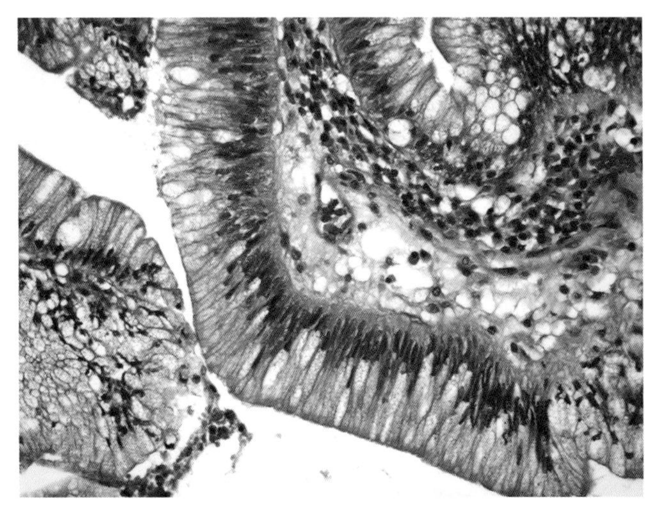

图 5.4.1　阑尾低级别黏液性肿瘤　低级别异型增生，可见拉长的、深染的假复层的核

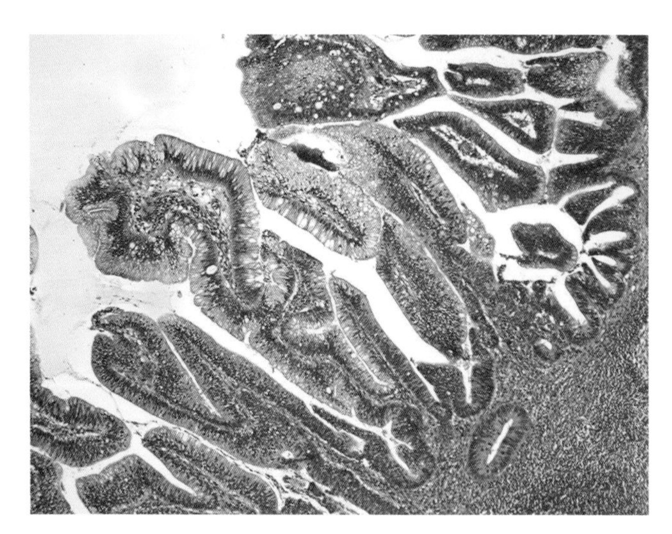

图 5.4.2　阑尾低级别黏液性肿瘤　上皮增生，黏膜固有层变薄

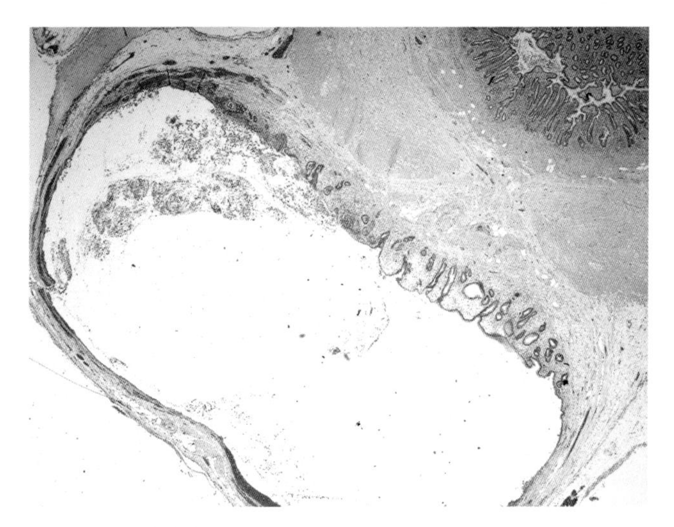

图 5.4.3　憩室疝出肠壁

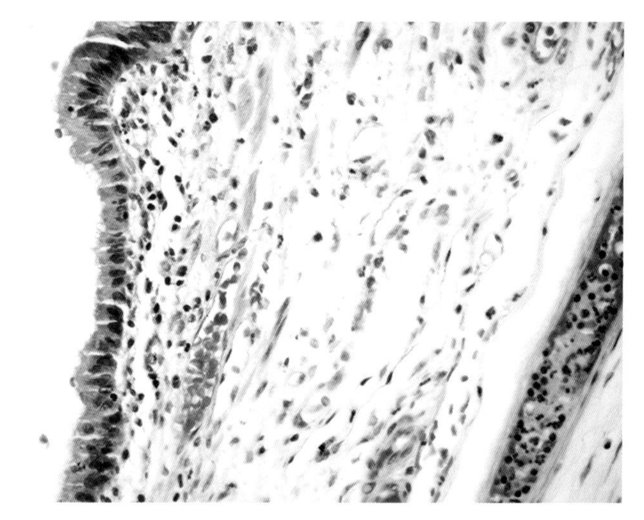

图 5.4.4　阑尾憩室　扁平上皮，黏膜下层水肿

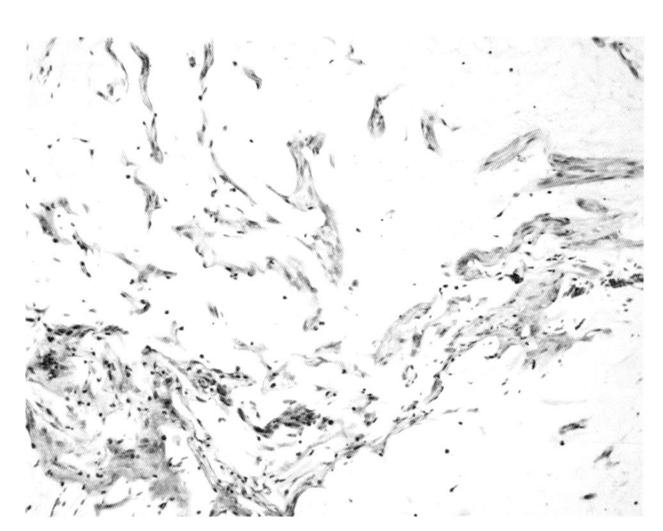

图 5.4.5　挤压出的黏液　无上皮细胞

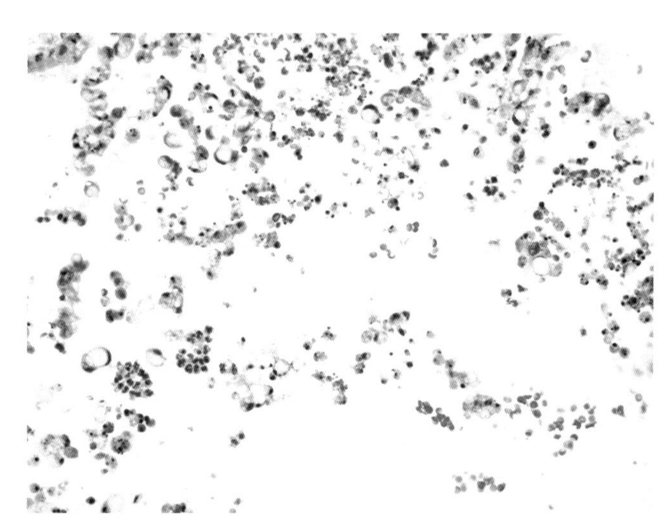

图 5.4.6　阑尾憩室破裂　可见挤出的黏液和黏液细胞

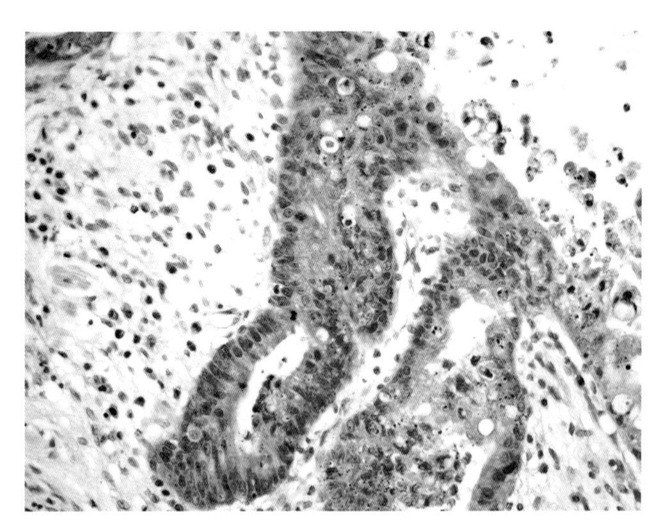

图 5.4.7　阑尾憩室　反应性上皮改变

5.5 阑尾低级别黏液性肿瘤与无蒂锯齿状腺瘤

	阑尾低级别黏液性肿瘤	无蒂锯齿状腺瘤
年龄/性别	通常为成人（60 多岁）；女性为主	通常为成人（60 多岁）；无性别差异
部位	阑尾的任何部位；通常累及管腔全周	通常累及管腔全周
症状	大多数病人有症状，表现为右下腹痛。偶尔可见病人由于破裂致黏液挤压进腹腔而引起腹胀（腹膜假黏液瘤）	几乎无症状，通常为偶然发现。部分病人表现为急性阑尾炎
体征	腹部压痛，腹部叩诊浊音	很少，几乎无
病因学	不明，是最常见的阑尾黏液性肿瘤类型。某些病例与结肠腺瘤有关	不明。部分病例具有微卫星不稳定性和 *BRAF* 突变（29%）、*KRAS* 突变（34%），但目前这些突变的生物学意义不明
组织学	1. 扁平至绒毛状肠型上皮，有沿基底侧排列的拉长的、深染的假复层的核，有明显的细胞顶端黏液 *（图 5.5.1，5.5.2）* 2. 黏液细胞位于绒毛结构的尖端 3. 轻至中度细胞异型性 *（图 5.5.3）* 4. 隐窝背靠背，黏膜固有层较薄或缺如	1. 结构变形明显，以锯齿状隐窝延伸至隐窝基底；隐窝扩张；基底部可见隐窝分支，呈横向分支（“鸭脚”状）为特点 *（图 5.5.4，5.5.5）* 2. 分化好的黏液细胞位于隐窝基底 *（图 5.5.6）* 3. 早期病变无或轻微细胞异型；晚期病变显示中度细胞异型 4. 绒毛结构不明显
特殊检查	• 一般不做	• 一般不做
治疗	主要治疗方式是手术切除	手术切除，阑尾切除通常可治愈；推荐常规进行结肠镜检查
预后	通常预后好。局限性病灶被认为具有良性临床行为。有腹膜假黏液瘤的病史提示预后差。肿瘤扩散至阑尾以外部位者的 5 年生存率为 86%	通常预后好，尽管阑尾无蒂锯齿状腺瘤的恶性潜能尚不明确

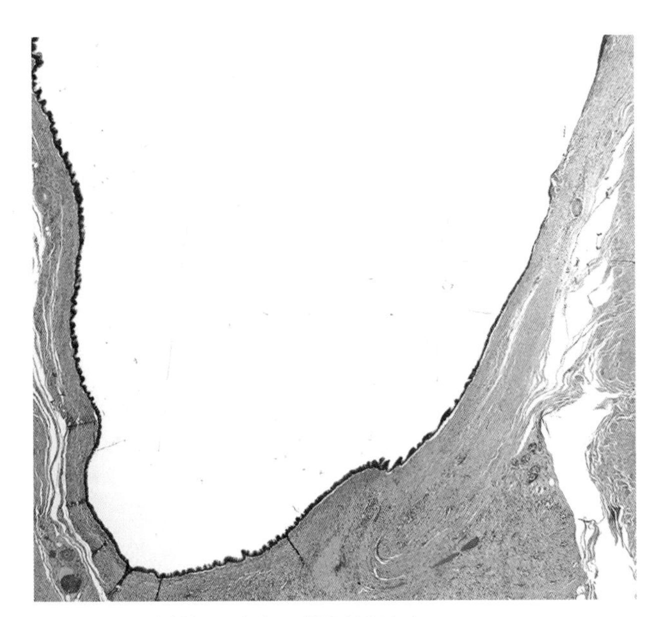

图 5.5.1　囊性阑尾低级别黏液性肿瘤

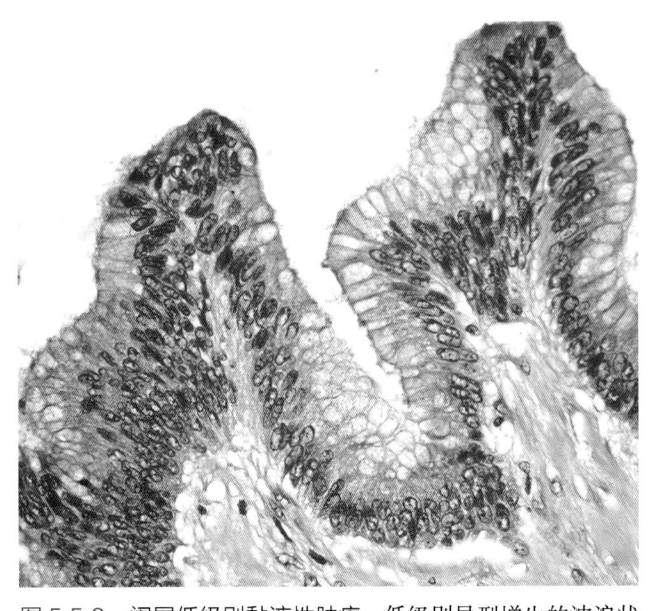

图 5.5.2　阑尾低级别黏液性肿瘤　低级别异型增生的波浪状的上皮。注意黏膜固有层缺如

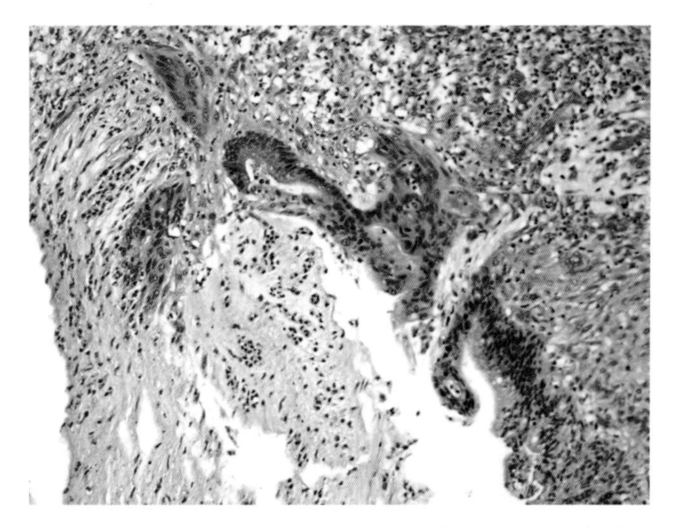

图 5.5.3 阑尾低级别黏液性肿瘤 反应性上皮改变，与溃疡和急性炎症有关

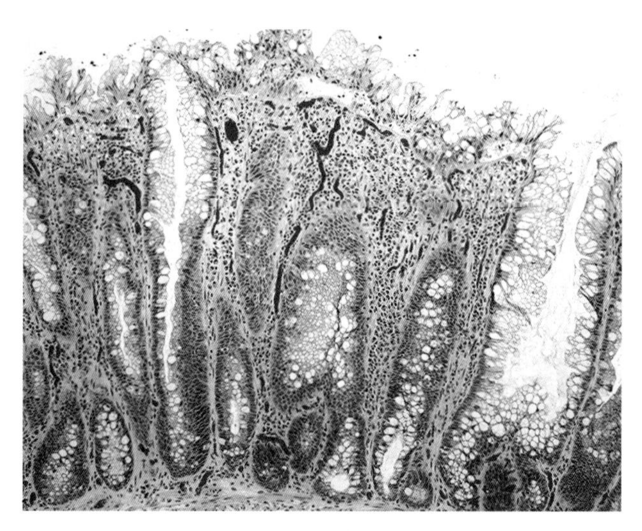

图 5.5.4 无蒂锯齿状腺瘤 呈锯齿状分布的上皮细胞可见于整个隐窝

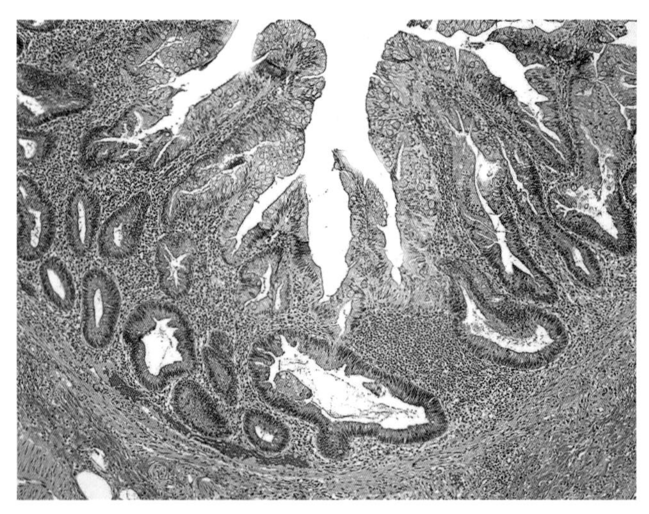

图 5.5.5 无蒂锯齿状腺瘤 隐窝底部显著扩张呈横向（“鸭脚”状）隐窝

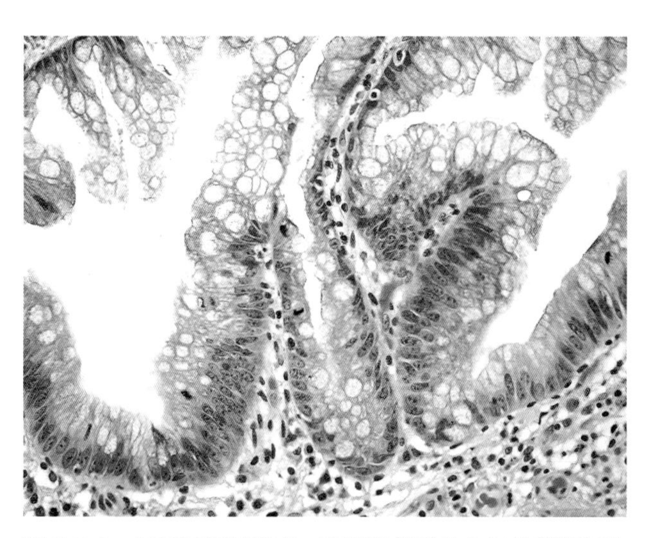

图 5.5.6 无蒂锯齿状腺瘤 隐窝底部见分化好的黏液细胞

5.6 阑尾低级别黏液性肿瘤与管状 / 管状绒毛状腺瘤

	阑尾低级别黏液性肿瘤	管状 / 管状绒毛状腺瘤
年龄 / 性别	通常为成人（60 多岁）；女性为主	通常为成人（60 多岁）；女性为主
部位	阑尾的任何部位，通常累及管腔全周 *（图 5.6.1）*	阑尾的任何部位；通常累及管腔全周
症状	大多数病人有症状，表现为右下腹痛。偶见病人由于阑尾破裂致黏液挤压进腹腔而引起腹胀（腹膜假黏液瘤）	大多数病人有症状，表现为右下腹痛。偶见病人由于阑尾破裂致黏液挤压进腹腔而引起腹胀（腹膜假黏液瘤）
体征	腹部压痛，腹部叩诊浊音	腹部压痛，腹部叩诊浊音
病因学	不明，是最常见的阑尾黏液性肿瘤类型。某些病例与结肠腺瘤有关	不明；肿瘤常携带 *KRAS* 突变，这与传统结肠腺瘤相似，但不携带 *APC* 或 *BRAF* 突变
组织学	1. 扁平至绒毛状肠型上皮，有沿基底侧排列的拉长的、深染的假复层的核，有明显的细胞顶端黏液 *（图 5.6.2）* 2. 常与囊性扩张伴上皮平坦化和部分区上皮剥脱有关 *（图 5.6.3）* 3. 不同的侵袭模式，包括直接蔓延和沿憩室延伸 4. 固有肌层常见纤维化、玻璃样变和钙化 5. 常有显著的阑尾周围浆膜黏液沉积	1. 扁平至绒毛状肠型上皮 *（图 5.6.4）*，有沿基底侧排列的拉长的、深染的假复层的核，有丰富的细胞质内黏液 *（图 5.6.5）* 2. 常与囊性扩张伴上皮平坦化和部分区上皮剥脱有关 3. 无侵袭现象，局限于黏膜层，黏膜肌层完整 4. 肠壁组织结构无明显异常 5. 腹膜表面无黏液
特殊检查	• 一般不做。免疫组化示肿瘤细胞表达 CK20、CDX2 和 MUC2，而 MUC1 表达情况不一定	• 一般不做。免疫组化示肿瘤细胞表达 CK20、CDX2 和 MUC2，而 MUC1 阴性
治疗	主要治疗方式是手术切除	阑尾切除术
预后	通常预后好。局限性病灶被认为是良性临床行为。有腹膜假黏液瘤的病史提示预后差，需要临床上密切随访观察。肿瘤扩散至阑尾以外部位者的 5 年生存率为 86%	通常预后极好，临床上良性行为

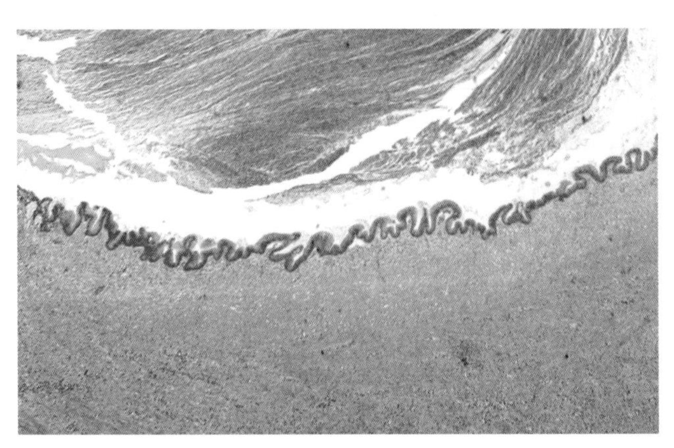

图 5.6.1　阑尾低级别肿瘤　累及阑尾管腔全周，管腔内见碎片

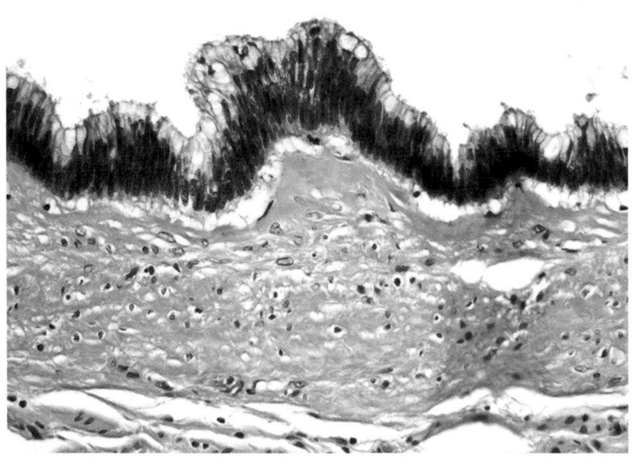

图 5.6.2　阑尾低级别肿瘤　由具有拉长的，深染的细胞核的细胞组成，假复层程度不一

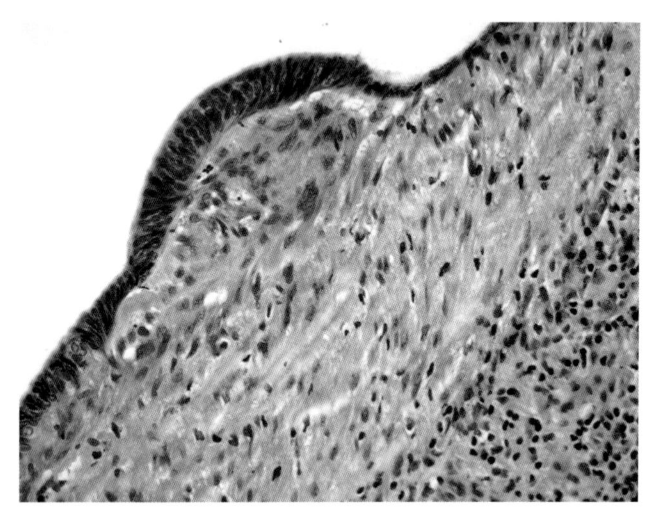

图 5.6.3 阑尾低级别黏液性肿瘤 被覆扁平上皮，与囊性扩张有关

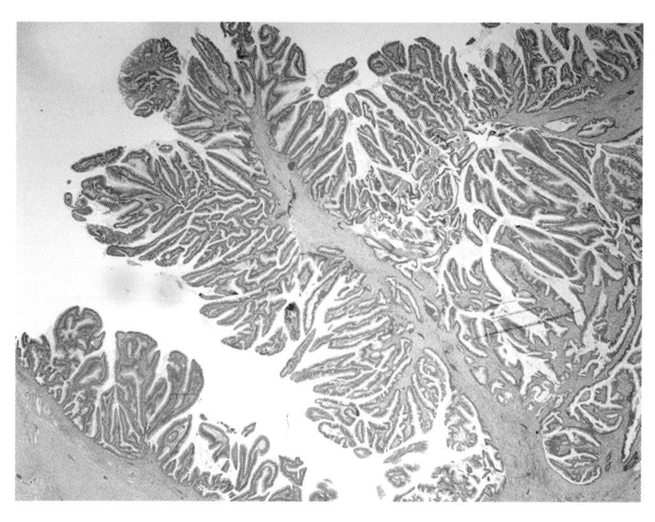

图 5.6.4 带蒂的绒毛状腺瘤 伸向阑尾管腔

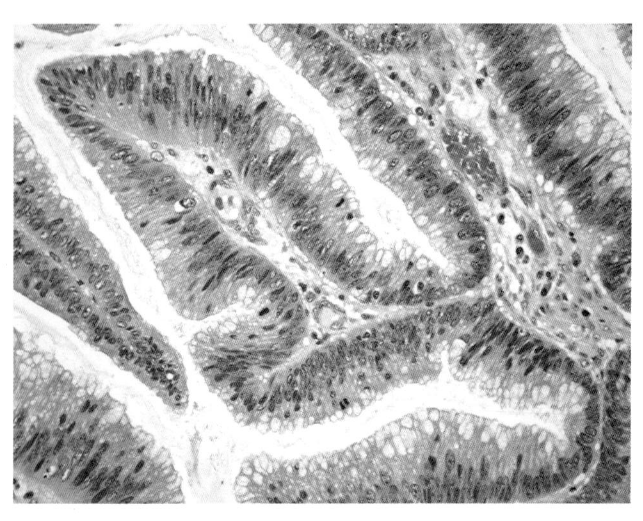

图 5.6.5 腺瘤中的低级别异型增生 肿瘤上皮呈假复层排列，细胞核拉长、深染，凋亡小体和核分裂象易见

5.7 阑尾低级别黏液性肿瘤与高分化腺癌

	阑尾低级别黏液性肿瘤	高分化腺癌
年龄/性别	通常为成人（60 多岁）；女性为主	中老年人（50 多岁至 70 多岁）；男性为主
部位	阑尾的任何部位；通常累及管腔全周	阑尾近端 1/3 更常见
症状	大多数病人有症状，表现为右下腹痛。偶见病人由于阑尾破裂致黏液挤压进腹腔而引起腹胀（腹膜假黏液瘤）	大多数病人有急性阑尾炎的症状，表现为右下腹痛、恶心、呕吐、发热和胃肠道出血等
体征	腹部压痛，腹部叩诊浊音	腹部压痛，可摸到的腹部包块，肠梗阻，便血
病因学	不明，是最常见的阑尾黏液性肿瘤类型。某些病例与结肠腺瘤有关	不明，很多肿瘤携带 *KRAS*、*DPC4*、*p53* 突变以及 18q 等位基因缺失
组织学	1. 扁平（*图 5.7.1*）至绒毛状（*图 5.7.2*）肠型上皮，有沿基底侧排列的拉长的、深染的假复层的核，有明显的细胞顶端黏液 2. 细胞低度异型性 3. 不同的侵袭类型，包括直接蔓延类型和沿憩室推挤式生长蔓延类型 4. 固有肌层常见纤维化、玻璃样变和钙化 5. 常有显著的阑尾周围浆膜黏液沉积	1. 多数为黏液性腺癌（40%），特征为由核深染、多形的黏液细胞构成的浸润性腺体（*图 5.7.3*） 2. 细胞异型性：低度至高度不一（*图 5.7.4*） 3. 不规则浸润黏膜下层和固有肌层（*图 5.7.5*） 4. 促纤维增生间质反应（*图 5.7.3*） 5. 常见黏液池伴漂浮其中的恶性肿瘤细胞（*图 5.7.6*） 6. 常见透壁性管壁破裂，致使黏液挤入腹膜腔 7. 常有腺瘤背景（*图 5.7.7*）
特殊检查	• 一般不做	• 一般不做
治疗	主要治疗方式是手术切除	右半结肠切除术。推荐女性病人行卵巢切除术。晚期病人行腹膜切除术和化疗
预后	通常预后好。局限性病灶被认为是良性临床行为。有腹膜假黏液瘤的病史提示预后差，需要临床上密切随访观察。肿瘤扩散至阑尾以外部位者的 5 年生存率为 86%	预后一般。预后不良因素包括非黏液的组织学类型、分期、分级和诊断时就有腹膜种植转移。5 年生存率为 19%~55% 不等

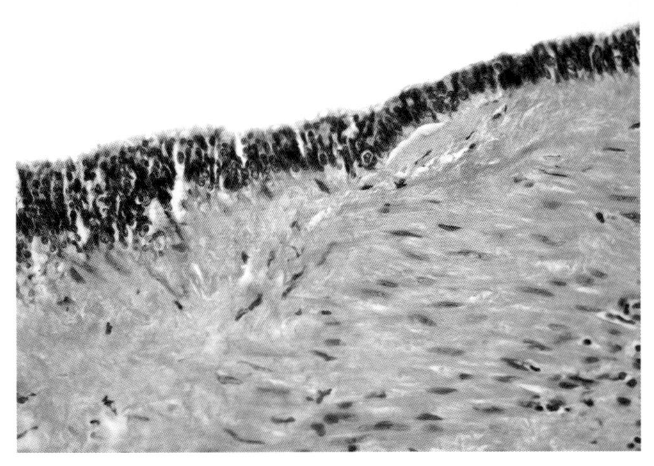
图 5.7.1 阑尾低级别黏液性肿瘤 结构平整，核拉长、深染、拥挤

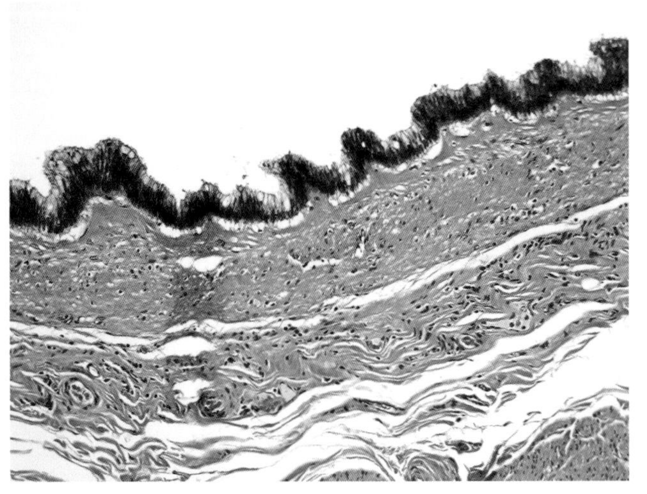
图 5.7.2 阑尾低级别黏液性肿瘤 波浪状结构，核拉长、深染、拥挤，排列呈假复层

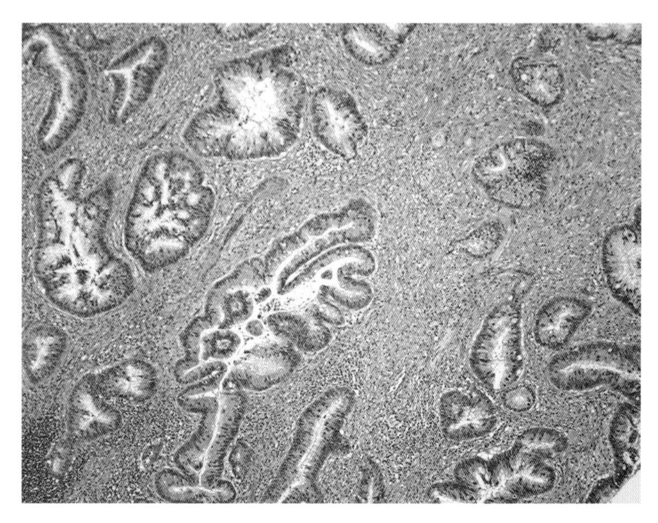

图 5.7.3　中分化腺癌　促纤维增生间质反应背景下可见形状不规则的腺体浸润

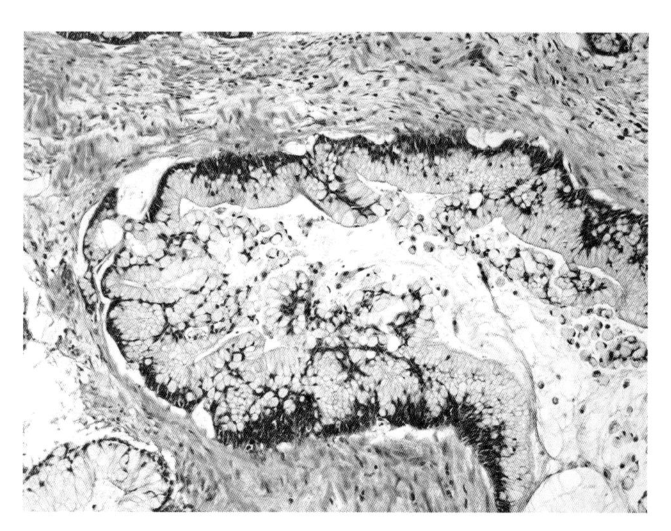

图 5.7.4　中分化腺癌　浸润软组织，腺体有拉长、深染的细胞核和丰富的细胞内黏液

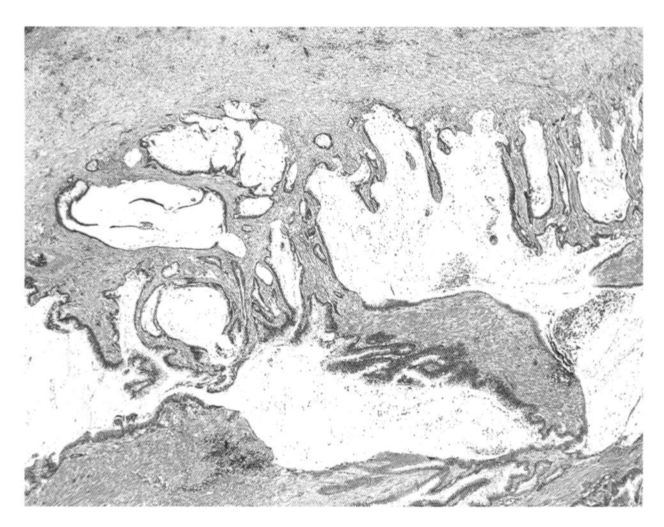

图 5.7.5　腺癌不规则浸润　可见黏液池伴黏液上皮浸润固有肌层

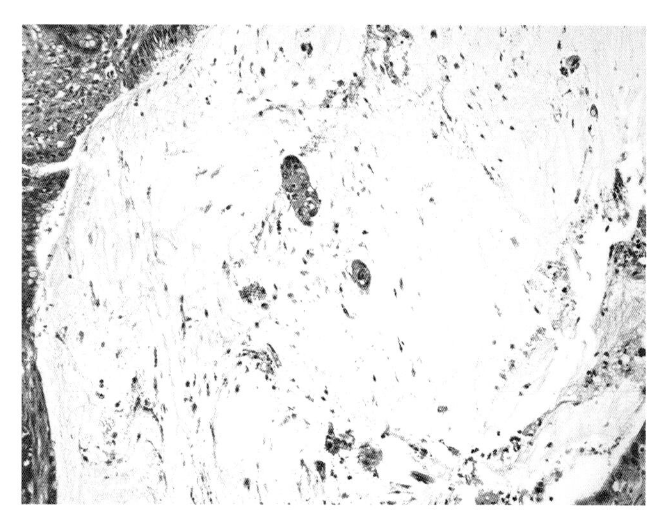

图 5.7.6　侵袭性腺癌　黏液池内见恶性肿瘤细胞漂浮

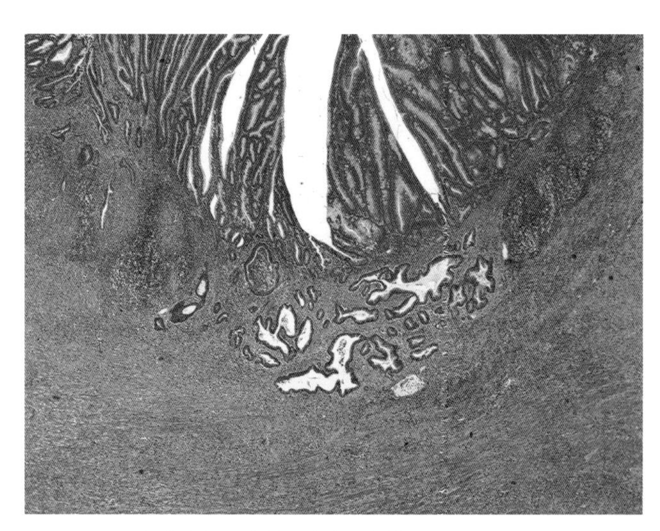

图 5.7.7　腺瘤背景　局部见腺癌浸润

5.8 阑尾低级别黏液性肿瘤与高级别黏液性肿瘤

	阑尾低级别黏液性肿瘤	高级别黏液性肿瘤
年龄/性别	通常为成人（60多岁）；女性为主	中老年人，无性别差异
部位	阑尾的任何部位；通常累及管腔全周	任意部位，常累及阑尾尖端
症状	大多数病人有症状，表现为右下腹痛。偶见病人由于阑尾破裂致黏液挤压进腹腔而引起腹胀（腹膜假黏液瘤）	腹膜假黏液瘤的最常见病因；很多病人表现为便秘、腹胀、腹部隐痛
体征	腹部压痛，腹部叩诊浊音	腹胀，腹部压痛，可摸到的腹部包块
病因学	不明，是最常见的阑尾黏液性肿瘤类型。某些病例与卵巢黏液性囊腺瘤和结肠腺瘤有关	不明
组织学	1. 扁平至绒毛状肠型上皮，有沿基底侧排列的拉长的、深染的假复层的核，有明显的细胞顶端黏液*（图5.8.1，5.8.2）* 2. 细胞低度异型性*（图5.8.1）* 3. 不同的侵袭类型，包括直接蔓延类型和沿憩室推挤式生长蔓延类型 4. 固有肌层常见纤维化、玻璃样变和钙化 5. 阑尾周围浆膜常见显著的黏液沉积，黏液中通常无细胞或见少量形态温和的低级别异型增生的上皮细胞	1. 扁平至绒毛状至筛状肠型上皮，细胞核深染，核极性消失，核形不规则 2. 细胞高度异型，核分裂多*（图5.8.3）* 3. 不同的侵袭类型，包括直接蔓延类型和沿憩室推挤式生长蔓延类型以及沿腹膜表面播散类型 4. 固有肌层常见纤维化、玻璃样变和钙化 5. 阑尾周围浆膜常见显著的黏液沉积，黏液中通常见高级别异型增生的上皮细胞
特殊检查	• 一般不做	• 一般不做。免疫组化可用于鉴别胃肠道原发与卵巢原发。肿瘤细胞表达CK20、CDX2和CEA，而不表达ER、PR、WT1和PAX8
治疗	主要治疗方式是手术切除	主要治疗方式是手术切除。对于有广泛腹膜累及的病人，有时采取腹膜切除术和（或）腹腔内化疗
预后	通常预后好；局限性病灶被认为是良性临床行为。有腹膜假黏液瘤的病史提示预后差，需要临床上密切随访观察。肿瘤扩散至阑尾以外部位者的5年生存率为86%	预后一般；由于此类肿瘤更易播散到腹膜并提示预后差，因此最好将其视为腹膜黏液腺癌。5年生存率大约30%

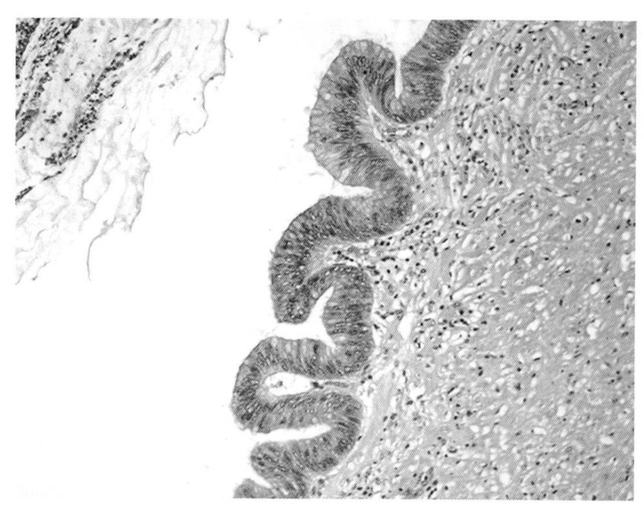

图 5.8.1 阑尾低级别黏液性肿瘤 伴绒毛状结构，特点为波浪状排列的上皮细胞，核拉长、深染、拥挤，呈假复层排列

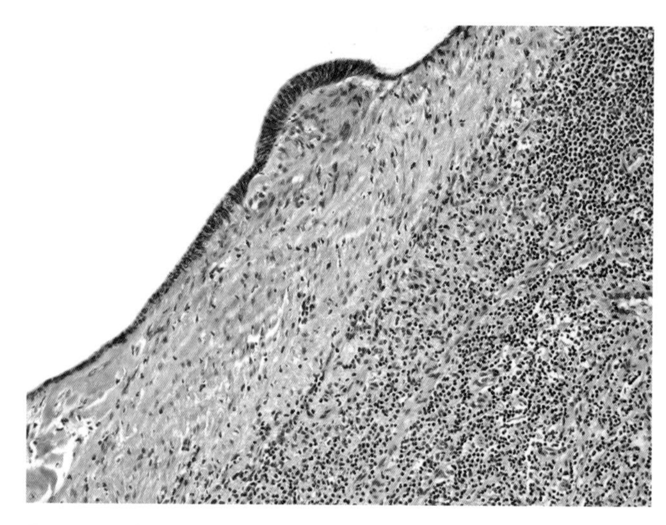

图 5.8.2 阑尾低级别黏液性肿瘤 伴平坦结构，上皮细胞的核拉长、深染

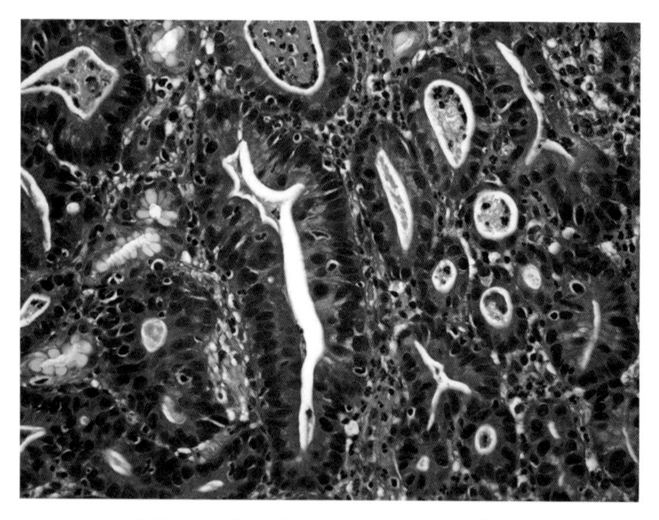

图 5.8.3 高级别黏液性肿瘤显示高级别异型增生 核拉长、深染、多形且极性消失，缺乏黏液，核分裂多见

5.9 高分化神经内分泌肿瘤（类癌）与杯状细胞类癌

	高分化神经内分泌肿瘤（类癌）	杯状细胞类癌
年龄/性别	通常为年轻病人（20~40 岁），女性多于男性	通常为中老年病人（50~70 岁）；无性别差异
部位	阑尾，常在尖端	阑尾尖端
症状	通常无症状，大多数病人偶然间发现。部分病人表现为急性阑尾炎的症状，如右下腹痛、恶心、呕吐、食欲减退	大多数病人表现为急性阑尾炎的症状，如右下腹痛、恶心、呕吐、食欲减退
体征	很少，非特异性。部分病人表现为发热，白细胞计数升高、腹部压痛、反跳痛，偶可触及腹部包块	发热、白细胞计数升高、腹部压痛、反跳痛，偶可触及腹部包块
病因学	不明，起源于肠壁内的原始神经内分泌细胞。大多数为分泌 5- 羟色胺的肠嗜铬细胞类癌，小部分为分泌胰高血糖素样肽和 PP/PPY 的 L 细胞类癌	不明，起源于位于肠道上皮隐窝的多能干细胞，逐渐发展为黏液细胞和神经内分泌细胞的混合双表型。与血吸虫病相关
组织学	1. 细胞小而圆，核一致，位于细胞中央，染色质斑点状，明显的小核仁（“胡椒盐”样）*（图 5.9.1）*；细胞排列方式不一，包括梁状、实性和腺样*（图 5.9.2）* 2. 无细胞内黏液空泡（杯状细胞或印戒细胞）*（图 5.9.1）* 3. 起源于黏膜，但通常穿过固有肌层侵至阑尾周围软组织，呈实性团块状浸润*（图 5.9.3）* 4. 无细胞外黏液池 5. 无潘氏细胞分化 6. 罕见核分裂 7. 常见脉管和神经侵犯	1. 杯状细胞表现为核温和且呈巢团状或小管状排列的印戒细胞，被平滑肌和间质条带状分隔*（图 5.9.5）* 2. 主要侵犯黏膜固有层和黏膜下层，但通常浸润固有肌层和阑尾周围脂肪组织，呈环周状浸润*（图 5.9.6，5.9.7）* 3. 细胞外黏液池，常播散至固有肌层和浆膜软组织 4. 潘氏细胞偶见或丰富*（图 5.9.8）* 5. 癌性生长模式，主要为单个细胞呈片状和筛状生长，核多形性显著，核分裂多见 6. 常见脉管和神经侵犯*（图 5.9.9）* 7. 黏膜常不受累及
特殊检查	• 肿瘤细胞弥漫强表达神经内分泌标志，包括突触素*（图 5.9.4）*、嗜铬粒蛋白、神经元特异性烯醇化酶、CD57 和 CD56。免疫标记示这些细胞表达 CDX2。S100 标记支持细胞。肿瘤细胞不表达 CEA，黏液染色亦阴性	• 肿瘤细胞表达 CEA*（图 5.9.10）*、CAM5.2、CDX2、CK20，嗜铬粒蛋白和突触素阳性情况不定*（图 5.9.11）*，阳性时通常为局灶斑片状阳性。黏液染色阳性*（图 5.9.12）*。细胞遗传学分析示其基因改变与小肠类癌类似，包括染色体 11q、16q 和 18q 缺失
治疗	手术切除内主：切除阑尾和（或）部分结肠（如果肿瘤大于 2cm 或存在广泛的阑尾周围组织受累）	主要治疗方式是手术切除：切除阑尾和（或）部分结肠（如果肿瘤侵犯阑尾外组织或器官）。某些病例需要辅助化疗
预后	罕见转移，发生率最高 9%。发生转移的最重要的危险因素是肿瘤大小（大于 2cm）。对于小于 2cm 的肿瘤，阑尾系膜受累是不良预后因素。5 年生存率为 85%	一般预后良好。约 20% 的肿瘤侵及范围超出阑尾，多达 10% 的肿瘤出现转移，5 年生存率约为 75%。最重要的预后因素是分期；其他不良预后因素包括以实性为主或癌的生长方式、神经周围侵犯、淋巴管血管侵犯和阑尾外播散

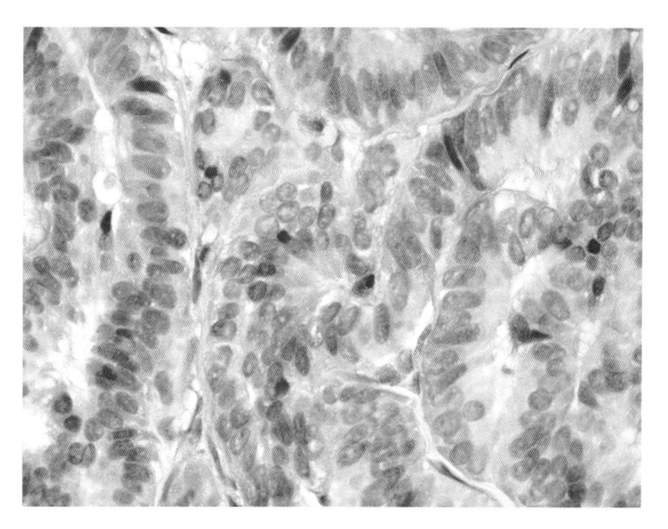

图 5.9.1　高分化神经内分泌肿瘤　由小而圆的细胞组成，核仁明显，染色质呈“胡椒盐”状

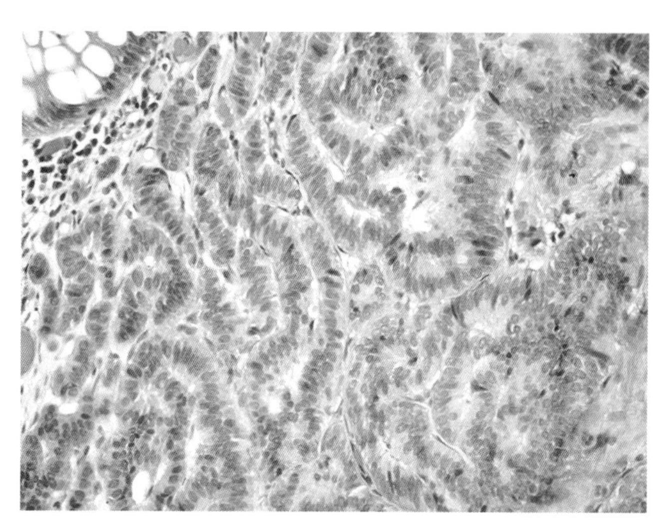

图 5.9.2　高分化神经内分泌肿瘤　累及黏膜层和黏膜下层，主要呈梁状浸润

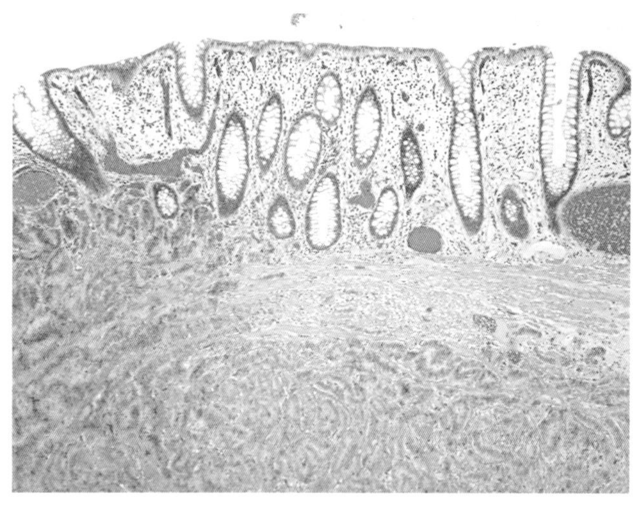

图 5.9.3　高分化神经内分泌肿瘤　累及黏膜层，并侵入黏膜下层

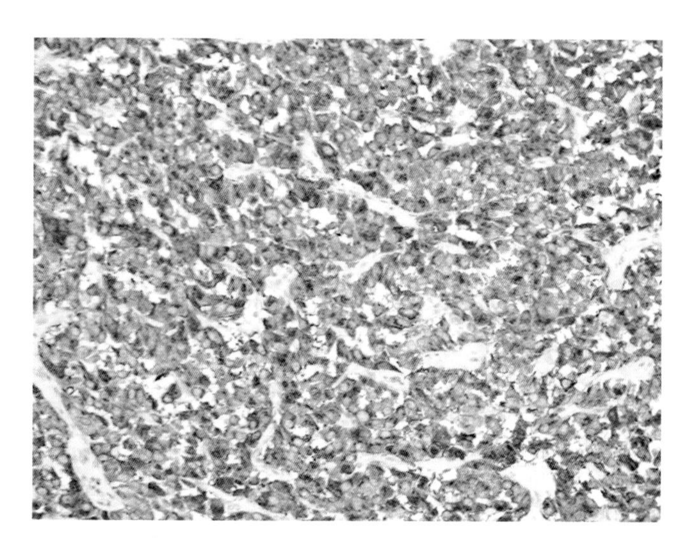

图 5.9.4　高分化神经内分泌肿瘤　突触素染色

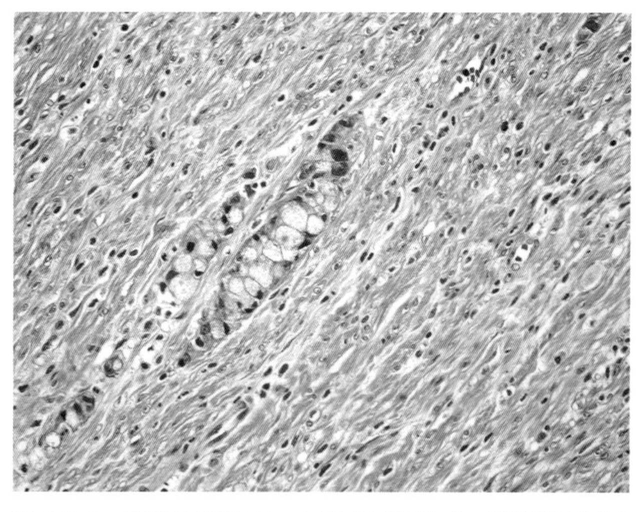

图 5.9.5　杯状细胞类癌　由印戒细胞组成，簇状浸润固有肌层

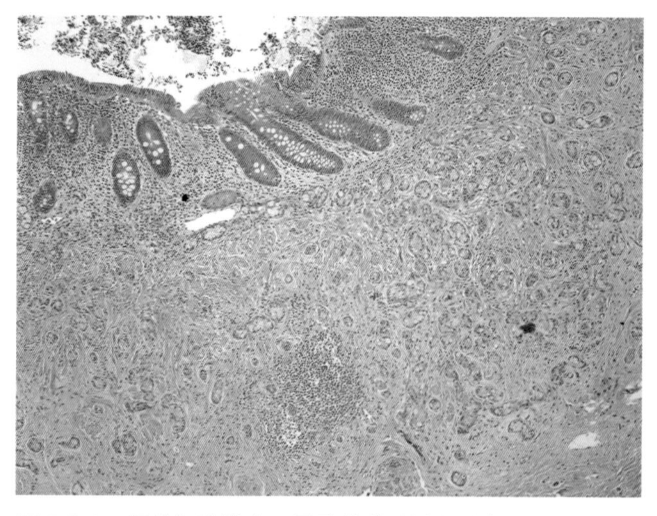

图 5.9.6　杯状细胞类癌　累及黏膜下层和固有肌层，呈环状浸润

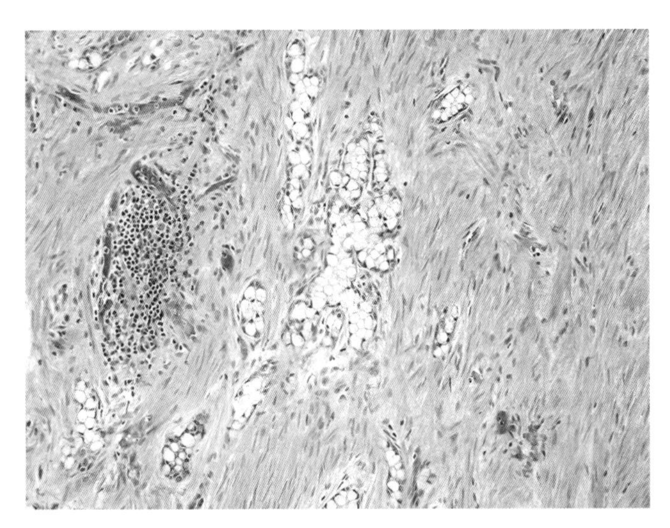

图 5.9.7　杯状细胞类癌　呈环状浸润，与固有肌层的平滑肌束平行

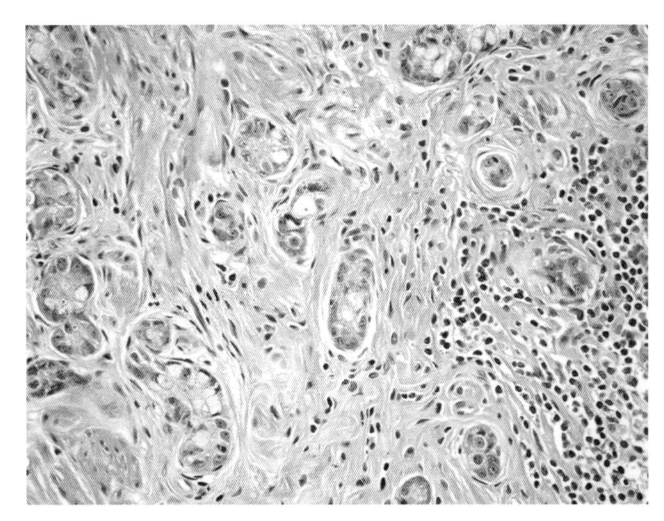

图 5.9.8　杯状细胞类癌　散在潘氏细胞

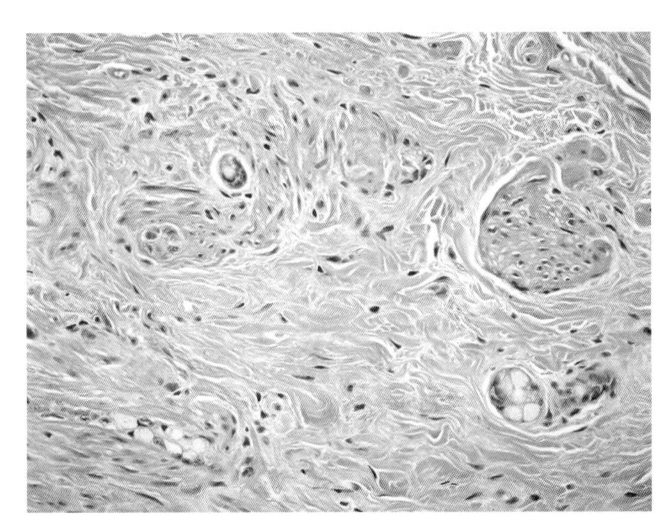

图 5.9.9　杯状细胞类癌　侵犯周围神经

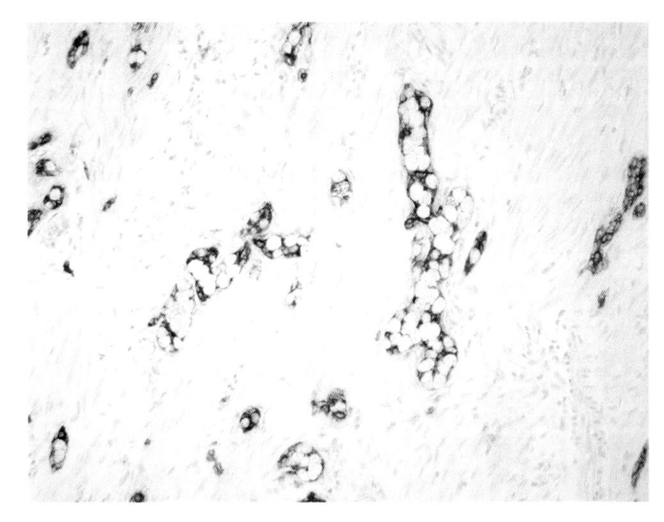

图 5.9.10　杯状细胞类癌　pCEA 染色

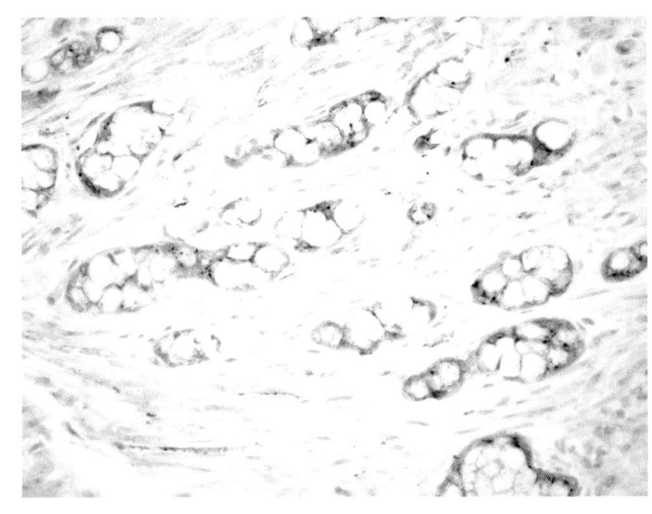

图 5.9.11　杯状细胞类癌　突触素染色

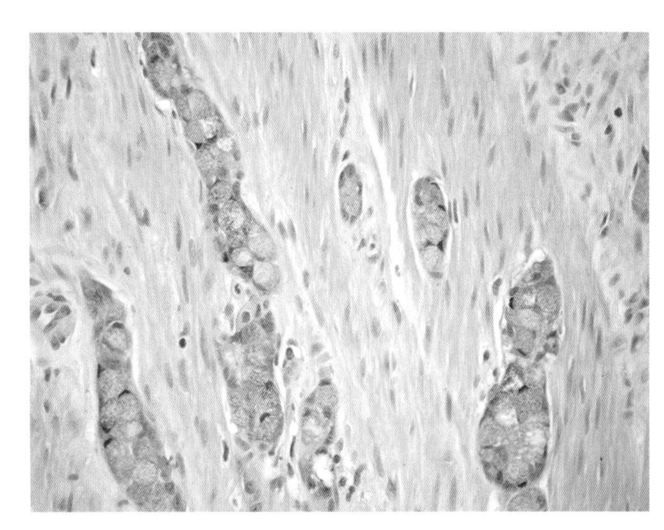

图 5.9.12　杯状细胞类癌　黏液染色

5.10 阑尾管状类癌与腺癌

	阑尾管状类癌	腺癌
年龄/性别	通常为成人；女性多于男性	老年人（60 多岁）；男性更常见
部位	阑尾，常在尖端	任何部位
症状	通常无症状，大多数病人偶然间发现。部分病人表现为急性阑尾炎的症状，如右下腹痛、恶心、呕吐、食欲减退	大多数病人有症状，表现为腹部隐痛和腹部包块；部分病人表现为急性阑尾炎的症状，如右下腹痛、恶心、呕吐、食欲减退或腹膜假黏液瘤引起的腹胀。25% 病人为无意间发现本病
体征	很少，非特异性。部分病人表现为发热、白细胞计数升高、腹部压痛、反跳痛，偶可触及腹部包块	可触及腹部包块，腹部压痛
病因学	不明，起源于肠壁内的神经内分泌干细胞	不明，很多病例与炎症性肠病有关，特别是溃疡性结肠炎。家族性腺瘤性息肉病病人罹患腺癌的风险更高
组织学	1. 细胞温和，核圆形或卵圆形，位于基底，核仁不明显，细胞质嗜酸性，细胞排列呈小腺泡状和管状，罕见实性巢团状（*图 5.10.1，5.10.2*） 2. 管腔内黏液浓缩 3. 散在潘氏细胞和杯状细胞（*图 5.10.3*） 4. 黏膜通常不受累及（*图 5.10.4*） 5. 罕见核分裂	1. 大多数为高分化黏液性腺癌，组织学类似于结肠高分化黏液性腺癌，特点是结构良好的腺体（*图 5.10.5*），由细胞核均一位于基底部或呈假复层排列的黏液细胞组成（*图 5.10.6*） 2. 常见有或无癌细胞的黏液池（*图 5.10.7*） 3. 通常黏膜受累，常有异型增生和（或）黏膜内癌背景（转移性腺癌中黏膜可能不受累，但是病变一般位于浆膜或浆膜下层）（*图 5.10.8*） 4. 核分裂常见 5. 常呈囊性，类似黏液囊肿
特殊检查	• 肿瘤细胞表达 CEA，并普遍表达胰高血糖素。突触素和嗜铬粒蛋白免疫染色阳性情况不一	• 癌细胞表达 CK20、CDX2 和 CEA，胰高血糖素和神经内分泌标记（包括突触素和嗜铬粒蛋白）表达阴性
治疗	手术切除阑尾为主	手术切除阑尾为主，并根据病变范围决定做或不做右半结肠切除术
预后	极好。无转移风险，病变被认为属于临床良性疾病	预后不一。不良预后因素包括晚期、高级别细胞形态、存在无黏液的特征、黏液播散超出右下腹范围以及癌细胞位于阑尾脏腹膜外。病灶局限期者的 5 年生存率为 80%~95%

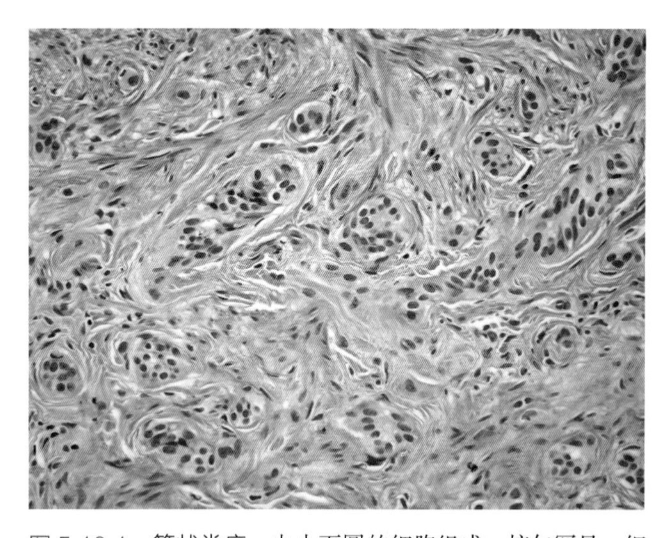
图 5.10.1　管状类癌　由小而圆的细胞组成，核仁罕见，细胞质嗜酸性

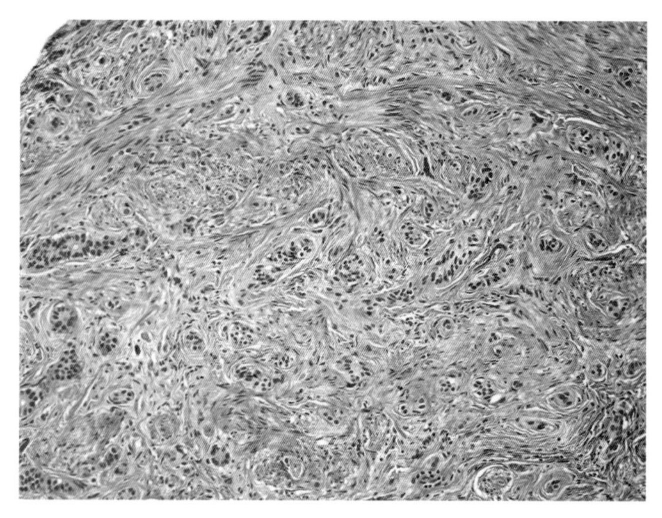
图 5.10.2　管状类癌　呈簇状和条索状排列，浸润固有肌层

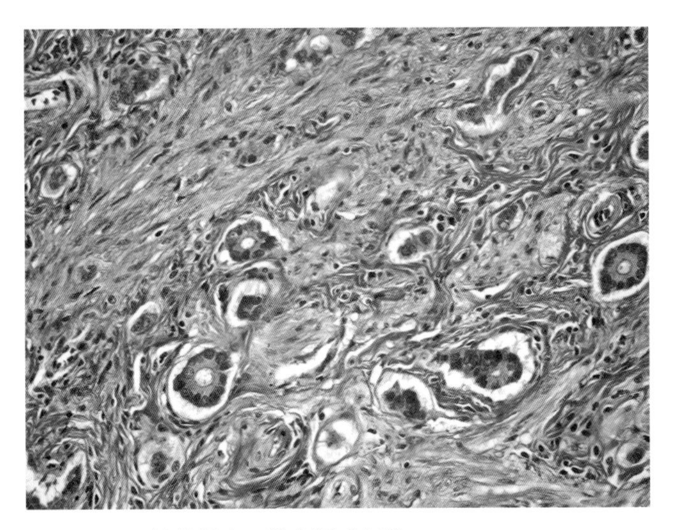

图 5.10.3 管状类癌 散在潘氏细胞

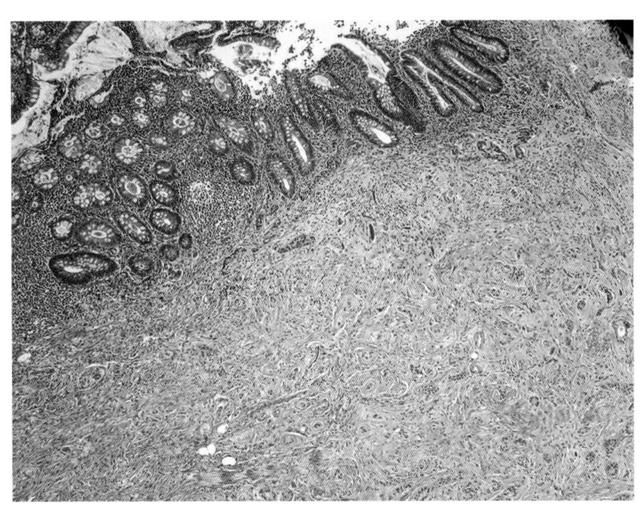

图 5.10.4 管状类癌 浸润黏膜下层，黏膜层不受累

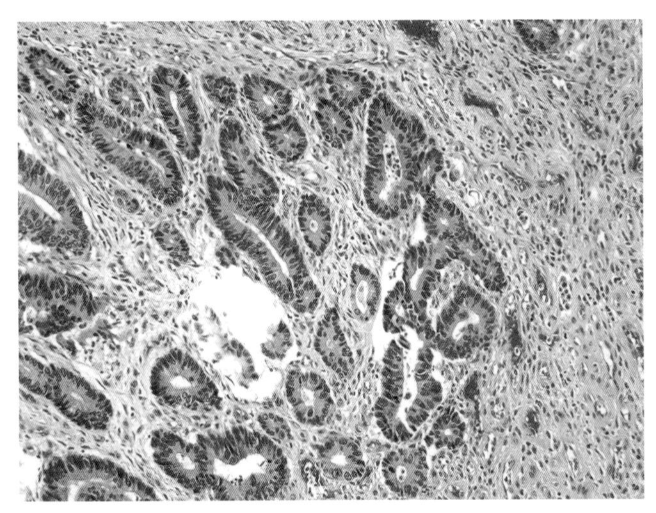

图 5.10.5 中至高分化腺癌浸润 结构良好的腺体伴促纤维增生间质反应

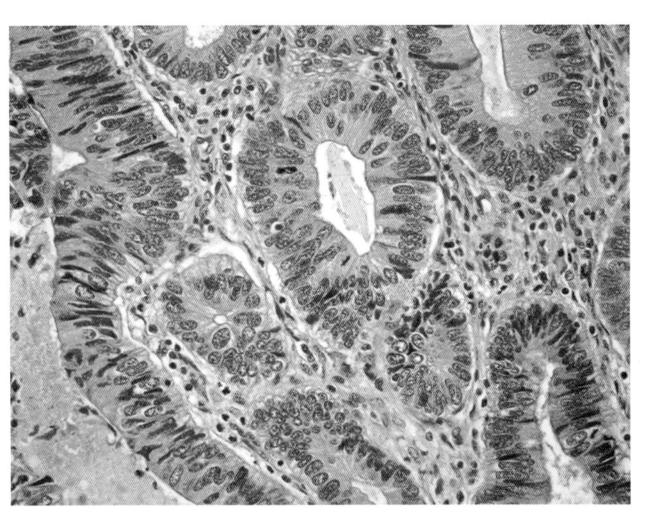

图 5.10.6 腺癌 其中的恶性腺体示核拉长、深染、拥挤、呈假复层排列，核分裂多见

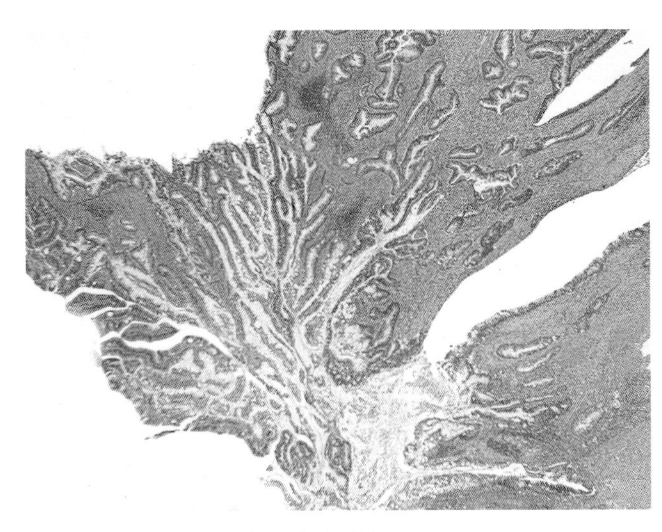

图 5.10.7 腺癌浸润伴黏液池形成

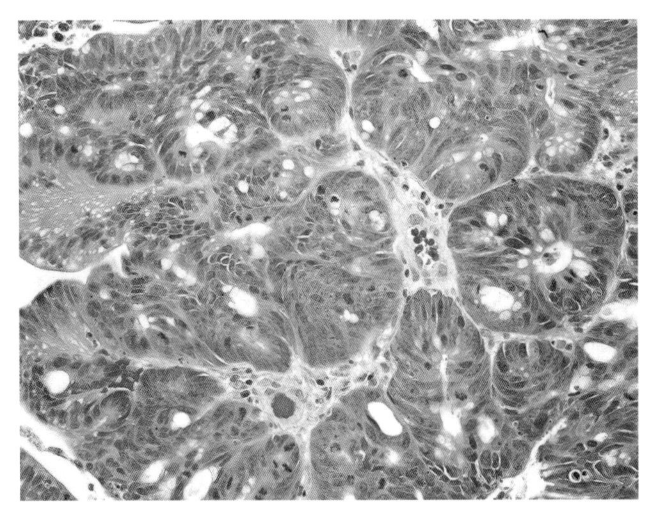

图 5.10.8 高级别异型增生和黏膜内癌背景 细胞显著增大、多形，核极性消失，核分裂多见

5.11 杯状细胞类癌与腺癌在杯状细胞类癌中

	杯状细胞类癌	腺癌在杯状细胞类癌中
年龄/性别	通常为中老年人（50多岁至60多岁）；无性别差异	中老年人（50多岁至60多岁）；无性别差异
部位	阑尾	任何部位
症状	大多数病人表现为急性阑尾炎的症状，如右下腹痛、恶心、呕吐、食欲减退	大多数病人有急性阑尾炎的症状，表现为右下腹痛、恶心、呕吐
体征	发热、白细胞计数升高、腹部压痛、反跳痛，偶可触及腹部包块	腹部压痛，可触及腹部包块；部分病人有卵巢包块、肠梗阻和消化道出血
病因学	不明，起源于肠道上皮隐窝内的多能干细胞，具有黏液细胞和神经内分泌细胞的混合双表型。与血吸虫病相关	不明，同时具有黏液细胞和神经内分泌细胞分化的特点
组织学	1. 杯状细胞表现为核温和且呈巢团状或小管状排列的印戒细胞，被平滑肌和间质呈条带状分隔*（图5.11.1）* 2. 细胞示轻度异型或无异型；无腺瘤样的腺体成分 3. 细胞呈簇状而不是单个细胞浸润肠壁*（图5.11.1）* 4. 无促纤维增生间质反应*（图5.11.1）*	组织学上具有腺癌和杯状细胞类癌的双向组织学特点*（图5.11.4）* 1. 至少局灶病变表现为杯状细胞类癌特点，包括杯状细胞聚集成簇伴散在的潘氏细胞*（图5.11.5）* 2. 腺癌表现为印戒细胞型［单个的低黏附性的核深染且异型性明显的印戒细胞］或低分化型［特点是比1个低倍视野略大的局灶区域或1mm^{2}范围内见传统的低分化腺癌，或片状显著异型细胞*（图5.11.6）*］ 3. 单细胞方式浸润肠壁 4. 促纤维增生间质反应明显
特殊检查	• 肿瘤细胞表达CEA、CAM5.2、CDX2、CK20，嗜铬粒蛋白和突触素阳性情况不定*（图5.11.2）*，阳性时通常为局灶斑片状阳性。黏液染色阳性*（图5.11.3）*。细胞遗传学分析示其基因改变与小肠类癌类似，包括染色体11q、16q和18q缺失	• 免疫组化标记反映肿瘤双向分化特征。杯状细胞类癌区域显示嗜铬粒蛋白和突触素阳性，而腺癌区域不表达。两种区域的癌细胞均表达CK20、CEA和CDX2。印戒细胞和杯状细胞区域均显示黏液染色阳性
治疗	主要治疗方式是手术切除，切除阑尾和（或）部分结肠（如果肿瘤侵犯阑尾外组织或器官）。某些病例需要辅助化疗	主要治疗方式是手术切除，包括右半结肠切除术、阑尾切除术，如腹膜受累则行减瘤术和卵巢切除术。大多数病人需化疗
预后	一般预后良好。约20%的肿瘤侵及阑尾外，多达10%的病人出现肿瘤转移，5年生存率约为75%。最重要的预后因素是分期；其他不良预后因素包括以实性为主或癌的生长模式、神经周围侵犯、淋巴管血管侵犯和阑尾外播散	预后差；大多数（88%~100%）病人发生转移，常见阑尾外侵犯。5年生存率0~36%

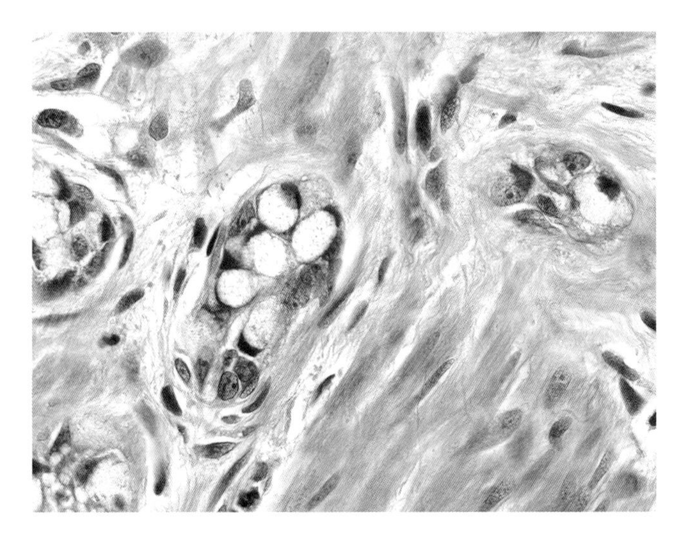

图 5.11.1 杯状细胞类癌 浸润固有肌层

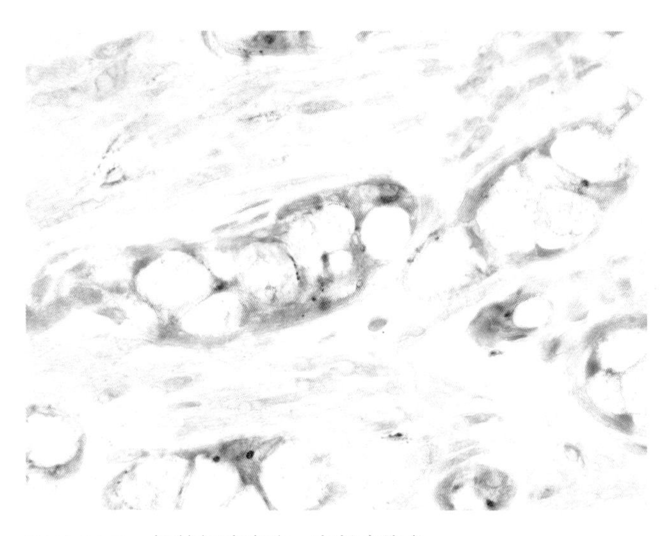

图 5.11.2 杯状细胞类癌 突触素染色

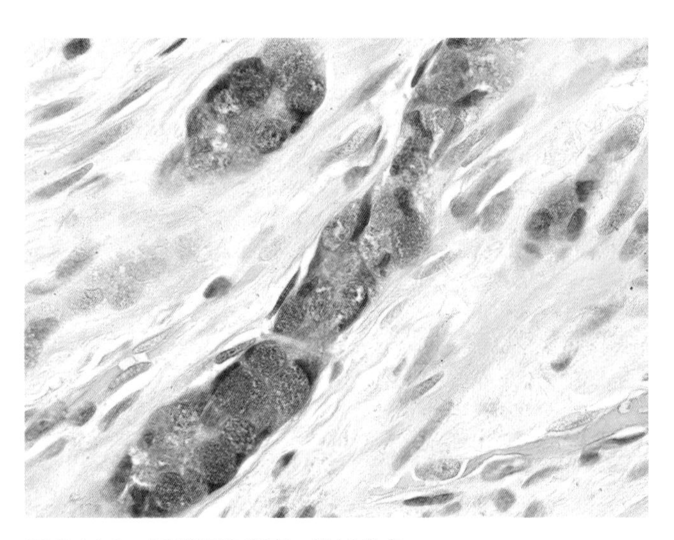

图 5.11.3 杯状细胞类癌 黏液染色

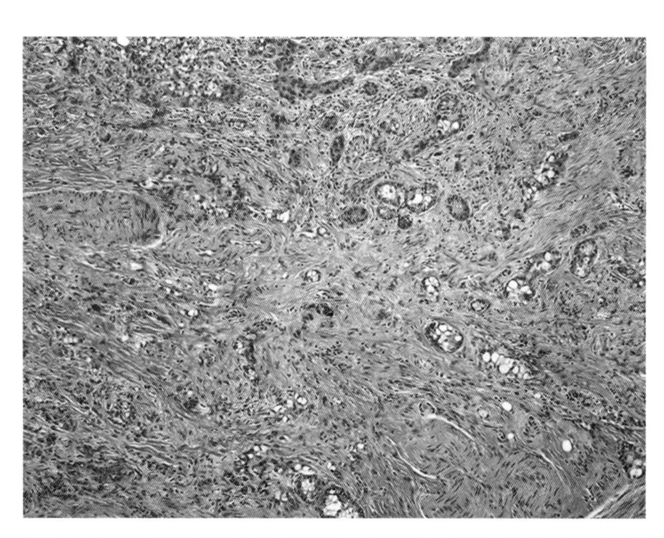

图 5.11.4 腺癌在杯状细胞类癌中 双向组织学特点，局部为杯状细胞类癌，局部为中分化腺癌

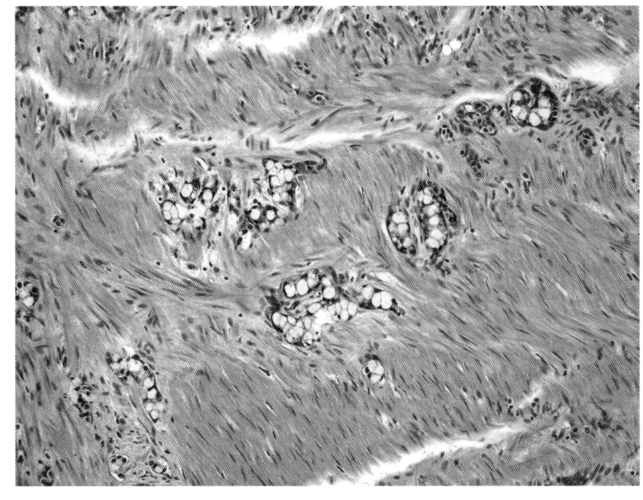

图 5.11.5 浸润性杯状细胞类癌

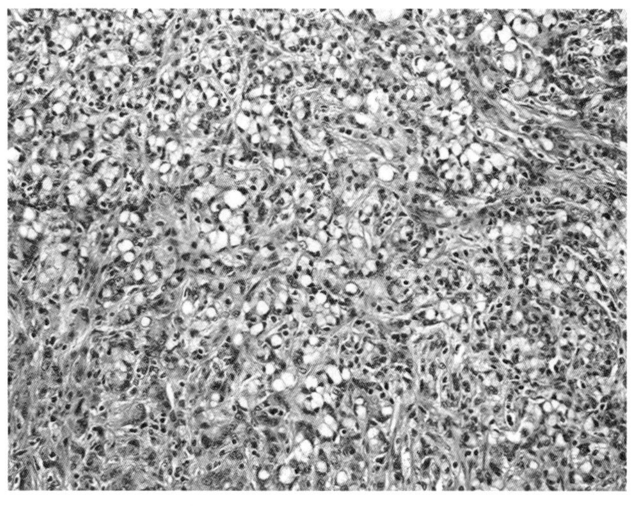

图 5.11.6 浸润性低分化印戒细胞癌

5.12 杯状细胞类癌与腺癌

	杯状细胞类癌	腺癌
年龄/性别	通常为中老年人（50 多岁至 60 多岁）；无性别差异	老年人（60 多岁）；男性多于女性
部位	阑尾	任何部位
症状	大多数病人表现为急性阑尾炎的症状，如右下腹痛、恶心、呕吐、食欲减退	大多数病人有症状，表现为腹部隐痛和腹部包块；部分病人表现为急性阑尾炎的症状，如右下腹痛、恶心、呕吐、食欲减退或腹膜假黏液瘤引起腹胀。25% 的病人偶然间发现本病
体征	发热、白细胞计数升高、腹部压痛、反跳痛，偶可触及腹部包块	可触及腹部包块，腹部压痛
病因学	不明，起源于肠道上皮隐窝内的多能干细胞，具有黏液细胞和神经内分泌细胞的混合双表型。与血吸虫病相关	不明，很多病例与炎症性肠病有关，特别是溃疡性结肠炎。家族性腺瘤性息肉病病人罹患腺癌的风险也很高
组织学	1. 杯状细胞表现为核温和且呈巢团状或小管状排列的印戒细胞，偶尔局部扩张、不规则 *（图 5.12.1）* 2. 主要以环周方式浸润肠壁，伴平滑肌和间质条带状分隔 *（图 5.12.2）* 3. 无促纤维增生间质反应 *（图 5.12.2）* 4. 细胞外黏液池常浸润固有肌层和浆膜软组织；黏液内腺体簇集成明显的管腔样结构 5. 黏膜通常不受累 6. 潘氏细胞偶见或丰富 7. 核分裂很少或无 *（图 5.12.1）* 8. 仅轻微多形性 *（图 5.12.1）* 9. 无癌前病变成分	1. 大多数为高分化黏液腺癌，组织学类似于结肠高分化黏液腺癌 *（图 5.12.4）*，特点是腺体结构良好，由黏液细胞组成，细胞核均一，位于基底部，或呈假复层排列的黏液细胞组成 *（图 5.12.5）*。 2. 癌组织蜘蛛样延伸浸润肠壁 *（图 5.12.6）* 3. 显著的促纤维增生间质反应 *（图 5.12.7）* 4. 常见细胞外黏液池；在无明显管腔的筛状腺体中常见癌细胞呈实性生长 5. 通常黏膜受累，常有异型增生和（或）黏膜内癌背景（转移性腺癌中黏膜可能不受累，但是病变一般位于浆膜或浆膜下层）*（图 5.12.6，5.12.8）* 6. 无潘氏细胞，但偶见神经内分泌细胞 7. 核分裂常见 *（图 5.12.5）* 8. 轻度多形性；常显示中至重度多形性 *（图 5.12.5）* 9. 常可见原位癌前病变成分 *（图 5.12.6）*
特殊检查	• 肿瘤细胞表达 CEA、CAM5.2、CDX2、CK20，嗜铬粒蛋白和突触素阳性情况不定 *（图 5.12.3）*，阳性时通常为局灶斑片状阳性	• 癌细胞表达 CK20、CDX2 和 CEA，胰高血糖素和神经内分泌标记（包括突触素和嗜铬粒蛋白）一般阴性
治疗	主要治疗方式是手术切除，切除阑尾和（或）部分结肠（如果肿瘤侵犯阑尾外组织或器官）。某些病例需要辅助化疗	主要治疗方式是手术切除阑尾，并根据病变范围决定做或不做右半结肠切除术
预后	一般预后良好。约 20% 的肿瘤侵及范围超出阑尾，达 10% 的病人出现肿瘤转移，5 年生存率约为 75%。最重要的预后因素是分期；其他不良预后因素包括以实性或癌性为主的生长模式、周围神经侵犯、淋巴管侵犯和阑尾外播散	预后不一。不良预后因素包括晚期、高级别细胞形态、存在无黏液的特征、黏液播散超出右下腹范围以及癌细胞位于阑尾脏腹膜外。局限期者的 5 年生存率为 80%~95%

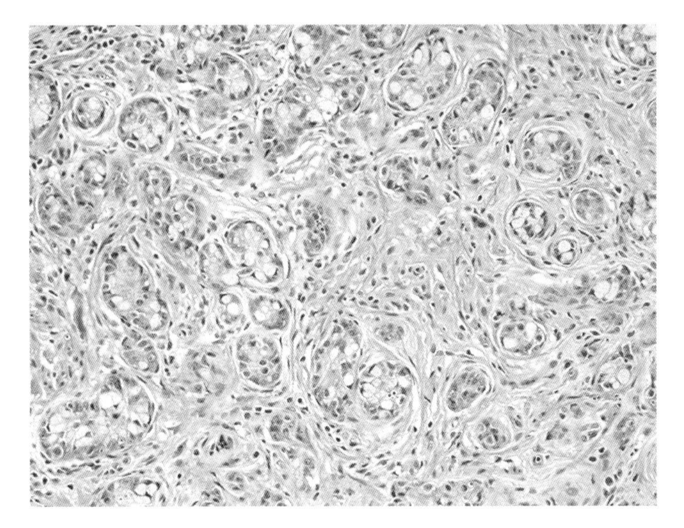

图 5.12.1 杯状细胞类癌 印戒细胞小簇状排列，细胞异型性很小，核分裂少或无

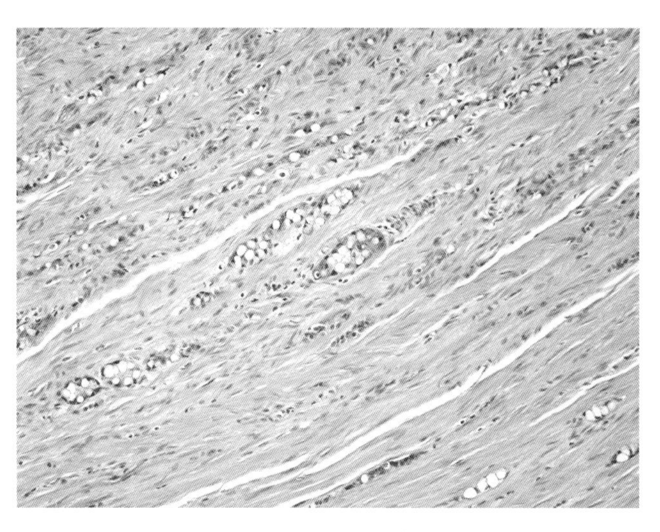

图 5.12.2 杯状细胞类癌 细胞呈小簇状浸润，与固有肌层的平滑肌纤维平行

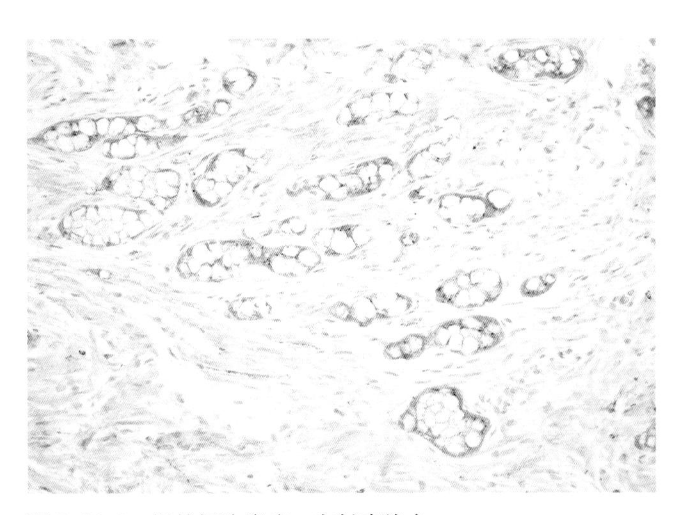

图 5.12.3 杯状细胞类癌 突触素染色

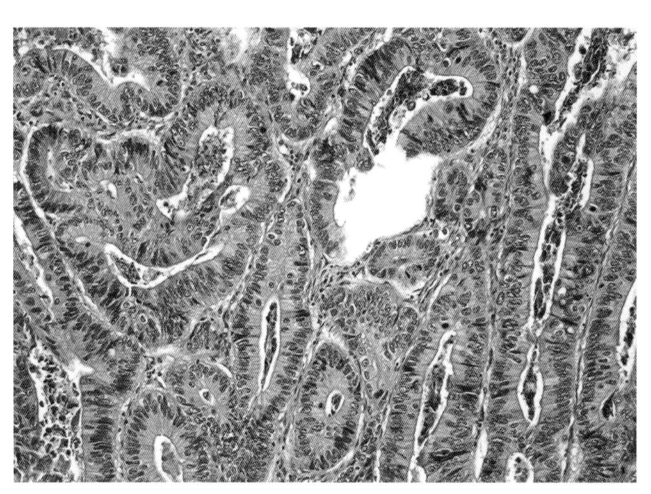

图 5.12.4 中分化腺癌 由“背靠背”的腺体组成，核拉长、深染、拥挤、呈假复层排列，核分裂多见，管腔内见“脏坏死”

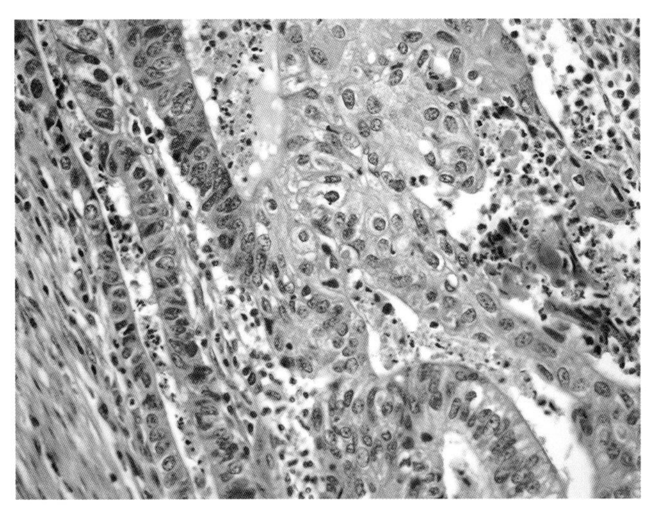

图 5.12.5 中至低分化腺癌 腺体明显异型，细胞变大、多形，细胞核极性消失，缺乏黏液

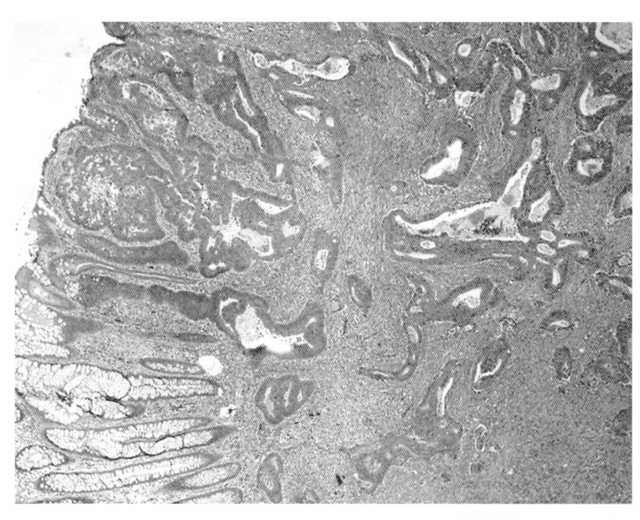

图 5.12.6 异型增生背景伴癌浸润 不规则腺体侵犯黏膜下层和固有肌层

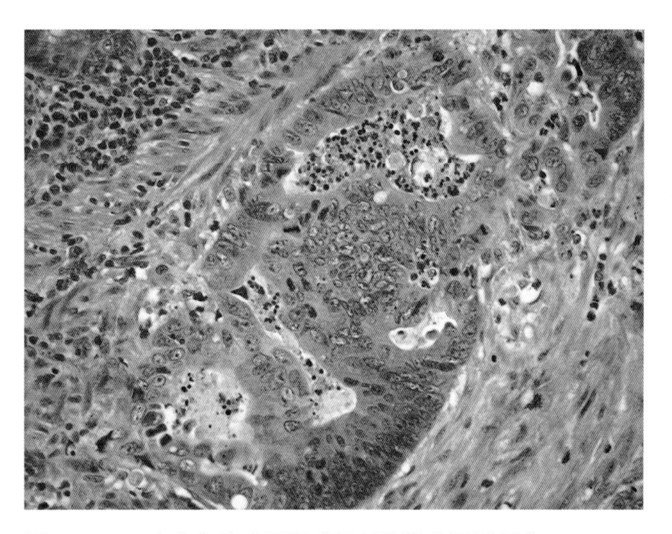

图 5.12.7 中分化腺癌浸润伴促纤维增生间质反应

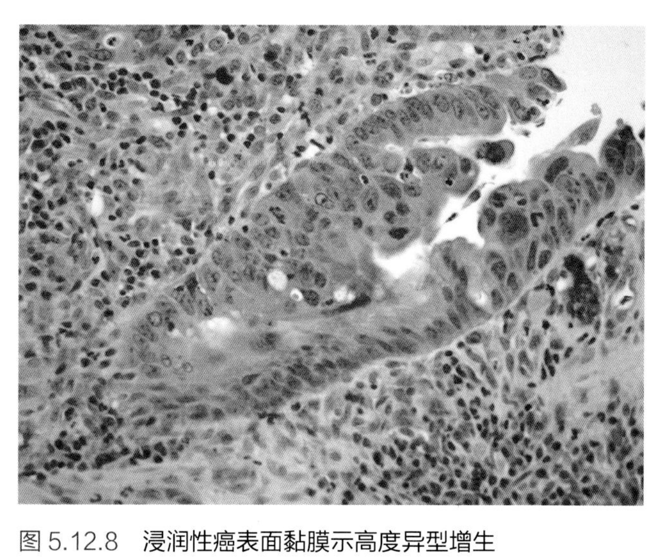

图 5.12.8 浸润性癌表面黏膜示高度异型增生

（何 璐 薛丽燕 樊祥山 **翻译** 金木兰 **审校**）

第六章

肛　管

6.1 痔内血管内皮细胞乳头状增生与血管肉瘤

	痔内血管内皮细胞乳头状增生	血管肉瘤
年龄 / 性别	无特定发病年龄，但通常见于有痔疮的成年病人，无性别差异	成人；男性多见
部位	有血栓形成的大的痔血管内。放射治疗有时也会在直肠、妇科或前列腺癌病人中引起这种反应	在肛管和胃肠道非常罕见；多数病例报道与小肠有关，常为深部病变扩散到胃肠道，形态多为上皮样
症状	肛门疼痛	胃肠道血管肉瘤常见于小肠，并出现梗阻症状。肛管区域少见，常形成明显肿块
体征	肛管出现樱桃样肿物	无特殊，常与肿瘤部位有关
病因学	乳头状血管内皮增生是血栓机化的一种极端的形式	某些情况下，与电离辐射和各种毒素（聚氯乙烯、砷化合物、钍化合物）等有关，但此类情况多见于肝脏
组织学	1. 血管扩张，内含血栓（*图 6.1.1*） 2. 部分区域内皮细胞围绕在纤维蛋白轴心，呈单层排列（*图 6.1.2~6.1.4*） 3. 接受放疗病人的间质出现大量纤维素样改变提示为放疗引起的改变而不是肿瘤性改变（*图 6.1.5*）	1. 明显的恶性增生伴不同程度的血管形成（*图 6.1.6*） 2. 可呈实性片状，部分区域有上皮样特征（*图 6.1.7~6.1.9*） 3. 内皮细胞复层增生（*图 6.1.10*）
特殊检查	• 无	• 血管内皮免疫标记 CD31、CD34、ERG 阳性。上皮样血管肉瘤和血管内皮细胞瘤可以角蛋白标记阳性。CD117 可以在血管肉瘤中阳性，是个诊断陷阱
治疗	若有症状或影响个人卫生时，需行痔疮切除治疗	手术，有时需要化疗
预后	良性病变	预后一般较差。一些低级别病变治疗后可能预后较好

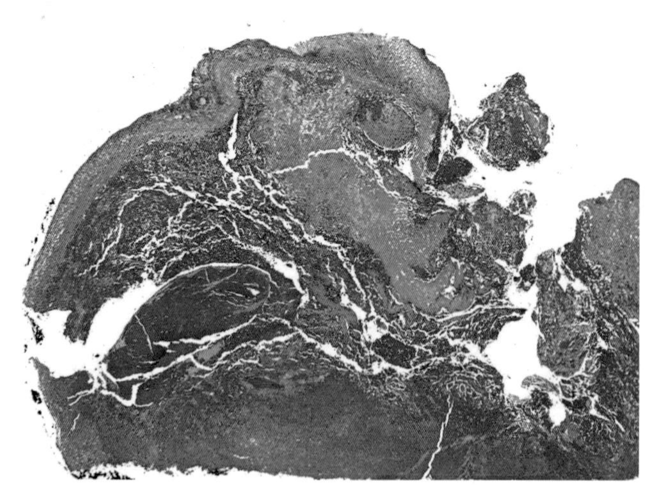

图 6.1.1　痔内血管内皮细胞乳头状增生　宫颈鳞状细胞癌放疗后痔疮区域，出现出血和无定形碎屑

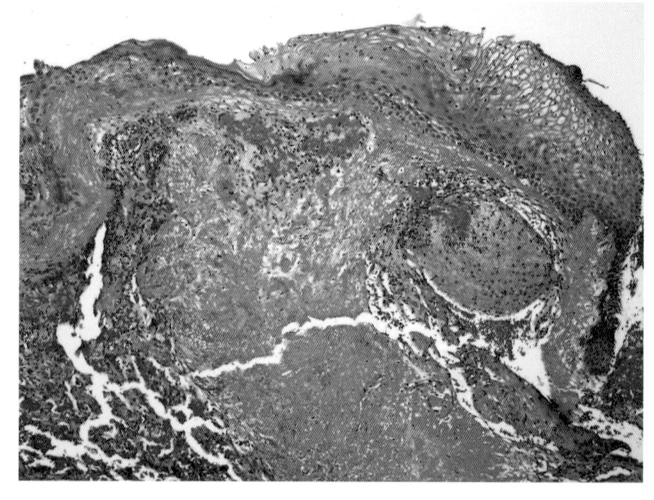

图 6.1.2　痔内血管内皮细胞乳头状增生　有丰富的纤维蛋白沉积

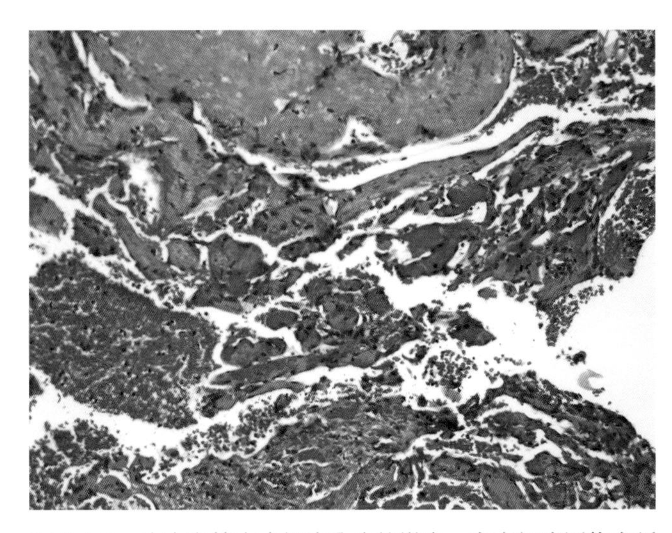

图 6.1.3 痔内血管内皮细胞乳头状增生 内皮细胞围绕在纤维蛋白轴心，呈单层排列

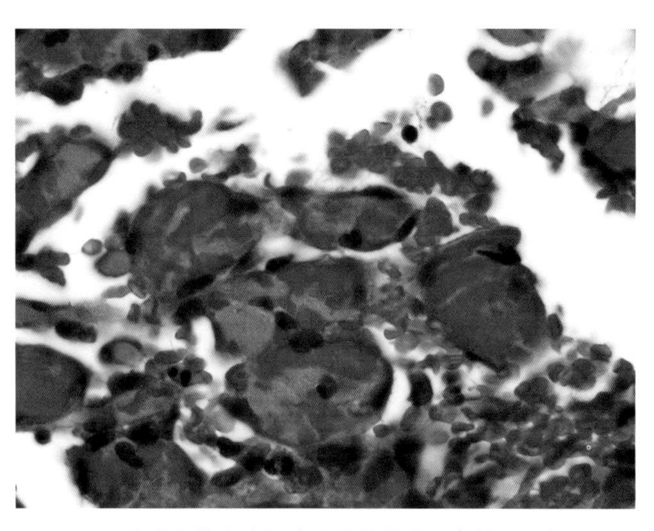

图 6.1.4 痔内血管内皮细胞乳头状增生 高倍观，与右上区淋巴细胞相比，内皮细胞核没有增大

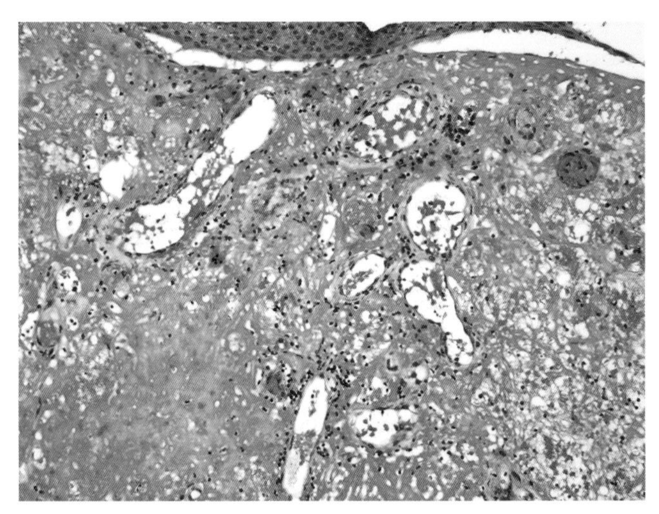

图 6.1.5 痔内血管内皮细胞乳头状增生 无定形纤维蛋白碎屑，可能提示是放疗后反应

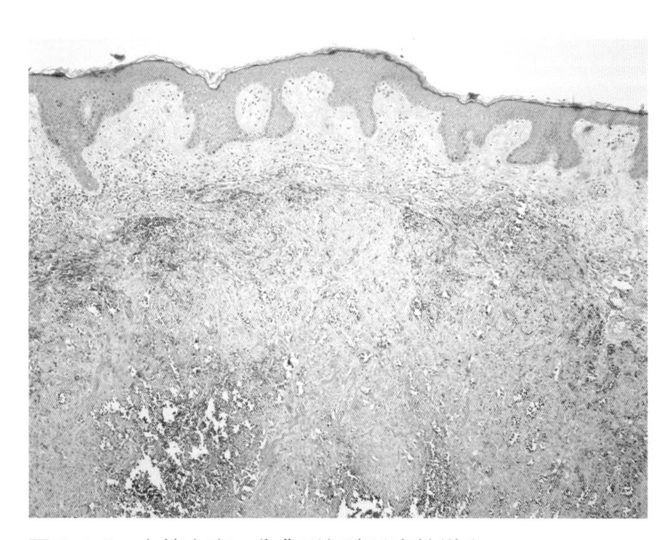

图 6.1.6 血管肉瘤 非典型细胞呈实性增生

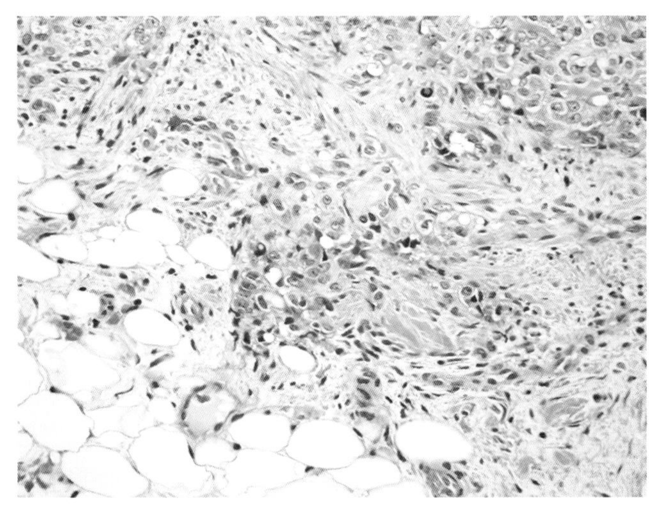

图 6.1.7 血管肉瘤 有血管形成，但与视野内脂肪细胞的核相比，肿瘤内皮细胞的核增大

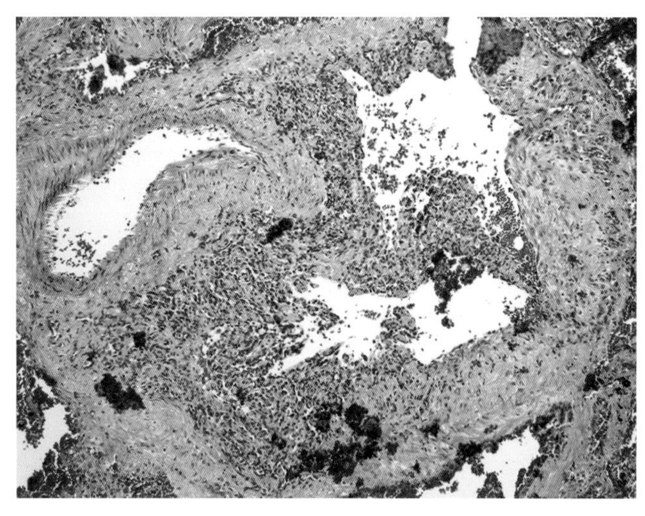

图 6.1.8 血管肉瘤 恶性肿瘤细胞的染色质深染，沿原有的血管壁播散

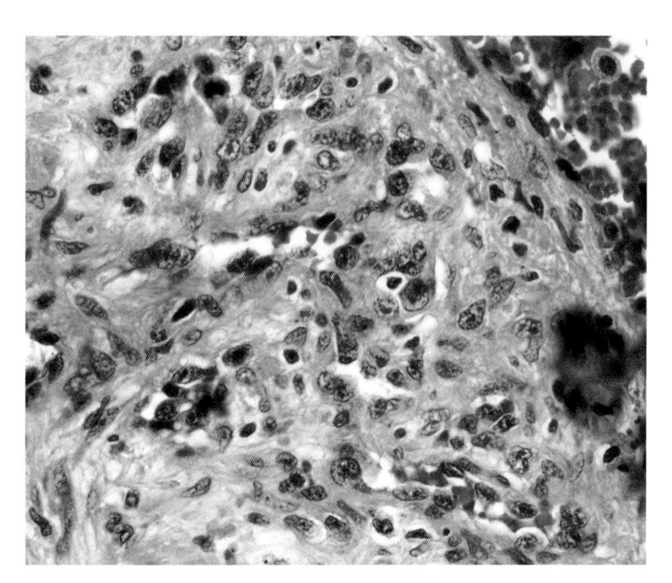

图 6.1.9　血管肉瘤　细胞核深染

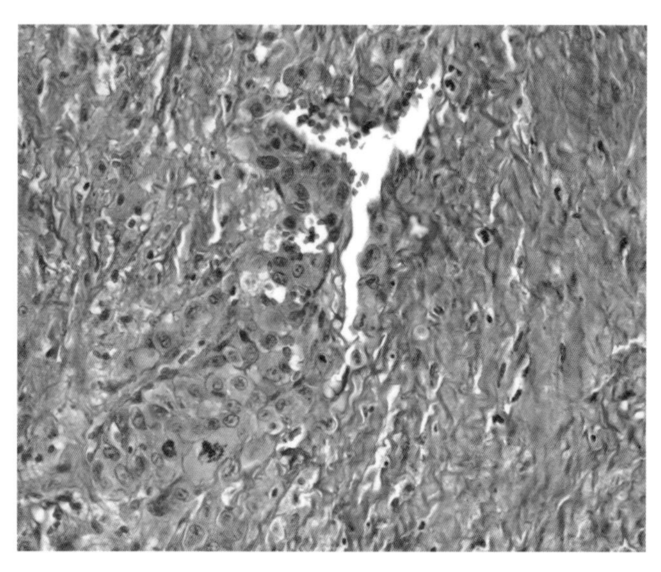

图 6.1.10　血管肉瘤　右侧肿瘤细胞呈单层排列，左侧则为复层堆积排列

6.2 扁平湿疣与鳞状细胞癌

	扁平湿疣	鳞状细胞癌
年龄 / 性别	成人，男性多见，提示了人免疫缺陷病毒（HIV）感染也容易伴有梅毒感染	男性多见，多见于中年男性病人
部位	直肠肛门区和生殖器区	肛管或肛周
症状	肿块、肛溢、肛门疼痛	肿块、肛门疼痛、排便时疼痛，局部出血
体征	肿物、黏膜或肛周皮肤出现溃疡、质脆易出血	肿块
病因学	伴有苍白密螺旋体感染	大多数病例伴有人乳头状瘤病毒（HPV）感染
组织学	1. 丰富的淋巴浆细胞浸润与显著的假上皮瘤样增生 *（图 6.2.1）* 2. 鳞状上皮轻度异型增生 *（图 6.2.2）*	1. 鳞状上皮明显异型性增生伴间质反应，但炎症较轻 *（图 6.2.4~6.2.6）* 2. 异常角化 3. 相邻的鳞状上皮黏膜可能显示 HPV 感染
特殊检查	• 血清学检查非常重要，应进行梅毒血清学检查。有兴趣可以行免疫标记 *（图 6.2.3）*，但只能用来研究。免疫结果特异但不敏感，阴性的结果不能排除感染	• 在基底细胞样鳞状细胞癌病例中，CK5/6 表达能证实鳞状上皮分化，并有助于与神经内分泌癌相鉴别。如有兴趣可行 HPV 检测。一些病例可表达 CD117，是一个诊断陷阱
治疗	抗生素	放化疗
预后	治疗后预后极好。治疗过程中肿块和溃疡消失，但潜在的艾滋病病毒仍然必须被控制	总体来说预后良好，预后与分期相关。由于病变早期病人就出现症状，因此病变常发现较早。注意肛门病变是按大小而不是按浸润深度进行分期

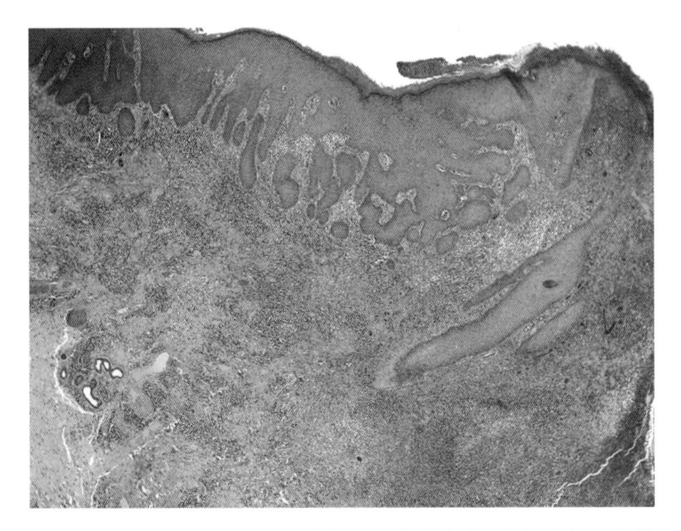

图 6.2.1 扁平湿疣 醒目特征是密集的慢性炎症浸润。即使在此放大倍数下，也能看出来有多量淋巴细胞浆细胞浸润，图中右侧可见假上皮瘤样增生

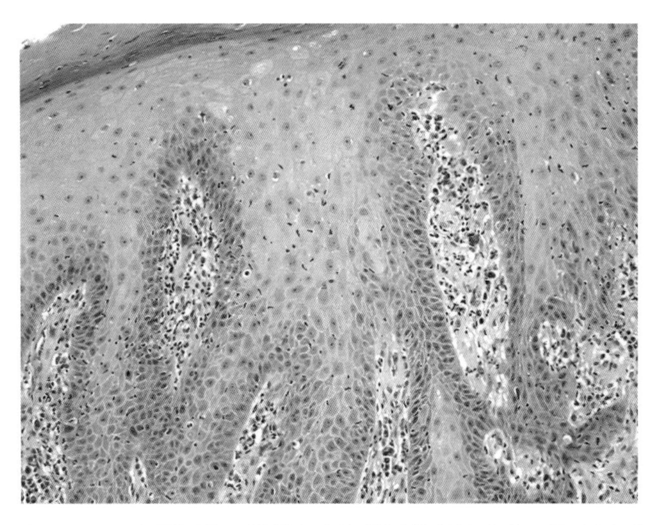

图 6.2.2 扁平湿疣 鳞状上皮细胞呈修复性改变，基底层可见细胞间桥

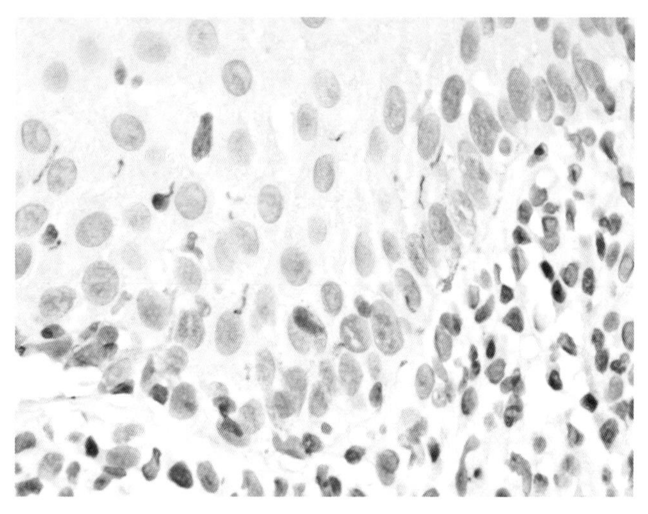

图 6.2.3 扁平湿疣 梅毒螺旋体的免疫组化染色，具有较好的特异性但不太敏感（它也会与肠道螺旋体交叉反应）。因此，病人应进行血清学检查，免疫组化染色不是必需的

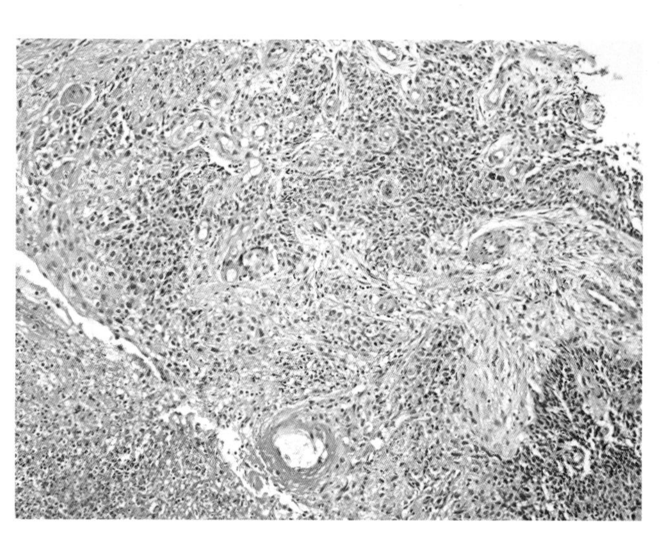

图 6.2.4 鳞状细胞癌 病变出现溃疡但慢性炎症很少，此视野内有促纤维反应

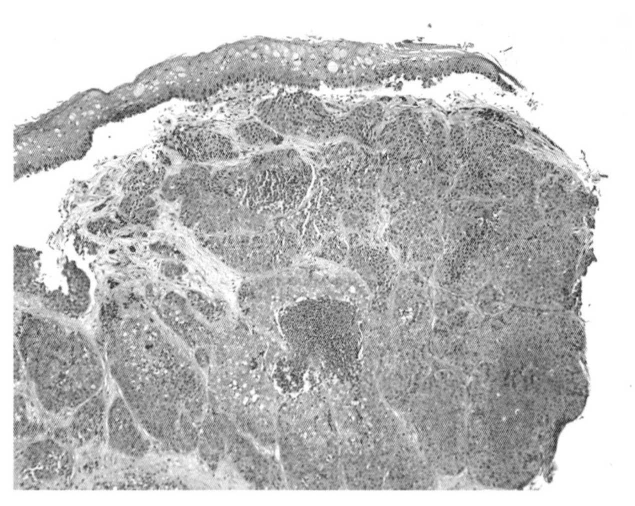

图 6.2.5 鳞状细胞癌 本例没有上皮原位癌成分，但有坏死和极少量慢性炎症细胞浸润

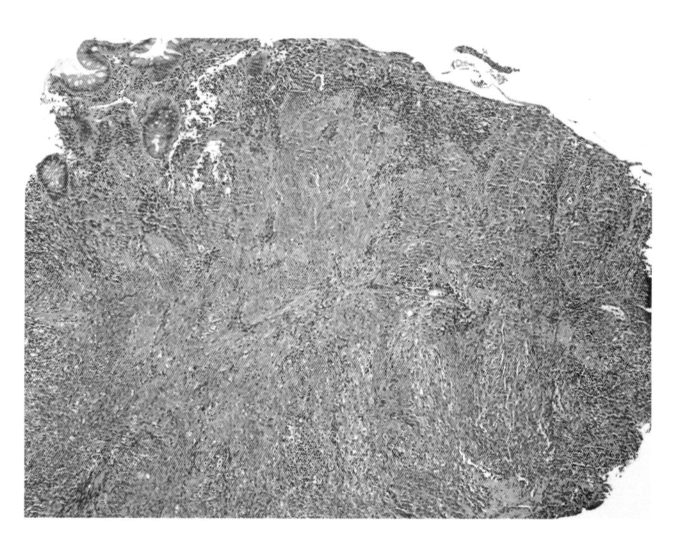

图 6.2.6 鳞状细胞癌 基底细胞样鳞状细胞癌组织侵入黏膜肌层，左侧可见少量残留的结直肠黏膜。肛门区的鳞状细胞癌多起源于鳞状上皮和柱状上皮黏膜交界处

6.3 尖锐湿疣与纤维上皮性息肉（肛门皮赘）

	尖锐湿疣	纤维上皮性息肉（肛门皮赘）
年龄/性别	成人，男性多见	多见于成人，无性别差异
部位	肛管和肛周皮肤	肛管和皮肤交界处
症状	外生性病变，可影响到个人卫生	病人发现小的肿块，可影响个人卫生，切除时疼痛明显
体征	菜花样病变	可能伴有局部出血
病因学	人乳头瘤病毒（HPV）感染	可能与黏膜脱垂、便秘和肛裂有关。多见于肥胖病人和克罗恩病病人
组织学	1. 外生性息肉样病变伴有上皮细胞增生，上皮细胞的非典型核仅局限于上皮层近基底部的下半层（*图 6.3.1*） 2. 挖空细胞样异型性核（*图 6.3.2*） 3. 极少量间质增生（*图 6.3.3*）	1. 上皮下层间质细胞显著增生伴有轻度炎症细胞浸润，其上可见被覆的鳞状上皮层（*图 6.3.4*） 2. 一般来说，鳞状上皮细胞表现为反应性改变（*图 6.3.5*） 3. 当然，应该仔细检查这些息肉，因为偶尔会出现平坦型上皮内瘤变（*图 6.3.6*）
特殊检查	• p16、HPV 和 Ki-67 检测可证实为湿疣，但大多数情况下 HE 染色都很容易诊断	• 无
治疗	切除活检、冷冻、化学消融	若影响个人卫生或引起不适，需要切除治疗
预后	总体预后很好，只有少部分病例进展成鳞状细胞癌	非常好

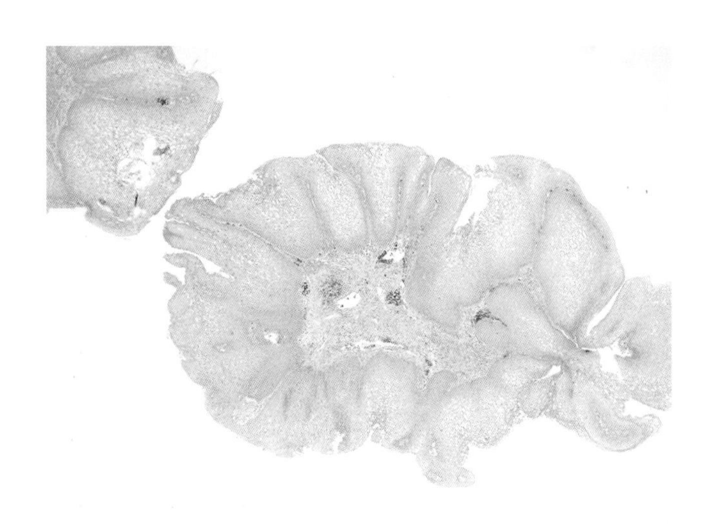

图 6.3.1　尖锐湿疣　大部分病变内上皮成分明显多于间质，上皮层次显著增厚

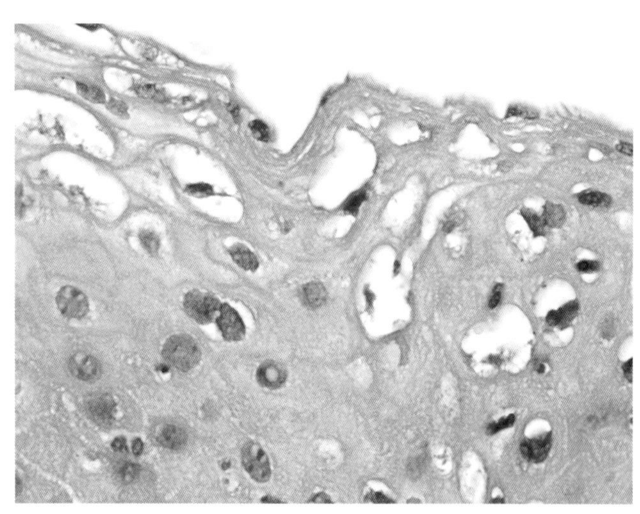

图 6.3.2　尖锐湿疣　核增大，出现核周空晕呈挖空细胞改变，湿疣相当于低级别肛管上皮内瘤变（AIN1 / 低级别 AIN / 轻度异型增生）

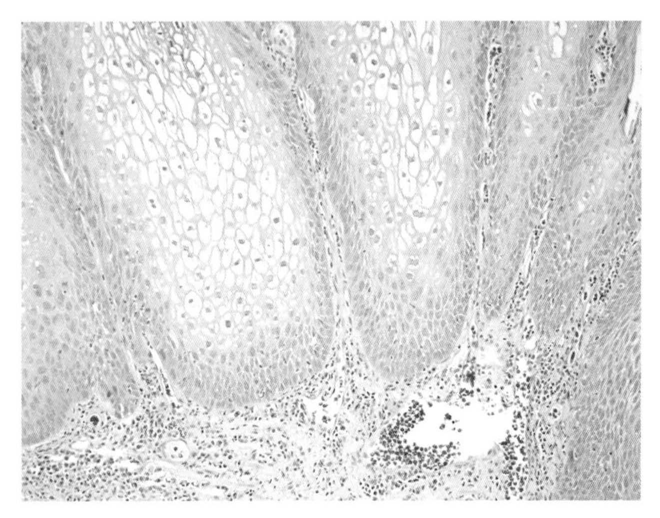

图 6.3.3　尖锐湿疣　与上图类似，间质成分非常少

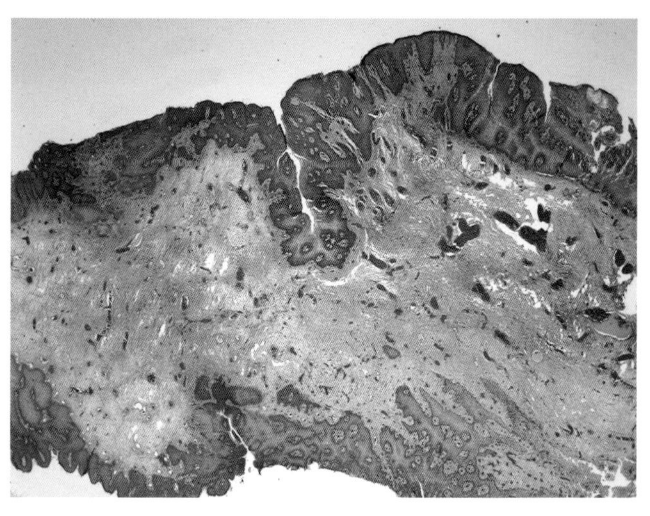

图 6.3.4　纤维上皮性息肉（肛门皮赘）　病变成分多为间质，表面上附鳞状上皮反应性增生

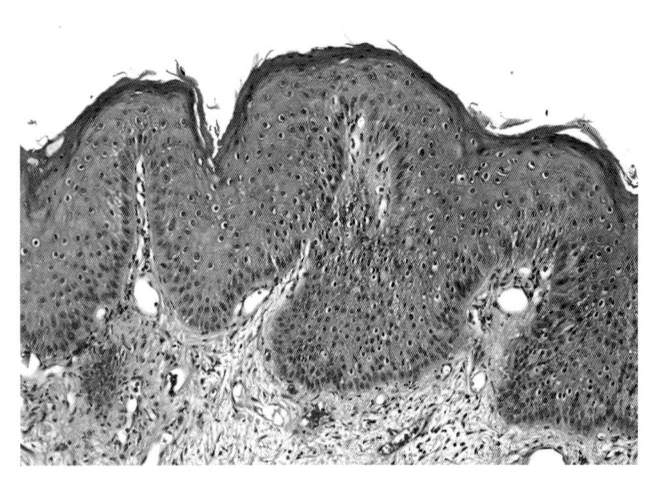

图 6.3.5　纤维上皮性息肉（肛门皮赘）　鳞状上皮呈反应性改变，一些鳞状上皮细胞内出现很小的核周空泡，需要与湿疣的挖空细胞改变相鉴别

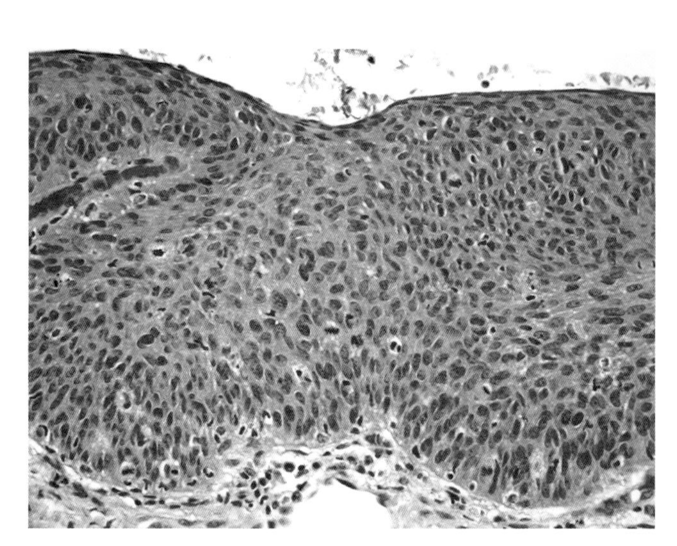

图 6.3.6　纤维上皮性息肉（肛门皮赘）　此例病变表面出现 AIN3（高级别 AIN）。最重要的是，诊断时需要注意表层的鳞状上皮区域，包括痔疮表面

6.4 纤维上皮性息肉间质改变与肉瘤

	纤维上皮性息肉间质改变	肉瘤
年龄/性别	多见于成人，无性别差异	成人，肛周区域肉瘤极其少见，可能与肛周皮肤有关
部位	肛管和皮肤交界处	肛管或肛周皮肤
症状	病人发现小的肿块，影响个人卫生，切除时疼痛	病人发现肿块或排便时疼痛
体征	可能伴有局部出血	肿块
病因学	可能与黏膜脱垂、便秘和肛裂有关，更常见于肥胖病人和克罗恩病病人	多种多样，但基本病因不明，与肉瘤类型有关
组织学	1. 上皮下层间质细胞显著增生伴有轻度炎症细胞浸润，其上可见被覆的鳞状上皮层上皮下可出现增大的非典型的核（*图 6.4.1*） 2. 非典型间质细胞散在分布于水肿间质中，核分裂少见（*图 6.4.2，6.4.3*）	1. 组织学特征随肉瘤类型不同而不同，但比肛门皮赘更富于细胞（*图 6.4.4~6.4.6*）
特殊检查	• 无	• 与肿瘤类型有关。如上皮样肉瘤样血管内皮细胞瘤/假肌源性血管内皮细胞瘤免疫组化 $CD31^+$、$CD34^-$、ERG^+ 和 $keratin^+$。其他肉瘤如 GIST 和卡波西肉瘤等也可能会遇到。横纹肌肉瘤多见于儿童，而成人少见
治疗	若影响个人卫生则切除治疗	与肿瘤类型有关
预后	非常好	与肿瘤类型有关

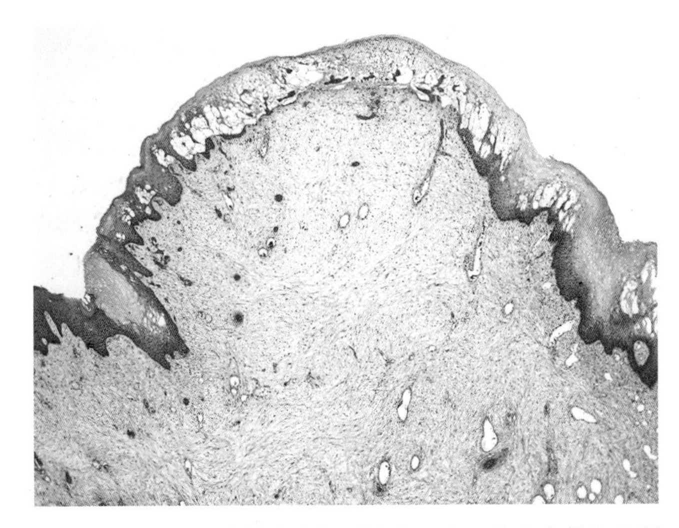

图 6.4.1　纤维上皮性息肉间质改变　由于该病变易发生创伤，所以常同时发生上皮修复性改变和间质反应性改变，导致鳞状上皮水肿和间质细胞增加

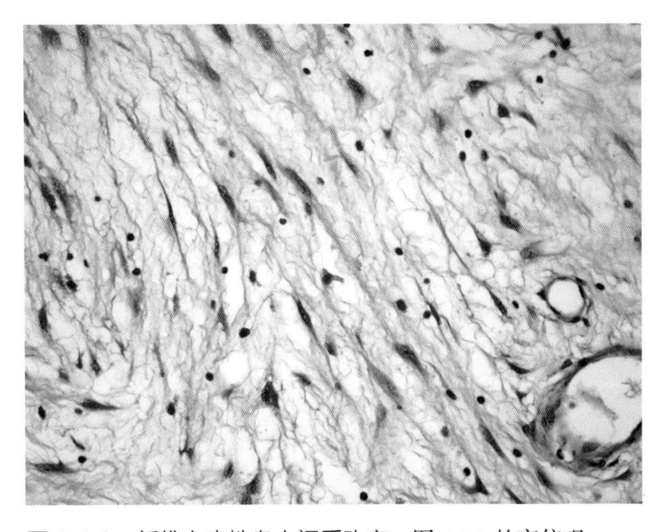

图 6.4.2　纤维上皮性息肉间质改变　图 6.4.1 的高倍观

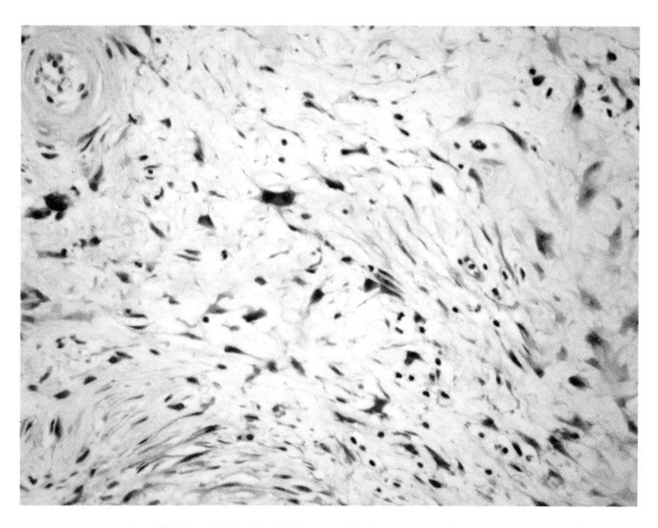

图 6.4.3　纤维上皮性息肉间质改变　间质细胞变化显著，但缺乏核分裂象，且较大的成纤维细胞的核质比不高

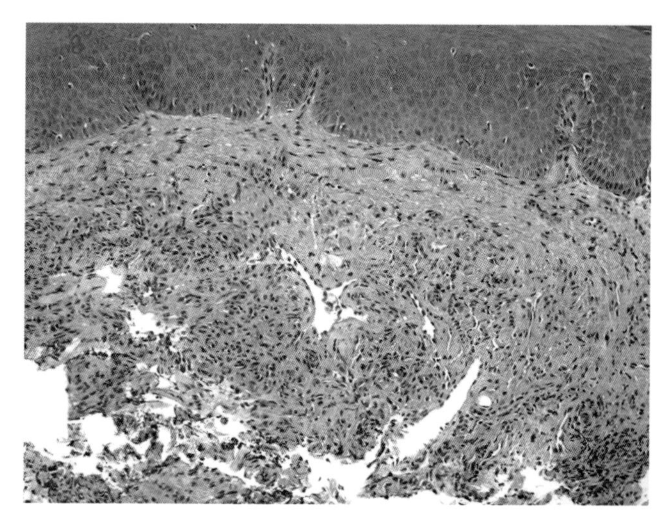

图 6.4.4　卡波西肉瘤累及肛管　含铁血黄素以及细胞丰富都是诊断线索

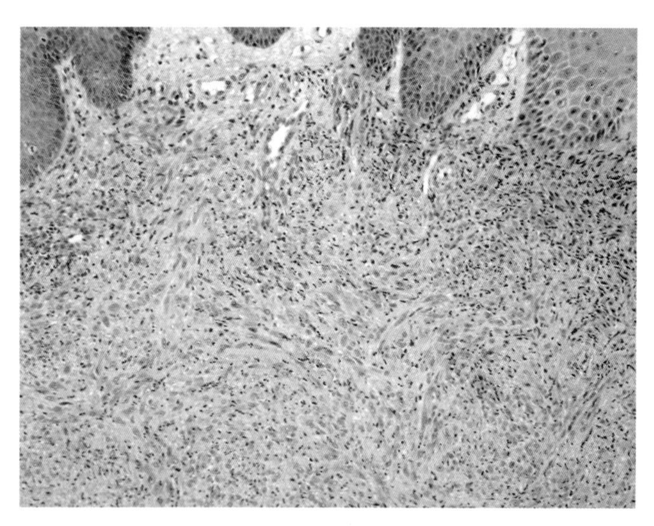

图 6.4.5　上皮样肉瘤样血管内皮细胞瘤 / 假肌源性血管内皮细胞瘤累及肛管　即使病理医师不熟悉此类罕见肿瘤，该肿瘤较图 6.4.3 中纤维上皮性息肉的假肉瘤样间质变更加富于细胞，因此易于鉴别

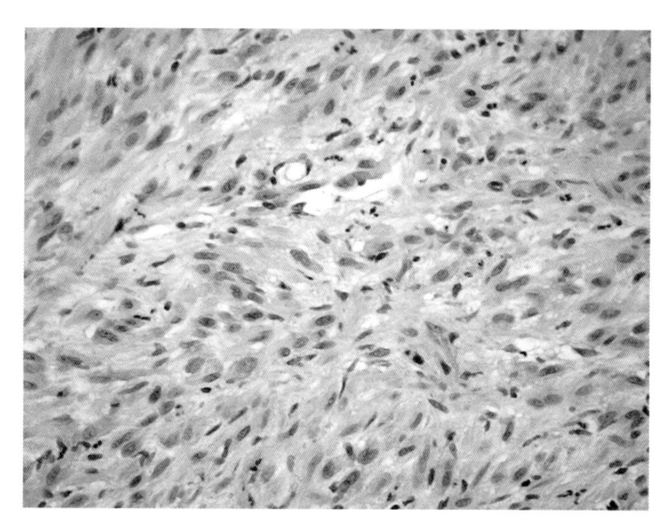

图 6.4.6　上皮样肉瘤样血管内皮细胞瘤 / 假肌源性血管内皮细胞瘤累及肛管　图 6.4.5 的高倍观

6.5 鳞状上皮反应性改变与肛管上皮内瘤变（AIN）

	鳞状上皮反应性改变	肛管上皮内瘤变（AIN）
年龄/性别	多见于成人	成人，男性多见，多见于HIV感染的男性同性恋者
部位	肛管或肛周区域	多见于被覆鳞状上皮的黏膜与直肠型黏膜交界处
症状	与反应性病变本身无关。内在病因导致该形态变化	与AIN无关
体征	无	结肠镜下可见红色斑块，但对于高风险病人，一些病人要通过细胞学方法定期行肛周筛查，卢戈碘溶液染色后可见不染色的红色斑块
病因学	多种原因	人乳头瘤病毒（HPV）
组织学	1. 鳞状上皮可以出现炎症，并可能伴有糜烂或溃疡*（图6.5.1）* 2. 高倍镜下常可以看到细胞间桥*（图6.5.2）* 3. 细胞质常可见从基底到表层逐渐成熟*（图6.5.3）*	1. 正常上皮不同程度地被核深染的鳞状上皮细胞替代*（图6.5.4~6.5.6）*。异型增生细胞之间的边界不清（细胞间桥不明显）。大多数病例核仁不明显 2. 根据病变累及上皮层深度的下、中和上1/3，AIN分为AIN1、AIN2和AIN3。对于AIN2是否属于低或高级别上皮内瘤变仍然有争议。P16免疫标记可用于将AIN2分层为低风险和高风险组（如一些P16阳性的病例就划归到高级别上皮内瘤变中）。在实际工作中，AIN2被归类于高级别AIN
特殊检查	• 一些疑难病例中，P16阴性和（或）HPV阴性可用于证实反应性增生	• 一些疑难病例中，P16弥漫阳性和（或）HPV阳性可用于证实AIN
治疗	无	冷冻疗法、化学消融
预后	一般非常好	进展成浸润性鳞状细胞癌不常见，但病人存在进展为癌的风险

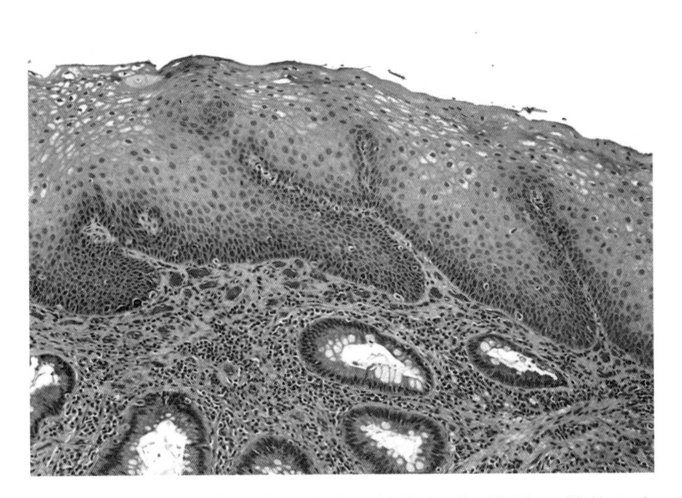

图6.5.1　鳞状上皮反应性改变　核染色质不深染，鳞状上皮向表层逐渐分化成熟

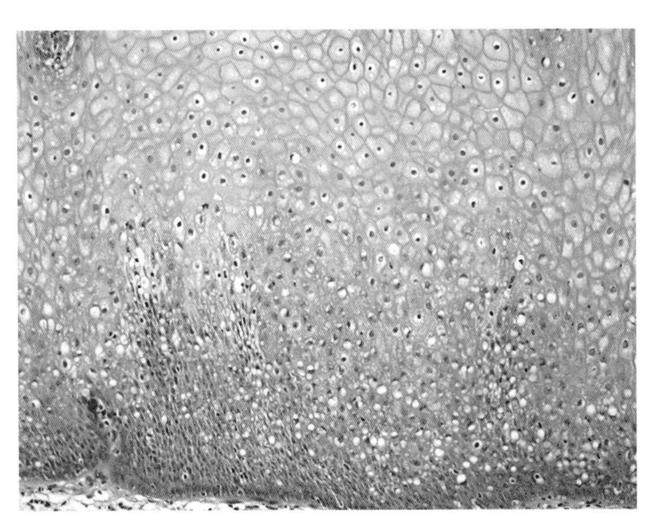

图6.5.2　鳞状上皮反应性改变　富含糖原黏膜显示出分化成熟现象

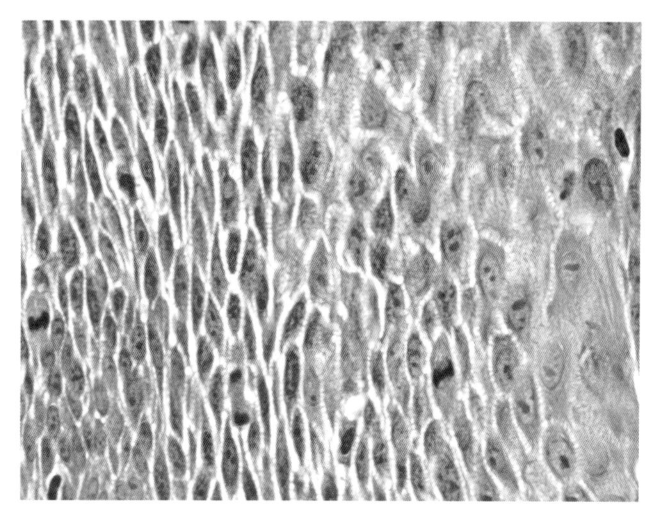
图 6.5.3　鳞状上皮反应性改变　基底细胞层次增加、核分裂象增多也是反应性改变的一种表现，但注意细胞间水肿、细胞间桥明显。这些特点在非修复性基底细胞病变中罕见

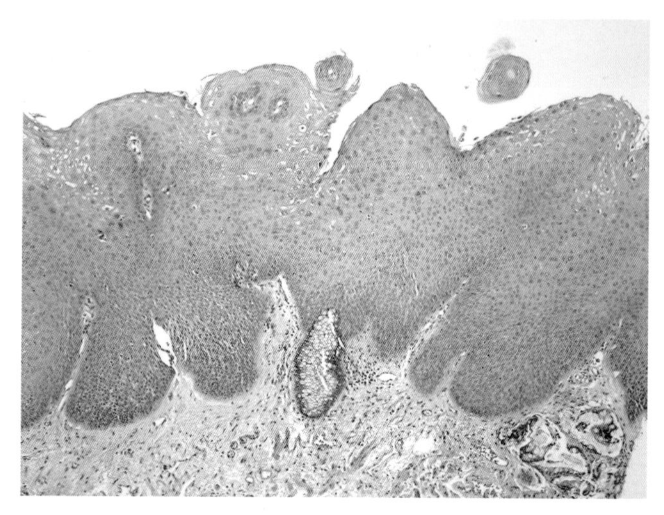
图 6.5.4　AIN　本例出现结直肠型腺体和鳞状上皮移行，鳞状上皮低级别上皮内瘤变，低倍镜就可以观察到核增大

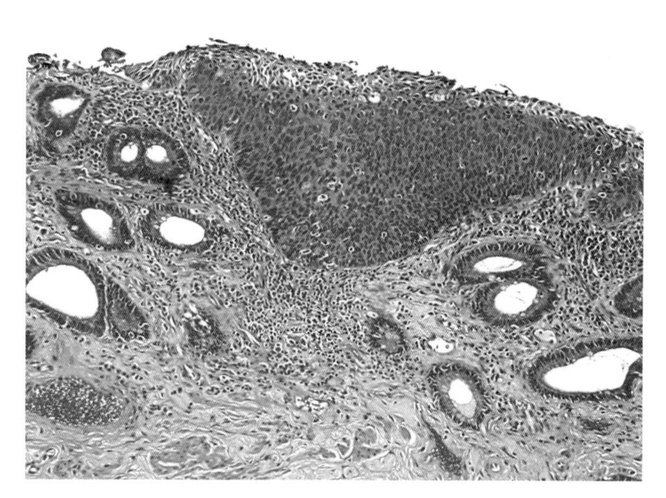
图 6.5.5　AIN　重度异型增生中，细胞核染色质明显深染

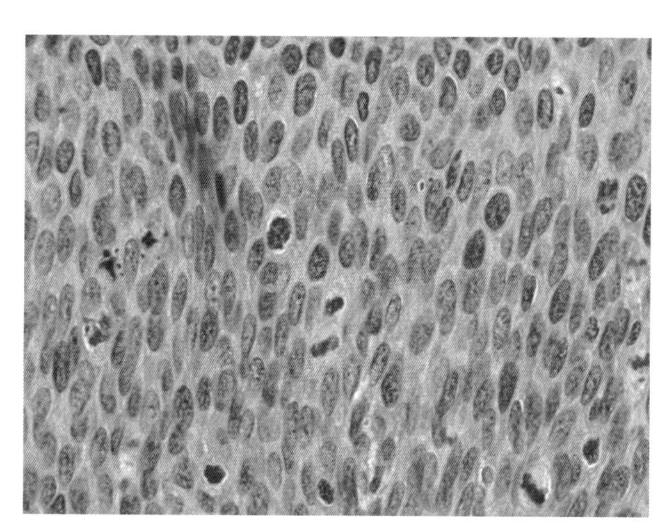
图 6.5.6　AIN　高倍镜下看不到细胞间桥

6.6 肛管上皮内瘤变（AIN）累及结直肠腺体与浸润性鳞状细胞癌

	肛管上皮内瘤变（AIN）累及结直肠腺体	浸润性鳞状细胞癌
年龄/性别	成人，男性多见，多见于 HIV 感染的男性同性恋病人	成人，多见于男性
部位	多见于被覆鳞状上皮黏膜和直肠型黏膜交界区	肛管
症状	与 AIN 本身无关	肛门疼痛、大便带血
体征	结肠镜下可见红色斑块，但对于高风险病人，一些病人要通过细胞学方法定期行肛周筛查，卢戈碘溶液染色后可见不染色的红色斑块	肛门肿块
病因学	人乳头瘤病毒（HPV）	大多数肛门鳞状细胞癌与人 HPV 有关
组织学	1. 多为高级别 AIN，AIN 与周围结直肠型上皮有清晰界限（*图 6.6.1，6.6.2*） 2. 黏膜固有层不出现硬化，在 AIN 中没有典型的角化（*图 6.6.3*）	1. 肛门鳞状细胞癌与其他部位鳞状细胞癌类似 2. 常伴有促纤维反应、反向成熟伴核仁和异常角化（*图 6.6.4，6.6.5*）。黏膜固有层硬化和肿瘤细胞过度生长 3. 基底细胞样的病例可能会很难识别，但有促纤维反应（*图 6.6.6*）
特殊检查	• 一些疑难病例中，P16 弥漫阳性和（或）HPV 检测阳性可用于证实 AIN	• 在基底细胞样病例中，CK5/6 可以明确鳞状细胞分化，有利于排除神经内分泌癌（小细胞癌）。但有一个陷阱是这些病变可以表达 CD117
治疗	冷冻疗法、化学消融	放化疗，通常不需要手术
预后	进展成浸润性鳞状细胞癌罕见，但病人存在病情进展的风险	总体而言，预后良好，且与分期有关。病人因早期出现症状而发现，就诊时发现较早。需注意，肛门病变是按大小而不是按浸润深度进行分期

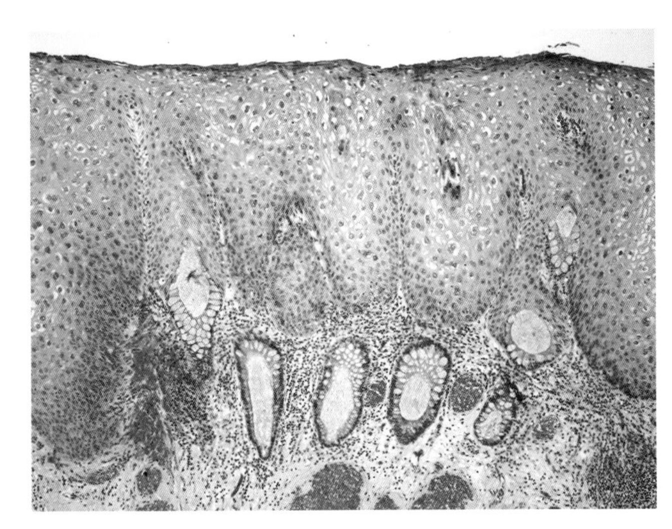

图 6.6.1　AIN 累及直肠腺体　低级别病变突然过渡到直肠腺体。直肠腺体仍然局限在基底膜内

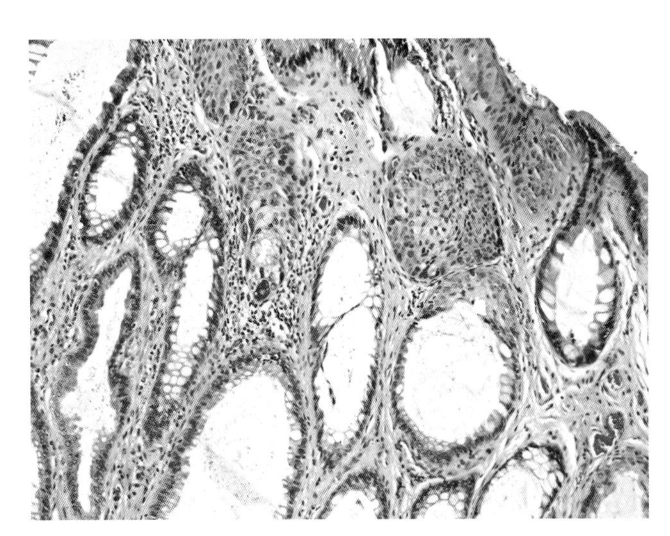

图 6.6.2　AIN 累及直肠腺体　高级别病变与周围腺体境界清楚，固有层增宽

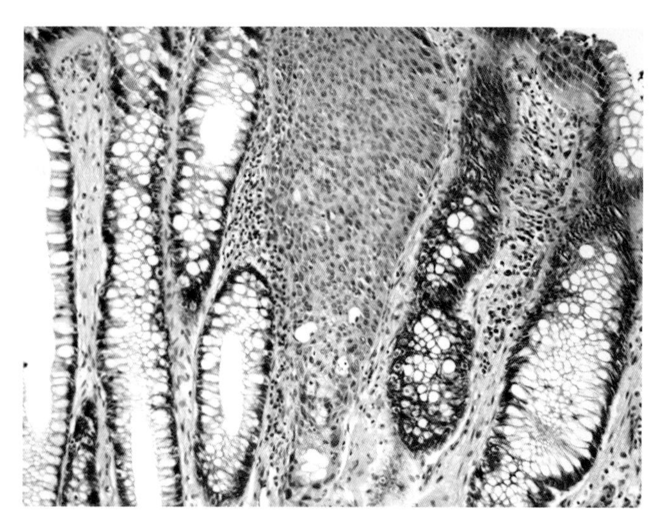

图 6.6.3 AIN 累及直肠腺体 受累腺体周围可见完整的基底膜。黏膜固有层也易识别且无促纤维反应

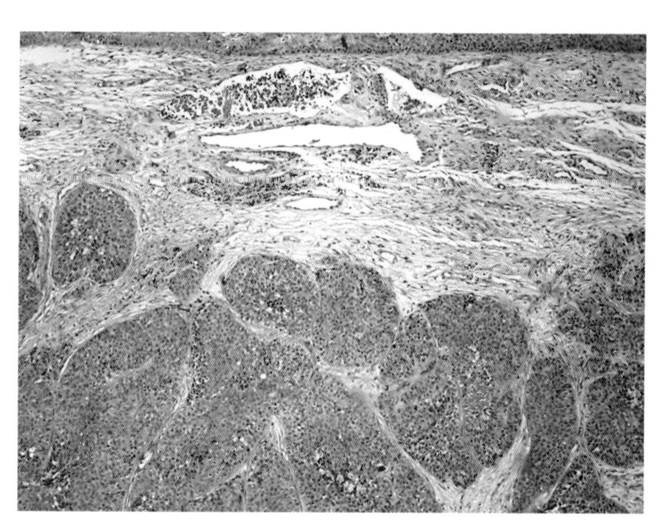

图 6.6.4 浸润性鳞状细胞癌 浸润性癌巢中可见坏死，周围被纤维间质分割

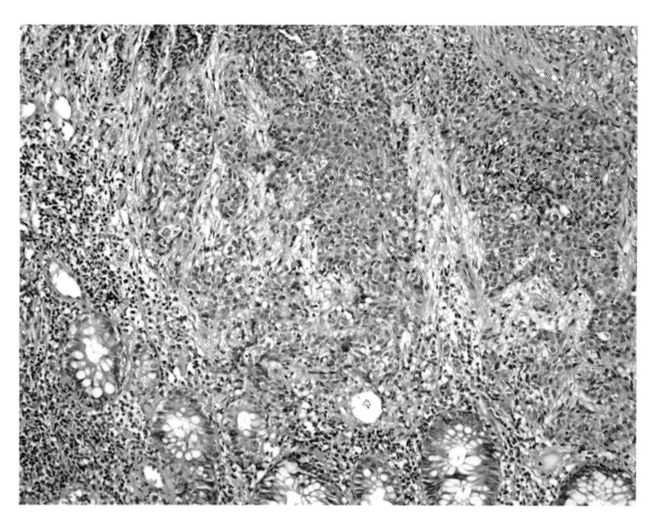

图 6.6.5 浸润性鳞状细胞癌 黏膜固有层消失，瘢痕形成（促纤维反应）

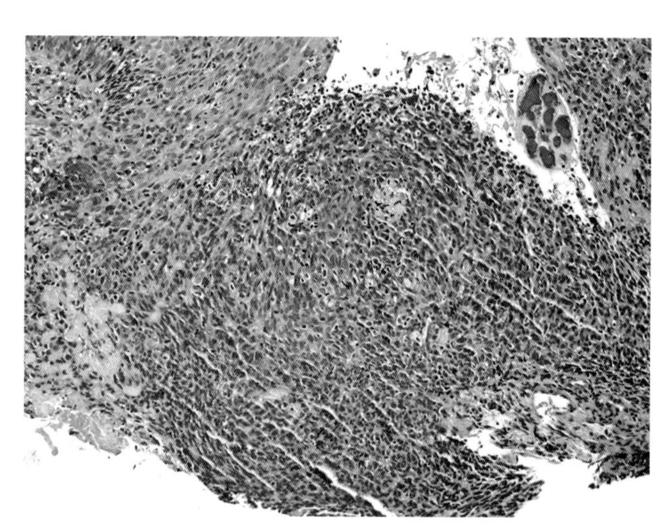

图 6.6.6 浸润性鳞状细胞癌 基底细胞样鳞状细胞癌呈片状排列。左上视野可见原位癌成分

6.7 性病相关性直肠炎与炎症性肠病累及肛门

	性病相关性直肠炎	炎症性肠病累及肛门
年龄/性别	成人，通常见于男性同性恋病人	年龄分布广泛，但有两个高峰：青春后期至20岁左右和50~60岁
部位	肛管和直肠	肛管
症状	肛门疼痛、肛溢、出血	腹痛、便血，病人可有明确的克罗恩病或肛裂病史
体征	肿块、溃疡、红斑	肛管黏膜呈鹅卵石样变，肛裂、瘘管形成
病因学	衣原体感染（性病淋巴肉芽肿）和苍白密螺旋体（梅毒）。有些病例与淋病有关，但可能难以诊断	克罗恩病。此病机制不清，可以被视为一种免疫性病变，导致对微生物产生异常反应，而未患此病的正常人是因为机体能将这些微生物视为胃肠道的正常成分而耐受
组织学	1. 慢性炎症远多于急性炎症（*图6.7.1*）。浆细胞是诊断的关键，但大多数病例只有少数嗜酸性粒细胞浸润和组织细胞反应 2. 切片中若见直肠黏膜，其基底部常缺乏明显的浆细胞增生（*图6.7.2*） 3. 少数病例梅毒免疫标记阳性（*图6.7.3*）	1. 中性粒细胞与慢性炎症细胞混合存在，比例相当，有大量的组织细胞和嗜酸性粒细胞（*图6.7.4，6.7.5*） 2. 肉芽肿常见（*图6.7.6*）
特殊检查	• 血清学检查非常重要。应进行梅毒和衣原体的血清和咽拭子检查。免疫标记仅用于研究，因其特异性好但不敏感，阴性结果不能排除感染（*图6.7.3*）	• 无。但肉芽肿出现坏死时需要加做微生物染色
治疗	抗生素治疗	免疫调节剂、类固醇激素、抗肿瘤坏死因子α制剂。注意这些药物可以明显减轻炎症和减少肉芽肿检出的数量。部分病例需要手术
预后	治疗后效果较好，治疗后肿块和溃疡消失，但潜在HIV感染仍必须治疗	暂无治愈炎症性肠病的方法，但可以用药物控制病情

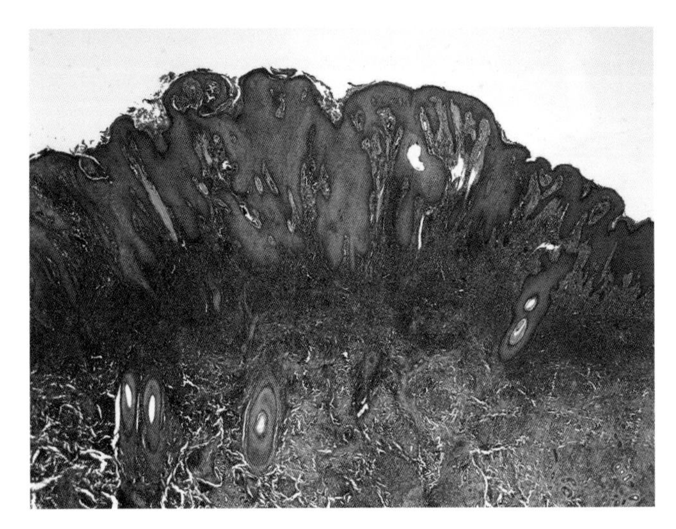

图6.7.1　性病相关性直肠炎　注意假上皮瘤样增生和明显的浆细胞浸润。此病变位于肛管与皮肤交界处，可见毛囊

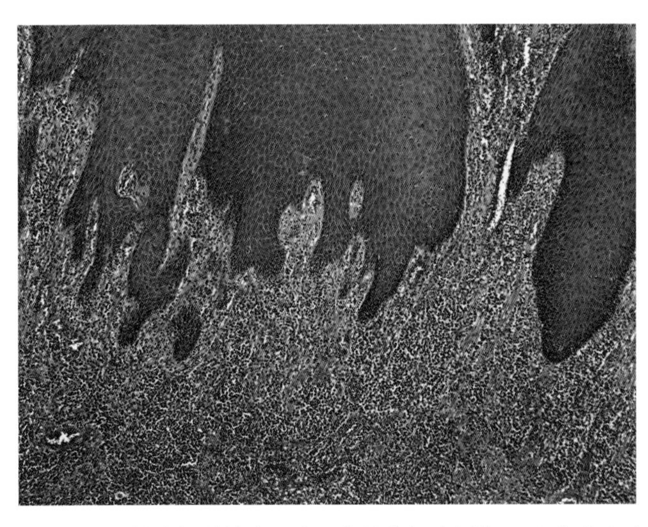

图6.7.2　性病相关性直肠炎　大量浆细胞浸润，几乎看不到组织细胞

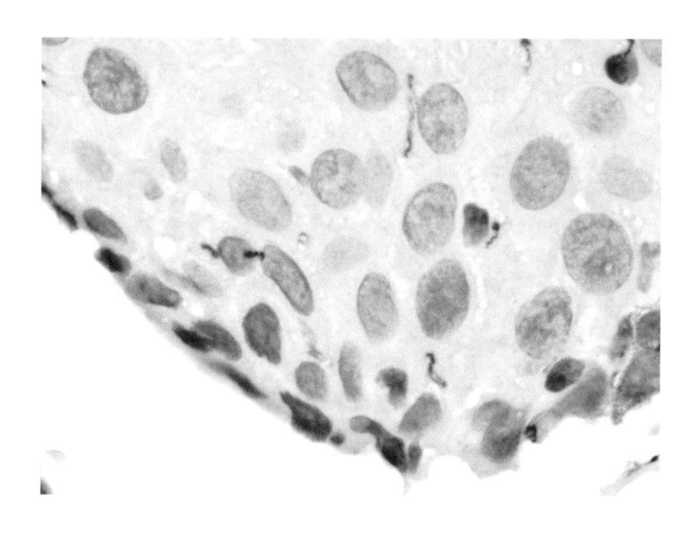

图 6.7.3 性病相关性直肠炎 此为梅毒的免疫组化染色，然而多数病例阴性；衣原体（性病淋巴肉芽肿）也可以引起几乎相同的形态学特征，所以一般需要实验室相关检查

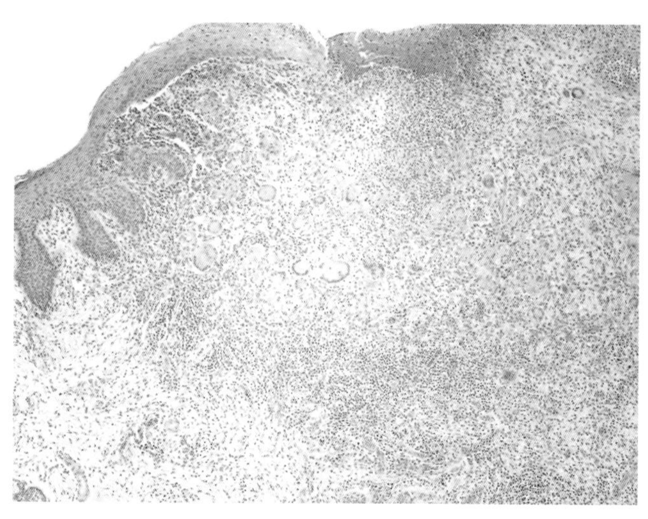

图 6.7.4 炎症性肠病累及肛门 该活检取自克罗恩病病人。镜下可见有溃疡和慢性炎细胞浸润，丰富的组织细胞和肉芽肿形成。通常，在已知有克罗恩病病史的情况下，不适宜再行肛门活检，否则会导致病人非常不适

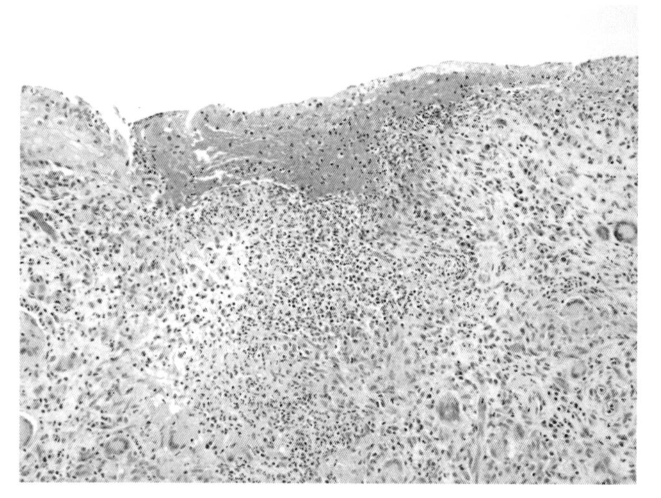

图 6.7.5 炎症性肠病累及肛门 除了明显的肉芽肿病变外，该病程无明显的浆细胞浸润

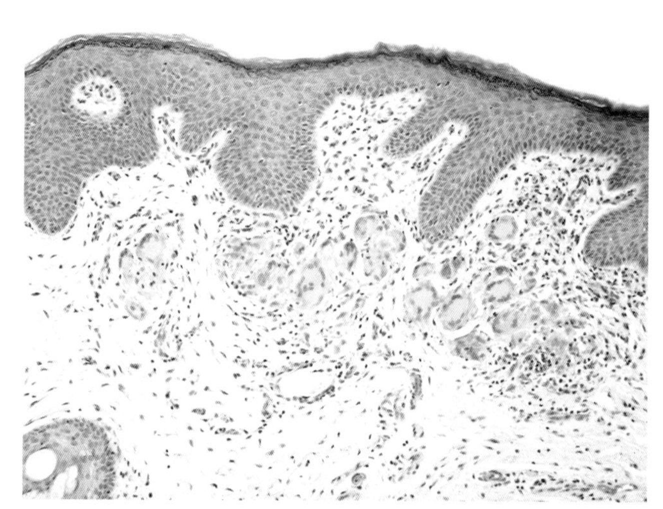

图 6.7.6 炎症性肠病累及肛门 非坏死性肉芽肿

6.8 乳头状汗腺瘤与腺癌（尤其是女性生殖道来源）

	乳头状汗腺瘤	腺癌（尤其是女性生殖道来源）
年龄/性别	中年妇女	中老年妇女
部位	通常在会阴，肛管少见	宫颈、子宫
症状	病人发现会阴部出现结节	阴道出血
体征	偶尔表面糜烂	表现各异，表现为宫颈或子宫肿块（或卵巢肿块，如果病人此时表现为皮肤转移）
病因学	未知	总体来说病因不明，宫颈腺癌与 HPV 有关，而肥胖和林奇综合征与子宫内膜癌有关
组织学	1. 边界清楚、肿块较小（1cm 或更小），由复杂腺管组成（*图 6.8.1~6.8.4*）。无坏死或纤维化 2. 腺管细胞核呈复层排列，有基底层围绕（双层细胞）（*图 6.8.5~6.8.8*）	1. 比乳头状汗腺瘤异型性更显著，腺体仅有单层细胞构成，无基底层围绕（*图 6.8.9~6.8.12*） 2. 可见坏死和促纤维反应（*图 6.8.13~6.8.16*）
特殊检查	• 如果病理医师没想到该病，会带来麻烦 • $CK7^+$、$CK20^-$，常表达 ER、PR，PAX8 表达目前未见相关报道	• 免疫组化需做 ER、PR，常呈 $CK7^+$，$CK20^-$，$PAX8^+$
治疗	局部切除	与肿瘤类型相关，一般采用手术治疗
预后	良性病变	与肿瘤类型和级别相关

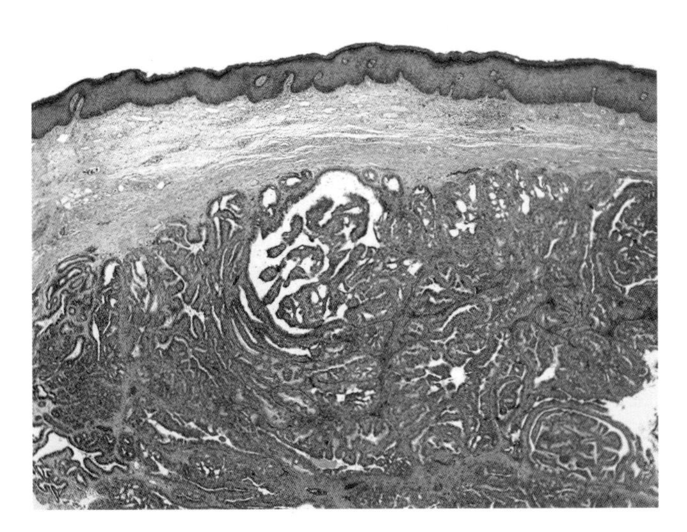

图 6.8.1　乳头状汗腺瘤　低倍镜下，病变边界清楚

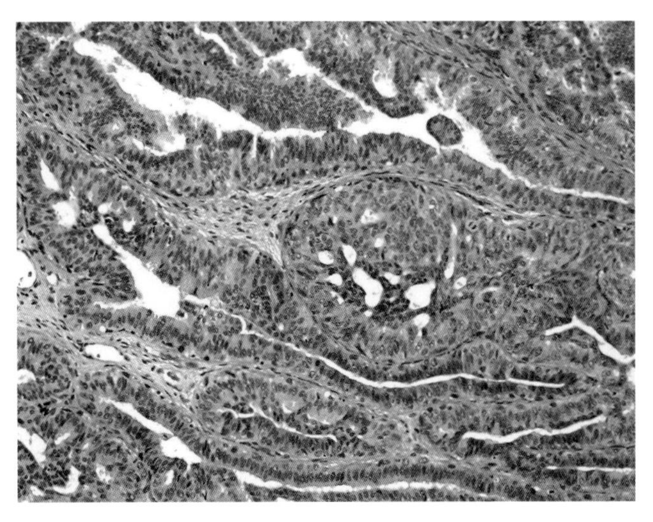

图 6.8.2　乳头状汗腺瘤　肿瘤细胞核较小且染色质不深染

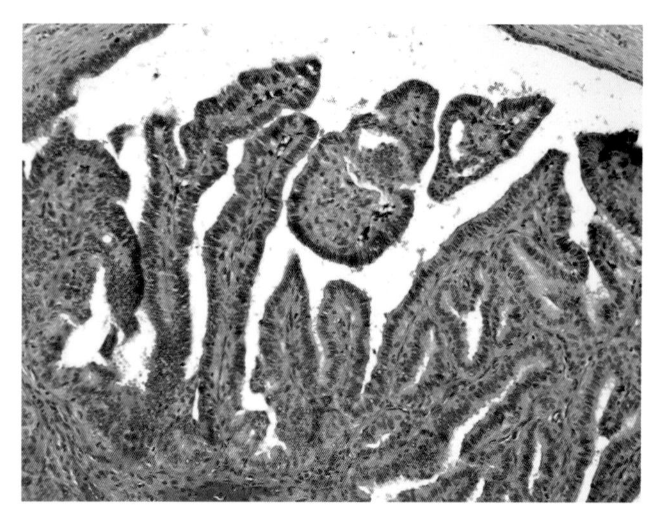

图 6.8.3 乳头状汗腺瘤 可见肿瘤细胞呈乳头状排列

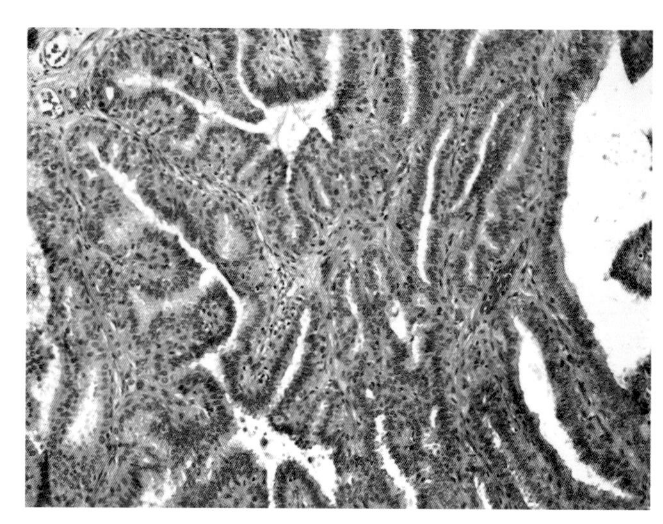

图 6.8.4 乳头状汗腺瘤

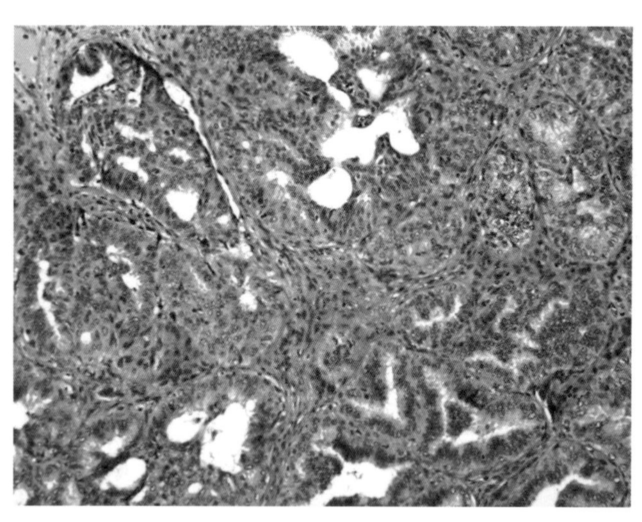

图 6.8.5 乳头状汗腺瘤 肿瘤形成筛状结构，由温和的间质细胞分割而非促纤维反应，且无坏死

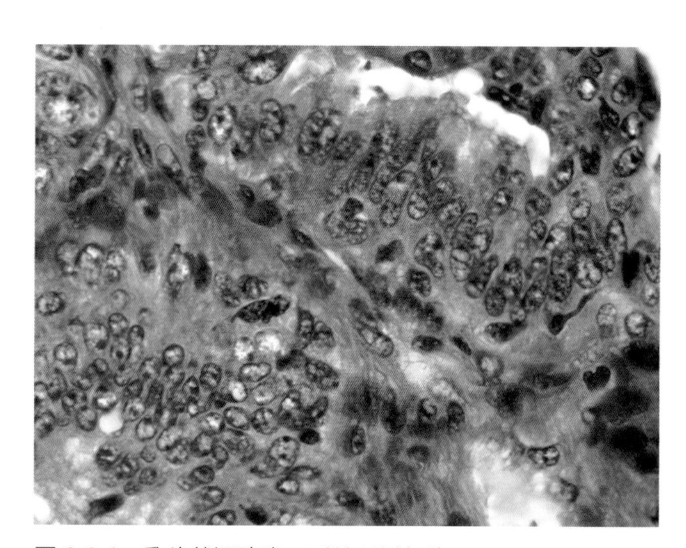

图 6.8.6 乳头状汗腺瘤 可见双层细胞

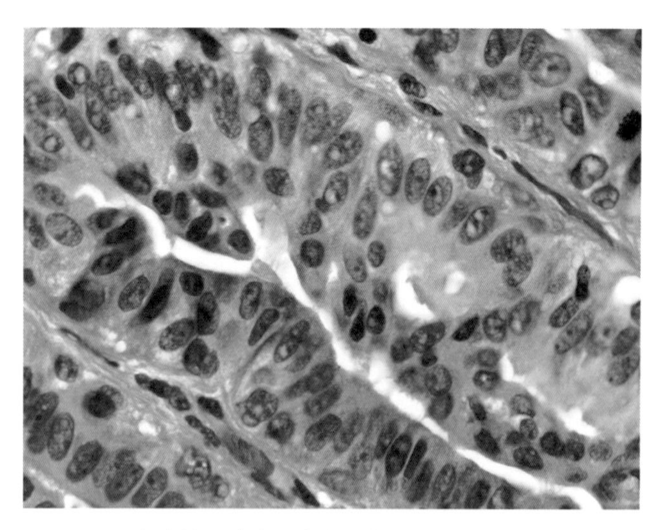

图 6.8.7 乳头状汗腺瘤 病变核膜光滑

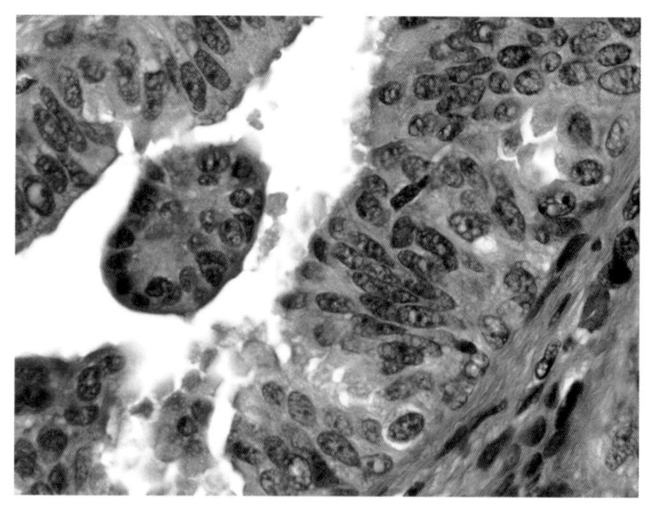

图 6.8.8 乳头状汗腺瘤 高倍镜显示乳头状结构，细胞核温和

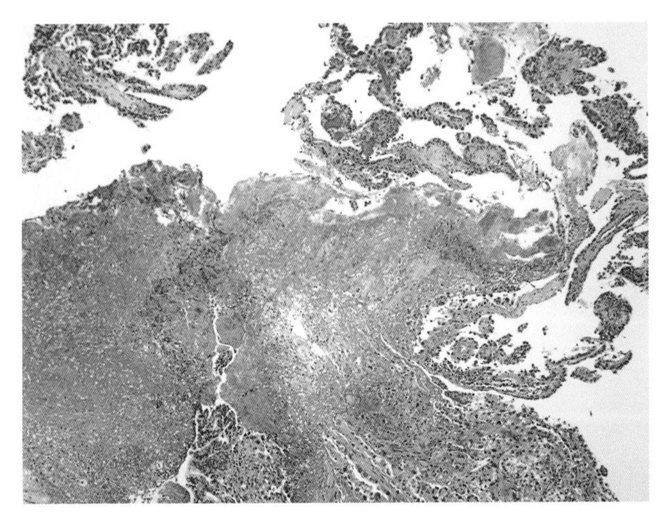

图 6.8.9 腺癌 此例是子宫内膜乳头状浆液性癌播散到肛门，可见大量坏死

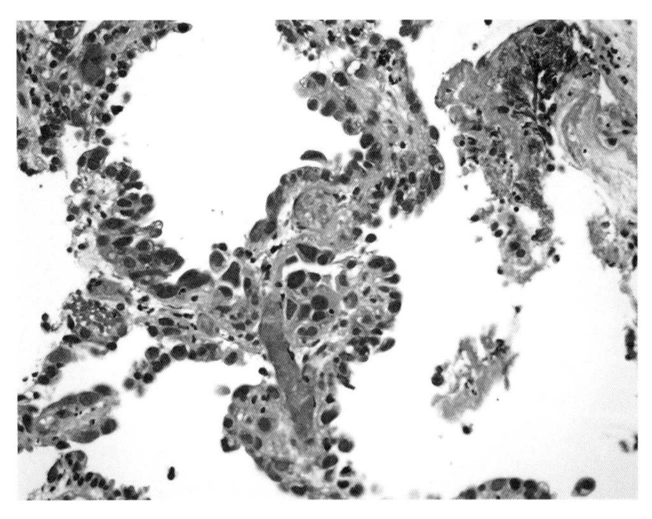

图 6.8.10 腺癌 病变具有明显的恶性特征

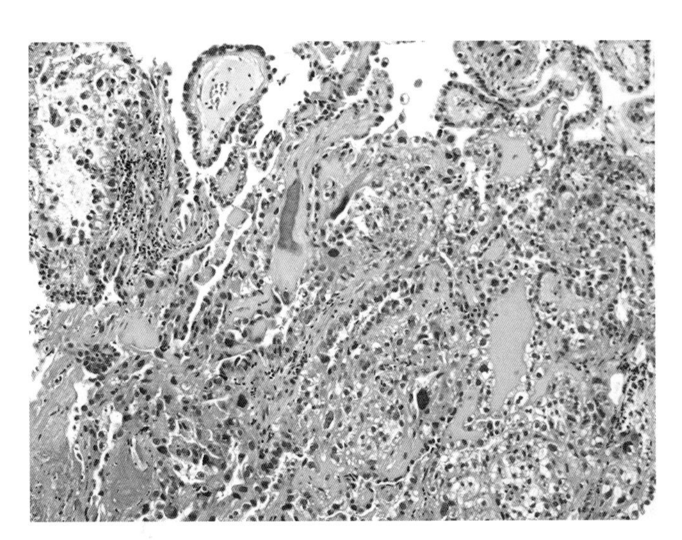

图 6.8.11 腺癌 肿瘤细胞呈乳头状排列，核染色质增粗

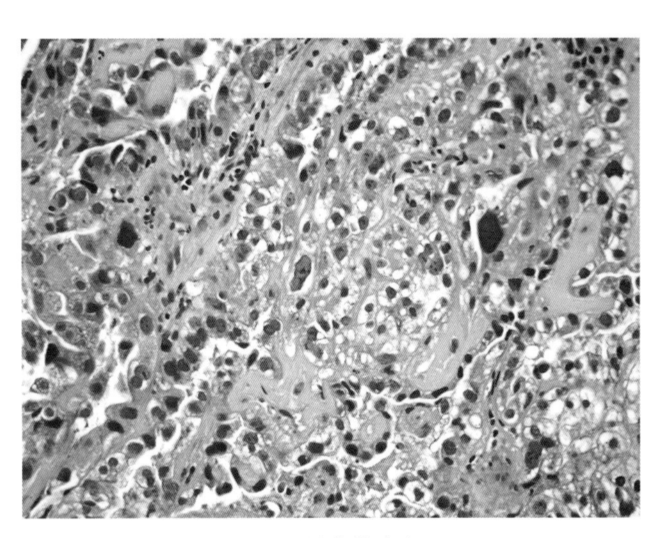

图 6.8.12 腺癌 图 6.8.11 的高倍放大

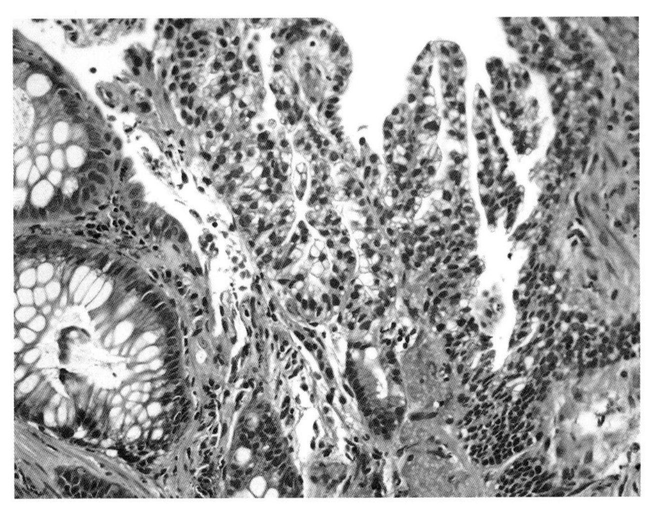

图 6.8.13 腺癌 子宫内膜透明细胞癌累及肛门直肠交界处，由异型性明显的透亮细胞构成

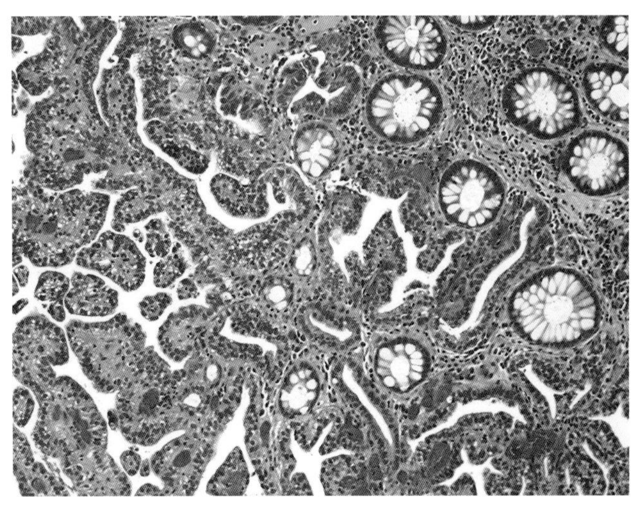

图 6.8.14 腺癌 与乳头状汗腺瘤相比，本例肿瘤组织呈浸润性生长

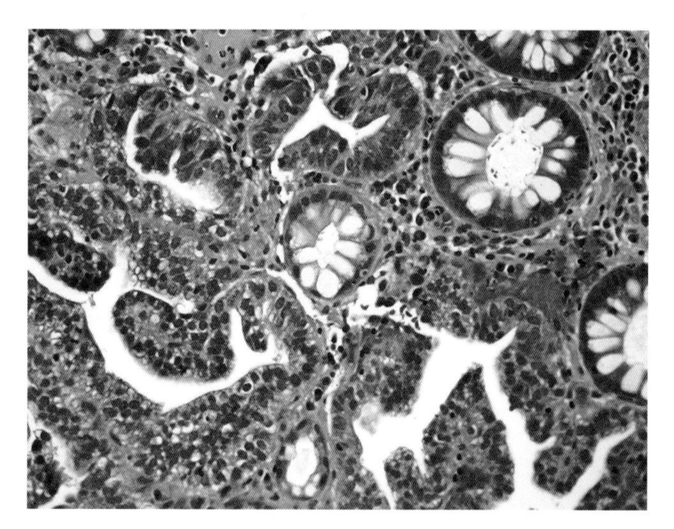

图 6.8.15 腺癌 图 6.8.14 的高倍放大

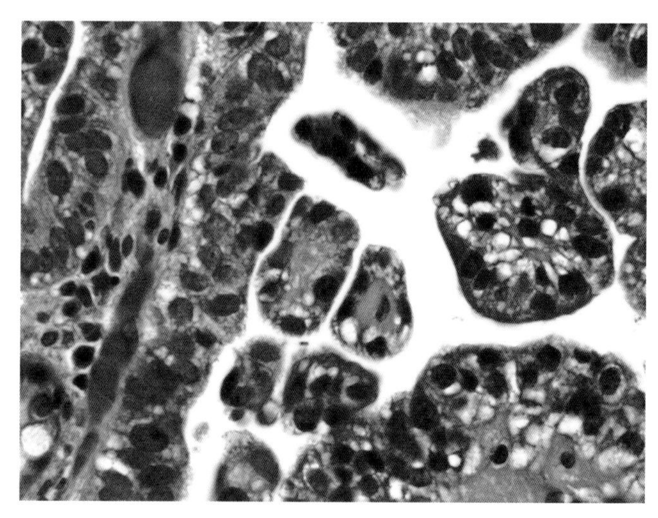

图 6.8.16 腺癌 癌细胞核形不规则

6.9 鳞状细胞癌与假上皮瘤样增生

	鳞状细胞癌	假上皮瘤样增生
年龄/性别	成人，男性多见	无特定年龄，鳞状上皮对外界刺激的修复性反应
部位	肛管	肛管或肛周皮肤
症状	肛门疼痛、便血	本身无症状
体征	肛门肿块	不特异
病因学	大多数与 HPV 病毒感染有关	与各种类型的损伤后修复反应有关
组织学	1. 肛门鳞状细胞癌与其他部位的鳞状细胞癌相似 2. 常伴有促纤维反应和肿瘤反向成熟，出现核仁和异常角化（*图 6.9.1~6.9.3*）。黏膜固有层纤维化胶原变性及肿瘤细胞过度增生 3. 基底细胞样鳞状细胞癌可能难以辨认，但其间质促纤维反应明显	1. 鳞状上皮增厚，伴有角化过度和角化不全，但没有在鳞状细胞癌中出现的典型的亮粉色细胞质异常角化（*图 6.9.4*） 2. 炎症可能很明显，但促纤维反应不明显（*图 6.9.5*） 3. 细胞间桥一般明显（*图 6.9.6*）
特殊检查	• 在基底细胞样鳞状细胞癌中，CK5/6 可用于明确鳞状分化，并有助于排除神经内分泌癌（小细胞癌）。一个诊断陷阱是肿瘤可表达 CD117	• 无。免疫组化 P16，显示局灶染色而不是弥漫性强阳性着色
治疗	放化疗，通常不需要手术	无
预后	总体而言，预后良好，且与分期有关。病人因早期症状而发现病变，就诊时分期较早。需要注意，肛门病变分期是按大小而不是按浸润深度	修复性反应性改变，预后极好

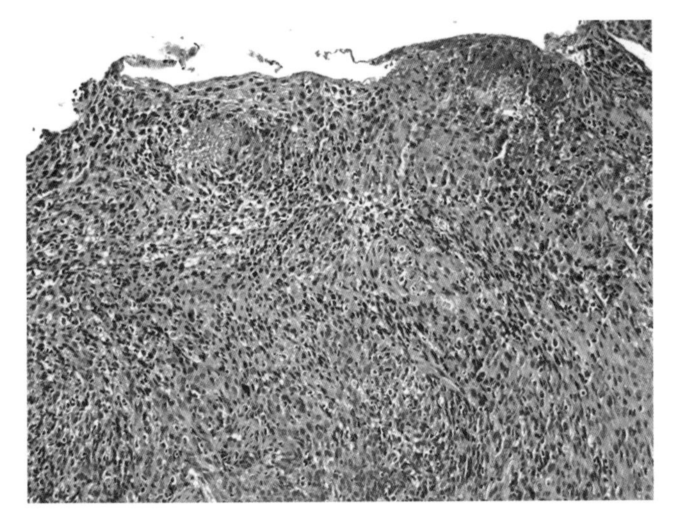

图 6.9.1　鳞状细胞癌　癌细胞在固有层内过度增生

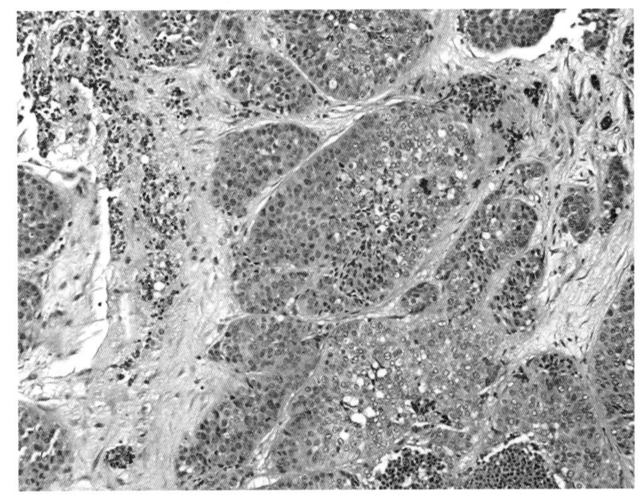

图 6.9.2　鳞状细胞癌　肿瘤细胞巢团内可见坏死

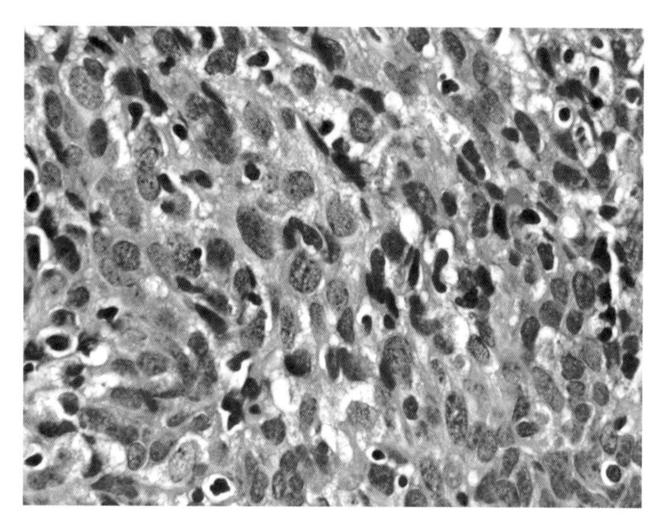
图 6.9.3　鳞状细胞癌　细胞核异型性明显，鳞状细胞间桥不明显

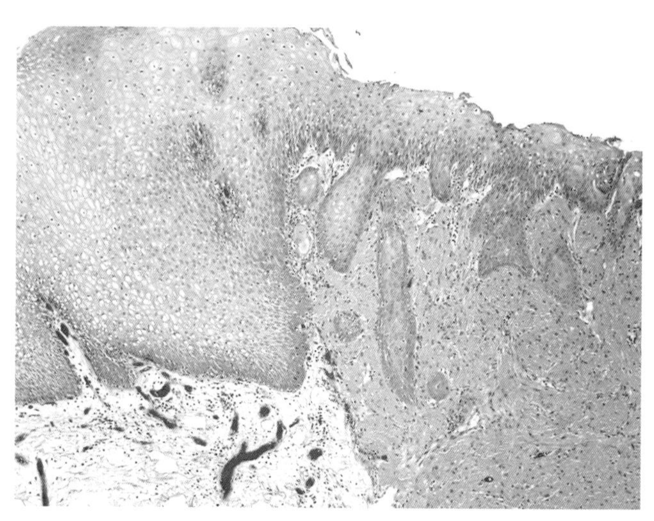
图 6.9.4　假上皮瘤样增生　此例右侧合并颗粒细胞瘤，鳞状上皮形成锯齿状巢状结构，但每个细胞巢都有基底细胞围绕

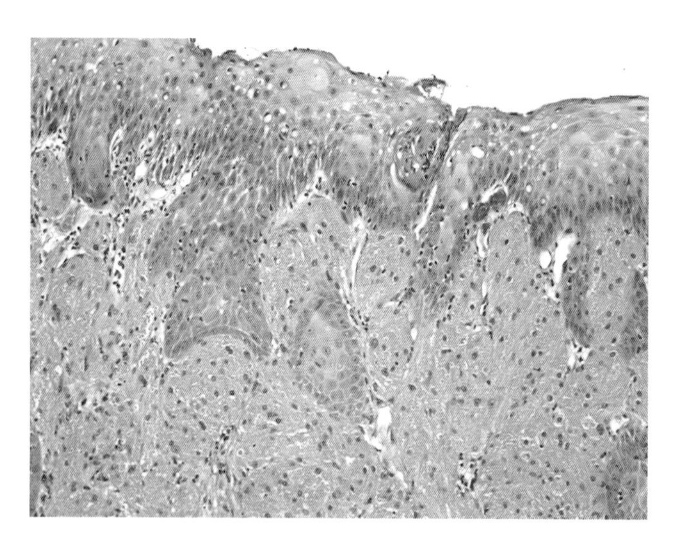
图 6.9.5　假上皮瘤样增生　该放大倍数下，可见明显的细胞间桥

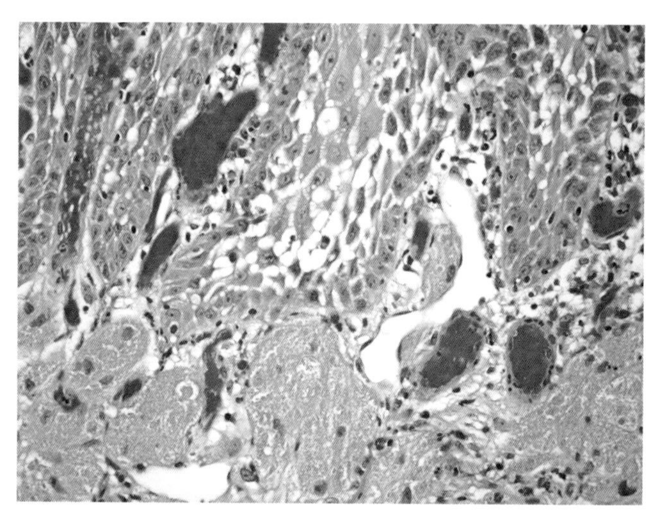
图 6.9.6　假上皮瘤样增生　图中鳞状细胞间显著水肿，底部可见颗粒细胞瘤成分

6.10 鳞状细胞癌与皮肤附属器肿瘤

	鳞状细胞癌	皮肤附属器肿瘤
年龄/性别	成人，男性多见	多见于成人，许多是乳头状汗腺瘤（女性居多）
部位	肛周皮肤或肛管	肛周皮肤
症状	肛门疼痛、便血	肛周出现结节
体征	肛门肿块	病变可出血或结痂
病因学	多数肛门鳞状细胞癌与肛周皮肤癌都与 HPV 病毒感染有关	未知，部分病例雌激素受体表达活跃，但意义不明
组织学	1. 肛门鳞状细胞癌与其他部位的鳞状细胞癌相似 2. 常伴有促纤维反应和肿瘤反向成熟，出现核仁和异常角化（*图 6.10.1~6.10.3*）。固有层硬化和肿瘤细胞过度增生。部分可有透明样或基底样等少见的异常特征，这些特征与预后无关，预后仅与肿瘤分期（肿块大小）有关	1. 多种多样，与类型有关。多有双层细胞，一些组织学特征与皮肤附属器本身相关。所有类型都可显示鳞状分化区域（*图 6.10.4~6.10.6*）
特殊检查	• 在基底细胞样鳞状细胞癌中，CK5/6 可用于明确鳞状分化，并有助于排除神经内分泌癌（小细胞癌）。一个诊断陷阱是该肿瘤可表达 CD117	• CK7、CK5/6 常阳性，鳞状细胞癌也常表达，但鳞状细胞癌 HPV-ISH 多为阳性，而皮肤附属器肿瘤多为阴性
治疗	放化疗，通常不需要手术	手术切除
预后	总体而言，预后良好，且与分期有关。病人因早期症状而发现，就诊时分期较早。需注意，肛门病变分期是按大小而不是按浸润深度	多为良性

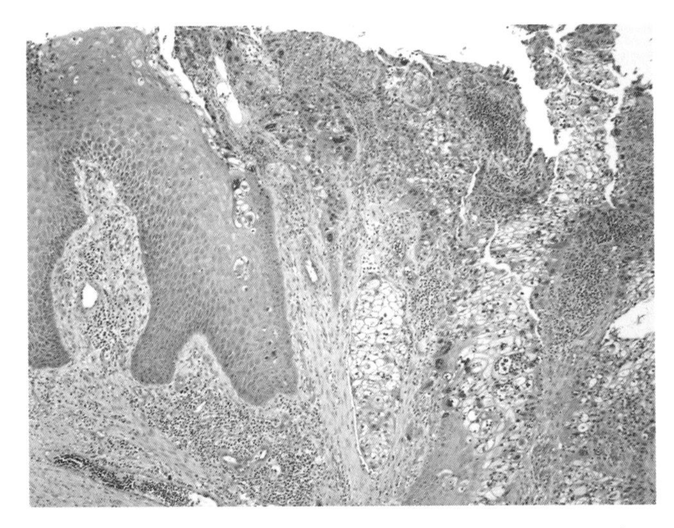

图 6.10.1　鳞状细胞癌　此例不寻常处在于肿瘤细胞透亮，右侧区域出现了明显的促纤维反应

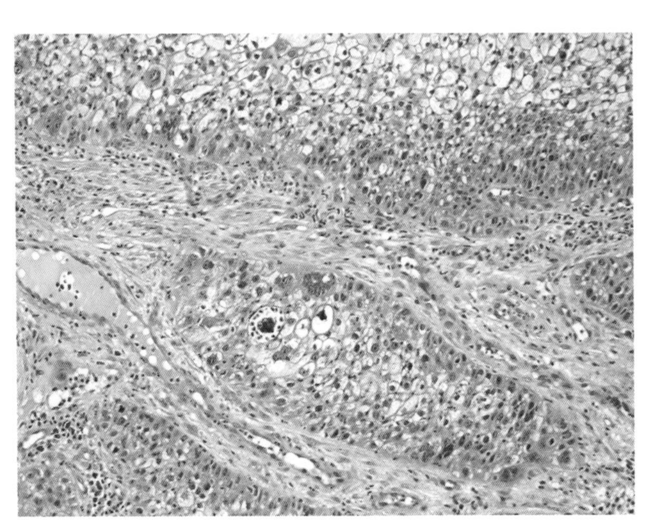

图 6.10.2　鳞状细胞癌　图中可见明显促纤维反应和异常角化

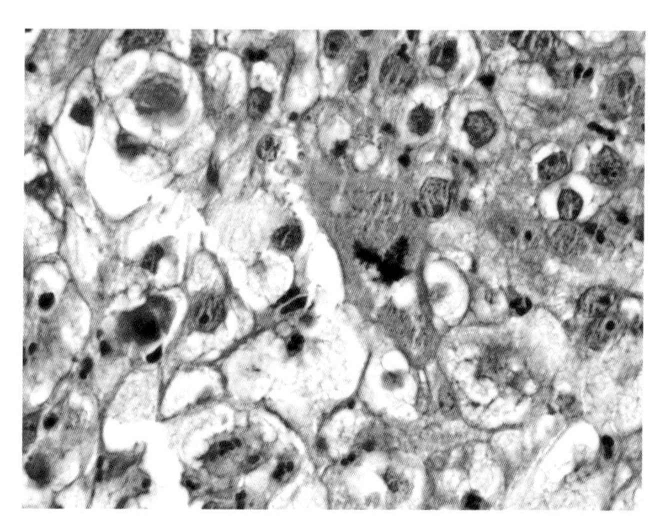

图 6.10.3　鳞状细胞癌　注意左侧中间异常粉染角化区域

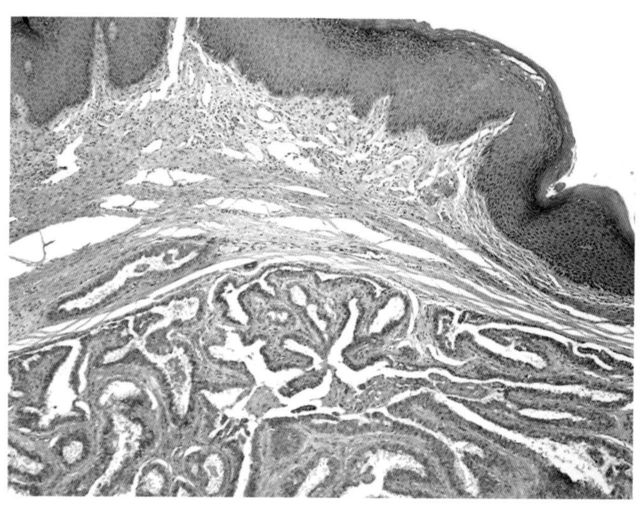

图 6.10.4　皮肤附属器肿瘤　此为乳头状汗腺瘤，与表层鳞状上皮无关，缺乏促纤维反应

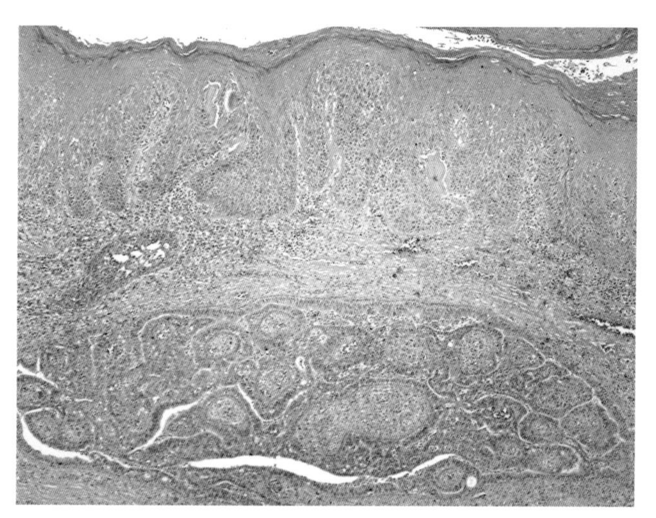

图 6.10.5　皮肤附属器肿瘤　此病变有炎症背景但缺乏促纤维反应，难以分类，看起来像良性病变

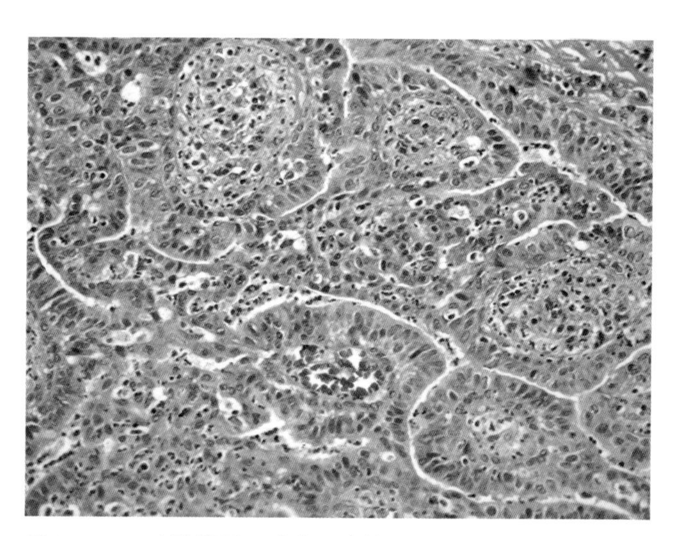

图 6.10.6　皮肤附属器肿瘤　腺管呈双层细胞排列

6.11 Paget 病与结直肠癌 Paget 样播散

	Paget 病	结直肠癌 Paget 样播散
年龄/性别	多见于 50~60 岁，通常为绝经后白种人女性	50 多岁成人，远不像在皮肤附属器型 Paget 病中那样以女性为主
部位	肛周皮肤或肛门区域	肛周皮肤
症状	肛周瘙痒或皮疹，局部疗效不佳，一些病人有烧灼感、渗出、出血	肛周瘙痒或皮疹，局部疗效不佳，一些病人有烧灼感、渗出、出血
体征	潮湿、发红、界清、起皮或浸渍的湿疹性肛周斑块延伸到肛管边缘	潮湿、发红、界清、起皮或浸渍的湿疹性肛周斑延伸到肛管边缘
病因学	不清，被视为皮肤附属器上皮内癌。与乳腺 Paget 病相比，它常不形成明显的肿块。如果肿块存在，则更加提示与结直肠癌 Paget 样播散有关	与结直肠腺癌或腺瘤（偶见）的特殊播散方式有关
组织学	1. 鳞状上皮内可见细胞质透亮的大细胞，它们有时聚集成巢（*图 6.11.1，6.11.2*） 2. 一些含有明显的黏液（*图 6.11.3，6.11.4*）	1. 类似于皮肤附属器型 Paget 病，但细胞常较小（*图 6.11.9，6.11.10*） 2. 可见结直肠癌，偶尔为腺瘤（*图 6.11.11，6.11.12*）
特殊检查	• 皮肤的附属器肿瘤细胞表达角蛋白（CAM5.2）、CEA、GCDFP 和 CK7，但不表达 CK20（*图 6.11.5~6.11.8*）。偶尔，AIN 也可以出现类似 Paget 病的改变，但缺乏 CAM5.2、CEA 和 GCDFP 表达	• 结直肠癌标记：CK20 阳性、CDX2 阳性，CK7 常阴性，GCDFP 阴性（*图 6.11.13~6.11.16*）
治疗	局部切除	手术和化疗，与结直肠癌分期有关。如有腺上皮内瘤变成分需手术切除
预后	复发常见，但可以再次反复切除。然而合并进展期或侵袭性皮肤附属器肿瘤的病变时侵袭性增强	与浸润性癌分期有关

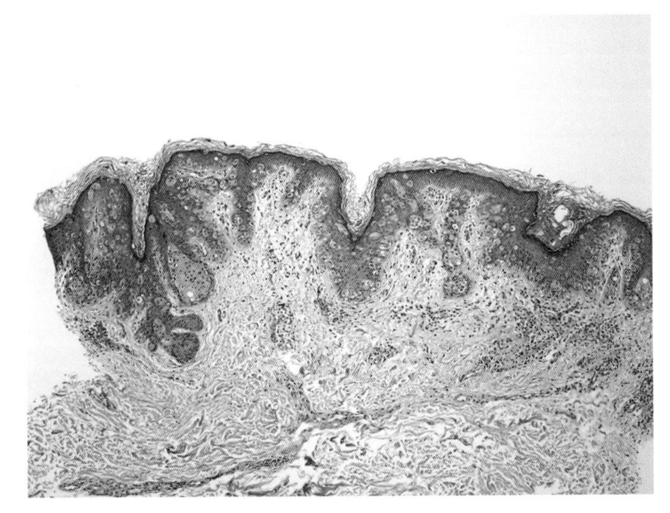

图 6.11.1　Paget 病　在深染的鳞状上皮内可见单一或呈簇状分布的粉染细胞

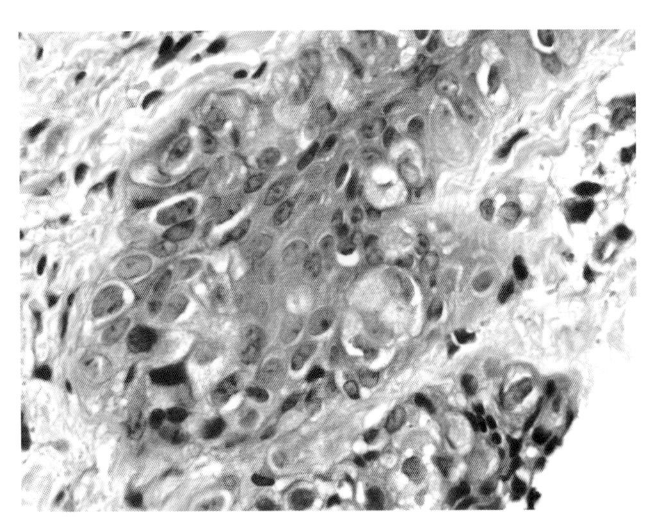

图 6.11.2　Paget 病　粉染细胞内含有黏液

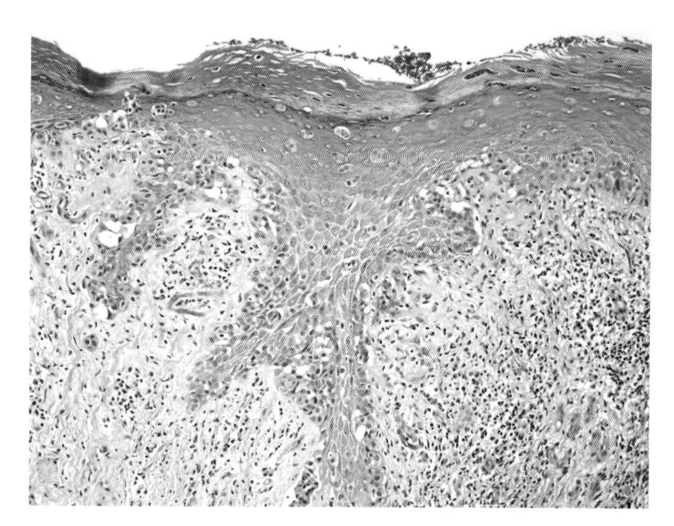

图 6.11.3　Paget 病　Paget 细胞可见于鳞状上皮假上皮瘤样增生区域

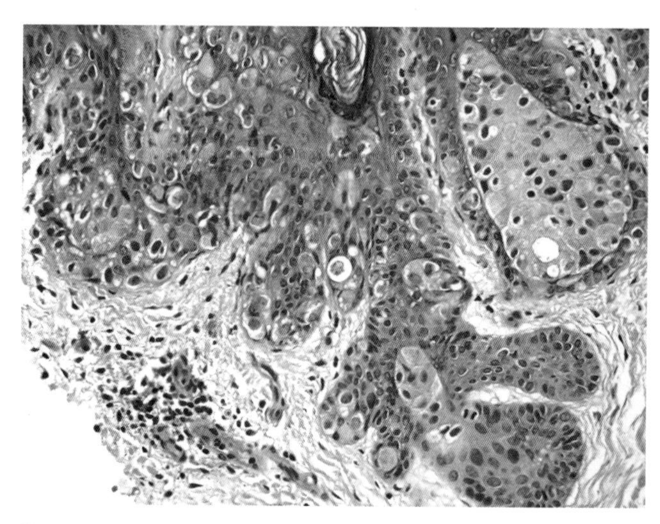

图 6.11.4　Paget 病　肛门病变细胞巢形态与乳腺癌的 Paget 病很相似

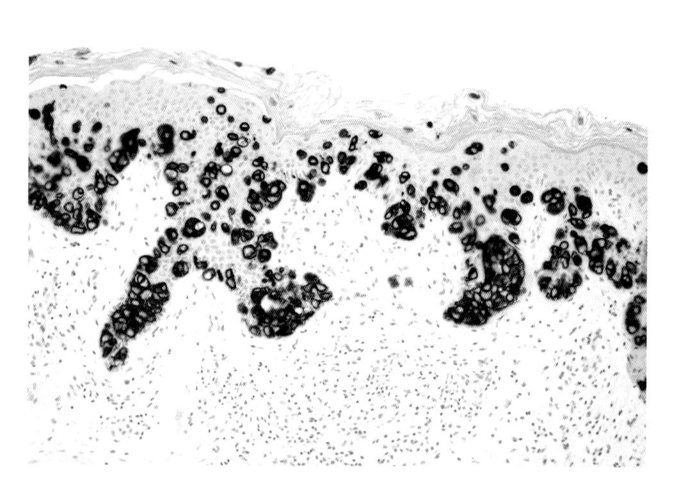

图 6.11.5　Paget 病　肿瘤细胞呈 CK7 弥漫强阳性表达

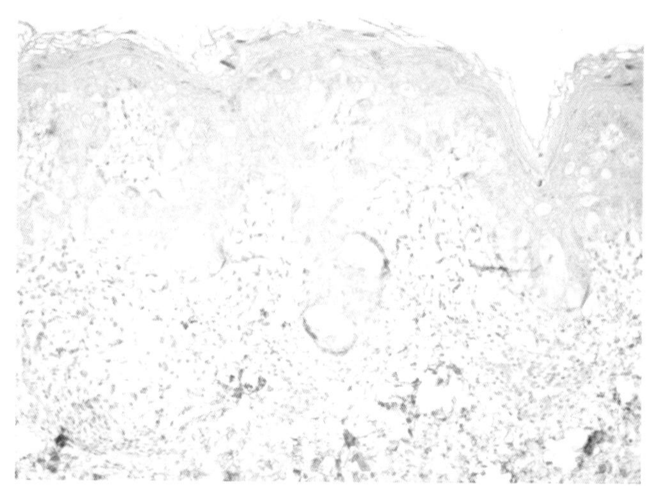

图 6.11.6　Paget 病　肿瘤细胞 CK20 呈阴性表达

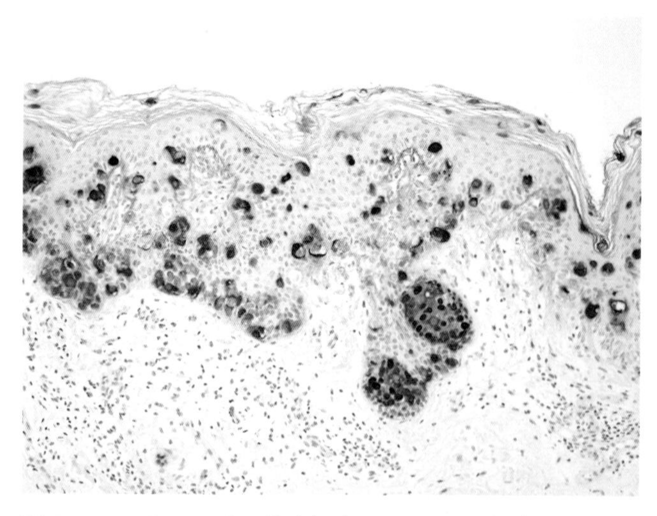

图 6.11.7　Paget 病　肿瘤细胞 GCDFP 呈阳性表达

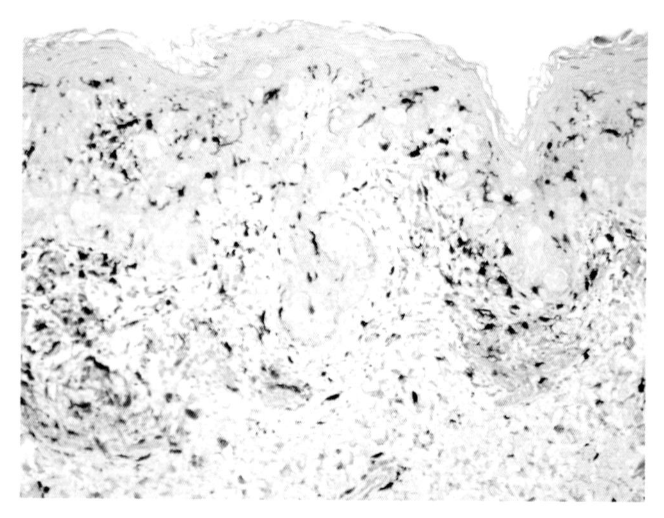

图 6.11.8　Paget 病　图中 S100 染色阳性的是树突细胞，并非 Paget 病变细胞

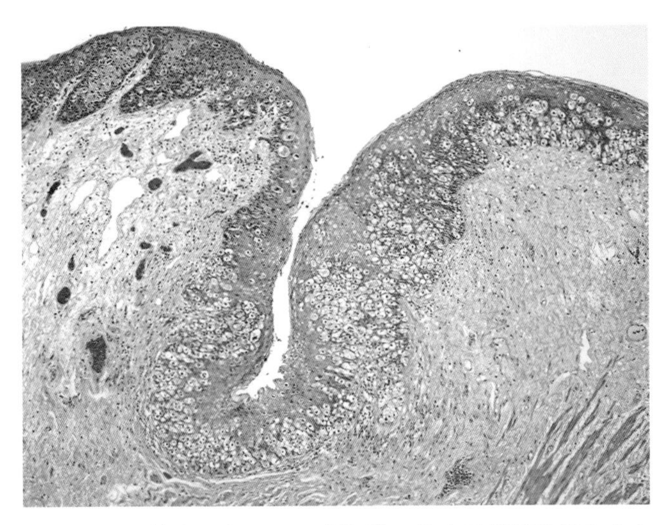

图 6.11.9 结直肠癌 Paget 样播散 许多早期研究将上皮内癌播散与汗腺导管癌等同起来，二者形态学相似，但免疫组化有助于鉴别

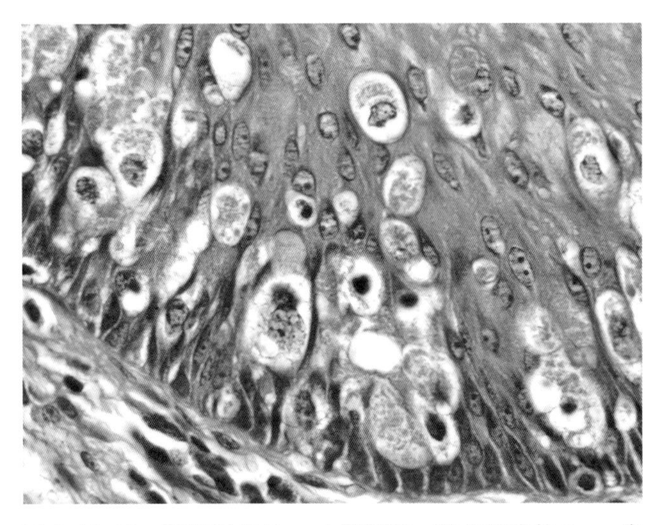

图 6.11.10 结直肠癌 Paget 样播散 这些细胞较 Paget 病变细胞小，但对于任何病例而言，都需要结合其他检查所见而综合考虑

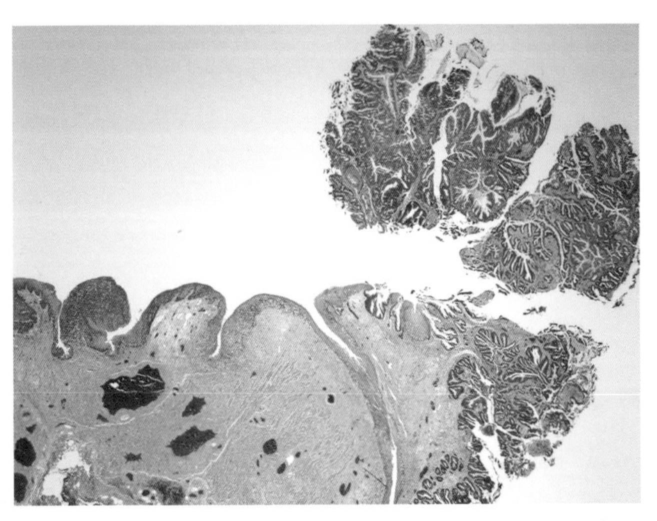

图 6.11.11 结直肠癌 Paget 样播散 图中鳞状上皮毗邻区域可见结直肠腺瘤成分

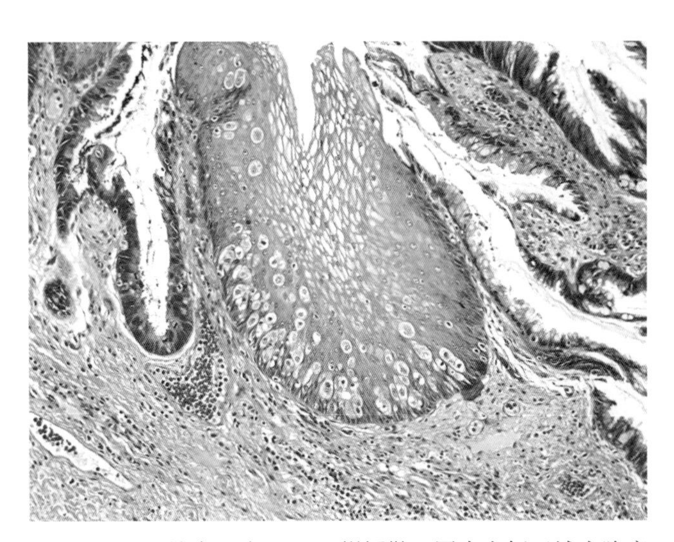

图 6.11.12 结直肠癌 Paget 样播散 图中右侧区域为腺瘤成分

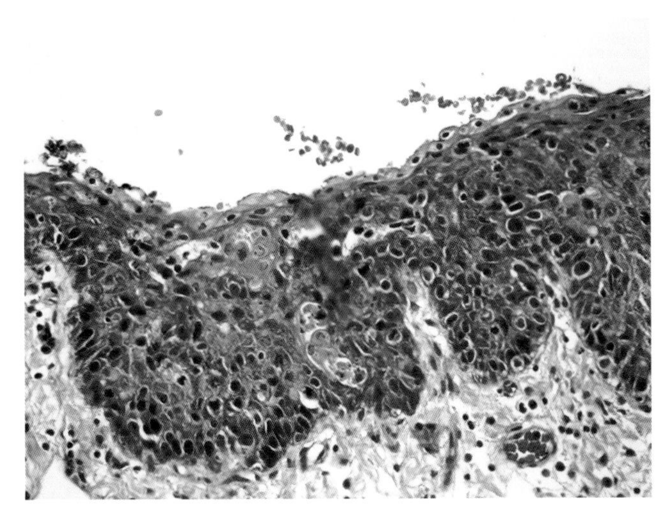

图 6.11.13 结直肠癌 Paget 样播散 该病变与鳞状上皮的上皮内瘤变很相似

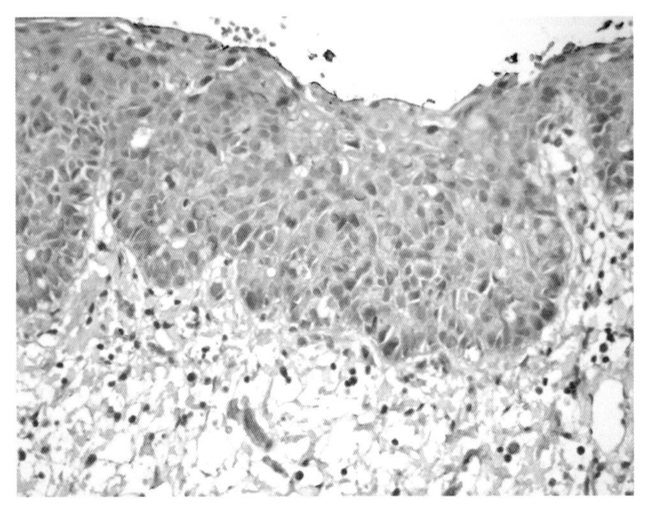

图 6.11.14 结直肠癌 Paget 样播散 图 6.11.13 中病变区域高危型 HPV 原位杂交阴性。此例也难以与经典型肛周 Paget 病相鉴别

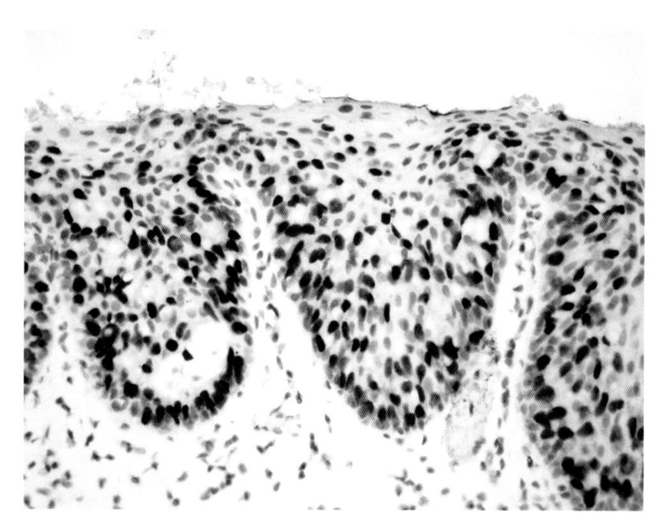

图 6.11.15　结直肠癌 Paget 样播散　图 6.11.13 中的肿瘤细胞示 CDX2 核呈阳性表达

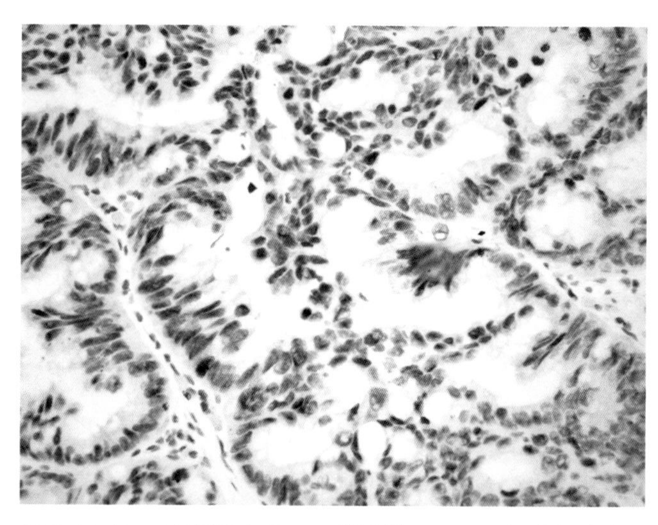

图 6.11.16　结直肠癌 Paget 样播散　CDX2 在毗邻腺瘤区域呈阳性表达

6.12 肛门导管癌与其他部位肿瘤播散

	肛门导管癌	其他部位肿瘤播散
年龄/性别	也称为肛门腺癌。非常罕见，无明显的性别差异，多见于中老年人	中老年人。好发肿瘤类型与性别有关，男性前列腺癌和女性的生殖道下段肿瘤可播散至肛门区域，男女病人的膀胱癌均可扩散到肛门区
部位	位于肛腺导管处，离肛门较远	肛管
症状	直肠出血、排便不尽感	直肠出血、肿块压迫感
体征	肛门肿块，有时可有溃疡，但有时可有完整黏膜覆盖	形成肿块
病因学	未知，无特殊关联	与前列腺癌、妇科肿瘤和膀胱癌有关
组织学	1. 病变由开口于黏膜表面的管状和导管结构构成，但没有管腔内原位癌成分（*图 6.12.1，6.12.2*） 2. 可呈单个细胞 Paget 样播散到表面被覆上皮（*图 6.12.3*）	1. 前列腺癌缺乏黏液，有大核仁，而女性生殖道肿瘤形态各异（*图 6.12.6~6.12.8*）
特殊检查	• 病变呈 CK7 阳性和 CK20 阴性（*图 6.12.4，6.12.5*）。与正常肛门导管相比，这些肿瘤不表达 CK5/6 和 p63。大多数病例 CDX2 阴性。男性病人要应用免疫组化排除前列腺癌，而女性病人则需排除妇科肿瘤。目前观点认为，肛门导管癌缺乏激素受体与前列腺标志物的表达	• 与肿瘤类型有关：ER、PR 和 PAX8（妇科肿瘤）；PSA、PSAP 和 P501S（前列腺癌）；GATA3（膀胱癌）；HPV 检测（宫颈癌）（*图 6.12.9，6.12.10*）都是有助于鉴别的标志物
治疗	手术切除	与原发肿瘤部位有关
预后	局部侵袭性，易于局部转移	与原发肿瘤部位和级别有关

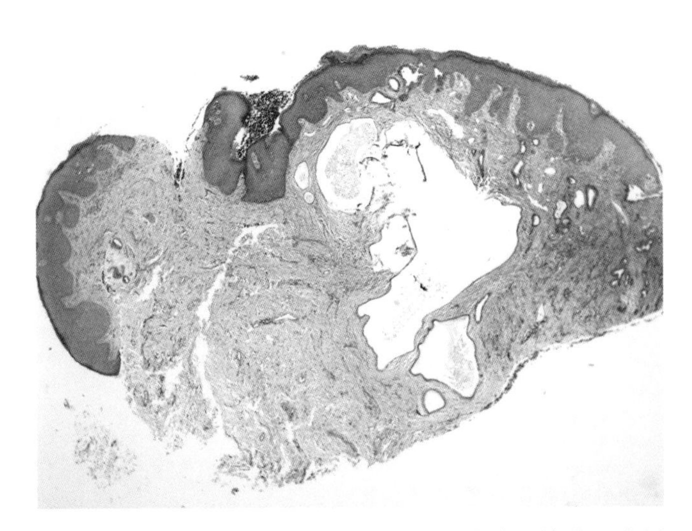
图 6.12.1 肛门导管癌 低倍镜下，肿瘤位于鳞状上皮层下方

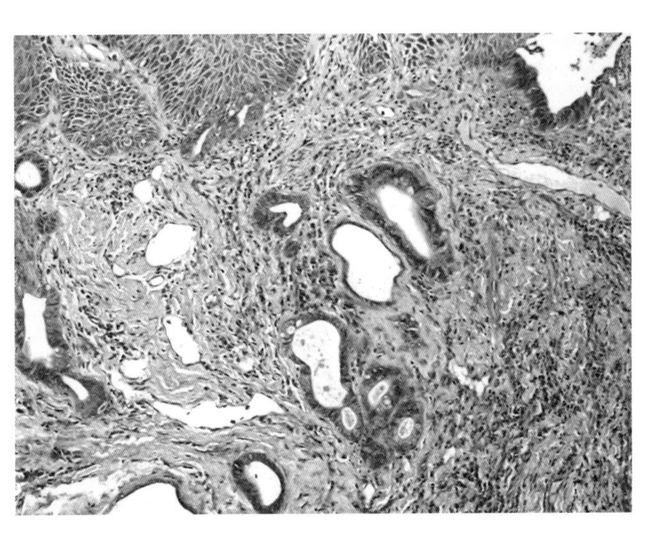
图 6.12.2 肛门导管癌 该肿瘤由小腺管组成

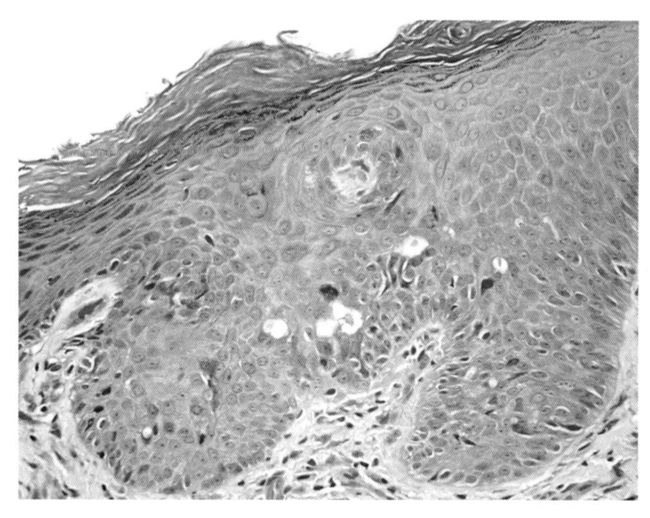

图 6.12.3 肛门导管癌 局灶区可见肿瘤细胞在表层被覆的鳞状上皮层内呈 Paget 样播散

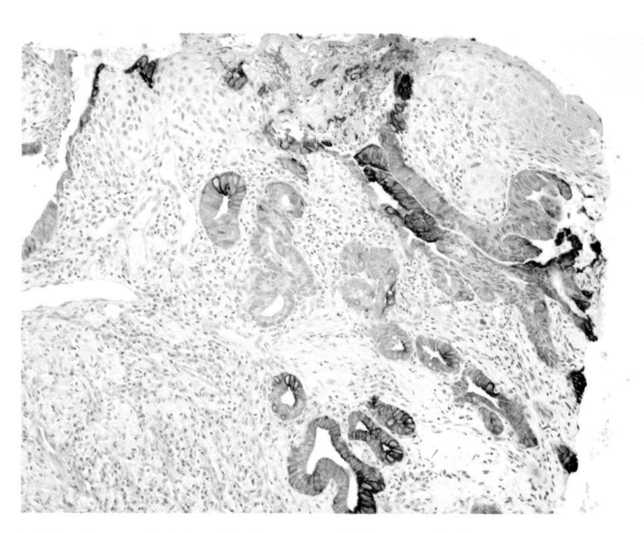

图 6.12.4 肛门导管癌 CK7 染色呈阳性表达

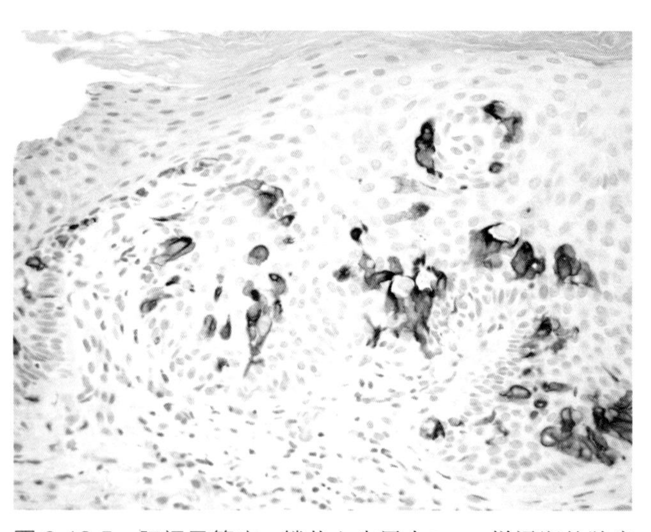

图 6.12.5 肛门导管癌 鳞状上皮层内 Paget 样浸润的肿瘤细胞呈 CK7 阳性表达

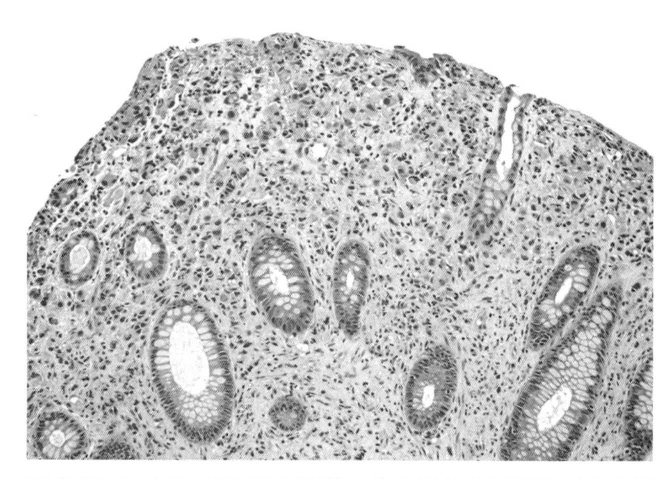

图 6.12.6 其他部位肿瘤播散 此病例是高级别前列腺癌累及肛门直肠部位

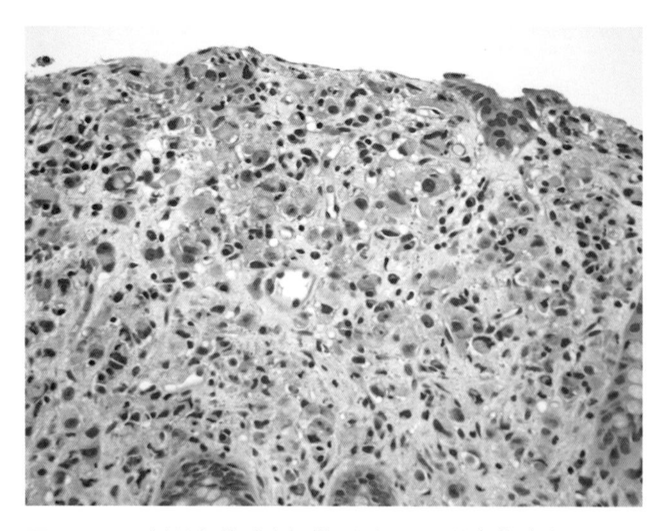

图 6.12.7 其他部位肿瘤播散 图 6.12.6 的高倍放大

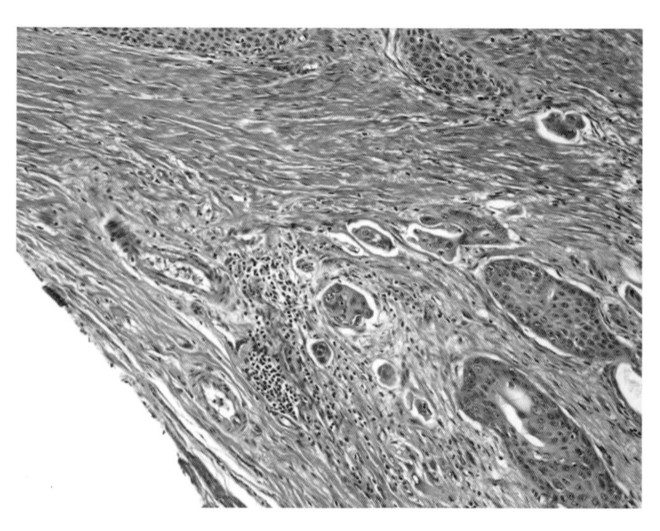

图 6.12.8 其他部位肿瘤播散 此例是膀胱癌累及肛管

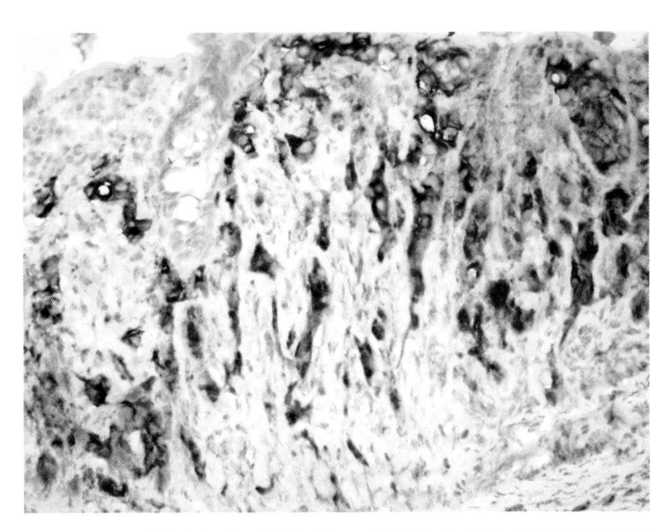

图 6.12.9 其他部位肿瘤播散 此例是前列腺癌累及肛门直肠区域，PSAP 在肿瘤细胞中呈弥漫强阳性表达

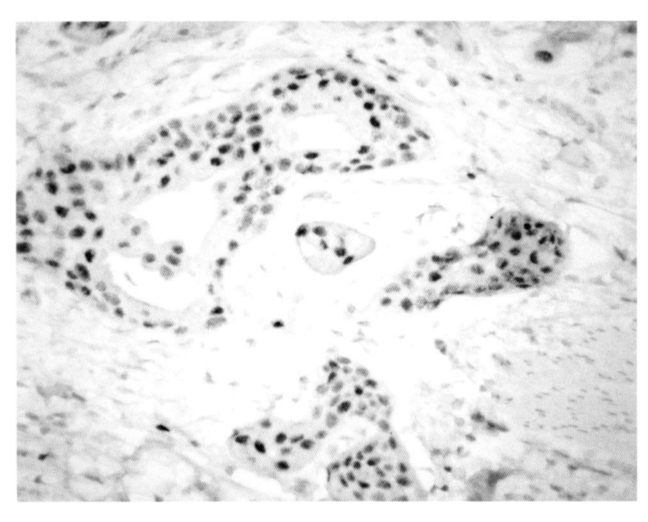

图 6.12.10 其他部位肿瘤播散 图 6.12.8 中的膀胱癌细胞 GATA3 呈强阳性表达

6.13 恶性黑色素瘤与 GISTs

	恶性黑色素瘤	GISTs
年龄 / 性别	通常累及白种人成人。但是，与甲床、食管黑色素瘤一样，有时也见于有色人种	肛门部位极其少见，见于成年病人，无性别差异
部位	肛管或肛周皮肤	肛管
症状	直肠出血或肛门肿物压迫感	直肠出血、肿块性病变
体征	可见肿块性病变。一些病例可见色素，无色素的病例常常误诊为痔疮	肿块性病变
病因学	无	与 *KIT* 基因突变有关
组织学	1. 若存在原位成分或色素丰富时，易于识别 *(图 6.13.1，6.13.2)*。核多形性明显，核仁大 2. 一些病变呈梭形，难以辨别 *(图 6.13.3，6.13.4)*	1. 肿瘤细胞呈梭形或上皮样，无色素或原位肿瘤成分 *(图 6.13.7，6.13.8)* 2. 多为单形性核，缺乏多形性 *(图 6.13.9，6.13.10)*
特殊检查	• S100 蛋白是最佳标志物（最近提出的 SOX10 更佳）*(图 6.13.5)*。黑色素瘤常表达 CD117，一些黏膜恶性黑色素瘤甚至存在 *KIT* 突变 *(图 6.13.6)*。梭形细胞恶性黑色素瘤常缺乏所谓的“黑色素瘤标志物”的表达。黑色素瘤似乎缺乏 DOG-1 表达，常缺乏 CD34 表达	• CD117 阳性，DOG-1 阳性，CD34 常阳性。S100 可呈阳性表达，但阳性程度不如黑色素瘤强 *(图 6.13.11，6.13.12)*
治疗	手术切除，各种类型的化疗	肿块切除、靶向治疗
预后	差	与肿瘤大小和核分裂计数有关

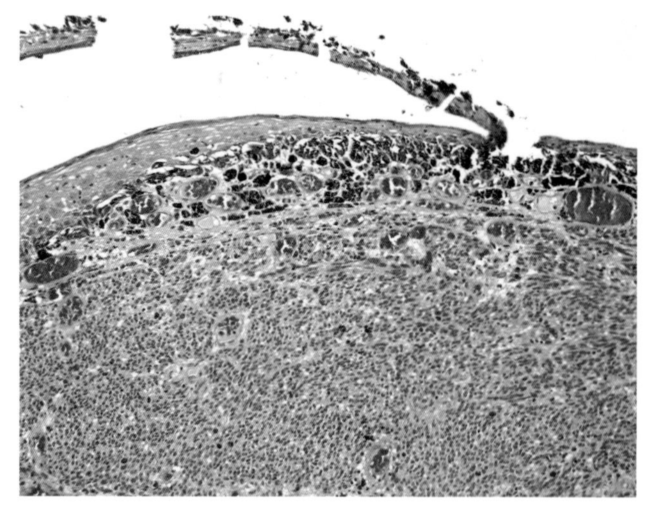

图 6.13.1　恶性黑色素瘤　图中色素沉着区域为原位黑色素瘤成分

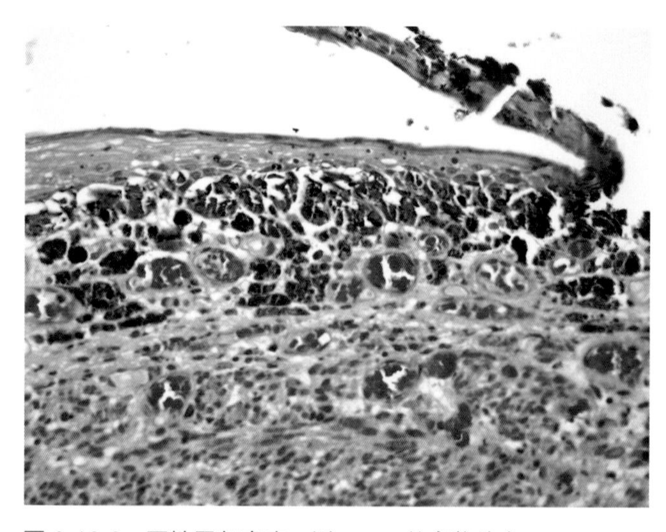

图 6.13.2　恶性黑色素瘤　图 6.13.1 的高倍放大

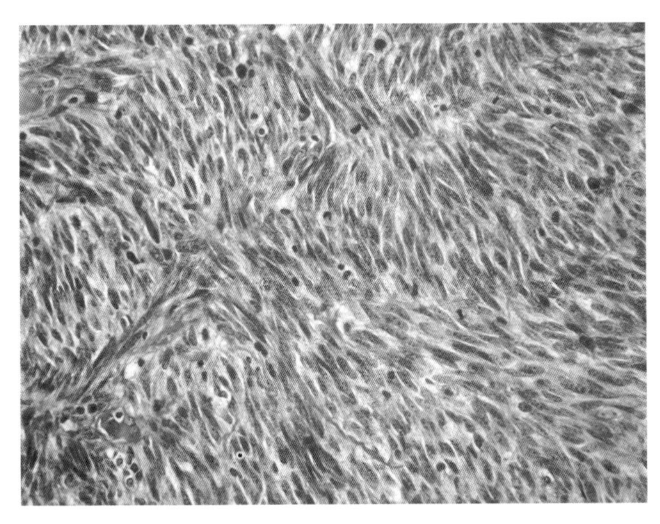

图 6.13.3 恶性黑色素瘤 梭形细胞恶性黑色素瘤形态学特征类似于高级别肉瘤，而肛管部位肉瘤比黑色素瘤更罕见

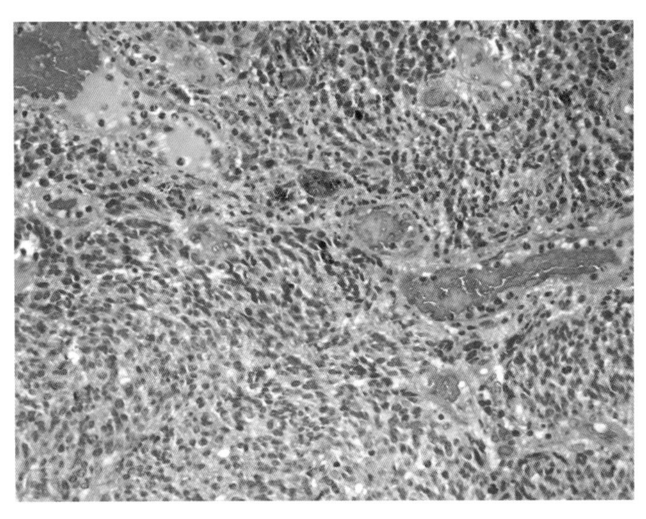

图 6.13.4 恶性黑色素瘤 图上部显示巢状分布的肿瘤细胞，其内可见色素沉着；下部分区域呈单纯的梭形细胞形态

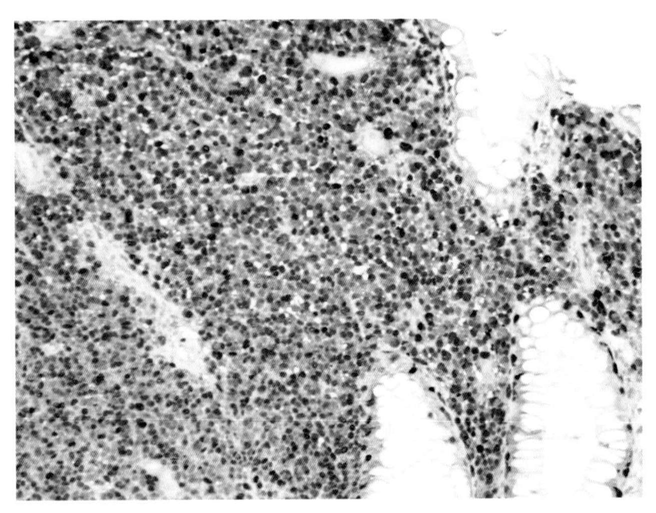

图 6.13.5 恶性黑色素瘤 S100 在黑色素瘤中呈细胞核和细胞质强阳性表达

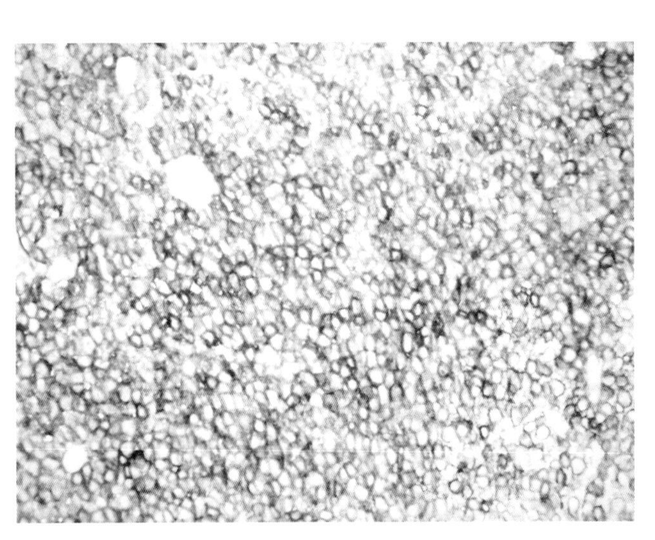

图 6.13.6 恶性黑色素瘤 黑色素瘤常 CD117 阳性，部分黏膜黑色素瘤存在 *KIT* 突变

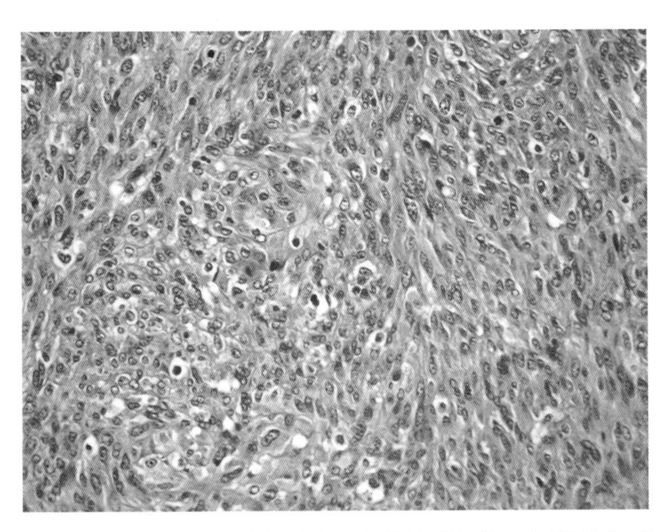

图 6.13.7 GIST 图中可见一致的梭形细胞，细胞非典型性比梭形黑色素瘤轻

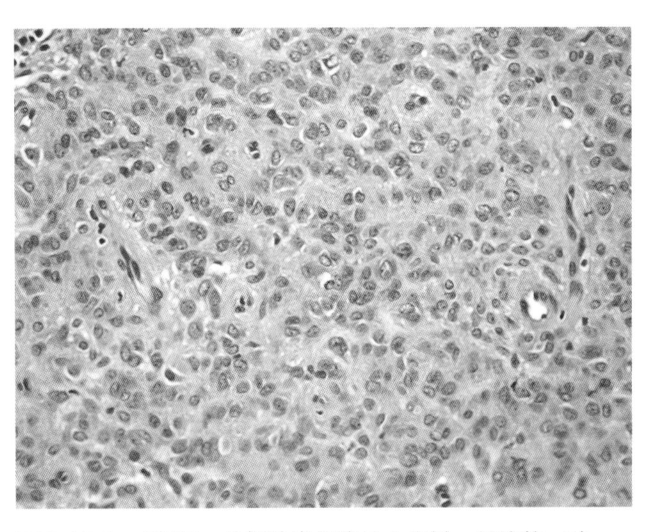

图 6.13.8 GIST 此例肿瘤细胞呈上皮样，细胞较一致

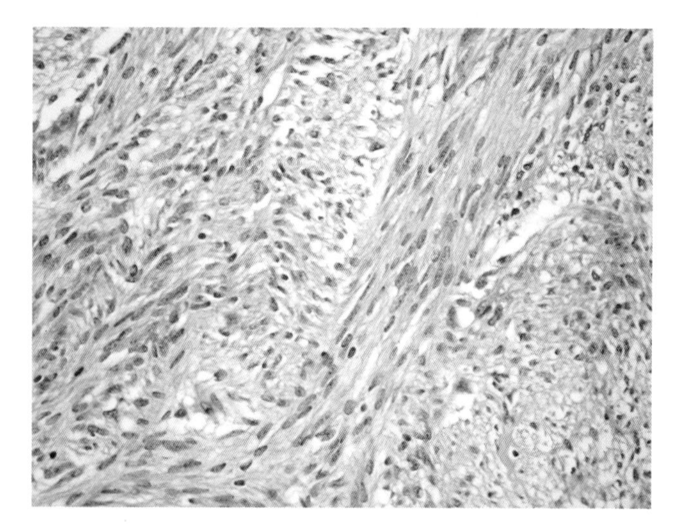

图 6.13.9　GIST　此例由单纯性梭形细胞构成

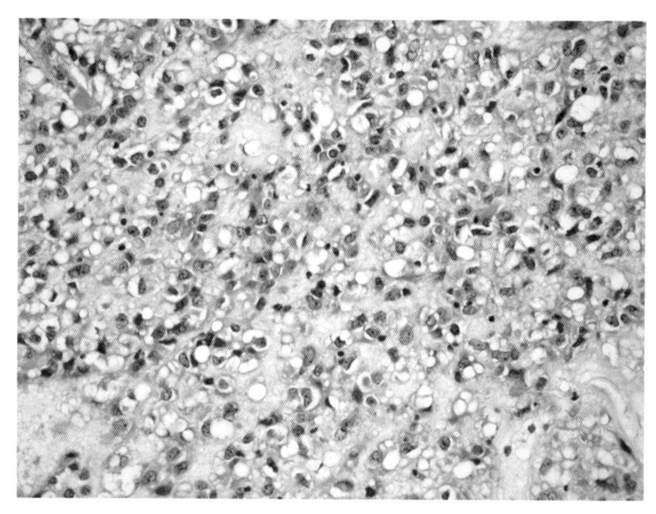

图 6.13.10　GIST　此例由单纯性上皮样细胞构成，细胞质内可见空泡

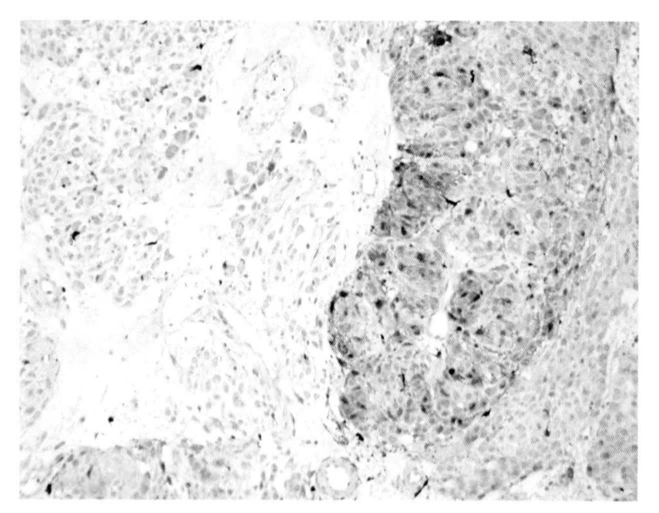

图 6.13.11　GIST　部分 GIST 病例 S100 蛋白可呈局灶性表达

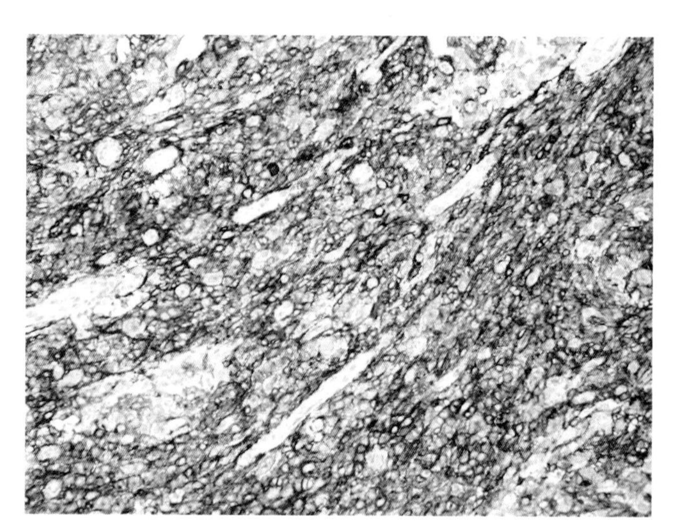

图 6.13.12　GIST　多数 GIST 呈 CD117 阳性表达

（王建军　薛丽燕　樊祥山　**翻译**　金木兰　**审校**）

索　引